临床外科常见疾病诊疗与药物应用

主　编　董燕霞　孔德芳　张　征　叶莉华
　　　　贾　敏　张熠鹏　程永冲　吕　青

中国海洋大学出版社
·青岛·

图书在版编目(CIP)数据

临床外科常见疾病诊疗与药物应用 / 董燕霞等主编. —青岛:中国海洋大学出版社,2024.7
ISBN 978-7-5670-3920-9

Ⅰ.R6

中国国家版本馆 CIP 数据核字第 202417FT56 号

Diagnosis and Treatment of Common Diseases in Clinical Surgery and Drug Application

出版发行	中国海洋大学出版社		
社　　址	青岛市香港东路 23 号	**邮政编码**	266071
出 版 人	刘文菁		
网　　址	http://pub.ouc.edu.cn		
电子信箱	369839221@qq.com		
订购电话	0532—82032573(传真)		
责任编辑	韩玉堂　李　燕	**电　　话**	0532—85902349
印　　制	蓬莱利华印刷有限公司		
版　　次	2024 年 7 月第 1 版		
印　　次	2024 年 7 月第 1 次印刷		
成品尺寸	185 mm×260 mm		
印　　张	41.25		
字　　数	1050 千		
印　　数	1～1000		
定　　价	198.00 元		

发现印装质量问题,请致电 0535—5651533,由印刷厂负责调换。

《临床外科常见疾病诊疗与药物应用》编委会

前　言

随着现代医学的迅速发展，外科疾病诊疗进展日新月异，许多新理论、新机制、新观点、新技术和新疗法不断问世，使外科疾病诊治与药物合理应用的水平都得到了显著提高。为了适应外科医学快速发展的需要，更好地为临床工作服务，我们在参考大量文献资料的基础上，结合多年的临床经验编写了本书。

本书不仅系统地介绍了神经外科、甲状腺外科、乳腺外科、泌尿外科、普外科等常见的外科疾病，包括其病因、发病机制、临床表现、诊断及治疗等内容，同时还阐述了基本用药、手术麻醉等相关知识。本书从临床实际出发，结构严谨、层次分明、指导性强，注重理论与实践相结合，是一本实用性很强的专业书籍，可作为外科医师的指导用书，也可供基层医务人员阅读参考。

本书的编写设置：主编董燕霞编写了前言、第十二章第一节至第七节，共 52.88 千字；主编孔德芳编写了第十一章第八节至第十一节，共 43.36 千字；主编张征编写了第十二章第九节至第二十七节，共 103.27 千字；主编叶莉华编写了第八章第一节至第九节，共 52.80 千字；主编贾敏编写了第九章，共 52.54 千字；主编张熠鹏编写了第六章第一节至第二节、第六章第十节，共 22.46 千字；主编程永冲编写了第十一章第三节至第七节，共 22.15 千字；主编吕青编写了第七章第一节至第四节，共 23.18 千字；副主编李明伟编写了第十章，共 32.83 千字；副主编郭容欣编写了第二章第五节至第十四节，共 55.82 千字；副主编张待翼编写了第三章第一节至第十一节、第三章第十五节至第十九节，共 103.16 千字；副主编杨秀笠编写了第四章第二节，共 6.25 千字；副主编韩晓月编写了第四章第八节至第十一节、第四章第十三节至第十五节，共 32.75 千字；副主编蔡用编写了第五章第一节、第五章第十三节至第十六节，共

27.36 千字;副主编丁勇峰编写了第四章第一节、第四章第四节至第七节、第四章第十二节、第四章第十六节至第十八节，共 52.72 千字;副主编刘春生编写了第一章第一节至第六节、第一章第九节至第十一节，共 53.85 千字;副主编吴坤美编写了第二章第一节至第四节、第三章第十二节至第十四节，共 52.88 千字;副主编汪小军编写了第六章第三节至第七节、第六章第九节，共 32.60 千字;副主编夏艳编写了第十一章第一节至第二节，共 7.18 千字;副主编卫星编写了第四章第二十节至第二十四节，共 52.45 千字;副主编郭雅玲编写了第八章第十节，共 6.75 千字;副主编丁海涛编写了第四章第三节，共 8.58 千字;副主编杨爱龙编写了第五章第二节至第十二节，共 75.20 千字;副主编王军浩编写了第六章第八节，共 7.20 千字;副主编郭松韬编写了第一章第七节，共 6.85 千字;副主编姜宏梅编写了第十二章第八节，共 5.66 千字;编委刘庆国编写了第七章第五节，共 8.28 千字;编委齐金军编写了第四章第十九节，共 5.52 千字;编委李鹏存编写了第一章第八节，共 4.18 千字。

由于编者的水平和经验有限，书中不足之处在所难免，恳请各位读者予以批评指正，我们在此深表感谢。

编　者

2024 年 6 月

目 录

第一章　神经外科疾病

第一节　蛛网膜下隙出血

蛛网膜下隙出血(subarachnoid hemorrhage,SAH)是脑底或脑表面病变血管破裂出血,血液进入蛛网膜下隙所致,常见于颅脑损伤,但通常所指是自发性蛛网膜下隙出血,习惯简称"蛛血"。不同于脑实质出血破入蛛网膜下隙引起的继发性蛛网膜下隙出血。蛛网膜下隙出血均有急性起病,剧烈头痛,呕吐、颈强、克氏征阳性等脑膜刺激征,血性脑脊液等共同的较典型的临床特点。部分患者可出现意识障碍、精神症状、偏瘫、失语、感觉障碍等。

一、病因

原发性蛛网膜下隙出血的原因很多,其中除动脉瘤、高血压动脉硬化、动静脉畸形三个主要原因外,还可由血液病、颅内肿瘤、动脉炎、静脉血栓等多种原因引起。此外,尚有15%～20%原因不明者。确定蛛网膜下隙出血的病因对治疗有重大意义。

1. 颅内动脉瘤

颅内动脉瘤占蛛网膜下隙出血的50%～70%。虽可发生于任何年龄,但80%发病年龄在30～60岁最多见。可有动脉瘤的局灶症状,如动眼神经麻痹、眼球突出、视野缺损、三叉神经痛等,出血量一般较其他病因的为多,脑血管痉挛亦较多见,脑血管造影即可明确诊断。但在少数情况下脑血管造影亦可显示不出动脉瘤,这是由于瘤颈部有痉挛或瘤颈过于狭小或血块阻塞瘤腔,使造影剂充盈困难所致。

2. 高血压脑动脉粥样硬化

高血压脑动脉粥样硬化占 SAH 的5%～24%。老年人多见,意识障碍多见,而脑膜刺激征轻,多有高血压史,伴发糖尿病、冠心病者较多。

3. 脑血管畸形

脑血管畸形占 SAH 的5%～10%。属先天性畸形,包括动静脉畸形、海绵状血管瘤、毛细血管扩张症和静脉血管瘤,以动静脉畸形(或动静脉瘤)最常见,好发于青年,93%位于幕上、7%位于幕下,以大脑前和大脑中动脉供血区多见。常并发偏瘫等局灶体征和癫痫发作。确诊靠血管造影。

4. 颅底异常血管网症(Moyamoya 病、烟雾病)

颅底异常血管网症是由多种原因引起的颅底动脉慢性进行性加重的狭窄闭塞,伴有脑底双侧异常血管网形成特点的脑血管病。SAH 是其常见症状之一,可单独发生,亦可与偏瘫(出血或梗死)、癫痫并发。需靠脑血管造影确诊。

5. 其他原因

其他原因占 SAH 的5%～10%。①出血性疾病如血友病(Ⅷ因子缺乏)、Ⅵ因子缺乏、血小板减少症、抗凝治疗不当等;②白血病和再生障碍性贫血;③各种动脉炎;④静脉血栓形成等。均可通过病史、病前原发病表现与相应实验室检查确诊。

6.原因不明

原因不明占 SAH 的 15％～20％，系指通过临床和脑血管造影找不到原因的一组 SAH，有人将其称为"非动脉瘤性蛛网膜下隙出血"，并认为其在急性期几乎不发生再出血和脑血管痉挛，呈良性经过，预后较好，CT 仅在中脑环池有少量积血，有时亦可波及脚间池或四叠体池，而其他脑池无积血。

二、临床表现

1.头痛

大多数 SAH 为突然发生剧烈头痛，患者常讲述为"从未经历过的最严重头痛"，同时伴呕吐，以后疼痛逐渐减轻，可以持续 1～2 周。疼痛程度可因出血量多少而异，但个人对头痛反应不一样，有些老年人蛛网膜下隙积血很多，而疼痛并不严重。约 1/3 的动脉瘤性出血在之前几天可有轻微头痛，被认为是小量漏血或瘤囊扩大牵拉所致，或可能是出血进入瘤壁中致瘤囊急剧扩张或缺血。

2.脑膜刺激征

常表现在出血量较多的患者，出血量少以及年老者不显著。

3.视力障碍

急性颅内高压和眼静脉回流受阻致眼玻璃体下出血引起视物模糊，复视。

4.刺激性症状

少数患者发生癫痫，精神症状。

5.意识障碍

部分患者有意识障碍，生命体征紊乱，常见于前交通动脉瘤、后循环动脉瘤破裂出血。

6.神经缺失

症状：大脑中动脉瘤出血，若量大可产生偏瘫，语言障碍；颈内动脉后交通动脉瘤可以出现睑下垂、瞳孔散大等动眼神经损害表现。前交通动脉瘤出血常发生额叶血肿外，血液还可进入脑室系统致梗阻性脑积水或脑室系统灌满血液（脑室畸形）而出现相关症状。

三、诊断

中老年人，若突然发生剧烈头痛，伴恶心、呕吐，应首先考虑 SAH。可有意识障碍、脑膜刺激征、脑神经或肢体功能障碍。

有些人可能发病前有激动、用力、排便困难等诱因。后交通动脉瘤常伴动眼神经麻痹，前交通动脉瘤则意识、精神障碍多见，中动脉瘤出血则偏瘫较多。无神经功能障碍者，头痛注意与全身或颅内感染、高血压病、偏头痛、鼻窦炎、肿瘤病变、颈脊髓血管畸形及酒精中毒区别。非动脉瘤性中脑周围出血发生出血危险因素与动脉瘤相似，临床表现大致相同，但头痛多是渐进性，时间稍长，不伴意识丧失、癫痫及局灶性神经功能障碍。一般不会再次出血，预后好，出血原因认为是小静脉、毛细血管、基底动脉小分支出血，但是不能完全排除动脉瘤，特别是微小动脉瘤、形似芽孢状的小动脉瘤，DSA 检查仍然有被漏诊可能，对首次 DSA 检查无异常征象者，宜在 1 个月后再行检查，微小动脉瘤做三维 DSA 检查较易发现。SAH 后根据病情轻重临床上已有多种分级法，但应用较普遍的当是 Hunt -Hess 法，其他还有 Borttell 和国际神经外科联盟分类，后者主要依据 Glasgow 昏迷程度评分划分级别。病情分级最好是在患者情况稍稳定后确定,临床上如一些前交通动脉瘤出血早期有较严重的意识障碍,但几小时后逐渐清醒;梗阻性脑积水引流后病情也显著改善,诸此类。若按之前病情划分等级,则分级都很高。

1.腰椎穿刺检查

自 CT 广泛应用以后,少有靠腰穿检查明确 SAH 诊断。对于出血量少或时间相隔较久的患者仍可通过腰穿了解脑脊液来判定是否有 SAH。出血 3 周左右 CSF 外观显黄变。早期穿刺 CSF 中红细胞应注意与穿刺损伤出血区别,一般可将 CSF 分段留管,穿刺出血应该逐渐减少,但该方法不完全可靠,应将 CSF 标本置于 4 ℃下立刻离心,及时检查是否有黄变。若发病数小时后 CSF 用分光光度计未查到血红细胞或胆红素,可排除 SAH。

2.头部 CT 扫描

头部普通扫描除可发现蛛网膜下隙出血外,还可显示脑内血块、脑室积血,较大动脉瘤还可见结节影。但出血量少,或 CT 扫描层面过厚可能显示正常。有报道在 1553 例确诊为 SAH 患者中,在 24 h 内检查有 3％显示正常,92％有 SAH,20％有脑室内积血,19％有脑内血肿,2％有硬膜下血肿,8％有占位效应,16％有脑积水,5％可见动脉瘤结节影。在出血后 5 d 有 27％的患者扫描正常。根据 SAH 血液积聚及脑内血肿情况,50％～70％的患者可估计动脉瘤部位,如一侧鞍上池及侧裂池深部积血较多,以颈内动脉、后交通动脉瘤常见;鞍上池及纵裂池积血多见于前交通动脉瘤;桥小脑角及桥前池积血常因后循环动脉瘤出血。SAH 合并颞叶脑内血肿多是后交通动脉瘤出血;侧裂区及基底核血肿多是大脑中动脉瘤出血;SAH 合并脑室内积血多见前交通动脉瘤出血。若出血主要在第四脑室及延髓池,除考虑小脑后下动脉瘤外,还要注意颈脊髓血管畸形。

Fisher 等将 SAH 的 CT 扫描结果分为四级。Ⅰ级:蛛网膜下隙少量积血;Ⅱ级:脑基底池出血较多呈片状;Ⅲ级:出血多有血块,合并脑内血肿;Ⅳ级:合并脑室内积血甚至脑室畸形。A～D:Ⅰ～Ⅳ级头部 CT 血管成像(CTA)近年已较广泛用于颅内动脉瘤的筛查,检查采用多排螺旋 CT 在注射显影剂后快速扫描,经计算机处理重建脑血管图像。该检查技术简单、快捷、安全,经济实用,较一般血管造影比,它还可以从各个方向和不同角度去观察血管及动脉瘤,比较清楚显示载瘤动脉,动脉瘤颈与相邻或穿支血管的关系。近年来已有许多神经外科中心将该技术用于 SAH 患者急症检查,如出血与 CTA 检查结果吻合。即给予早期手术或血管内介入治疗,否则应进一步作血管造影检查。

3.磁共振成像(MRI)

MRI 了解出血情况不如 CT,但对于造影剂过敏不宜造影检查者,可采用 MRA 技术,但较小动脉瘤可能被遗漏。该技术优势还有对大型和巨大型动脉瘤合并有血栓者可显示动脉瘤形态、大小、瘤内血栓情况,以及与周围组织结构关系。

4.脑血管造影

目前仍然是 SAH 患者最常用的病因学检查手段,只要患者生命体征较稳定,无严重的颅内高压征象,应尽早行血管造影检查。为避免遗漏多发动脉瘤,应选择性对双侧颈内动脉及双侧椎动脉插管造影,临床上遇见不少仅做一侧椎动脉造影而对侧小脑后下动脉瘤被漏诊。对四根血管造影未发现动脉瘤应加做双侧颈外动脉造影了解是否有硬脑膜动静脉瘘,或者再加脊髓血管造影排除脊髓血管畸形。SAH 首次血管造影检查阴性者在 7 d 后应再次行脑血管造影。有统计初次检查阴性的 1 218 例,对其中 253 例再次行血管造影,有 11％者发现动脉瘤。一些较微小的动脉瘤更易被漏诊。另外,载瘤血管重度痉挛、瘤内血栓形成也不易发现动脉瘤。3D 血管造影技术因可旋转观察可减少动脉瘤漏诊。脑血管造影发生造影剂过敏者罕见,约 1/5 万,因过敏致死约 1/100 万。造影过程中有可能发生动脉瘤再次破裂,有报道约 3% 在造影中可见血管外造影剂渗漏。SAH 分级差的人再次出血机会大,有人主张此类患者在出血后 6 h 内不宜做血管造影。

四、治疗

(一)一般处理

有意识障碍、生命体征不稳定者应入住重症监护室,持续监测生命体征,保持气道通畅,或采用气管插管呼吸机辅助呼吸,加强口咽气道护理,避免低氧血症发生。清醒病员可住条件较好的普通病房,应卧床休息,房间灯光不要太亮刺眼,尽量限制会客,避免情绪波动、用力。一般人卧床大便困难,可常规给予缓泻剂以利排便。意识不清晰或老年男性小便困难应置保留尿管。不能进食者应置胃管鼻饲流质饮食。情绪紧张者予安定类药物稳定情绪及帮助睡眠。一般性头痛可予止痛药物口服止痛。SAH 后习惯使用抗纤溶剂止血,迄今为止多数文献认为抗纤溶药物虽能减少再出血,但也增加了脑梗死的危险。一项 479 例 SAH 的实验随机分为氨甲环酸组和安慰剂组进行对比观察,3 个月后治疗效果并无差异,再出血率治疗组为 9%,对照组为 24%;而缺血并发症治疗组 24%,对照组为 15%。抗纤溶药物还可能增加脑积水和静脉血栓形成的危险,故主张止血药物仅用于发生脑血管痉挛可能性小与短时间内不能做动脉瘤治疗的患者。

脱水剂应用:SAH 后清醒者都有头痛,有些人头痛还很剧烈。无颅内压监测时脱水剂应以头颅 CT 扫描情况决定用与不用及用量。SAH 后类似于无菌性脑膜炎,若颅内压不高,则以口服镇静、止痛药处理。对有脑水肿者则可静脉输入 20% 甘露醇 125~250 mL,每 8~12 h 1 次。对肾功能不良者尽量少或不输入甘露醇脱水,可选用甘油制剂、人体白蛋白和呋塞米脱水降颅内压。糖皮质激素一般不使用,对改善预后无效还可增加消化道出血,也不利于高血压、糖尿病的控制。昏迷患者因不能进食及脱水剂应用会导致水、电解质代谢紊乱,应严格计算每日出入量及测定电解质。24 h 入量应在 2 500 mL 左右,中心静脉压监测对重症患者了解血容量,掌握用药剂量以及输血、输液均有好处。SAH 以老年人居多,注意预防肺、心、泌尿道、消化道并发症。昏迷及下肢瘫痪患者还应注意压疮、下肢静脉血栓形成等并发症。

(二)手术治疗

1.手术治疗的适应证

外科手术治疗手术方式和适应证及手术时间窗仍然没有统一的标准。综合文献其适应证较统一的观点如下:患者清醒,出血量中等至大量的患者通常皮质下、壳核出血>30 mL;小脑血肿>10 mL,血肿直径>3 cm,伴有脑干压迫和伴有脑积水的患者;中等至大量脑叶出血,出血后保留一定程度的意识和神经功能,其后逐渐恶化,应积极手术治疗,挽救生命;微侵袭血肿清除术仅有微小针道损伤,适应证可适当放宽。以下情况可行非手术治疗。

(1)清醒、血肿量少(血肿量<20 mL),无须手术可缓解的患者。

(2)出血量少或神经功能缺损较轻的患者。

(3)患者处于深昏迷、濒死状态、呼吸骤停、双侧瞳孔散大者,禁忌手术。

对 HICH 的手术治疗死亡率目前国内外统计为 3%~51%。近年来,通过对 HICH 内外科规范化治疗的疗效比较研究,认为外科规范化治疗的效果优于内科规范化治疗。HICH 的手术治疗不应过分拘泥于某种术式,手术方法的选择不能局限于某一个固定的模式,要依据患者的年龄、体质、病情特点、临床情况,并结合出血部位和出血量选择手术方式,在适宜时机进行手术才可提高疗效。

2.手术时机的选择

脑出血后,由于血肿占位和继发性脑水肿引起急性颅内压增高,严重时导致脑干受压或脑疝,这是脑出血后早期死亡的主要原因。因此,迅速有效地解除急性颅内压增高是治疗成功的关键。对于手术时机的选择,大多数学者倾向于早期或超早期手术(6～7 h)。但有些学者提出过早的清除血肿易致再出血,在出血后 6 h 或 7 h 内手术治疗有一定的风险性。

3.手术方式

(1)大骨瓣开颅血肿清除术

该术式优点是:可清除血肿及液化坏死的脑组织,止血可靠;同时可去骨瓣减压,迅速解除脑组织的压迫。缺点是:手术具有一定的危险性;手术时间长,创伤较大,脑组织损伤后水肿反应重,术后易出现并发症。破入脑室的血肿应清除,术后行脑室引流。根据患者的病情及术中颅内压力情况以及对术后颅内压的预判,决定是否行去骨瓣减压。

(2)该手术方式是能根据病灶特点,设计手术入路,充分利用有限的空间,尤其是在显微外科技术支持下,选择较小的皮质切口,安全可靠地清除血凝块,精确显露和控制出血点,保护细小的穿通血管,从而使脑组织损伤更小。但该方法不能有效对脑组织肿胀明显的情况进行有效的减压。

(3)立体定向或 CT、MRI 引导下血肿抽吸术:立体定向或 CT、MRI 引导下血肿抽吸术是一项微创血肿清除术,创伤小,借助 CT,MRI 引导,可准确地将穿刺针或吸引管置于血肿中心,除单纯抽吸,还可利用超声外科吸引器等将血凝块破碎后吸除,或应用溶栓药物进行血肿腔内注射,以利于术后引流。1985 年,Niizuma 等报道在头部 CT 监测下,在血肿抽吸术基础上辅助尿激酶溶解血块、置管引流治疗 97 例脑出血患者获得成功。随后有大量的研究证明这种方法有效,国内傅先明等人都有成功的报道。但该手术有一定的局限性。

1)对于脑内深部大量出血,特别是出血破入脑室,效果仍不甚理想。

2)术中诱发新的出血,严重时须及时转手术开颅清除血肿。

3)因要多次注入纤溶药物使血肿液化排出,有颅内感染和诱发局部再出血的可能等。

(刘春生)

第二节　基底节区出血

基底节区是最常见的高血压脑出血部位,约占所有高血压脑出血的 60%。由于该区域由不同的动脉供血,包括 Heubner 返动脉、豆纹动脉、脉络膜前动脉等,故而基底节内囊区脑出血的具体部位、出血量、有无破入脑室等因素都会引起不同的临床表现。因此对于基底节内囊区脑出血进行分型并依此进行评估,对于手术的决策以及预后的判断有十分重要的意义。

一、应用解剖

基底节(又称基底神经节)是指从胚胎端脑神经节小丘发育而来的神经核团,是大脑的中心灰质核团,包括杏仁核、纹状体和屏状核。纹状体又分为:尾状核和豆状核,豆状核又可分为:壳核和苍白球。壳核和尾状核合称为新纹状体,苍白球为旧纹状体。对于基底节区的血供,一般认为主要来源是大脑中动脉、大脑前动脉、脉络膜前动脉及后交通动脉,同时脉络膜后外动脉也恒定地分布到纹状体,但范围很小,可视作次要来源。

二、临床表现

典型可见三偏体征(病灶对侧偏瘫、偏身感觉缺失和偏盲等),大量出血可出现意识障碍,也可穿破脑组织进入蛛网膜下隙,出现血性 CSF,直接穿破皮质者不常见。①壳核出血:主要是豆纹动脉外侧支破裂,通常引起较严重运动功能障碍,持续性同向性偏盲,可出现双眼向病灶对侧凝视不能,主侧半球出血可有失语;②尾状核头出血:表现头痛、呕吐及轻度脑膜刺激征,无明显瘫痪,有时可见对侧中枢性面舌瘫,临床常易忽略,偶因头痛在 CT 检查时发现。

三、诊断

头颅 CT 平扫为首选检查。CT 可以快速准确检查出脑内出血的部位、范围和血肿量,以及血肿是否破入脑室,是否伴有蛛网膜下隙出血等 MRI 梯度回波 T_2 加权像对判断急性出血十分敏感,且对早期出血更有价值。但是时间、成本、可用性,患者的耐受力、临床状况,可能使得急诊 MRI 在大多数情况下无法实施。当怀疑引起脑出血的病因是高血压以外的因素时,进行 MRI 检查是有必要的。可以鉴别诊断脑血管畸形、肿瘤、颅内动脉瘤等。如果临床怀疑或者其他检查提示潜在的血管病变,应行 DSA 或 3D-CTA 以明确诊断。

四、治疗

(一)非手术治疗

血压的处理、颅内压的控制及循环呼吸系统的稳定是影响预后的三个至关重要的因素。血压的高低是决定血肿是否进一步扩大的最重要的因素。为减少再发出血的危险性,在最初 4 h 可迅速降低血压,以后可使血压缓慢升高以增加缺血区的血液灌注。收缩压>180 mmHg①或舒张压>105 mmHg 者使收缩压下降至 160 mmHg 左右水平;脑出血前血压不高者,则降压达病变前水平。降低高颅压较肯定的是用利尿剂。对于肾功能正常的患者,甘露醇降颅压既安全又有效,可单用或与呋塞米合用以增强其疗效。这两类药可明显改善患者的预后及降低病死率。神经保护剂与神经营养剂等能阻断刺激毒性级联反应导致的局部脑缺血及阻止神经元的坏死,促进脑功能恢复。采取措施控制血压、降低颅内压、预防癫痫发作及维持系统稳定对于防止出血、水肿及缺血的加重极其重要。患者的意识状态是影响预后的最重要因素,而意识状态又可间接反映血压及颅压是否得到适当的控制。

(二)手术治疗

手术治疗应综合多方的因素予以确定,以下几点是确定手术时必须予以考虑的。

1. 手术适应证和禁忌证的选择

建立在对患者整体状况全面考虑的基础上,根据患者的意识状况、出血部位、出血量、出血时间、是否存在严重的继发性损害如急性梗阻性脑积水或脑疝。对选择内科治疗的患者,应严

---

① 临床上仍习惯用毫米汞柱(mmHg)表示血压单位,1 mmHg≈0.133 kPa,1 kPa=7.5 mmHg。全书同。

密观察病情变化,若出现病情进行性加重,或复查 CT 发现血肿增大、出现脑积水征象,或难以用内科方法控制颅内压增高,应及时采取外科治疗。

2.手术时机

对于中等量的壳核血肿已引起意识不清、木僵或明显运动障碍者主张超早期手术;目前国内外学者普遍认为高血压脑出血需要手术者,应尽量在发病后 6～7 h 行超早期手术。早期手术可以解除血肿的占位效应和周围脑组织的中毒反应。手术的目的主要在于清除血肿,降低颅内压,使受压的神经元有恢复的可能性,防止和减轻出血后的一系列继发性病理变化,阻断恶性循环。早期手术可以有效解除血肿的占位效应和周围脑组织的中毒反应,但是颅内活动性出血的患者手术风险较高。另外,手术清除血肿需要切开血肿浅层的脑组织,从而造成新的出血。

3.手术方法

(1)骨瓣或小骨窗开颅血肿清除术:骨瓣开颅虽然创伤稍大,但可在直视下彻底清除血肿,止血可靠,减压迅速,还可根据患者的病情及术中颅内压变化以及对术后颅内压进行预判等,决定是否行去骨瓣减压;小骨窗开颅损伤小,手术步骤简便,可迅速清除血肿,直视下止血也较满意,以基底节区血肿为例,开颅后十字切开硬膜,暴露外侧裂及颞叶皮质,用脑穿针穿刺血肿定位、抽吸减压,于颞上回上缘横行切开皮质 1～1.5 cm,沿穿刺方向深入 2～3 cm,即达血肿腔。清除血肿后,血肿腔内可置硅胶引流管,以便引流或辅以尿激酶等纤溶药物治疗。

(2)立体定向血肿清除术及血肿纤溶引流术:该术式是在 CT 定位并引导立体定向仪行精确的血肿穿刺,然后碎吸血肿或纤溶后吸除血肿并安置引流的一种手术。整个手术过程是在 CT 监视下进行,可对血肿排出量进行测定,并能判断有无再出血而采取相应措施。具体方法是在头皮上做约 3 cm 切口后钻孔,切开硬膜,避开皮质血管进行以血肿为中心的靶点穿刺,穿刺成功后先行血肿单纯吸除,吸除量可达 70% 以上,对于血肿腔内残存的血凝块,可采用超声吸引(CUSA)或旋转绞丝粉碎血块,以利血肿引流排空。

(3)神经内镜血肿清除术:采用硬质镜与立体定向技术相结合来清除。内镜手术清除脑内血肿应在全麻下进行,在 CT 或 B 超定位下穿刺血肿腔,在不损伤血管壁、周围脑组织及不引起新的出血的前提下尽可能清除血肿,但不必强求彻底清除,以免引起新的出血,达到减压目的即可,然后放置引流管做外引流,必要时进行血肿腔纤溶引流,如遇有小动脉出血,可以通过内镜的工作道用高频射频凝固止血。上述几种方法的联合应用使脑出血手术更加优化。

(4)经外侧裂显微手术治疗基底节脑出血:该手术是一种损伤小、疗效好、预后客观的微创手术方法。

1)操作方法:在气管插管全麻下进行,选择血肿侧标准翼点入路切口,骨瓣开颅,骨窗大小约为 5 cm×6 cm,硬膜切开一小口后即快速滴注 20% 甘露醇,在显微镜下于额侧进行外侧裂池分离,逐步放出脑脊液降低颅内压,如遇脑组织肿胀外侧裂分离困难可行血肿穿刺抽出部分血液进一步降低颅压后再分离外侧裂,注意保护好侧裂血管,用脑棉片保护后再做适当剥离抬起额叶,向颅侧牵拉侧裂血管可到达岛叶皮层表面,选择其无血管区切开 0.5～1 cm 向下分离0.5 cm 左右即进入血肿腔。在适当吸引力下进行缓慢吸除,吸除血肿的次序为,先吸除血肿后部,其次是上下部的血肿,最后吸除靠近外侧裂的血肿。吸除速度不可过快,使颅内压进一步下降,边清除血肿边用冷生理盐水冲洗血肿腔将破碎的血肿冲出,并有利于深部血肿向外移位。对镜下出血点予以低电流电凝止血,如近端小血凝块粘连紧密不强行吸除,以免对血管造成新的损伤。尽量做到不破坏正常脑组织,对深部少量残留血肿也不予以勉强清除,一般不放置引流管,对深部血肿难以吸除且残留较多时,则放置引流管以利术后辅以尿激酶溶解引流处理。根据脑组织的肿胀程度决定是否去骨瓣减压。

2)优点:①对正常脑组织的损伤减低到最小限度,外侧裂解剖后岛叶皮层距离血肿最近,切开岛叶皮层 0.5~1 cm 即可见到血肿,最大限度的保护功能半球语言中枢,避免了因颞叶造瘘造成的损伤;②壳核出血为豆状核一纹状体动脉外侧分支出血,在显微镜下照明好,直视下能够发现很小的出血,帮助彻底止血,降低了手术后再出血的风险;③最佳视角并减少脑组织的牵拉,壳核出血多为长椭圆形,经侧裂入路的角度显露最佳,显微手术下操作轻柔对脑组织的损伤进一步降低。在行外侧裂显微手术中要注意侧裂的解剖及显微技术的要领,侧裂是位于额叶、颞叶、顶叶和岛叶之间的蛛网膜间隙,长为 10~14 cm,侧裂从外向内分为侧裂、侧裂沟、侧裂凹,内有侧裂静脉、大脑中动脉及其分支,侧裂静脉的数目、走行及引流变异较大。因此在手术操作时保护其静脉与保护动脉同等重要。解剖蛛网膜即应在显微镜下操作,尽量减少对软脑膜的牵拉,从而减少对脑皮层的损伤。

(5)冷光源辅助下小骨窗开颅治疗高血压基底节区出血:该法能够有效清除血肿、缩短手术时间、减少患者费用、改善预后,是治疗高血压脑出血很好的手术选择。

1)适应证:本手术适用于颅内血肿在 30~60 mL、术前患者意识障碍在中度昏迷以前、无脑疝发生或处于脑疝前期的患者、高龄患者、高血压脑出血伴有全身疾病而非手术禁忌证的患者。

2)操作方法:全身麻醉,取出血侧血肿在颅骨头皮上的投影处做直切口,长为 4~6 cm,颅骨钻孔一枚,扩大形成直径约为 3 cm 小骨窗,硬脑膜"米"字形切开,电灼使其回缩至骨窗缘,尽可能使有限的骨窗内有足够的操作空间,分离脑沟或外侧裂表面的蛛网膜,自脑沟或者外侧裂到达血肿腔,脑压较高者钻孔前先给予甘露醇或呋塞米脱水,请麻醉师控制性降压处理后再行分离蛛网膜,以窄的脑压板配合带冷光源的吸引器小心清除血肿,注意血管及周围脑组织的保护,直视下清除血肿,电灼出血血管,确切止血,血肿腔内置引流管自切口引出,硬脑膜尽可能缝合,逐层间断缝合头皮。

3)术后处理:①常规止血、脱水、预防感染、防治并发症;②定时翻身拍背,加强护理;③控制血压、苯巴比妥适当镇静及降低脑部代谢;④密切观察神志瞳孔及生命体征变化;⑤发现患者肺部感染较重、呼吸困难者尽早行气管切开术;⑥术后第 2 天常规复查头颅 CT 了解颅内情况;⑦病情稳定后早期行康复治疗。

(刘春生)

第三节 丘脑出血

丘脑出血是脑出血中致残率和病死亡率较高的部位之一。丘脑出血死亡率占全部脑出血的 13%,如破入脑室死亡率可达 53%,存活者常遗留持续神经心理障碍,迟发性疼痛和运动异常等。丘脑是感觉系统的皮质下中枢,丘脑出血时因出血量的多少,病情发展速度,核损害部位和范围而临床表现不一。

一、应用解剖

丘脑是间脑中最大的卵圆形灰质核团,位于第三脑室的两侧,左、右丘脑借灰质团块(称中间块)相连。丘脑是产生意识的核心器官,其功能就是合成发放丘觉。丘脑被 Y 形的白质板(称内髓板)分隔成前、内侧和外侧三大核群。丘脑的核团及其纤维联系。丘脑的血供来源较多,以椎－基底动脉系为主,颈内动脉为辅。

较大的核团血供情况大致为如下。丘脑外侧核:后半主要由大脑中动脉的丘脑膝状体动脉供应,前半(腹前核和腹外侧核等)由大脑后动脉的结节丘脑动脉供应;丘脑内侧核:后半主要由脉络膜后内侧动脉的丘脑支供应,前半由大脑后动脉的丘脑穿支动脉和后交通动脉的结节丘脑动脉供应。丘脑外侧核的血管疾病约占全部丘脑血管疾病的 70%,大多是由于丘脑膝状体动脉和丘脑穿支动脉破裂所致。

二、临床表现

1.眼症状

由于血肿压缩下丘脑和中脑扩展,可出现垂直性眼球运动障碍,双眼呈下视位(又称"落日眼"),双眼向鼻尖注视,即所谓的丘脑眼,亦可出现向病侧或向病灶侧的侧视麻痹,双瞳孔缩小,或病灶侧瞳孔小,往往可见 Horner 征。

2.语言障碍

优势半球丘脑出血常表现为各种形式的语言障碍,轻者为错语,重者为完全性的表达性失语、感觉性失语、混合性失语或命名性失语。

3.运动及感觉障碍

作为初期症状可有病灶对侧半身麻木,丘脑出血往往不同程度的直接或间接损伤内囊,因此多数病例不同程度地出现偏身障碍,可为一过性或持久性。一般感觉障碍比运动障碍为重,深感觉障碍比浅感觉障碍为重。可有小脑性共济失调,深感觉障碍性共济失调和不随意运动。重症病例可反复出现去大脑强直发作,往往于压眶时诱发。

4.皮质功能障碍

可有计算力不佳,定向力障碍,智能减退,甚至痴呆。腹侧病变,可出现结构性失用症,失认及痛感缺失,可出现同向性偏盲和半侧空间忽视,丘脑内髓板以内的结构属于上升性网状激活系统,此部位受损可出现不同程度的意识障碍,有的一直表现为嗜睡状态。

5.脑室积血

该型出血破入脑室的发生率高,故脑脊液多呈血性。

三、诊断

头颅 CT 平扫为首选检查。CT 可以快速准确检查出脑内出血的部位、范围和血肿量,以及血肿是否破入脑室。

四、治疗

(一)非手术治疗

对于血肿量较小,一般情况良好,功能废损不严重的丘脑出血一般采用保守治疗。保守治疗注意重视颅内压的控制、血压的处理及循环呼吸系统的稳定三个至关重要的因素(同基底节区脑出血)。

神经保护剂与神经营养剂的运用,促进脑功能恢复,预防癫痫发作及维持系统稳定对于防止出血、水肿及缺血的加重也尤为重要。

(二)手术治疗

1. 手术适应证和禁忌证的选择

(1)钻孔脑室外引流:丘脑出血破入侧脑室合并梗阻性脑积水出血明显患者。

(2)开颅手术:丘脑出血破入侧脑室血肿铸型且有明显颅内高压;丘脑实质内血肿较大意识状态较差患者但尚有自主呼吸;丘脑血肿破入脑室合并梗阻性脑积水的患者;有明显颅内高压患者。

(3)内科治疗的患者,应严密观察病情变化,若出现病情进行性加重,或复查 CT 发现血肿增大、出现脑积水征象,或难以用内科方法控制颅内压增高,应及时采取外科治疗。

2. 手术时机

主张超早期手术,应尽量在发病后 6～7 h 行超早期手术。

3. 手术入路

侧脑室三角区入路(右侧)或顶间沟入路(左侧)。

(刘春生)

第四节　脑叶出血

脑叶出血的年发病率约为 8.4/10 万,约占自发性脑出血的 1/3,且随着年龄的增长、发病率显著增加。脑叶出血是指大脑皮层及皮层下白质的出血,其病因,病理和临床表现等很多方面都有其特殊性,常常好发于顶叶、颞叶及枕叶,从解剖学上看是因为脑内微型动脉高度集中于此处。

一、病因

脑叶出血的发病与很多因素有关,常见原因为脑淀粉样血管病(cerebral amyloid angiopathy,CAA)、脑血管畸形、高血压、抗凝治疗、梗死后出血、血液异常和肿瘤出血等。高血压不是脑叶出血的常见原因。大宗报告中尚未发现明确的病因,有报道仅 31% 的患者有慢性高血压,Kase 等的研究显示住院患者中 50% 有高血压,Broderick 等发现高血压所致的脑叶出血和其所导致的大脑深部,小脑和脑干的出血概率基本相同。Zia 等对社区人群进行跟踪随访研究,结果表明,高血压与脑叶出血和非脑叶出血均相关,但与后者的相关性更强。

二、临床表现

自发性脑叶出血的症状依据于血肿的位置及大小。相对于其他形式的自发性脑出血,入院时患者伴有高血压和昏迷的频率较低。昏迷发病率低与血肿位于大脑周围结构组织有关。一般患者出现头痛、呕吐、畏光、癫痫和烦躁不安等症状,偏瘫少见,相应的脑叶神经缺损表现比较突出。

有报道显示,脑叶出血癫痫发生率高于非脑叶出血。一般认为脑叶出血患者出现头痛的可能较深部出血者多见,主要是因为脑叶出血易破入蛛网膜下隙,刺激脑膜而导致头痛。由于脑叶出血相对远离脑室系统,其继发脑室出血的发生率较低。若脑叶血肿扩大,颅内高压症状明显。

三、诊断

头颅 CT 平扫为首选检查。CT 可以快速准确检查出脑内出血的部位、范围和血肿量,以及血肿是否破入脑室。MRI 及 CTA 可以鉴别诊断脑血管畸形、肿瘤、颅内动脉瘤等。如果临床怀疑或者检查提示潜在血管病变应安排血管成像。

四、手术治疗

(一)手术适应证

脑叶大的出血主张手术治疗,认为有选择地手术治疗能使部分患者的预后得到改善。STICH 研究表明,距皮层表面 1 cm 以内的血肿在发病后 96 h 内的手术治疗可能取得更好的临床预后,虽然这一研究的数据没有统计学差异。而对脑叶出血且 GCS 评分为 9～12 分的患者仍建议手术治疗。Broderick 等回顾性分析了 188 例幕上 ICH 患者,他们认为出血量能帮助医生最佳地预测不同部位的血肿(基底核、丘脑和皮层下)。30 d 内的死亡率和神经功能恢复情况,该研究认为手术清除血肿仍被认为是减少 30 d 的死亡率(特别是脑叶出血者)的最佳选择。外科治疗可通过减轻占位效应,挽救脑出血患者的生命。大量研究表明脑叶出血超过 30 mL 且血肿距皮层表面 1 cm 以内者,开颅清除幕上血肿可明显改善预后。

(二)手术时机

对手术时机目前尚未达成共识。相关临床研究报告的、从发病到手术的时间为 4～96 h,从而使得比较不同的手术时机对预后的影响相当困难。对于脑叶出血,早期手术治疗是一种改善预后的方式。总的原则是,若血肿量超过 30 mL,占位效应明显,患者有颅内压增高的临床表现,早期手术对改善患者的预后具有重要意义。

(三)手术要点

1. 骨瓣或骨窗开颅手术必须考虑的技术要点

(1)显微操作是必要的技术手段。

(2)脑叶出血手术皮层切口应靠近血肿中心,距血肿最表浅处,注意避开语言中枢及重要功能区。

(3)血肿中心部分先予以清除,尤其应小心避免血肿腔深部内囊纤维的损伤。

2. 定向钻孔抽吸术

非创伤性颅内血肿的治疗具有一定的疗效。通过 CT 和 MRI 的定位引导钻孔抽吸并同时应用血纤维蛋白肽类和机械辅助作用提高了疗效。有研究报道表明抽吸术具有良好的疗效。但该方法存在术后再出血的危险,尤其是在出血的高危期。

3. 神经内镜已开始应用于脑内血肿的治疗

一项随机、前瞻性研究对内镜术和最佳的内科治疗做了比较,发现内镜治疗具有良好的疗效,所有患者血肿清除均超过 50%,其中 45% 的患者可清除 70% 以上的血肿,术后早期无死亡病例;再出血率仅为 4%。对于皮层下出血的患者,应用内镜术治疗在 6 个月时,达到良好效果者占 40%,对于皮层下出血量大于 50 cm³ 的患者,接受内镜术治疗,能明显提高存活率。与保守疗法相比,神经功能的恢复比保守治疗要好。研究发现,当出血量较大时,内镜治疗可提高存活率,中等量出血时可提高神经功能恢复的概率。

3.神经内镜

神经内镜已开始应用于脑内血肿的治疗。一项随机、前瞻性研究对内镜术和最佳的内科治疗做了比较,发现内镜治疗具有良好的疗效,所有患者血肿清除均超过 50%,其中 45% 的患者可清除 70% 以上的血肿,术后早期无死亡病例;再出血率仅为 4%。对于皮层下出血的患者,应用内镜术治疗在 6 个月时达到良好效果者占 40%,对于皮层下出血量大于 50 cm³ 的患者,接受内镜术治疗,能明显提高存活率。与保守疗法相比,神经功能的恢复比保守治疗要好。研究发现,当出血量较大时,内镜治疗可提高存活率;中等量出血时,可提高神经功能恢复的概率。

(刘春生)

第五节　脑室出血

脑室内出血(intraventricular hemorrhage,IVH)是脑出血(ICH)中的重要亚型,根据出血原因不同又分为原发性脑室内出血(primary intraventricular hemorrhage,PIVH)和继发性脑室内出血(secondary intraventricular hemorrhage,SIVH)。Darby 等将 PIVH 定义为出血仅在脑室内或脑室壁室管膜下 15 mm 以内来源的出血,SIVH 为室管膜外 15 mm 以外的脑实质出血破入脑室。

PIVH 较 SIVH 的发病率低。高血压病是继发性脑室内出血的主要原因,90% 以上的患者有高血压病史。有 40% 的原发性脑室内出血患者的病因是血管病,包括动脉瘤和烟雾病。烟雾病是原发性脑室内出血的重要原因,占 28.6%～55%;其次是血管畸形和动脉瘤。对于原发性脑室内出血的患者,有条件的医院,在患者病情允许的情况下应尽早行 DSA 造影或 CTA 检查,明确病因,针对病因治疗,预后较好。

一、应用解剖

侧脑室和第三脑室位置深在,完全由神经结构包裹,大脑内形态弯曲,不同脑叶的形状和大小有差异,且脑室壁还有重要运动、感觉和视觉传导通路和自主神经、内分泌中枢等,所以这一部位的手术具有很大挑战性。每侧侧脑室为一 C 形的腔,围绕丘脑。每侧侧脑室分为五部分:额角、颞角、枕角、体部和房部。每一部分具有内侧壁、外侧壁、顶壁和底壁。丘脑位于侧脑室的中央,每侧侧脑室围绕丘脑的上方、下方和后面,侧脑室的体部位于丘脑的上方,房部和枕部位于丘脑的后面,颞角位于丘脑的下外侧面。丘脑的上表面构成侧脑室体部的底壁,丘脑枕的后表面构成房部的前壁,丘脑的下表面位于颞角顶壁的内侧缘,丘脑出血极易破入侧脑室。尾状核是一个包绕在丘脑周围的 C 形细胞团块,为侧脑室壁的重要组成部分,分为头部、体部和尾部。尾状核头部突入侧脑室额角和体部的外侧壁,体部构成部分房部的外侧壁,尾部从房部延伸到颞角的顶壁,与颞角尖端的杏仁核相延续,尾状核出血常经额角破入脑室。穹隆是另一个侧脑室壁上围绕在丘脑周围的 C 型结构。穹隆的体部将第三脑室的顶壁与侧脑室体部的底壁分开。胼胝体参与侧脑室各个壁的构成,由前向后分为嘴部、膝部、体部和压部,嘴部构成额角的底壁,膝部和体部形成侧脑室额角和体部的顶壁。第三脑室位于胼胝体和侧脑室体部的下方,蝶鞍、垂体和中脑的上方,两侧大脑半球、两侧丘脑和两侧下丘脑之间。它与 Willis 环以及分支、Galen 静脉及其属支关系密切。第三脑室是一个漏斗形腔隙,通过前上方的室间孔和侧脑室相通,通过中脑导水管与第四脑室相通。第三脑室有一个顶壁、一个底壁、一个前壁、一个后壁和两个外侧壁。第三脑室的外侧壁是由丘脑和下丘脑构成,尤以丘脑出血极易破入第三脑室。第四脑室是小脑和脑干之间的宽篷状中线孔腔,其头侧通过中脑导水管连接第三脑室,尾侧通过正中孔连接枕大池,外侧通过外侧孔连接桥小脑角。与侧脑室和脉络裂关系最密切的动脉是脉络膜前后动脉,该动脉供应侧脑室和第三脑室内的脉络丛。颈内动脉、大脑前后动脉、前后交通动脉都发出穿支分布到侧脑室和第三脑室各个壁。大脑深部的静脉系统回流入室管膜下的管道,穿过侧脑室和第三脑室的壁,汇聚于大脑内静脉、基底静脉和大脑大静脉。小脑上动脉与第四脑室顶壁的上半部关系密切,小脑后下动脉则主要与顶壁的下半部关系密切,基底动脉和椎动脉发出许多穿支至第四脑室底。第四脑室内无重要的静脉,关系最密切的静脉为小脑与脑干之间裂隙内的静脉,以及小脑脚表面的静脉。

二、临床表现

多数患者在发病前有明显的诱因如情绪激动、用力活动、洗澡、饮酒等,多为急性起病,少数可呈亚急性或慢性起病。患者发病后多有意识障碍,部分患者可有中枢性高热,持续 40 ℃以上,呼吸急促,去皮质强直及瞳孔变化,极少数患者可呈濒死状态。

一般表现:视出血部位及出血量多少而异,轻者可表现为头痛、头晕、恶心、呕吐、血压升高、脑膜刺激征等;重者表现为意识障碍、癫痫发作、高热、肌张力高、双侧病理反射征;晚期可出现脑疝、去脑强直和呼吸、循环障碍以及自主神经系统紊乱;部分患者可伴有上消化道出血、急性肾衰竭、肺炎等并发症。

原发性脑室内出血除具有一般表现外与继发脑室内出血相比尚有以下特点:①意识障碍相对较轻;②可亚急性或慢性起病;③定位体征不明显;④以认知功能、定向力障碍和精神症状为常见。

因原发出血部位不同其临床表现各异:①位于内囊前肢的血肿极易破入脑室,临床表现相对较轻;②位于内囊后肢前 2/3 的血肿,由于距脑室相对较远,当血肿穿破脑室时,脑实质破坏严重,临床表现为突然昏迷,偏瘫,在主侧半球可有失语、病理反射阳性、双眼球向病灶侧凝视;③位于内囊后肢后 1/3 的血肿,多有感觉障碍和视野变化;④丘脑出血表现为意识障碍、偏瘫、一侧肢体麻木、双眼上视困难、高烧、尿崩症、病理反射阳性等;⑤小脑出血表现为头痛、头晕、恶心、呕吐、颈强直、共济失调等;重者出现意识障碍、呼吸衰竭等;⑥脑干出血轻者表现为头痛、眼花、呕吐、后组脑神经损伤、颈强直等;重者深昏迷、交叉瘫、双侧瞳孔缩小、呼吸衰竭等。

三、诊断

首选 CT 检查,CT 可以明确出血部位、出血量及有无梗阻性脑积水,为临床评估提供可靠依据。针对原发性脑室内出血患者,应行血管检查明确病因,首选 DSA 造影,若患者病情较重,则行 CTA/MRA 检查。

四、治疗

(一)一般治疗

(1)控制血压:应用药物控制血压,但要避免血压下降过快、过低。(降幅应低于基础血压的 20%,收缩压为 140~160 mmHg,舒张压为 90~100 mmHg。)

(2)处理颅内压增高:应常规行颅内压监测。若出现颅压增高,应使用甘露醇等药物脱水以降低颅内压。

(3)维持水和电解质平衡。

(4)意识障碍者应酌情考虑气管插管或切开。

(5)血管造影:由于高血压脑出血所致的继发性脑室出血无论是临床上还是影像学上,均有异于动脉瘤或 AVM 的特征性表现,故血管造影只是在需要排除脑动静脉畸形、颅内动脉瘤或其他原因所致的脑内出血时方可采用。

(6)防止应激性溃疡药物的使用。

(7)神经营养治疗。

(二)外科治疗

外科治疗的主要目标是迅速清除血肿的占位效应和由此而导致的继发性脑损害,但是手术却很少能改善神经功能。是否采取外科治疗措施必须针对每一位患者具体的神经功能情况、出血量和部位、患者年龄以及患者本人和亲属对疾病的治疗的期望值来决定。

原发性脑室内出血,合并梗阻性脑积水患者,考虑钻孔引流术。

继发性脑室内出血,根据出血原发部位不同,直接开颅清除血肿,有以下手术入路。

(1)经额角入路:尾状核出血破入脑室,选此入路,路径最短,直视下可有效清除尾状核及同侧侧脑室内血肿,若切开透明隔,可部分清除对侧侧脑室血肿。

(2)经项间沟入路:由于丘脑出血位置深,周围重要神经结构复杂,此入路可较好地避开重要功能区,显微镜直视下可彻底清除丘脑及左侧侧脑室血肿。

(3)经三角区入路:丘脑出血破入脑室。

(4)经枕下小脑蚓部入路。

(刘春生)

第六节　小脑出血

自发性小脑出血(Spontaneous cerebellar hemorrhage,CH),是指非外伤引起的小脑实质的脑出血。为幕下脑出血中常见且预后相对较好的类型。急性自发性小脑血肿的人群发病率尚不清楚,早年国外部分尸检报道大约为 0.7%。从整个脑实质发病部位看,自发性小脑出血占所有自发性脑出血的 5%~13%,这一数字与小脑组织重量在整个中枢神经系统中的比例接近。

其发病率男性略高于女性,发病高峰年龄为 60~80 岁。小脑出血的死亡率报道相差较大,在 20%~75% 之间,在 CT 及 MRI 普及以前,这一数字可能更高,而手术患者死亡率为

20%～50%。

一、病理生理

高血压是所有自发性脑出血的最常见的因素。近年来,随着对脑血管淀粉样变(cerebral amyloid angiopathy,CAA)在脑出血疾病中的研究深入,过去人们认为的罕见发病原因,现在被认为是老年人脑叶出血非常重要的原因。此外,血管畸形也是引起小脑出血的重要原因之一;在国外资料中,梗死后出血在小脑出血中也不少见。目前认为小脑出血的部位通常发生于齿状核及其附近,表现为小脑半球的血肿,这是高血压引起自发性小脑出血最常见的部位。由于齿状核可由小脑所有动脉供血,所以很难确定出血责任动脉。位于小脑蚓部的出血,较易破入第四脑室与脑室相通,并常凸向脑桥被盖部。其出血责任血管多来自小脑上动脉或小脑后下动脉的远段分支,有时见动脉瘤。

二、临床表现

自发性小脑出血多急性起病,症状常发生在活动时。突发头痛、恶心、呕吐、头晕是常见首发症状,最常见的表现是患者突然站立或行走时跌倒,但无肢体偏瘫。头痛多表现为枕部疼痛,也有患者表现为额部头痛甚至球后部位的疼痛;呕吐症状也见于大部分患者;患者头晕症状多是真性眩晕(前庭性眩晕),在患者中也较常见。但三个症状并非同时见于大多数患者。此外患者还表现为构音障碍、耳鸣等症状,但是较之前的症状少见。同时小脑出血由于血肿压迫可能出现脑神经麻痹症状,表现为向同侧凝视麻痹、患侧周围性面瘫、眼球震颤及同侧角膜发射减弱。在清醒患者,如出现同侧步态或肢体共济失调、同侧同向性凝视麻痹和同侧周围性面瘫"三联征"时,常常提示小脑血肿的发生。小脑出血的患者临床经过常常难以预料,入院时患者清醒或仅表现为嗜睡,短时间内可恶化为昏迷甚至死亡,这是区别于其他部位脑出血的临床特点之一。多数症状恶化的情况发生于患者发病 72 h 之内,但也有迟发恶化者,临床医生应予以高度警惕。单纯依靠患者入院时临床表现有时很难预测患者的临床过程。

三、诊断

CT 扫描为诊断自发性小脑出血和确定其部位提供了简便、经济、迅速且准确的方法,MRI 也可作为小脑出血的诊断检查,但检查相对耗时且不够经济。急性血肿在 CT 表现为小脑部位的高密度影。CT 能够显示血肿是否破入脑室,脑干受压情况,以及是否存在脑积水。这些都为临床确定患者手术指征及预测患者病情变化及预后提供了很重要的信息。同时反复 CT 复查在病情变化较快的患者中是非常必要的,一旦发现血肿扩大或出现脑积水等征象,即应尽早进行手术治疗,以防止病情进一步恶化。由于目前各种影像学检查手段,包括 CT、CTA、MRI 及 DSA 等检查的广泛应用,临床医师不仅能够早期发现小脑出血,并能够判断小脑出血原因,为下一步临床治疗提供足够的依据。自发性小脑出血需要与动脉瘤、血管畸形及肿瘤引起的小脑出血进行鉴别。

四、治疗

(一)手术指征与禁忌证

小脑出血的内科治疗方案基本同其他部位脑出血。关于手术指征的选择上,小脑出血的患者,如出现临床神经功能恶化或出现脑干受压及/或急性梗阻性脑积水表现时,应尽早行血肿清除术。关于意识状态良好(GCS评分≥13分)的小脑出血患者是否手术目前仍有争议,由于患者术前意识状态与预后密切相关,同时小脑出血后临床变化过程难以预测,患者一旦出现昏迷后行手术治疗,往往预后较差,故有学者认为,出现明显第四脑室受压情况时早期应积极手术治疗,不论患者神经功能是否明显恶化。另有学者则认为,对于这类患者,如脑积水情况已得到控制,建议观察等待,一旦出现神经功能恶化,则行手术治疗,反之则行保守治疗。总之,对于此类患者是否手术,在病情恶化的风险、临床潜在的后果及手术风险三者间仔细衡量非常重要。鉴于小脑出血多位于小脑半球齿状核附近,患者的临床症状表现最为重要的原因是颅压增高所致,其中颅后窝张力的明显增高常是致命性小脑扁桃体疝的主要原因,而因血肿占位效应所致的梗阻性脑积水又进一步加重了高颅压危象。我们认为对所有小脑出血的病例,除非已至濒死状态,均应采取积极手术清除血肿,尽可能挽救患者生命。小脑出血的手术禁忌证基本同幕上部位脑出血,年龄并非小脑出血的绝对禁忌证,合并严重心肺功能疾患及凝血功能异常亦应力争纠正后行手术治疗。

(二)手术时机

由于小脑出血的手术指征多以是否出现神经功能恶化情况作为判断标准,文献报道部分患者可能在发病数天甚至数周后行手术治疗,但是可以肯定的是,患者一旦出现进行性脑干功能紊乱时,应立即行颅后窝开颅手术清除血肿减压,以预防不可逆的脑干功能障碍。绝大多数学者均主张临床神经功能恶化前尽早手术,无论患者出血时间长短,都可获得相对良好的预后。

(三)手术方式的选择

1. 单纯脑室外引流术

单纯脑室引流术仅适用于不能耐受全麻开颅患者;或血肿不大仅因破入第四脑室引起早期梗阻性脑积水者。

2. 开颅血肿清除术

根据血肿部位选择枕下开颅,枕骨骨窗约4 cm×4 cm大小,手术尽量清除小脑内及已破入脑室内积血,打通脑脊液循环,对于合并有脑积水患者建议同时行侧脑室外引流。如条件许可,可置入颅内压监护仪检测颅后窝压力变化情况,尽量将颅内压维持在一定范围以保证足够的脑灌注。开颅手术清除血肿优点在于:有效解除血肿占位效应及梗阻性脑积水,避免继发缺血性损害。

随着显微外科及微创技术的不断进步,微创颅内血肿清除术已逐渐开展,术中行小骨窗(3 cm×3 cm)开颅,显微镜下操作,清除小脑内血肿并仔细止血,脑组织损伤小,术后并发症相对少,这在本院的临床实践中得到证实。

3. 内镜辅助下血肿清除术

过去神经内镜下血肿清除术多用于伴脑积水脑室内血肿清除,国外报道取得了较好效果。而内镜下小脑内血肿清除术的疗效仍处于探索阶段,内镜下小脑血肿清除术的经验提出,相对于传统开颅血肿清除术,内镜手术具有手术时间短,且能够缩短患者术后行脑室外引流的时间,并减少患者术后行永久分流的风险。但是由于颅后窝操作空间狭小,内镜下手术操作技术要求较高,能否推广应用还需更多的临床研究。

4. 环枕减压及血肿清除术

作枕下正中直切口,上缘于枕外隆凸上2 cm,下缘达第5～6颈椎棘突水平,术中咬除枕骨鳞部、枕大孔后缘、寰椎后弓,广泛剪开硬脑膜,达到环枕减压的目的,继之清除血肿。其好处在于能有效地行颅后窝减压,并充分引流脑脊液,疏通脑脊液循环,但手术创伤较大,术后环枕稳定性受一定影响。该术式适用于血肿大且破入第四脑室、手术难以彻底清除血肿的患者。

(刘春生)

第七节 脑动静脉畸形

脑动静脉畸形(arteriovenous malformations,AVM)又称脑血管瘤、血管性错构瘤及脑动静脉瘘等,是一种先天性局部脑血管发育上的变异,在病变部位的脑动脉与脑静脉之间缺乏毛细血管,致使动脉直接与静脉相通,形成了脑动、静脉之间的短路,产生一系列脑血流动力学紊乱,是临床上引起自发性蛛网膜下隙出血的另一常见原因。发病率与颅内肿瘤相比占3.4%,与颅内动脉瘤相比占14.9%~28.4%。年龄高峰为20~39岁,平均发病年龄为25岁。脑血管起源于中胚层,在其发育的原始血管网期血管分化出动脉、毛细血管和静脉,在此期出现的障碍形成脑动静脉畸形。

一、病因

AVM的主要缺陷是病变区的动、静脉之间缺乏毛细血管,动脉血直接流入静脉,血流阻力减小,产生一系列血流动力学改变,主要表现为局部脑动脉压降低、静脉压增高及其他脑供血方面的紊乱。

(1)脑动脉压降低:使动脉的灌注范围缩小,病变周围的脑组织得不到应有的灌注。邻近区的动脉血流向低压区,引起"脑盗血"现象。累及的脑缺血范围要比动静脉畸形的范围大得多。因此,AVM的症状、体征常较病变区所应有的要广泛。由于病变区及其周围脑动脉长期处于扩张状态,管壁上的平滑肌装置失去舒缩反应,致脑血管自动调节功能失调。因此,一旦脑AVM被手术切除或栓塞,脑盗血现象纠正后,极易导致过度灌注综合征。

(2)脑静脉压升高动脉血直接进入脑静脉使其压力升高,正常区域的脑静脉回流受阻,淤血而有脑水肿,导致颅内压增高。

(3)颅内出血多由畸形血管团血管管壁薄弱的静脉部分破裂所致。也可由于供应动脉上的血流相关性动脉瘤破裂所致。一般而论,小的AVM出血机会多。小、中、大AVM的相应出血率为82%、74%、58%。

(4)因大量"脑盗血"引起脑缺血。

(5)颅内压增高。

二、临床表现

AVM绝大多数表现为脑出血或癫痫后才被发现,一部分患者为隐匿性,伴随终生而无症状。此外,头痛和局灶性神经功能异常也很常见,少部分患者还有耳鸣症状。2岁以下的儿童常表现为充血性心力衰竭,大头症和癫痫。

(一)出血

出血最常见症状,约占临床表现的53%,并且一半以上表现为颅内血肿,其次是蛛网膜下隙出血和脑室出血。与畸形相关严重的血管痉挛偶尔被提及,但并不常见。

(二)癫痫

癫痫占临床表现的 20%～5%,年发生率为 1%～4%,可表现为局灶性的或是全身性的,表现方式,常可提示病变所在部位,病变位于颞叶和顶叶的更易发生癫痫,其中病变位于顶叶的癫痫多表现为局灶性的,而额叶的动静脉畸形更多的是引起广泛性的癫痫。

(三)头痛

头痛约占临床表现的 15%,未破裂的脑动静脉畸形也可以引起头痛。曾有报道 AVM 与偏头痛和其他头痛综合征有关。头痛部位与病灶位置无明确相关。

三、辅助检查

主要是影像学检查,包括 CT、MRI、CTA、MRA 和 DSA。影像学资料必须结合临床表现和神经系统查体结果才能做出 AVM 的诊断。

(一)CT

CT 为诊断急性出血的最佳影像学检查。未出血的 AVM 的 CT 平扫常为阴性,粗大的供血动脉、引流静脉或静脉球可表现为高血管信号,巨大的 AVM(广泛的供血动脉、畸形血管团和粗大的引流静脉、静脉球)可造成局部脑组织移位、脑室受压或脑积水。

(二)MRI

MRI 对微小病变的检出率明显高于 CT,可精确定位病变的解剖位置,可检出相关动脉瘤,对开颅切除手术的指导意义很大。

(三)CTA/MRA

CTA/MRA 敏感性高于 CT 和 MRI,无创、便捷,但对于手术治疗的指导性不如 DSA。

(四)DSA

DSA 敏感性最高,微创、低风险,是诊断脑动静脉畸形的"金标准",可准确分辨供血动脉(含血流相关性动脉瘤)、畸形血管团和引流静脉(含静脉球),对指导治疗可提供最有价值的信息。

四、治疗

脑动静脉畸形(AVM)治疗的目的是尽可能完全切除或栓塞畸形血管团,消除或者减少 AVM 破裂出血风险,控制癫痫发作,减少局灶性神经功能损害,改善盗血,恢复脑组织正常血供。目前 AVM 的治疗方法主要包括显微外科手术切除畸形血管团、血管内栓塞畸形血管团及立体定向放射治疗 3 种治疗方法,每种治疗方法既可以作为单一的治疗方式,也可以与其他治疗方式结合使用。

(一)一般治疗

对于年龄较大、仅有癫痫症状且能通过药物有效控制、位于脑重要功能区、脑深部或病变广泛的患者,可以考虑临床随访观察及保守治疗。加强医患沟通,让患者了解 AVM 的自然史并正确认识该疾病,消除患者紧张情绪,指导患者保持良好的生活习惯,避免过度疲劳和心情激动,积极控制血压,必要时给予抗癫痫药物治疗。

(二)手术治疗

显微外科手术因其可以切除病灶、合并出血时可以清除血肿,减少血肿对周围脑组织的压迫损伤,目前仍是治疗 AVM 的重要方法。

1.手术适应证

(1)既往或近期有颅内出血,Spetzler -Martin Ⅰ～Ⅲ级的 AVM,除非累及下丘脑、基底核区、脑干等区域的病灶,可行手术切除。

(2)无颅内出血史,AVM 位于表浅非功能区,直径在 6 cm 以下,可行手术切除。

(3)药物难治的顽固性癫痫,切除病灶有助于控制癫痫发作。

(4)进行性神经功能损害。

(5)改善盗血,恢复正常脑组织血流。

(6)颅内血肿急性期,脑疝倾向,挽救生命。

2.手术治疗指征影响因素

(1)患者因素:①年龄:年轻患者手术耐受性好、神经修复能力强;②基础身体状况:基础疾病会增加麻醉、手术风险;③症状:有进行性神经功能障碍、癫痫发作难以控制、反复出血的患者比无症状患者更能接受手术治疗;④心理因素。

(2)病灶因素:关于 AVM 病灶的诸多分类方法中,Spetzler -Martin 分级标准可以进行初步的手术难度估计和术后神经功能情况评估,因此在临床中被广泛采用。一般认为,小型 AVM 较大型 AVM 具有更高的出血发生率,分析原因是小型 AVM 供血动脉压远高于大型 AVM 供血动脉压所致。根据统计学分析,Spetzler -Martin 分级Ⅰ～Ⅲ级 AVM 的自然出血危险性高于外科手术干预的危险性,手术治疗对该级别 AVM 有明显优势,应积极采取手术治疗。Ⅳ～Ⅴ级 AVM 外科手术危险性高于自然出血危险性,应根据具体情况决定行综合治疗或保守治疗。

(3)医生因素:具有丰富 AVM 治疗经验的神经外科专科医生的手术治愈率较高、并发症率较低。

3.手术时机

急诊(破裂出血)AVM 和择期(未破裂出血)AVM 的手术治疗策略应区别对待,遇到危及生命的急诊 AVM 应紧急处理,除非病灶较小可以一并切除外,治疗目标旨在清除血肿、彻底止血、充分减压、最大限度地保护正常脑组织,对于未处理或残留病灶可于患者病情稳定 3 周至半年后择期处理。

4.显微外科手术切除 AVM 的步骤

(1)辨别病灶:认真比对脑血管造影影像与镜下观察到的实际情况,动脉化的引流静脉是辨别病灶最重要的线索,对于深部的病灶往往可以循着引流静脉逆向寻找。此外,术中超声和神经导航均可以帮助确定病灶的位置。

(2)阻断表浅供血动脉:仔细辨别病变的供血动脉和病变附近的正常血管,原则上,只有进入畸形血管团的血管才是供血动脉,应小心分离、阻断。有时很难区分供血动脉和动脉化的引流静脉,鉴别方法可临时夹闭该血管,畸形血管团以远的血管如果塌陷了则是引流静脉,如果继续搏动则是供血动脉。对于紧邻甚至穿过病灶供应正常脑组织的动脉,小的、供应非功能区的可予以切断,但务必应保留其主干。

(3)环形切除畸形血管团:手术的关键在于尽量紧贴畸形血管团边缘实施环形切除,既往发生过出血的病灶周围通常存在胶质带,可沿此胶质带进行分离、切除。

(4)切断深部供血动脉:处理深部供血动脉是 AVM 手术的关键和难点,处理这类血管要求术者有足够的耐心、一根一根地妥善处理,遇到出血点不要简单地压迫了事,一旦动脉血管断裂回缩进脑实质后继发的出血可能导致严重的脑实质、脑室内血肿。

(5)切断引流静脉,完整切除病灶:原则上,AVM 的引流静脉应该最后被切断,因为过早地切断引流静脉可能导致病灶内血液回流受阻,增加术中出血风险。如果重要的引流静脉出血,可用吸收性明胶海绵或其他止血物堵住出血点轻微压迫止血,切忌轻易切断该引流静脉。分离病灶过程中切忌过分牵拉,避免损伤重要的引流静脉引起出血,尤其是位于窦旁、小脑幕上下的引流静脉。当处理好供血动脉、病灶边缘完全分离后切断引流静脉,完整切除病灶。

(6)止血:完整切除病灶后应彻底止血,确认无出血后应将患者血压升高 15～20 mmHg,镜下观察 10～15 min 再次确认有无出血,创面残腔铺上一层可吸收止血纱,术后应适当控制性降压,预防灌注压突破。

(三)立体定向放射外科治疗

即 γ 刀或 χ 刀,1 次大剂量 γ 或 β 射线立体定向聚焦照射治疗。该种治疗具有安全、不需麻醉、无出血、无感染等优点,但其治疗效果不能在照射时或照射后立即显现,需待 6 个月～2 年;病变闭塞后方能显效,且其治愈率仅为 80% 左右。适应证有:①病变直径为 3 cm 以下且畸形血管团内不包含有动脉瘤的中小型病变;②手术无法全切除的残存病变,直径小于 3 cm;③直径大于 3 cm 的病变,经血管内栓塞治疗后,无法再行栓塞的残存病变,直径小于 3 cm。

(郭松韬)

第八节　急性硬脑膜外血肿

颅内血肿是颅脑损伤中最多见而且最危险的继发性病变,若诊断和处理不及时,会威胁患者生命。其发生率约占闭合性颅脑损伤的 10%,但在重型颅脑创伤中几乎有半数患者并发颅内血肿。通常自受伤至血肿形成往往有一个演变过程,其发展速度急缓不一,依出血的速度和部位而异。正常人颅腔的容积是脑的体积、颅内血容量和颅内脑脊液三者的总和。外伤后,额外地增加了血肿的体积,脑组织缺乏可缩性,血液积聚颅腔达到一定体积,颅腔血容量及脑脊液对颅内压调节失控时,即引起脑压迫症状,当血肿不断增大,如不清除,最终因颅内压增高及脑疝形成而危及患者生命。硬膜外血肿多为单发,多发者罕见,但可合并其他类型血肿,构成复合型血肿,其中以外伤着力点硬膜外血肿合并对冲部位硬膜下血肿较为常见,而脑内血肿少见。硬膜外血肿可见于任何年龄患者,以 15～40 岁青壮年较为多见。

一、临床表现

1.颅内压增高症

头痛、呕吐和视盘水肿为颅压高的三主症。在急性硬膜外血肿仅见前二者。亚急性和慢性者始见视盘水肿。若颅脑外伤后剧烈头痛、呕吐频繁,则应考虑血肿的可能性。

2.意识障碍

有典型地再昏迷史。伤后即刻的意识障碍为原发性昏迷,是脑直接受损伤所致。硬膜外血肿的脑损伤较轻,故原发昏迷时间亦短。因伤后颅内血肿不断增大,压迫脑干,使患者再次出现意识障碍(称再昏迷)。这样表现为原发昏迷 -中间清醒或意识好转 -再次昏迷,此过程中的中间清醒阶段称中间清醒期,为硬膜外血肿病程中最明显的特征。在中间清醒期内患者多有剧烈头痛、频繁呕吐、躁动不安等。根据受伤机制,着力部位,病情变化过程及检查,诊断并不困难。若病情许可,进一步做脑血管造影及 CT 扫描可立即诊断。若患者已发生脑疝则应立即手术。术前已确诊的病例可行骨瓣开颅清除血肿。术前来不及行特殊检查者,可先行钻孔探查术,确定血肿部位后开颅手术。

3. 外伤性硬膜下积液

外伤性硬膜下积液是一种特殊的脑外伤。在外力作用下,脑在颅腔中移动,引起局部蛛网膜破裂。蛛网膜下隙的脑脊液随脑搏动源源不断地通过裂隙处,只许脑脊液流出到硬膜下腔,而不能反方向回流。故硬膜下腔脑脊液越集越多造成脑受压。在临床上与硬膜下血肿相似,很难鉴别,血管造影图像两者亦非常近似。但在 CT 扫描下,外伤性硬膜下积液为低密度,血肿则为高密度。治疗亦同硬膜下血肿。但多用钻孔引流的方法。慢性硬膜下积液如有较厚的包膜,需开颅切除。

二、治疗

(一)手术治疗

常多采用骨窗开颅或骨瓣开颅术,便于彻底清除血肿,充分止血和必要时行硬膜下探查,是硬膜外血肿沿用已久的术式。近年来,由于 CT 扫描检查的广泛应用,血肿的部位、大小和脑损伤情况了如指掌,并能动态地观察血肿的变化,因此有作者采用小骨窗方法治疗硬膜外血肿也获得成功。但值得注意的是,巨大硬膜外血肿和活动性出血的硬膜外血肿不宜采用小骨窗方法。

1. 骨瓣或骨窗开颅硬膜外血肿清除术

适用于典型的急性硬膜外血肿。脑膜中动脉或其分支近端撕裂、静脉窦撕裂等出血凶猛,短时间形成较大血肿,已经出现严重颅压高症状和体征或早期颞叶钩回疝表现,应立即行骨瓣开颅清除血肿,充分减压并彻底止血,术后骨瓣复位,避免二次颅骨修补手术;若患者已处于双侧瞳孔散大、病理性呼吸等晚期脑疝表现,为了迅速减压,可先行血肿穿刺放出血肿的液体部分,达到部分减压的目的,再进行其他术前准备及麻醉,麻醉完毕后采用骨窗开颅咬开骨窗应足够大,同时行颞肌下减压。

骨瓣打开或骨窗形成后,即已达到减压的目的。暴露血肿后不必急于挖出血肿,因此时颅压已得到一定的缓解,为减少出血起见,血肿清除应自血肿周边逐渐剥离,遇有破裂的动静脉即电凝或缝扎止血;脑膜中动脉破裂出血可电凝、缝扎及悬吊止血,必要时填塞棘孔,血肿清除后仔细悬吊硬膜,反复应用生理盐水冲洗创面。对所有出血点进行仔细止血,防止术后再出血。硬膜外血肿清除后,若硬膜张力高或硬膜下发蓝,疑有硬膜下血肿时,应切开硬膜探查,避免遗漏血肿,遗漏血肿是造成患者术后死亡的重要原因之一,切勿轻易去骨瓣减压而草率结束手术。术毕,悬吊硬脑膜于骨窗外缘,还纳骨瓣,分层缝合头皮,硬膜外置橡皮条引流 24～48 h。对于巨大硬膜外血肿脑疝的患者,有人主张血肿清除后采取去骨瓣减压,以免术后大片脑梗死水肿、再次发生脑疝。

2. 钻孔穿刺清除硬膜外血肿

适用于特急性硬膜外血肿的紧急抢救,为暂时缓解颅内高压,赢得时间,先行锥孔或钻孔排出部分液态血肿。这种应急措施已用于院前急救或脑内血肿的引流。最近有学者用于急性硬膜外血肿的治疗,做到快速引流血肿抢救患者。其适应证为病情相对稳定,出血量 30～50 mL,经 CT 检查明确定位,中线移位达 0.5 cm 以上,无继续出血者。方法则按 CT 所示血肿最厚处,进行锥孔或钻孔,然后插入吸引针管或放入带绞丝的碎吸针管。排出部分血液后再注入尿激酶,或尿激酶加玻璃酸酶溶解残留的血凝块,反复数次,留管引流 3～6 d 至 CT 复查血肿已排尽为度。穿刺治疗急性硬膜外血肿应密切观察病情变化,及时复查 CT,若经抽吸及初次液化后血肿减少低于 1/3 或症状无明显缓解,应及时改用骨瓣开颅清除血肿。

(二)非手术治疗

急性硬膜外血肿,无论施行手术与否,均须进行及时、合理的非手术治疗,特别是伴有严重脑原发性损伤和(或)继发性脑损害的患者,绝不能掉以轻心。对于神志清楚、病情平稳、血肿量<15 mL 的幕上急性硬膜外血肿可表现头痛、头晕、恶心等颅内压增高症状,但一般无神经系统体征,没有 CT 扫描时难以确定血肿的存在,经 CT 扫描确诊后,应用脱水、激素、止血、活血化瘀等治疗,血肿可于 15～45 d 吸收。保守治疗期间动态 CT 监护,血肿量超过 30 mL 可行穿刺治疗,在亚急性及慢性期内穿刺治疗,血肿多已部分或完全液化,抽出大部分血肿,应用液化剂液化 1～2 次即可完全清除血肿。但必须动态观察患者神志、临床症状和动态 CT 扫描。一旦发现血肿增大,应立即改为手术治疗。

(李鹏存)

第九节 常规全脑血管造影术

葡萄牙医师 Egas Moniz 于 1927 年首次在人体成功实施脑血管造影术。最初的脑血管造影需要直接暴露血管穿刺颈动脉、椎动脉,然后注射对比剂。自从经皮动脉穿刺置鞘技术(Seldinger 穿刺法)和 DSA 技术引入后,造影逐步发展为今天成熟的经皮动脉插管脑血管造影术(以下简称 DSA)。DSA 最初用来探查颅内占位性病变。随着 CT,MRI 等无创影像检查手段出现,DSA 主要用于评估脑血管的情况。虽然目前脑血管的检查有很多方式,CT 血管成像(CTA)、磁共振血管成像(MRA)基本能够获得完整的头颈部血管图像,但 DSA 可以动态观察脑血流和侧支循环,并可同期完成介入治疗,仍是其他检查手段无法替代的重要方法。

一、术前评估与准备

(一)适应证与禁忌证

1. DSA 适应证

①怀疑血管本身病变或寻找脑血管病病因;②怀疑脑静脉病变;③脑内或蛛网膜下腔出血病因检查;④头面部富血供性质肿瘤术前检查;⑤了解颅内占位病变的血供与邻近血管的关系及某些肿瘤的定型;⑥实施血管介入或手术治疗前明确血管病变和周围解剖关系;⑦急性脑血管病需动脉溶栓或其他血管内治疗;⑧头面部及颅内血管性疾病的治疗后复查。

2. DSA 禁忌证

①碘对比剂过敏或不能耐受;②介入器材过敏;③严重的心、肝、肾功能不全;④穿刺点局

部感染；⑤并发脑疝。特殊情况可经过各方讨论，知情同意采取个体化处理。

（二）术前准备

1.掌握患者一般情况

术前应掌握患者的临床资料，包括现病史和既往史，尤其是有无对比剂过敏史。术前对患者进行体检，有助于在术中、术后对比观察神经功能变化。了解股动脉、足背动脉的搏动情况，如有异常建议完善下肢血管超声或 CTA。拟行桡动脉穿刺者，需行桡动脉触诊和 Allen 试验。术前完善患者的血常规、凝血功能、肝肾功能等检测。如果已有血管超声、经颅多普勒超声（TCD）、CTA 等血管检查结果，复习 CT、MRI/MRA、TCD、颈部超声等资料，结合病史初步判断"责任"病变的部位。如果已有主动脉弓结构信息，可在造影前预判可能的解剖变异或路径困难，提前做好介入器材和技术准备。与患者积极交流，建立良好的关系。告知患者在腹股沟麻醉、股动脉穿刺、插入导管及注射对比剂时可能体验到的感受，以及可能发生的并发症与对策。

2.知情同意

术前需要向患者及其家属充分告知检查的必要性、简要操作过程，造影期间需要配合医师的注意事项、术中和术后可能的不适感、可能的并发症及相应处理方案。在取得患者和（或）家属的同意后，签署知情同意书。

3.药物调整

长期服用抗凝药物的患者，在 DSA 术前如何调整抗凝治疗方案，目前还缺乏研究结论。理论上，口服抗凝药物会增加 DSA 等介入检查（治疗）的出血风险及出血后处理的困难；术前直接停药，又可能增加围手术期发生栓塞事件的风险。对于一般手术，需要暂时停用口服抗凝药。通常在术前 5 d 左右停用华法林，并使国际标准化比值（INR）降低至 1.5 以下；如存在较高的血栓栓塞风险，也可使用低分子量肝素或普通肝素过渡治疗。对于血管内介入操作（如冠状动脉造影及介入治疗、起搏器植入术等），多项研究结果提示继续口服华法林是安全的，并不会增加出血风险。建议根据患者的个体情况进行风险-获益评估，来决定术前是否停用华法林。对于需要进行复合手术的患者，需根据患者拟接受的神经外科手术来综合判断是否需要进行抗凝药物的调整。

二甲双胍是目前治疗 2 型糖尿病的主要药物之一，本身并非肾毒性药物，与碘对比剂也没有相互作用。二甲双胍主要经肾脏排泄，能抑制肝脏中乳酸转化为葡萄糖，导致乳酸蓄积甚至乳酸酸中毒。一旦发生对比剂肾病，将会产生二甲双胍的累积和潜在的乳酸酸中毒风险，进一步加重肾脏损害。结合我国的相关共识，建议对于肾功能正常的患者，造影前不需要停用二甲双胍，但使用对比剂后应在医师的指导下停用二甲双胍 2～3 d，复查肾功能正常后可继续用药；对于肾功能异常的患者，使用对比剂前 2 d 暂时停用二甲双胍，之后还需停药 2～3 d，复查肾功能正常后可继续用药。

4.其他

通常在造影手术前会要求患者禁食数小时。但是 DSA 一般在局部麻醉下进行，发生恶心、呕吐的可能性极小，吸入性肺炎更加罕见。建议对于清醒且能够配合的患者一般不必要求术前禁饮食。股动脉穿刺者建议双侧腹股沟区备皮。如果预计手术时间较长或术后不能配合平卧位排尿，可以提前留置导尿。术前需建立静脉通道。

二、术中流程

(一)术中管理

大多数仅接受 DSA 的患者不需要全身麻醉,给予最低程度的镇静治疗以缓解患者的紧张情绪即可。可在术前肌内注射苯巴比妥,或术中静脉注射咪达唑仑/地西泮。但接受神经外科复合手术的患者需根据拟行的外科手术进行麻醉。术中监测患者的生命体征,包括血压、心率、呼吸、脉氧。为避免动脉穿刺置鞘处及血管内的导丝、导管形成血栓,除外活动性脑出血急诊造影等病因外,大部分 DSA 中应给予抗凝药物。通常选择应用普通肝素。成年患者可首先给予半量肝素化(30~40 U/kg)静脉推注,之后每隔 1 h 追加肝素 1 000 U。术中经导管持续灌注肝素生理盐水(2~5 U/mL)。对于刚完成静脉溶栓,准备桥接介入治疗的患者,造影时不再需要肝素静脉推注,但仍应给予持续导管内肝素生理盐水灌洗。建议使用非离子型碘对比剂,可显著减少过敏反应和肾毒性。使用前可将对比剂预热至 37 ℃以降低黏稠度。若存在对碘对比剂过敏的情况,可酌情使用其他显影剂(如钆双胺注射液、钆喷酸葡胺注射液等),但需注意对比剂用量。需要控制对比剂用量时,宜将对比剂稀释后使用。

(二)穿刺前准备

1.刷手

0.05%碘伏刷手 2 遍。

范围:双手、前臂及肘上 10 cm。顺序:从指尖至肘上 10 cm。

注意事项:在消毒范围内不可有遗漏区域,如双手触及有菌物体须重新消毒。

2.穿刺部位消毒

0.05%碘伏消毒 2 遍。

范围:双侧消毒,上界平脐,下界为大腿上 1/3 处,外界为腋中线延线,内界为大腿内侧。若复合手术中需摆特殊体位,消毒范围应适当扩大。桡动脉穿刺范围为上界至肘关节,下界为全手掌至指尖,环绕全小臂区域均需消毒。注意消毒时嘱患者五指张开,不可遗漏甲沟及指缝处。

顺序:以穿刺点为中心,向周围消毒,最后消毒会阴区域。注意事项:在消毒范围内不可有遗漏区域,第 2 遍消毒不能超过第 1 遍消毒边界。

3.铺无菌单、穿手术衣、戴无菌手套

铺无菌单时,第 1 块铺在小腹上,由上而下,盖住阴部;第 2 块与第 1 块垂直,在穿刺点上方,由右向左铺盖;第 3 块与第 1、第 2 块交叉 45°,露出右侧穿刺点;第 4 块与第 1、第 2 块交叉,露出左侧穿刺点;第 5 块(中单)铺在患者右侧腹股沟穿刺区域下方,盖住患者大腿及膝盖上方,避免术中血液及液体浸透无菌单。然后穿手术衣,戴无菌手套。第 6 块为无菌洞巾大单,铺在小无菌单上,洞对准穿刺点,露出患者头部。第 7 块为无菌中单铺在造影床尾部。注意事项:严格无菌操作,铺第 6、第 7 块无菌单应在穿好手术衣并戴好无菌手套后进行。

4.器材准备

合适型号的动脉鞘及扩张器、"J"形导丝、穿刺针/套管针、止血钳、手术刀片、1%利多卡因注射液、10 mL 注射器、泥鳅导丝、非离子型对比剂、高压注射器、生理盐水、肝素生理盐水、无菌纱布。各种急救用药,如阿托品、多巴胺、地塞米松、硝酸甘油、尿激酶等。在上肢建立一条静脉通道,可用于补液及给药。

抽取局麻药物:1%利多卡因 8～10 mL(可用 2%利多卡因＋生理盐水稀释)。动脉鞘及导管在使用前须用肝素生理盐水冲洗。肝素生理盐水彻底湿润导丝。将动脉鞘及扩张器锁好。高压注射器内抽入对比剂。

(三)穿刺置鞘

Seldinger 穿刺技术及其改良方法操作简便,损伤小,同期置入血管鞘可避免反复置入造影导管损伤血管,目前已成为 DSA 的基本操作技术。股动脉是脑血管介入诊疗的最常用途径。股动脉不适合穿刺时,也可根据经验选择桡动脉或肱动脉作为穿刺点。相比股动脉,经桡动脉穿刺可降低冠状动脉介入治疗后的穿刺点出血并发症。但尚无对照研究比较血管入路对脑血管造影相关并发症的影响。

1.局部穿刺点麻醉

(1)确定穿刺点:穿刺点一般定位于腹股沟韧带中点下方 1.0 cm 处,该处能扪及股动脉搏动。桡动脉穿刺置鞘通常选择患者右臂以便于术者操作,也可根据弓上大血管形态和介入诊疗需要选择左侧入路。通常选择桡骨茎突近端 1～2 cm 桡动脉搏动最明显处为穿刺点。穿刺置鞘过程大致同股动脉。

(2)麻醉:在穿刺点将 1%利多卡因注入皮内,形成约为 1 cm 的皮丘。然后用左手固定股动脉,逐层浸润麻醉皮下组织、股动脉的内侧及上方。

注意事项:尽量避免穿刺入股动脉或股静脉;每次注入麻醉药前须回抽注射器,如无血液抽出,方可注入麻醉药。

2.动脉穿刺

(1)以手术刀片尖端轻触穿刺点皮肤,待患者无明显疼痛感时,在穿刺点皮肤作一小切口。用止血钳钝性分离皮下组织。

(2)用右手拇指、示指及中指握住穿刺针,掌侧向上,针与皮肤呈 30°～45°,轻轻向前推进。缓慢进针,当针尖接近动脉时,常能感到血管的搏动压向术者拇指。此时将针继续稳稳送入,当血液搏动性喷出时,说明针尖已在动脉腔内,导丝即可插入。若使用透壁穿刺法,则穿透血管前后壁,拔去针芯,缓慢后退穿刺针套管至尾端动脉血持续涌出为穿刺成功。

注意事项:如回血很弱且少,针可能在股静脉内或紧靠动脉壁,甚至可能在动脉血管内膜下,则不应插入导丝,应调整穿刺针的位置,直到获得满意的动脉回血方可;如导丝插入时遇较明显的阻力,亦考虑导丝进入血管外组织或动脉血管内膜下,应撤出导丝,调整穿刺针的位置;如有必要,可在透视下注射少量对比剂以观察针的位置。

3.置动脉鞘

(1)一旦导丝到位,则用左手紧压股动脉防止出血,右手将针自导丝上移去。随即将导丝上的血凝块擦拭干净。将锁好的动脉鞘及扩张器通过导丝插入动脉内。在送入扩张器时,加以旋转动作以利其顺利进入血管,然后移去扩张器及导丝。用肝素生理盐水冲洗动脉鞘。注意事项:如动脉鞘及扩张器进入血管时遇阻力,先小幅度滑动导丝以确认导丝在动脉真腔内,可继续前进;如动脉鞘及扩张器前进仍较困难,则考虑导丝进入髂动脉分支或反转向下,可在透视下核实。如导丝活动受限,则考虑可能进入血管内膜下,可移去扩张器,在透视下向动脉鞘内注入对比剂核实。

注意事项:如动脉鞘及扩张器进入血管时遇阻力,先小幅度滑动导丝以确认导丝在动脉真腔内,可继续前进;如动脉鞘及扩张器前进仍较困难,则考虑导丝进入髂动脉分支或反转向下,可在透视下核实。如导丝活动受限，则考虑可能进入血管内膜下，可移去扩张器，在透视下向动脉鞘内注入对比剂核实。

(2)冲洗：以注射器回抽动脉鞘，回血良好确认在动脉内，注入肝素生理盐水冲洗动脉鞘。

(四)全脑血管造影

标准的全脑血管造影包括主动脉弓造影＋双侧颈内动脉和双侧颈内动脉＋双侧椎动脉的四个超选择性血管造影，有时为明确颅外动脉代偿或排除硬脑膜动静脉瘘等，还需做包括双侧颈外动脉的六血管造影。但是为减少导丝触碰动脉斑块导致斑块脱落的风险，大部分情况下，双侧颈总动脉＋双侧锁骨下动脉的四血管选择性造影足以清晰地观察颅内外血管。

1. 主动脉弓造影

主动脉弓造影可以初步评估颅内、外总体的血管情况，便于寻找弓上血管开口和选择合适的导管，为 DSA 提供便利。

(1)操作过程：通常使用直径 0.035 in(1 in＝2.54 cm)亲水导丝(泥鳅导丝)和带侧孔的 Pigtail 导管(猪尾)。将泥鳅导丝送入 Pigtail 导管，在导丝导引下将导管送至主动脉弓(导管头达到升主动脉远端)；撤出导丝，回抽 2～5 mL 血液后用肝素生理盐水冲洗导管；透视下调整造影视野(导管头端位于屏幕下界)，行左、右前斜位造影(流速 20 mL/s，流量 25 mL，造影时患者屏住呼吸)。造影结束后卸下导管，回抽 2～5 mL 血液后用肝素生理盐水冲洗导管，送入导丝，将猪尾导管头顺直后撤出。

(2)观察内容：有无发育异常；左锁骨下动脉、左颈总动脉、无名动脉的开口有无狭窄、闭塞；两侧椎动脉的对称情况，开口部有无狭窄、血液反流等。

(3)注意事项：导管与高压注射器连接后，观察接头处有无气泡；造影后询问患者有无明显不适反应。撤出猪尾导管时，用手固定动脉鞘，防止脱出。

2. 右侧锁骨下动脉及右侧椎动脉造影

(1)操作过程：选择造影导管尾端连接 Y 形阀，并通过三通管连接加压滴注和高压注射器，排净管道内气体。将泥鳅导丝送入导管，在导丝导引下将导管送至主动脉弓，回撤导丝到导管内，将导管头超选入无名动脉。送入导丝，将导丝超选入右锁骨下动脉远端，沿导丝将导管送入椎动脉开口近端的右锁骨下动脉。撤出导丝，回抽 2～5 mL 血液后用肝素生理盐水冲洗导管。透视下调整造影视野(正位时导管头端距屏幕下界 2 cm，脊柱位于屏幕中线，头颅位于正中；侧位时屏幕下界平第二颈椎椎体下缘、屏幕右界平枕骨最后部)，行正侧位造影(流速 4 mL/s，流量 6 mL)。

(2)观察内容：(颅外段)右椎动脉开口、V_1 段、V_2 段有无狭窄、闭塞或严重迂曲；右侧锁骨下动脉有无狭窄、闭塞或严重迂曲，有无发育异常和其他情况。(颅内段)右椎动脉 V3 段、V4 段、基底动脉、双侧小脑后下动脉、小脑前下动脉和大脑后动脉有无狭窄、闭塞或严重迂曲，有无发育异常；是否向颈内动脉系统代偿供血，有无动脉瘤、动静脉畸形和肿瘤等情况。

(3)注意事项：导管与高压注射器连接后，观察接头处有无气泡；如主动脉弓造影提示右锁骨下动脉近端狭窄，将导管超选至无名动脉行右前斜位加头位造影证实；如主动脉弓造影提示左椎动脉开口严重狭窄或闭塞，禁将导管头超选入右椎动脉内造影；如椎动脉某一处对比剂充盈不佳且除外骨伪影，应考虑动脉偏心狭窄的可能，行双斜位造影加以证实。当发现病变后，行放大造影。若目标血管存在严重狭窄或动脉瘤，多种投影位置显影效果不佳，可尝试 3 D 成像以获得更全面的影像。

3.右侧颈动脉造影

(1)操作过程:将导管头撤至无名动脉,回抽 2～5 mL 血液后用肝素生理盐水冲洗导管,送入泥鳅导丝至右颈总动脉,沿导丝将导管送入右颈总动脉近端(导管头端应放置在颈总动脉分叉段以下 2～3 cm 处),撤出导丝,回抽 5 mL 血液后用肝素生理盐水冲洗导管。透视下调整屏幕视野(正位时脊柱位于屏幕中线,加头位至颅底骨头线影与眶上缘齐平,减少骨伪影;侧位时第三颈椎椎体位于屏幕正中;屏幕左界平额骨最前部),行正侧位造影。

(2)观察内容:(颅外段)右颈总动脉(包括分叉处)、右颈内动脉 C_1 段、右颈外动脉有无狭窄、闭塞、溃疡斑块或严重迂曲,有无发育异常;(颅内段)右颈内动脉 C_2～C_7 段,右大脑中动脉、右大脑前动脉有无狭窄、闭塞或严重迂曲;前交通动脉和后交通动脉及大脑后动脉情况,有无发育异常,有无向椎基底动脉系统代偿供血。有无动脉瘤、动静脉畸形和肿瘤等情况。

(3)注意事项:在不清楚颈内动脉的情况下,勿将导管头超选入颈内动脉或颈外动脉造影;不要将导丝置于颈内动脉;导管与高压注射器连接后,观察接头处有无气泡;如动脉某一处对比剂充盈不佳,且除外骨伪影,应考虑动脉偏心狭窄的可能,行斜位造影证实。当发现病变后,行放大造影。若目标血管存在严重狭窄或动脉瘤,多种投影位置显影效果不佳,可尝试 3D 成像以获得更全面的影像。

4.左侧颈动脉造影

(1)操作过程:将导管头撤至主动脉弓,回抽 2～5 mL 血液后用肝素生理盐水冲洗导管,将导管头超选入左颈总动脉。透视下调整屏幕视野(正位时脊柱位于屏幕中线,加头位至颅底骨头线影与眶上缘齐平,减少骨伪影;侧位时第三颈椎椎体位于屏幕正中;屏幕左界平额骨最前部),行正侧位造影。

(2)观察内容及注意事项:同右侧颈动脉。当有左侧颈总动脉狭窄时,为了避免发生栓塞事件可仅行非选择性造影。

5.左侧锁骨下动脉及左侧椎动脉造影

(1)操作过程:将导管头撤至主动脉弓,回抽 5 mL 血液后用肝素生理盐水冲洗导管,将导管头超选入左锁骨下动脉开口。调整导管位置到左椎动脉开口处。透视下调整造影视野(同右侧椎动脉),行正侧位造影。

(2)观察内容及注意事项:同右侧椎动脉。当有左侧锁骨下动脉起始部重度狭窄或闭塞时,可不进行选择性造影。

6.右侧髂动脉造影

(1)操作过程:完全撤出造影导管,自动脉鞘三通处回抽 5 mL 血液后用肝素生理盐水冲洗动脉鞘。三通连接抽取对比剂的注射器,透视下调整造影视野(髂动脉分叉处位于屏幕中央,右斜展开髂内、髂外动脉分叉,屏幕上界位于髂总动脉,下界位于股动脉穿刺点下方 15 cm 左右),行髂动脉造影。

(2)观察内容及注意事项:观察穿刺点有无对比剂渗出,髂动脉有无夹层、假性动脉瘤、动静脉瘘等,观察股动脉前向血流是否通畅。若出现夹层或其他穿刺并发症情况,则应及时处理。

(五)造影导管选择

导管及导丝与个人经验息息相关,不同厂家均有各种适于脑血管造影的多种形状的导管,且不断开发出新的材料用于导管设计之中,所以造影导管经常在变化。一般来说,造影导丝常规应用 0.035 in，头端呈 J 形，表面有亲水膜涂层的导丝。一般 120 cm 长，如考虑造影术中需要交换导管，则应使用 300 cm 长。造影导管一般使用 4F 或 5F 规格，分为单弯端口与复合弯曲端口两大类。术前需根据患者主动脉弓形态——弓上头臂干动脉、左侧颈动脉及左锁骨下动脉起源主动脉弓的类型及主动脉弓的宽度来选择合适的导管。

1. 造影导管选择

造影导管一般使用 4F 或 5F 规格，分为单弯端口与复合弯曲端口两大类。术前需根据患者主动脉弓形态——弓上头臂干动脉、左侧颈动脉及左锁骨下动脉起源主动脉弓的类型及主动脉弓的宽度来选择合适的导管。一般情况下选择单一弯曲、端孔的 Vertebra 导管、猎人头导管或 JB 系列，但老年患者脑血管造影、主动脉弓 Ⅱ 型和 Ⅲ 型的患者或经桡动脉造影时需采用复合弯曲的导管，如 Simmon 导管系列。老年患者因主动脉弓迂曲延长，多为 Ⅱ 型和 Ⅲ 型，再加上各个血管迂曲、动脉粥样硬化严重，因此会给脑血管造影增加许多困难。特别是老年患者的左颈动脉选择性造影，常常需要用复合弯曲的导管。最常用的为 Simmon 导管系列，根据导管远端第一弯曲和第二弯曲角度和长度的不同，Simmon 导管分为 Ⅰ 型、Ⅱ 型和 Ⅲ 型，常用的为 Ⅱ 型。如主动脉弓特别宽者，则应用 Ⅲ 型。具体操作步骤如下：在导丝导引下将 Simmon 导管导入腹主动脉，在插入头臂动脉前，先予以 Simmon 导管头端成形。

2. 导管头端成形（成袢）4 种方法

（1）先将导丝超选入对侧髂动脉，沿导丝将造影导管跟进至第二弯曲正对腹主动脉腔，回撤导丝，轻柔前送导管，使 Simmon 导管形成初始形态。撤除导丝、冲洗导管，近端连接含对比剂的 10 mL 注射器。在透视下，边"冒烟"边送导管越过主动脉弓进入升主动脉。

（2）在导丝导引下，将 Simmon 导管送至降主动脉，导丝超选入左侧锁骨下动脉，跟进导管，使其第二弯曲位于进入左锁骨下动脉开口附近的主动脉弓内，回撤导丝至导管第二弯曲近端，轻柔推送导管并适度旋转，使导管远端退入主动脉弓、升主动脉，恢复导管远端的初始形状。回撤导丝，回抽血液冲洗导管，导管近端接注射器。保持导管近端顺时针扭动的同时，缓缓回撤导管，直至导管头进入所需要造影的分支血管内。注意：不要过度回拉，使其失去复原的弯曲，若导管解袢，则重复原操作进行成袢。

（3）升主动脉成形，即将导丝送入升主动脉，直至导丝在主动脉瓣处反折而进入升主动脉，沿导丝送入导管直到导管沿导丝头端反转回升至升主动脉，退出导丝，轻柔旋转导管即成形。注意：主动脉瓣有赘生物或钙化时，有可能引起栓子脱落；主动脉过度迂曲，导管可能长度不足或易于进入左心室，诱发心律失常。因此，目前升主动脉成形较少应用。

（4）主动脉弓成形，即导管沿导丝前进直至导管的头端位于升主动脉，然后将导丝后撤直至导丝的头端位于主动脉弓下水平，同时将导管顺时针方向旋转，使导管袢位于降主动脉，导丝快速前进，导管即成形。推送导管跨越主动脉弓，使导管位于升主动脉，并顺时针方向旋转导管，使导管头端指向头侧，退出导丝，回抽血液，冲洗导管，导管近端接注射器。缓慢回撤导管，直至导管头进入期望进入的动脉，重复复原操作。注意：所有成袢操作后均需到位后撤除导丝且回抽血液、冲洗导管后，注射少量对比剂肯定导管在期望的动脉及其部位，连接灌注输液器，保持灌注状态。使用上述复合弯曲导管，有时导管头端很难进入右颈总动脉，而总是进入右锁骨下动脉，以及左颈总动脉与无名动脉共同开口时，单纯的 Simmon 导管很难进入左颈总动脉，此时导管的头端需加以塑形呈"8"字形，使其导管头最远端指向内侧，指向相应的颈总动脉开口，然后轻轻回抽导管，即可进入相应的颈总动脉。

3. 双人交换法更换造影导管

应用 Simmon 导管造影的优点是易进入Ⅲ型主动脉弓的分支血管,特别适用于老年患者。同时,它的缺点是仅将导管头送入头臂动脉的近端,而很难进入头臂动脉的远端。虽然导丝可以引入远端的颈内动脉、颈外动脉和椎动脉,但由于 Simmon 导管的远端第二弯曲角度小且较长,在送进过程中很容易形成弯曲使导管回缩。因此,如要做进一步插管入颈内动脉、颈外动脉、椎动脉,尤其是在置入治疗用导引导管时,须改用交换导丝,交换单弯导管或导引导管来完成,此操作需要两位操作者。交换导丝的长度为 260～300 cm,最好采用 0.038 in、头端柔软但有较强支撑力的导丝。

具体操作方法为:在透视下将交换导丝经初始导管送入预期到达的血管远端部位,在透视下保证交换导丝不前行和不后缩的状态下(一人固定导丝),另一人缓慢回撤初始造影导管,直至脱离交换导丝。位于体外的交换导丝必须用肝素生理盐水浸透的纱布抹净血迹,冲洗需要更换的造影导管,连接输液管路,将更换导管沿交换导丝送入体内(透视下完成,需一人固定导丝,确保导丝不前行及后缩),直达期望进入的血管部位,最后撤除交换导丝。注意:固定导丝时需将导丝尽量拉直,保持一定张力,固定者将导丝近端按住于检查床上或稳定两指捏住固定,主操作者在透视下沿导丝将导管缓缓送入。若交换导丝远端有移动,则予适当调整。

三、术后及并发症处理

1. 术后处理

造影结束后,撤出导管。左手于穿刺点上方股动脉搏动处压迫后,拔出动脉鞘,压迫止血 15 min。按压时,手指着力点位于股动脉穿刺内口或其近端,同时注意暴露外口,以便观察有无活动性出血。按压时间一般为 10～20 min,解除压力后确认外口无渗血,才可将无菌敷料置于内口上,以弹力绷带交叉加压包扎,继续沙袋压迫穿刺点 6～8 h。可用鱼精蛋白中和肝素后拔除动脉鞘,也可等待肝素代谢清除后拔鞘。压迫过程中定时观察敷料是否干燥,伤口有无渗血肿胀,以及足背动脉的搏动情况,以便及早发现出血等并发症并及时处理。患者平卧位,穿刺侧下肢制动 24 h。

手工按压止血法下肢制动时间长,易出现排尿困难和背部酸痛等不适。为提高患者的术后舒适度,或对于一些不能配合制动的患者,也可使用血管闭合器。血管闭合器种类较多,原理不一,一般通过缝线、金属夹或胶原海绵快速闭合动脉穿刺口,止血过程简便,患者可更早下床活动,穿刺点并发症的发生率与手工按压大致相当。注意使用血管闭合器前需行股动脉造影,明确股动脉穿刺处的位置、管径、有无粥样硬化和钙化斑块,确定是否适于使用闭合器。桡动脉穿刺点拔鞘后可使用手工按压或压迫器压迫止血。脑血管造影术后建议给予"水化"以促进对比剂排泄。注意观察并记录患者的生命体征,包括头晕、头痛、恶心、呕吐等全身症状,以及失语、肌力下降、癫痫等神经系统症状并及时处理。

2. 并发症处理

脑血管造影术并发症包括神经系统并发症、局部或周围血管并发症、穿刺点并发症和对比剂并发症等。其中神经系统并发症发生率可达 1.30%～2.63%。患者的年龄、基础疾病及手术时间与并发症密切相关。

(1)短暂性脑缺血发作和脑梗死:术中血管壁斑块脱落、导管内血栓形成、气体栓塞等可造成缺血性脑卒中。预防方法包括:穿刺成功后给予全身肝素化,预防导管壁血栓形成;造影次序严格按照主动脉弓、弓上大血管及其分支超选择造影,禁止导管或导丝超越血管壁斑块,防止斑块破损或附壁血栓脱落;仔细检查并排空管道中的空气,预防气栓的发生;当证实远端血管出现栓塞时,根据病情给予溶栓或机械取栓;当患者出现气栓时,可给予高压氧治疗。

(2)皮质盲:皮质盲表现为双眼视力丧失,瞳孔对光反射正常,也可伴有遗忘、肢体偏瘫、头痛等其他症状,多见于椎动脉造影后,其他脑血管或冠状动脉造影后也可出现。发病机制与脑血管痉挛、血脑屏障破坏有关,可能是一种与可逆性后部白质脑病综合征类似的疾病类型。脑血管造影后的皮质盲无特效处理,需完善头颅影像学检查排除后循环脑栓塞,可适当补液,促进对比剂排泄,同时给予血管解痉药物。皮质盲通常预后良好,数小时或数天内可完全恢复。

(3)动脉夹层:发生于股动脉或髂动脉的夹层多由于穿刺针或导管、导丝进入内膜下而未及时发现,因内膜破口位于血管夹层的远心段,而血管夹层位于近心段,为逆行夹层,不易继续扩大,一般数小时或数天后可自行愈合。如血管夹层延伸过深可能累及对侧大血管供血,应及时行局部血管造影,必要时请外科协助处理。发生于主动脉弓上血管的动脉夹层为顺行夹层,应立即暂停介入操作,数分钟后行造影检查。如果未引起明显的管腔狭窄,血管壁没有明显的对比剂滞留,可不需特殊处理。如果管腔血流受到明显影响,可以考虑给予支架置入。

(4)血管迷走反射:拔除血管鞘、手工按压、加压包扎时刺激周围血管,患者可出现迷走神经反射,主要表现为血压下降、心率下降,患者可有冷汗、苍白、四肢湿冷迷走神经反射症状。当高龄、心脏功能不全患者出现迷走神经反射时,可危及生命。处理方法为解除血管刺激、静脉推注阿托品,并适当补充血容量,必要时应用血管活性药物如多巴胺升压。

(5)血肿形成:腹股沟局部血肿是最常见的穿刺点并发症。原因包括:凝血功能异常或使用了抗凝药物;术中反复穿刺股动脉,或穿刺时刺穿股动脉并同时累及股动脉的分支;术后股动脉穿刺处压迫止血方法不当、时间不足,以及患者出现剧烈咳嗽、便秘等腹压增加症状;穿刺侧下肢过早负重活动等。

预防方法包括:术前明确患者无凝血功能障碍,根据手术时间合理控制肝素用量;尽量减少股动脉穿刺次数;术后按压部位准确,按压时间不少于 15 min;嘱患者避免剧烈咳嗽,卧床时间不小于 24 h。少量出血可用机械压迫法处理。血肿多为自限性,可自行吸收。

(刘春生)

第十节 经桡动脉入路脑血管造影术

随着脑血管造影应用越来越广泛,另一种入路的全脑血管造影也逐渐走入人们的视野,并且被越来越多的神经介入医师及病患所接受。常规脑血管造影选择经股动脉入路,但是经股动脉入路术后需卧床,且有下肢静脉血栓、穿刺部位血肿、假性动脉瘤、动静脉瘘等并发症的风险。此外,有 2%～10% 的患者因为外周血管原因(如股动脉闭塞)、正在行抗凝治疗及肥胖患者无法经股动脉入路行脑血管造影。此时,经桡动脉入路就成了较好的选择。桡动脉入路有如下优势:①便于止血,皮下血肿的发生率低。相比之下,经股动脉血管造影发生皮下血肿的概率可达 10%,这使得经桡动脉行冠状动脉造影的血管并发症要远低于经股动脉。②检查过程中不需要中断抗血小板及抗凝治疗。③桡动脉入路术区皮肤备皮便捷、造影术后不需卧床,患者更容易接受。④经桡动脉入路可规避右侧锁骨下动脉扭曲所造成的对右侧颈内动脉、椎动脉超选造影的困难。以上优势使得经桡动脉血管造影可以在门诊患者中开展，并且便于进行治疗患者的复查。

但是桡动脉入路也有一定不足之处：①桡动脉较股动脉细小，对初学者而言穿刺困难，反复穿刺增加了患者的痛苦；②桡动脉细小、置动脉鞘过程中容易发生动脉痉挛，影响操作的进行；③手部皮肤感觉较腿部敏感，经桡动脉入路操作导管痛感要强于经股动脉入路；④造影导管从锁骨下动脉向下进入升主动脉后还需调转导管头向上对相应动脉进行超选，一上一下的两个弯曲增加了动脉超选的难度；⑤没有专门的经桡动脉入路行全脑血管造影用导管，现有导管存在操控困难及对左侧椎动脉超选择性插管成功率低的不足。

一、术前评估与准备

1. 经桡动脉入路造影禁忌证

①碘对比剂过敏或不能耐受；②介入器材过敏；③严重心、肝、肾功能不全；④穿刺点局部感染；⑤并发脑疝；⑥Allen 试验阳性者；⑦凝血功能障碍，机体高凝状态或出血倾向者；⑧手术操作涉及同一范围部位。

特殊情况可经过各方讨论，知情同意采取个体化处理。

2. 桡动脉的解剖及变异

桡动脉解剖变异与入路异常是经桡动脉入路造影最常遇到的难题之一，也是导致经桡动脉入路造影失败的主要原因。桡动脉解剖变异与入路异常的总体发生率为 22.8%，主要包括桡动脉起源异常（高位桡动脉）、发育不良、走行迂曲、狭窄、桡尺动脉环及迷走锁骨下动脉等。高位桡动脉患者往往是因为胚胎时期的浅肱动脉没有退化或退化不全所致，所以动脉管腔大小不一，且部分与肱动脉主干之间尚有交通。这部分患者多数可以耐受 5 F 直径的造影导管，但因造影导管较为粗大，所以在通过时可能导致血管痉挛、夹层或破裂而出现并发症。桡动脉走行迂曲会形成桡动脉袢，当导丝通过以后多数可以变直，但若袢弯处有分支血管，则在血管被拉直后可能导致分支血管断裂，出现局部血肿。此外，一些患者存在迷走锁骨下动脉（起源于降主动脉）或者右位主动脉弓亦会给造影带来困难。所以经桡动脉造影前需仔细评估患者桡动脉及主动脉弓情况，评估可行性及风险，以免造成不必要的损伤。

3. Allen

试验操作方法：嘱患者手腕抬起，可置于卷起的布垫或沙袋上，手掌向上，用力握拳。检查者用手指在腕部用力压迫桡动脉或尺动脉，使其停止搏动。数秒后伸开患者手指，此时手掌因缺血而颜色变白。压迫尺动脉的手指抬起，手掌立即变红，此乃阴性反应，说明尺动脉供血良好，桡动脉穿刺置鞘安全可靠；手掌 7 秒内不能变红为阳性反应，说明尺动脉功能不良，不可在桡动脉穿刺置鞘，否则一旦桡动脉发生栓塞可引起手坏死。（手掌转红时间：正常人 5~7 s，<7 s 表示循环良好，8~15 s 属于可疑，>15 s 血供不足。>7 s 属于 Allen 试验阳性。）Allen 试验是从 Barbeau 测试变化而来，结合脉搏波形和血氧饱和度测定，成为桡动脉径路时代侧支循环定量评估的常用方法。但随后的研究表明，这一试验也不能预测急性或慢性不良预后，包括缺血的生化测定或临床表现（自诉手部不适，手和前臂肌肉的最大等长肌力）。重要的是，在接受桡动脉径路的患者中，掌弓的通畅性会随时间而变化。Allen 试验异常的患者在经桡动脉径路手术后会改善。

此外,前臂循环的脉搏波形测试在较短时间内也存在变化,进一步弱化了 Allen 试验的作用。无论解剖变异和非侵入性试验结果如何,在桡动脉径路堵塞期间,潜在的手指血供都是得到保证的,并得到很好的保留。

4.其他

术前准备余术前准备项目同经股动脉入路脑血管造影,见上述。

二、术中流程

(一)桡动脉穿刺前准备

体位:患者常采用仰卧位,右上肢外展于托手架上或身体旁,穿刺者位于穿刺侧,患者手臂平伸外展 20°～30°,手掌朝上,手指指向穿刺者,将塑料小枕或纱布卷放置在患者腕部,使腕关节抬离 5～8 cm,并且保持腕关节处于过伸状态。

消毒:消毒时嘱患者于身侧平抬起右臂,指尖指向右前方约 30°,保持不动。0.05％碘伏消毒 2 遍。范围上界至肘关节,下界为全手掌至指尖,环绕全小臂区域均需消毒。注意消毒时嘱患者五指张开,不可遗漏甲沟及指缝处。顺序以穿刺点为中心,向周围消毒。在消毒范围内不可有遗漏区域,第 2 遍消毒不能超过第 1 遍消毒边界。

铺单:消毒完毕铺无菌单时,第 1 块需用无菌中单覆盖托手架或身侧区域。铺完后嘱患者将消毒完毕的右臂轻轻放在无菌单上,保持手掌向上,腕关节处于过伸状态。接着铺第 2 块无菌单盖于小臂,露出腕部穿刺区域。第 3 块无菌单盖于手掌侧,露出腕部穿刺区。穿手术衣,戴无菌手套。第 4 块为无菌洞巾大单,铺在小无菌单上,洞对准穿刺点,露出患者头部。第 5 块为无菌中单铺在造影床尾部。

(二)器材准备

合适型号的桡动脉动脉鞘及扩张器、导丝、穿刺针/套管针、止血钳、手术刀片、1％利多卡因注射液、10 mL 注射器、泥鳅导丝、非离子型对比剂、高压注射器、生理盐水、肝素生理盐水、无菌纱布。各种急救用药,如阿托品、多巴胺、地塞米松、硝酸甘油、尿激酶等。在左上肢建立一条静脉通道,可用于补液及给药。

抽取局麻药物:1％利多卡因 8～10 mL(可用 2％利多卡因＋生理盐水稀释)。动脉鞘及导管在使用前须用肝素生理盐水冲洗。肝素生理盐水彻底湿润导丝。将动脉鞘及扩张器锁好。抽入对比剂到高压注射器内。

(三)穿刺置鞘

1.确定穿刺点

穿刺点一般选择于桡骨茎突近端 1～2 cm 桡动脉搏动最明显处。此处桡动脉搏动一般较为良好且血管走行较直,便于穿刺,且此处桡动脉离桡骨骨面较近,便于术后压迫止血。选择合适的穿刺点能够降低术者穿刺的难度,有助于提高穿刺的成功率,所以穿刺点的选择非常重要。由于桡动脉越靠近远端其走行越为表浅,但其分支也越多,因此如果穿刺点的选择过于靠近远端,误入分支血管的可能性就会增加;而如果穿刺点过于靠近近心端,由于桡动脉的走行较深,也会增加穿刺的难度,而且一旦在选定部位穿刺失败,常需要在向近心端前移重新选择穿刺点。

2.穿刺点局部麻醉

在穿刺点将 1％利多卡因注入皮内,形成约 1 cm 的皮丘,再进针,回抽未见血液后方继续推注利多卡因。尽量不要刺到桡动脉,导致血管痉挛以致穿刺困难;亦不要远离拟定穿刺点。注意事项:每次注入麻醉药前须回抽注射器,如无血液抽出,方可注入麻醉药。避免注入过多局麻药物,穿刺前皮下注射过多的麻醉药物会造成穿刺部位的肿胀,从而影响术者对桡动脉搏动的判断,进而增加穿刺的难度。可在穿刺前皮下少量注射麻醉药物,穿刺成功后在鞘管置入前再补充一定剂量的麻醉药物。但是在注射麻醉药物时进针不宜过深,以免误伤桡动脉。

3.动脉穿刺

穿刺时,穿刺者左手的示指、中指、无名指自穿刺部位由远至近依次轻放在患者桡动脉搏动最强处,指示患者桡动脉的走行方向,示指所指部位即为穿刺的"靶点",穿刺点在桡骨茎突近端 0.5 cm 即第二腕横纹处,感觉动脉搏动。三指所指线路即为进针方向。

(1)直接穿刺法:摸准动脉的搏动部位和走向,选好进针点,在局麻下或全麻诱导后用 20 G 留置针进行桡动脉穿刺。针尖指向与血流方向相反,针体与皮肤夹角根据患者胖瘦程度而异,一般为 30°～45°,缓慢进针,当发现针芯有回血时,再向前推进 1～2 mm,固定针芯,向前推送外套管,后撤出针芯,这时套管尾端应向外搏动性喷血,说明穿刺成功。

(2)穿透法:进针点、进针方向和角度同上。当见有回血时再向前推进 5 mm 左右,然后撤出针芯,将套管缓慢后退,当出现喷血时停止退针,喷血保持,说明穿刺成功。注意点:在桡动脉穿刺时最好能够将患者的腕部垫高,保持腕关节处于过伸状态,有利于提高桡动脉穿刺的成功率。需避免为更清楚地感觉动脉搏动,故意手指加压触摸,这样反而造成桡动脉远端的血流受阻,人为增加穿刺的难度。若进针后未见针尾部回血,不要急于回退穿刺针,可用左手示指判断一下此时穿刺针与桡动脉的位置关系,先回撤穿刺针至皮下,调整针尖方向后再次进针,每次进针如果未见回血,都应先判断针尖的位置后再重新穿刺。

4.送入导丝

如果穿刺针套管尾端喷血良好,左手示指和拇指固定针柄以确保穿刺针位置不动的同时右手送入导丝,动作应轻柔,一旦遇到阻力,应立即停止前送导丝,可部分回撤导丝后,通过改变穿刺针套管的角度或旋转穿刺针套管调整导丝的前进方向后再次试送导丝以利于导丝顺利前送,此时切忌强行推送导丝,以免误伤小分支导致前臂血肿的发生。通常情况下要求前送导丝至少应超过尺骨鹰嘴水平后再沿送鞘管。

5.置动脉鞘

(1)一旦导丝到位,置入鞘管前,为减少患者的痛苦,有时需在穿刺部位补充一定量的麻醉药物,并做一皮肤切口以减少鞘管送入时的阻力。目前使用的动脉鞘管表面多附有亲水涂层材料,鞘管经水浸润后有助于降低鞘管送入时的摩擦力,防止桡动脉痉挛的发生。送入鞘管时,左手示指和中指固定穿刺点导丝的位置,拇指压住导丝的体外部分,右手持鞘的尖端,保持与血管走行方向一致,缓慢推进。如遇阻力应通过前送和回撤导丝来判断鞘管是否穿出血管。置入鞘管后一同撤出扩张管及导丝;若能经侧管顺利回抽出动脉血,可判定鞘管位于血管真腔,桡动脉穿刺成功。

(2)冲洗:以注射器回抽动脉鞘,回血良好确认在动脉内,注入肝素生理盐水冲洗动脉鞘。

6.桡动脉穿刺常见问题及处理

(1)同一部位反复穿刺不成功常见原因如下。①未能刺中桡动脉。如果此时仍存在桡动脉搏动,不要急于重复穿刺操作,应首先分析导致穿刺失败的可能原因,再针对不同情况改变穿刺手法后进针。例如,对于一些青壮年男性患者,桡动脉搏动强,但动脉较硬易滑动,亦难以刺中,这种情况下选择裸针穿刺更具优势,穿刺时适当加大进针的角度和速度常有助于刺中桡动脉;相反,对于桡动脉较细、搏动较弱的患者,选择套管针穿刺进入真腔的成功率较高,这种情况下应小角度穿刺,同时缓慢进针常有利于穿刺成功。②穿刺部位桡动脉走行迂曲。通常在这种情况下难以保证穿刺时的进针方向与桡动脉走行一致,因此穿刺难以成功,多需要更换穿刺点至桡动脉走行较直部位后再行穿刺。③桡动脉发生痉挛。这种情况下常表现为桡动脉的搏动减弱甚至消失,此时选择盲目穿刺可能会进一步加重桡动脉痉挛的程度,需等待桡动脉搏动恢复后再行穿刺。④穿刺局部形成血肿。此种情况下在原部位继续穿刺很难获得成功,应避开血肿部位后重新选择穿刺点或及时更改入路。

(2)穿刺针刺入桡动脉,但穿刺针尾部血流不畅常见原因如下。①穿刺针尖斜面未完全进入血管腔。在这种情况下,针尖的位置可能位于桡动脉的前壁或后壁,术者常可通过调整穿刺针的深度和进针角度使针尖完全进入血管腔。②桡动脉痉挛。多数情况下,穿刺配套导丝常可顺利前送,一般不会对桡动脉入路的建立带来太大的障碍。③穿刺针进入桡动脉分支。在调整穿刺针位置后仍无法顺利前送导丝常提示此种可能,穿刺点过于靠近腕部时多见,常需要重新选择穿刺点。

(3)穿刺针回血良好,但送入导丝时阻力较大常见原因如下。①导丝进入桡动脉分支。常表现为送入部分导丝后继续前送导丝时感到阻力,此时可沿导丝送入部分动脉鞘管,通过鞘管侧管回抽血液证明鞘管位于血管真腔后,再经鞘管做路径图,在透视路径图指引下,沿鞘管送入长的超滑导丝,由于该导丝前端弯曲且较软,导丝常能塑形成袢后成功前送至主支血管远端,随后再沿超滑导丝置入动脉鞘管。②桡动脉严重迂曲。可沿导丝送鞘管确保鞘管位于血管真腔后,换送长的超滑导丝,常有利于通过迂曲血管段。③导丝顶在桡动脉壁上。多是前送导丝不久即感阻力,可回撤导丝,通过旋转穿刺针套管方向调整导丝的前进方向或改变穿刺针的进针深度后再次送入导丝常能获得成功。④桡动脉严重弯曲。透视下调整导丝的前进方向后再试行通过弯曲段血管,必要时可能需要更换穿刺部位。⑤桡动脉畸形。如高位桡动脉、桡动脉发育细小等原因也会造成前送导丝时阻力增大,此次需重新评估经桡动脉入路的可行性,必要时更换入路。

(4)置入鞘管时阻力较大常见原因如下。①鞘管送入桡动脉分支。此时可先部分回撤鞘管,通过回抽血液证实鞘管已退至主血管腔后,再经鞘管做路径图,在透视路径图指引下,沿鞘管送入长的超滑导丝,导丝至肱动脉水平,随后沿送造影导管,在造影导管的帮助下沿送鞘管。②桡动脉痉挛。可经造影证实,遇到此种情况时可考虑沿鞘管走行方向追加局麻药物如利多卡因等,有助于解除动脉痉挛;必要时需要更换小外径桡动脉鞘管(如4F动脉鞘管),此时应先沿原鞘管送入长的超滑导丝至近心端,随后沿导丝撤出原鞘管并沿送4F动脉鞘管。③鞘管穿破血管壁。常表现为送入鞘管后经鞘管侧管不能顺利回抽血液,可在保持持续回抽状态的同时回撤鞘管,一旦能够顺利回抽血液说明鞘管已进入桡动脉真腔,此时沿送长导丝顺利前送至远端后,再沿送鞘管。

(四)全脑血管造影

经桡动脉入路脑血管造影基本内容及要求同经股动脉入路造影,详见上述内容。经桡动脉入路造影多采用复合弯曲的造影导管。造影导管一般使用4F或5F规格。术前需根据患者主动脉弓形态和观察重点血管来选择合适的导丝及造影导管。一般情况下选择Simmon导管系列,以Simmon Ⅱ型为主。若患者主动脉弓较宽或需超选血管,则可考虑选用袢较大的

Simmon Ⅲ型导管。老年患者因主动脉弓迂曲延长,多为Ⅱ型和Ⅲ型,且右侧锁骨下动脉迂曲,有时需要选用加硬泥鳅导丝或者升主动脉成形等方法加以辅助。

(五)经桡动脉导管头端成形(成袢)

因桡动脉在肘部分支较多,建议先经动脉鞘造影做路径图,在透视下送入导丝及跟进造影导管。先将导丝经右侧锁骨下动脉小心送入主动脉弓,跟进造影导管至头臂干开口附近。调整导丝头端方向,将导丝送入降主动脉,透视下尽可能将导丝置于降主动脉远端以增加支撑力。沿着导丝送入造影导管,使导管头端位于降主动脉,第二弯曲正对升主动脉与主动脉弓顶交界处,回撤导丝,轻柔向前推动导管,使 Simmon 导管形成初始形态。撤除导丝、冲洗导管,近端连接含对比剂的 10 mL 注射器,成袢成功。在透视下,边"冒烟"边轻柔顺时针转动导管,使得 Simmon 导管的头端和弯曲呈"8"字形,导管头最远端指向上方侧,通过轻轻推拉导管及旋转,将导管头端指向相应的颈总动脉开口,即可进入相应的颈总动脉。注意:不要过度回拉,使其失去复原的弯曲;若导管解袢,则重复原操作进行成袢。

三、术后及并发症处理

(一)术后处理

造影结束后,撤出导管。左手于穿刺点上方桡动脉搏动处压迫后,拔除动脉鞘,压迫止血15 min。按压时,手指着力点位于桡动脉穿刺内口或其近端,同时注意暴露外口,以便观察有无活动性出血。按压时间一般为 10～20 min,解除压力后确认外口无渗血,才可将无菌敷料置于内口上,以弹力绷带交叉加压包扎,继续压迫穿刺点 6～8 h。手工按压止血法止血效果不确定,易出现再次出血的情况。为提高止血效果,或对于一些不能配合制动的患者,也可使用桡动脉止血压迫器。桡动脉止血压迫器种类也较多,目前市场上主要有旋钮压迫及气囊压迫两大类,止血过程简便,患者可随意下床活动,根据止血效果定时松解旋钮或减小气囊压力即可。止血器止血失败的主要原因有:①压迫部位过低,未能准确压迫实际的动脉穿刺点;②患者过度活动腕关节,扭转前臂导致止血器压迫点移位;③松解止血器时,压迫点压力减低过快,导致动脉出血,需二次压迫。

(二)经桡动脉造影并发症处理

1.桡动脉痉挛及闭塞

桡动脉痉挛及闭塞是最常见的并发症,发生率为 5%～10%。

(1)主要原因

1)女性、糖尿病和吸烟患者多见。

2)穿刺时麻醉不充分,反复穿刺,动作粗暴。

3)导管硬度大,使用非亲水涂层的导管或导丝。

4)动脉鞘较粗。

5)术后穿刺点压迫不当或压迫时间过长。

(2)预防措施

1)一般处理:穿刺点充分麻醉,术前用扩血管药物。

2)使用合适的器械。①动脉鞘管:长、管径小、表面亲水;②导丝:超滑、头端塑形;③导管:5F 或 4F 导管,减少导管交换。

3)术者的动作要轻柔,确保导丝先行,透视下送导管。

2.前臂血肿

(1)主要原因

1)反复穿刺导致桡动脉损伤。

2)导丝或导管进入桡动脉细小分支,或穿破动脉。

3)术后穿刺点压迫不当,穿刺点渗血进入皮下。

4)术者操纵导管、导丝动作粗暴,导致桡动脉损伤甚至撕裂。

5)先天性桡动脉细小,发育不良。

(2)预防措施

1)保证导丝先行,动作轻柔。

2)遇到阻力时,应立即停止前送,可行血管造影。

3)术后正确压迫止血,并密切观察。

4)必要时可绷带包扎。

应立即停用抗凝药,用绷带、血压计袖带进行局部加压包扎,注意皮肤温度、张力和患者的疼痛感,尽可能直接压迫出血点,冰袋冷敷。避免出现前臂骨筋膜室综合征。

3.前臂骨筋膜室综合征

前臂骨筋膜室综合征是经桡动脉穿刺的严重并发症。临床表现:前臂持续性剧烈疼痛、进行性加重;手指呈屈曲状态、肌力减弱;皮肤表面略红、温度稍高、肿胀、有严重压痛;远侧脉搏和毛细血管充盈时间正常;缺血性肌痉挛。

治疗措施如下:①勤观察、早诊断、早治疗;②松解加压止血带,前臂皮肤扎眼减张;③停用抗凝药;④甘露醇脱水,硫酸镁持续冷敷;⑤筋膜间室切开减张术;⑥积极防治失水、酸中毒、高钾血症、肾衰竭、心律失常、休克等严重并发症。

(刘春生)

第十一节　神经外科复合手术中的脑血管造影术

复合手术将 DSA 检查、血管内治疗及显微手术相结合,降低了复杂脑血管疾病的治疗难度,提高疗效,同时减少治疗性创伤。当然,脑血管造影在复合手术中扮演着不可或缺的角色。术中脑血管造影主要有以下几个作用:一站式诊疗,对于复杂脑血管疾病,复合手术室可以造影诊断及治疗同时进行;术中实时造影评价病变治疗效果,及时调整手术方案,实现精确治疗。但是因为复合手术中神经外科手术及神经介入手术同时进行,所以在复合手术过程中的脑血管造影需要配合整体复合手术的流程进行优化,使得复合手术更加流畅、安全、有效。

一、术前评估与准备

1.术前讨论及规划

神经血管复合手术作为较新的手术模式,在手术适应证、禁忌证和手术模式转换等方面缺乏统一的规范,故术前个体化讨论制度尤为重要。在团队领导主持下,重点讨论的内容包括:①在明确手术指征后,确定单纯外科手术或单纯介入手术的难点;②确定介入医师和外科医师各自希望对方提供的帮助;③确定介入和外科的手术顺序及其步骤;④确定技师要提供的后处理图像;⑤确定外科体位对随后造影和介入操作不便利的影响和解决方案。

2.患者特殊情况的准备及药物调整

长期服用抗凝药物的患者,在接受复合手术前需要暂时停用口服抗凝药。通常在术前5d左右停用华法林,并使 INR 降低至1.5以下;如存在较高的血栓栓塞风险,也可使用低分子肝素或普通肝素过渡治疗。

二甲双胍是目前治疗2型糖尿病的主要药物之一,因患者需接受复合手术,术中会使用对比剂,结合我国的相关共识,建议对于肾功能正常的患者,造影前不需要停用二甲双胍,但使用对比剂后应在医师的指导下停用二甲双胍2~3d,复查肾功能正常后可继续用药;对于肾功能异常的患者,使用对比剂前2d暂时停用二甲双胍,之后还需停药2~3d,复查肾功能正常后可继续用药。对于血糖控制不佳的患者,建议围手术期予以胰岛素控制血糖在稳定的水平。

行血管内支架置入术前,需要标准的双联抗血小板药物治疗。抗血小板药物在颈部手术(如颈动脉剥脱术、颈动脉闭塞复合开通术)中是不受限制的,但在开颅手术时有所顾忌,这是目前在神经血管复合手术时遇到的最大困惑。一般认为,单一抗血小板药物应用条件下开颅是可以接受的,但同时实施支架置入则血栓形成的可能性较高。为防止支架内血栓形成,可采用双联抗血小板治疗,但开颅手术术中出血较多,术后迟发性血肿发生率较高。

3.特殊材料的准备

神经外科手术通常需要用到头架,在复合手术中,需用到可透线的床板与头架及附加系统。手术床板的不同也会给术中造影介入操作带来一定的不便。床板分造影介入治疗专用床板和外科专用床板,前者头端较窄,可方便地实施3D造影及 DynaCT 成像且床板较长,可较方便地实施介入治疗。后者头端宽,有安装透射线头架的凹槽,但是在造影过程中,可能会影响一些角度的投射,且实施3D造影术等过程容易出现缓慢等情况。故术前需和外科手术医师确认好外科手术需要的床板及体位,在造影开始前更换好床板。一些患者在外科手术中需要特殊体位,如侧卧位、侧俯卧位及俯卧位。若患者摆好体位后再行介入穿刺置鞘会带来一定困难。此时需要先行穿刺置鞘,再摆体位。但是术中需要造影时,事先预留的动脉鞘会被无菌单盖住,或因体位不合适而不便于介入医师操作。因此可以在股动脉穿刺点处预留动脉长鞘(70 cm 或 90 cm),尾端留长,以无菌贴膜固定至患者臀部,持续肝素生理盐水滴注冲洗。

二、术中流程

(一)术中管理

1.麻醉

大多数接受复合手术的患者需要全身麻醉,但麻醉的时机需术前和手术团队医师确认。有些接受复合手术患者需先局麻评估神经功能(如行球囊闭塞试验等),则需等评估完全后再行全身麻醉。部分神经外科手术还涉及术中唤醒等特殊麻醉情况,需术前进行充分讨论及规划。

2.无菌管控

因复合手术经常涉及介入与外科手术的术式转换,故应强调无菌观念和无菌套的使用。C 臂增强器必须使用无菌套。在术式切换时,动脉穿刺需用无菌贴膜固定留置桥,而头颈部手术区在造影时需遮挡无菌单。必要时,因需改变体位而重新消毒铺单。

3.药物应用

为避免动脉穿刺置鞘处及血管内的导丝、导管形成血栓,除外活动性脑出血急诊造影等病因外,大部分 DSA 中肝素不可或缺。在结束介入操作转换外科手术时,先前团注的肝素需要用适量的鱼精蛋白中和。当监测激活凝血时间(activated clotting time,ACT)值<120 s 时,可进行外科手术。对于在特定的血管部位保留球囊导管者,外科手术期间仅用 500 U: 500 mL 的肝素生理盐水以 40 U/h 的速率持续加压灌注(同动脉鞘持续滴注)。建议使用非离子型碘对比剂(同普通造影)。

(二)穿刺前准备

穿刺前需和复合手术团队医师(包括外科及介入所有术者)确认穿刺部位及术中体位,根据穿刺点及术中体位的具体情况来选择所需的动脉鞘型号、消毒范围及铺单顺序。若术中需变换体位(如仰卧位更换为侧卧位或俯卧位),涉及选择长鞘需固定至其他区域时,消毒范围需扩大。其余同常规造影。

(三)穿刺置鞘

若复合手术中需特殊体位,则应术前将操作区域设计确定好,术中可置长鞘。长鞘尾端留长,用无菌贴膜全程固定至介入操作区域。长鞘留放方法:先按常规流程行股动脉穿刺,置普通动脉鞘。沿股动脉鞘送入 0.035 in 泥鳅导丝(120 cm 或 300 cm),透视下将泥鳅导丝头端送至腹主动脉。左手压住穿刺点固定泥鳅导丝,右手小心撤出普通股动脉鞘。沿泥鳅导丝送入已冲洗完毕的长鞘(固定内芯),在透视下缓慢沿泥鳅导丝送股动脉鞘至腹主动脉。为避免术中更换体位时长鞘头端进入肾动脉等分支开口,建议在保证尾端长度足够的前提下,尽可能将长鞘送至腹主动脉少分叉处。撤出长鞘内芯,回抽长鞘内血液并冲洗,持续肝素生理盐水加压滴注。将无菌贴膜全程固定长鞘至合适的操作区域,盖无菌单。固定完成后可摆体位。其余同普通常规造影。

(四)脑血管造影

复合手术中的患者通常术前已完善相关脑血管检查,在术中仅需行选择性脑血管造影即可。过程同常规脑血管造影,但因患者术中体位不同,造影投射角度需根据患者头部位置进行相应调整。若患者头部过伸或面部朝下,造影过程中可能会影响一些角度的投照。故术前需和手术团队讨论术中最需要看的角度和部位,以利于尽可能调整投照角度来获取满意的成像。复合手术过程中有时需要超选择动脉造影,则需准备神经微导丝(通常为 0.014 in)及神经微导管,在目标血管近心端置入导引导管(颈动脉 C_2 段或椎动脉 V_2 段),在路径图指引下小心送入微导丝及微导管。将微导管在微导丝帮助下送至目标血管,使用 0.1 mL 注射器抽取对比剂,连接微导管行微导管造影。其余同普通常规造影。

三、术后注意事项

造影结束后,撤出导管,可使用血管闭合器或按压止血(同常规造影)。复合手术后患者有时需返监护病房,需叮嘱监护病房护士注意观察并记录患者的生命体征,包括头晕、头痛、恶心、呕吐等全身症状,以及失语、肌力下降、癫痫等神经系统症状并及时处理。术后可根据患者情况给予"水化"以促进对比剂排泄。其他同常规造影及介入术后注意事项。

(刘春生)

第二章 甲状腺外科疾病

第一节 甲状腺功能亢进症

甲状腺功能亢进症(简称甲亢)指多种疾病导致甲状腺合成和分泌甲状腺激素过多,致血液循环中甲状腺激素水平升高,临床常表现为怕热多汗,多食易饥而体重下降,大便次数增多,心悸乏力等。甲状腺毒症指血液循环中甲状腺激素水平升高出现甲亢类似的症状,但除甲亢外,尚包括其他原因导致的血液循环中甲状腺激素水平升高,如外源性甲状腺激素摄入不当、各种甲状腺炎破坏使甲状腺滤泡中激素释放入血过多而甲状腺本身合成激素减少等。弥漫性甲状腺肿伴甲亢又称 Graves 病(GD)。1835 年 Robert Graves 首先描述了该综合征,包括高代谢、弥漫性甲状腺肿、突眼和皮肤局部的黏液性水肿等。

一、病因及发病机制

该病的确切病因尚不全清楚,目前认为在一定的遗传易感性(如 HLA-DR,CTLA-4,CD25,PTPN22,TSH 受体等基因多态性)基础上,环境因素如感染、应激、性别、性腺激素、妊娠、药物和辐射等诱发人体免疫功能异常,使抑制性 T 淋巴细胞功能降低和辅助性 T 淋巴细胞不适当增敏,使 B 细胞产生针对自身甲状腺成分的抗体,主要为 TSH 受体抗体(TRAb),故疾病本质为甲状腺器官特异性自身免疫性疾病。TRAb 为多克隆抗体,与甲状腺滤泡上皮细胞膜上的 TSH 受体结合后,激活 Gsα 和 Gq 信号复合体,发挥不同作用。

根据结合方式和作用不同,可进一步分为:①甲状腺刺激性抗体(TSAb):刺激甲状腺组织增生、合成和释放甲状腺激素过多,而血液循环升高的甲状腺激素反馈抑制垂体分泌 TSH,表现为血清 TSH 水平显著降低;②甲状腺阻断型或拮抗型抗体(TBAb),阻断 TSH 的作用;③中性抗体,生物活性呈中性,既不刺激受体,也不阻断 TSH 作用。不同患者或同一患者在不同时期占主导地位的抗体亚型可发生变化,从而导致甲状腺功能的变化。多数 GD 患者 TSAb 占主导地位,故表现为甲状腺肿大伴功能亢进。小部分患者表现为甲状腺功能正常甚至甲状腺功能减退。目前认为甲状腺本身通过腺体内浸润的 β 细胞成为甲状腺自身抗体合成的场所。Graves 病患者发生突眼和常见于胫前的黏液性水肿与眶后、胫前局部皮肤的成纤维母细胞和脂肪细胞高表达 TSH 受体有关。局部高表达 TSH 受体在高浓度血清 TRAb 情况下,发生免疫应答,导致局部细胞因子释放、淋巴细胞浸润和成纤维细胞释放葡糖胺聚糖增加和积聚,进一步导致水肿和细胞功能损伤。

二、临床表现

GD 在女性更为多见,患者男、女性之比为 1:(7～10);高发年龄为 21～50 岁。该病起病缓慢,典型者高代谢症群、眼症和甲状腺肿大表现明显。

1.甲状腺毒症的临床表现

各种病因所致的甲状腺毒症的症状体征相似,可累及全身各个系统。临床表现与患者年龄、甲状腺毒症的严重性,持续时间,个体对过多甲状腺激素的易感性等相关。老年患者的症状可较隐匿,仅表现为乏力、体重下降,称淡漠型甲状腺功能亢进症。亚洲男性可表现为发作性低钾麻痹。其中 GD 甲亢患者往往缓慢隐匿起病,逐步加重,病程常长于 3 个月。而其他原因所致一过性甲状腺毒症患者如亚急性甲状腺炎等往往病情先重后轻,且病程较短。

2.甲状腺肿大

甲状腺肿大为 GD 的主要临床表现或就诊时的主诉。双侧对称性甲状腺呈弥散肿大,质软,无明显结节感。少数(约 10%)肿大不明显或不对称。在甲状腺上下特别是上部可扪及血管震颤并闻及血管杂音。

3.眼症

眼睑挛缩、眼裂增大、眼球内聚不佳、下视时上眼睑不随眼球下降、上视时前额皮肤不能皱起等症状可见于所有甲状腺毒症患者,主要机制是高甲状腺激素水平时交感神经兴奋使眼外肌和上睑肌张力增高。GD 相关眼症为浸润性突眼,为 GD 所特有,又称 Graves 眼病,独立于甲状腺毒症,可与甲亢同时出现,也可早于或晚于甲亢发生;可以是单侧也可以是双侧眼病。临床表现轻者为异物感、易流泪;眶周、眼睑、结膜等水肿、结膜充血、眼球突出、复试、眼球运动障碍;严重者眼睑不能闭合致角膜暴露继发溃疡、视力下降、视野缺损等。

4.黏液性水肿

黏液性水肿为 GD 特有的病变,见于不到 5% 的 GD 患者,常合并浸润性突眼。表现局灶性的皮肤隆起呈橘皮样或结节样非凹陷性硬肿,初期为粉红色或紫色,后期为色素沉着,呈褐色。与周围皮肤有一定的边界。常见于胫前,但也可见于其他任何部位。其他,GD 患者长期甲状腺毒症未得到控制时可表现出杵状指。

三、辅助检查

对于有上述临床症状与体征者应做进一步甲状腺相关检查。诊断步骤分为:明确是否存在甲状腺毒症;明确是否甲亢;明确甲亢病因为 Graves 病。对表现为典型浸润性突眼和(或)局部皮肤黏液性水肿的甲亢患者基本上可确诊为 GD。

1.检测血清甲状腺激素水平

有任何临床疑似甲状腺毒症症状的患者或甲状腺肿大等患者应进行包括 TT_3、TT_4、FT_3 和 FT_4 在内的血清甲状腺激素水平检测。如果血清 TT_3、TT_4、FT_3 和 FT_4 升高,即可确认为甲状腺毒症。

2.吸碘率测定

甲亢患者表现为甲状腺功能活跃,除碘甲亢外,吸碘率升高。但并非所有的甲状腺毒症患者均需进行该测试。建议在病程短于 3 月、病情较轻或伴有其他发热、甲状腺痛等患者进行。GD 甲亢患者吸碘率升高。借此检测可鉴别各种甲状腺炎性一过性毒血症。

3.TSH 测定

GD 甲亢患者 TSH 明显降低,为最敏感的指标,其变化早于甲状腺激素水平的升高。通过 TSH 测定可鉴别 TSH 瘤、中枢性甲状腺激素抵抗综合征所致甲亢,后两者 TSH 正常或升高。

4.甲状腺自身抗体的检测

甲状腺自身抗体的检测包括 TRAb、甲状腺过氧化物酶抗体(TPOAb)和甲状腺球蛋白抗体(TGA),阳性者提示甲状腺自身免疫性疾病,有助于诊断 GD,特别是 TRAb。而高功能腺瘤、结节性甲状腺肿伴甲亢患者常为阴性。

5.其他

碘甲亢患者,通过确认碘摄入病史即可鉴别。甲状腺超声可帮助判断甲状腺的结构和功能,显示甲状腺大小、是否存在结节,上动脉流速的测定可部分反映甲状腺的功能状况。GD 甲亢患者往往为弥漫性肿大伴上动脉流速增加,部分患者可合并结节;高功能腺瘤可见单一性结节;结节性甲状腺肿伴甲亢患者则甲状腺明显肿大伴多发结节。甲状腺核素显像也可有效判断甲状腺的摄碘或摄锝功能,GD 患者表现为弥漫性摄取功能亢进,而高功能腺瘤表现为孤立性热结节,结节性甲状腺肿伴甲亢患者可为多发热结节。而其他一过性甲状腺毒血症患者显示摄碘或锝功能低下。

四、治疗

GD 甲亢的治疗包括一般治疗和针对甲状腺激素过多合成的治疗。一般治疗包括:注意休息,适当营养,β 受体阻滞剂减慢心率改善心悸症状等。针对甲状腺素过多合成和分泌的治疗方法包括:抗甲状腺药物、^{131}I 核素治疗和手术治疗。每种治疗方法不同,各有利弊,临床上适合不同的患者。

(一)抗甲状腺药物治疗

国内可选药物包括甲巯咪唑和丙硫氧嘧啶(PTU)。两者作用机制基本相同,通过抑制甲状腺内过氧化物酶的作用而使碘离子转化为活性碘受抑,从而妨碍甲状腺激素的合成,但无法抑制已合成激素的释放。甲巯咪唑半衰期 4～6 h,长于 PTU 的 1.5 h,导致前者可每天 1～2 次服用,而后者需每日 3 次服用。甲巯咪唑抑制作用强于 PTU,故前者 5～10 mg 等效于 PTU 的 100 mg。目前临床上首选甲巯咪唑治疗。PTU 有阻滞 T_4 转化为 T_3 的功能,故适合甲状腺危象等紧急情况。甲巯咪唑可通过胎盘,且有可能致胎儿畸形,妊娠早期禁用;而 PTU 极少通过胎盘,妊娠早期可以使用。

(二)^{131}I 治疗

甲状腺具有高度选择性聚^{131}I 能力,^{131}I 衰变时放出 γ 和 β 射线,其中占 99％的 β 射线在组织内射程仅 2 mm,破坏甲状腺滤泡上皮细胞的同时不影响周围组织,从而达到治疗目的。2013 年中华医学会核医学分会发布《^{131}I 治疗格雷夫斯甲亢指南》详细阐述了其作用机制、适应证、禁忌证指导其临床实践。

^{131}I 可作为成人 GD 甲亢的首选治疗方法之一,尤其适用于下述情形:对 ATDs 过敏或出现其他不良反应;ATDs 疗效差或多次复发;有手术禁忌证或手术风险高;有颈部手术或外照射史;病程较长;老年患者(特别是有心血管疾病高危因素者);合并肝功能损伤;合并白细胞或血小板减少;合并心脏病等。

禁忌证包括:妊娠、哺乳;GD 患者确诊或临床怀疑甲状腺癌(此时首选手术治疗);不能遵循放射性治疗安全指导;在未来 6 个月内计划妊娠的女性也不适用。育龄期女性在^{131}I 治疗前应注意排除妊娠。甲亢伴中度、重度活动性 Graves 眼病或威胁视力的活动性 Graves 眼病患者,建议选用 ATDs 或手术治疗。

^{131}I 治疗前应进行书面知情同意;原用 ATDs 治疗者先停用 1～2 周;低碘饮食 1～2 周;无禁忌证情况下用 β 受体阻滞剂缓解治疗;存在严重基础疾病(包括心房颤动、心力衰竭或肺

性高血压等心血管并发症;肾衰竭;感染;外伤;控制较差的糖尿病以及脑血管或肺病等;肝功能衰竭;粒细胞缺乏症等)应先予以积极处理。对有明显甲亢症状、血清甲状腺激素水平明显升高的患者、老年患者,以及伴有在甲状腺毒症加重时可能有更高风险的严重疾病者,且无ATDs治疗禁忌者,可考虑在^{131}I治疗之前应用ATD预治疗。

理想的^{131}I核素治疗是治疗后甲状腺功能恢复正常而不复发或进展为甲减。确定治疗GD甲亢^{131}I核素剂量的方法有3种:计算剂量法或个体化剂量方案、半固定剂量法和固定剂量法。国内常用计算剂量法。根据触诊、甲状腺三维超声和静态核素显像计算甲状腺质量。根据甲状腺质量和摄碘率进行计算,再结合患者年龄、病程、原治疗情况等适当调整。

目前多用单次剂量口服法。口服前禁食2 h以上,服后适量饮水,2 h后可进食;不要揉压甲状腺,注意休息,避免劳累和精神刺激;继续服用β受体阻滞剂致症状缓解;2周内避免与婴幼儿及妊娠妇女密切接触;治疗后1~3个月复查,如病情较重或临床表现变化较大时,应根据需要密切随诊,甲状腺激素水平严重升高且无ATDs禁忌者可在^{131}I治疗后3~7 d重新开始ATDs治疗,随访甲状腺功能调整剂量逐步停用,并监测可能不良反应;育龄期女性治疗后半年内应采取避孕措施。

^{131}I核素治疗一次性治疗缓解率为50%~80%,总有效率达95%以上。治疗后复发率为1%~4%,无效率为2%~4%。对于治疗后随访3~6个月证实未缓解、疗效差的GD甲亢患者,根据病情需要可行再次治疗。随访期间发现甲状腺功能减退(TSH升高伴或不伴T_3和T_4下降,简称甲减)则予甲状腺激素替代治疗。甲减是GD甲亢治疗中可接受的最终结果。

^{131}I核素治疗后甲状腺激素和甲状腺自身抗原会大量释放,是发生和加重浸润性突眼的危险因素。指南建议甲亢伴Graves眼病患者眼科就诊,以评价其活动性及严重程度;甲亢伴非活动性Graves眼病患者选择^{131}I治疗时,不需要同时使用糖皮质激素,轻度活动性Graves眼病(尤其是吸烟患者)选择^{131}I治疗时,推荐同时使用糖皮质激素;甲亢伴中度、重度活动性Graves眼病或威胁视力的活动性Graves眼病患者,建议选用ATD或手术治疗。

(三)手术治疗

甲亢手术治疗的病死率<0.1%,并发症低,复发率约为3%,可迅速和持久达到甲状腺功能正常,并有避免放射性碘及抗甲状腺药物带来的长期并发症和获得病理组织学证据等独特优点,手术能快速有效地控制并治愈甲亢;但仍有一定的复发率和并发症,所以应掌握其适应证和禁忌证。

1.手术适应证

甲状腺肿大明显或伴有压迫症状者;中至重度以上甲亢(有甲状腺危象者可考虑紧急手术);抗甲状腺药物无效、停药后复发、有不良反应而不能耐受或不能坚持长期服药者;胸骨后甲状腺肿伴甲亢;中期妊娠又不适合用抗甲状腺药物者。若甲状腺巨大、伴有结节的甲亢妊娠妇女(或近期有妊娠计划)常需大剂量抗甲状腺药物才有作用,所以宁可采用手术,但妊娠早期和后期尽量避免,而选择在妊娠中期。超声提示有恶性占位者。

2.手术禁忌证

青少年(<20岁),轻度肿大,症状不明显者;严重突眼者手术后突眼可能加重手术应不予以考虑;年老体弱有严重心、肝和肾等并发症不能耐受手术者;术后复发因粘连而使再次手术并发症增加、切除腺体体积难以估计而不做首选。但对药物无效又不愿意接受放射治疗者有再次手术的报道,术前用超声检查了解两侧腺体残留的大小,此次手术腺叶各留2 g左右。

3.术前准备

术前除常规检查外,应进行间接喉镜检查以了解声带活动情况。颈部和胸部 X 线片了解气管和纵隔情况。查血钙、磷。为了减少术中出血、避免术后甲状腺危象的发生,甲亢手术前必须进行特殊的准备。手术前准备常采用以下两种准备方法。

(1)碘剂为主的准备:在服用抗甲状腺药物一段时间后患者的症状得以控制,心率在 80~90 次/分钟,睡眠和体重有所改善,基础代谢率在 20% 以下,即可开始服用复方碘溶液又称卢戈(Lugol)液。该药可抑制甲状腺的释放,使滤泡细胞退化,甲状腺的血运减少,腺体因而变硬变小,使手术易于进行并减少出血量。卢戈溶液的具体服法有两种:①第一天开始每日 3 次,每次 3~5 滴,逐日每次递增 1 滴,直到每次 15 滴,然后维持此剂量继续服用;②从第一天开始即为每次 10 滴,每日 3 次。共 2 周左右,直至甲状腺腺体缩小、变硬、杂音和震颤消失。局部控制不满意者可延长服用碘剂至 4 周。但因为碘剂只能抑制释放而不能抑制甲状腺的合成功能,所以超过 4 周后就无法再抑制其释放,会(或者反而)引起反跳。故应根据病情合理安排手术时间,特别对女性患者注意避开经期。开始服用碘剂后可停用甲状腺片。因为抗甲状腺药物会加重甲状腺充血,除病情特别严重外,一般于术前 1 周停用抗甲状腺药物,单用碘剂直至手术。妊娠合并甲亢需手术时也可用碘剂准备,但碘化物能通过胎盘引起胎儿甲状腺肿和甲状腺功能减退,出生时可引起初生儿窒息。故只能短期碘剂快速准备,碘剂不超过 10 d。术后补充甲状腺素片以防流产。对于特殊原因需取消手术者,应该再服用抗甲状腺药物并逐步对碘剂进行减量。术后碘剂 10 滴每日 3 次续服 5~7 d。

(2)普萘洛尔准备:普萘洛尔除可作为碘准备的补充外,对于不能耐受抗甲状腺药物及碘剂者,甲状腺癌合并甲亢,避免碘剂预处理者或严重患者需紧急手术而抗甲状腺药物无法快速起效可单用普萘洛尔准备。普萘洛尔不仅起到抑制交感兴奋的作用,还能抑制 T_4 向 T_3 的转化。美托洛尔同样可以用于术前准备,但该药无抑制 T_4 向 T_3 转化的作用,所以 T_3 的好转情况不及普萘洛尔。普萘洛尔剂量是每次 40~60 mg,6 h 1 次。一般经 4~6 d 心率即接近正常,甲亢症状得到控制,即可以进行手术。由于普萘洛尔在体内的有效半衰期不满 8 h,所以最后一次用药应于术前 1~2 h 给予。术后继续用药 5~7 d。特别应该注意手术前后都不能使用阿托品,以免引起心动过速。单用普萘洛尔准备者麻醉同样安全、术中出血并未增加。严重患者可采用大剂量普萘洛尔准备但不主张单用(术后普萘洛尔剂量也应该相应地增大),并可加用倍他米松 0.5 mg 每 6 h 1 次和碘番酸 0.5 mg 每 6 h 1 次。甲状腺功能可在 24 h 开始下降,3 d 接近正常,5 d 完全达到正常水平。短期加用普萘洛尔的方法对妊娠妇女及小孩均安全。但前面已提及普萘洛尔的不良反应,所以应慎用。以往认为严重甲亢患者手术会引起甲状腺素的过度释放,但通过术中分析甲状腺静脉和外周静脉血的 FT_3、FT_4 并无明显差异,所以认为甲亢危重病例紧急手术是可取的。

4.手术方法

以往常采用颈丛麻醉,术中可以了解发声情况,以减少喉返神经的损伤。对于巨大甲状腺有气管压迫、移位甚至怀疑将发生气管塌陷者,胸骨后甲状腺肿者以及精神紧张者应选用气管插管全麻。随着喉返神经监测技术的普及,全麻更为常用。

5.手术方式

切除甲状腺的范围即保留多少甲状腺体积尚无一致的看法。若行次全切除即每侧保留 6~8 g 甲状腺组织,术后复发率为 23.8%;而扩大切除即保留约 4 g 的复发率为 9.4%;近全切除即保留<2 g者的复发率为0。各组之间复发时间无差异。但切除范围越大发生甲状腺功能减退即术后需长期服用甲状腺片替代的概率越大。如甲状腺共保留7.3 g或若双侧甲状腺下动脉均结扎者保留9.8 g者可不需长期替代。考虑到甲状腺手术不仅可以迅速控制其功能，还能使自身抗体水平下降，而且甲减的治疗远比甲亢复发容易处理，所以建议切除范围适当扩大即次全切除还不够，每侧应保留5 g以下(2～3 g,峡部全切除)。当然也应考虑甲亢的严重程度、甲状腺的体积和患者的年龄。巨大而严重的甲亢切除比例应该大一些,年轻患者考虑适当多保留甲状腺组织以适应发育期的需要。术中可以从所切除标本上取同保留的甲状腺相应大小体积的组织称重以估计保留腺体的重量。但仍有误差，所以有学者建议一侧行腺叶切除和另一侧行大部切除(保留6 g)。但常用于病变不对称的结节性甲状腺肿伴甲亢者,病变严重侧行腺叶切除。但该侧发生喉返神经和甲状旁腺损伤的概率较保留后包膜的高,所以也要慎重选择。

对极少数或个别Graves病突眼显著者,选用甲状腺全切除术,其好处是可降低TSH受体自身抗体和其他甲状腺抗体,减轻眶后脂肪结缔组织浸润,防止眼病加剧以致牵拉视神经而导致萎缩,引起失明以及重度突眼,以及角膜长期显露而受损导致的失明。当然也防止了甲亢复发,但需终身服用甲状腺素片。毕竟个别患者选用本手术,要详细向患者和家属说明,取得同意。术前检查血清抗甲状腺微粒体抗体,阳性者术后发生甲减的病例增多。因此,此类患者术中应适当多保留甲状腺组织。

6.手术步骤

切口常采用颈前低位弧形切口,甲状腺肿大明显者应适当延长。颈阔肌下分离皮瓣,切开颈白线,离断颈前带状肌。先处理甲状腺中静脉,充分显露甲状腺。离断甲状腺悬韧带以利于处理上极。靠近甲状腺组织妥善处理甲状腺上动静脉。游离下极,离断峡部。将甲状腺向内侧翻起,辨认喉返神经后处理甲状腺下动静脉。按前所述保留一定的甲状腺组织,超声刀将其余部分予以切除。创面严密止血后缝闭。另一侧同样处理。术中避免喉返神经损伤以外,还应避免损伤甲状旁腺。若被误切应将其切成1 mm小片种植于胸锁乳突肌内。缝合前放置皮片引流或负压球引流。缝合带状肌、颈阔肌及皮肤。内镜手术治疗甲亢难度较大,费用高,但术后颈部,甚至上胸部完全没有瘢痕,美容效果明显,受年轻女性患者欢迎。与传统手术相比,内镜手术时间长,术后恢复时间也无明显优势。甲状腺体积大时不适合该方式。

术后观察与处理:严密观察患者的心率、呼吸、体温、神志以及伤口渗液和引流液。一般2 d后可拔除引流,4 d拆线。

(吴坤美)

第二节　单纯性甲状腺肿

单纯性甲状腺肿是一类仅有甲状腺肿大而无甲状腺功能改变的非炎症、非肿瘤性疾病,又称为无毒性甲状腺肿。其发病原因系体内碘含量异常或碘代谢异常所致。按其流行特点,通常可分为地方性和散发性两种。

一、病因

单纯性甲状腺肿的病因可分为三类。

1. 合成甲状腺激素原料（碘）的缺乏

合成甲状腺激素原料（碘）的缺乏是引起单纯性甲状腺肿的主要原因,在我国离海较远的山区,如云贵高原和陕西、山西、宁夏、新疆等地,山区中土壤碘盐被冲洗流失,以致食物及饮水中含碘不足,故患此病者较多,又称为"地方性甲状腺肿"。在缺乏原料"碘"而甲状腺功能仍需维持正常需要的情况下,腺垂体促甲状腺激素的分泌则增加,因而促使甲状腺发生代偿性肿大。

2. 甲状腺激素的需要量增加

在青春期、妊娠期.哺乳期和绝经期,身体的代谢旺盛,甲状腺激素的需要量增加,引起长期的促甲状腺激素的过多分泌,亦能促使甲状腺肿大。这种肿大是一种生理现象,常在成人或妊娠哺乳期后自行缩小。

3. 甲状腺激素生物合成和分泌的障碍

部分单纯性甲状腺肿的发生是由于甲状腺激素生物合成和分泌过程中某一环节的障碍,如致甲状腺肿物质中的过氯酸盐、硫氰酸盐.硝酸盐等可妨碍甲状腺摄取无机碘化物,如磺胺类药物、硫脲类药物以及含有硫脲类的蔬菜(萝卜、白菜)能阻止甲状腺激素的合成。由此而引起血中甲状腺激素的减少。因此,也就增强了腺垂体促甲状腺激素的分泌,促使甲状腺肿大。同样,隐性遗传的先天缺陷如过氧化酶或蛋白水解酶等的缺乏,也能造成甲状腺激素生物合成或分泌障碍,而引起甲状腺肿。

二、病理

无论地方性或散发性甲状腺肿,其发展过程的病理变化均分为三个时相,早期为弥漫性滤泡上皮增生,中期为甲状腺滤泡内类胶质积聚,后期为滤泡间纤维化结节形成。病灶往往呈多源性,且同一甲状腺内可同时有不同时相的变化。

1. 弥漫增生性甲状腺肿

甲状腺呈弥散性、对称性肿大,质软,饱满感,边界不清,表面光滑。镜检下见甲状腺上皮细胞由扁平变为立方形,或呈低柱形、圆形或类圆形滤泡样排列。新生的滤泡排列紧密,可见小乳头突入滤泡腔,腔内胶质少。滤泡间血管增多,纤维组织增多不明显。

2. 弥散胶样甲状腺肿

该阶段主要是因为缺碘时间较长,代偿性增生的滤泡上皮不能持续维持增生,进而发生复旧和退化,而滤泡内胶质在上皮复退后不能吸收而潴留积聚。甲状腺弥漫性肿大更加明显,表面可有轻度隆起和粘连,切面可见腺肿区与正常甲状腺分界清晰,呈棕黄色或棕褐色,甚至为半透明胶冻样,这是胶样甲状腺肿名称的由来。腺肿滤泡高度扩大,呈细小蜂房样,有些滤泡则扩大呈囊性,囊腔内充满胶质。无明显的结节形成。镜检见滤泡普遍性扩大,滤泡腔内充满类胶质,腺上皮变得扁平;细胞核变小而深染,位于基底部;囊腔壁上可见幼稚立方上皮,有时还可见乳头样生长;间质内血管明显增多,纤维组织增生明显。

3. 结节性甲状腺肿

结节性甲状腺肿是病变继续发展的结果。扩张的滤泡相互聚集,形成大小不一的结节。这些结节进一步压迫结节间血管,使结节血供不足而发生变性、坏死、出血囊性变。肉眼观甲状腺增大呈不对称性，表面结节样。质地软硬不一，剖面上可见大小不一的结节和囊肿。结节无完整包膜，可见灰白色纤维分割带，可有钙化和骨化。显微镜下呈大小不一的结节样结构，不同结节内滤泡密度、发育成熟度、胶质含量很不一致。而同一结节内差异不大。

滤泡上皮可呈立方样、扁平样或柱状，滤泡内含类胶质潴留物，有些滤泡内有出血、泡沫细胞、含铁血黄素等。滤泡腔内还可以见到小乳头结构。滤泡之间可以看到宽窄不同纤维组织增生。

除上述变化外，结节性甲状腺肿可以合并淋巴细胞性甲状腺炎，可伴有甲亢，还可伴有腺瘤形成。以前的研究认为，甲状腺肿可以癌变。近年有研究认为，结节性甲状腺肿为多克隆性质，属于瘤样增生性疾病，与癌肿的发生无关。而腺瘤为单克隆性质，与滤泡性腺癌在分子遗传谱学表型上有一致性。这种观点尚需进一步研究证实。

三、临床表现

单纯性甲状腺肿除了甲状腺肿大以及由此产生的症状外，多无甲状腺功能方面的改变。甲状腺不同程度的肿大和肿大的结节对周围器官的压迫是主要症状。

国际上通常将甲状腺肿大的程度分为四度：Ⅰ度是头部正常位时可看到甲状腺肿大；Ⅱ度是颈部肿块使颈部明显变粗（脖根粗）；Ⅲ度是甲状腺失去正常形态，凸起或凹陷（颈变形），并伴结节形成；Ⅳ度是甲状腺大于本人一拳头，有多个结节。

早期甲状腺为弥散性肿大，随病情发展，可变为结节性增大。此时甲状腺表面可高低不平，可触及大小不等的结节，软硬度也不一致。结节可随吞咽动作而上下活动。囊性变的结节如果囊内出血，短期内可迅速增大。有些患者的甲状腺巨大，可如儿头样大小，悬垂于颈部前方；也可向胸骨后延伸，形成胸骨后甲状腺肿。过大的甲状腺压迫周围器官组织，可出现压迫症状。气管受压，可出现呼吸困难，胸骨后甲状腺肿更易导致压迫，长期压迫可使气管弯曲、软化、狭窄、移位；食管受压可出现吞咽困难。胸骨后甲状腺肿可以压迫颈静脉和上腔静脉，使静脉回流障碍，出现头面部及上肢淤血水肿。少数患者压迫喉返神经引起声音嘶哑，压迫颈交感神经引起霍纳综合征等。

影像学检查方面，对弥散性甲状腺肿 B 超和 CT 检查均显示甲状腺弥漫性增大。而对有结节样改变者，B 超检查显示甲状腺两叶内有多发性结节，大小不等，数毫米至数厘米不等，结节呈实质性、囊性和混合性，可有钙化。血管阻力指数 RI 可无明显变化。CT 检查可见甲状腺外形增大变形，其内有多个大小不等的低密度结节病灶，增强扫描无强化。病灶为实质性、囊性和混合性。可有钙化或骨化。严重患者可以看到气管受压，推移、狭窄。还可看到胸骨后甲状腺肿以及异位甲状腺肿。

四、诊断

单纯性甲状腺肿的临床特点是早期除了甲状腺肿大以外多无其他症状，开始为弥漫性肿大，以后可以发展为结节性肿大，部分患者后期甲状腺可以变得巨大，出现邻近器官组织受压的现象。根据上述特点诊断多无困难。当患者的甲状腺肿大具有地方流行性、双侧性、结节为多发性、结节性质不均一性等特点，可以做出临床诊断，进而选择一些辅助检查以帮助确诊。对于结节性甲状腺肿，影像学检查往往提示甲状腺内多发低密度病灶，呈实性、囊性和混合性等不均一改变。甲状腺功能检查多数正常。早期可有 T_4 下降，但 T_3 正常或有升高，TSH 升高。后期 T_3、T_4 和 TSH 值都降低。核素扫描示甲状腺增大、变形,甲状腺内有多个大小不等、功能状况不一的结节。在诊断时除与其他甲状腺疾病如甲状腺腺瘤、甲状腺癌、淋巴细胞性甲状腺炎鉴别外,还要注意与上述疾病合并存在的可能。甲状腺结节细针穿刺细胞学检查对甲状腺肿的诊断价值可能不是很大,但对于排除其他疾病则有实际意义。

五、治疗

流行地区的居民长期补充碘剂能预防地方性甲状腺肿的发生。一般可采取两种方法:一是补充加碘的盐,每 10~20 kg 食盐中加入碘化钾或碘化钠 1 g,可满足每日需求量;二是肌内注射碘油。碘油吸收缓慢,在体内形成一个碘库,可以根据身体需碘情况随时调节,一般每3~5 年肌内注射 1 mL。但对碘过敏者应列为禁忌,操作时碘油不能注射到血管内。

已经诊断为甲状腺肿的患者应根据病因采取不同的治疗方法。对于生理性的甲状腺肿大,可以多食含碘丰富的食物,如海带、紫菜等。对于青少年单纯甲状腺肿、成人的弥散性甲状腺肿以及无并发症的结节性甲状腺肿可以口服甲状腺制剂,以抑制腺垂体 TSH 的分泌,减少其对甲状腺的刺激作用。常用药物为甲状腺干燥片,每天 40~80 mg。另一常用药物为左甲状腺素片,每天口服 50~100 μg。治疗期间定期复查甲状腺功能,根据 T_3、T_4 和 TSH 的浓度调整用药剂量。对于因摄入过多致甲状腺肿物质、药物、膳食、高碘饮食的患者应限制其摄入量。

对于结节性甲状腺肿出现下列情况时应列为手术适应证:①伴有气管、食管或喉返神经压迫症状;②胸骨后甲状腺肿;③巨大的甲状腺肿影响生活、工作和美观;④继发甲状腺功能亢进;⑤疑为恶性或已经证实为恶性病变。手术患者要做好充分术前准备,尤其是合并甲亢者更应按要求进行准备。至于采取何种手术方式,目前并无统一模式,每种方式都有其优势和不足。根据不同情况可以选择下列手术方式。

1. 两叶大部切除术

该术式由于保留了甲状腺背侧部分,因此喉返神经损伤和甲状旁腺功能低下的并发症较少。但对于保留多少甲状腺很难掌握,切除过多容易造成甲状腺功能减退,切除过少又容易造成结节残留。将来一旦复发,再手术致喉返神经损伤和甲状旁腺功能低下的机会大大增加。

2. 单侧腺叶切除和对侧大部切除

由于单侧腺体切除,杜绝了本侧病灶残留的机会和复发的机会。对侧部分腺体保留,有利于保护甲状旁腺,从而减少了甲状旁腺全切的可能。手术中先行双侧叶探查,将病变较严重的一侧腺叶切除,保留对侧相对正常的甲状腺。

3. 甲状腺全切或近全切术

本术式的优点是治疗的彻底性和不存在将来复发的可能。但喉返神经损伤,尤其是甲状旁腺功能低下的发生率较高。因此该术式仅在特定情况下采用,操作时应仔细解剖,正确辨认甲状旁腺并对其确切保护十分重要。术中如发现甲状旁腺血供不良应先将其切除,然后切成细小颗粒状,种植到同侧胸锁乳突肌内。切除的甲状腺应当被仔细检查,如有甲状旁腺被误切,也应按前述方法处理。选择保留部分甲状腺的术式时,切除的标本应当送冷冻切片检查,以排除恶性病变。一旦证实为恶性,应切除残留的甲状腺并按甲状腺癌的治疗原则处理。对于甲状腺全切的患者,尤其是巨大甲状腺肿,应注意是否有气管软化,必要时做预防性气管切开,以免发生术后窒息。对于术后出现暂时性手脚和口唇麻木甚至抽搐的患者,应及时补充维生素 D 和钙剂,并监测血钙浓度和甲状旁腺激素浓度。多数患者在 1~2 周症状缓解。不能缓解者需终身服用维生素 D 和钙制剂。甲状旁腺移植是最好的解决方法。术后患者甲状腺功能多有不足,因此应服用甲状腺制剂,其目的一是激素替代治疗,二是抑制腺垂体 TSH 的分泌。服用剂量应根据甲状腺功能进行调节。

(吴坤美)

第三节　结节性甲状腺肿

甲状腺良性结节的发病率存在明显的地区差别,在我国以沿海各省多见。饮食习惯(主要与碘含量有关)、气候、种族等因素都可影响其发生。男性发病率远低于女性,男、女性比例为 1:(5~10),这可能与女性的妊娠、哺乳和月经有关。90%~95%的甲状腺结节为良性病变,包括结节性甲状腺肿及甲状腺良性肿瘤,后者又可分为甲状腺腺瘤及畸胎瘤两类。甲状腺畸胎瘤常见于婴幼儿,生长缓慢,但成人畸胎瘤的恶性程度较高,往往需要行早期切除并辅以放疗。甲状腺良性结节可引起局部压迫症状或继发甲亢,也可恶变,需引起重视。本节主要讨论结节性甲状腺肿及甲状腺腺瘤的临床诊断及治疗。

通常将甲状腺腺体体积超过正常大小的两倍以上者称为甲状腺肿,是甲状腺的常见病。据统计,全球有 4%~10%的人口患有该病。单纯性弥散性甲状腺肿又称为非毒性甲状腺肿,按照美国甲状腺协会分类标准,可分为地方性甲状腺肿、散发性甲状腺肿和代偿性甲状腺肿三类。地方性甲状腺肿是与碘缺乏相关的甲状腺肿大,若某地区年龄在 6~12 岁的人群中有超过 5%的人口患甲状腺肿,可称之为地方性甲状腺肿;若患病人口小于 5%,则称之为散发性甲状腺肿。代偿性甲状腺肿主要是指在甲状腺部分或次全切除术后,剩余甲状腺腺体为代偿甲状腺功能而发生的体积长大。

当单纯性弥散性甲状腺肿的病程发展到后期,某些甲状腺滤泡细胞对 TSH 等促甲状腺生长的因素较为敏感,生长繁殖相对迅速并在甲状腺内逐渐形成分布不均匀的结节,称之为结节性甲状腺肿。结节性甲状腺肿好发于女性,统计发现,女性的发病率约为 6.4%,而男性仅为 1.5%。结节性甲状腺肿的实际发病率可能更高,彩超普查发现,甲状腺结节的发病率为 20%~40%,其中大多数是难以扪及的小结节;Mortensen 等对 821 具临床甲状腺正常的尸体解剖发现,甲状腺结节的发病率为 50%~60%,其中 50%为多发结节。年龄和放射线是发病的重要影响因素。

Rallison 等认为,结节性甲状腺肿的发病率随着年龄的增长逐渐升高;放射线暴露(特别是婴幼儿时期)亦可使甲状腺结节的发病率明显升高。据统计,放射线暴露后 15~25 年发病率可达高峰,50%左右的放射线暴露人群可患结节性甲状腺肿。

一、病因

结节性甲状腺肿的病因十分复杂,目前认为主要包括环境及遗传两方面的因素。碘缺乏是最主要的危险因素之一。地方性甲状腺肿是由于机体摄入碘减少导致合成甲状腺激素的原料缺乏,从而反馈刺激 TSH 分泌增加所致;而在富碘地区,若某些致甲状腺肿物质或先天性缺陷干扰了甲状腺激素的合成,也将造成 TSH 的过量分泌。高浓度的 TSH 刺激甲状腺增生和长大,而 TSH 受体的多型性则导致甲状腺滤泡细胞不均匀增生,结节形成。此外,发病的危险因素还包括性别、吸烟、精神压力及某些药物等。对单卵双胎的研究提示,某些基因突变也可能与结节性甲状腺肿的发病相关,目前已经发现 Tg(位于 8 号染色体)、MNG-1(位于 14 号染色体)、TSHR 及 NIS 基因等都参与了发病的过程。

单纯性弥散性甲状腺肿和结节性甲状腺肿可认为是一种疾病的两个不同阶段。单纯性弥散性甲状腺肿的发病高峰年龄为 10～50 岁,50 岁以上的人群发病率逐渐下降;结节性甲状腺肿则好发于年龄较大的患者,20 岁以下的人群中结节性甲状腺肿的发病率为 1%,而 60 岁以上的人群则为 5%。结节性甲状腺肿的自然病程难以估计,其生长方式可缓慢平稳,也可短期内突然长大。Kuma 等对 134 例结节性甲状腺肿患者 9～11 年的长期随访表明,结节长大者占 13%,体积不变者占 34%,53% 的患者结节体积缩小或消失,而恶变率小于 1%。

结节性甲状腺肿与甲状腺癌的关系一直是颇受争议的问题,传统观念认为结节性甲状腺肿与甲状腺癌并没有必然联系。但近年来 Mai 等指出,良性反应性甲状腺滤泡与低级别的甲状腺乳头状癌之间存在着中间性的非典型增生,即所谓癌前病变;该病变的检查和确诊主要是基于细胞核的特征;病理学研究显示,部分结节性甲状腺肿的滤泡上皮可见不同程度的非典型增生,其中有的病例可找到轻至重度的非典型增生与癌变的移行过渡,提示这些病变的异常形态存在着一个连续的过程,病史越长癌变的可能性越大。

目前认为,甲状腺癌尤其是乳头状癌,可在结节性甲状腺肿的基础上经非典型增生逐渐演变而来。结节性甲状腺肿也可继发甲状腺功能的改变。长期随访发现,9%～10% 的患者可继发甲亢;而继发甲减的则相对少见,约为 1%。继发甲亢通常在结节性甲状腺肿形成多年后出现,可能与 TSH 长期刺激,形成功能自主性结节有关。其症状多不典型,老年患者常以心力衰竭、呼吸困难等为首发症状。研究表明,甲状腺结节的大小与继发甲亢的发病率有关,直径大于 3 cm 的结节,继发甲亢的概率约为 20%;而直径小于 2.5 cm 的结节,继发甲亢的概率为 2%～5%。

二、临床表现

结节性甲状腺肿的典型症状是颈前区缓慢长大的包块,常于体检时发现。若长大的甲状腺压迫颈部和胸腔内重要的器官,则引起相应的症状和体征。30%～85% 的手术患者合并气管压迫症状,包括呼吸困难、喉鸣、咳嗽及异物感等,如甲状腺结节突然长大(包块内出血)或伴呼吸道感染,可导致患者出现急性呼吸道梗阻的表现。食管压迫症状如吞咽梗阻等多由巨大的胸骨后甲状腺肿引起,但相对少见。如出现声音嘶哑、Horner 综合征及膈神经麻痹,应考虑甲状腺癌的可能。

体格检查可扪及甲状腺区单个或多个大小不等的结节,大的结节局部隆起,较小者外观可无异常。多数结节质地较软、表面光滑、能随吞咽上下移动。结节可发生于甲状腺的任何部位,一般来说以右叶下极最为多见。结节性甲状腺肿患者气管大多居中,结节较大时可将气管向健侧推移;严重者,可导致气管变形或狭窄,甚至软化。

结节性甲状腺肿合并甲状腺癌的概率为 5%～40%,平均为 8% 左右。在临床工作中应提高警惕,避免漏诊。提示甲状腺癌的临床表现主要包括:①结节质地坚硬、活动度差并伴颈部淋巴结肿大;②患者出现声音嘶哑、吞咽哽噎及呼吸困难;③结节于数周或数月内逐渐长大且不受甲状腺激素抑制。值得注意的是,结节性甲状腺肿继发甲亢也不能排除合并甲状腺癌的可能,Riegerr 等研究表明,1.6%的毒性多结节性甲状腺肿患者可合并甲状腺癌。家族史是甲状腺癌的主要危险因素之一,特别是有髓样癌或乳头状癌家族史者的患病风险明显增加,此外还包括年龄、性别及颈部放射线暴露史等因素。按照合并甲状腺癌的风险大小,将结节性甲状腺患者分为高危、中危及低危三组,并对其进行相应的筛查。高危组患者合并甲状腺癌的可能性极大,即使 FNAB 为阴性仍应考虑甲状腺切除。如果患者同时符合高危组两项以上的标准,其患甲状腺癌的概率可高达 90%以上。

某些长大的甲状腺肿可以向下延伸达胸廓内,称为胸骨后甲状腺肿或胸廓内甲状腺肿,占结节性甲状腺肿的 0.2%～21%。75%～90%的胸骨后甲状腺肿位于前纵隔,少数可至后纵隔。由于胸腔的空间相对狭小,胸骨后甲状腺肿更容易引起周围重要器官及组织的压迫症状。上腔静脉受压而引起的颈、面部静脉回流受阻,是胸骨后甲状腺肿特有的临床表现。某些患者当双手举到头顶时,就会因为巨大的胸骨后甲状腺肿上移至颈部压迫气管、食管及血管而出现呼吸困难、眩晕、面部潮红、吞咽困难和昏厥等表现,称为 Pemberton 征阳性。甲状腺肿一旦进入胸腔就很难回缩而且具有压迫气管的潜在风险,因此一旦确诊,应积极行手术切除。手术多选择颈部入路,有利于控制甲状腺的血液供应,辨认喉返神经及保护甲状旁腺,绝大多数胸骨后甲状腺肿均可经该入路切除;对于再次手术、后纵隔甲状腺肿及巨大的胸骨后甲状腺肿可选择剖胸入路。

三、辅助检查

1.实验室检查

应注意评估结节性甲状腺肿患者的甲状腺功能,尤其是老年心脏病患者,必要时应定期监测,血清 TSH 浓度是最敏感的判断指标。地方性甲状腺肿的病变早期 TT_3 浓度正常或偏高,TT_4 浓度正常或降低。缺碘严重者表现为甲减,TT_3、TT_4 浓度降低,TSH 浓度增高;摄碘率增高,但摄碘高峰后移,并出现在 24 h 后。散发性甲状腺肿患者 TT_3、TT_4 及 TSH 浓度多正常,部分患者 TT_4 浓度正常或轻度减低,约 10%的结节性甲状腺肿可伴有 TPOAL 浓度升高,提示可能合并慢性自身免疫性甲状腺炎。FNAB 检查有助于明确诊断。

2.影像学检查

结节性甲状腺肿的影像学检查主要包括甲状腺彩色多普勒超声(以下简称彩超)、甲状腺核素显像、CT、磁共振及正电子发射计算机体层显像(以下简称 PET)等。甲状腺彩超是结节性甲状腺肿首选的检查方法。

3.FNAB 检查

是诊断结节性甲状腺肿最主要的手段之一,甲状腺结节的处理很大程度上依赖于 FNAB 的检查结果。Korun 等研究发现,该检查的运用能减少将近 50%的甲状腺切除术,节约医疗资源,也避免了患者不必要的痛苦。但是细胞学检查的准确性与病理医师的经验有关,差异较大。恶性结节诊断的敏感性为 65%～98%,特异性为 72%～100%。结节性甲状腺肿患者常为多发结节,对每个结节都进行穿刺检查极为困难,故无须常规行 FNAB 检查,但对于高危组或彩超怀疑恶性者应以此检查来协助诊断。

四、诊断

甲状腺结节在临床上易于发现,诊断并不困难;但结节性甲状腺肿的诊断却并非易事,常需结合病史特别是流行病学,甲状腺彩超(常为多发结节)等因素综合考虑,同时还需排除甲状腺腺瘤、甲状腺癌、慢性淋巴细胞性甲状腺炎等疾病,确诊还需病理检查。

五、治疗

结节性甲状腺肿的临床表现差异较大,治疗方案的制订应根据个体化原则进行。碘剂对于年轻的地方性弥散性甲状腺肿患者有效,但是对于病程长,年老或甲状腺结节已经形成的患者治疗效果较差。临床治疗结节性甲状腺肿常用的方法包括 TSH 抑制治疗、放射性碘治疗及外科手术治疗。

1. TSH 抑制治疗

甲状腺肿的发病与 TSH 刺激有关,因此用外源性甲状腺激素抑制 TSH 的分泌,可以达到控制腺体生长,甚至使其缩小的效果。L-T_4 对早期的弥散性甲状腺肿治疗效果较好,特别是对于地方性弥散性甲状腺肿,L-T_4 合用碘剂可有效地缩小甲状腺的体积。

TSH 抑制对结节性甲状腺肿的治疗效果有限,仅能使少部分甲状腺达到理想程度的缩小,且治疗结果往往是亚临床甲亢。为防止甲状腺结节复发长大,患者通常需要长期服药。长期 TSH 抑制及 L-T_4 增高可导致患者出现一系列并发症,其中以心血管及骨骼最为明显。近年来的研究表明,TSH 浓度越低,心房颤动的发生率及心血管系统的病死率就越高;在绝经后的妇女中,血清 TSH 浓度长期降低可引起骨密度明显降低,骨折发生率增加。因 TSH 抑制治疗的效果有限且不良作用较大,故在结节性甲状腺肿治疗中的重要性逐渐下降,某些国家已经弃用。

进行 TSH 抑制治疗之前,应检测血清 TSH 浓度以排除继发甲亢。对于结节性甲状腺肿患者应将 TSH 抑制到什么程度,尚无定论。一般认为,将 TSH 抑制到正常范围的下限即可。同时监测患者 TSH 浓度以利调整用药量。如果 TSH 达到抑制浓度后 6 个月左右,甲状腺体积无明显缩小或结节无明显减小,应考虑停药。TSH 抑制治疗的禁忌证包括:临床或亚临床甲亢,不稳定心绞痛。

2. 放射性碘治疗

放射性碘最初用于甲亢的治疗。近 20 年来开始试用于治疗结节性甲状腺肿。最近多个研究显示,放射性碘能使结节性甲状腺肿的体积明显缩小,1~2 年腺体可缩小至原来体积的 40%~60%,甚至对缩小胸骨后甲状腺肿也有一定的效果。多数患者在治疗最初的 3 个月内效果最明显。

放射性碘治疗的适应证包括:①有手术指征,但不能耐受手术及麻醉者;②结节性甲状腺肿术后复发,再次手术风险极大者;③不宜行 TSH 抑制治疗的绝经后妇女和心脏病患者;④结节性甲状腺肿继发甲亢。

放射性碘治疗的禁忌证包括:①孕妇;②哺乳期妇女;③巨大甲状腺肿严重压迫气管者;④小于 40 岁以下的患者;⑤疑似恶变的患者。

放射性碘治疗的不良反应包括:①治疗后早期甲状腺腺体反应性长大,可加重已有的压迫症状。②部分患者可出现放射性甲状腺炎,主要表现为甲状腺明显触痛,红细胞沉降率(以下简称血沉)增快及发热。通常发生在治疗后 1 个月内,但数周内可自行恢复。③自身免疫性甲状腺疾病。甲状腺被破坏后细胞内的抗原释放入血,诱发自身抗体产生,从而导致抗原-抗体反应。④甲减。放射性碘治疗 1 年后发生甲减的概率为 14%~22%,5~8 年甲减的发生率为

22%～58%。甲状腺体积小、存在自身抗体等均是相关危险因素。关于放射性碘治疗是否能诱发癌变的研究并不多,故对年轻患者应谨慎采用。

3.手术治疗

手术的优点是能够迅速切除病灶,减轻压迫症状并能明确诊断。因此,手术是结节性甲状腺肿不可替代的治疗手段。

手术指征包括:①FNAB结果为恶性或可疑恶性者;②肿块增长迅速,或质地硬、活动度差等高度怀疑恶性者;③肿块较大影响美观者;④有气管、食管压迫症状者;⑤继发甲亢者;⑥胸骨后甲状腺肿患者;⑦术后复发者。

手术禁忌证包括:①轻度地方性甲状腺肿;②合并重要器官严重器质性病变,无法耐受手术者;③儿童期及青春期患者。

手术治疗的原则是彻底切除甲状腺病变组织,并尽可能保留甲状腺功能。多结节性甲状腺肿的手术方式争议较大,手术方法包括甲状腺次全切除术和甲状腺全切或近全切除术等。主张甲状腺全切的理由包括:①甲状腺外科专科医师实施甲状腺全切,其术后并发症发生率很低,与一般甲状腺次全切除相近;②不能触及的小结节有癌变的可能,甲状腺次全切除可能遗留这些恶性病灶;③甲状腺全切可有效降低结节性甲状腺肿术后的复发率,从而避免再次手术。但也有学者持不同意见:Bristrup等的随机前瞻性研究显示,结节复发与手术的切除范围无关,而是与甲状腺结节的病变程度以及随访时间等因素相关;甲状腺次全切除相对安全,并发症发生率低,残余的甲状腺可辅以放射性碘治疗,同样可达到甲状腺全切的效果,因此主张行甲状腺次全切除术。

术后并发症主要包括喉返神经损伤及甲状旁腺损伤,其发生率与甲状腺的大小、切除的范围及术者的经验等因素有关。据统计,熟练的甲状腺外科医师施行的甲状腺手术,喉返神经损伤率约为1%,永久性甲状旁腺功能低下的发生率为2%左右。此外,巨大结节性甲状腺肿术后呼吸系统并发症如气管软化再插管、肺部感染及肺不张等并不少见。特别是胸骨后甲状腺肿,术后气管软化再插管率可高达5%～10%。

长期随访发现,多发性结节性甲状腺肿术后复发率为15%～40%。为避免结节性甲状腺肿术后复发,大多数临床医师建议术后常规给予TSH抑制治疗。一般认为,甲状腺次全切除术后应给予较高剂量的L-T$_4$,监测血清TSH浓度并将其维持于正常范围的下限。但是,TSH抑制治疗是否能有效预防术后复发,尚待进一步探讨。

结节性甲状腺肿再次手术十分困难且风险大:组织粘连重,分离过程中容易出血,术野不清晰,容易损伤喉返神经及甲状旁腺。据Suliman等统计,再次手术时喉返神经的损伤率及永久性甲状旁腺功能低下的发生率分别增加3倍和10倍以上。再次手术应选择胸锁乳突肌和带状肌之间的入路,该入路往往粘连较轻,更容易接近病变部位。

4.其他方法

一些新的治疗方法近年来逐渐受到重视,将来可能成为不愿或不能接受手术的患者的选择之一。PEIT是近年来兴起的一种治疗方法,多用于甲状腺单发结节的治疗,其机制是利用乙醇的组织毒性作用使甲状腺局部发生凝固性坏死及小血管栓塞。Lippi等研究发现,单次注射可使结节体积缩小约50%,重复注射可使结节缩小83%。但目前尚没有将其与传统治疗方法进行比较的研究。在治疗过程中,应注意乙醇的累积用量并观察结节的张力改变情况,以防止乙醇渗漏。常见的不良反应包括疼痛、发热以及发声困难。需注意的是,酒精易引起甲状腺周围组织粘连,给外科手术治疗增加困难。Pacella 等近年来报道称运用彩超引导下经皮激光光凝技术治疗甲状腺单发结节,效果良好。该法的优点是可人为控制热量的扩散及组织坏死的程度,不良反应主要包括一过性甲亢及局部疼痛等。但作为一项新技术,ILP 还有待进一步研究和观察。

(吴坤美)

第四节　甲状腺腺瘤

甲状腺腺瘤(TA)是由单一前体细胞发生基因突变或异常引起局灶性甲状腺滤泡细胞增生、增生的结果,是最常见的甲状腺良性肿瘤,占所有甲状腺疾病的 $16\%\sim25\%$。TA 可以发生在各个年龄段,以 $15\sim40$ 岁中青年妇女多见,呈散发性。肿瘤多为单发,表现为甲状腺实质内单个边界清楚的肿物,有完整的包膜,大小从直径数毫米到 $3\sim5$ cm,个别患者甚至可达 10 cm 以上。

肿瘤内部有时可见囊性变、纤维化或钙化。临床病理分为滤泡性腺瘤和乳头状腺瘤两种,前者多见。

一、病因及发病机制

TA 的病因未明,可能与性别、遗传因素、射线照射、TSH 过度刺激、地方性甲状腺肿等疾病有关。

(一)性别

TA 在女性的发病率为男性的 $5\sim6$ 倍,提示性别因素或女性激素可能与该病的发生有关。

(二)癌基因

有学者报道 TA 肿瘤组织中可发现癌基因 C-myc 的表达、ras 的位点突变(K-ras、H-ras 和 N-ras 等)及过度表达。

(三)家族性肿瘤综合征

据文献报道,TA 可见于一些家族性肿瘤综合征中,包括 Cowden 病和 Catney 联合体病等,提示该病可能与遗传有关。

(四)外部射线照射

据报道,幼年时期头、颈、胸部曾经进行过 X 线照射治疗的人群,其 TA 的发病率会增高。

(五)TSH 过度刺激

功能自主性甲状腺腺瘤的患者可发现 TSH-G 蛋白腺嘌呤环化酶信号转导通路所涉及.蛋白的突变,包括 TSH 受体跨膜功能区的胞外和跨膜段的突变和刺激型 GTP 结合蛋白的突变。TSH 受体属于 G 蛋白受体家族,具有 7 个跨膜功能区。当 TSH 与受体胞外段的氨基酸末端结合时,胞内羧基端就与鸟苷酸刺激性 a 亚单位(Gsa)相互作用,活化腺苷酸环化酶,促使三磷腺苷(ATP)转变为环磷酸酰胺(cAMP)

二、病理类型

(一)滤泡状腺瘤

滤泡状腺瘤是最常见的一种甲状腺良性肿瘤,根据其腺瘤实质组织的构成分为以下几种。

1.胚胎型腺瘤

胚胎型腺瘤由实体性细胞巢和细胞条索构成,无明显的滤泡和胶体形成。瘤细胞多为立方形,体积不大,细胞大小一致。胞浆少,嗜碱性,边界不甚清;胞核大,染色质多,位于细胞中央。间质很少,多有水肿。包膜和血管不受侵犯。

2.胎儿型腺瘤

胎儿型腺瘤主要由体积较小而均匀一致的小滤泡构成。滤泡可含或不含胶质。滤泡细胞较小,呈立方形,胞核染色深,其形态、大小和染色可有变异。滤泡分散于疏松水肿的结缔组织中,间质内有丰富的薄壁血管,常见出血和囊性变。

3.胶性腺瘤

胶性腺瘤又称巨滤泡性腺瘤,最多见,瘤组织由成熟滤泡构成,其细胞形态和胶质含量皆和正常甲状腺相似。但滤泡大小悬殊,排列紧密,亦可融合成囊。

4.单纯性腺瘤

滤泡形态和胶质含量与正常甲状腺相似。但滤泡排列较紧密,呈多角形,间质很少。

5.嗜酸性腺瘤

嗜酸性腺瘤又称 Hurthle 细胞瘤。瘤细胞大,呈多角形,胞浆内含嗜酸颗粒,排列成条或成簇,偶成滤泡或乳头状。

(二)乳头状腺瘤

良性乳头状腺瘤少见,多呈囊性,故又称乳头状囊腺病。甲状腺腺瘤中,具有乳头状结构者有较大的恶性倾向,良性乳头状腺瘤少见,多呈囊性,故又称乳头状囊腺瘤。乳头由单层立方或低柱状细胞覆于血管及结缔组织来构成,细胞形态和正常静止期的甲状腺上皮相似,乳头较短,分支较少,有时见乳头中含有胶质细胞。乳头突入大小不等的囊腔内,腔内有丰富的胶质。瘤细胞较小,形态一致,无明显多形性和核分裂象。甲状腺腺瘤中,具有乳头状结构者有较大的恶性倾向。

三、临床表现

TA 多数无自觉症状,常在无意中偶然发现颈前区肿块;多数为单发,圆形或卵圆形,表面光滑,边界清楚,质地韧实,与周围组织无粘连,无压痛,可随吞咽上下移动。肿瘤直径一般在数厘米至十余厘米,生长速度较缓,病程可长达数十年,此类患者常可出现瘤体钙化而使瘤体触质坚硬。但一旦发生瘤体内出血,体积可迅速增大,且伴有疼痛和周围器官压迫症状,如呼吸困难和吞咽不适。部分肿块出血吸收后(一般是 2～3 个月)会缩小,部分瘤体生长速度过快,实质部分因血供不足而发生坏死、液化发生囊性变。

少数增大的肿瘤逐渐压迫周围组织,引起气管受压、移位,患者会感到呼吸不畅或呼吸困难,特别是平卧时为重。胸骨后的 TA 压迫气管和大血管后可能引起呼吸困难和上腔静脉压迫症。多数典型的 TA 不影响甲状腺功能。需注意的是,中老年女性的 TA 常为滤泡性腺瘤,生长迅速,血运丰富,常伴有压迫症状,部分往胸骨后生长,术中肿瘤质脆而容易破裂,出血多而导致解剖不清,手术难度较大,容易引起喉返神经损伤致术后声音嘶哑。少数 TA 可发展为功能自主性腺瘤(20%)而引起甲状腺功能亢进,出现心慌、手抖、多汗、消瘦和易饥等症状。

少数 TA 可发生癌变,癌变率为 10% 左右。如有下列情况者,应当考虑癌变的可能性:①肿瘤近期迅速增大;②瘤体活动受限或固定;③出现声音嘶哑、呼吸困难等压迫症状;④肿瘤硬实、表面粗糙不平;⑤出现颈淋巴结肿大。

四、辅助检查

对于颈前单发圆形或椭圆形结节,表面光滑、质韧,随吞咽活动,无自觉症状的患者均应考虑甲状腺腺瘤的诊断。同时需结合以下检查。

(一)甲状腺功能检查

血清 T_3、T_4 及 TSH 等指标多在正常范围。

(二)超声影像检查

超声影像检查是目前诊断本病最有效的检查方法,国内及国外的规范或指南均建议所有患者均需进行该项检查。

实体性甲状腺腺瘤体多呈圆形、椭圆形或扁圆形,边界清楚、形状规则、包膜完整、薄厚不一,薄壁一般不易显示,类似无包膜回声。厚壁包膜多为纤维或钙化形成的强回声反射,周围可见晕环样低回声带,与正常腺体组织分界清楚。腺瘤内以低回声反射多见,少数为等回声反射,其病理基础为肿瘤内由大小不等的滤泡细胞组成,胶质少。部分甲状腺腺瘤出现囊性变,多呈球状或椭圆形,与周围腺体分界清楚,常伴有低回声晕环。瘤体内光点分布均匀,若滤泡增大、增多互相融合可呈大囊腔内充满胶质,呈无回声反射,伴有稀疏纤细的弱回声光点,残留的腺瘤组织呈分隔状回声或呈光团及光带,伴有后方回声增强。部分甲状腺腺瘤可合并瘤内出血情况,此种情况一般病程短,瘤体迅速增大。包膜完整清晰,内以无回声为主,若坏死、纤维化及钙化在囊性变区同时存在时,可表现为混合性回声反射。乳头状腺瘤多呈囊性样表现,附壁可见强回声乳头状突起,少部分可见强回声光带漂浮。如要鉴别附壁乳头的真假,超声造影是最好的检查方法。

(三)细针穿刺抽吸活检(FNAB)

对于肿瘤怀疑恶性或为明确肿物性质时,应考虑行 FNAB 明确诊断。穿刺获取的细胞薄层涂片如果是以巨滤泡细胞成分为主,这类病变统称为腺瘤样结节,包括良性滤泡结节、增生性结节、腺瘤、结节性甲状腺肿等。诊断腺瘤样结节的细胞病理学标准如下。①大量含有胶质成分的滤泡细胞,薄层涂片,上可见滤泡细胞破裂后形成的碎屑和胶质外溢。②滤泡细胞排列呈蜂巢样结构,滤泡细胞之间的间隙均匀。③滤泡细胞形态大小一致,小而圆的细胞核内可见粗颗粒状的染色质,核仁不明显,少到中等量的细胞质呈苍白色。④缺乏乳头状癌细胞特征。但上述细胞病理学改变无法进一步鉴别是哪一类疾病,比如腺瘤、结节性甲状腺肿还是滤泡性甲状腺癌。

(四)核素扫描(SPECT)

SPECT 不是常规检查,大约 95% 的患者不需要进行该项检查。只有当患者合并有甲状腺功能亢进表现时,需要进行该项检查来判断结节是不是 AFA。一般选用 TC 或 ^{131}I 进行核素扫描,如 SPECT 显示病变部位为热结节,而周围相对正常的甲状腺组织核素摄取少甚至缺乏,则表明该结节是高功能腺瘤。

（五）X 线

X 线对甲状腺腺瘤的诊断价值有限,若瘤体较大,比如超过 6 cm 可以考虑进行该项检查来了解气管受压的情况,否则不作常规检查。正侧位片可见气管受压或移位,部分瘤体可见钙化影像。

（六）CT

甲状腺内单发或多发圆形或类圆形密度均匀的局限性低密度实质性肿块,肿块有完整包膜,病灶与正常甲状腺组织分界清楚,且与周围组织器官无浸润,病灶内可伴有沙砾状或不定型钙化,此为甲状腺腺瘤较具特征性表现。不典型甲状腺腺瘤表现为甲状腺内界限模糊、密度不均匀的低密度区,或伴有囊变和出血,易与甲状腺癌混淆。甲状腺腺瘤包膜完整,边缘光滑,密度均匀,经增强扫描后可见相关病灶有所强化,或出现环形强化,一些病灶内出现强化结节。甲状腺腺瘤可呈液性低密度影、稍高密度或等密度影,当病灶具备良性病变的特征且呈稍高密度或等密度影时,应考虑甲状腺腺瘤的诊断。

（七）MRI

甲状腺腺瘤多表现为形态规则的圆形或卵圆形结节,边界清晰,T_1WI 呈稍低或中等信号,T_2WI 呈稍高信号,增强检查病变呈较均匀明显强化。当肿瘤内部出现囊变(T_1WI 低信号、T_2WI 高信号)、出血(信号多样,与出血时期有关)、钙化时,信号可发生相应变化,导致肿瘤内部信号不均匀。与甲状腺癌相比,出血在甲状腺腺瘤更常见,甚至在小的腺瘤中也可发生;甲状腺腺瘤出现假包膜的概率也更高,而且假包膜完整,通常无甲状腺外侵犯。但临床上 CT/MRI 均不作为常规检查。当肿物较大或位置深在需了解肿物与周围解剖关系时可行上述检查。

五、鉴别诊断

结合查体和超声,典型的 TA 不难诊断。但腺瘤一旦表现为多个,或内部发生液化、坏死、囊性变或钙化后,仍需与以下疾病进行鉴别。

（一）结节性甲状腺肿

结节性甲状腺肿常为多发结节,即使单发也无完整包膜,界限也不规整,内部回声不均匀,且经一段时间观察后(半年或一年)多数会发展为多发结节。TA 一般单发,且保持长时间单发,有完整包膜,界限清楚,内部回声均匀,结节周边常常可见晕圈。结节性甲状腺肿滤泡大小不一致,一般比正常的大,TA 则相反。结节性甲状腺肿周围甲状腺组织无压迫现象,邻近的甲状腺内与结节内有相似病变;TA 周围甲状腺有压迫现象,周围和邻近处甲状腺组织均正常。

（二）滤泡乳头状甲状腺癌

滤泡乳头状甲状腺癌在体积较大时(>2 cm),常可触及甲状腺质硬结节,表面凹凸不平,边界不清,并可伴随颈淋巴结肿大、声嘶等表现;TA 即使在较大体积时,仍保持表面光滑,边界清晰,活动度良好,无周围组织浸润等特征。滤泡乳头状甲状腺癌在超声影像学中常表现为实性低回声结节,边界模糊、形状不规则,无包膜,纵横比>1,部分伴有簇状分布的微钙化或沙砾体,而 TA 边界规则而清晰,有完整包膜,实质回声多呈稍低或等回声表现,且内部回声相对均匀,较甲状腺癌更易发生囊性变,较少伴有钙化。但仅仅靠低回声、微钙化及纵横比>1 等超声特点来鉴别良恶性,可能还是存在一定偏差,其依赖于超声医师的经验、手法和主观判断,尤其对那些伴有部分囊性变的恶性结节较易误诊为良性腺瘤,其超声特点与实性恶性肿瘤又有所不同,包括带锐角的偏心性外形,结节内实性成分的微钙化、分叶状的不规则边缘及结节周边浸润等。

(三)甲状腺滤泡癌(FTC)和滤泡性腺瘤(FTA)

甲状腺癌的四种病理类型中,只有 FTC 具有相对应的良性病变—FTA。两者在生物学上具有连续性,起源于滤泡细胞的 FTA 一旦穿透包膜,浸润肿瘤内血管,可最终进展为 FTC,因此有无包膜和血管浸润,是鉴别 FTA 和 FTC 的金标准。但对于不伴有淋巴结转移的 FTC,由于 FTA 和 FTC 在细胞形态学是完全一样的,欲在术前通过影像学、查体及 FNAB 与 FTA 进行鉴别,其困难程度较高。即使术中冷冻组织切片和标本大体肉眼观也不容易将 FTC 和 FTA 进行准确诊断,这需要富有经验的病理学专家对组织标本仔细的检视、薄层切片等技术来完成。

(四)桥本甲状腺炎性结节

桥本结节常在超声下表现为低回声区域或团块,有时较难与 TA 区别。前者有桥本甲状腺炎的基础,甲状腺功能检查可见抗过氧化物酶抗体(TPOAb)和(或)甲状腺球蛋白抗体(TGAb)水平升高,伴或不伴 TSH 的变化;后者甲状腺功能各指标基本正常。桥本甲状腺炎形成的炎性结节均无包膜,一般不是圆形,超声下呈现为片状或整叶的低回声区域,内部呈网格状或蜂窝状改变,而 TA 除病变部位为低回声外,周围甲状腺组织回声正常,与 TA 有明确分界。

六、治疗

(一)适应证及禁忌证

目前治疗甲状腺腺瘤的最有效方法仍然是外科手术治疗,改良低体位小切口手术方案与传统甲状腺手术相比,可缩短手术切口,提高美观性,更容易被患者接受。

1.手术适应证

(1)孤立性甲状腺腺瘤。

(2)多发性甲状腺腺瘤。

(3)甲状腺腺瘤体积较大,特别是产生压迫症状者。

(4)甲状腺腺瘤体积较大,影响患者日常工作和生活者。

(5)年轻的高功能甲状腺腺瘤患者且内科治疗失败或拒绝内科及放射碘治疗者。

2.手术禁忌证

(1)高龄。

(2)合并心、肺、脑、肾等器官功能衰竭不能耐受手术或麻醉者。

(3)妊娠后期合并甲状腺功能亢进者。

(二)手术原则

甲状腺腺瘤手术的原则是既要切除病变瘤体,又要尽可能多地保留健康的甲状腺组织,以防甲状腺功能减退症及减少术后并发症的发生。依据肿瘤的大小,多主张行患侧的腺叶切除及腺体部分或次全切除术,因腺瘤摘除术的复发概率较大,一般不被推荐使用。由于约 25% 的甲状腺腺瘤为多发性,手术中常只能找到比较大的瘤体,腺瘤摘除常导致一些小腺瘤遗留下来,这就造成了日后的复发。故而手术方式应根据患者的具体病变性质、部位、大小等情况而采取个体化方案。对于瘤体小或确实有完整包膜的囊腺瘤,可行单纯瘤体摘除术。这种术式优点在于操作简单,损伤小,术后恢复快。对包膜不完整,瘤体周围粘连者,则给予腺体部分切除或患侧腺叶切除术则疗效较好。对于多发腺瘤及瘤体过大者,应施行带瘤体的甲状腺腺叶切除。腺瘤合并甲状腺功能亢进症者施行甲状腺次全切除术。有恶变倾向者,在术中经冷冻切片证实后施行甲状腺癌根治术或联合根治术。对于合并有甲状腺功能亢进症的腺瘤,应充分控制甲状腺功能亢进症状,待甲状腺功能正常后方可实施手术治疗,以增加手术安全性,减少并发症。因甲状腺腺瘤是外科常见的良性肿瘤,外科手术是彻底治疗的唯一手段。甲状腺瘤摘除术和甲状腺部分切除术手术创伤小、手术时间短. 术后并发症少、安全可行,是治疗甲状腺腺瘤的有效方法;但摘除术后复发率高。采用甲状腺部分(包括次全)切除术及腺叶全切除术则能明显降低复发率,故而甲状腺腺瘤至少应行一侧部分切除,以减少手术创伤并避免术后复发,可见选择合适的首次手术方式是减少甲状腺再手术的关键。

(三)手术方法

手术操作者沿患者颈正中线切开颈白线,未做结扎处理状态下,不对患者颈前静脉进行切断处理,变异者断横,不切断胸骨舌骨肌和胸骨甲状腺肌。同时,两侧使用甲状腺拉钩牵开组织,将患者甲状腺组织充分显露于手术视野下,对甲状腺瘤性状进行观察。手术者以肿瘤为中心,根据肿瘤大小、位置. 数量确定切除范围。目前没有任何一种实验室检查可以明确鉴别腺瘤是否为良性,手术过程中需行冷冻病理检查。仔细分离腺瘤周围组织,充分显露甲状腺瘤,使用 3-0 丝线大圈贯穿方式进行缝合,吊起甲状腺瘤瘤体,血管钳钳夹周边组织,对覆盖部分正常甲状腺组织在内的甲状腺腺瘤进行切除处理,对甲状腺切除后残面进行缝合与修护。操作过程中注意保护喉返神经. 甲状旁腺。最后使用电凝止血方法对手术操作面进行止血,使用无创缝合线对手术切口进行内缝合处理,加压包扎。

(四)术中注意事项

甲状腺腺瘤的手术治疗应着眼于"彻底性",不能局限于单纯的腺瘤摘除术。根据患者 B 超、CT、实验室检验结果、术中甲状腺探查结果及冷冻病理结果,确定手术方式及范围。少数病例因瘤体较大或一侧腺叶为多发腺瘤,周围几乎没有正常腺体时,可行一侧腺体的全切除。若为恶性,可按甲状腺癌改良根治术或甲状腺癌根治术。若甲状腺腺瘤直径较大(大于 10 cm),暴露喉返神经困难,可以不暴露喉返神经。但是手术切除甲状腺时尽量保留其完整后包膜或部分后背部腺体,减少损伤喉返神经的机会。

(五)术中及术后并发症及防治

主要有喉返神经损伤、喉上神经损伤、甲状旁腺损伤所致的低钙血症、甲状腺功能减退、术后出血、喉头水肿及甲状腺危象。术后复发:甲状腺腺瘤术后仍有复发的可能性。预防复发的关键在于术中腺瘤切除的彻底性及术后必要的 TSH 抑制治疗。一小部分患者在行甲状腺腺瘤手术后,有可能会出现甲癌。术后的定期复查在甲状腺腺瘤的复发治疗中十分重要。

(吴坤美)

第五节　甲状腺恶性淋巴瘤

原发性甲状腺恶性淋巴瘤(PTML)是指原发于甲状腺的淋巴瘤,为少见的甲状腺恶性肿瘤。绝大多数为非霍奇金淋巴瘤,占所有非霍奇金恶性淋巴瘤的 2％～3％,占甲状腺恶性肿瘤3％～5％,占结外恶性淋巴瘤的 2.2％～6.5％。

一、病因

PTML 的病因至今尚未完全明确,可能与病毒感染、免疫缺陷等因素有关。文献报道,PTML 40％～85％可同时合并慢性淋巴细胞性甲状腺炎(HT)。有学者认为甲状腺恶性淋巴瘤可能是由于慢性淋巴细胞性甲状腺炎(桥本病)激活 B 细胞分泌自身抗体,导致甲状腺的淋巴组织增生,继而发生恶变所致。亦有人报道 Fas 基因突变和免疫球蛋白重链基因突变可导致甲状腺淋巴瘤的发生。

二、病理分类及分期

PTML 绝大多数是 B 细胞来源的非霍奇金淋巴瘤,偶可见 T 细胞来源。以往的甲状腺小细胞癌目前已统一归为 PTML。PTML 通常为中度恶性的弥散性大细胞淋巴瘤,已证实其中69％主要为黏膜相关性淋巴样组织来源的淋巴瘤。黏膜相关淋巴样淋巴组织(MALT)是指病理免疫证实的一组具有相似分布特点及生物学行为的淋巴组织,主要位于胃肠道、肺支气管、咽黏膜层。与其相关的免疫活动主要位于黏膜,具有典型"淋巴细胞循环"现象。甲状腺为循环淋巴细胞优先落户的 MALT 器官,PTML 多数具有 MALT 淋巴瘤的特点。

(一)病理分类

沿用 NHL 组织病理学分类。

1.高度恶性(低分化)

大细胞免疫母细胞性,淋巴母细胞性,无分叶小细胞性。

2.中度恶性(中度分化)

弥散性,分叶细胞;弥散性,混合大、小细胞;弥散性大细胞。

3.低度恶性(高分化)

(二)临床分期

沿用 Ann Arbor 分期。

Ⅰ期:单个淋巴区域(Ⅰ)/单个淋巴系统外器官、部位(Ⅰ$_E$)

Ⅱ期:≥2 个淋巴区域,局限于胸腔或腹腔(Ⅱ),单个淋巴系统外器官伴有≥1 个淋巴区域,仍局限于胸腔和腹腔一侧(Ⅱ$_E$)

Ⅲ期:胸腔、腹腔均有淋巴区病变,而无淋巴系统外器官或部位病变(Ⅲ),存在淋巴系统外器官或部位病变(Ⅲ$_E$),存在脾病变(Ⅲ$_S$)或二者同时伴有(Ⅲ$_{ES}$)

Ⅳ期:≥1 个淋巴系统外器官有弥散性扩散病变,＋/－淋巴结受累。

三、临床表现

常发生于中老年人,其中约23％亦可发生小于 40 岁年轻人。患病人群平均年龄约59 岁。女性多于男性,男女比例为 1∶27。患者常表现为甲状腺短期迅速增大,并可出现气管、喉部受压症状,文献报道甚少有发热、夜汗、体重明显减轻等所谓"B"症状。患者可伴有言语不清、声嘶、呼吸困难且可伴有甲状腺功能减退表现。多数患者就诊时可触及甲状腺肿块,肿块大小不等、质地硬实,常固定,活动度差。可累及局部淋巴结及邻近软组织,出现颈部淋巴结肿大。部分患者可合并 HT,伴有结节性甲状腺肿约 30%。远处转移多见于纵隔,可见骨、脾脏侵犯。起病至出现症状的时间约为 4 个月,最长可达 3 年。

四、诊断

甲状腺恶性淋巴瘤无明显特异性症状,临床诊断 PTML 有一定困难。术前诊断率低于 50%。近年随着影像技术及诊断技术的进步,术前诊断率有较大的提高。

临床上如出现下列情况,应该高度怀疑本病。

(1)甲状腺肿块短期迅速增大,出现声嘶、呼吸困难。同时伴颈部淋巴结肿大。

(2)患者既往有 HT 病史。

(3)体检胸部 X 线片提示纵隔增宽,气管受压。B 超检查可发现甲状腺非对称性肿大,在甲状腺内显示低回声结节聚集像,且低回声结节被回声较强的线网状相分割,其后回声明显增强;CT 扫描显示甲状腺单侧或双侧增大,平扫肿块密度近似肌肉,增强扫描肿块无明显强化,能明确显示肿块侵犯气管、食管和颈前肌等。

(4)SPECT 可发现甲状腺包块对放射性核素的吸收情况,PLMT 均为冷结节。

(5)甲状腺功能检查提示 TG、TM 明显升高。

(6)淋巴管造影若出现淋巴水肿,则需行核素淋巴管造影以了解梗阻位置。

(7)细针穿刺抽吸细胞学检查(FNAC):可同时进行免疫学指标检测和 DNA 流式细胞学检查,进一步明确诊断。如免疫组织化学染色显示 CD_{20} 阳性,提示 B 细胞来源淋巴瘤。有时可见免疫球蛋白升高,特别是 λ、κ 轻链过度表达,免疫球蛋白基因重排检测提示克隆聚集性。FNAC 可满足临床诊断要求。若怀疑难以鉴别的 HT,则必须辅以上述免疫指标检测,必要时进行手术活检。治疗前必须排除甲状腺良性结节,如腺瘤和结节性甲状腺肿,以及甲状腺癌、甲状腺炎。必要时采取 FNAC 及相关的免疫学指标检测,可基本上予以排除。

五、治疗

关于 PTML 的治疗原则至今仍有争议。早期许多外科学者主张手术切除,近年来随着对恶性淋巴瘤研究的深入,已证实淋巴瘤具有高度放射敏感性和化疗敏感性,手术切除在 PT-ML 治疗中的应用逐渐下降。甚至已降为仅作为活检的手段。在 1950－1960 年放射治疗兴起的年代,多数学者主张实行单一的放射治疗方案。随着 1980 年代化疗药物的兴起,许多学者又主张化疗。近年多个前瞻性研究指出,联合治疗可能是原发性甲状腺恶性淋巴瘤的最适宜方案。Doria 等分析 11 个系列共 211 例 I、II 期患者,发现总的复发率约 30%;接受联合放疗化疗者则降至 5.1%～7.7%,而局部复发率则由 12.6% 降至 2.6%。因此指出,联合治疗明显有助于降低复发率而提高总的存活率。目前关于 PTML 的治疗比较统一的认识有如下方面。

(1)若 I_E、II_E 期,原则上采取外科手术切除,方案为甲状腺切除或加颈淋巴清扫,不主张扩大根治术。术后辅以放疗或化疗。

(2)若 III_E、IV_E 期,原则上采取放疗联合化疗方案。当甲状腺肿块明显增大,有压迫症状时,可采用手术姑息切除,以解除压迫。必要时气管切开。

（3）当 FNAC 无法证实诊断而必须开放活检时，可进行手术切除。若手术中病理提示为恶性淋巴瘤，应避免行甲状腺癌联合根治术，因此种术式易导致手术并发症，而且增加术后放疗的晚期反应，降低患者生存的质量。行肿瘤切除术或姑息性切除术配合放疗、化疗，仍能获得较好的疗效。

（4）放疗剂量一般为 30～50 Gy。放射部位主要采取区域淋巴结区和纵隔区。

（5）化疗方案一般选用 CHOP（CTX、ADR、VCR 和 Pred）加上平阳霉素（博来霉素）或甲氨蝶呤或阿霉素方案，平均周期为 6 个疗程。Matsuzuka 等在术后应用放射治疗及 6 个疗程的 CHOP 方案化学治疗，8 年存活率达 100%。

现已证实，中度恶性的或低度恶性的 PTML、合并 HT 者预后较好。滤泡性淋巴瘤复发及病死率较淋巴浆细胞性淋巴瘤和弥散性大 B 细胞淋巴瘤低，预后好。而肿瘤的生物行为状态、治疗方案和纵隔受累情况明显影响预后。Ⅲ、Ⅳ 期，纵隔有转移者预后差。而年龄、性别、乳酸脱氢酶、肿瘤大小和呼吸道受压等情况，以及有无"B"症状对预后影响不明显，但患者的病理分期、病理类型、肿瘤范围、免疫状态及肿物生物行为状态是影响 PTML 预后的重要因素。PTML 治疗后总的存活率为 50%～70%。临床各期的 5 年生存率分别为Ⅰ期 80%、Ⅱ期 50%、Ⅲ期和Ⅳ期低于 36%。治疗后复发大多数在 4 年内。死因多为恶性淋巴瘤进展性急变以及腹腔实质脏器转移。

（郭容欣）

第六节 甲状腺乳头状癌

甲状腺乳头状癌（PTC）最常见，恶性度也最低。约占甲状腺癌的 85%，任何年龄均可发病，多见于儿童或年轻（40 岁前）女性，有些患者在儿童时期曾做过颈部 X 线治疗。

肿瘤生长缓慢，可在甲状腺内局限数年，病灶可经腺内淋巴管自原发部位扩散至腺体的其他部位和颈部淋巴结，也可局限数年，故易忽视其性质。甲状腺乳头状癌的发病率呈逐年增加趋势。

一、病因及发病机制

（一）射线暴露

甲状腺癌的发生与接触辐射时的年龄有关。儿童期电离辐射接触史是甲状腺癌，特别是 PTC 发生的一个重要危险因素。而对于年龄在 15 岁及以上的个体，则不存在明显的辐射剂量依赖性甲状腺癌发生率。约有 9% 的甲状腺癌与射线暴露、接触史有关。

（二）遗传因素

PTC 已被明确与多种遗传性疾病有关，如家族性息肉、Gardner 综合征及 Cowden 综合征。

（三）基因突变

诸多研究均表明不同类型的基因变异决定了甲状腺肿瘤的不同病理分型，同时也决定了不同类型甲状腺癌不同的生物学行为。

(四)其他因素

激素水平及饮食中碘、胡萝卜素、维生素 C、维生素 E 的摄入可能与 PTC 的发生有关,但仍需进一步研究证实。

二、临床表现

PTC 患者初期多无自觉不适,甲状腺肿物为最常见表现。除微小癌外,甲状腺触诊可及单发或多发肿物,质硬,吞咽时肿块移动度降低。随病情进展,晚期可出现声音嘶哑、呼吸困难、吞咽困难等表现。

若肿瘤压迫颈交感神经节,可产生 Homer 综合征。颈丛浅支受侵犯时,患者可有耳、枕部、肩等处疼痛。此外,有些患者就诊时可出现颈淋巴结转移及远处脏器转移。需注意的是,目前有相当比例 PTC 患者为微小癌,其临床表现隐匿。这类患者多在常规体检时行颈部超声检查发现甲状腺肿物,或以颈部淋巴结转移为首要症状就诊。颈淋巴结转移是 PTC 较常见的临床表现,可高达 50%。转移淋巴结部位以同侧Ⅵ区最为常见。Ⅲ、Ⅳ区也可见转移。Ⅲ、Ⅴ区偶见。血型转移较少,多见于肺,亦可出现肝、脑、骨转移。

三、诊断

PTC 诊断的首选方法推荐采用高分辨率超声影像检查,而计算机断层扫描(CT)、磁共振成像(MRI)及正电子发射断层扫描(PET-CT)对于 PTC 的定性效果均不及超声,因此不建议将 CT. MRI 和 PET -CT 作为诊断 PTC 的常规检查方法。

(一)超声

甲状腺超声影像检查有助于定性、定位及定量诊断。以下超声征象提示甲状腺癌的可能性大:①实性低回声结节;②纵横比大于 1;③结节形态和边缘不规则、晕圈阙如;④微小钙化、针尖样弥散分布或簇状分布的钙化;⑤同时伴有颈部淋巴结超声影像异常,如淋巴结呈圆形、边界不规则或模糊、内部回声不均、内部出现钙化、皮髓质分界不清、淋巴门消失或囊性变等,提示甲状腺癌的可能性大。

(二)CT

甲状腺癌多表现为甲状腺内形态不规则且边缘模糊不整的低密度实质性肿块,其密度不均匀,无包膜或无完整包膜;病变区甲状腺不规则肿大及有小点状、沙砾状钙化或囊性变。由于肿瘤向周围组织侵犯,病区与正常甲状腺及周围组织器官的分界不清;可有颈部淋巴结肿大;同时可有气管受压造成移位,管壁粗糙。行增强扫描后可见实性部分强化明显,相关囊变坏死区域则并未强化。这是甲状腺癌较具特征性 CT 征象。

钙化是甲状腺癌的表现,但钙化不能作为鉴别甲状腺良、恶性肿瘤的依据,而沙砾状钙化却是甲状腺癌的特征性表现之一。沙砾状钙化或瘤内囊性钙化结节常出现于恶性肿瘤尤其是乳头状癌,在 CT 扫描时发现细沙样钙化首先应考虑甲状腺癌可能。甲状腺癌少有包膜,但周围组织因肿瘤生长的不断刺激可发生反应性纤维增生,从而形成假包膜。假包膜部分区域被肿瘤侵及或破坏,形成瘤周不完整包膜样低密度影是 CT 诊断甲状腺癌的特征性表现,在增强扫描时可形成"强化残圈征"。当 CT 上出现强化环的不完整或无强化环,同时有瘤壁乳头状强化结节,是肿瘤细胞已有向肿瘤包膜外部分侵蚀或多处深度浸润肿瘤包膜的表现,则提示甲状腺癌的诊断。

与超声检查比较,CT 检查可以清楚地显示甲状腺癌病灶的大小、位置、性质,同时还可以显示肿块在周围组织的侵犯及淋巴结转移情况。故甲状腺恶性肿瘤尤其是甲状腺癌影像学表现具有特征性,CT 诊断该病具有较高准确性和一定优势。同时 CT 检查还可明确显示病变范围,尤其对扩展的病变范围及与邻近重要器官及大血管的关系,对术前制订手术方案及预测手术中可能发生的损伤有重要意义,必要时可行强化 CT。胸部 CT 还可早期发现有无肺转移。

(三)放射性核素

甲状腺核素扫描,尤其是甲状腺功能成像,对于鉴别甲状腺良、恶性肿瘤有一定的帮助,同时对于怀疑为异位甲状腺的诊断有重要临床价值。必要时行全身骨扫描,可发现是已经存在骨转移。

(四)X 线

颈部 X 线片可观察有无胸骨后扩展、气管受压移位等。对于细小或小絮片状、显影较淡的散在钙化,提示恶性的可能。如发现气管管腔受压变窄超过内径一半时,提示有恶性的可能。常规 亦可观察有无肺转移。

(五)磁共振(MRI)

癌组织在 T_1WI 上多呈稍低、中等或稍高信号,T_2WI 上通常呈不均匀高信号,增强检查肿瘤实性部分呈中等程度强化。肿瘤内部常因囊变、出血等导致信号混杂,发生囊变时 T_1WI 上多表现为低信号,T_2WI 呈高信号,若囊液富含甲状腺球蛋白,则在 T_1WI 和 T_2WI 上均呈高信号。若发生出血时。MRI 信号表现与出血的时期有关。MRI 对于小钙化的显示不够直观,通常表现为点状低信号。

四、治疗

(一)手术治疗

手术切除是甲状腺乳头状癌首选治疗方法。根据甲状腺肿瘤病变情况选择一侧甲状腺叶加峡部切除或全甲状腺切除,根据颈淋巴结转移情况选择中央区淋巴结清扫或颈淋巴结清扫。不主张行甲状腺肿瘤摘除或甲状腺次全切除。

(二)甲状腺激素治疗

甲状腺激素治疗可抑制人体生成血清促甲状腺素,而血清促甲状腺素能促进甲状腺癌细胞的生长。因此,甲状腺激素治疗能够去除促进甲状腺癌细胞的生长的环境,达到治疗的目的。

(三)放射性核素治疗

出现肺部或骨骼转移的晚期病例及某些高危病例应行[131]I 治疗。放射性核素治疗前需行全甲状腺切除术。

(四)放化疗

由于甲状腺乳头状癌对放化疗不敏感,故不作为常规治疗手段。

(郭容欣)

第七节　甲状腺滤泡癌

甲状腺滤泡癌(FTC)是一种显示滤泡细胞分化,但缺乏乳头状癌特征的甲状腺恶性上皮来源肿瘤,与甲状腺乳头状癌同属于分化型甲状腺癌(DTC),是甲状腺癌第二种常见的组织学类型。

一、病因及发病机制

(一)碘缺乏

碘作为人体必需的微量元素,一旦缺少会导致甲状腺激素合成减少,促甲状腺激素水平升高,容易刺激甲状腺滤泡增生肥大,出现甲状腺激素使甲状腺癌发病率增加。

(二)辐射影响

放射线可以使动物体内的甲状腺细胞核发生变形,导致甲状腺素的合成大为减少,然后导致癌变。

(三)性激素作用

生甲状腺肿物质,如萝卜、甘蓝、硫脲嘧啶、硫氢酸盐、对氨基水杨酸钠、保泰松及含硫碳氢化物过多的饮用水,都有发生癌变的可能。

二、临床表现

大部分患者的首发表现为甲状腺肿物,肿物生长缓慢,质地中等,边界不清,表面不光滑。早期随甲状腺的活动度较好,当肿瘤侵犯甲状腺邻近的组织后则固定,可出现不同程度的压迫症状,表现为声音嘶哑、发声困难、吞咽困难和呼吸困难等。

与 PTC 相比,FTC 发生颈部和纵隔区域淋巴结转移较少,占 8%~13%,远处转移则较多,可高达 20%,以肺部和骨转移为常见,其他脏器如脑、肝、膀胱和皮肤等也可累及。骨转移灶多为溶骨性改变,较少出现成骨性改变,少部分患者则以转移症状,如股骨、脊柱的病理性骨折为首发表现。

三、诊断

术前诊断甲状腺癌除了病史、体征、常用辅助检查外,术前超声检查是极有参考价值的诊断方法。有助于确定病变的部位、大小、数量、范围,以及性质、淋巴结有无转移等。但目前临床上对于术前诊断 FTC 较为困难,原因在于:①对于早中期 FTC 患者,其肿瘤的彩色多普勒超声像特征与甲状腺良性肿瘤,尤其是滤泡性腺瘤极为相似,并多伴有液化或囊性,成分。②超声和术前细胞学检查均无法灵敏地发现包膜和血管的微浸润,特别是微小浸润型 FTC,很难从细胞形态和结构上与腺瘤进行区分。③目前仍未发现有效针对 FTC 的分子生物学标志可用于临床诊断。即使是术中冷冻组织学检查也无法完全克服以上问题,因此导致术前甚至术中 FTC 的诊断率远低于 PTC,从而对 FTC 治疗方案的早期确立造成困难。

四、治疗

基于 FTC 的术前诊断率显著低于 PTC 且预后仅比 PTC 稍差这两个方面原因,目前在设定治疗策略时,通常把 FTC 和 PTC 一起归入分化型甲状腺癌(DTC)的范畴同等看待,原则上均以手术为主,根据需要辅以核素治疗和生物靶向治疗。

原发灶方面,美国甲状腺协会(ATA)针对甲状腺肿瘤的临床指南,低危型的 FTC(即 $T_1 \sim T_2$、仅存在局限性包膜浸润,血管微浸润小于 4 处)可选择单侧腺叶作为初始手术方案;而对于具有广泛血管浸润及被证实有远处转移的高危型患者,则需要行全甲状腺切除术,术后辅以核素治疗。

淋巴结转移病灶方面,对于术前考虑患者应视淋巴结所处部位行侧颈清扫术或双侧中央区淋巴结清除术,对于颈侧区的患者,常规不行颈淋巴结清除术。目前的争议主要集中在预防性中央区淋巴结清除的指征方面,产生争议的原因在于:①中央区淋巴结术前评估的准确率较低。②在患者预后方面,预防性中央区清扫尚未获得强有力的循证医学证据。因此,现在各大临床指南均建议仅在分期较晚(T/T_4)的 FTC 患者中考虑行预防性中央区淋巴结清除术。

需要注意的是,对于 FTC 来说,包膜浸润和血管浸润为评价 FTC 预后从而设计治疗方案的最重要因素,但在大多数患者中是否存在肿瘤外侵和浸润需要由术后石蜡病理检查来确定。因此临床上面临最常见的问题并非术前的手术方案选择,而是在获得石蜡病理报告后,决定是否需行补充性的健侧甲状腺叶切除术。考虑到 FTC 较高的远处转移率,其对术后核素治疗的需求较大,因此目前建议对除低危型 FTC 以外的患者行补充性健侧甲状腺切除术,并同期行中央区淋巴结清除术。对于孤立的骨转移病灶可行手术彻底切除,可使生存率提高。无法切除的痛性病变也可考虑放射性碘、射线照射及动脉栓塞等治疗。这些方法主要是缓解骨性疼痛,并不是治疗甲状腺癌本身。脑转移见于晚期老年患者,预后较差。中枢神经系统的转移病变不论对放射性碘的吸收如何,均可手术切除或行 χ 刀、伽马刀及射波刀术后 TSH 抑制治疗策略同 PTC。

五、预后

本病属低度恶性肿瘤,总体预后良好,但较甲状腺乳头状癌稍差。对于不存在血管浸润或仅存在血管微浸润的低危型 FTC 患者,复发率为 0~7%,报道的 10 年生存率最高超过 90%;包膜完整的、仅出现血管微浸润的(转移灶数量较少且限于囊内血管的)甲状腺滤泡癌复发率为 0~5%。而血管浸润范围更大者(限于囊内血管但灶数>4 灶或出现囊外血管浸润)提示预后不良。出现大范围血管浸润者预后最差。远处转移是 FTC 患者死亡的主要原因,而对于高危型 FTC 者,其远处转移率可高达 30%~55%,其 10 年生存率为 40%~60%。甲状腺滤泡癌预后还与年龄、肿瘤直径、TNM 分期、手术范围及[131]I 治疗效果等因素有关。45 岁以下患者预后较好,但 60%滤泡癌患者超过 40 岁,其中远处转移为其主要死亡原因。肿瘤局限在包膜内、直径小、TNM 分期较低、手术清扫彻底及对[131]I 治疗敏感的滤泡癌预后较好。除此之外,滤泡癌细胞分化程度可能也是影响患者预后的因素之一。国外文献显示呈实性、小梁状及岛状生长的 FTC 存在碘治疗抵抗,提示患者预后不良。随着目前生物靶向治疗的兴起,尤其是免疫相关靶向治疗药物的深入研究,相信将来会有更多的晚期 FTC 患者从中获益。

(郭容欣)

第八节　甲状腺髓样癌

甲状腺髓样癌(MTC)是起源于甲状腺滤泡旁上皮细胞的一种少见的神经内分泌恶性肿瘤,目前占所有甲状腺癌的 $1\%\sim2\%$,较以往报道的比例有所下降,以分泌降钙素为特征。C细胞来源于胚胎神经嵴,所以甲状腺髓样癌具有类癌、胰岛细胞瘤等其他神经内分泌肿瘤共有的临床及组织学特征。

一、病因及发病机制

研究证明 RET 原癌基因突变是甲状腺髓样癌发病的主要分子病因学基础。RET 基因位于 10 号染色体长臂,编码一组属于酪氨酸激酶的跨膜受体蛋白。RET 蛋白主要分布在神经嵴细胞及其分化的细胞上,传递生长和分化信号。RET 蛋白由胞外区、跨膜区及胞内区组成。胞外区包括配体结合区、钙黏素样区及邻近胞膜的半胱氨酸富集区,胞内区由两个酪氨酸激酶亚区组成:TK1 和 TK2。

RET 基因的突变可导致蛋白构象改变,增强 RET 蛋白的转化能力,激发 TK 自动磷酸化,诱导细胞过度增生以致癌变。与其他所有的遗传性肿瘤不同,特异性的 RET 基因突变造成了原癌基因功能的"获得"。而其他遗传性肿瘤的发病原因与此不同,往往是抑癌基因的遗传性功能"丧失"。

MEN2A 及 MEN2B 由不同基因位点突变引发。RET 基因序列中第 10 号(密码子 609、611、618、620)及 11 号(密码子 630、634)外显子突变,会引起 RET 蛋白胞外区半胱氨酸富集区结构改变,进而导致依赖配体激活的二聚体受体持续性激活,向细胞内传递信号。其中 11 号外显子中 634 密码子突变是 MEN2A 中最为常见的基因型,且与 MEN2A 中的肾上腺嗜铬细胞瘤及原发性甲状旁腺功能亢进相关。还有一些 RET 基因缺陷看似与 MEN2 无相关之处,但一些特殊位点的突变或对其他基因的影响最终造成了表型差异。例如,相同的 620 密码子突变,甲状腺 C 细胞功能"获得",而结肠的功能受到"抑制"导致了先天性巨结肠病。在遗传性先天性巨结肠患者中 50% 有 RET 基因种系突变,而 $15\%\sim20\%$ 的散发性巨结肠亦有 RET 基因突变。研究显示 RET 基因 10 号外显子突变,有 25% 的人会患先天性巨结肠。因此对早期发病的先天性巨结肠患儿,应积极筛查 RET 基因,尤其是有巨结肠或 MEN2 家族史的患儿。

二、临床表现

(一)散发性甲状腺髓样癌

散发性甲状腺髓样癌(MTC)约占所有髓样癌的 75% ,典型的发病年龄是 40~60 岁。$75\%\sim95\%$ 的散发性 MTC 患者表现为单发的甲状腺结节,是该病最常见的临床表现。由于 C 细胞主要位于甲状腺叶的中上部,因此大多数肿瘤发生于这一区域。病变多呈椭圆或圆形,瘤体大小不一,直径数毫米至数厘米,呈实体性,局限而硬,切面色灰白或淡红或多彩状,包膜多不完整,偶见钙化。

大多数 MTC 患者在诊断时已经发生不同程度的肿瘤转移。大约 70% 的患者临床检测有颈部淋巴结受累,尤其在多病灶癌患者中更为常见。15% 的患者有上呼吸道、消化道压迫或侵袭的症状,如吞咽困难或声音嘶哑。5%~10%的患者初治时即出现远处转移灶,常见的远处转移部位包括肝脏、肺、骨,少数患者可转移至脑。虽然血清降钙素筛查仍有争议,但由于近年来降钙素筛查普遍推广,甲状腺微小髓样癌得以检出,转移性肿瘤的发病率似乎在下降。与其他疾病不同,由于甲状腺髓样癌肿瘤激素的分泌,不少患者会出现全身性症状。肿瘤分泌的降钙素、降钙素基因相关肽或其他物质可能引起患者腹泻或面部潮红,尤其是进展期疾病更易发生。此外,偶尔有肿瘤分泌促肾上腺皮质激素(ACTH),可导致异位库欣综合征。

(二)遗传性甲状腺髓样癌

MEN2A 常染色体显性遗传,男、女性比例为 1∶1。MEN2A 临床表现为甲状腺髓样癌、肾上腺嗜铬细胞瘤(PHEO)及原发性甲状旁腺功能亢进(HPTH)等。其中甲状腺髓样癌的外显率几乎为 100%。MEN2B 临床上多表现为甲状腺髓样癌、肾上腺嗜铬细胞瘤,但无原发性甲状旁腺功能亢进。

几乎所有的携带者均会罹患甲状腺髓样癌,与 MEN2A 相比,MEN2B 相关髓样癌的发病年龄更早,恶性程度更高,因此早期诊断及预防极其重要。此外 MEN2B 患者常合并黏膜神经瘤(典型者涉及唇、舌)、肠道节细胞神经瘤病。患者通常有马方样体态(但非马方综合征),上下身比例减小,骨骼畸形(脊柱后侧凸或脊柱前凸),关节松弛等体格发育异常。另外,大肠功能紊乱很常见,主要表现为慢性便秘和(或)先天性巨结肠。

三、诊断

国外由于甲状腺结节细针穿刺的普及,甲状腺髓样癌(MTC)的确诊主要通过对甲状腺单发结节(或多发结节中的主要结节)进行细针穿刺(FNAC)活检得来。甲状腺髓样癌 FNAC 的敏感性仅为 50%~80%,加入降钙素免疫组织化学染色后可明显提高灵敏度。如果临床高度可疑 MTC,如甲状腺结节患者合并腹泻、面部潮红等症状,可以通过检测 FNAC 活检洗脱液降钙素水平来辅助诊断,但这一技术仍处于临床试验阶段。

国内由于甲状腺结节的穿刺技术尚未普及,大部分患者术前并未得到病理检测,而是根据甲状腺病灶切除术后的术中冷冻快速病理或术后石蜡病理得到的,部分患者则是根据术前血清学降钙素升高而诊断 MTC 可能。髓样癌镜下表现为梭形和多形性细胞,但并无滤泡形成,因为这些细胞来源于滤泡旁 C 细胞。

(一)血清学检查

通常来说血清降钙素(Cl)基础水平与肿瘤负荷相关,同时也反映了肿瘤分化程度。对触诊可及肿瘤的 MTC 患者,其血清降钙素水平总是较高。除此之外,大部分 MTC 也分泌癌胚抗原(CEA),它和降钙素一样也可作为一种肿瘤标志物。

(二)影像学检查

颈部超声检查为 MTC 最重要的影像学检查。超声影像检查中甲状腺髓样癌除具有甲状腺恶性肿瘤普遍的中心血流丰富、边界不清、形状不规则、有微小钙化等表现外,声像图常表现为肿物后方回声衰减,但这在一定条件下依赖于超声医师的经验。然而,不同病理类型的甲状腺癌并没有特异的超声特征。

(三)细针穿刺检查

美国甲状腺协会(ATA)指南建议,凡是直径超过 1 cm 的甲状腺结节均应行细针穿刺细胞学检查。MTC 细胞镜下表现为细胞分散或呈松散的簇样排列,无乳头或滤泡,但可有假滤泡样结构。细胞大小、形态显著不一,多形性十分显著,可呈三角形、多面形或梭形。核多偏心,明显偏心的细胞类似于浆细胞,常见双核、多核细胞。核呈圆形、卵圆形,核仁不常见,核内包涵体也较常见,胞质多少不一。另一特征为背景可见蓬松的细颗粒状或致密的淀粉样物质。如检查发现不能排除或可疑甲状腺髓样癌时,建议对细胞学洗脱液进行降钙素的检查,如为阳性则诊断 MTC 成立。并且应对细胞样本进行免疫组织化学染色,同样应包括降钙素、CEA、嗜铬粒蛋白及 TG,如前三项阳性甲状腺球蛋白为阴性,亦可明确 MTC 诊断。对于细胞学检查来说,在我国甲状腺结节的穿刺细胞学诊断尚未普及,多数患者仍然完全依赖超声结合血清学标志物完成诊断,少数医疗中心则靠粗针穿刺病理检查确诊该病。

(四)病理学检查

MTC 镜下表现为:甲状腺髓样癌癌细胞多排列成实体性团块,偶见滤泡,不含胶样物质。癌细胞呈圆形或多边形,体积稍大,大小较一致,间变轻,胞质有嗜酸颗粒,深染,常见双核和散在核分裂象,间质有多少不等的淀粉样物质,番红花红及刚果红染色皆阳性。有时见淀粉样物质引起的异物巨细胞。淀粉样物质为肿瘤细胞产生的降钙素沉积,有时见于癌细胞内和转移癌内。间质可有钙沉积,似沙砾体,还有少量浆细胞和淋巴细胞,常见侵犯包膜及气管。超微结构在癌组织间可见许多神经内分泌细胞,包括平滑或粗糙的内胞质网状体、游离的核酸小体及有外膜的分泌颗粒等,颗粒大小为 $100\sim200\ \mu m$,其中含降钙素,在间质中可见淀粉样微纤维。诊断时应包括免疫组织化学染色确诊,标志物包括:降钙素、嗜铬粒蛋白、癌胚抗原及甲状腺球蛋白。值得注意的是,甲状腺髓样癌患者的病理学诊断,应对患者的整个甲状腺组织进行检查,以明确患者是否有 C 细胞增生(CCH)及多灶癌变的可能性。

(五)共生肿瘤的检测

对基因检测阳性的患者,在甲状腺手术前应(尤其是嗜铬细胞瘤和甲状旁腺功能亢进)对并存肿瘤进行生化评估。对 RET 基因突变的患者应检测项目如下:血清钙(排除甲状旁腺功能亢进,评价是否需要同时外科手术)、血浆甲氧基肾上腺素(用于肾上腺嗜铬细胞瘤的初始筛查)。

四、鉴别诊断

(一)颈部肿物的鉴别

随着患者发病年龄的不同,颈部肿块鉴别诊断的变化很大。绝大多数的颈部肿物为甲状腺良性结节和颈部囊性病变。非甲状腺来源的颈部肿块可能是先天性(如血管异常)、炎症(淋巴结肿大)或其他肿瘤(原发或转移性疾病)性的疾病。

(二)高血清降钙素的鉴别

除了甲状腺髓样癌外,其他引起血清降钙素升高的疾病包括高钙血症、高促胃液素血症、神经内分泌肿瘤、肾功能不全、甲状腺乳头状癌或滤泡状癌、结节性甲状腺肿、慢性自身免疫性甲状腺炎等。另外,长期使用奥美拉唑(大于 $2\sim4$ 个月)、β 受体阻滞剂、糖皮质激素亦与高降钙素血症相关。此外,降钙素嗜异性抗体的出现亦会引起血清降钙素的假性升高。

(三)高 CEA 血症

癌胚抗原(CEA)水平升高也与嗜异性抗体、胃肠道炎性病变、肺良性疾病和非甲状腺来源恶性肿瘤相关。同时,吸烟也可能导致 CEA 升高。

五、治疗

（一）手术治疗

MTC生长相对缓慢，但由于肿瘤呈浸润性生长，易侵犯周围组织且区域淋巴结转移早，肿瘤侵犯血管后较易发生远处转移，常最终致患者死亡，手术切除是MTC的主要治疗方案。外照射疗效有限。MTC的处理一般应遵循：早期诊断、手术治疗为主的原则，常规放化疗疗效有限，仅在无有效控制手段下可作为姑息治疗方法。MTC为神经内分泌起源，对内分泌抑制治疗无反应。对于不能进行手术或放疗的进展性或有症状的转移性病变患者，应考虑全身性治疗。

1. 原发灶处理

研究显示，高达30％的散发性MTC患者及所有遗传性MTC患者存在双侧或多灶性病变。此外，遗传性MTC患者均存在癌前弥漫性C细胞增生。由于MTC存在腺内播散或多灶、中央区淋巴结转移率高、一复发再次手术并发症发生风险增大等原因，美国甲状腺协会甲状腺髓样癌临床指南，以及近年的美国国立综合癌症网络（NCCN）甲状腺癌临床实践指南都建议对于甲状腺髓样癌患者行全甲状腺切除术。国内对此尚不认同，不少学者认为只有在明确双侧甲状腺均存在病变或家族性MTC情况下才行全甲状腺切除，而对于无明确家族史、术前影像学检查考虑单侧较小病变的散发型甲状腺髓样癌患者，建议可行单侧腺叶加峡叶切除术，术中常规探查对侧甲状腺，如发现肿瘤时再行全甲状腺切除术。这是因为：①散发型甲状腺髓样癌的发病机制不同于遗传型甲状腺髓样癌，其RET基因突变为体细胞突变，手术后残余腺体复发概率小。②散发型甲状腺髓样癌双侧发病率只有18.5％，术后对侧复发比例低，西方国家统计数字显示散发型甲状腺髓样癌的双侧性和多灶性比例为32％～67％，而我国患者上述比例低于西方国家数据，而与日本统计报告相近，考虑原因之一可能与种群差异有关。③腺叶切除后即使对侧复发，由于术区解剖层次清楚，不会影响手术效果。④接受该术式的患者不会出现甲状旁腺功能低下，不必终身服用左甲状腺素。但对于采取该术式的患者，术后应密切随访监测对侧腺体和血清降钙素水平。

HMTC患者肿瘤往往呈多中心生长并累及甲状腺双侧腺叶，残余任何甲状腺均可能出现腺体内C细胞继续增生并癌变，出现肿瘤复发的情况，因此治疗HMTC行甲状腺全切除术是基本要求。研究报道，一部分表面上是散发型髓样癌的患者最终证实为HMTC病患，此为临床建议对于散发型甲状腺髓样癌患者推荐行甲状腺全切除术的原因之一。需要予以高度重视的是，对于伴有嗜铬细胞瘤的甲状腺髓样癌患者，应先行处理嗜铬细胞瘤，再行甲状腺癌手术，否则可激发致死性高血压。

2. 中央区淋巴结处理

MTC淋巴结转移率高，为70％～90％，其淋巴结转移行为与原发肿瘤灶的大小和位置相关。《甲状腺癌血清标志物临床应用专家共识（2017版）》中建议MTC患者初期腺体切除时需要进行必要的淋巴结清除，可依据MTC原发灶的位置和大小、血清Ct值的结果，对颈部淋巴结转移概率进行综合评估。

3. 侧颈淋巴结处理

术前应通过查体和影像学检查仔细评估颈外侧和上纵隔的淋巴结，若发现有淋巴结受累，行改良的颈和（或）上纵隔淋巴结清除术。ATA指南对于MTC患者伴有可疑中央区和侧颈淋巴结转移的患者建议行全甲状腺切除＋中央区＋侧颈淋巴结清扫术,而对于 MTC 伴有可疑中央区淋巴结转移的患者建议行全甲状腺切除＋中央区清扫术。在没有结构上可识别的病变时,通常不推荐对患者的颈外侧进行预防性颈部淋巴结清除,但若在邻近的颈中央区发现广泛的淋巴结转移,应考虑进行该处理。

此外,血清降钙素水平也在一定程度上预示了颈淋巴结转移情况。当颈部转移性淋巴结侵犯周围组织或器官时,应扩大切除受累颈部结构。对于早期淋巴结转移灶较少的患者,术中应该尽量保留颈部重要解剖结构,选择改良性颈淋巴结清除术;但如转移灶较多,尤其伴有明显淋巴结外侵犯时,则应将根治理念放首位,不应以保留功能的理由牺牲根治效果。

(二)术后管理

1.甲状腺素替代治疗

手术后应立即开始左甲状腺素治疗,适当的初始剂量为 1.6 μg/kg,体重(0.075～0.150 mg/d)。术后 1 个月时,应根据临床情况及血清促甲状腺素的测量值对治疗的充分性进行评估。甲状腺素替代治疗的目标应该是恢复和维持正常的甲状腺功能,由于 C 细胞对 TSH 无反应,因此 MTC 患者术后,不需要将血清 TSH 浓度降至正常水平以下。同样,由于肿瘤细胞不会富集碘,不宜用放射性碘进行辅助治疗。

2.血清降钙素和 CEA 的长期监测

MTC 患者术后可应用血清 Cl 检测来评估手术疗效,术后血清 Cl 的正常化通常提示转归较好。有研究显示,甲状腺组织完全切除后,血清 C 值共至应该低于检测下限。考虑到 Cl 半衰期及代谢等因素,一般建议,术后 Cl 最低值检测的最佳时间为术后 3 个月。但考虑到不同患者的瘤负荷不同,可将术后血清 Cl 和 CEA 检测的时间分为 1 周、1 个月、3 个月和半年。若低于检测下限或在正常参考范围内,则定期术后复查,初始复查周期为半年。若病情稳定则逐渐延长至 1 次/年。

3.生化治愈患者的长期监测

对于术后无法检测到降钙素水平且 CEA 值在正常参考范围内的患者,后续随访应包括体格检查和血清降钙素及 CEA 水平的检测,在术后 1 年内半年 1 次,之后一年 1 次。如果在随访期间发现患者的血清降钙素或 CEA 水平上升,则应行颈部超声检查。

4.残余病灶的手术治疗

有明确残余或复发性 MTC 的患者应常规接受手术治疗。然而,有文献报道通过手术挽救,患者血清降钙素的浓度在术后常常不会降至正常范围。由于再次手术常常无法治愈且可能引起并发症(即甲状旁腺功能减退、喉返神经或副神经的损伤),对于存在持续性、无症状性体积小的局部区域性病灶的 MTC 患者,有报道建议进行积极监测的观察方案,对于这些患者,每 6～12 个月为间隔进行影像学检查,仅对被证明存在结构性病变进展的患者进行手术干预。

(郭容欣)

第九节　甲状腺未分化癌

甲状腺未分化癌(ATC)又称为间变癌,而梭形细胞癌、巨细胞癌、多形性癌、肉瘤样癌、化生性癌或癌肉瘤也常隶属此类,这些名称都是以组织学形态特点或生物学行为来命名的。它是恶性程度最高的甲状腺肿瘤,也是所有甲状腺恶性肿瘤中预后最差的一种。

一、病因及发病机制

甲状腺未分化癌病因不明,其发生受遗传、环境和激素等因素的影响。病因学上一般认为,大多数患者是在原有乳头状癌、滤泡癌或低分化癌的基础上发生间变所致,部分患者有放射线接触史。甲状腺癌恶性程度进展被认为是一个多步骤的肿瘤演进过程,甲状腺滤泡细胞早期可发生 BRAF、RAS 基因突变,导致分化型甲状腺癌的发生,而 p53 基因突变导致了上述细胞进一步失分化成甲状腺低分化癌(PDTC)和 ATC。

二、临床表现

长期甲状腺肿大的病史,近期内迅速增大,并产生局部压迫症状,如有呼吸困难、吞咽困难、颈静脉怒张、声音嘶哑等表现,是由于肿瘤压迫气管、食管、颈静脉及喉返神经所致。颈部疼痛,肿块坚硬,固定,边界不清。

三、诊断

甲状腺未分化癌全部或部分由未分化细胞组成,可直接发生于甲状腺滤泡细胞,亦可发生于分化较好的甲状腺癌细胞转化而来,此类细胞仅能通过免疫表型或超微结构辨认其上皮源性。由于在形态学上 ATC 表现形式多样,与其他甲状腺原发肿瘤可有部分形态重叠,甚至免疫与遗传学特点亦有重叠,因此其鉴别诊断比较困难。甲状腺未分化癌往往体积大,质地硬,无包膜,可呈多结节状,切面呈灰白或棕褐色,常伴有坏死、出血,甚至囊性变。细胞学检查可见少量淋巴及单核细胞背景,肿瘤细胞单个或成簇分布,细胞呈鳞状、巨细胞样或梭形。细胞质丰富,无明确边界,嗜酸性。细胞核明显异形或怪异,染色质粗块状,有单个或多个明显核仁,核分裂象多见,包括病理性核分裂象。

ATC 无统一的组织学形态,肿瘤之间差异较大,其组织学特点取决于梭形细胞、鳞状或上皮样细胞、巨细胞三种主要细胞成分的构成,表现为以梭形和巨细胞为主的肉瘤样形态,以上皮样细胞为主的癌样形态,或两者混合。免疫组织化学方面与甲状腺乳头状癌和滤泡癌不同,ATC 的组织学形态更类似于软组织肉瘤,因此在病理诊断过程中常需要免疫组织化学的帮助。低分子量和高分子量角蛋白混合标志物 AE1/AE3 可出现在约 80% 的甲状腺未分化癌中,EMA 在 40% 左右的未分化癌患者中表达,CEA 表达一般不常见,TTF -1 表达呈弱阳性,以上标志物一般为局灶性表达,很少出现大面积的阳性区域。组织学上若未见明显的甲状腺滤泡上皮,则 TG 不表达;若存在甲状腺球蛋白渗透,则可见 TG 表达阳性。CD68 常在肿瘤组织中的破骨细胞样巨细胞中表达。此外,未分化癌一般很少出现如 Desmin、S -100、Myoglobin 等的阳性表达,除非含有横纹肌、软骨及平滑肌肉瘤成分,但常可见 SMA 或 Actin 的灶性阳性表达。

四、鉴别诊断

(一)软组织肉瘤

若肿瘤组织中未见明确的乳头状癌、滤泡癌或低分化癌成分,在组织学形态上很难与恶性纤维组织细胞瘤、纤维肉瘤等软组织肉瘤相区别,但患者常有甲状腺结节病史或甲状腺癌手术史,短期内颈部肿块可迅速增大,病情凶险,提示甲状腺未分化癌可能性大。必要时行连续切片,在肿瘤与正常甲状腺组织交界部位,常能发现原发病变。此外,免疫组织化学能帮助识别肉瘤样组织中残留的上皮性癌成分。

(二)髓样癌

部分髓样癌完全由梭形细胞组成,在组织学形态上易与未分化癌相混淆,但髓样癌的梭形细胞形态较温和、异型性小,核分裂象也比未分化癌的少,且常有较多小血管分布,间质中可见淀粉样物质沉着。髓样癌免疫组织化学 CI、CgA、Syn 常呈强阳性。

(三)伴胸腺样分化的梭形细胞肿瘤(SET TLE)

大部分的 SET TLE 肿瘤呈双向分化,既有上皮样成分又有梭形细胞成分。但 SET TLE 常发生于儿童及青少年时期,而 ATC 则常见于老年人。相较于 ATC,SET TLE 细胞异型性不大、核分裂象也不常见,上皮样成分尽管可见腺管或乳头状结构,但细胞呈柱状,有时还能见到纤毛,腺腔内无胶质,这些特点可与甲状腺滤泡相区别。此外,免疫组织化学能帮助确认该上皮细胞是否为真正的滤泡上皮细胞。

五、治疗

由于 ATC 侵袭性强、恶性程度高,单纯手术、放疗或化疗通常不能控制疾病进展,而且 ATC 失去摄碘能力,其生长也不受促甲状腺激素的影响,导致放射性碘治疗及抑制促甲状腺激素的内分泌治疗均无效。目前各肿瘤治疗中心均在探索以局部治疗(手术、放疗)联合药物治疗(化疗、靶向治疗等其他生物治疗)的综合治疗策略。鉴于 ATC 疾病的特殊性和预后极差等情况,建议在多学科专家综合讨论(MDT)的基础上,充分采纳患者及家属的意见后,再制订治疗方案和治疗目标。由于 ATC 进展迅速,诊疗过程中患者决定能力减弱或受损,此时可通过精神科或临床伦理科会诊来评估,或者由指定代理人进行决策,充分保护患者自主权和利益,甚至可列出遗嘱或是其他临终意愿,可以讨论允许自然死亡和不进行复苏等。

ATC 的手术治疗包括根治性切除术、甲状腺全切 1 次全切除术、减瘤手术、活检术和气管切开术。多个研究建议即使不能实施甲状腺癌根治术,也应尽可能地切除肿物,因为手术不仅可以在一定程度上延缓甚至避免气管受压所致的窒息,也可减轻体内的肿瘤负荷。

根据 2012 年美国甲状腺协会(ATA)和 2016 年美国国立综合癌症网络(NCCN)制订的 ATC 相关治疗指南,将治疗后残余肿瘤(R)分级为:R_0=没有残余肿瘤病灶;R_1=镜检微小残余病灶;R_2=肉眼可见大体残余病灶;R_3=不能评估是否存在残余病灶等 4 级。目前认为 ATC 的外科手术的基本原则如下。

(1)如果为病灶较局限及手术可达到 R_2 切除的患者,应当考虑手术切除。对于伴随有全身性疾病的患者,应当考虑姑息性的原发肿瘤切除,以防治气道或食管梗阻。

(2)甲状腺腺叶切除、甲状腺全切、近全切除术,以及淋巴结清除术适合于病灶局限于甲状腺内的 ATC 患者;当有甲状腺腺外侵犯时,为达到 R_2 切除应考虑甲状腺全切及侵犯组织的广泛切除术。

(3)对于 DTC 伴随 ATC 成分的患者,原发灶处理可按照对肿瘤中非未分化癌成分的处理原则,即至少应行甲状腺腺叶切除,并适当选择甲状腺全切或近全切除术。

(4)对于偶发的、病灶小、仅局限于甲状腺内的 ATC 患者,根据患者个体情况和综合分析选用甲状腺全切、近全切除术或腺叶切除术。因目前研究数据不足,无法明确局部或全身性的辅助治疗是否值得推荐,多数学者支持 1 年的影像学随访,少数学者推荐辅助疗法。

(5)手术风险因素:每次手术都应充分保护双侧喉返神经,尤其患侧喉返神经已经麻痹者,手术可能引起双侧声带麻痹者应做好术中气管切开的准备。术中神经监测有助于辨认和了解喉返神经及喉上神经功能。术中尽可能保留每一枚甲状旁腺,甲状旁腺负显影技术能帮助术中辨认及保护甲状旁腺。

(6)治疗过程中,若其他部位出现危急情况,如脑或脊椎转移或肺出血时,应考虑停止颈部疾病原发病灶的手术处理。如果原发肿瘤的术前分期和评估确定肿瘤无法进行安全或有效的手术切除,也应延期手术治疗,优先考虑进行放疗和(或)新辅助化疗。

(7)气道的管理:临床上多数 ATC 患者在确诊时已有远处转移或发现肿瘤不能完全切除,对于这类患者应在治疗过程中积极保证呼吸道通畅,但是否对此类患者行气管切开术目前仍有争议。气管切开的优势在于能够避免急性呼吸困难及窒息,延长患者的生存时间,但是,研究表明需行气管切开术的患者多为 ATC 晚期,根据临床的经验及统计学分析,这类患者长期存活的机会十分渺茫。若在这种情况下,行气管切开术不仅会增加患者的痛苦,而且气管切开术后呼吸道的分泌物会相对增加,需频繁地抽吸,从而引起患者不适,降低其生存质量。另有研究表明,虽气管切开术对气道窘迫患者暂时有益,但是气管切开却为患者不良预后因素,因此目前认为对于多数 ATC 患者可不行气管切开或支架放置,除非患者出现严重的呼吸窘迫甚至危及生命时,为了防止窒息,而紧急行气管切开。

目前美国和英国的相关指南认为,在手术达到 R_0 和 R_1 切除后(不包括意外发现的甲状腺内微小病变),无远处转移的患者应辅以 EBRT(伴或不伴化疗);对于肿瘤不可切除的 ATC 患者,EBRT 也可以起到长期的局部控制肿瘤的作用。

随着放疗技术的不断提高和改进,包括调强放疗(IMRT)在内的适形放疗技术在临床上应用得越来越广泛,它具有以下优点:①满足肿瘤区高剂量而邻近危险器官、组织低剂量;②避免了包括咽部、气管黏膜炎、食管和脊髓放射性损伤、颈部皮肤等严重的放疗不良反应。因此,采用包括调强放疗在内的适形放疗技术,ATC 患者对治疗的耐受性有所提高,颈部肿块得到有效控制,不良反应相对减轻,从而避免了因气管压迫所致的呼吸困难,明显提高了患者的生活质量。

六、预后

ATC 是一种高度恶性肿瘤,预后极差,中位生存时间约为 5 个月,1 年生存率为 $10\%\sim18\%$。尽管 ATC 占所有甲状腺恶性肿瘤比例颇低,但由于 ATC 侵袭性极强,疾病进展迅速,因而 ATC 导致死亡的患者占甲状腺肿瘤死亡患者的 $14\%\sim39\%$。约 50% 的 ATC 患者死因为肿瘤侵犯气管或双侧喉返神经麻痹导致上呼吸道梗阻和窒息,其次为肿瘤局部或远处转移所致的并发症。在所有的 ATC 患者中,偶然发现的微小 ATC 患者的预后最好,一年生存率 $64\%\sim90\%$,生存率最高,其次是ⅣA 期及达到 R_0 切除的 ATC 患者。有研究报道,ⅣA 期患者生存率较高,其 2 年生存率约 62%,但 5 年生存率仅为 23%;ⅣC 期患者预后最差,2 年生存率为 0。Ito 等人发现ⅣB 期的 ATC 患者可细分ⅣB -a 期(肿瘤累及软组织、气管、喉、食管、喉返神经)和ⅣB -b 期(肿瘤包裹颈内动脉或椎前筋膜或侵犯纵隔血管),而ⅣB -a 期患者的中位生存期比ⅣB -b 期患者长 9.6 个月。

目前影响 ATC 预后的因素尚无定论,肿瘤大小、肿瘤的侵袭范围、是否伴有远处转移、患者年龄、是否伴有呼吸困难等临床症状及白细胞数是否高于 $10 \times 10^6/L$ 等因素,均有不同研究支持是影响 ATC 预后的因素之一。

(郭容欣)

第十节 甲状腺全切除术

一、概述

甲状腺全切除术即切除所有甲状腺组织,无肉眼可见的甲状腺组织残存;甲状腺近全切除术即切除几乎所有肉眼可见的甲状腺组织(保留<1g 的非肿瘤性甲状腺组织,如喉返神经入喉处或甲状旁腺处的非肿瘤性甲状腺组织)。而通常所说的一侧腺叶切除术并不宜称作全切除术。

甲状腺由两叶和一个峡部构成,重 15～20 g,30%～50% 的患者有一锥状叶。锥状叶自峡部或一侧腺叶向上延伸。如果甲状腺癌手术时忽视对其处理,则术后行[131]I 治疗时锥状叶可持续摄取,影响治疗,也不利术后甲状腺球蛋白(Tg)的监测。甲状腺叶分别位于上部气管和喉前外侧面,而峡部位于环状软骨下方,连接两叶。甲状腺通过后方的悬韧带(Berry 韧带)固定于气管环和环状软骨。甲状腺的血供主要来源于甲状腺上动脉和甲状腺下动脉,甲状腺上动脉是颈外动脉第一分支,并向甲状腺锥状叶和峡部发出较大的分支,甲状腺下动脉起源于锁骨下动脉的甲状颈干的分支,有部分人还存在甲状腺最下动脉,其直接起源于无名动脉或主动脉弓。

人类通常有 4 个甲状旁腺,10%～15% 可能存在 5 个或更多的甲状旁腺,大约 3% 的人仅有 3 个甲状旁腺。正常甲状旁腺呈椭圆形、扁球状或球状,外观呈黄褐色,被脂肪组织包绕。甲状旁腺的血液供应来自甲状腺下动脉、甲状腺上动脉以及从甲状腺外科被膜内发出的小血管。上甲状旁腺的血液供应由甲状腺上动脉供应,其中 45% 的甲状旁腺血供来源于上、下甲状腺动脉的吻合支;33% 的甲状旁腺有 2～3 条分支动脉供血。上甲状旁腺通常位于喉返神经与甲状腺下动脉交叉点上方约 1 cm 处,约为环状软骨水平处,喉返神经在此处进入咽下缩肌。下甲状旁腺位于甲状腺下极的后侧面,喉返神经与甲状腺下动脉交叉点下方约 1cm 处,最常位于喉返神经前方,较少位于甲状腺外科被膜下,因胚胎迁移范围较广,故其位置变异较大。

喉返神经走行于颈部气管食管旁沟内,直径约为 2 mm。右侧喉返神经在胸腔内锁骨下动脉水平由右侧迷走神经发出,此后绕此动脉,通过胸部上口上升进入颈部,然后在颈部沿气管食管沟上行。左侧喉返神经在主动脉弓水平由左侧迷走神经向前分出,绕主动脉弓下方外侧,上升入胸廓入口处,在颈部气管食管沟上行。因此种解剖因素,左侧喉返神经进入颈部时较右侧喉返神经更靠近气管。喉返神经在颈部由外侧向内侧上行,穿过甲状腺下动脉后行进于气管旁,然后从咽下缩肌下缘入喉。喉返神经在入喉前 40%～80%可分为前后两支,前支为运动支,支配喉部肌肉,后支为感觉支,分布于喉部黏膜。0.5%～1%的患者存在喉不返神经,其来源于迷走神经,在环状软骨水平直接入喉。喉不返神经最常发生在右侧,左侧发生喉不返神经很罕见。右侧喉不返神经是胚胎发育变异的结果,神经可直接发自迷走神经干颈段,不在锁骨下动脉的返行过程,直接入喉,即形成喉不返神经。右锁骨下动脉起源于位居中线左侧的主动脉弓,沿食管后走行,如果术前 CT 检查提示食管后锁骨下动脉,则可能出现喉不返神经。喉返神经和甲状腺下动脉及其分支间解剖关系有许多变异,喉返神经穿过甲状腺下动脉分支之间的占 50%,位于甲状腺下动脉分支后方的占 25%,位于甲状腺下动脉分支的占 25%。

喉上神经也是迷走神经的一个分支,在甲状腺上极血管上方 2～3 cm 处,喉上神经分为内外两支,内支提供喉部声门上区和舌根的感觉,外支支配环甲肌运动。喉上神经外支使声带紧张,提供正常的高音音调。喉上神经外支因与甲状腺上极血管关系密切,术中容易损伤,在大多数患者,喉上神经外支在甲状腺上极血管与上极交叉点 1 cm 以上横跨甲状腺上极血管,然后沿咽下缩肌下行,约有 20%的患者的喉上神经外支在甲状腺上极血管与上极交叉处横跨或紧贴甲状腺上极血管,使其极易受到损伤。因此,术中解剖时,应紧贴甲状腺上极腺体分离,结扎上极血管二级分支,更好的处理是以双极电凝或超声刀凝闭切断上极血管二级分支或属支。

二、手术适应证

如果细针穿刺结果为乳头状癌,对于有下列任一情况的患者应行全甲状腺切除术:①有放疗病史;②发现远处转移灶;③双侧结节;④甲状腺被膜外侵犯;⑤肿瘤直径>4 cm;⑥颈部淋巴结转移;⑦低分化病理类型。无上述因素时可考虑甲状腺腺叶切除或全切除术,如按良性病变行一侧腺叶＋峡部切除后,病理诊断为乳头状癌,有下列任何之一者,也应进一步补行甲状腺全切除术:①肿瘤直径>4 cm;②切缘阳性;③明显的甲状腺外侵犯;④可见的多发病灶;⑤明确的淋巴结转移;⑥明确的对侧病变;⑦血管侵犯;⑧低分化病理类型。

对于滤泡性癌及嗜酸性细胞癌,如有侵袭性及远处转移病变及患者情况需行选择性颈淋巴结清扫术者,都推荐行甲状腺全切除术。甲状腺髓样癌、未分化癌经术前评估手术可改善预后时,争取行全甲状腺切除术。

三、手术禁忌证

有全身性疾病,如严重高血压、冠心病、凝血功能障碍,不能耐受甲状腺全切除术者。

四、术前准备

术前准备包括对疾病的全面了解、掌握和对患者全身情况了解。

(一)一般准备

1.常规检查

(1)术前体格检查包括甲状腺结节大小和特征、是否位于双侧腺叶、气管的位置以及颈部淋巴结是否有转移等。重要生命体征,如血压、脉搏、呼吸、体温的记录,血常规、尿常规、凝血功能、肝功能、肾功能、胸部 X 线片、心电图,以及超声和 CT 检查。术前喉镜检查以评估声带情况,特别是对于进展期的甲状腺癌、既往有颈部手术史、声嘶或其他声音改变的患者。

所有甲状腺结节患者均应筛查血清促甲状腺素（TSH）以及 FT_3、FT_4 水平以评估甲状腺功能。甲亢甲状腺毒症患者在术前将 FT_3、FT_4 控制到正常水平是很重要的，以预防甲状腺危象发生。美国甲状腺协会、美国临床内分泌协会和美国国立综合癌症网络（NCCN）均推荐手术前行甲状腺超声检查来确定结节的位置和范围。因术前超声检查不仅可以帮助预测甲状腺结节性质，而且可识别是否合并中央区及侧颈区淋巴结转移，并可指导及时改变手术方法，最大程度减少癌残留和复发。

（2）检查分析有无水电解质紊乱、酸碱平衡失调，有无低蛋白血症，有无贫血，必要时予以纠正。

（3）预防感染，一般甲状腺手术可不用抗生素，对某些疾病如糖尿病，术前合理应用抗生素预防感染。一般预防性应用抗生素可在麻醉成功后，切皮前 30 min 静脉应用 1 次，若手术时间超过 3 h 可追加 1 次。

（4）因各种病症服用阿司匹林、非类固醇抗炎药和氯吡格雷的患者应在术前 7 d 停药；服用维生素 E 和其他影响凝血功能的中草药的患者也应在术前 10 d 停用，而华法林应在术前 5 d 停止服药，以免影响凝血功能。

2.患者准备

（1）手术前 6～8 h 禁食，4 h 禁水，目的是防止在麻醉或手术过程中胃内食物反流出来，吸入肺后引起肺炎。但必要的药物可用少量水服下。

（2）手术前一晚上应保证睡眠，如果无法安睡，可以在服用地西泮类药物帮助睡眠。

（3）进手术室前，要取下活动性义齿及松动的牙齿，以防麻醉插管时脱落，误入食管或呼吸道。取出（下）眼镜、饰品等交给亲属保管，以防丢失。

（4）要排空大小便进入手术室。

（5）甲状腺手术体位是颈部垫高，头轻度后仰，很多患者不适应这个体位，术前要加强练习，尤其是伴有颈椎病的患者。手术前住院后即应进行头低肩高体位练习，锻炼颈部肌肉、韧带。方法是术前 3 d 开始练习，将枕头垫于肩下平卧，头向后仰，抬高床头 5°～10°，时间由短到长，以无不适能坚持 2 h 为宜，目的是减少术中的不适。需要注意的是，餐后 2 h 内应避免练习，防止发生呕吐。

（6）必要的术前训练，训练床上大小便及深呼吸。因为有些甲状腺手术后各种引流等会影响患者的活动，故需要在床上解决大小便的问题，而有效的深呼吸及适当咳嗽可减少术后并发症的发生，应先做预防练习。

（二）术前心理准备

不同患者对其疾病所需要的治疗的心理反应是不同的，帮助患者做好心理准备和临床评估是一名外科医师应当掌握并会应用于实践的。患者术前心理变化主要有恐惧与焦虑，随之的依赖性与自尊心增强。因此，外科医师应主动关心患者，为患者提供有益的建议，以获得患者信心与安全感；给予患者及家属关于疾病的合理解释，取得患者及家属的理解与合作。

（三）甲状腺手术知情同意

医师应充分告知患者癌症病情，提供治疗有关的所有信息，在患者本人和（或）家属充分理解病情并同意治疗的情况下，尊重患者本人的决定权，由患者在知情的基础上自己做出决定。告知内容包括：目前诊断和病情；手术的目的和必要性，预期可能的结果；预定手术时间、手术方式、所需时间；手术的风险、可能的并发症、后遗症及意外事件的可能性；其他手术方法的有无及治疗结果的对比;术中冷冻病理检查的必要性、风险及对手术方式的影响;关于输血的相关问题,并取得同意。

五、手术步骤

(一)麻醉、体位、消毒铺巾

患者取仰卧位,肩后以软枕垫高使颈部向后伸展,从而使甲状腺更充分暴露。头枕部垫以圆环形头圈以维持头部稳定。患者双上肢应以布单包卷固定于身体两侧。手术床设置为头高足低,以减少静脉压力。

(二)切口

在胸骨切迹上大约2横指处沿正常皮肤皱褶做一横弧形切口,长度可根据甲状腺大小而定,一般为5~6 cm。可用细丝线在颈部施压标记皮肤切口位置,可确定切口与颈部弧度高度吻合,并保持对称。也可术前可用记号笔标记切口线位置及长度,患者取自然站立位,面朝前方平视,经两侧锁骨胸锁关节内侧上端上方5 mm,做与皮皱平行的线,即为手术切口最佳线。

术前标记出甲状腺结节位置,重要的解剖标志如甲状软骨突起、胸骨切迹和环状软骨,并确认甲状腺结节与这些标志的关系,便于术中定位及确定下一步皮瓣游离的范围。

(三)游离皮瓣

保持皮肤的张力,以手术刀垂直切开皮肤,用电刀切开皮下组织及颈阔肌,向左右分离至胸锁乳突肌边缘,向头侧至甲状腺软骨突起平面,向尾侧至胸骨切迹。注意暴露和保护位于胸骨舌骨肌表面的颈前静脉,必要时可缝扎或结扎和离断。

(四)分离颈前带状肌

颈白线由左右甲状腺筋膜融合而成,沿中线将胸骨舌骨肌左右分开,可显露甲状腺前表面。将胸骨甲状肌从甲状腺表面钝性分离,以甲状腺拉钩向外侧拉开,再钝性分离甲状腺外侧,即可显露甲状腺,向前内侧牵拉甲状腺叶。若甲状腺较大,显露困难,可以横断颈前肌群。

(五)甲状腺血管的处理

甲状腺血管的离断是甲状腺切除术成功的关键,应遵循包膜外血管分离的原则,即血管分离、结扎与离断应尽量贴近甲状腺,细小的血管以双极电凝或超声刀等处理,向背外侧剥离外科被膜,显露甲状腺,如此可很好地保留喉返神经、喉上神经外支及甲状旁腺。

1. 处理甲状腺上极

上极血管的处理在甲状腺切除术中是关键,也相对困难。切断上极血管后,甲状腺切除相对较容易了。有两种方式处理上极血管:一为传统方式分离、结扎和切断;二为借助双极电凝、超声刀等器材凝闭上极血管二级分支或属支,相对更不易伤及喉上神经外侧支。

沿着甲状腺侧叶的外缘用剥离子向上极剥离,以充分显露上极。将甲状腺叶向下内牵引(或在甲状腺右上极处贯穿缝扎一针,便向下内牵引甲状腺上极),再用小拉钩将甲状腺前肌群上断端向上拉开,露出上极。术者以左手拇、示、中指捏住牵向内下方,右手持直角钳由内侧沿甲状腺上动、静脉深部绕至外侧,顶住左示指,向外穿出,在离开上极0.5~1.0 cm处结扎上极血管。在结扎线与上极间再夹2把血管钳,在血管钳间剪断血管,血管残端再缝扎一道。注意此处血管结扎、缝扎要牢靠,否则血管一旦缩回,出血较多,处理困难。处理上极血管时应尽量靠近腺体,以防损伤喉上神经外侧支。继续钝性分离甲状腺上极的后面,遇有血管分支时,可予结扎、切断。将甲状腺轻轻牵向内侧,在腺体外缘的中部可找到甲状腺中静脉,分离后,结扎、剪断将甲状腺向外侧和尾侧牵拉甲状腺上极组织,用蚊式血管钳分开环甲间隙。为避免损伤喉上神经外支,上极血管应靠近甲状腺被膜逐一结扎,另一更为适宜的方式为以双极电凝逐一凝闭并切断甲状腺上动静脉的二级血管分支。同时尽可能保留甲状腺动脉后支,避免损伤甲状旁腺的血供。

2.处理甲状腺下极

将甲状腺向内上方牵引,沿甲状腺外缘向下极分离,用小钩将颈部皮肤及下端组织向下拉开,露出下极。在少数情况下,此处可能存在甲状腺最下动脉,应一并结扎、切断。只结扎在远离喉返神经,进入真包膜和腺体处的甲状腺下动脉分支。

3.处理峡部

完全游离甲状腺下极后,将腺体拉向外侧,显露甲状腺峡部,用血管钳由峡部下缘的气管前方向上分离峡部后方,将钳尖由峡部上方穿出。张开血管钳,扩大峡部和气管间的间隙,引过两根粗丝线,分别在峡部左右结扎后在两结扎线之间将其切断。若峡部较宽厚,可用两排血管钳依次将其夹住、切断、结扎或缝扎,并将切断的峡部继续向旁分离,至气管的前外侧面为止。

(六)处理甲状旁腺

首先打开甲状腺外侧的外科被膜,翻起甲状腺背面,仔细辨认甲状旁腺及其血管蒂,轻轻钳夹甲状旁腺的游离缘被膜,暴露甲状腺与甲状旁腺之间的间隙,顺此间隙游离甲状旁腺至其血管蒂处,将腺体及血管从甲状腺表面轻轻推开,这样通常能原位保护甲状旁腺及其血管。术中为保护甲状旁腺血供应尽量在甲状腺外科被膜内结扎切断甲状腺的血管分支,避免结扎切断甲状腺下动脉主干,以保存甲状旁腺的动脉血供和静脉回流。在喉返神经入喉处下方甲状腺与气管之间常有致密的纤维束连接,与甲状腺悬韧带协同将甲状腺叶固定于甲状软骨下角与环状软骨之间的凹陷处,将此纤维束称为"甲状腺蒂",这是甲状腺手术中最难处理的部位,局部连接紧密,其内及周围有很多细小的甲状腺蒂血管,大多数上甲状旁腺的位置即位于甲状腺蒂上缘或前缘,术中必须紧贴甲状腺体小心分束结扎。需要注意的是,钳夹甲状旁腺时需轻柔,避免长时间钳夹同一位置以尽量减少对腺体细胞的损伤。甲状旁腺的血管极为细小,肉眼之下难以辨认,过多追踪其来源对血管本身损害较大,极易引起血栓形成及损伤断裂,术中不应刻意分离。

手术中和结束前注意观察保留的甲状旁腺血供情况,自甲状腺分离后,如果甲状旁腺颜色变为苍白的棕色,提示严重缺血,需要做甲状旁腺肌肉内自体移植;如果甲状旁腺颜色变为黑色,提示因静脉严重损伤而淤血,需要在甲状旁腺被膜上做小切口减压,避免因被膜张力过大而变性坏死。

甲状旁腺损伤是甲状腺手术主要并发症之一,其最严重的后果是永久性甲状旁腺功能减退,一旦发生永久性甲状旁腺功能减退,患者甚为痛苦,严重病例可伴喉和膈肌痉挛,引起窒息死亡,钙的代谢也会发生严重障碍,部分患者可能丧失劳动力,还可出现严重的精神症状,多需长期服药,应引起临床足够的重视。人体中正常的甲状旁腺为淡黄色、淡红色或红褐色,大多数呈球体、椭球体以及扁球体,质软,长 5~6 mm,宽 3~4 mm,厚 2 mm,外周多被脂肪组织包裹。在辨识过程中需与以下组织进行鉴别。①与脂肪组织鉴别。用尖挑开被膜后,分开脂肪组织,可见淡红色、红褐色或淡黄色的甲状旁腺,并有自己的包膜;将组织放入生理盐水中,下沉者为甲状旁腺,上浮则为脂肪组织。②与淋巴结鉴别。淋巴组织多为灰白色,一般无脂肪组织覆盖,多沿静脉表面生长;在长、宽一定的情况下,比甲状旁腺更厚。

甲状旁腺的损伤重在预防,关键在于术中原位保护甲状旁腺及其血管。甲状腺"被膜解剖法",即紧靠甲状腺真被膜解剖,保留甲状腺下动脉至甲状腺被膜间的组织,多可保留甲状旁腺的血供。其意义在于直视下暴露并保护甲状旁腺及血供,在术中明确保留甲状旁腺,从而保证术后甲状旁腺的功能,减少临床并发症的发生。甲状旁腺手术中采用亚甲蓝溶液静脉滴注,适用于甲状旁腺瘤的定位。

目前国内较多应用活性炭(纳米炭团粒)示踪技术显示甲状旁腺,术中或术前在甲状腺实质内注射卡纳琳,可较好地标记出甲状腺及周围淋巴结,而不会使甲状旁腺黑染,可使甲状旁腺较好得以保留。

(七)处理喉返神经

在甲状腺全切除术中喉返神经显露的优势,可大大减少喉返神经损伤。其显露方法主要有以下三种。

1.下路途径

下路途径即在甲状腺下动脉的下方寻找喉返神经,喉返神经在未跨过甲状腺下动脉以前位于颈血管鞘、气管和甲状腺下动脉三者之间的疏松结缔组织内,通常右侧喉返神经在胸廓入口外侧可找到,而左侧喉返神经在左内侧气管食管沟处,其主干为单一主干,向上方即与甲状腺下动脉形成交叉。在此三角区域内细心解剖一般可发现喉返神经,然后沿喉返神经向上暴露全程。

2.侧面途径

在甲状腺背面根据喉返神经三角(Simon 解剖三角)寻找神经,Simon 三角的内侧为气管,外侧为颈总动脉,甲状腺下动脉为上界。将腺叶向内侧牵拉,在甲状腺中部外侧气管食管沟内找寻,其在冠状面水平上一般高于颈动脉水平,该方法最常用。

3.上路途径

上路途径即在甲状软骨下角处开始寻找喉返神经,因喉返神经入喉处最为恒定,通常均紧贴环状软骨外侧缘,并在其下方进入喉部。侧面途径最为常用,一般非肿大的初次手术病例均可应用,但对于巨大甲状腺肿或胸骨后甲状腺肿病例,或再次手术广泛瘢痕形成的情况,侧方显露困难,不适用;上路途径因最恒定,是非常有用且可靠的方法,对巨大肿块或胸骨后甲状腺肿手术特别有用,可根据甲状软骨下角定位寻找,也可用于其他方法找寻失败时,以及存在喉不返神经之时。但因其邻近 Berry 韧带和 Zuckerkandl 结节,较易出现,有时分离较困难。下路途径对再次手术最为有益,术中可从下部无瘢痕之处分离显露喉返神经,但分离距离较长,且有损伤下甲状旁腺血供可能,应用相对较少。侧面途径与下路途径关键在于找到甲状腺下动脉,以其为标志向上、下方分离寻找喉返神经。甲状腺肿下动脉多位甲状腺中部,但也可偏上或下方进入甲状腺。向内侧牵拉甲状腺叶,向外拉紧颈总动脉,以蚊式血管钳分离甲状腺下动脉此处纵行条索状组织,多可发现喉返神经。

(八)引流、缝合切口

此时抽出患者肩下垫物,以利患者颈部放松,检查有无出血点,见整个创面无出血,在左、右腺体窝处,分别置直径为 $3\sim5$ mm 的细引流管,自胸锁乳突肌内缘和切口两角引出并固定。切口逐层缝合。

六、术后注意事项

1.术后监测生命征

注意血压、脉搏、呼吸及引流情况。

2.体位

麻醉清醒后由平卧位改为半靠位,以利于引流及呼吸。

3.术后血钙检测

甲状腺全切除术后次日晨应检查血钙水平,有低钙症状或血钙低于 2 mmol/L 患者给予口服钙剂或静脉注射钙剂,补充钙剂治疗后依然有低钙症状者需给予维生素 D 治疗。

(郭容欣)

第十一节　根治性颈淋巴结清扫术

一、概述

对于甲状腺癌及其他头颈部、颌面部、口腔的恶性肿瘤,经颈部淋巴结转移为其首要的转移方式。颈部淋巴结清扫术是治疗上述恶性肿瘤不可缺少的方法,有多种手术方式。其中,根治性颈部淋巴结清扫术,由 Crile 在 1906 年提出,被认为是恶性肿瘤清除颈淋巴结转移的标准,已经成为头面部恶性肿瘤的常用手术方式。根治性颈淋巴结清扫术,清除范围包括Ⅰ区到Ⅴ区的颈部淋巴结,以及胸锁乳突肌、颈内静脉、第 11 对脑神经(副神经)、迷走神经和颌下腺。根治性颈淋巴结清扫术强调为了达到减少复发与转移的目的进行彻底治疗,须对颈部组织进行整块切除。胸锁乳突肌、颈内静脉以及副神经的切除会导致颈部形态、功能上永久的损伤。保留胸锁乳突肌、颈内静脉、副神经的根治性颈淋巴结清扫术,则为功能性颈淋巴结清扫术或称改良性颈淋巴结清扫术。近年来,为了能够达到既根治恶性肿瘤,又减少手术创伤、保留功能、减少术后并发症、提高患者生活质量的目的,切除范围更小的选择性或分区颈淋巴结清扫术广泛应用于临床。事实上,据 Crile 的手术笔记记载,他亦曾改良手术方式,即根据原发肿瘤灶的大小,有选择性地清除颈部区域,当颈部没有触及肿大淋巴结时,可以保留胸锁乳突肌和颈内静脉。

二、颈部淋巴结分区

掌握根治性颈部淋巴结清扫术,外科医生首先要对颈部淋巴结的解剖、分区有充分、准确的认识。新的颈部淋巴结分区标准,使其能够在临床应用中更加具有合理性和科学性,对头颈部肿瘤的治疗具有非常重要的意义。

三、手术适应证和禁忌证

(一)手术适应证

第一,在行颈部淋巴结清扫术之前,外科医师必须确定原发灶是否能够完整切除。第二,术前、术中能够明确发生颈淋巴结转移的甲状腺癌,如甲状腺乳头状癌、滤泡状癌、髓样癌的颈部淋巴结转移。现已不主张对颈部隐匿的转移性病变,即对未发现的可能的颈部淋巴结转移的甲状腺癌患者行预防性的颈部淋巴结清扫术。第三,头颈部其他恶性肿瘤的颈部淋巴结转移。

(二)手术禁忌证

原发肿瘤不能完整切除、颈部转移淋巴结固定、侵犯邻近重要周围组织,如侵犯血管、神经,双侧或对侧颈部淋巴结转移,颈部淋巴结清扫难以取得根治效果,以及恶性肿瘤远处转移。如甲状腺未分化癌,大多数确诊时已经侵犯气管、食管、肌肉、淋巴结,手术无法完整切除原发病灶,不主张行根治性颈淋巴结清扫术。

四、术前准备

(一)术前患者一般情况评估

评估患者一般情况,查血常规、血生化、心电图、胸部 X 线片等,对心脏、肝脏、肾脏、肺等重要器官的功能状况,是否能够耐受手术。若有异常情况,应采取适当的措施在术前纠正。

(二)术前检查

术前应行甲状腺、颈部超声、CT 检查,确定肿瘤位置、大小以及颈部淋巴结情况。

(三)术前患者准备

对于癌灶已经侵犯咽部、食管、喉部并造成气管梗阻或进食困难的患者,应备气管切开包进行气管切开,或者插鼻饲管。

(四)术野区准备

术前备皮,对头面、颈部、胸部皮肤进行清洁、剃毛。

(五)其他准备

有条件者,可预约术中快速冷冻切片检查,以明确颈部淋巴结的转移情况。

五、手术步骤

(一)麻醉、体位、消毒铺巾

气管内插管全麻时,注意保证气道畅通,并预防术中麻醉意外、并发症。患者采取仰卧位,抬高床头 15°,肩下方加垫枕,使头、颈部后仰并使得下颏与肩部处于同一水平面,可充分暴露颈前部,同时还可降低头颈部血管,降低出血风险。头面部偏向健侧。使用手术帽完全盖住患者头发,避免污染手术野。常规消毒铺无菌巾并使用巾钳钳夹固定无菌巾。消毒范围包括大部分面部、中线后至对侧颈部的胸锁乳突肌的颈部,上胸部,胸前壁下至乳头平面。

(二)切口

手术主刀者站在手术侧。根治性颈淋巴结清扫术可选择多种切口,目的是充分清晰地暴露清扫区域。对于颈部恶性肿瘤的患者,因其可能要接受放疗,所以皮瓣的存活非常重要。最实用的切口为患者取"H"形切口,此种切口的皮瓣为钝角皮瓣;上支经乳突向前至颈中线颏隆凸下方做弧形切口;下支经斜方肌至对侧胸锁乳突肌止点做弧形切口;然后于两支之间做垂直切口。做垂直切口的目的是为了避免切口与颈动脉在同一直线上从而避开颈动脉鞘。

(三)游离皮瓣

沿切口切开皮肤、皮下组织、颈阔肌。离断、结扎走行在颈阔肌层的浅静脉。于颈阔肌下以钝性和锐性分离相结合游离皮瓣,暴露颈深筋膜浅层颈外静脉和颈前静脉。在游离皮瓣的过程中,须仔细辨认颈外静脉并小心解剖该静脉的外膜。游离的皮瓣须包括颈阔肌在内,使得皮瓣获得充分的血供,从而使皮瓣愈合良好,并能够避免颈深部结构组织与皮肤形成瘢痕,影响美观。向后翻起两侧皮瓣,使得后方皮瓣游离到斜方肌的前缘,前方皮瓣分离到颈前中线的位置;上方皮瓣游离到下颌骨的下缘上方;下方的皮瓣游离到锁骨的上方。当游离上皮瓣时还要注意识别、保护面神经的下颌缘支。此支走行于下颌骨下缘约 2 cm 处,穿过面动、静脉。面神经下颌缘支支配下颌、上唇部的肌肉,损伤此支会影响面部肌肉的功能及面部的美观。因此,在游离上方皮瓣时,须轻柔地在下颌骨下缘下方约 2 cm 处分离、切断面动、静脉或者牵引面、动静脉,将面神经下颌缘支游离出手术清扫区域。

(四)离断颈部肌肉、静脉,清扫淋巴结

皮瓣游离完成后,在胸骨柄上缘和锁骨处打开颈深筋膜浅层,把胸锁乳突肌游离开颈内静脉表面,将其胸骨头、锁骨头离端。然后钳夹其肌肉断面向上牵引,显露颈动脉鞘的下端。在斜方肌表面沿着斜方肌的前缘打开颈深筋膜浅层进入颈后三角区域。颈外静脉是第一个重要结构。于锁骨上方进行分离,暴露颈外静脉,于锁骨上方约 1 cm 处即颈外静脉下端汇入锁骨下静脉处,结扎颈外静脉。颈外静脉自腮腺向下走行于胸锁乳突肌的浅面,于胸锁乳突肌的锁骨头侧方进入锁骨下静脉。在胸锁乳突肌的后方还有颈内静脉、锁骨下静脉末端,此处亦是右侧淋巴导管,左侧胸导管分别汇入右、左静脉角的部位。仔细、小心向内向上清除颈后三角区域内的淋巴结、脂肪和疏松结缔组织,离断走行在颈后三角区域内的颈丛肌支、副神经。副神经自胸锁乳突肌后缘的中点走行至斜方肌的前缘,支配肩胛骨的运动,如上抬、后伸、旋转等。离断副神经会导致肩胛骨运动失调,同时还可引起斜方肌萎缩。是否离断副神经取决于恶性肿瘤的侵犯程度以及外科医生的习惯。目前多数外科医生习惯保留该神经。向上分离胸锁乳突肌,暴露肩胛舌骨肌的下腹和颈横动、静脉的内侧,结扎、离断颈横动、静脉。于斜方肌的前缘离断肩胛舌骨肌的下腹,进入肩胛舌骨肌的深层,从而将其深面的臂丛神经、前斜角肌、颈内静脉和膈神经暴露出来。肩胛舌骨肌的上腹垂直上行至舌骨大角,下腹自肩胛骨的上缘水平行与颈内静脉与胸锁乳突肌之间,其肌腱附着在锁骨的中点和第 1 肋上。臂丛神经锁骨下分支、颈横动、静脉、膈神经走行于肩胛舌骨肌的下腹后方。膈神经穿行于颈横动、静脉表面,颈内静脉和臂丛之间,下行到达前斜角肌浅面,须小心保护。如果恶性肿瘤侵犯膈神经,此时可酌情切除受累的神经。

在锁骨上方锐性、钝性切开颈动脉鞘,辨认颈内静脉并仔细、谨慎分离该静脉,显露颈总动脉、迷走神经。于锁骨上双重结扎、离断颈内静脉。在此过程中,注意避免损伤迷走神经、淋巴管以及膈神经。以锁骨中点的上方为标志,颈总动脉位于内侧而颈内静脉位于内侧。迷走神经位于颈内静脉、颈总动脉之间的后方。左侧的胸导管、右侧的淋巴导管汇入颈内静脉、锁骨下静脉的夹角处或前面,如果损伤了这些淋巴管,须结扎以避免发生乳糜漏。在清扫颈动脉鞘区域时,要注意识别舌下神经降支及颈神经。舌下神经降支位于颈动脉鞘前方,颈神经位于颈动脉鞘的前壁或者侧壁,它们支配带状肌,舌骨肌。舌下神经降支可引导医生找到舌下神经。同时,在清扫此区域时还要注意保护喉返神经、喉上神经。

用小拉钩向上拉开二腹肌的后腹,仔细解剖、分离、显露出上段颈内静脉,结扎、切断颈内静脉,贯穿缝扎残端。必须高位钳夹颈内静脉,以及切除腮腺尾部,从而保证此区域内的淋巴组织被完全清除。因颈内淋巴结区域的上界是恶性肿瘤颈部转移最常见的区域之一。在该区域操作时,要注意小心、仔细地解剖、操作,避免损伤位于该区域的重要神经、血管,如舌下神

经、迷走神经、面神经的下颌缘支、颈内动脉。舌下神经的降支位于境内静脉和颈内动脉之间。同时，在颈内静脉、颈动脉的内缘沟内要避免损伤到迷走神经。胸锁乳突肌于乳突处切断，将包括颈内静脉、胸锁乳突肌、肩胛舌骨肌，下颌下腺、腮腺下极在内的大块淋巴及脂肪组织一并清除。

向上将切断的胸锁乳突肌、颈内静脉、肩胛舌骨肌和脂肪、筋膜、淋巴结分离、翻起。分离过程中，注入颈内静脉的甲状腺中静脉和上静脉等属支应逐一结扎并切断；颈动脉鞘壁和鞘内脂肪组织与淋巴结均应清除干净；颈深筋膜浅层前至颈中线、后至斜方肌前缘，随同胸锁乳突肌一起到剥离并翻开。上行剥离至颈总动脉分叉上方约 1 cm 时，应注意仔细分离横过颈内、外动脉表面的舌下神经。若需做甲状腺切除术，此时可将甲状腺上动脉结扎并切断。于颈前中线的上部，切开尚未打开的颈深筋膜浅层。将筋膜向外侧剥离，清除颏下三角内的脂肪和淋巴结，并将肩胛舌骨肌从舌骨附着处切断，然后转向清理下颌下三角剥离二腹肌表面和下颌下三角处的颈深筋膜浅层，暴露下颌下三角。夹住下颌下腺向后牵开，由前向后仔细分离下颌下腺。分离至下颌舌骨肌后缘时，用拉钩将下颌舌骨肌拉向前，暴露下颌骨与舌骨舌肌之间的空隙，由上至下仔细分离出舌神经、下颌下腺导管和舌下神经，切断下颌下腺导管，移走下颌下腺，将下颌下三角内的脂肪和淋巴结清除干净继续向后分离，暴露腮腺下极和下颌后静脉，沿下颌角切除腮腺下极，在腮腺内切断并结扎下颌后静脉，间断缝合腮腺的切缘。

（五）引流、缝合

清理整个颈部创面并妥善止血。注意严格按照无瘤原则操作，不重复使用接触肿瘤的纱布，碘伏冲洗手术器械及手术野，避免肿瘤细胞种植。选胸骨切迹上方、斜方肌前下方皮肤作为穿刺点，将 2 根硅胶管（分别剪 3～4 个侧孔）放在前、后皮瓣下，自穿刺点皮肤穿出并缝线固定，外接负压引流袋。引流管的摆放位置应能够清除清扫区域的无效腔和皮瓣下的积血、积液。可吸收缝线间断缝合颈阔肌肌肉、筋膜、皮下组织，皮内缝合皮肤。缝合完毕后，碘伏再次消毒伤口，纱布包扎。

六、术后处理

甲状腺癌根治性颈淋巴结清扫术后护理主要注意以下几点：①患者术后应取半坐卧位，以利于引流、呼吸，同时能够降低清扫区域的静脉压，降低出血风险；②鼻导管持续吸氧，3～5 L/min；③注意观察引流袋引流量，每日更换引流袋，记录引流量，一般 2～3 d 拔除引流管；④静脉输液，可给葡萄糖溶液、生理盐水等，恢复饮食后减少至停止；⑤术后 1 周拆线；⑥术后 2 周内应尽量避免左右转颈的剧烈动作，避免伤口裂开或者创面出血，此后可适当进行转颈锻炼。

七、手术注意事项

术中仔细解剖、小心操作、分离。保护重要神经（膈神经、臂丛神经、迷走神经及颈丛的分支、喉返神经、喉上神经）、血管、右淋巴结管、胸导管、甲状旁腺等，避免因损伤以上结构而导致的相关术后并发症。双侧根治性颈部淋巴结清扫术术后的少见并发症为抗利尿激素失调综合征。

（郭容欣）

第十二节 功能性颈淋巴结清扫术

一、概述

原发于头颈部恶性肿瘤转移途径最先表现为颈部淋巴结的转移,很少发生血行转移。此种颈淋巴结转移灶对放疗和化疗的治疗都不理想。颈部淋巴结清扫术(简称"颈清术")是根治头颈部恶性肿瘤的一种有效的方法。功能性颈淋巴结清扫术(最初称为保守性颈淋巴结清扫术,1975 年才改称为功能性颈淋巴结清扫术;其清扫范围与根治性颈清术的范围基本上是一致的,从第Ⅰ区至第Ⅴ区,或者第Ⅵ区。其主要区别就是保留了颈内静脉、副神经与胸锁乳突肌中的非淋巴脂肪组织。甲状腺癌手术的功能性颈清术保留颈内静脉、胸锁乳突肌及副神经,既起到了治疗效果,又保存了患者的功能及外形,可以避免或者减轻根治性颈淋巴结清扫术的肩胛综合征,减轻面部水肿,术后并发症少,手术创伤小,患者易于耐受,术后的生活质量也相应得到了提高。

颈部的淋巴组织一般位于颈部筋膜间隙内,颈深筋膜包绕神经、血管与肌肉,与淋巴相隔离,犹如一道"屏障"起到了一定的保护作用。因此,只要"筋膜屏障"始终保持完整,肿瘤组织也没有侵犯与破坏,手术操作时依循筋膜间隙划定的界线进行解剖,同样可以达到"整块"切除转移淋巴组织的目的,Suarez 在 1963 年解剖证实了这一观点。在 1967 年国外学者 Bocca 提出了保留副神经、颈内静脉和胸锁乳突肌的术式,临床上习惯称为三保留,其后也逐渐被大多数学者所认可。曾经有学者在三保留的基础上又进行多次创新与改良,有提出保留颈丛神经与颈外静脉的,也有提出"六保留"功能性颈清术的,即三保留的基础上还保留耳大神经、枕小神经和颈横动、静脉;但是在医学界有许多争议,值得商榷。目前为大众所接受的还是经典的三保留手术术式。功能性颈清术根据其所保留组织的不同而分为三型:Ⅰ型(保留三个组织其中的一个)、Ⅱ型、Ⅲ型(三个组织都保留)。本节主要以Ⅲ型加以介绍。

二、手术适应证和禁忌证

手术适应证有:①分化程度较高的甲状腺癌,伴有颈部淋巴结转移,转移淋巴结未突出包膜外且无粘连固定者;②临床上副神经尚未受到侵犯,同侧或双侧颈部淋巴结肿大,无论转移与否的患者。

手术禁忌证有:①颈部淋巴结广泛转移或淋巴结有明显外侵征象者;②手术前有颈部清扫术史者。

三、术前准备

术前准备基本包括:①检查血常规与血型、尿常规、粪常规、凝血机制检查、甲状腺功能检查、心电图、胸部 X 线片、腹部彩超、甲状腺彩超、颈部淋巴结彩超,必要时做颈部 CT;做喉镜看声带是否麻痹,了解喉返神经是否受到侵犯;为排除继发性食管癌可以做食管点片。②术中可以备血以防不时之需。③术前 2 周即开始禁烟,避免术后发生呼吸道感染的可能。④手术前应维持水电平衡。⑤尽可能在手术前纠正低蛋白血症和贫血。⑥如果术前患者肿瘤压迫呼吸道引起阻塞者,术前应行气管切开术。⑦手术的时间长,创面大,应合理使用抗生素,预防感染。⑧做好口腔清洁和颈胸部的皮肤准备。准备皮肤的范围,剃除耳后一部分头发直达颈后以免污染手术野。⑨术前常规备气管切开包。

四、手术步骤

(一)麻醉、体位、消毒铺巾

一般采用气管插管静脉全身麻醉。取仰卧位,肩下垫高使颈部后仰,将头部转向健侧,使锁骨上区、气管以及颈后部充分暴露。手术台调整至头端15°～30°斜坡位,以减少头颈部淤血。头部垫两层无菌巾,用上面的一层包裹头部并在前额固定,然后再铺4块手术巾。手术野上自耳下平面及颏部,下至第1肋骨以下的平面,外侧自斜方肌缘向内越过中线到对侧颈部。

(二)切口

切口选择与根治性颈清术基本相同,可采用"Y"形、"X"或"7"形切口,但目前常采用切口是"L"形切口。切开皮肤与颈阔肌,在颈阔肌下用电刀锐性游离皮瓣,内达颈中线,上达下颌骨一横指,下达锁骨上,手术区域的组织暴露应该包括同侧带状肌、颌下三角、腮腺尾部与颈后三角以及胸锁乳突肌,直到斜方肌前缘。

(三)胸锁乳突肌的游离

颈丛神经的部分分支一般分布在胸锁乳突肌的表面,予以切断;在下颌骨下结扎颈外静脉上端。用电刀沿着胸锁乳突肌切开其表面筋膜,将筋膜锐性解剖开,到胸锁乳突肌前缘。用牵引带向后方牵引肌肉,沿着筋膜与胸锁乳突肌内侧继续剥离。关于耳大神经是否保留有不同的见解,一般视术中具体情况而定,能够保留者建议还是保留。耳大神经从颈丛发出后向上方走行到腮腺下方,分为前后两支,支配皮肤的感觉,如果是手术中把耳大神经一并切除,术后会发生该神经分布的区域出现永久性皮肤的感觉迟钝与麻木不适感觉;目前国内为了防止遗留阳性淋巴结,常常行耳大神经切除,目的是更好地显露清扫区域的手术视野;但是有学者提出保留耳大神经,理由是耳大神经在走行路径中与胸锁乳突肌垂直,手术操作的时候很容易游离与保护,并不影响清扫的彻底性。

(四)副神经的保留

保留副神经是功能性颈淋巴结清扫术的最主要目的。切断面神经的颈支,然后切断并且结扎面后神经,在胸锁乳突肌的前缘深处直达二腹肌。副神经上段一般在胸锁乳突肌内侧筋膜中上1/3交界处可以找到,其可以在胸锁乳突肌与颈内静脉间解剖。副神经分为胸锁乳突肌肌支与斜方肌支,一般在进入胸锁乳突肌之前,两支都应该保留,其上端应该游离到二腹肌水平,并且可以看到颈内静脉上端;在下端,在斜方肌前缘中、下1/3交界处颈深筋膜层深面可找到副神经在胸锁乳突肌后缘穿出。其中,在斜方肌表面向后走行的是锁骨上皮神经,走向斜方肌下的为副神经。在副神经的寻找与保护中,如果患者有耸肩运动,多提示副神经就在附近,要小心解剖,防止损伤。

(五)解剖锁骨上区

沿着锁骨上缘用电刀切开颈筋膜与切断锁骨上皮神经,逐层横行切开颈部的淋巴脂肪组织,切断并且结扎肩胛舌骨肌下腹与颈外静脉下端,直到椎前筋膜,在此过程中注意切勿损伤臂丛神经,以免出现手臂感觉与运动障碍。沿着斜方肌前缘上行,注意保护好副神经后继续解剖,在斜方肌的前缘保留颈横动脉,亦要保护好膈神经;从神经下与深部椎前肌肉以及筋膜表面分开副神经周围的脂肪结缔组织。其上方应该暴露肩胛提肌上端与头夹肌,由后向前到达胸锁乳突肌后缘。完全游离胸锁乳突肌需要用电刀锐性解剖胸锁乳突肌表面后筋膜,到达肌肉后缘后与内侧剥离筋膜相互汇合。

(六)颈动脉鞘与颈前三角、颈后三角的解剖

将游离的胸锁乳突肌后缘提起向内侧牵引以便于显露颈动脉鞘,切开颈动脉血管鞘,切实保护好颈总动脉、迷走神经与交感神经干,小心分离出颈内静脉。循椎前筋膜浅面向外侧解剖,清除颈内静脉外侧至斜方肌前缘这一范围内的颈部深层中下区的淋巴结与结缔组织,副神经注意保护;颈内静脉角处的淋巴结进行清扫时,一定注意淋巴管或者胸导管的结扎,防止损伤后出现淋巴漏。如果术中手术视野暴露不满意时可在锁骨上缘 $1 \sim 2$ cm 处切断胸锁乳突肌,待颈清术完成后可以再将肌肉的断端修复缝合。将胸锁乳突肌向外牵引,自颈内静脉的深面起,循椎前筋膜浅面向内侧解剖至气管旁,清扫气管旁与气管前淋巴结;清除气管食管沟的淋巴结时需要保护与显露喉返神经。分离颌下软组织后,保留颌下腺,依次将颈后三角区和颈前三角区的淋巴结与脂肪组织一并清除。结扎甲状腺上下极血管,紧贴气管前切除患侧甲状腺腺叶,注意保护好甲状旁腺,将切下的患侧甲状腺叶与清扫的淋巴组织送病检。

(七)止血、缝合

用生理盐水冲洗创面,仔细止血,看是否有淋巴漏出现;一般留置两根引流管接负压,分别放置在气管旁与锁骨上颈部外侧,依次缝合切口,必要时可以适当加压包扎。

五、术中注意要点

术中应注意以下几点。①手术时务必认真仔细,小心谨慎操作;既要彻底清除颈部淋巴脂肪组织防止遗漏,又要保护和保留副神经、颈内静脉和胸锁乳突肌。颈部淋巴结与颈内静脉两者伴随依存,关系密切;既要保留颈内静脉,又不可忽略对周围淋巴组织的清扫,否则就失去了保留静脉达到术后有良好功能的目的。应尽量保证胸锁乳突肌的完整无损,不能为图方便任意将其切断后再缝合;为了防止肌肉纤维松散而致术后萎缩或形成瘢痕条索,必须保持颈深筋膜浅层对其的包绕,否则就影响了其功能与外观。②在颈中部应注意勿损伤副神经及其进入胸锁乳突肌的分支,特别是在分离胸锁乳突肌并向后上翻起的时候。③游离颈内静脉时务必要结扎其所属分支;对计划作游离组织瓣移植者需要保留甲状腺上静脉和面总静脉,以备吻合之用。④枕动脉供养胸锁乳突肌,术中不要轻易结扎切断。⑤颈内静脉角处的淋巴结进行清扫时,一定注意淋巴管或者胸导管的结扎,防止损伤后出现淋巴漏。⑥沿着椎前筋膜由外向内清扫淋巴结的时候,在此过程中注意切勿损伤臂丛神经,以免出现手臂感觉与运动障碍;在斜方肌的前缘保留颈横动脉,同时亦要保护好膈神经。⑦在解剖颈动脉血管鞘时注意小心分离出颈内静脉,切实保护好颈总动脉、迷走神经与交感神经干。⑧注意保护好喉返神经,特别是在清扫气管旁与气管食管沟的淋巴结时。

六、术后处理

其术后的处理基本上与颈淋巴结根治术是一致的。因为颈部的解剖比较广泛,相应的淋巴管和血管的损伤不可避免,这样就更加易引起皮下积液,为了保证皮瓣下无死腔,所以有效的负压吸引非常重要,必要时伤口需适当加压包扎。手术后如果患者发生口腔内舌或口底水肿,气管受到侵犯及受压软化者影响呼吸,酌情做气管切开。

七、疗效评价与比较

目前医学界普遍认为根治性颈清术存在以下不足。①手术破坏性大,因为切除了胸锁乳

突肌、颈内静脉和副神经,所以术后患者容易产生颈肩部变形、上臂功能障碍与斜方肌的萎缩、面部水肿等后遗症,导致患者的生存质量下降。②根据原发癌的病理类型、部位、肿瘤的大小以及肿瘤侵犯程度等多种因素,颈淋巴结转移癌的发生生长均有所不同;临床上也有出现颈部淋巴结没有转移的,比如淋巴结反应性增生;对于各种情况的淋巴结转移癌,毫无选择的一律行根治性颈清术,针对性不强,盲目性较大。相对于根治性颈清术,功能性颈清术有以下优点:①其在达到手术目的前提下患者术后颈肩部功能与外形不受影响,同时也保留了颈内静脉、胸锁乳突肌及副神经;②因为患者术后头面部血液循环与淋巴回流不受影响,所以术后患者很少出现头面部的水肿;③因为创伤小,所以提高了术后患者的生活质量;④手术时间相对较短,术中患者易于耐受,术后患者恢复较好,各种风险明显降低。

只要其手术适应证选择得当,功能性颈清术远期疗效与根治性颈清术术式相比差异无显著性。同时,其术后复发率也与根治性颈清术相似。大量临床研究证实,该术式对于术后患者的生活质量有十分重要的意义,在保证肿瘤根治效果的基础上,最大程度地保留机体解剖与生理功能,是日后临床外科努力的方向。

(郭容欣)

第十三节　腔镜下甲状腺癌根治术

一、概述

传统的甲状腺手术由于颈部留有手术瘢痕,切断皮神经导致术后颈部不适、感觉异常等,给女性患者造成很大的心理负担,患者对手术的美容效果提出了更高的要求。

近年来腔镜手术在许多领域取得了长足的发展,使腔镜技术用于甲状腺手术具备了一定的基础和条件。1996年Gagner等报道了世界上首例腔镜甲状旁腺大部切除术。1997年Hussher等完成了首例腔镜甲状腺腺叶切除术,美容效果满意。随后开始了腔镜甲状腺手术方法的探索,由于颈部间隙狭窄,手术空间小,手术操作和止血均较困难,中转开放手术比例高,当时在美国和意大利等国仅为少数病例施行了该手术,尚不具备推广价值。2001年6月仇明等完成了国内第一例腔镜甲状腺切除术。此后腔镜甲状腺手术在我国迅速发展。近年来,随着国内外内镜器械与技术的不断发展,内镜甲状腺切除术(endoscopic thyroidectomy,ET)越来越得到普及。由于完全内镜甲状腺手术(total endoscopic thyroidectomy,TET)具有颈部无瘢痕、切口比较隐蔽、美容效果好等优点,容易被患者接受而得以广泛普及与发展,在国内应用最为广泛。

二、腔镜甲状腺切除术的手术分类

目前腔镜甲状腺手术有两种:①完全内镜甲状腺手术:胸乳入路、全乳晕入路、腋路入路、锁骨下入路、腋乳入路、口底入路等;②内镜辅助甲状腺手术:通过悬吊法建立操作空间,有胸骨切迹和锁骨下2种径路。胸骨切迹上的腔镜辅助径路。该手术方法为意大利Miccoli首创,由Bellantone等首先报道。该手术方法是免CO_2气腹,于胸骨切迹上方做一15～30 mm切口,用常规手术器械钝、锐性分离颈阔肌下间隙,用小拉钩提起皮瓣显露手术野。经小切口伸入腔镜和常规手术器械施行甲状腺手术。该径路操作简单方便,路径短,往往和常规手术配合使用,可避免与 CO_2 气腹有关的并发症,对术者的腔镜外科手术技术要求不高,必要时可延长切口转为传统开放式手术;缺点是术野显露较差,术后颈部留有瘢痕。

三、完全腔镜下甲状腺手术的适应证和禁忌证

(一)手术适应证

(1)甲状腺单发或多发结节,结节直径小于或等于 5 cm,囊性结节可大于 5 cm。

(2)无外侧区淋巴结转移及局部侵犯的分化型甲状腺癌。

(二)手术禁忌证

(1)有颈部手术史。

(2)甲状腺肿块直径大于 5 cm。

(3)有局部浸润的恶性肿瘤。

(4)有外侧区淋巴转移的恶性肿瘤。

(5)有颈部放疗史、甲亢和甲状腺炎为相对禁忌证。

四、完全腔镜下甲状腺癌手术

(一)TET 手术径路

TET 手术径路有胸乳入路、全乳晕入路、腋路入路、锁骨下入路、腋乳入路等,而胸乳入路有以下特点:不要离断颈部带状肌;可同时行双侧甲状腺手术;可以行Ⅵ区及Ⅲ、Ⅳ区淋巴结清扫;合理的手术入路首先面临的问题,结合文献报道及我们的经验,认为经胸乳入路具有手术操作空间大、容易同时处理双侧甲状腺病灶且操作过程中手法自然等优点;同时患者内衣可完全掩盖所有切口,美容效果最佳。我们多采用胸乳入路,而对于对胸部美容效果要求较高的患者也有时采用全乳晕入路。

(二)体位与消毒

全麻插管后,患者采取仰卧位,枕部垫头圈,背部垫背枕,保持头后仰位。可以将中单叠成卷塞入颈后维持颈椎前曲,可以减少术后头晕及颈椎疼痛症状。双腿外展,两腿之间成角 45°~60°,绑腿固定。双臂内收于身体两侧,固定。消毒范围上达颌下,外至上臂中部及腋中线,下至脐水平,双腿、腹部均需铺满无菌单。

(三)手术器械

除普通内镜手术器械外,需要用 10 mm Trocar 1 把、5 mm Trocar 2 把,特制注水器、甲状腺分离器、可弯分离器及剥离器、带固定齿无损伤抓钳、专用拉钩、自动归位持针钳、超声刀5 mm 及机器一套,负压引流瓶。5 个 0 带针可吸收线。自制标本袋制作:用无菌手套,剪去前端手指及手掌部分,仅留用手腕圆筒部分,丝线结扎远端呈漏斗状,近端用圆针及 1 号丝线在尽量接近边缘处做一圈荷包缝合备用。

(四)术者站位及准备

主刀医师站于患者两腿之间,向左侧身约 45°紧靠手术台,扶镜医师坐于患者右腿外侧,拉钩医师可坐于患者身体两侧,器械台及洗手护士位于患者左腿外侧。连接电子镜、电凝钩、吸引器、超声刀后置于,患者左侧大腿处的储物袋中。超声刀及电凝钩脚踏板置于患者左腿下方地上备用。

(五)手术切口选择

(1)双侧乳晕边缘内上象限(左侧10~11点钟方向,右侧1~2点钟方向)各取一0.5 cm切口,确定双侧切口与对侧胸锁关节连线交叉点位于正中线上。

(2)双侧乳头连线与右侧胸骨旁线交点处做一约1.0 cm长纵向切口。因正中线胸骨前方皮下组织致密且于皮下分离时易出血,故取胸骨旁线切口。该切口可根据患者特殊需要适当下移。注意,如果患者体型较为高大,会导致双侧乳晕切口皮下隧道过长,不利于手术操作,术前需做好评估,准备超长Trocar备用。

(六)手术操作

建腔用500 mL生理盐水加入1支肾上腺素后,再用此肾上腺素生理盐水100 mL加入2支罗哌卡因注射液制作成膨胀液备用。先将少许膨胀液注入3个切口处的皮下组织内。中央切口处可注入多一点。切开中央处切口,用蚊式血管钳撑开皮下组织。用特殊注水器将膨胀液注入皮下组织与肌筋膜之间间隙后向前潜行注射。至胸骨角水平后分别向左、右两个方向,朝双侧胸锁关节方向潜行注射膨胀液,高度超过锁骨水平即可。注射深度位于肌筋膜表面效果最好,此间隙较为疏松且血管网最少,不易出血。同时,观察皮肤需膨胀、隆起,注意如果皮肤出现"橘皮征",则注射深度过浅,如果前进阻力过大,则可能注射深度过深。将剥离器以30°角向前下方刺入皮下组织与肌筋膜之间间隙后,向前潜行制作隧道,同样注意深度,采用"宁深勿浅"的原则过浅会造成皮肤淤青或坏死,影响美容效果,违反内镜手术初衷。

用大弯血管钳探入隧道入口,上至胸骨角水平,尽量钝性撑开切口至胸骨角的皮下隧道,以便Trocar进入及标本袋取出。将10 mm Trocar刺入隧道,开启二氧化碳气体,流量至最大,压力6~8 cm H$_2$O。屏幕上应显示前方左右两个"鼻孔状"隧道口。切开右侧乳晕切口,蚊式血管钳撑开皮下组织后,将带芯5 mm Trocar沿切口与对侧胸锁关节连线刺入皮下组织与乳腺表面之间间隙潜行。开始方向尽量与中间隧道平行,以免手术操作时与电子镜Trocar相互影响,接近胸骨角时转向对侧胸锁关节方向,深度同样不能过浅而使皮肤出现"橘皮征",亦不能过深刺入乳腺组织。出口应在"鼻孔状"隧道口近端。从左侧Trocar伸入电凝钩,钝性电切游离Trocar出口附近及对侧浅筋膜,以便对侧Trocar进入。做右侧乳晕边缘切口,同法,插入5 mm Trocar后,伸入吸引器向上顶住皮肤帮助扩腔,同时可以开启吸引阀,吸出因电切产生的水蒸气,帮助左侧电凝钩分离。打开双侧5 mm Trocar气阀排除水蒸气。可以分别将双侧切口前皮肤丝线缝合一针后系于双侧5 mm Trocar排气管上,防止换用手术器械时,Trocar脱出。建腔范围呈倒梯形,上至甲状软骨上缘,外侧至胸锁乳突肌外侧缘,下至胸骨角。分离深度达肌筋膜,应保留完整肌筋膜,达到"上黄(皮下脂肪)下红(肌层)"的效果,这样才能最大程度减少出血。中间到达白线时,由于血管增多,将电凝钩改为超声刀分离。

切除患侧腺叶及峡部,左手换用无创抓钳协助超声刀由下至上切开带状肌颈白线至甲状腺,下至胸骨切迹,上至甲状软骨上方。右手改用可弯分离器剥离甲状腺显露甲状腺峡部后,仍换用超声刀于峡部近健侧离断甲状腺峡部。左手用无损伤抓钳抓住峡部向外下方牵拉,右手用超声刀切断甲状腺悬韧带,暴露气管,在游离靠近环甲肌的悬韧带时注意将超声刀功能臂朝向外侧,避免损伤环甲肌造成术后患者发声音调降低。在患侧胸锁乳突肌外侧缘,环状软骨水平处用36G粗针刺穿皮肤进入创腔后,穿入专用拉钩,向外牵拉带状肌。首先,向上游离,凝闭,切断甲状腺上动脉前支后。切断甲状腺下极血管。将甲状腺向内下牵引,向外侧游离甲状腺,分离带状肌,切断甲状腺中静脉。注意辨别、保护下极甲状旁腺及其血供。左手用无损伤抓钳抓住甲状腺,向上翻起甲状腺,右手用分离钳轻柔分离下极脂肪组织,寻找并显露喉返神经后。沿甲状腺背侧包膜向上逐渐游离甲状腺。可置入纱条带,隔离喉返神经,避免热灼伤。超声刀对组织的热灼伤可能是喉返神经损伤的原因。全程显露喉返神经至入喉处。向上游离处理甲状腺上极血管背侧支。完整切除患侧腺叶及峡部。将标本袋由中间隧道置入创腔,将荷包缝合线留于体外,将标本、纱条带装入后,收紧荷包缝线,取出标本袋,检查标本上有无可疑旁腺组织,送冷冻切片。注意在分离过程中,应避免超声刀功能臂一侧对着喉返神经,且在超声刀工作时保证距离喉返神经 3 mm 以上距离。据文献报道胸乳入路还可清楚显露双侧喉返神经,有利于预防喉返神经损伤。由于腔镜具有视野清晰、局部放大作用,对于手术中的血管、神经以及其他重要解剖组织和结构具有很好的分辨能力,可以较清晰地显露喉返神经。

Ⅵ区淋巴结清扫及颈外侧区淋巴结清扫:在接近患侧胸锁乳突肌根部刺入第二个特殊拉钩,向外侧牵拉带状肌。第一个拉钩改为向对侧顶住气管显露中央区淋巴结。无损伤抓钳抓起胸骨切迹上方淋巴脂肪组织,向上牵拉,超声刀切断中央区近健侧淋巴脂肪组织,向下游离至胸腺下方显露气管。向外侧游离显露颈总动脉血管鞘后,在显露喉返神经前提下完整游离、切除中央区淋巴结。注意游离至外侧颈总动脉血管鞘时,无损伤抓钳抓取淋巴脂肪组织不能牵引过于用力,否则容易将颈总动脉后方颈交感神经神经干拉起损伤而导致 Horner 综合征。而超声刀分离至内侧气管旁时亦不能牵拉过度,因为内侧血管较多,会导致超声刀凝闭不牢而出血。特别注意最后游离并清除喉返神经后方淋巴结。在胸骨上窝气管旁游离下行喉返神经时,可以采用直角小弯钳分离、显露喉返神经,可以有助于最大限度清扫掉胸骨上窝处淋巴结。注意尽量保护下极甲状旁腺及其血供。如若很难分辨甲状旁腺,可以整体切除后,由标本中找出可疑旁腺组织,切除部分送术中冷冻确诊后,制作成悬浊液注入胸锁乳突肌内种植亦可。

外侧区淋巴结清扫:我们采用肌间入路清扫外侧区淋巴结,即纵行切开胸锁乳突肌胸骨头和锁骨头之间肌束,牵拉开胸锁乳突肌来显露外侧区淋巴结。由下而上依次清扫Ⅳ、Ⅲ、Ⅱ区淋巴结。注意左右侧颈外侧区清扫有所不同:右侧有颈淋巴干、锁骨下淋巴干及右侧支气管纵隔淋巴干汇成右淋巴导管从前侧注入右侧静脉角。而左侧胸导管自锁骨下动脉、食管之间穿出,绕过左颈总动脉和左侧颈内静脉从后方注入左侧静脉角。应在不同位置分别凝闭右淋巴导管及胸导管,防止乳糜漏。而左侧锁骨下动脉在左侧颈总动脉后方通过,而右侧锁骨下动脉及右侧臂丛神经在右侧前后斜角肌肌间隙间通过,应注意避免损伤。

清除锥状叶及喉前淋巴脂肪组织:将标本袋由中间隧道置入创腔,将荷包缝合线留于体外,将标本、纱条带装入后,收紧荷包缝线,取出标本袋,检查标本中有无可疑旁腺组织。腹腔镜技术应用于腹部肿瘤手术以来,Trocar 口出现种植转移的报道不断涌出。其发生原因,目前尚不明确,综合文献报道主要与气体的使用、局部创伤、肿瘤特性以及术者的操作水平有关。为了尽可能地减少肿瘤细胞种植转移,我们首先要求外科医生应该具有较熟练的腹腔镜技术,且对局部解剖辨认清楚、手术操作轻柔、动作准确,避免对肿瘤组织的机械性刺激;同时吸取腹部手术经验采用无菌手套来自制取物袋,并且可以适当扩大中间隧道及伤口,尽量避免在取出标本时由于对肿瘤组织挤压而造成肿瘤播散。此外,还应对手术术野及胸壁穿刺隧道进行蒸馏水及生理盐水反复冲洗,达到术野无瘤效果。

缝合及引流:用蒸馏水冲洗创腔及隧道 3 次,嘱托麻醉师将肺膨胀至 30 cmH$_2$O 后,检查有无活动性出血。用 5 个 0 可吸收带针缝线,由表皮刺入创腔,右手用自动归位针持,左手用分离钳由上至下连续缝合带状肌白线。超声刀剪线后,将针线自表皮穿出。注意可吸收缝线剪为 25 cm,且用生理盐水浸透以便打结及缝合。白线下端留约 1.0 cm 长缝隙作为置入引流管用。将引流管从健侧 Trocar 伸入,置入白线下端留用缝隙中伸入创腔,对侧用分离钳夹住引流管,撤出引流管 Trocar,丝线表皮固定。撤出所有 Trocar,消毒间断缝合皮肤。连接引流瓶,打开负压阀。

五、手术并发症

开放甲状腺手术的并发症在腔镜甲状腺手术中也可能发生,主要有出血、脂肪液化、皮肤红肿、瘀斑、皮下感染积液、气管损伤、喉返神经、喉上神经损伤,误切甲状旁腺使术后低血钙、甲状腺功能低下,甲亢复发,颈胸皮肤发紧不适感,以及与 CO_2 有关的高碳酸血症、皮下气肿、气体栓塞等。由于腔镜的放大作用,术野清晰,操作较传统手术更精细,掌握手术操作技术后,喉返神经损伤、误切甲状旁腺、气管损伤、血管出血等并发症在腔镜甲状腺手术中已很少发生。术中出血多系操作不当,肌肉损伤或超声刀使用不当致血管误伤或缝合不全所致,复发的常见原因是切除得不够,腺体残留的太多等,脂肪液化、皮肤红肿、瘀斑、皮下感染积液等是由于分离手术空间的层次不对,可能损伤了皮下脂肪层,甚至损伤了皮下小血管或真皮层,严重者可引起皮下软组织感染。

(郭容欣)

第十四节　甲状腺术后常见问题及处理

甲状腺外科已有 100 多年的历史,早期的甲状腺手术风险巨大,术中及术后发生难以控制的出血、感染和甲状腺危象均可成为危及生命的并发症。最近发表在 JCEM 的一项研究显示,甲状腺癌手术后约 6.5% 的患者术后 1 个月内发生感染、发热、血肿、心肺栓塞等一般并发症,12% 的患者一年内出现甲状腺手术相关并发症,如甲状旁腺功能减退、低钙血症、声带麻痹等。在总体人群的术后并发症风险较高的基础上,在一些特殊人群中,术后并发症的风险进一步增加。一般并发症在 65 岁以上和 65 岁以下人群的发生率分别是 10.2% 和 3.2%,甲状腺手术相关并发症分别是 19.1% 和 6.1%,意味着高龄人群并发症发生率是较低年龄人群的三倍。随着临床和基础医学的发展与进步,甲状腺外科技术逐渐走向成熟,从而为减少上述并发症提供了安全保障。但甲状腺外科医师应该认识到甲状腺手术的风险依旧较高,不能掉以轻心,应该提高预防并发症的意识;同时熟悉甲状腺外科围术期并发症的特点,避免或降低其发生。

一、呼吸困难

呼吸困难(呼吸窘迫)是呼吸功能不全的临床表现,患者主观上感到空气不足,客观上表现为呼吸费力,重则出现鼻翼翕动、发绀、端坐呼吸,并可有呼吸频率、深度与节律的改变。呼吸困难是甲状腺外科术后严重且危急的并发症之一,多发生在术后 48 h 内。临床可表现为进行性加重的呼吸困难,患者可伴有烦躁、口唇发绀及典型三凹征表现,处理不及时随时可引起脑缺氧、呼吸衰竭,甚至死亡。

(一)病因及发病机制

引起呼吸困难的原因有很多,如呼吸道炎症、水肿、外伤、异物等,与甲状腺手术相关的主要原因如下。

1.颈部出血

术后颈部术腔出血导致气管外压迫是造成呼吸道梗阻最常见因素之一。导致术腔出血的最常见原因为甲状腺血管结扎或超声刀、能量刀凝闭处脱落,最多见者为甲状腺上动脉处置不当,如甲状腺上极位置较高、术中暴露不清、凝闭不足;其次为对甲状腺周围变异血管处理不当,如甲状腺下动脉不来自甲状颈干而直接发自锁骨下动脉,还有甲状腺下极下方的血管,术中未能妥善处理而缩回至上纵隔而不被发现。上述各种情况导致术腔内出血,均可在颈部及胸骨后间隙形成血肿而压迫气管。因颈前术腔空间较小,积血 50 mL 即可造成呼吸压迫症状,积血超过 100 mL 便可导致呼吸困难或窒息。同时积血压迫可刺激气管,引起气管黏膜水肿和喉腔分泌物增多,从而加重呼吸道梗阻。

2.呼吸道水肿及分泌物

呼吸道水肿及分泌物增多是气道对外界刺激及手术创伤的一种急性反应,也是甲状腺手术后呼吸道梗阻的常见原因之一。首先是麻醉因素。全身麻醉时,若因操作不当或插管困难情况下,反复气管插管,可造成会厌、声门区及气管黏膜损伤、水肿及分泌物增多。另外,若手术时间过长,气囊压力过大,也可能导致气管内壁的水肿。其次,甲状腺手术本身就在颈段气管周围操作,术中可能直接损伤气管,尤其在同期清扫中央区淋巴结时,可能导致喉返神经气管、食管分支的损伤及气管壁外膜的毛细血管网的损伤,可能导致术后患者呼吸不畅。最后,患者自身呼吸系统疾病,如慢性气管/支气管炎、肺气肿、肺大疱,炎症未能很好控制,术后呼吸道分泌物增多,而且患者颈部手术后由于紧张、怕痛等不敢咳嗽、排痰,影响分泌物排出而加重呼吸道梗阻。

3.气管狭窄、塌陷及痉挛

气管狭窄或塌陷,是指因为气管软骨支架受到甲状腺肿瘤压迫或侵犯所造成的机械性梗阻,如桥本甲状腺炎、巨大结节性甲状腺肿、胸骨后甲状腺肿及分化型甲状腺癌等,在疾病的发展过程中,可逐渐造成气管受压迫、气管软骨变薄、弹性减弱甚至消失而成膜状,导致气管壁软化,当手术切除甲状腺及肿瘤组织后气道失去了外部的牵拉和支撑,容易随呼吸活动形成的气道负压而狭窄、塌陷。另外,甲状腺低、未分化癌进展较快,可迅速压迫气管或者直接侵犯气管壁而堵塞气道。

气管痉挛比较少见,可发生在任何全身麻醉插管的手术。主要原因为气管对刺激、缺氧较敏感,尤其是甲状腺手术中操作粗暴,使气管受到强烈刺激后可诱发气管痉挛。另外一个值得重视的原因是 β 受体阻滞剂—普恭洛尔,当有支气管哮喘、交感神经兴奋性增加的患者,由于该药能竞争肾上腺素能 β 受体并拮抗儿茶酚胺的气管舒张作用,可诱发支气管平滑肌痉挛。

4.双侧声带麻痹

双侧声带麻痹可分为双侧不完全性麻痹、双侧声带完全麻痹和双侧声带内收性麻痹。产生原因多因甲状腺手术或喉外伤所致。双侧声带不全麻痹者,双侧声带均不能外展而相互近于中线,声门呈小裂隙状,患者平静时可无症状,但在体力活动时常感呼吸困难。一旦有上呼吸道感染,可出现严重呼吸困难。双侧声带完全性麻痹者,两侧声带居旁中位,既不能闭合,也不能外展,发声嘶哑无力,一般呼吸正常,但食物、唾液易误吸入下呼吸道,引起呛咳。双侧声带内收性麻痹多见于功能性失声,发声时声带不能内收,但咳嗽有声,不会引起呼吸困难。

5.气胸、纵隔气肿

气胸、纵隔气肿的临床症状与肺脏萎缩程度和发病缓急有关,多数可出现呼吸困难。归纳起来,呼吸困难原因有两大类:①上呼吸道堵塞,通道不畅。需要去除堵塞原因,打开通道。②下呼吸道分泌物积累,需要及时排出分泌物,使氧气可以进入。

(二)临床表现

不同的病因可出现不同类型的呼吸困难,主要有以下三种类型。

1.吸气性呼吸困难

吸气性呼吸困难主要表现为吸气运动加强,吸气深而费力,重者吸气时头后仰。其发生机制为声带上面较平坦,下面稍向外倾斜,当喉阻塞时患者用力吸气,将声门推向下方,两侧声带游离缘靠拢,使狭窄的喉腔更为狭窄;呼气时气流冲击声带下面,使之向两侧分开,声门较开大,故表现为吸气困难而呼气基本无碍。即吸气时呼吸肌非常用力,出现"三凹征或四凹征"(胸骨上窝、肋间隙、肋下及剑突下凹陷)。常伴干咳与高调吸气性喉鸣。

2.呼气性呼吸困难

呼气性呼吸困难主要表现为呼气费力,呼气时间明显延长而缓慢,听诊肺部常有干啰音。

3.混合性呼吸困难

混合性呼吸困难临床表现为吸气、呼吸都困难,呼吸频率加快、变浅,听诊肺常有呼吸音减弱或消失,可有病理性呼吸音。甲状腺手术相关因素导致的呼吸困难,主要以吸气性呼吸困难为主要症状,可伴气道喘鸣音,声带麻痹者可出现声音嘶哑。缺氧后,患者可出现发绀、烦躁,严重者出现脉搏微弱、细数、心律不齐,心力衰竭,最终昏迷而死亡。

(三)治疗及预防

由于呼吸道梗阻导致呼吸困难是甲状腺手术后的严重并发症,关键在于预防,包括术前、术中及术后等方面。术前全面详细询问病史,了解患者既往史、过敏史及长期服药情况,尤其是有无呼吸系统疾病及心血管系统疾病。仔细体检,检查患者颈、胸部及气道生理情况,注意甲状腺病变的部位、大小和位置,病灶与气管及其周围组织的关系,病灶的发展病程。辅助检查:行喉镜(必要时气管镜)了解喉腔情况,声带活动情况,声门下气管情况,并行颈部及胸部CT扫描,了解气管有无受压、肿瘤是否侵犯气管及其程度,是否有气管软化等。术前做好充分准备,确定手术方案及应急预案。麻醉插管时,选择合适的插管,充分麻醉后,动作轻柔、细致,避免损伤咽喉部黏膜,麻醉复苏需充分,吸除气道分泌物后,明确放出气囊内气体的前提下拔出麻醉插管,尽可能减少对气道的损伤和刺激,同时减少环杓关节脱位的风险。手术中,要求能充分显露手术区域,让术者能在直视下(或腔镜辅助下)进行手术操作。首先,术者操作须轻柔仔细,减少和避免对气道的牵拉、挤压,避免电刀、超声刀及能量器械等对气管壁的刺激和损伤;术中精准操作,甲状腺手术应在颈部的生理解剖间隙中,按解剖层次精细、准确地进行操作,由浅入深,在保证术野显露清晰的前提下,精确解剖和保护关键器官和组织,如喉返神经、喉上神经,并妥善处理甲状腺周围血管,对甲状腺部分切除者,应确保超声刀或能量器械对甲状腺残叶断面彻底凝闭止血,不主张对活动性出血仅行电凝止血,此时可考虑连同甲状腺断面外膜进行缝扎止血。其次,术中发现气管塌陷、气管软化者可行气管悬吊,将软化气管悬吊于胸锁乳突肌、颈前肌或颈部皮肤,确保气道通畅,对严重气道软化者可放置气管支架,或者同期行气管切开术,术后2周气管与周围软组织紧密粘连后再考虑拔管。最后,同期行颈部淋巴结清除者,注意保护膈神经勿损伤。根据膈神经的解剖特点,在甲状腺癌颈淋巴结清除术中,要尽量保持颈深筋膜深层的完整性。可在处理完颈静脉角及分离颈动脉鞘外侧后,将颈Ⅲ、Ⅳ区组织轻轻向外后方拉起,颈深筋膜深层即可清晰显示,用电刀或剪刀稍作分离即可见颈深筋膜深层深面的膈神经(一般是在颈动脉鞘外侧 1.0～1.5 cm 处)。颈淋巴结清除术后为了解是否存在膈神经损伤,可及时对患者进行胸部 X 线吸气位、呼气位透视或摄片检查,观察术侧膈肌位置有无向胸腔内升高及其运动有无异常。Fedullo 等指出坐位时膈肌的位置比立位时高,所以检查时不要误认为是膈肌升高。床边便携式超声检查,可以清楚地观察膈肌的运动情况,比 X 线胸部透视的特异性高,能早期发现膈肌有无麻痹及其程度。出现呼吸困难或呼吸衰竭时,血气分析有助于低氧血症及高碳酸血症的判定及治疗。一旦发现颈廓清术后有膈神经损伤所致的膈肌麻痹,要立即进行以改善呼吸状态和神经肌肉传导障碍为主的综合治疗。术后患者的监测及护理也是预防呼吸困难的重要环节。术后宜取半卧位,术后应严密观察病情变化,观察呼吸状态,心电监护,注意血氧饱和度,注意观察颈部切口情况,是否有皮下积血、皮肤瘀紫、引流是否通畅,引流液颜色及温度。判断术后出血的方法如下:引流液颜色加深、引流量迅速增加、引流液有明显热感、颈部皮肤短时间鼓起、患者主诉颈前区压迫感或心率加快或胸闷等。严重者可出现呼吸困难、血压下降、心率加快等。术后可给予短期激素治疗及雾化治疗,减少气道水肿、分泌物,注意协助并鼓励患者咳嗽、排痰,同时防止呕吐物误吸。有轻度喉头水肿者及时吸氧、雾化,分泌物较多者可导管吸痰。必要时在床边准备气管切开包或气管插管器械。

二、喉上神经、喉返神经损伤

(一)喉上神经

纵观喉上神经(SLN)的外科历史,1937 年 Coller 和 Boyden 结扎甲状腺上极分支血管以保护 SLN,1938 年由 Frank 提出在甲状腺手术中解剖暴露喉返神经,不难发现 SLN 与喉返神经的研究是同期的,可是 SLN 至今仍很少被关注,但 SLN 损伤可导致饮水呛咳、声音低沉,易疲劳,无法发高音,对于教师、律师、播音及话务人员,尤其是歌手,将是职业灾难。

1. 喉上神经解剖

喉上神经是迷走神经在结状神经节下缘发出的分支,下行约 2 cm 到达舌骨大角平面处分为内外两支。内支主要司感觉,外支主要司运动。内支和喉上动静脉伴行穿过舌甲膜,分布于声门上区黏膜,司该处黏膜的感觉。外支是运动纤维、细小,在甲状腺上动脉背侧下行,在甲状软骨平面处位于咽下缩肌表面的气管旁筋膜,沿甲状腺上动脉外侧下行,并从动脉深面转向内侧,在胸骨甲状肌的止点深面斜行,穿行咽下缩肌的部分纤维,到达并支配环甲肌的运动,1998 年 Kicmer 等对 SLN 进行分类和统计。

Ⅰ:以喉上神经外支在甲状腺上动脉深面与该动脉交叉继而转向动脉内侧的交叉点为标准,该交叉点在同侧甲状腺上极水平以上,而距离＞1 cm 者约占 42%。

Ⅱ:交叉点在上极的水平以上,距离＜1 cm 者,约占 30%。

Ⅲ:交叉点在上极的水平以下,并在上极深面,约占 14%。

Ⅳ:EBSLN 不与甲状腺上动脉主干交叉,而在其背侧与之平行下行,这种类型约占 14%。

另外,根据 CERNEA 分级如下。

1 型:与甲状腺的位置关系相当清楚,在甲状腺上极 1cm 处直接进入环甲肌。

2a 型:进入腺叶实质后经过甲状腺上极血管的邻近区。

2b 型：穿过甲状腺腺叶前部的表面。

2.喉上神经损伤原因及临床表现

由于喉上神经内支支配感觉，损伤可造成呛咳，误吞误咽，特别是饮水或进食时。外支支配环甲肌运动，故损伤可造成音调降低、声音低钝。文献报道，术中 SLN 损伤率为 0.3%～14.0%，原因主要是处理上极时解剖不清、分离不仔细或出血，盲目钳夹、结扎，将上极血管和神经一并结扎等。损伤有永久性和暂时性，前者为切断或结扎，后者为钳夹和牵拉所致。喉上神经内支损伤所致的呛咳临床症状往往比较明显，所幸的是这种症状多在数周内因代偿而消失，而且内支损伤一般只发生在甲状腺上极过高或甲状腺肿块巨大者，这种情况临床不多见。与甲状腺癌手术相关的主要是外支损伤，临床并不少见，但由于症状和体征较轻微，常被医师误诊为麻醉和手术后咽喉部水肿，也易被患者忽略。对术后声音低钝者，可考虑喉镜检查，喉上神经外支损伤喉镜下常表现为声带松弛或运动受限，其音质变化与喉返神经损伤所致的声音嘶哑有一定的差异，经验丰富的头颈外科医师比较容易鉴别。

3.喉上神经损伤的预防与处理

虽然喉上神经损伤的临床症状轻微，但对一个主要依靠嗓音工作的患者来说，喉上神经损伤的后果是严重的，同时因为喉上神经损伤至今没有比较有效的补救手段，因该手术者不应轻视喉上神经的保护。喉上神经外支的术中损伤主要发生在处理甲状腺上极时，原因主要是结扎甲状腺上极过高或大把结扎上极等。在甲状腺手术中是否需要常规显露 SLN，目前尚存有争议，因 EBSLN 直径小，与上动脉关系密切、变异较多，缺乏精确定位指导下的解剖操作本身有误伤神经可能。有作者建议开放甲状腺手术中常规显露 SLN，以降低神经损伤率，亦有作者认为，手术中贴近甲状腺上极、精细化分支结扎血管同样可避免神经损伤。

(二)喉返神经

1938 年 Lahey 首次提出了在甲状腺手术中常规显露喉返神经可以降低其损伤率，Riddecl 报道手术显露喉返神经可使其损伤率由 2.0% 下降到 0.6%。目前术中显露和保护喉返神经已成为甲状腺专科医师的精细化手术常规步骤。

1.喉返神经损伤的临床表现

单侧喉返神经损伤表现为一侧的声带外展肌及内收肌的瘫痪，但喉上神经功能仍正常，故环甲肌尚能维持外展及内收的功能。声嘶及发声无力是单侧喉返神经损伤的主要症状，待日后健侧声带于发声时可超过中线，并与患侧声带接触，则声音改善，此种瘫痪不致发生呼吸困难。咳嗽软弱与声嘶的程度一致。部分单侧喉返神经损伤的患者，只有轻度声嘶及发声无力，易被漏诊。绝大多数双侧喉返神经损伤是因局部晚期甲状腺癌行根治性手术损伤双侧喉返神经所致。双侧喉返神经受损伤后一般有短暂的声嘶病史，咳嗽无力。由于双侧声带近中线，吸气时不能外展，声音不受影响，但有严重的呼吸困难。双侧喉返神经损伤导致双侧声带不全麻痹时可并发呼吸困难。

2.喉返神经损伤的预防及处理

在甲状腺癌的外科手术中，应该常规解剖并显露喉返神经：一是可避免由于神经变异造成的副损伤；二是可保证颈Ⅵ区清扫的彻底性；三是可尽量少地残留甲状腺组织。对于清扫Ⅵ区淋巴结者，全程解剖颈段喉返神经并加以保护是甲状腺外科医师必须熟练掌握的技术。

(1)在实际手术操作中，我们主要采用以下两种做法显露喉返神经。

1)从气管食管沟解剖喉返神经：将甲状腺组织向对侧牵拉，充分显露气管食管沟，于甲状腺中下极见横行隆起的甲状腺下动脉,在保持牵拉甲状腺呈张力状态下,可于下极附近气管食管沟内用食指指尖探及到纵向走行的琴弦样物,多为喉返神经。当然,指尖探及到后仍应仔细解剖,直至看到喉返神经(神经为白色,扁椭圆条索状纤维组织)。沿喉返神经表面向甲状软骨下角环甲膜入喉处解剖时常可见神经分支,应注意保护。为减少电刀的热刺激,在神经入喉处前方,可于神经与腺体间用蚊式钳分离钳夹离断。另外,在解剖喉返神经时要尽量保持其与深面组织的连接,以保持神经血供并减轻神经水肿。

2)从入喉处解剖:结扎并离断甲状腺上极后,将甲状腺组织拉向对侧,用电刀将甲状腺外科被膜向外下剥离,若解剖过程中遇到甲状腺血管,则在直视下予切断结扎(微小血管可用电刀或超声刀凝固离断),断离甲状腺悬韧带及侧韧带,至甲状软骨下角后下方入喉处,银白色的喉返神经即自然地显露在术者眼前,随后可自上而下解剖该神经。喉返神经入喉的位置较固定,一般位于甲状软骨下角下方约 0.5 cm 处,位于甲状腺悬韧带的背外侧而不穿过它,甲状腺悬韧带是白色韧带组织,连接腺体和气管,比较容易识别,从此处向后下方 1~2 cm 一般可发现神经。也可根据上甲状旁腺的位置来定位喉返神经入喉位置,喉返神经入喉处常与上甲状旁腺毗邻,术中常在分离保护上甲状旁腺后即可显露喉返神经进入喉段。

(2)目前国内推广使用神经监测仪实时监测喉返神经电生理情况。另外,文献报道可利用纤维支气管镜视频监护仪和神经刺激仪来查看术中声带的活动情况,进而判断喉返神经是否损伤,这在一定程度上可以减少术者对术中喉返神经损伤的担忧。

(3)非返性喉返神经是一种罕见的解剖异常,但应当提高认识。当颈部存在畸形(如右侧气管后异常起源的锁骨下动脉)时应当警惕可能并存有神经的变异;在正常解剖位置未发现喉返神经时,应高度怀疑非返性喉返神经存在的可能,不要轻易切断甲状腺与颈血管鞘之间的条索状结构,预防非返性喉返神经的损伤。识别喉返神经应当兼顾神经的走行、色泽、直径,避免将下极血管、纤维束、迷走神经干或迷走神经干的颈部异常分支误认为喉返神经。

(4)损伤后处理方法:因术中医源性损伤喉返神经应即刻行Ⅰ期神经端-端吻合术,如缺损长,无法端-端吻合者可神经移植。文献报道Ⅰ期端-端吻合术部分效果不够理想,这与喉返神经前后支支配的复杂喉肌运动有关。另外再生神经轴突方向生长错乱后导致声带的连带运动,使声带出现矛盾运动或静止不动。因肿瘤侵犯而行神经切除者,单侧者可不修复,也可行神经移植。双侧者则应先行气管切开,再同期或分期行杓状软骨切除术(激光切除更优)、声带外移固定术、声带切除术等(也有学者认为可不必行气管切开,直接行杓状软骨切除术、声带外移固定术、声带切除术也可解决呼吸问题)。当然,电生理及组织解剖学研究显示,膈神经是支配环杓后肌最理想的替代神经。

(郭容欣)

第三章 乳腺外科疾病

第一节 乳腺发育

乳腺是哺乳动物特有的结构,起源于外胚层,属于皮肤的附属腺体。乳腺的发育经历了胚胎期、婴幼儿期、青春期、性成熟期、妊娠哺乳期、绝经期和老年期的各种变化。各时期的乳腺变化均受机体内分泌激素,特别是性激素的调控,表现出相应的规律性变化。

一、胚胎期乳腺发育

人类乳腺的发育是起自胚胎的一个渐进性过程,主要的生长发育阶段是在青春期的腺泡发育,然而乳腺发育及分化的完成则需要持续到初次妊娠分娩及哺乳的末期。目前对人类乳腺发育始动分子机制的研究仍非常有限。对人胚胎乳腺系列形态学改变的研究证实了鼠模型中发现的乳腺发育是上皮及间质细胞相互作用的结果,然而这些有限的描述主要是基于 19 世纪出版的一些图示及有限的病例研究,E. S. R. Hughes 及 Beatrice A. Howard 均对此作了详细总结。至 1988 年,世界范围内文献报道的人胚胎乳腺标本已达 100 例,其中以 Hughes 的贡献最大并明确了人胚胎乳腺的相关描述术语。乳腺发育时段可以通过妊娠周数或胚胎长度确定,而以后者为节点则更为精确。乳腺发育起始于胚胎发育的第 5 周,Hughes 在 4.5 mm,5.5 mm,6.0 mm 长胚胎切片发现在胚胎腹面两侧,自腋下至腹股沟,外胚层局部增厚成线状结构,即 2～4 层细胞构成的"乳线"(milk streak)或"乳带"(mammary band)。此种发育将持续到胚胎长达 21 mm 为止。在乳腺原基下面,中胚层细胞同时增殖。至胚胎发育的第 6～7 周,长为 7～8 mm 时,外胚层细胞聚集形成"乳头原基"(nipple primordium),至胚胎长约 10 mm 时,乳头原基周围仅有单层间质细胞,再到胚胎长约 14 mm 时,乳头原基周围的间质细胞增殖分化成四层。此时,乳头由相对背侧向腹侧移位,同时上皮增殖并埋入间质成结节状。在胚胎第 9 周长约 26 mm 时,胸节乳线上皮下陷并在间质内增生,出现 4～6 层细胞构成的"乳腺嵴"(mammary crest),其余部位的乳线则开始不完全退化或发育成副乳腺。乳腺嵴的细胞呈基底细胞状,增殖成团,形成乳芽。当胚胎长为 32～36 mm 时,乳芽表面的上皮细胞逐渐分化成鳞状细胞样,其表面细胞开始脱落。乳芽周围的胚胎细胞继续增殖,并将乳芽四周的上皮细胞向外推移,形成乳头凹。在胚胎发育至长 30～47 mm 期间,大体形态基本相似,即上皮细胞继续向外胚层临近的周围间质内生长,形成瓶颈状结构。这一时期,乳芽无性别差异,乳腺发育早期阶段为非激素依赖性。到第 12 周时,在雌激素和睾酮的影响下,性别差异变得明显。在这一阶段,任何抗雄激素的干扰或雌激素受体的缺乏(即睾丸女性化综合征)均可导致女性型乳腺发育。在胚胎 3 个月,长为 54～78 mm 时,乳头芽持续生长增大。当胚胎长为 78～98 mm 时,乳头芽基底部的基底细胞向下生长,形成乳腺芽。乳腺芽进一步延伸形成索状输乳管原基,日后演变成永久性乳腺管。此种变化一直持续到胚胎长达 270 mm,乳头凹的鳞状上皮逐渐角化、脱落,形成孔洞。乳腺芽继续向下生长,侵入结缔组织中,并形成管腔,遂成乳腺管,开口于乳腺凹的乳洞部,而间质细胞则分化形成乳头和乳晕内的平滑肌。胚胎长约 300 mm 时,在胎盘性激素的作用下,初级导管开始出现侧支,继而分支形成 15～25 个条索状上皮分支并伸入其下方间质,每个细胞索反复分支,分化为各级乳腺导管,这一过程将持续至妊娠 20～32 周,最终形成 15～20 个乳腺导管,导管分支末端分化形成腺泡,细胞索周围间质分化形成结缔组织和脂肪组织,实心的条索状上皮分支变成中空导管的时间却较晚。通过对乳腺原基的不同染色发现,在乳腺原基表达的基因有 Wnt10a/b、Wnt 6、Parathyroidhormone-related protein（PTHrP）、fibroblast growth factor 10（FGF 10）、bone morphogenetic protein 4（BMP 4）、EGFR 家族、Hegdehog 等多种。其中,parathyroid hormonelike hormone（PTHLH）和 BMP 4 直接参与导管外生和乳头的形成。PTHrP 在乳腺原基发育期的作用为启动原始导管向间质的长入及诱导间质表达雄激素受体而进行性别差异发育。此外,PTHrP 及其受体亦是乳头发育的关键信号。胎儿发育至第 8 个月时,乳腺原基表面上皮下陷形成一小凹,称为乳凹,乳腺导管即开口于乳凹。至胎儿 9 个月时,实性上皮分支开始形成管腔,并衬以 2～3 层细胞,乳管末端有小团的基底细胞,形成乳腺小叶原基。与此同时,乳头下方的结缔组织不断增殖,使乳头逐渐外突,至此,胚胎期乳腺基本发育完成。乳腺小叶芽仅在出生后青春期时,在雌激素的作用下,才进一步发育逐渐形成末梢乳管和腺泡。在胎儿出生前后,乳凹深层间质增生,使乳凹逐渐消失,形成乳头。乳头周围的环形区形成乳晕,同时乳头-乳晕复合体的色素形成。

二、出生后乳腺发育

(一)婴幼儿期

乳腺婴幼儿期包括新生儿期和幼儿期。新生儿期的乳腺仅含几根主要的短的分支形的腺管。其出生后 2～4 d,由于母体激素进入新生儿体内的生理效应,约 60% 的两性新生儿可出现乳腺的某些生理活动,表现为乳头下出现局部肿胀、发红,或有 1～3 cm 的硬结,有些还可出现乳汁样分泌物。此期在组织学表现为增生性改变,光镜下可见乳管上皮细胞明显增生,细胞呈 2～3 层排列,其间中度分支的导管,管腔明显扩张,内含粉红色的分泌物,乳腺小导管末梢部可见萌芽性的细胞小团及腺泡样结构。上述现象一般在出生经 1～3 周,随着母体而来的激素逐渐代谢而开始消退,经 3～6 月完全消失,乳腺即进入幼儿期的静止状态,表现为乳腺的退行性变化,乳管上皮逐渐萎缩,呈排列整齐的单层柱状及立方细胞,管腔狭窄或完全闭塞,乳管周围的结缔组织呈玻璃样变,偶见游走的吞噬细胞。然而女性的静止状态较男性不完全,女性偶可见乳管上皮增生的残余改变,但两性在乳腺外形无明显差别。

(二)青春期乳腺

随着青春期的到来,女性进入到乳腺发育的最重要的时期,历时 3～5 年。一般认为,月经来潮前 3～5 年,乳腺开始发育,明显发育的平均年龄为 13 岁,发育成熟的平均年龄为 15.8 岁。近些年,乳腺发育及月经来潮有逐渐提前的趋势,可能与物质文化水平提高有关。乳腺发育多呈双侧同时发育,也可单侧乳腺或部分乳腺先发育。在青春期卵巢性激素的作用下,乳头、乳晕和腺体都相继增大。整个乳房随着脂肪组织和间质纤维组织的增多而增大,乳头和乳晕颜色加深,约 1 年左右,乳腺发育成盘状,继而呈半球状或圆锥状。同时在内分泌激素作用下乳管末端基底细胞增生,随后脉管延伸,轻度扩张,出现分支,管周结缔组织增多,到月经来潮时,腺小叶始基逐步形成为末端乳管和腺泡,最终形成腺小叶结构。男性乳腺发育晚于女性,发育时间也较女性短,程度较女性低。1/3 的男性在青春期可见乳房稍突出,乳头下可见纽扣大的硬结,往往一侧较明显,多经 1～2 年退化消失。如不退化,甚至发展,则形成病理性改变,临床称为"男性乳腺肥大症"。

(三)性成熟期乳腺

性成熟期,由于受到脑垂体、肾上腺和卵巢正常生理活动的影响,在雌激素和孕激素的作用下,乳腺呈现出相应的周期性变化,与女性月经周期密切相关。具体见月经周期期间乳腺的变化。

(四)妊娠期乳腺

乳腺在妊娠期的变化更加明显。妊娠 5～6 周时,乳腺开始增大,至妊娠中期最明显,乳房体积增大,可见皮下浅静脉曲张,乳头增大,乳晕范围扩大,颜色加深,表皮增厚。乳晕区出现 12～15 个凸起,称为乳晕腺,可分泌皮脂润滑乳头,为婴儿吸吮做准备。这一时期的乳腺组织学改变可分为三个阶段。

1.妊娠早期

妊娠 1～3 个月,在卵巢雌激素和黄体素的共同作用下,乳腺实质增加,末端腺管明显增生,出现萌芽性小管,腺管上皮细胞增生活跃,管周间质中可见成纤维细胞等幼稚纤维组织增生,还可见游走细胞浸润。

2.妊娠中期

妊娠 4～6 个月,黄体素分泌逐渐增多,腺管终末部分支数量显著增多,并集合成较大的小叶,小叶末端分支扩张形成腺泡,腺泡之间相互密集,相邻的小叶融合成大叶。管周纤维组织疏松减少,期间可有淋巴细胞浸润。

3.妊娠后期

妊娠 7～9 个月,胎盘的雌激素和孕激素开始产生作用,乳腺小叶内导管和腺泡扩张更加明显。腺泡上皮分化为脂质的初乳细胞,开始分泌活动。某些腺泡高度扩张,含有分泌物,呈现出泌乳期的状态。

(五)哺乳期

乳腺妊娠末期,乳腺上皮细胞开始分泌初乳。胎儿分娩后,由于胎盘分泌的孕激素在血中浓度突然降低,使受其抑制的催乳素水平急骤上升,而开始大量泌乳。同时,由于婴儿的吸吮对乳头的刺激,使泌乳作用可持续 9～12 个月。乳腺小叶及乳管有分泌和储存乳汁的功能。这一时期乳腺腺泡及小叶内导管明显增多、密集,小叶间组织明显减少,乳管扩张增大,充满乳汁。小叶内可见形态不同处于不同分泌周期的腺泡,说明乳腺腺泡的分泌活动是交替进行。

终止哺乳数日后,乳腺进入复旧期变化,潴留在腺泡和导管内的乳汁被重吸收;腺泡变空、萎缩、破裂;细胞内分泌颗粒消失;腺小叶变小;腺管萎缩变细,管周结缔组织增多;萌芽性末端乳管重现,腺体组织恢复到静止期状态。总共约需历时 3 个月至半年,乳腺方可恢复至非妊娠时的状态。由于上皮崩解吸收后,结缔组织的增生不能完全补充哺乳期被吸收的间质,造成哺乳后乳腺松弛、下垂和扁平。若乳腺复旧不完全或不规则,可导致乳汁潴留囊肿,导管扩张,引起乳腺继发性感染等病症。

(六)绝经期及老年期

乳腺绝经前期,由于雌激素和孕激素的缺乏,乳腺腺体开始逐渐萎缩,腺小叶和末端乳管明显萎缩或消失,周围纤维组织增加且致密。到老年期,乳管周围纤维组织越来越多,可发生硬化或者钙化。导管上皮细胞扁平或者消失,腺小叶结构大量减少或消失,小乳管和血管消失。至此,乳腺已经处于退化状态。

三、月经周期期间乳腺的变化

月经周期期间乳腺的变化分为三个阶段。

1.增生期

月经后 7~8 d 开始,到 18~19 d 结束。此期乳腺导管增长,管腔膨胀,新腺泡形成,乳管上皮细胞增生肥大,新的腺小叶形成,乳管周围组织水肿,淋巴细胞浸润,血管增多、组织充血。

2.分泌期

月经前 5~7 d 开始到月经来潮为止。此期乳腺小叶因腺管末端分支增多和脉管延伸而扩大。小叶内腺泡上皮肥大、增生,有少许分泌物在导管及腺泡内积存。导管周围组织水肿,纤维结缔组织增生,淋巴细胞浸润。临床可见乳房体积增大,增生更明显,有结节感,有轻微胀痛和压痛。经期后乳房疼痛逐渐减轻或消失。

3.月经期

月经来潮至停经后 1 周内。由于雌孕激素水平下降,乳腺导管末端和小叶复原退化,小导管和末梢导管萎缩。此时,乳腺松弛变软和变小,胀痛和触痛消失和减轻。随后乳腺又进入增生期变化。乳腺随着月经周期的周而复始而发生增生及复旧的变化,临床检查乳腺肿块的最佳时期是月经来潮后 1 周左右,此时乳腺最小,比较容易检查出病理性改变。

(张待翼)

第二节　乳腺的自我检查方法

乳腺疾病的早期往往是患者自己发现问题而求治于医生的,这引起了专家们的注意,并加以肯定,主张提倡这种乳房自查的习惯。自查的关键是发现乳房的变化。因此,为了掌握自己的乳房是否正常,必须进行有规律的自查。自查乳房以每月 1 次最为适宜,因乳房状态是随月经周期变化的。每月月经后 1 周内相同时间检查最好,因此时乳房已恢复到最佳状态,随月经变化的肿胀几乎消失。如已处在闭经期以后,自检可按日历表在每月同日进行。自查前医生应指导每一位参加普查的妇女,学会乳房自我检查的方法。首先要教会她们熟悉乳房正常解剖学标志,逐一说明肋骨端、乳房的腺体组织、乳房的下界隆起线和腋部的腺尾、乳房 4 个象限的分界及乳晕区,其次还应细心地在受检者的乳房上示范,教她们如何做好自查,避免因手法错误而把正常腺体组织误认为肿块而引起不必要的恐慌。乳房自查适用于 20 岁以上所有女性,检查方法包括视诊和触诊两个内容。

一、乳房视诊

检查时应选择光线充足的场所,充分暴露双乳,以便对比及发现细微变化。注意观察双乳大小,形态是否对称;皮肤有无炎症、水肿、橘皮征或其他改变;乳腺区的静脉是否怒张。乳头的位置两侧是否等高,有无乳头回缩、皲裂、溃烂,有无乳头溢液等。乳晕色泽的深浅及是否均匀,外形是否圆整。在进行完上述项目的观察后即可进行乳房触诊。

二、乳房触诊

触诊可取坐位或卧位进行。检查时五指并拢用手指掌面及手掌前半部分平放于乳房上触摸。查左侧时用右手,查右侧时用左手,不可抓捏乳房,以免将正常乳腺组织误以为乳腺肿块。触摸顺序是逆时针由内上始,依次为内下、外下、外上象限、乳晕区,最后触摸腺尾,以免遗漏。为了分清皮下组织内不正常结构的边界,手掌需要用一定的压力。触摸时应注意乳房的活动度,是否有压痛,有无肿块。如发现肿块,应注意其部位、大小、形状、质地、表面状态、活动度以及和周围组织有无粘连,边界是否清楚,有无波动感或囊性感等情况。同时向医师询问,并进行进一步检查。

(张待翼)

第三节 乳腺疾病病史采集

近年来,肿瘤检测设备不断更新,诊断水平不断提高,突出地表现在影像学检查(如 X 线摄像、超声、CT、MRI 和 ECT 等)在肿瘤诊断中的应用越来越多,临床医生对其依赖性也越来越大,但详细了解病史对乳腺疾病的诊断、鉴别诊断及临床流行病学的研究都十分重要。在询问病史时与乳腺疾病有关的重点项目包括以下几个方面。

一、现病史

在病史采集过程中,首先医生要善于认真聆听患者的叙述,从中提取有用的信息。患者以乳房肿物就诊时,应了解患者何时、如何发现乳房肿物,有无疼痛、乳头溢液或糜烂,疼痛与月经、情绪变化有无关系,有无放射痛,肿物生长速度,腋下、颈部有无肿物等。在患者叙述结束后,应进行提示性询问或查阅患者所带的资料,了解其他可能与乳腺疾病有关的问题,主要包括:①肿瘤是否发生在妊娠或哺乳期。②是否做过乳腺检查,结果如何,是否接受过乳房手术(日期及方法)。③已进行过何种治疗,详细治疗的经过。病理诊断(病理类型、腋淋巴结转移状况和受体表达状况等)结果;是否做过药物治疗(药物、剂量及日期);是否做过放射治疗(放射源、剂量及日期)等。④一般健康状态如何,有无其他不适或伴发病等。

二、既往史与月经婚育史

在对患者既往史的了解方面,应仔细询问以下情况:①乳腺发育年龄,发育过程中有无异常情况。②乳房曾否受过外伤,有无炎症、结核、增生或肿瘤病史。③是否患过子宫、卵巢或甲状腺功能性疾病。④有无其他部位肿瘤病史。⑤更年期患者是否进行过激素替代治疗(何种药物、剂量、用药时间长短)。月经婚育史的了解应询问的内容包括:①初潮年龄、月经情况和闭经年龄。②是否已婚,结婚年龄,婚姻状况(婚次、婚姻持续时间等)。③曾否生育,有无人工和自然流产史,初次足月产年龄,共产几胎,曾否哺乳,哺乳的最长时间和最短时间,乳汁量多少,双乳授乳的时间是否均等,曾用何种回乳措施等。④月经周期中乳房有何变化。⑤避孕药应用情况,包括初次应用的年龄、用药种类和应用的时间等。

三、个人史与家族史

生活习惯及性格倾向与乳腺癌关系越来越受重视,问诊时应予以重视,问诊内容包括:①饮食习惯与体育锻炼情况。②是否有烟酒嗜好,频度及用量。③注意有无抑郁倾向及愤怒内泄程度。④早年生活是否幸福,有无精神创伤史等。家族史着重询问直系亲属中有无恶性肿瘤,尤其是乳腺癌患者,对其母亲、姐妹和女儿有否乳腺癌病史应予以特别询问。

(张待翼)

第四节 临床乳腺检查

临床乳腺检查(clinical breast examination,CBE)是发现可疑病例和选择适当的进一步检查方法的第一步,是由已接受专业培训的医生对于自然就诊或者接受筛查妇女进行乳腺视诊、触诊的检查方法,对无症状妇女的筛查其敏感性可达 58.8%,特异性可达 93.4%;对 T_1 乳腺肿瘤 CBE 的敏感性约为 70%,若 < 1 cm 则敏感性低,因而对早期诊断价值不大。但由于 CBE 比较方便,所以,CBE 仍是有症状患者基本的和不可替代的检查方法。CBE 方法包括视诊和触诊,检查范围包括乳房和区域淋巴结。

一、视诊

乳房视诊要在明亮光线下进行,并充分暴露双乳进行两侧对比检查。常规视诊包括观察受检者乳房是否有皮肤轻度凹陷或水肿,病理性乳头溢液,尤其是血性溢液、乳头糜烂、轻度乳头上举或内陷等。

(一)外观检查

双乳地外形、大小、位置是否对称。局限性隆起是浅表肿瘤的表现之一。如肿瘤侵犯Cooper 韧带造成皮肤牵引则可表现为"酒窝征"。

(二)皮肤检查

皮肤有无红肿及破溃。一般弥漫性红肿通常为急性炎症表现,但炎性乳腺癌也可表现为皮肤红肿,部位多位于乳晕周围。典型的肿瘤细胞造成真皮淋巴管堵塞回流障碍时为"橘皮样"改变。

(三)乳头检查

双侧乳头是否对称,有无回缩或方向改变,如肿瘤侵犯可有乳头方向的变化;表皮有无糜烂、破溃或湿疹样改变,应注意排除乳头湿疹样癌。

二、触诊

乳房触诊检查前要了解受检妇女处于月经周期的哪个阶段,因为月经来潮前期及月经期乳房肿胀可影响触诊的感觉,进而影响诊断。

对于乳腺疾病的筛查,建议每次月经来潮的第 9~11 d 进行为宜。检查要注意全面,尤其注意避免遗漏乳腺尾叶及乳头乳晕后部位。触诊一般采取坐位或仰卧位,检查自健侧开始,然后检查患侧。

（一）检查顺序

按照乳房→腋窝淋巴结→锁骨上区淋巴结顺序进行，全面触诊，不能遗漏。

（二）手法技巧

1. 乳房触诊

将中间 3 个手指并拢，掌指关节略弯曲，用指腹（而不是指尖）将乳腺组织轻按于胸壁上进行触摸，切忌抓捏以免将腺体抓起造成错误感觉；每一区域都应当进行环状触摸，就像在触摸硬币的边缘一样；触摸的每一点都应当用轻、中、重 3 种压力做 3 个环状触摸，以保证各个层面的组织都可以被触摸到。乳头应注意检查其活动度，乳头内有无肿瘤，乳管有无病理性溢液，注意溢液的性质、溢液量及溢液乳管孔数。对于下垂大乳房，可一手托起作为衬垫，另手触诊。

2. 腋窝及锁骨上区淋巴结触诊

先从胸壁外侧开始，逐步向腋顶、锁骨上区、胸锁乳突肌进行，明确淋巴结肿大的数目、大小、硬度、活动度及是否融合，即使发现较小但质地较硬的淋巴结，也有重要的参考意义。细致检查一侧中等大小的乳房及区域淋巴结大约需要 3 min，双侧需 6 min 左右。

（三）乳房触诊

大体类型临床触诊乳房大体描述有以下几种类型。

1. 柔软型乳腺

这种乳房由于乳腺腺体、小叶腺泡、结缔组织和脂肪发育都良好，分布匀称，乳房外形多大小适中，丰满挺拔，触之像海绵、水囊，柔软而富有弹性，均匀而无阻挡。常见于年轻女性或未婚、未哺乳者。乳房中若有病变，极容易摸到，一般不容易漏诊。

2. 颗粒型乳腺

这种乳房由于除了乳腺腺泡发育欠佳外，导管小叶结缔组织、脂肪大都正常。所以乳房外形也接近柔软型乳腺，触诊时表浅及中层柔软而有弹性，疏松而无阻力，但深层可触及多发小颗粒结节，散在、均匀地分布于整个乳房，光滑，质韧，无挤压痛。该型乳腺常见于年轻女性未育或未哺乳者。

3. 软带型乳腺

这种乳腺多为乳腺小叶、腺泡退化萎缩，脂肪组织填充不佳，相对乳腺导管及周围结缔组织分布集中。可见乳房外形不饱满，多松弛下垂，触之韧性大而弹性差，且欠柔软。此种类型如果有很小的结节病灶，容易隐蔽于腺体、结缔组织中，不易分辨，较易造成漏诊。这种类型乳腺常见于哺乳后的中年女性，体形瘦弱者尤著，但与乳房大小不成正比。

4. 脂肪型乳腺

这种乳房由于大部分乳腺组织已经退化，完全被脂肪组织代替，乳房外形可仍显饱满，但触诊时感觉到整体柔软度差，韧性较大。乳房中尤其中央区乳晕下、外上象限乳尾部脂肪颗粒较大，分布欠均匀且韧性大，有时较易与小囊肿、结节混淆。此类乳腺主要见于绝经后老年人。

（四）乳房肿块检查描述

1. 腺体局限性增厚和肿块

乳腺触诊需要区分 3 种情况，即正常乳腺、腺体局限性增厚和肿块。腺体局限性增厚指较正常腺体为厚韧的腺体组织，通常为片状，多有结节感，边界不清，可大可小，但不遍布全乳。应注意局限增厚腺体是单侧或是双侧对称性存在，且应问清楚患者增厚腺体是否随月经周期变化。不随月经周期变化的不对称腺体局限性增厚需要引起重视。肿块则相对孤立,更为局限,多为单结节,虽亦可多结节,但其边界常可测量。

2.部位

检查发现肿瘤或其他异常,应明确其部位,最好以时钟位置标明,测量肿块与乳头、乳晕的距离。如在近腋窝处发现肿瘤,在排除为肿大淋巴结后应注意是否为副乳腺或副乳腺肿瘤。

3.形状、边界及表面情况描述

肿块为片状、球形或不规则形;边界清晰、尚清或不清;表面光滑、欠光滑或结节状。

4.大小测量

肿块两个互相垂直的最大径线,对于不能测量的要记录其大概范围。

5.数量记录

肿块的具体个数,最好画图注明。

6.质地

肿块的硬度以软、韧、硬或囊性描述,质地对于肿瘤性质的判断有较大意义。

7.活动度

肿块的活动度是肿块与乳腺本身以外组织间的关系,如胸肌和皮肤等。嘱患者叉腰,如肿瘤活动度减小表明已与胸肌筋膜发生粘连;如失去活动性则为胸肌筋膜或胸大肌受累;胸肌松弛状态下如肿瘤固定则为胸壁受累的表现。用拇指与示指轻捏肿块表面皮肤,如出现"酒窝征"则表明有皮肤粘连。

(张待翼)

第五节　乳痛症

乳房疼痛是乳腺疾病常见的症状,是乳腺科门诊最常见病症。单纯性乳腺上皮增生症(simple epithelial hyperplasia of mammary glands)是乳腺结构不良症的早期病变。1922年Bloodgood首先描述。1928年Semb注意到该病表现为乳房疼痛并有肿块,称为单纯性腺纤维瘤病。1931年Beatle称之为乳腺单纯性脱皮性上皮增生症。1948年Gescnickter称之为乳痛症(mastodynia)。引起乳痛原因很多,临床上很难区分不同原因引起的乳痛。所以,目前乳痛症泛指以一侧或双侧乳腺组织疼痛为表现,其发病机制不同、治疗效果各异的一种症状性疾病。

一、分类与病因

(一)分类

按照乳痛的发病规律来看,有73％的患者表现为周期性疼痛(cyclical mastalgia,CM),27％的患者为非周期性疼痛(non cyclical mastalgia,NCM)。CM的病理改变轻微,是生理性、可预期的,且一般限于生殖期年龄。CM临床表现为双侧乳房弥漫性酸痛或沉重感,可放射至腋下或上臂,也可仅累及单侧乳房。为月经来潮前1周左右(黄体后期)出现逐渐加重的乳痛症状,随乳房活动或上肢活动而疼痛加剧,月经来潮后缓解。当询问病史时,患者用"闷"和"触痛"等术语来描述这种体验。到了月经期疼痛有不同程度的缓解，并且绝经期和绝经期前后妇女，发生频率减少。大多数妇女认为持续1～5 d的轻度周期性疼痛属于"正常"，而持续＞5 d的中重度周期性疼痛才引起不适和恐惧。周期性疼痛占乳痛症的60％～70％，多数情况下，乳房外上象限疼痛较其他部位重，可伴有弥漫性乳腺结节。病程多始发于20～40岁，发生的平均年龄为30岁。周期性疼痛中约有11％的妇女为中重度，58％者为轻度。周期性乳痛症的特点包括：①病史较长；②多发生在月经前，多数患者是在绝经后乳痛才完全消失，绝经前自愈率仅为22％；③常为双侧弥漫性疼痛；④可放射至腋下及上臂；⑤外上象限可有触痛和结节。

NCM发生的平均年龄为40岁，NCM与CM的主要区别是缺少与月经周期的明显关系。患者常用"牵拉""烧灼感"等术语来描述这种体验，月经来潮后疼痛不缓解。非周期性乳痛症的特点是：①在乳房内定位较好；②更多发生在乳晕后或外上象限；③双侧疼痛不常见；④乳房结节较少见。NCM有一个特殊类型的乳痛症，称为"扳机点（trigger point）"或"触发点痛（trigger-spot pain）"。其特点是当触摸疼痛部位时会触发患者的疼痛。

（二）流行概况与病因学说

由于乳痛症的诊断缺乏标准与规范，同一患者不同医生会做出不同的诊断，因此发病状况没有一个很全面的描述，也缺乏基于人群、为业界广泛接受的调查研究资料。为数不多的研究资料结果显示，大约50％的成年女性曾经罹患乳房疼痛。其中老年女性、大乳房者出现乳痛更普遍，体型偏瘦或者经常锻炼的女性相对不容易出现乳痛。这些被调查者中认为乳痛影响其日常生活，例如影响性生活和睡眠分别为59％和65％，而有10％的人认为生活中一半时间有乳痛经历。对乳痛症确切病因目前尚无一致认识，但在理论上提出了许多可能的相关因素或假说。医患对乳痛症"司空见惯"的"认可"，以及近年来对乳腺癌研究的极大关注，缺乏对乳腺良性病变的重视，对乳痛症病因学的研究资料比较匮乏，也没有相关的深入研究。20世纪90年代前后的研究，乳痛症可能的相关因素有以下几个方面。

1. 典型的乳痛症

（1）水潴留说：水潴留所致的水肿曾被认为是乳痛和经前期综合征的原因，因为有报道月经后半周期的妇女多有体质量增加及乳房和关节肿胀。因而有人建议用利尿剂治疗乳痛。然而，并没有文献显示普通的水肿与乳痛症相关。对患有乳痛症的妇女和正常妇女应用氚标记水测量体内总的含水量，结果在月经周期的5～25 d，两组差异无统计学意义。

（2）组织学异常：多数乳痛症患者会同时伴有乳腺结节，并可有压痛，临床上诊断为乳腺结构不良（mammary dysplasia）。但是乳腺结节、乳痛、压痛和乳腺潜在的病理学进程之间没有一致的相关性。乳腺组织在卵巢内分泌激素调节下发生增生和复旧的周期性改变，正常的乳房可以出现结节和肿块。中、青年妇女，乳腺复旧的组织学特征往往可以很明显，包括微囊形成、纤维化和腺病样变。这些以往都称为乳腺纤维囊性病或纤维腺病，现在认为是乳腺复旧的正常组织学改变，更确切的名称应该是乳腺良性改变（benign breast changes）。另一方面，乳腺有纤维囊性病变的患者可不伴有乳痛，乳腺癌很少以乳痛为主要表现。据报道，乳腺癌患者中乳痛为唯一症状的仅占4.6％～7.0％。而疼痛性肿块往往以良性为主，恶性比例＜5％。因此，乳痛的存在与否、程度轻重与任何一种组织学特征均无一致的相关性。

（3）性激素异常：目前多数学者认为内分泌失衡是乳痛症的病因之一。周期性乳痛症患者的症状往往在月经前1周加重，而随月经来潮后减轻或缓解，表明乳痛与激素的周期性变化密切相关。卵巢分泌的雌激素增加,孕激素产生不足使血清中雌激素水平升高,孕激素水平下降或雌孕激素比例失衡,可导致乳腺腺体过度增生或复旧不全,从而发生纤维化引发乳痛。早期的研究并不支持该学说。因为许多研究检测了乳痛症患者的雌激素、孕激素、催乳素、黄体生成素(luteotropic hormone,LH)、卵泡刺激素(follicle stimulating hormone,FSH,亦称为促卵泡激素)、促性腺激素释放激素(luteinizing hormone releasing hormone,LHRH)水平与正常对照组差异无统计学意义。到目前为止,没有证据支持乳痛症患者有激素水平或激素受体数目的异常,故大多数学者认为乳痛可能是患者的乳腺组织在月经前对正常水平激素高敏感性所致的异常反应。一些临床调查表明,有经前乳痛史的妇女中乳腺纤维囊性变的可能性大。3个回顾性调查发现,有经前乳痛的妇女发生乳腺癌或纤维腺瘤的危险性明显升高。这些结果提示,乳痛症患者的乳腺组织可能对雌激素有高度敏感性。然而,用外源性黄体酮可以缓解乳痛症状,并且临床观察抗雌激素治疗有效,又强烈提示周期性乳痛与激素调节的内在联系。高催乳素血症被认为在乳痛症的发病中起到重要作用。研究表明,在一些乳痛症患者中可能存在下丘脑激素调节紊乱。这些患者在外源性促甲状腺素释放激素(thyrotropin releasing hormone,TRH)的刺激下,催乳素水平异常升高,但多数研究均未发现正常人和乳痛症患者血清催乳素基础水平的差异。由于催乳素的分泌是脉冲式的,有人对正常人体内催乳素水平进行了24 h监测,也未能发现对照组和经活检证实的乳腺良性疾病者之间的差异。催乳素的另一个特点是其分泌可被多巴胺抑制,但是其神经控制机制很复杂。TRH可直接刺激催乳素细胞使垂体分泌催乳素,从而导致血催乳素水平迅速升高。而有研究发现乳痛症患者血清中催乳素水平较对照组显著升高,但这些患者中TSH水平与对照组差异无统计学意义。这些研究结果表明,周期性乳痛症患者下丘脑激素调节紊乱,引起高催乳素血症,是乳痛发生的原因之一,而溴隐亭治疗这类患者有效也证实了这一观点。乳痛和避孕药的使用似乎没有特别的联系,有些妇女服用避孕药后会使原来的乳痛症状缓解,但更常见的是避孕药诱发或加重了乳痛症状。

(4)必需脂肪酸缺乏:部分周期性乳痛和非周期性乳痛患者有必需脂肪酸(essential fatty acids,EFA)的缺乏。EFA是构成细胞膜的主要成分,其缺乏会引起细胞膜上受体与激素亲和力的增加,提高乳腺组织对正常水平激素的敏感性而引起乳痛。这为临床使用富含EFA成分加莫烯酸(gamo lenic acid)治疗乳痛症提供部分理论依据。

(5)精神因素:大多数学者研究表明,乳痛症非精神因素引起。但也有学者注意到在药物治疗无效的乳痛症患者中,约5%有精神方面的异常。在乳房疼痛妇女中伴有焦虑和抑郁症者的比例明显增高,因此无论紧张情绪是否为乳痛症的风险因素,心理评估和心理支持都应该纳入乳痛症的治疗中。严重乳房疼痛者其焦虑、抑郁和社会交往的困难程度也明显增加,因此,多数学者建议对严重乳房疼痛患者应该进行心理问题筛选,并提供一些心理支持,给予足够的解释和安慰。安慰疗法对轻度疼痛者的有效率为85.7%,中度疼痛者为70.8%,重度疼痛者为52.3%。因此,加拿大妇产科医师协会(Society of Obstetricians and Gynaecologists of Canada,SOGC)在乳痛症临床指南中建议将对患者的教育和安慰疗法作为乳痛症的一线治疗方法。另一种假说认为患乳痛症的患者比其他患者更加神经质,但这一假说缺乏科学依据。

(6)其他:如不合理的妊娠、哺乳史造成乳房复旧不全,滥用丰乳药等外源性激素以及现代人生活工作压力大、不合理的饮食起居等均可能导致内分泌失衡,引发乳痛症。引起乳痛症的饮食和生活方式尚不确定,虽然有些妇女自诉调节日常饮食可以改善乳痛。以往曾经有患者认为避免饮用咖啡可以改善疼痛,但是目前并没有足够证据表明饮用咖啡会导致乳痛症发生,对照研究也没有证明咖啡会对乳腺纤维囊性改变有影响。尼古丁可能通过增加肾上腺素水平以及通过肾上腺素对 $3'5'$-环磷酸腺苷(AMP)的刺激作用增加乳痛程度。因此,戒烟可减少乳痛,但是这种影响也许同样是心理安慰的结果。

2. NCM 的可能原因

其实,临床实践中,CM 与 NCM 并没有明确的诊断标准,但 NCM 与 CM 患者比较,可能更多的患者伴有下垂大乳房、导管扩张和乳腺炎、炎性乳腺癌和化脓性乳晕腺炎等疾病或者病理生理改变。

3. 乳房外因素

很多因"乳腺疼痛"就诊的患者实际上来源于乳房的外部因素,可能是肌肉骨骼来源如胸壁疼痛(肌肉骨骼疼痛),腰肌劳损等的问题,外伤或活检后的瘢痕。也可能与胆道、肺、食管或心脏疾病有关。

二、诊断与治疗

(一)诊断与疼痛的量化

乳痛症患者多因担心自己是否患乳腺癌或症状无法耐受而就诊。首先需详细询问病史。病史包括乳痛的部位、性质、持续时间和与月经周期的关系,激素使用史(避孕药、激素替代疗法),患者本人和家人的乳腺疾病史。在体检中,需进行仔细的视诊和触诊。绝经后单侧局限性的非周期性乳痛患者更应警惕排除乳腺癌。多数乳痛患者可伴有乳腺局部腺体增厚或弥漫性结节,属于乳腺良性改变,影像学检查无益于乳痛症本身的诊断,理论上不需要进一步的辅助检查,但在临床实践工作中,由于我国乳腺癌筛查覆盖面有限,对于因乳腺症状(包括乳痛)初次自然就诊的妇女,≤30 岁选用超声检查,>30 岁选用超声＋ X 线摄影检查,对于排除诊断还是必要的。同时可以有助于确定患者乳房基准状况,建立患者健康档案,减少一些焦虑患者的心理负担,避免漏、误诊而消除医疗纠纷的隐患。在有明确的局限性包块,尤其当患者年龄＞ 40 岁,则必须应用超声＋X 线摄影检查,依据影像学检查结果进行合理处理。对乳痛症就诊的患者,如果疼痛是周期性的,体检或影像学检查没有异常,基本上没有乳腺癌的可能。无论是微创还是开放性手术活检必须严格掌握指征,避免过度医疗。包括催乳素在内的激素检测实验室检查无助于乳痛症的诊断和治疗。国外通常在门诊采用疼痛量化表格来记录乳痛症,用每日疼痛程度与月经的关系区分周期性或非周期性疼痛;视觉模拟量表(visual analogue scale,VAS)是常用的疼痛量化表格,是一个周期性疼痛长的水平线,均分为 10 格,患者疼痛的程度标记在线下,0~10 代表疼痛不断加重,0 为无痛,10 为严重的疼痛。使用专用疼痛标记进行每日疼痛评估,判断疼痛性质。绝大多数专家认为 VAS 超过 3 分就应该加以治疗。

(二)心理与生活指导

对任何一种类型的乳痛症,心理治疗都是最行之有效并且应放在首位的措施。因为许多因乳痛前来就诊的患者实际上很担心自己患了乳腺癌,而告诉患者其疼痛并非源于乳腺癌,疼痛也与乳腺癌没有直接的相关性,打消其恐惧和顾虑,并给出一些建议,这些虽然不能缓解其疼痛,但可以改变其对疼痛的态度,从而使得疼痛不再是一个严重的问题。选择合适的胸罩对于缓解乳痛也有帮助。支撑型合适的胸罩可能会减轻某些妇女的疼痛。胸罩不合体可能不会导致乳痛症,但可能会加剧疼痛。支撑型胸罩对持续性乳腺痛的妇女是一种简单、无损伤的治疗。积极的性生活对治疗乳痛症很有帮助。在性生活中,乳房会随着激素水平的改变而发生一系列周期性的变化。在兴奋期,乳房、乳晕充血,乳头勃起。乳房体积增大,变得更加饱满,在达到性高潮时,上述变化达到顶点,而在此之后,乳房会缓慢恢复正常。这一系列的变化,对乳腺功能是一种良好的调节,可以促进乳腺小叶的反复增生和复旧,从而有益于乳痛症的治疗。这可以解释为什么一些乳痛症患者在结婚后一段时间不治而愈的现象。需要强调的是,积极的性生活对治疗乳痛症有帮助。所谓积极的性生活,主要指性生活频率上的相对规律和女性的主动投入。女性只有在积极寻求高质量的性生活时,才能达到促使乳房反复充盈和复旧的效果。被动、消极、长期得不到满足的性生活不仅不能促进乳腺的增生和复旧过程,不能达到治疗乳痛症的目的,而且其带来的性压抑容易导致女性内分泌系统功能失调,有可能加重乳痛症等乳腺疾病的病情。尽管乳腺疼痛与甲基黄嘌呤衍生物(咖啡因、茶碱和可可碱)相关性尚没有肯定的结论,然而对于摄取大量甲基黄嘌呤衍生物的乳腺痛患者来说,可考虑改变生活方式,试试通过调整生活习惯,是否可以减轻疼痛。低脂肪饮食对包括乳房在内的身体健康是有益的。此外,还有一些患者乳痛是由于焦虑所致,对这类患者采用放松疗法有一定效果。

(三)药物治疗

对于中重度乳痛症患者,如疼痛每月持续时间 > 7 d,反复发作 > 6 个月,或乳痛严重影响患者日常生活,则应考虑药物治疗。

1. 解热镇痛药物

非甾体抗炎药(nonsteroidal antiinflammatory drug, NSAID)可以缓解乳痛症。外用 NSAID 有水杨酸三乙醇胺乳膏剂等。另一种外用 NSAID 是最近由美国食品和药物管理局(Food and Drug Administration, FDA)批准的包含反式非甾体抗炎药双氯芬酸,与口服双氯芬酸中含有相同的活性成分。临床试验表明,局部使用 NSAID 治疗重度乳痛症有效率达 84%,与目前所推荐的成熟的激素治疗方案相比,NSAID 具有起效迅速、安全无毒副作用和使用方便等特点。而对于大多数青少年乳痛症患者,NSAID 为首选,避免使用激素类药物。

2. 激素类或抗激素类药物

(1)丹那唑(danazol):又名安宫唑、炔羟雄烯异唑、炔睾醇,是人工合成 17α-炔孕酮的衍生物,具有微弱雄激素作用和抑制卵巢类固醇的产生,使体内雌激素水平下降。丹那唑可抑制垂体-卵巢轴,由于抑制了垂体促性腺激素,故 FSH 和 LH 的释放均减少。治疗乳痛症,可使结节消失,减轻疼痛和触痛,是唯一被美国 FDA 批准为治疗乳痛症的药物。由于能迅速缓解乳痛症状,丹那唑更适用于重度乳痛症患者,其对周期性乳痛症有效率达 79%。丹那唑胶囊剂为每粒 100 mg 或 200 mg,治疗乳痛症初始剂量 200 mg/d,1 个月后减量为 100 mg/d,治疗 2 个月有效者,为减少不良反应可继续减量为隔日 100 mg 或仅在黄体期用药。如停药后 1 年内症状复发,可再给药。不良反应有体质量增加、痤疮、多毛和月经失调等,发生率约为 30%。丹那唑可能有致畸性,故应建议患者同时采用适当的机械避孕措施。有血栓栓塞性疾病者禁用此药。

(2)溴隐亭(bromocriptine, PARLODOL):是一种催乳素拮抗剂,甲磺酸溴隐亭片为每片 2.5 mg。从 1/2 片(以甲磺酸溴隐亭计 1.25 mg)开始,2~3 次/天,逐渐增至 2~3 片/天。治疗 2 个月有效者可服满 6 个月。对周期性乳痛症有效率为 54%。主要不良反应包括恶心、眩晕、低血压和便秘,发生率为 35%~47%。正在服用利尿药或降压药者不宜用此药。

(3)他莫昔芬(tamoxifen, TAM):又称三苯氧胺,系双苯乙烯衍生物,为甾体类抗雌激素药物。有临床试验表明，在治疗重度周期性乳痛症中，TAM 比丹那唑有效率高，分别为 72% 和 65%，停药 1 年后复发率低，分别为 47% 和 63%。由于 TAM 在用于辅助治疗乳腺癌时导致发生相关子宫内膜癌的风险增加，因此美国 FDA 尚未批准其用于治疗乳痛症，但文献报道 TAM 短期治疗（<6 个月）并不增加子宫内膜癌的发病风险。TAM 为每片 10 mg，用于乳痛症治疗推荐 10 mg/d，连续用药 3 或 6 个月为 1 个周期。如果治疗有效后复发可重复使用。此药主要不良反应为长期使用影响骨代谢和卵巢功能，并可能提高发生子宫内膜癌的危险性，故一般仅用于丹那唑、溴隐亭无效者，并需采取适当的避孕措施防止胎儿畸形。有眼底疾病、血栓性疾病及妊娠妇女禁用。

（4）托瑞米芬（toremifene，TOM）：TOM 是一种非甾体三苯乙烯选择性 ER 调节剂，枸橼酸托瑞米芬片每片 40 mg 和 60 mg，治疗乳痛症推荐剂量为 30 mg/d 或 40 mg/d，连续应用 3 个月经周期观察疗效。禁用于患有 QT 间期延长或其他心脏疾病患者。

3. 中药治疗

中医药治疗是目前国内治疗乳痛症的主要方法之一，特别是对一些年轻患者。但中成药用于治疗乳痛症缺乏有对照的随机临床试验的支持。也有用中药局部外敷，但应排除乳腺肿瘤基础上加以应用。目前用于乳痛症治疗的中成药较多，如乳康片、消结安、乳增宁和散核消结片等，可按说明书服用 1～3 个疗程。

（四）外科治疗

单纯乳痛并不增加乳腺癌风险。乳痛症本身也无外科治疗指征，因为除了触发点式乳痛外，所有类型的乳痛均存在于整个乳房，因此不可能采用局部切除的方法。外科手术的唯一目的就是个别患者的排除性诊断。

（张待翼）

第六节　乳腺良性病变真空辅助微创旋切技术

1994 年由 Burbank 等在细针抽吸细胞学检查（fine needle aspiration cytology，FNAC）及空芯针穿刺活检（core needle biopsy，CNB）基础上成功研制出麦默通真空辅助乳腺活检系统（vacuum-assisted core needle biopsy，VAB）。1995 年通过了美国 FDA 认证批准用于对乳腺可疑病灶的活检。2004 年美国 FDA 批准用于对乳腺良性病灶的切除手术。

一、微创旋切设备与临床应用指征

（一）设备与工作原理

目前常用的真空辅助微创旋切技术主要包括麦默通系统（Mammotome System）、万可（Vacora）系统和安珂（EnCor）系统 3 种。主要由旋转切割活检针与真空抽吸装置两大装置组成，通过计算机软件控制的真空辅助高速旋切设备，在影像学引导下通过负压抽吸乳腺病灶然后进行旋转切割以获得乳腺病灶的组织学样本，通过内套管运动可将切取的标本不接触穿刺创道而在外套针内运出体外，从而进行重复切割，使一次穿刺能切除多个标本，以获取乳腺组织学标本，成为发现和诊断乳腺可疑病灶的重要方法。并在影像学指导下完整切除良性病变

(不代表病理学诊断的完整切除)、引导腋窝淋巴结活检,整个操作过程都在影像学实时监控下完成,安全性高,具有诊断准确率高、手术切除效率高和创伤小等优点。

国内临床较常使用超声引导,少数使用 X 线影像引导,较少应用 MRI 引导。目前 Mammotome 旋切刀主要为 14G、11G 和 8G 3 种型号,型号越大、穿刺刀直径越细。在做肿块切除时,通常选择口径较大的 8G 旋切刀,以缩短切割时间及减少切割次数。置入旋切刀至病灶底部,通过控制面板打开旋切窗,确定头端凹槽对准病灶后开始向上方及左右两侧扇形旋转切割,切割过程中不需要拔出旋切刀,标本即可随负压吸引取出。若切出不完全,可旋转旋切刀,反复旋切,直至完全切除病灶。操作过程中真空抽吸还可清除局部积血,封闭旋切刀边吸引边拔出。

(二)手术指征

1.适应证

VAB 以治疗为目的手术适应证主要为临床影像学诊断为良性,患者有较重的精神压力,不接受观察建议。具体指征如下:①BI-RADS 分类为 2 类、3 类,临床诊断为良性病灶(肿瘤直径≤3.0 cm)者;②触诊阴性的乳腺肿物(肿瘤直径≤0.5 cm);③单侧乳腺多发性肿物或者双侧乳腺肿物,乳腺囊性病灶;④单发的乳腺导管内乳头状瘤;⑤男性乳房发育症有手术意愿且有美观要求的患者。

2.禁忌证

①有出血倾向和凝血功能障碍等造血系统疾病者;②局麻药物过敏者;③具有上呼吸道感染或全身感染征象;④局部有疱疹或感染者;⑤月经期、哺乳期和妊娠期患者;⑥有精神障碍疾病、乳腺内有假体和乳腺血管瘤患者;⑦拒绝乳腺微创旋切手术或身心等因素无法配合和耐受手术者。

以上情况均不适合行 VAB 技术进行诊疗操作。除上述禁忌证外,VAB 病变切除的绝对禁忌证包括临床与影像学检查高度怀疑恶性肿瘤,或空芯针活检提示分叶状肿瘤或其他恶性病变;超声或乳腺 X 线摄影检查示病灶显示不良。VAB 病变切除的相对禁忌证包括肿瘤体积较大(> 3 cm)且乳房体积较小;未婚未育乳晕旁肿块;乳房较小且病灶靠近乳头、腋窝或胸壁不易被完整切除,同时可能发生副损伤的患者。

二、操作技术与常见并发症

(一)操作技术

1.术前准备

术前患者常规准备同一般开放性活检手术,签署知情同意书。术者准备包括核对和确认影像资料,用记号笔在乳房上勾画出病灶大致部位。准备麻醉药品、注射器、刀片和弹性绷带等手术用品。VAB 仪器设备安装与运行检测:连接微创旋切机器及微创旋切刀,微创旋切手柄等使用一次性腔镜保护套进行保护,必须验证微创旋切程序的可行性,真空抽吸装置的密闭性及畅通性。

2.操作常规

(1)体位:选择超声引导取仰卧位或侧卧位,乳腺肿物近腋侧时术侧肩下垫枕;选择 X 线引导取坐位,患者端坐于数字化乳腺 X 线机前。

(2)麻醉:选择距病灶较近而又不影响美观处,疑似恶性肿瘤者穿刺点在手术切除范围拟切口处。常规消毒、铺无菌巾单,用加入 1∶1000 比例的肾上腺素(无肾上腺素应用禁忌者)利多卡因与生理盐水的混合液注入穿刺针道及病灶的基底部或乳房后间隙,病灶距皮肤或与后方胸大肌距离较近,则要求将混合液注入病灶前方与皮肤形成隔离带,或注入病灶与胸大肌之间形成隔离带,以防切伤皮肤或损伤后方胸大肌。

(3)切口选择:为了美观,单个乳腺肿块切除时,VAB 手术需选择乳晕区或隐蔽部位,如乳房下皱襞或其他自然褶皱处;而对于单侧多个肿块,尽可能选择能兼顾多个肿块切除的进针部位。

(4)肿物定位:利多卡因局麻成功后,拟切口处切开长约为 0.3 cm 切口,在影像学检查监视引导下将旋切刀穿刺到肿块的下方,使凹槽位于肿块正下方,并使凹槽完全包含整个肿块,打开凹槽,开启负压,肿块被负压吸附固定于针槽内,确保旋切刀在各个方向上的有效切除。

(5)肿物切除:通过控制面板打开旋切窗,确定头端凹槽对准病灶后开始抽吸旋切,不需要拔出探针,标本即可随负压吸引取出。若取样量不足,可旋转探针,反复取样,直至取到满意的标本。操作过程中真空抽吸还可清除局部积血,拔出探针。VAB 肿物切除操作成功的关键是选好穿刺点、进刀方向和刀槽位置。其中旋切刀穿刺点尽可能选在乳腺周边隐蔽处,进刀方向则根据肿块具体位置进行选择,要求直刺肿块基底部且将刀槽对准病灶。若穿刺角度过小,可能会刺入病灶;穿刺角度过大则易将刀头刺入胸大肌而引起疼痛或进入胸腔。

(6)残腔冲洗及挤压包扎:生理盐水或肾上腺素(无禁忌证)生理盐水的混合液反复冲洗残腔,切口外敷无菌敷料后弹性绷带加压包扎 48～72 h,皮肤切口不需要缝合。

3.特殊病例的临床应用

(1)临床触诊阴性乳腺结节:随着超声技术水平的不断提高,大量临床触诊阴性的乳腺结节被检出,如何明确这些结节的性质是乳腺外科医生要面对的问题。病理组织学诊断是确定其性质的金标准。但这些小结节往往只能通过超声观察到,开放性手术准确找到这些结节非常困难,而且也不能实时确定所切除结节即是超声发现的结节,同时手术切口明显。超声引导下乳腺微创旋切术是在超声引导下实施,能够快速准确地找到乳腺微小结节,并确定所切除结节即是超声检查发现的结节,可将结节完整切除,漏诊率低,被认为是临床触诊阴性乳腺结节的理想诊疗方法,是微创旋切术的主要指征。

(2)特殊部位:对于肿块位于近胸大肌表面者,旋切刀不易置于肿块下方,易造成肿块切除不全,最好采取开放手术;对于肿块靠近皮肤者,在肿块与皮肤间注射局麻药物生理盐水形成分离带,可预防术中负压旋切误伤皮肤,同时调整刀槽与皮肤平行的位置,横向切除肿块。

(3)乳腺较大良性肿瘤:按其常规性能,微创旋切可完全切除≤2.5 cm 较小的乳腺病灶,且已经在国内大中型医院普遍开展。但对于＞3 cm 较大肿块切除则较为困难。在临床中,越来越多的较大良性肿瘤患者要求接受微创旋切手术。随着手术技能提高及经验的积累,亦有学者尝试应用该项技术行≥3 cm 乳腺良性肿瘤切除。对于较大肿瘤切除的要点如下:①选择 8G 刀作为旋切方式,其刀槽直径为 8 mm,长度为 2.2 cm。②当肿块长径大于刀槽长径时,可先切除远端病灶,关闭刀槽回抽后,再次切除近端病灶,在纵向上把肿块分割成不同的 2.2 cm 刀槽长度,因此在前后和左右 2 个平面相对延长刀槽的长度和扩展其宽度,如此反复,直至切除整个病灶。③大肿块易于触摸,手助具有直接引导和强行将肿块推至刀槽的作用,切除较大肿瘤时,利用手助可避免切除小肿瘤时必须超声和旋切刀配合的步骤,以加快切除速度;切除乳腺纤维腺瘤时,由于其质地较硬,在切割时肿瘤常常滑动,一般情况下手能明显触及肿块及旋切刀凹槽,用一只手按住肿物,并将其固定在凹槽内,可很快切除。病灶完全切除的评判:①超声引导下使切除范围达肿块标记区以外,超声十字探测无明确残留;②向肿块残腔注水,观测其扩张超出原肿瘤范围,负压吸引后残腔回缩完全消失;③术区残腔皮外扪查未及残留碎片。

(4)乳腺多发良性肿物:乳腺微创旋切术可从一个小切口切除数个超声能清楚显示的肿块,并能实时引导整个旋切过程。对于发生于双侧多发性肿块并计划一次性手术时,一般按照"先小后大,先易后难"的原则进行肿物切割;先处理肿块较小一侧,后处理肿块较大一侧;先处理较远肿块,后处理较近肿块;并且先手术一侧应及时压迫止血。

4.超声引导下麦默通微创旋切技术简介

术前由超声医生全面扫查乳腺以确定肿瘤的部位、大小、肿块的数目,同时以划线笔进行标记。术中在超声引导下,利多卡因局麻成功后,拟切口处切开长约为 0.3 cm 切口,十字交叉定位法进行肿物定位,即超声探头与旋切刀平行位引导穿刺,在超声纵切面监视引导下将旋切刀穿刺到肿块的基底,退出内刀头,超声可清楚看见外刀头的凹槽,调整刀头使凹槽位于肿块正下方,并使凹槽完全包含整个肿块,打开凹槽,开启负压,肿块被负压吸附固定于针槽内,将探头旋转 90°横切肿块,可得到肿块和旋切刀的横断面图像,了解旋切刀和肿块的相对位置,以确保旋切刀在各个方向上的有效切除。

(二)常见并发症与防治措施

真空辅助旋切术后并发症发生率为 0~9.0%,平均发生率为 2.5%。常见的并发症包括局部血肿、肿物残留、切口疼痛、皮下瘀斑、感染、皮肤缺损和气胸等。肿物残留是 VAB 良性病变切除的主要手术质量问题。

肿物残留(residual mass)即乳腺肿物没有完整切除,原乳房手术区域在肿块切除活检后 3 个月内影像学检查证实有实质性肿块回声。实际上,VAB 手术仅限于影像学上完全切除肿物,部分患者难以达到病理学上完整切除,甚至有研究报道,术后半年影像学检查随访,VAB 术后认定为完全切除者肿物残留比例高达 38%。

病灶残留多见于多病灶或直径> 3.0 cm 肿物的旋切除术。术前必须向患者及家属告知 VAB 手术有肿物残留的可能,以减少医疗纠纷的发生。

预防肿物残留主要措施包括以下方面。①合理掌握手术指征:选择适合的患者进行 VAB,若肿物直径超过刀槽长径,或肿物呈分叶状,或双乳多发乳腺肿物患者,VAB 手术切割效果欠佳,易发生肿物残留,因此肿物直径宜小于刀槽长径。②合理选择麻醉方式:多发肿瘤病例最好在术中局麻基础上配合静脉复合麻醉,以避免由于剧烈疼痛、难以耐受手术或术中出血较多而造成肿瘤残留。③术中注意技术细节:对病灶进行准确、细致的定位后,固定刀槽以及肿瘤位置,尽量减少瘤体移位;肿瘤切除过程中,刀槽应平行于病灶的长径,以避免肿物切除过程的小灶状残留;影像学下完全切除肿瘤,即使影像监测下肿物声影或性状完全消失后,依次向每个方向各切 1 刀,并肉眼观察最后切除的标本有无瘤体残留。

(张待翼)

第七节　女性乳房发育异常性疾病

一、婴儿期和青春前期乳腺疾病

（一）婴儿期乳腺增生

婴儿期乳腺增生在两性均可发生，由经胎盘来自母体-胎盘-胎儿的雌激素引起。半数以上新生儿可以发现这种乳腺增大合并分泌一种初乳样液体（witch milk）。有些地区，民间认为需要挤出这种分泌物，这种错误的处理会使分泌增加，同时可以导致细菌感染，最终引起乳腺芽的破坏。

婴儿期的分泌物偶尔可以在乳头壶腹部形成一个小的呈珍珠状的乳腺囊肿，但这种乳腺囊肿可自发吸收。乳腺的最初发育可以发生于一侧。这种单侧发育，特别是当乳腺芽呈质地坚韧且有触痛的结节时，错误而不恰当的乳腺活检会造成永久性乳腺损伤。

（二）乳房发育过早或延迟

1. 乳房过早发育

乳腺过早发育是指女童在＜8岁并没有其他青春期表现而开始乳腺发育。这种过早发育大多数为双侧，也可为单侧，多见于2岁以内。不伴有其他性成熟表现或骨骼发育成熟及生长加快的乳腺过早发育，是一种非病理性发育。2岁以前发生的乳腺过早发育常在3～5个月消退，与其他任何性发育异常无关，偶尔会发现患者体内有单个暂时性卵巢滤泡囊肿，对此不需要检测评估与干预。乳房单独发育是作为中枢性青春期早熟（central precocious puberty）的最早体征。目前，由于全球经济的快速发展，人们膳食结构的改变，10%～15%乳腺过早发育的儿童发展为青春期早熟或青春期提前。

（1）中枢性青春期早熟：中枢性青春期早熟是在促性腺激素释放激素（gonadotropin-releasing hormone，GnRH）的驱动下，于＜8岁出现青春期变化的结果。这种情况可以是散发或家族性的，也可由中枢神经系统异常引起，包括感染、射线和其他获得性损伤，以及先天性囊肿、畸形（如 septo-optic dysplasia）与肿瘤。中枢性青春期早熟除乳腺过早发育以外，还出现生长加快和骨骼成熟，雌激素与促性腺激素水平达到青春期水平。通过手术切除中枢神经系统的病变可以治疗中枢性早熟。

（2）周围性青春期早熟：周围性青春期早熟也被称为不完全性早熟，因这种情况以单纯雌激素的效应为其特点；或者称为早熟性假青春期（precocious pseudopuberty），因为它没有反映出正常的下丘脑-垂体-卵巢轴活动。雌激素可以来自卵巢粒层或膜细胞瘤（ovarian granulosa or theca cell tumors），生成促性腺激素的肿瘤（gonadotropinproducing tumors），或者外源性摄入雌激素增多。

（3）McCune-Albright 综合征：McCune-Albright 综合征是由于编码促进 cAMP 合成的 G-蛋白 α 亚单位的基因发生错义突变。这种错义突变可引起多种内分泌紊乱，包括甲状腺功能亢进、肾上腺皮质功能亢进、垂体性巨人症或肢端肥大症及低磷酸盐血症。还可以出现多骨的纤维性发育不良（polyostotic fibrous dysplasia）和咖啡牛乳色斑。治疗的目标在于阻止雄激素的芳香化而生成雌激素或阻止雌激素与受体的结合。

（4）原发性甲状腺功能减退：未经治疗的原发性甲状腺功能减退在持续一定时间后可以引

起乳腺过早发育、月经、多囊卵巢，而这些表现经甲状腺激素替代疗法后逆转。严重甲状腺功能减退的特征为促甲状腺激素（thyroid stimulating hormone，TSH）过量分泌，这可以促进催乳素的分泌引起溢乳。已有学者提出分泌高水平的 TSHα 亚单位具有腺垂体的卵泡刺激素（follicle stimulating hormone，FSH）样效应。FSH 与黄体生成素（luteinizing hormone，LH）生成过多也被认为是由于下丘脑促甲状腺激素释放激素（thyrotropin-releasing hormone，TRH）兴奋作用泛化而引起 GnRH 合成增多。

2.乳腺成熟延迟

乳腺成熟延迟（delayed maturation）是指在无慢性疾病或内分泌异常的情况下，至 14 岁乳腺仍未发育。典型的成熟延迟有家族史，表现为青春期前生长正常，而且骨骼年龄与身高年龄相吻合。在女童中乳腺成熟延迟相对少见，无家族史者更是非常少见，因此宜考虑原发性卵巢衰竭疾病。如果发现促性腺激素水平正常，则可以排除这种情况。利用新的高灵敏性的检测方法可以确诊该病，如促性腺激素分泌不足与继发性卵巢衰竭会导致促性腺激素水平异常降低，或者也可以采用黄体生成素释放激素（luteinizing hormone releasing hormone，LHRH）刺激试验进行检查。

二、乳头先天性发育异常

（一）先天性乳头内陷

乳头内陷（crater nipple）是指女性乳房的乳头未凸出乳晕平面或凹入皮肤表面之下。根据内陷程度不一其临床表现也不同，有的仅为乳头退缩，重者乳头凹入甚至发生翻转，局部呈弹坑样改变。

1.成因与分类

乳头内陷一般可分为先天性和后天性。在乳腺的胚胎发育过程中，胚胎第 8 个月时，乳腺始基发生处的上皮下陷，形成一浅凹，称乳凹。随后，乳凹周围的间充质（胚胎时期的结缔组织）不断增殖，致使乳凹逐渐消失并突出于体表，形成乳头。若在胚胎发育晚期，中胚层的间充质未长入乳头区，导致乳凹没有完全消失，乳头未能突出，反而呈下陷状，乳头中胚层发育障碍，特别是乳头后方的平滑肌和乳腺导管组织发育异常，平滑肌纤维和缩短的乳腺导管向下牵拉，另一方面乳头下方缺乏支撑组织，从而导致乳头内陷称先天性乳头凹陷。其组织学表现为乳头的肌纤维较正常薄弱，乳头紧贴在乳腺实质上，腺体输乳管短且发育不完全。先天性乳头凹陷可为双侧，亦可为单侧，双侧者约占 1/4。凹陷程度可轻可重，严重的凹陷可使乳头缩于乳腺内，此种情况易合并感染，并影响正常授乳。后天性乳头内陷多是因为青春发育期佩戴胸罩不正确，过分束胸所致；也可继发于乳头导管周围炎症、乳腺肿瘤浸润和手术外伤瘢痕，乳头受乳腺内病变组织牵拉所致等。乳头内陷临床上可分为 3 种类型。Ⅰ型乳头部分内陷，乳头颈存在，能轻易用手将内陷乳头挤出，挤出后乳头大小与常人相似；Ⅱ型乳头全部凹陷在乳晕之中，但可用手挤出乳头，乳头较正常为小，多没有乳头颈部；Ⅲ型乳头完全埋在乳晕下方，无法使内陷乳头挤出。

2.临床意义

先天性乳头内陷主要影响妇女哺乳和乳房外观，另外乳头内陷，乳头脱落的表皮和分泌物不能及时清除，从而刺激乳头增加感染的机会。尽管乳头内陷可能影响产妇授乳，婴儿含接不住乳头可能影响乳汁排空继发乳腺炎，但有关研究显示乳头内陷并不应视为产妇哺乳的禁忌。

既往对于有哺乳意愿的乳头凹陷产妇,一般建议其哺乳前应用吸乳器或手法练习使乳头外伸,为哺乳准备。但有关研究显示,先天性乳头内陷妇女哺乳并不需要上述特殊的准备。乳头内陷与导管周围炎(包括浆细胞性乳腺炎)关系密切,易形成反复发作或迁延不愈的炎性窦道,在处理这类患者时,炎症控制的同时需行乳头内陷矫正术以减少复发机会。

3.治疗先天性乳头内陷的治疗

分为非手术与手术治疗两大类。非手术治疗包括手法牵引、负压吸引(吸乳器、器械持续牵引)等,一般适用于轻度乳头内陷(Ⅰ、Ⅱ型),特别对青春期患者矫正效果较好,但需要长期坚持。经多次非手术治疗无效时,应进行乳头内陷的整形手术。理想的乳头内陷矫正手术要求操作简便,乳头形态自然、血运无障碍、感觉功能正常,切口瘢痕不明显,哺乳功能得以保留。文献报道的术式有乳晕皮肤菱形切除法、Skoog 法、Sellheim 法和剖开法等,其中剖开法因其具有手术较彻底和损伤小的优点而最常被采用。王炜提出乳头内陷矫正手术原则为:①松解引起乳头内陷的纤维,必要时切断短缩的乳腺导管;②组织移植充填空虚的乳头;③在乳头颈部制造一狭窄环,防止被充填到空虚乳头内的组织疝出,可采用荷包口缝合,或作乳头颈部分皮肤切除,以缩窄乳头颈;④必要时作皮瓣移植,加大乳头或制造乳头颈;⑤术后作一定时间的乳头牵引,防止乳头内陷复发。

(二)乳头肥大下垂

乳头直径和高度明显增大,导致乳头乳房比例严重失调为乳头肥大,单纯高度增加的乳头可伴有下垂。男女均可发生,男性乳头肥大或过长下垂者称男性女性化乳头症,可为双侧或单侧。病因不明,可能与性激素等内分泌失调有关。某些女性乳头下垂系乳房过小或乳腺萎缩引起。乳头肥大或下垂是一种轻微的畸形,一般不需要治疗。如果有必要可行整形手术治疗,具体方法有 Sperli 法、武藤靖雄法和半侧乳头切除法等。由于乳房过小或乳腺萎缩而导致乳头肥大或下垂的女性,则可行隆乳术予以纠正。

(三)多乳头和无乳头畸形

多乳头先天畸形临床可表现为伴有副乳腺的多乳头或单纯的多乳头。无乳头畸形是指乳头乳晕复合体缺失,临床上较为罕见,常常与无乳房畸形同时出现。

1.成因与分类

多乳头先天畸形一般是由于胚胎期在"乳线"上形成的乳头没有正常退化,以致在乳线上有过多的乳头,对应分布于从腋窝到腹股沟的沿线部位。额外的乳头多出现在乳房下方、胸壁和上腹部,有时容易误诊为痣,但也有报道发生在脚的异位乳头。多乳头先天畸形发生率为0.2%～5.6%。资料显示,部分多乳头先天畸形与其他先天性疾病相关,特别是泌尿系统先天性疾病有关,也有多乳头先天畸形合并其他先天性病的个案报道,如血液疾病和心脏疾病等。无乳头畸形多伴随其他先天遗传性疾病,如 Siemencs 综合征、Choanal atresia-athelia 综合征、Al-Awadi/Raas-Rothschild 综合征、Scalp-ear-nipple 综合征和 Finlay-Marks 综合征等。另外,妊娠妇女服用抗甲亢类药物卡比马唑有可能导致新生儿无乳头畸形。

2.治疗

多乳头畸形临床上不需要特殊处理,如果患者有美容方面的要求,可行手术切除治疗。无乳头畸形因乳头乳晕复合体的缺失,影响乳房外形,需要乳头乳晕重建。临床常见的乳头乳晕重建手术包括健侧部分乳头乳晕移植术、阴唇皮肤移植术和乳晕中心填塞隆起乳头重建术等。乳晕可用体表文身的方法形成。

(四)乳晕异常

正常乳晕直径为 3～5 cm,大于此范围为乳晕过大,反之为乳晕过小。男女均可出现,女性乳晕过大多见于巨乳症(macromastia)、妊娠及哺乳后(多伴有乳房大或下垂),男性乳晕过大多见于男性乳房发育症(gynecomastia)。乳晕异常一般不需要治疗。巨乳症或男性乳房发育症伴有乳晕过大的患者,则可在手术治疗原发病的同时行乳晕缩小成形术。对单纯乳晕肥大可行单纯乳晕皮肤部分切除术以缩小乳晕。乳晕过小者行扩大乳晕,方法有文身法、组织移植法(取材于阴唇或骶尾部肤色较深的皮肤)。女性乳晕在妊娠后着色并增大,故少女不需要行乳晕扩大术,必要时可用纹饰方法扩大。

三、乳房先天性发育异常

(一)副乳腺和多乳畸形

除乳线上胸前区一对乳腺始基在胚胎期继续发育形成一对正常乳腺外,如果乳线上其他部位的乳腺始基没有及时萎缩退化,则在性激素作用下(如体外摄入过多、体内产生过多和体内对性激素的灭活能力下降等)而继续发育成包含乳腺组织或乳头、乳晕和乳腺组织俱全的乳房,称为副乳腺(accessory breast),也叫多余乳房、多乳腺症。

1.临床表现与诊断

副乳腺也称多乳畸形(polymastia)。正常情况下,人类只有位于第 5 肋间的乳腺嵴发育为一对乳腺,其余的部分均退化消失。如果乳腺嵴上某一部位没有及时萎缩而继续发育,出生后则形成副乳腺。根据副乳腺的形态可分为完全型和不完全型两类。完全型指腺体、乳头及乳晕俱全者;不完全型又分仅有腺体及乳头、仅有腺体、仅有乳头、仅有腺体及乳晕和仅有乳头及乳晕几种。副乳腺发生的部位多在胸腹部"乳线"上,尤其是腋窝及胸前部,常对称分布。发生于腋部的副乳常为完全型,其体积较大,月经来潮前可膨胀或疼痛,妊娠期增大明显,哺乳期可有泌乳;胸前方者多为不完全型,体积较小,或仅有副乳头(polythelia);腋窝外其他部位者大多数仅有副乳头;也有发生在非乳线上的副乳腺,如耳、面、颈、上臂、背部、肩胛区、大腿、臀部和外阴等,又称为"迷走乳腺"或"异位乳腺"。临床上的副乳腺一般无明显症状,部分体征不明显的副乳腺在妇女妊娠或哺乳期间出现胀痛、压痛甚至泌乳等症状才被发现。副乳腺和正常乳腺组织一样,同样受到体内多种激素的调控,也可出现正常乳房一样在不同时期的生理反应,如月经周期性的疼痛、哺乳期泌乳等。同样副乳腺也可发生其他乳腺相关的疾病,如纤维腺瘤、脂肪瘤、叶状肿瘤和乳腺癌等,并出现相应的症状、体征。通过仔细询问病史及体格检查一般即可诊断,对于症状不明显的,结合乳腺超声多能做出诊断。而对于非乳腺部位的肿块,如出现上述周期性胀痛,应考虑迷走乳腺可能。副乳腺超声像图与正常乳腺组织相似。一般认为在皮下脂肪层内找到与正常乳腺组织相似的回声,且位于乳嵴线上,则诊断副乳腺相当可靠。腋部副乳腺 X 线检查一般表现为腋窝内与正常乳腺腺体密度相同的致密影,腋部副乳腺可以和主乳腺相连或分离,在乳腺常规内外斜位片上可以很好地显示。结合文献资料,腋部副乳腺 X 线可表现为 4 种类型。①斑片及团块型:腋窝内见大小不一斑片状或团块状影,密度不等,可浓可淡,边缘多较清晰;②条索及分支型:腋窝内见粗、细条索状致密影或错落无序条形分支状致密影,边缘清晰;③混合型:腋窝内见形态多样的多种混杂影像,密度不均;④低密度脂肪型:腋窝内见透亮脂肪影。其中以斑片及团块型最多,条索及分支型次之。副乳腺病理组织学诊断与正常乳腺组织相似,镜下可见乳腺导管及腺泡构成的小叶结构,特别异位的副乳腺,病理活检是唯一确诊的方法。

副乳腺需与脂肪瘤、乳腺腋尾部和各种原因引起的腋窝淋巴结肿大(如隐性乳腺癌)等鉴别。通过详细了解病史、仔细的体查,辅以超声或乳腺摄片检查一般可鉴别,确诊需病理检查。

2.治疗

(1)非手术治疗:无明显症状,无肿块,可能影响美观但患者无特别要求的,可以给予密切观察。有周期性肿大、疼痛,但体检和超声检查并未发现明显肿块、恶性影像的,可按照乳痛症治疗原则给予药物治疗,同时需密切观察。

(2)手术治疗:疼痛症状明显、患者心理压力大、影响美观(如腋窝及发育完全的副乳腺影响着装)、患者有手术要求的可以行单纯副乳腺切除术。副乳腺手术的切口设计应根据副乳腺所在部位并充分考虑美学原则。

(二)乳腺发育不全和无乳房畸形

乳腺发育不全一般指女性在青春期后,乳房仍未充分发育,腺体组织较少,乳房扁平。乳房发育不良常见的原因为:①营养不良或个人体质导致的乳房发育欠佳;②卵巢功能不全,体内雌激素和孕激素不足以致影响乳腺组织的生长发育;③下丘脑-垂体功能不全或各种原因引起的性腺发育不全。

1.临床表现与相关疾病

乳房发育不良主要为腺体组织缺少,皮肤完整而有弹性。发生在单侧者常伴胸大肌发育不良或缺如。双侧者可能是发育成熟期乳腺组织对性激素不敏感所致。乳头发育可正常。乳腺先天缺如则是乳房缺失,有乳头而乳腺组织缺失者称为无乳腺畸形。广义的乳腺畸形可描述为以下类型:一侧发育不全,对侧正常;双侧不对称发育不良;一侧肥大,对侧正常;双侧不对称肥大;一侧发育不良,对侧肥大;一侧乳房、胸部、胸肌发育不良(波兰综合征,Poland 综合征)。乳头乳晕复合体的先天缺如非常少见,通常与乳房缺失相关。乳腺不发育或发育障碍可以由单纯促性腺激素缺乏引起,这种情况可为家族性或散发。Kallman 综合征常合并面部中线部位的异常和嗅觉减退,在女性儿童中相对罕见。脑肿瘤如颅咽管瘤、无性细胞瘤、星型细胞瘤和神经胶质瘤,或对脑部的放射治疗均可导致促性腺激素分泌不足,伴或不伴其他垂体功能障碍。Bardet-Biedl 常染色体隐性综合征表现包括多指(趾)畸形、肥胖、精神发育迟缓和色素性视网膜炎,主要表现为促性腺激素分泌不足。Prader-Willi 综合征可表现出由促性腺激素分泌不足引起的乳腺发育不良。波兰综合征即为胸大肌缺损并指综合征,是一种特征为单侧胸肌先天发育不良或缺失(少见双侧)并伴发同侧手指并指现象罕见的先天性缺陷症,可伴有女性乳头高位、乳房发育小或无乳房的临床表现。

2.治疗

无乳房畸形的治疗主要是乳房和乳头乳晕重建,根据重建乳房的材料,临床上可分为自体组织移植法、假体植入法、自体组织移植和假体植入联合法。随着显微外科技术的日益成熟,运用显微外科技术行血管吻合的游离自体皮瓣移植,使重建乳房的美学效果得到不断提高。

(三)乳房肥大

乳房发育后的女性一侧或双侧乳房过度发育增大,体积偏离正常范围,则称之为乳房肥大(female hypermastia);明显超过正常乳腺的界限和质量者(质量＞ 1 500 g)称巨乳症(macromastia),是女性乳房肥大中最严重的一种。乳房肥大的病因及其发生机制尚不完全清楚,一般认为乳房肥大的发生可能与雌激素增多有关。根据乳房肥大出现的时期可分为早熟性乳房肥大及成年期乳房肥大两类。临床上根据潜在的发病诱因,乳房肥大可分为青春期乳房肥大、妊娠期乳房肥大、特发性乳房肥大和药物性乳房肥大。早熟性乳房肥大与性早熟同时发生,极其少见,可分为生理性和病理性两类。生理性可见于8~9岁前女童,除发育早熟外,无其他原因,发育良好,一般不需治疗。病理性多在5岁以前,多有明确的病因,以患卵巢肿瘤者居多,其中以颗粒细胞瘤为最多,少数为卵泡细胞囊或畸胎瘤;患肾上腺皮质激素增生或肿瘤以及垂体肿瘤者也可伴发乳房肥大。

青春期乳房肥大多在11~14岁发病,乳房肥大以重度的单侧或双侧乳房肥大为特征。可能与雌激素过量分泌有关,但是既往的文献报道中,青春期乳房肥大患者体内雌激素水平并未见升高。另外,乳腺组织中雌激素受体(estrogen receptor,ER)数量及其对正常水平的雌激素敏感性增高,也可能是导致乳房肥大的原因。然而,文献报道乳腺增生、乳腺纤维腺瘤组织中也存在ER表达升高,因此乳房肥大症的发生是受多种因素共同调控的一个复杂过程,其具体发生机制仍有待进一步研究。继发性乳房肥大多继发于肥胖或内分泌异常等。妊娠期乳房肥大的发病率为1/100 000~1/28 000,妊娠期乳房肥大可发生在妊娠开始或妊娠后期。特发性乳房肥大是指成年妇女的乳房肥大症,但临床上无明显诱因,部分患者与自身肥胖有关。部分药物可导致乳房肥大的发生,如青霉胺、环孢素A等,但其具体的机制仍不清楚。

1.临床表现与诊断

正常女性乳房250~350 g,肥大乳腺可达正常的2~3倍,表现为青春期或妊娠期女性乳腺急骤增长增大。早熟期乳房肥大常伴外生殖器肥大等早熟表现,继发的乳房肥大常伴内分泌系统病变。巨乳症临床少见,复杂型巨乳症临床罕见。主要发生于青春期和妊娠期。数月到1~2年乳腺可增大至正常乳腺的数倍,甚至越过脐平面。每个乳房重达5~6 kg,甚至更重。乳房肥大可产生乳房疼痛,巨大乳房可对患者脊柱受重产生负面影响,损伤第4~6对肋间神经。急剧生长的巨大乳房也可使乳房表皮张力增加,患者乳房坠痛,乳房及下皱褶处因摩擦、出汗出现湿疹或糜烂破溃,经久不愈。沉重的乳房让患者平卧时感呼吸困难,站立时感坠重、颈酸背痛、驼背凸肚,患者行动时步履迟缓,动作不灵活。另外,乳头多陷于乳房内,影响乳汁分泌,容易发生乳腺炎。青春期乳房肥大多见于10~15岁青春期少女,多数患者伴有乳房快速生长期,其后持续缓慢生长,但部分患者在月经初潮前,乳房已经开始发育,在缓慢生长数年后,乳房再加速生长增大。青春期乳房肥大患者,月经可无明显异常,检查体内雌激素、孕激素和促性腺激素等也处于正常范围。

妊娠期乳房肥大可发生在妊娠开始或妊娠后期,妊娠期乳房肥大发生在妊娠早期占62%,发生在妊娠中期占30%,发生在妊娠晚期占8%。妊娠期间乳房急速生长,还可引起胎儿生长发育异常,甚至死亡。另外,妊娠期乳房肥大的患者,下次妊娠可导致乳房肥大的复发。临床上应与乳腺巨大纤维腺瘤、乳腺叶状囊肉瘤等引起乳房肥大的疾病相鉴别。

2.分类

目前乳房肥大仍缺乏统一的、客观的评价标准。对乳房肥大患者术前进行正侧位普通摄影,根据Brown等的乳房体积计算法计算总量,以确定乳房肥大的程度。乳房体积计算公式:$V = (\pi/6)\alpha \times ABC(\alpha = 2/3)$。根据乳房的体积评价乳房大小有Lalardrie和Jougland标准和Elsdhy标准。

(1)Lalardrie和Jougland标准:①理想的乳房:250~300 mL;②中度肥大:400~600 mL;③相对明显肥大:600~800 mL;④明显肥大:800~1 000 mL;⑤巨大乳房:>1 500 mL。

（2）Elsdhy 标准：① ＜ 200 mL 为小乳房；② 正常的乳房体积 250 ～ 350 mL；③600～800 mL为中度乳房肥大；④＞1 500 mL 为重度乳房肥大。根据有无伴发病，可将巨乳症分为单纯型和复杂型。巨乳症病理表现多数为乳房结缔组织和上皮组织同时增生，称为单纯型巨乳症。巨乳症合并存在纤维腺瘤病或巨纤维腺瘤等其他乳腺病变者，称为复杂性巨乳症。

3.治疗

早熟性乳房肥大和青春期乳房肥大一般不需要治疗，继发于肥胖或内分泌异常者需治疗原发病。

（1）药物治疗：目前对于乳房肥大尚缺乏有效的治疗药物。既往文献报道，溴隐亭、他莫昔芬、甲基黄体酮等对乳房肥大的治疗有一定效果，但疗效并不确切。溴隐亭是一种多巴胺拮抗剂，可抑制腺垂体分泌催乳素，大剂量的溴隐亭可抑制乳房生长，使肥大的乳房轻度缩小，但疗效一般是暂时性的。然而，溴隐亭一般仅对妊娠期乳房肥大有效，对青春期乳房肥大并未体现任何治疗效果。他莫昔芬作为一种 ER 拮抗剂，可使肥大增生的乳腺组织退缩，可作为青春期乳房肥大手术后的辅助用药。

（2）外科治疗：乳房肥大的手术治疗包括乳房缩小整形手术和乳房全切手术。乳房缩小整形手术切除多余的乳腺组织和乳房皮肤后，再对乳房进行塑形。一般在乳房发育完成后进行缩乳手术较好，因为剩余的腺体有可能再出现肥大增长，需要第二次手术治疗。但对于青春期巨乳患者，手术的早期切除是目前唯一的有效治疗方法，在其乳房发育未成熟前进行手术，患者术后心理的恢复和健康发展所带来的益处远超过手术对患者造成的创伤。青春期乳房肥大全切手术后行乳房重建，可避免肥大乳房的再次复发，而对于再次复发的乳房肥大患者，乳房全切手术是最有效的解救手术方法。缩乳术术式多种多样，但都大同小异，各有优缺点，不同方法适合于大小不同的巨乳。手术方法的选择主要根据患者乳房大小及体型情况以及手术医生习惯而定。较常用的方法有水平双蒂法（Srtombecd 法）和垂直双蒂法（Mckissock 法）。巨乳症患者根据其婚育状况、病变性质等制订不同手术方案，对未婚女性、巨纤维腺瘤并巨乳症者采用肿瘤切除的同时行缩乳术，术中尽量保护乳腺组织，利用带蒂皮下组织行乳房塑形；对纤维腺瘤病并巨乳症则行皮下乳腺切除，一期真皮及皮下组织蒂行乳房成形术。

（张待翼）

第八节 哺乳期乳腺炎

哺乳期乳腺炎（lactation mastitis）是哺乳期妇女最常见的乳腺疾病，是指发生在哺乳期，伴有乳汁阻塞的乳腺非感染性或感染性炎症性疾病，以初产妇多见。哺乳期急性乳腺炎是影响母乳喂养的主要负面因素之一。

一、发病机制

（一）乳汁淤积的相关因素

当产妇因各种原因引起乳汁淤积时容易导致哺乳期乳腺炎，乳汁淤积的常见原因包括以下方面。

1.乳头皲裂

初产妇容易发生,多由于婴儿含接方式不正确造成。乳头富有神经末梢,对疼痛敏感,发生乳头皲裂后,母亲惧怕婴儿吸吮,乳汁排出不充分,容易发生乳汁淤积,同时,较深的皲裂伤口愈合时可造成相应乳管的部分或完全阻塞,于是产生乳汁淤积。乳头皲裂表现为乳头表面或乳头根部的浅表裂伤,吸吮时疼痛明显,可出血、结痂,可发生感染并迁延不愈。

2."奶栓"堵塞乳管

乳汁内的脂肪、蛋白等成分凝聚沉积在乳管内,造成乳汁排出不畅。

3.乳汁积聚

各种原因造成乳汁积聚,乳汁排出不畅。如母亲出差或孩子生病住院等未及时哺乳或吸奶,是乳汁淤积的常见原因。婴儿含接方式不正确,哺乳时衔接不当,婴儿腭裂或舌系带过短,无效吸吮,过快的回奶,吸奶器过度吸奶致乳汁过多等因素都可能导致乳汁积聚。

4.乳房受伤

多发生在人为用力按摩乳房、与婴儿玩闹时被婴儿的脑袋撞伤或被脚丫踢伤、过紧的内衣或汽车安全带压迫使乳房相应区域乳管受压、乳房受伤后局部组织水肿及压迫乳管造成乳汁淤积。近年来由于"催乳师"的操作不当成为乳房外伤的原因之一。

5.精神因素

情绪波动、生气、吵架、意外事件、母亲的精神压力或过度疲劳的刺激等均可造成乳汁淤积。

(二)感染形成机制

乳汁淤积后引起乳管和腺泡内压力升高,从 3 个方面引起炎症反应:①乳管周围组织产生和释放炎性细胞因子尤其是白介素 8(interleukin 8,IL-8)增多,参与并加重炎症反应。②压力升高会导致腺泡泌乳细胞间细胞旁通路开放,乳汁内容物进入外周组织,从而引起抗原抗体反应加重炎症反应。③乳腺分泌功能失常,可能导致乳汁中 IgA、C3 水平下降,为细菌感染创造有利条件。细菌侵入的途径多数是通过皮肤裂缝或微小破损进入乳头,小部分经血液途径感染。对于表皮完整无损者,也有可能是通过输乳管进入。正常情况下细菌侵入乳管很快被排出,不容易造成感染,乳管完全堵塞后细菌不容易侵入,在乳管部分堵塞的情况下,细菌侵入后又难以排出,容易造成感染。淤积后乳汁的分解产物是细菌很好的培养基,加上合适的温度,细菌侵入后繁殖速度很快,尤其是产褥期妇女,产后身体尚未复原,消化道吸收、消化功能差、进食量少、频繁哺乳、睡眠少、不能很好休息、身体虚弱、抵抗力差,发病后进展快,在数小时内体温可达 39 ℃~40 ℃,2~3 天即可能发展为乳腺脓肿。

哺乳期乳腺炎中 5%~11% 会发展成乳腺脓肿,特别是产后最初 12 周或断奶阶段。哺乳期乳腺炎进展为乳腺脓肿的危险因素包括产妇年龄 > 30 岁、初产妇、孕周 > 41 周和吸烟者。许多研究均显示,乳腺脓肿与吸烟密切相关,而且吸烟是乳腺脓肿复发的独立危险因素。

(三)病原菌

主要致病菌是金黄色葡萄球菌(SAU),其次为表皮葡萄球菌和链球菌。随着抗生素的广泛使用,耐甲氧西林金黄色葡萄球菌(MRSA)也不少见。

二、病期分类

Thomsen 等根据乳汁中白细胞计数和细菌菌落计数将哺乳期乳腺炎分为 3 类。①乳汁淤积：白细胞计数≤10^6/mL，细菌菌落计数≤10^3/mL。②非感染性乳腺炎：白细胞计数＞10^6/mL，细菌菌落计数≤10^3/mL。③感染性乳腺炎：白细胞计数＞10^6/mL，细菌菌落计数＞10^3/mL。非感染性乳腺炎和感染性乳腺炎在临床表现上，有时无法确切区分，且乳汁白细胞计数和细菌菌落计数在实验室检查中耗时较长，故削弱了其对临床治疗，尤其是抗生素使用时机的指导作用。

　　成都市妇女儿童中心医院宁平等依据感染性乳腺炎的疾病发展过程，从治疗需要的角度，建议哺乳期乳腺炎临床分型如下。①乳汁淤积型：乳房局部肿胀、疼痛，形成硬结，但无皮肤红斑、温度升高、畏寒和发热等炎症表现，血常规白细胞计数和中性粒细胞计数，C反应蛋白比例不高。②急性炎症型：乳房局部肿胀、疼痛、形成硬结，在排除全身其他系统感染的前提下，出现以下一种情况即可诊断：a.乳房局部红斑形成伴或不伴皮肤温度升高。b.全身炎性反应表现如寒战、头痛、流感样症状以及全身不适感。c.体温≥37.3 ℃，血常规白细胞或中性粒细胞升高或C反应蛋白升高。d.乳腺脓肿型：急性乳腺炎脓肿形成，表浅时可触及波动，部位较深早期查不出明显波动。脓肿穿破乳腺管，脓液从乳头排出或向外破溃，可形成窦道。

三、临床表现

（一）乳汁淤积型

　　临床表现为乳汁排出不畅，乳头可有浅表伤口或小白点，乳房胀痛，乳房皮肤无明显红肿，可有低热，乳房内可触及范围大小不一的片状或多结节样增厚区，也可触及大小不一的团块，质地软或韧，或全乳胀满，有不同程度的压痛。可一侧乳房单独发病，也可双侧乳房同时发病或先后发病。腋下淋巴结一般不能触及肿大。根据乳汁淤积阻塞部位不同，乳汁淤积型又分为以下3型。

　　1.普通型

　　阻塞部位是在乳房外周区域，局部肿胀，疼痛，皮肤一般不红，可触及范围大小不一的片状或结节状增厚区，或大小不一的团块，质地软或韧，压痛。

　　2.乳头乳管型

　　乳头表面可见针尖样小白点或直径为1～2 mm小膜状白点，乳房明显胀痛，相应乳房区域内可出现较大范围饱满区或团块，范围及大小多＞5 cm，或占据1～2个象限，质地软或韧，压痛。此型在挑开小白点并进行乳房按摩后，阻塞之团块多数会很快缩小或消失，乳房疼痛随之明显减轻。

　　3.乳晕区中央型

　　表现为部分乳晕区或整个乳晕区及其附近周边肿胀、疼痛，可高起皮面，质地软或有囊性感，压痛。此型因压迫大部分或全部乳管系统开口处，乳汁难以排出，治疗比较困难，属难治性阻塞性非感染性乳腺炎。

（二）急性炎症型

　　阻塞性非感染性乳腺炎（乳汁淤积）阶段未及时治疗或治疗方法不当，则很快进展为感染性急性乳腺炎阶段，少部分患者一开始就出现感染性急性乳腺炎表现。此阶段主要表现为乳房局部皮肤红肿、发热及疼痛，多在发病数小时出现高热，体温可大于39 ℃，出汗，食欲缺乏，疲惫，可有头痛。查体病变区域皮肤红肿，界限不清，皮肤温度增高，红肿处可触及大小不一团块或局部增厚，质地韧，压痛明显，无明显波动感。多有同侧腋下淋巴结肿大，触痛。急性炎症型依据病变发生的部位又可分为以下 3 型。

1.周围普通型

发病部位在乳晕中央型以外区域,局限于一个象限内,也可累及多个象限,乳房内出现肿块,多单发,也可以多发,同时或先后出现,乳房皮肤先出现红肿热痛,然后发热,病变范围大者多伴有高热,体温可迅速 > 40 ℃。也可表现为乳房皮肤红肿不明显,仅有乳房肿块,伴有发热。病变区域可触及单个或多个大小不一的团块,边界不清,质地韧,有明显压痛。血常规白细胞总数及中性粒细胞数可明显升高。

2.乳晕区中央型

病变位于乳晕区或同时累及乳晕周边邻近区域,范围大小不一。此型乳汁排出困难,乳晕区及邻近区域很快出现水肿或红肿,张力增大,疼痛明显。往往因用力吸奶或用力按摩使病情进一步加重。可伴有发热,依病程或病变范围的不同,体温可在 38 ℃左右,也可大于 40 ℃,血常规白细胞总数及中性粒细胞数可稍升高或明显升高。此型治疗最为困难。

3.混合型

此型是乳晕区中央型和周围普通型的叠加型,为乳晕区中央型向周围扩展或周围普通型累及乳晕区而形成。

(三)乳腺脓肿型

感染性急性乳腺炎未及时治疗或治疗方法不当,可在发病后 2～3 d 形成乳腺脓肿,此时疼痛往往加重,局部压痛明显,可触及波动感。如果局部红肿不明显,压痛不重或仅有深压痛,而患者有明显中毒症状,表现为高热、食欲缺乏、精神萎靡和呼吸急促等,此时要注意深部脓肿的可能性,深部脓肿可以向乳房后间隙破溃,脓液沿疏松间隙向周围扩散,引发严重感染。乳腺脓肿如果治疗不及时,脓肿表面皮肤逐渐变薄,可自行溃破,脓液流出后局部疼痛减轻,因引流不畅并多伴有漏奶,常迁延不愈。

四、辅助检查

哺乳期乳腺炎瘀斑室检查包括血常规、C 反应蛋白和乳汁培养等,伴有全身炎性反应综合征等严重感染时应进行血培养检查。乳汁细菌菌落计数和白细胞计数的检测,可以帮助临床对乳腺炎诊断和分型,但白细胞计数和细菌菌落计数在瘀斑室检查中耗时较长,临床实施较困难。乳汁培养是非常有必要的,能够用于指导合理使用抗生素,特别是对于严重乳腺炎患者。医院获得性感染和常规抗生素使用无效的患者必须进行乳汁培养。哺乳期乳腺炎不常规行超声检查,但若与乳腺脓肿鉴别困难时应及时行乳腺超声检查。乳腺 X 线检查也不推荐用于哺乳期乳腺检查,因乳腺腺体组织内小叶及导管增生而致乳腺整体肥大,密度明显增加,降低了乳腺 X 线检查的准确性。阻塞性非感染阶段超声表现特点如下。①病变区域皮肤层及皮下脂肪层回声一般无明显异常。②腺体回声局限性增强或弥漫性增强,呈中高回声区多见,少数病例腺体回声对照健侧无明显异常改变。③病变边界不清晰。④患侧腋下淋巴结一般不肿大。

感染性急性乳腺炎阶段超声表现特点如下。①病变常累及乳腺的某一区域或全乳。②病变区域皮肤层可增厚,皮下脂肪层回声增强。③腺体回声弥漫性减低,内部回声均匀或不均匀。④边界不清。⑤液性暗区一般不明显。⑥患侧腋下淋巴结肿大常见。

脓肿形成超声表现特点如下。①病变局限于乳腺的某一区域或弥漫性分布。②病变区域皮肤层增厚,皮下脂肪层及腺体浅层回声增强多见。③腺体层回声弥漫减低,其内可见局限性或弥漫性液性暗区,内部回声表现为均质细弱点状回声区或内部含有斑块状中高回声不均质回声区,探头加压后可见点状或团块状中高回声浮动。④脓腔形态多数呈不规则形,少数呈规则的类圆形、椭圆形和蜂窝状。⑤边界模糊不清晰,少数边界清晰,壁增厚,内壁不光滑,周围回声增强或正常。⑥患侧腋下淋巴结肿大常见。

急性乳腺炎一般通过典型的临床表现,经抗感染治疗效果明显,必要时辅以超声检查即可诊断。但对于特殊患者为了排除哺乳期乳腺癌,有时需要进行 X 线摄影检查。在 X 线上,急性乳腺炎表现为累及乳腺某一区段或全乳的片状密度增高阴影,边界模糊。皮下脂肪层因炎性水肿显示混浊增厚,同时相应局部或广泛的皮肤水肿增厚。患乳血运丰富,可见增粗扩张的静脉血管影。青年妇女哺乳期发生急性乳腺炎,X 线诊断较为困难,因腺体致密不易显示急性乳腺炎的 X 线征象。浅表性乳腺炎可显示皮肤水肿增厚,向炎症周围正常的皮肤延伸。同时可见增粗扩张的静脉血管影。局部炎症区显示星形密度增高影,边缘呈毛刺状影,应注意与癌肿鉴别。乳房表浅脓肿不需要 X 线检查临床也能做出诊断;急性脓肿、深部脓肿及慢性脓肿 X 线检查对诊断很有帮助,能显示明确的脓肿块影。皮下脂肪线模糊、皮肤水肿为重要的 X 线征象。

脓肿形成早期静脉血管呈增粗扩张改变。乳腺内有不规则致密肿块影,周围似火焰状影,早起边界不清,以后脓肿的境界逐渐趋于清楚。在肿块中心部分无结构,有时脓肿的包膜不完全,边缘呈不光整的阴影。慢性脓肿边缘清晰,与囊肿的 X 线表现极为相似,较难鉴别。乳晕下的脓肿可发生乳头凹陷改变,因乳头周围组织水肿隆起,乳头部因乳腺导管固定而形成凹陷征象。

五、鉴别诊断

哺乳期妇女根据上述症状、体征及辅助检查结果,诊断一般无困难。但要与以下疾病进行鉴别诊断。乳头皲裂需要鉴别的疾病包括乳头湿疹和乳头 Paget 病等;阻塞性非感染性乳腺炎需要鉴别的疾病包括某些良性肿瘤和肉芽性乳腺炎等;感染性急性乳腺炎和乳腺脓肿需要鉴别的疾病包括浆细胞性乳腺炎、肉芽性乳腺炎和炎性乳腺癌,以及产褥期其他感染等疾病。

六、治疗

治疗原则为保证充分休息,不中断母乳喂养,有效排空乳汁,适当补液,合理使用抗生素、止痛药物以及心理辅导。乳汁淤积型以局部治疗为主,解除淤积,缓解疼痛,疏通乳管,通畅排乳;急性炎症型乳腺炎治疗包括局部及全身治疗。

(一)哺乳或回乳原则

不论是哺乳期乳腺炎还是哺乳期乳腺脓肿,在治疗过程中都应当鼓励患者继续母乳喂养,即使是在切开引流时,也应继续母乳喂养,突然中断哺乳比持续哺乳发展成乳房脓肿的风险更高。无论是直接母乳喂养还是通过吸乳器排出,均能够缓解乳腺管肿胀,加快疾病缓解。如果因为患乳伤口导致喂养困难,或者婴儿的吸吮不能完全缓解乳房症状,或者强烈地担忧继续喂养会使婴儿感染,应该使用手法排乳或者吸乳器排乳,以保持乳汁的分泌,症状好转后继续母乳喂养。健侧乳房应坚持母乳喂养及适当的护理。在极少数情况下,炎症累及整个乳房,此时应该回乳,终止母乳喂养,以便更好地控制感染。2004 年卫生部颁布的《抗菌药物临床应用指导原则》中关于哺乳期患者抗菌药物的应用说明,哺乳期患者接受抗菌药物后,药物可自乳汁分泌,通常母乳中药物含量不高,不超过哺乳期患者每日用药量的 1‰;少数药物乳汁中分泌量较高,如喹诺酮类、四环素类、大环内酯类、氯霉素、磺胺甲恶唑、甲氧苄啶和甲硝唑等。青霉素类、头孢菌素类等 β 内酰胺类和氨基糖苷类等在乳汁中含量低。然而无论乳汁中药物浓度如何,均存在对乳儿潜在的影响,并可能出现不良反应,如氨基糖苷类抗生素可导致乳儿听力减退,氯霉素可致乳儿骨髓抑制,磺胺甲恶唑等可致核黄疸、溶血性贫血,四环素类可致乳齿黄染,青霉素类可致过敏反应等。因此,治疗哺乳期患者时应避免选用氨基糖苷类、喹诺酮类、四环素类、氯霉素和磺胺药等。

(二)局部治疗

1.乳头皲裂

暂停婴儿吸吮乳头,直到乳头伤口愈合。如果在乳头有伤口的情况下继续让婴儿吸吮,婴儿口腔内的细菌很容易经过乳头伤口侵入乳房内造成急性乳腺炎。指导患者挤乳方法,每次挤乳或吸奶后,可在乳头表面伤口处涂抹少量乳汁。如果乳头伤口较深,愈合困难,可以用外用重组人碱性成纤维细胞生长因子,一般 3～4 d 即可愈合。伤口表面不要涂红霉素软膏等药物,也不要用酒精擦拭或用肥皂水清洗。预防乳头皲裂最重要的方法是婴儿吸吮过程中正确含接乳头。

2.阻塞性非感染性乳腺炎

一般采用综合性物理治疗的方法。此种治疗方法对于早期患者治疗效果好,可以继续母乳喂养,有利于婴儿生长发育,也有利于母亲疾病的康复,可减少抗生素的使用,降低治疗费用,同时可减轻产妇和家人的焦虑。

(1)局部理疗和湿敷可以使用半导体激光或红外线等理疗仪进行局部理疗。主要作用是促进局部血液循环,减轻水肿,减轻局部张力和压迫,利于淤积的乳汁排出,同时可增强局部免疫能力。1～2 次/天,每次 15～20 min。用 30％硫酸镁溶液局部湿敷进一步减轻局部水肿。1～2 次/天,每次 15～20 min。

(2)乳房按摩每天 3～4 次,帮助排出淤积的乳汁。乳房按摩的方法和步骤如下。①刺激:轻轻抚摸乳头,从乳房边缘向乳头方向轻抚乳房皮肤,刺激泌乳反射。②排乳:用手指挤奶,模拟婴儿吸吮的方式按压乳晕区,进一步刺激泌乳反射,帮助排出病变近乳头侧的正常乳汁及排出一部分或大部分病变处淤积的乳汁。具体方法:将示指和拇指末节指腹放置在乳头上下或左右相对方向,距离乳头根部 1.5～2 cm,两手指先同时向胸壁方向按压,随后向两指相对方向按压,向胸壁按压力的方向和往两指相对方向按压力的方向相互垂直。注意按压时不可用力过大,按压后放松时手指不要离开乳房皮肤,手指不可向乳头方向推压。按压时患者不应感到明显疼痛,若有明显疼痛,表明按压时用力过大或按压方法不正确。按压有效时,乳头不断有乳汁流出,或呈喷射状喷出。③排硬结:沿乳管走行方向,挤压的方向与硬结和乳头连线一致,用拇指或示指、中指、环指,自远端向乳头端反复轻柔按摩及推压,帮助将淤积的乳汁尽可能排出,直至硬结缩小或消失。注意不可用手掌环形或螺旋形用力按摩乳房,尤其不能用力按摩乳房肿块,否则会造成局部损伤,组织产生水肿,加重乳汁淤积。乳晕区中央型阻塞性非感染性乳腺炎多数患者在就诊前往往经过多次用力按摩,在原有堵塞的基础上增加了局部损伤,所以处理较为困难。在上述综合物理治疗的基础上,可用 3％的高渗盐水局部湿敷,每次10 min,3～4 次/天,也可以应用地塞米松湿敷,或者二者交替湿敷,对缓解局部水肿很有帮助。

（3）电动奶泵吸乳：目前市面上的电动奶泵是模拟婴儿的吸吮方式设计生产，有家庭级和医院级。通过电动奶泵的抽吸作用，进一步吸出淤积的乳汁。注意抽吸力度不可过大，以防产生乳头乳晕区水肿，增加乳汁排出的难度。每2～3小时1次，每次10 min左右。

（4）乳头疏通：用针头轻轻拨开乳头表面的膜状白点，再应用上述综合性物理治疗，多数会很快痊愈。如果堵塞的位置比较深，可以用眼科探针轻柔探查乳管，或注入生理盐水冲洗。

（5）超声药物透入治疗采用超声脉冲电导治疗仪结合中药贴片于患处进行治疗，1次/天。中药贴片内含柴胡、赤芍、川芎、龙胆草、穿心莲、莪术、木通等中药提取有效成分，起到协助活血化瘀的作用。

（6）如意金黄散外敷：如意金黄散主要成分为姜黄、大黄、黄柏、苍术、厚朴、陈皮、甘草、生天南星、白芷、天花粉和冰片等。将如意金黄散用蜂蜜调糊，均匀涂抹在大纱布上，再用一张纱布将其覆盖成片，将制成的金黄散敷贴放在患处，1次/天。

3.感染性急性乳腺炎

感染性急性乳腺炎在治疗前应取患侧及健侧乳汁或穿刺液做微生物培养及药物敏感试验，对于高热者，应取血液做微生物培养。上述综合性物理治疗是控制感染性急性乳腺炎非常重要的治疗方法，在此治疗基础上，才能发挥抗生素治疗的最大效能。感染性急性乳腺炎周围普通型，发病24 h内，局部红肿较轻，范围较小，病变区域触及片状增厚但无明显肿块，血常规不高或稍增高，可尝试先不用抗生素，采用上述综合物理治疗，2～3次/天。可用蜂蜜将如意金黄散调制成糊状外敷患处，1次/天，也可同时服用清热解毒中药。继续母乳喂养，此时的母乳对婴儿没有坏处，相反，频繁吸吮，可有效吸出淤积的乳汁，对于减轻局部水肿，增加血液循环，控制感染很有益处。经过上述治疗1～2 d，如果病情不缓解或加重，则需要及时应用敏感抗生素。

4.难治性感染性急性乳腺炎

病变区域位于乳房下象限、大乳房大面积感染性急性乳腺炎、特殊致病菌感染的急性乳腺炎、反复发作感染性急性乳腺炎等；乳晕区中央型、MRSA感染乳腺炎；注射隆乳术后感染性急性乳腺炎等在临床上治疗困难，很容易进展为乳腺脓肿，属难治性感染性急性乳腺炎。处理要点：①对于难治性感染性急性乳腺炎患者，更要做好心理疏导工作。要反复向患者及其家属交代病情，说明难治性感染性急性乳腺炎治疗困难，容易形成乳腺脓肿，取得其理解与配合。②加强局部治疗管理，增加综合物理治疗的次数，至少每天3次；外敷如意金黄散等中药，对于乳晕区中央型，应用地塞米松湿敷病变区域。③早期足量应用敏感抗生素，至少应用5 d。④高热量、高蛋白和高维生素饮食，注意补充液体及维持电解质平衡。⑤注射隆乳术后感染性急性乳腺炎需及时回乳。⑥治疗过程中注意观察病情变化，及时复查乳腺超声，若发现已形成乳腺脓肿，则及时按乳腺脓肿处理。

5.乳腺脓肿

（1）超声引导下脓肿穿刺冲洗：通过穿刺冲洗，清除大部或部分脓液，可以降低致病力。脓腔内剩余的少量脓液或坏死组织，机体可以吸收、消散。优势与局限性：超声引导定位，有的放矢，痛苦比较小，操作快速，只需局部麻醉，门诊可实施，皮肤瘢痕不明显，一般不会漏奶，多数不需回乳，每次冲洗更换注射器，不会污染环境，并发症的发生率与治疗时间均显著低于切开引流术，已经成为乳腺脓肿治疗首选方案。一般需要多次穿刺，坏死组织多、脓液比较稠厚时不易抽出,治疗费用较高,个别患者需要中转手术为其局限性。操作方法:常规消毒,铺无菌洞巾。超声探头表面包裹橡胶膜,一般用避孕套或橡胶手套,其表面消毒。用碘附作为耦合剂。超声确定脓肿的位置、脓腔的数量、范围和深度等,尽可能在脓肿的最低位确定穿刺点,局部浸润麻醉。常用 20 mL 一次性注射器(至少 16 号针头),在超声引导下刺入脓腔,抽吸脓液(首次穿刺液送微生物培养及药物敏感试验)。抽脓过程中,在超声引导下,可适当反复调整针头的深度和方向。脓液即将注满注射器时,更换针管,继续抽吸脓液。在脓液大部被抽出或难以抽出时,更换注射器,在超声引导下将生理盐水缓慢注入脓腔内,一次注入量不能超过抽出脓液的量,用此注射器将冲洗液抽出。更换注射器,再次注入生理盐水,再次抽出。如此反复进行,直至冲洗液变清亮。对于较大脓肿需要反复穿刺,效果不佳时仍然需要做置管引流术,甚至切开引流。超声引导下脓肿穿刺冲洗引流术的效果与脓腔大小、脓液黏稠度、固状物含量、脓肿内分隔及患者全身状况均有相关性。以局部炎性症状消失,超声下无明显液性暗区为治愈标准。

(2)小切口切开引流置管冲洗引流术

1)指征:①发病时间较长,脓腔大(> 3 cm),脓液比较稠厚,坏死组织多难以抽出者;②患者拒绝反复穿刺治疗或超声引导下脓肿穿刺冲洗引流术治疗 5 次后未见明显好转;③其他原因不适合采用超声引导下穿刺冲洗治疗者。置管冲洗引流术治疗乳腺脓肿的优点在于引流比较彻底,痛苦较小,患者比较容易接受。其主要缺点有手术创伤,愈合后皮肤瘢痕仍较明显,拔出引流管后仍需要换药,也会出现漏奶,部分患者需要回乳。

2)手术方法:术前超声确定脓腔的部位、大小及是否多发脓肿。切口选择在患者取坐位和卧位时均处于脓腔最低点,麻醉成功后,先行穿刺抽出脓液证实已脓肿形成,并送脓液做微生物培养及药敏试验。做长度稍大于术者示指宽度的手术切口,切开皮肤,用血管钳分离至脓腔,引流出脓液,将示指探入脓腔,分离脓腔内间隔。用生理盐水冲洗脓腔直至冲洗液变清亮。在脓腔顶端放置 16G 的留置针或无菌输液管作为冲洗管,另将较粗的硅胶引流管放置在脓腔的底部作为引流管。缝合切口,并用缝线固定冲洗管和引流管。冲洗管接生理盐水袋,引流管接尿袋。

3)术后处理:每天 3～6 次开放冲洗管冲洗,用生理盐水冲洗脓腔,冲入生理盐水的量视脓腔的大小而定,脓液减少后可减少冲洗次数。冲洗时可先夹闭引流管,待患者有轻度胀感时再开放引流管。一般是在术后 3～5 d,冲洗液变清亮,无坏死组织流出时可拔管,改为常规换药处理。

4)注意事项:①合理选择麻醉方式,单腔脓肿较局限者可选择局部麻醉,对于多腔,术中需要彻底分离脓腔间隔者,应在全麻下进行。②切口应选在患者坐位和卧位时均为最低位,无论患者起床活动或卧床均能充分引流。③冲洗管放在脓腔顶部,引流管放在脓腔底部。如果脓腔较大或分隔较多,术中应充分分离,必要时可放置多根冲洗管,以便充分冲洗。④按照医院污染物处理规定处理术后引流液,避免形成院内感染源。⑤如果冲洗过程中切口处漏液,可以先拔出引流管,保留冲洗管,切口下接容器再冲洗,冲洗后换药。⑥拔管后换药时,引流物的体外端应系长线,以免引流物掉入脓腔内。⑦如果引流液已是乳汁,可不放置引流物,利于引流腔道的愈合。

(3)真空辅助微创置管引流术:对于发病时间较长、脓液比较稠厚难以抽出、患者拒绝反复穿刺治疗或其他原因不适合采用超声引导下穿刺冲洗治疗者,患者自愿,可以考虑采用真空辅助微创置管引流术。手术方法:常规消毒,铺无菌毛巾。超声探头表面包裹橡胶膜,一般用避孕套或橡胶手套,其表面消毒。用碘附作为耦合剂。超声确定脓肿的位置、脓腔的数量、范围和深度等,乳房上取适当隐蔽小切口,尽可能在脓肿的最低位确定穿刺点,局部浸润麻醉或全身麻醉,超声引导下应用真空辅助微创旋切系统抽吸脓汁,切除脓腔周围坏死组织,以便充分打开脓腔间隔,留置引流管冲洗引流。真空辅助微创置管引流术比传统切开引流术更微创,但是费用高,需谨慎选择。

(4)传统脓肿切开引流术:乳腺脓肿的传统治疗方法是手术切开引流。切开引流术引流彻底、显效较快,但是往往留下明显的瘢痕影响乳房外观;术中难免切断乳管导致乳瘘;术后需要频繁更换引流条,切口愈合时间长,导致产妇因无法忍受痛苦而终止母乳喂养。传统脓肿切开引流术,已经不再是目前一线推荐方法。对于超声引导下穿刺冲洗治疗效果不佳,或患者拒绝上述治疗方法者,可采用常规脓肿切开引流术。①手术方法:术前超声确定脓腔的部位、大小及是否多发脓肿,小脓肿可采用局部麻醉,较大脓肿或多发脓肿宜采用全身麻醉。取脓腔低位做切口,大脓肿也可以采用对口引流。常规消毒,铺无菌洞巾。穿刺证实已形成脓肿。切开皮肤、皮下组织,用血管钳钝性分离至脓腔,打开脓腔内间隔,沿切口方向扩大引流腔,清理脓液,脓腔内填塞凡士林油纱条或生理盐水纱布压迫止血并引流脓液,无菌敷料包扎。②术后处理:术后第 1 d 一般仅更换外敷料,术后第 2 d 更换引流物,此后根据引流液的量,每天或隔日换药。当引流液为纯乳汁时,不再放置引流物,以使脓腔尽快愈合,减少漏乳。

(三)全身治疗

1.抗生素使用

(1)指征。①乳汁培养中明确存在病原菌。②发病时症状严重,包括全身症状及局部症状。如体温≥38.5 ℃,血常规白细胞计数$> 1.2 \times 10^9$/L,局部明显红肿等。③乳头皲裂、症状轻微的乳腺炎、阻塞性非感染性乳腺炎(乳汁淤积)阶段,不需要也不应该使用抗生素;但经保守疗法(有效排空乳汁与支持疗法)24 h 之内没有改善,或是病情进展迅速,应使用抗生素;对于乳晕区中央型及周围普通型中病变区红肿明显,伴有高热,血常规明显升高者,要及时足量应用敏感抗生素。

(2)药物选择:有使用抗生素指征的患者,因致病菌主要为葡萄球菌,要选择对葡萄球菌敏感的抗生素。如果已经得到药敏试验的结果,则要根据此结果及时调整抗生素的使用。哺乳期感染性急性乳腺炎患者初次应用抗生素的前 10 min 要密切观察,并做好发生过敏性休克时的抢救准备。若在应用抗生素时发生过敏性休克并出现相应的症状时,易因为感染性急性乳腺炎患者往往伴有高热、出汗、呼吸急促而误诊,需要及时鉴别诊断,及时积极抢救。

2.中医药治疗

哺乳期乳腺炎属于中医"乳痈"的范畴。治疗以理气通络为常用法则,而常用治法有疏表清热、清热解毒、托里透脓、解郁化痰、调理冲任和健脾益气等,并可酌情选用敷贴和手术等外治疗法。审证求因,辨证论治的基本原则如下。

(1)疏表清热法:适用于乳痈初期,乳房结块疼痛,兼见恶寒发热、头痛和胸闷等。方如瓜蒌牛蒡汤、荆防败毒散。

(2)清热解毒法:适用于感染性乳房疾病热毒征象明显者,乳房局部红肿高突、掀赤剧痛、兼见高热、口干欲饮、头痛和便秘等,方如黄连解毒汤、内疏黄连汤。

(3)托里透脓法:适用于体质虚弱、脓成难溃,或溃后脓水清稀、淋漓不尽者,常见疮形平塌、漫肿不收、日久不溃,或溃后脓水淋漓难尽。方如托里消毒散、托里透脓散。

(4)补益扶正法:适用于乳房病虚证、阴证,或阳证溃破久不收口者,如乳痈、乳疽、乳痨成漏、乳岩破溃。方如补中益气汤、归脾汤、人参养荣汤、右归饮、六味地黄丸等。

3. 对症治疗

感染性急性乳腺炎对症治疗包括疼痛和发热处理、全身中毒症状明显的全身支持治疗以及水与电解质平衡的维持等。

(张待翼)

第九节　导管周围乳腺炎

导管周围乳腺炎(periductal mastitis,PDM)是乳头下输乳管窦变形和扩张引起的一种非哺乳期非特异性炎症,临床上常表现为急性、亚急性和慢性炎症过程,经常复发并治疗困难。PDM 也称乳腺导管扩张症(mammary duct ectasia,MDE)或浆细胞性乳腺炎(plasma cell mastitis)。PDM 缺乏诊断的金标准,主要结合临床表现、微生物学和病理组织学进行综合分析,在排除其他感染性炎症和 GM 的基础上作出诊断。

一、病因和发病机制

PDM 的始动原因尚不十分清楚,引起乳腺导管堵塞和扩张可能相关的因素包括以下方面:①先天性乳头内陷畸形或发育不良。②哺乳障碍、乳汁潴留或哺乳困难、哺乳卫生条件不良和乳管损伤等。③细菌感染,尤其是厌氧菌、外伤和乳晕区手术等累及乳管。④导管退行性变致肌上皮细胞退化而收缩无力、腺体萎缩退化导致分泌物滞留等。⑤自身免疫性疾病。⑥吸烟、束乳损伤乳腺导管等。⑦维生素 A 缺乏以及相关的激素平衡失调。PDM 的发病机制尚不十分明确,主要与导管扩张和间质炎症相关。通常认为,PDM 是输乳管窦扩张伴分泌物积聚,扩张向下一级乳管推进(导管扩张期)。这一病理过程临床表现为非周期性乳腺疼痛、乳头回缩以及乳晕下硬结。

积聚分泌物导致导管内膜溃疡,引起乳头溢血,导管内分泌物通过溃疡渗漏,引起化学性炎症反应(非细菌感染期),这一病理过程临床表现为乳晕下肿块,这一环境为细菌的生长繁殖提供了条件,厌氧细菌或需氧细菌侵袭造成继发细菌感染形成乳晕下脓肿,并向下一级导管扩散至末梢导管,可发展为慢性易复发的瘘管或窦道;后期病变导管壁增厚,纤维化透明变性,导管周围出现脂肪坏死和大量浆细胞浸润,故也称浆细胞性乳腺炎;也可有泡沫状组织细胞、多核巨细胞和上皮细胞浸润形成肉芽肿;最后炎症可导致管壁纤维化,纤维组织收缩,引起乳头内陷(继发性)。

二、诊断与鉴别诊断

PDM 的临床表现和辅助检查无特异性,故极易误诊误治,术前误诊率高达 89%。术前误诊为乳腺癌者占 16%~33%,术前诊断准确性(包括 PDM、浆细胞性乳腺炎和非哺乳期乳腺炎诊断名称)仅为 33%。

(一)临床表现

PDM 自发病到就诊时间 3 d~24 年,中位数为 4 个月,有 73%的患者在 1 年内就诊。PDM 症状包括乳房肿块/脓肿(67%~82%)、乳头溢液(33%~57%)、乳腺疼痛(13%)、乳腺瘘或窦道(8%~9%),乳腺肿块伴乳痛、乳头溢液和乳头内陷分别占 24%~45%、15%~21%和 6%~25%,表现为急性炎症者占 4%。

乳房肿块病变多位于乳晕 2 cm 以内,常合并乳头内陷。在某些病例中乳头溢液常为首发早期症状且为唯一体征,乳头溢液为淡黄色浆液性和乳汁样,血性者较少。后期可出现肿块软化而成脓肿,可为"冷脓肿",久治不愈或术后反复发作形成通向乳管开口的瘘管,脓肿破溃或切开引流后形成窦道。

乳晕下脓肿(subareolar abscess)有人将其视为独立的疾病,称为 Zuska 病。乳晕下脓肿是乳晕导管病变,阻塞导管开口,分泌物淤积导致导管扩张所致,最终形成乳窦部的导管瘘,即使脓肿引流后炎症暂时消退,细菌仍可从乳管在乳头的开口处进入脓肿所在部位,继发感染,导致脓肿反复发作。

1.分期

按临床过程 PDM 分为以下 3 期。

(1)急性期:约 2 周,类似急性乳腺炎的表现,但一般无畏寒发热和白细胞计数升高,抗生素治疗有效。

(2)亚急性期:约 3 周,主要表现为局部肿块或硬结,红肿消退,一般抗生素治疗无效。

(3)慢性期:肿块缩小,但仍持续存在,与皮肤粘连,呈橘皮样改变,或形成瘘管和窦道,经久不愈,可出现乳头回缩和内陷,一般抗生素治疗无效。

2.分型

为便于分类治疗,可将 PDM 分为以下 4 型。

(1)隐匿型:以乳头溢液、乳房胀痛或轻微触痛为主要表现。

(2)肿块型:最常见,肿块多位于乳晕。

(3)脓肿型:慢性病变基础上继发急性感染形成乳晕旁脓肿,或亚急性和慢性感染成"冷脓肿"。

(4)瘘管或窦道型:脓肿自行破溃或切开引流后形成瘘管或窦道,经久不愈。

(二)辅助检查

1.血常规

多数白细胞计数正常,伴急性炎症时白细胞计数升高。

2.X 线胸部平片

排除继发性乳腺结核,既往有结核病史者应注重该项检查。

3.超声检查

根据 PDM 病变发展程度,其超声图像分为以下 4 型。

(1)低回声实质型:肿块表现为低回声,内部回声不均匀,边缘多毛糙不规则,可呈树枝状、哑铃状和梭形等,无明显包膜,但与周围正常腺体组织之间有一定的分界,彩色多普勒血流影像(color doppler flow imaging,CDFI)于包块内检出血流信号。

(2)单纯导管扩张型:局部腺体层结构略显紊乱,但无明显团块回声,导管不同程度扩张,管腔内呈极低回声至无回声,CDFI 病灶内和周边无明显血流信号改变。

(3)囊实混合型:肿块以低回声为主,可于实质性包块内或其旁出现液性小暗区(称混合回声肿块),并可伴有强回声斑点,肿块后方可部分增强,部分衰减,CDFI于实质部分内检出血流信号,这是脓肿的影像表现。

(4)囊性型:表现为单个或多个大小不一的液性暗区,类似于蜂窝状,无规则聚集,后方回声增强,肿块无明显境界,需与增生性病变的单纯囊肿鉴别。

4.乳腺X线检查

尽管乳腺X线检查不常规用于非哺乳期乳腺炎,但由于两者临床体征及影像学表现均可类似乳腺癌,有时为排除乳腺癌或其他疾病,也需要行X线检查进行鉴别诊断。PDM在不同的病理阶段,其X线表现各异。病变主要位于乳头、乳晕下区或在乳晕附近。在导管扩张阶段,X线主要表现为乳晕后大导管呈蚯蚓状、双轨状扩张,扩张的管腔内因含有脂肪物质而呈透亮影。当扩张导管内的细胞残屑或黏稠脂酸结晶发生钙化时,X线表现为钙化灶呈均匀的针状或线状,或大导管内的棒状铸型钙化,沿导管走行方向分布。在炎性反应阶段,X线表现为乳晕下局限性致密影,边界模糊,典型者沿导管长轴扩展,边缘毛糙呈火焰状或条索状突起,病变密度不均,有时可表现为类似乳腺癌的毛刺状改变。其他伴随改变还包括血运增加、乳晕区皮肤增厚、皮下脂肪层密度增高、乳头凹陷及腋下淋巴结肿大。

5.乳管镜检查

主要用于伴有乳头溢液的PDM患者,排除导管内乳头状瘤和导管原位癌。PDM镜下表现为导管呈炎症改变伴絮状物或纤维架桥网状结构。

6.细菌学培养

对溢液或脓液可进行细菌学培养,应提取两份细菌学化验标本,一份是厌氧培养,另一份是需氧培养。一般培养结果常出现无细菌生长情况,但急性炎症期可培养出金黄色葡萄球菌、链球菌和厌氧菌等。

7.细胞学与组织病理学检查

细针吸取细胞学(fine needle aspiration cytology,FNAC)检查无确诊价值,但有排除诊断的价值。涂片中见到成熟的浆细胞增多,占各类细胞>50%,其次可见到淋巴细胞、中性粒细胞和嗜酸性粒细胞等。急性期经以上检查后可初步诊断并开始治疗,若治疗1周后仍无效或以亚急性和慢性发病,以上检查常不能诊断,需行空芯针穿刺活检(core needle biopsy,CNB)组织病理学检查。病理巨检病变位于乳晕下的乳腺组织中,质硬,与周围组织无明显界限,呈广泛黄白相间结构,可见多个输乳管扩张,导管扭曲,管中为颗粒状分泌物,呈灰白、奶油、棕褐色,挤压可见油样或牙膏样浓稠的坏死物呈栓子样溢出,管壁纤维化,增厚,形成灰白色半透明纤维性厚壁,导管间质可见纤维化,囊肿形成。组织病理学表现为病变导管高度扩张,管壁高度增厚,衬覆单层立方或扁平上皮细胞,上皮细胞也可脱落消失,无上皮增生和顶泌汗腺化生改变。管壁周围增生的纤维组织可呈玻璃样变性,形成很厚的纤维性囊壁。管腔内充满粉红色颗粒样浓稠物质,并常见排列呈放射状的脂肪酸结晶,扩张导管周围可见淋巴细胞和浆细胞浸润。早期急性炎症阶段,主要为中性粒细胞浸润,亚急性炎症阶段,主要为大量浆细胞浸润,有时可见多量的泡沫细胞,多核巨细胞和上皮样细胞等形成结核样肉芽肿,但无结核分枝杆菌和干酪样坏死。

(三)鉴别诊断

①PDM多发于34~46岁非哺乳期妇女,部分伴乳头内陷,最多以乳晕下肿块/脓肿为首

诊表现。急性期肿块较大,亚急性期和慢性期持续缩小形成硬结,或"冷脓肿"、窦道为本病的特点,需要与 GM 以及乳腺结核相鉴别。②乳头溢液可为 PDM 首发早期症状,或唯一体征,需与导管内乳头状瘤鉴别。③PDM 的乳腺肿块可与皮肤粘连,但不与胸壁固定,可伴乳头回缩和局部皮肤橘皮样改变,需与炎性乳腺癌鉴别。④PDM 后期肿块软化形成脓肿,破溃或引流后排出脓液,常伴有奶酪样物排出,久治不愈或反复发作可形成通向乳头导管的瘘管或皮肤形成窦道,需与 GM 和乳腺结核鉴别。⑤PDM 患者可表现有同侧腋淋巴结可肿大,在早期可出现,其特点是质地较软,压痛明显,随病程进展可渐消退,需与乳腺癌等恶性肿瘤腋淋巴结转移相鉴别。⑥其他需要相互鉴别的少见疾病如肉芽肿性血管脂膜炎、乳腺脂肪坏死、结节病、Avenger 肉芽肿和巨细胞动脉炎等,均需组织活检鉴别。

组织学上需要与积乳囊肿相鉴别。积乳囊肿(galactocele)病理巨检肿块呈圆形,囊性,一般直径为 1～2 cm,与周围组织界限清楚,可单囊或多囊。早期囊壁薄而光滑,囊内容物为稀薄的乳汁,晚期则囊壁变厚,囊内容物变黏稠呈乳酪样。组织病理学表现为囊肿壁由薄层纤维组织构成,内面衬以单层扁平上皮细胞,囊内为红染的无定形物质和吞噬乳汁的泡沫细胞。囊肿周围间质有多量的单核细胞、类上皮细胞、多核巨细胞和淋巴细胞浸润,还可见小导管扩张和泌乳期乳腺小叶。积液囊肿与导管扩张症的区别为管壁薄,纤维组织无透明变形改变,囊内容物为稀薄的乳汁,囊周可见处于泌乳期的乳腺小叶。

三、治疗

根据 PDM 的临床分期和类型不同,各阶段的治疗方法亦不同。PDM 的治疗通常按分型进行处理,以外科手术治疗为主,是该病有效的治疗方法,但窦道型和脓肿型反复发作时治疗困难。

(一)隐匿型乳头溢液

表现者首选乳管镜检查,排除其他病变后进行乳管冲洗治疗,经冲洗后非乳管内肿瘤引起的溢液 73.7% 停止,多数情况下不用特别治疗。

(二)肿块型手术

其是有效的治疗方法。手术方法有:①乳管切除术,主要适用于乳晕下肿块和伴乳头溢液者,采用乳晕旁切口切除大导管和周围病变组织,有乳头溢液者需经溢液乳管开口注入亚甲蓝以引导手术切除范围,还常要切除乳头内乳管以免复发。②乳腺区段切除术,主要适用于周围型肿块,自乳头根部开始行大导管和病变区段切除。若术后出现切口迁延不愈或窦道形成,可按窦道型用抗分枝杆菌药物治疗。

(三)脓肿型

急性炎症常有细菌感染,特别是厌氧菌感染,需要应用抗生素和其他抗感染治疗,甲硝唑类抗厌氧菌药物的效果较好。急性期(脓肿)采用穿刺抽脓,不宜切开引流,并用广谱抗生素＋甲硝唑治疗 1～2 周。有条件时可在脓肿基底行空芯穿刺活检确诊是 PDM 还是 GM,并作细菌培养。炎症消退后有基础病变者(如乳头内陷)需行手术治疗,否则容易复发。脓肿破溃或切开引流后可导致瘘管或窦道形成,可试用抗分枝杆菌药物治疗。

(四)瘘管或窦道型乳腺

瘘管或窦道形成者,常用瘘管切除术。经久不愈的慢性瘘管或窦道,瘢痕组织多、影响愈合者,行瘘管和周围瘢痕组织彻底切除,一期缝合。多个严重乳腺瘘或窦道,并与乳房皮肤严重粘连,形成较大肿块者,可作单纯乳房切除,但要慎重选择。有学者从 PDM 的脓肿和窦道中培养出非结核分枝杆菌(nontuberculous mycobacteria,NTM),提示慢性乳腺炎存在 NTM 感染的可能,但确诊 NTM 需行分枝杆菌培养。一般细菌培养阴性,对有病理检查确诊的 PDM 脓肿型和窦道型,常规抗生素治疗无效的患者,采用抗分枝杆菌药物治疗如利福平(0.45 g/d)、异烟肼(0.3 g/d)和乙胺丁醇(0.75 g/d)或吡嗪酰胺(0.75 g/d)三联药物治疗9~12 个月常有显著疗效,常可避免手术或全乳房切除。

(张待翼)

第十节　肉芽肿性乳腺炎

GM 是一种少见的、局限于乳腺小叶的良性肉芽肿性病变,又称肉芽肿性小叶性乳腺炎(granulomatous lobular mastitis,GLM)、哺乳后瘤样肉芽肿性乳腺炎、乳腺瘤样肉芽肿等。GM 属于良性疾病,但是由于缺乏对该病统一的认识,且该病与乳腺癌、PDM 和乳腺结核等较难鉴别,容易误诊误治,给预后带来一定的不良影响。大部分学者认为,GM 是一种独立性疾病,但有时与 PDM 存在重叠。也有学者认为,GM 是一种多样性疾病。尽管本病在非哺乳期多见,但近年已发现在妊娠期发病的病例。

一、病因

GM 的病因学至今尚不明确,可能与局部自身免疫反应、乳汁超敏反应以及口服避孕药等因素有关。

(一)自身免疫反应

依据组织学变化类似于肉芽肿性甲状腺炎等自身免疫性疾病,提出此病属器官特异性自身免疫病。Ogura 等将 GM 分为 IgG4 相关性和非 IgG4 相关性肉芽肿型小叶炎,但该学者的研究缺乏他人重复试验结果的支持。

(二)棒状杆菌感染

临床病理回顾性研究发现,GM 与棒状杆菌感染相关联;有学者曾在 GM 患者的乳腺肿块中分离出棒状杆菌。临床诊疗中这类患者可用抗分枝杆菌药物治疗且效果明显。

(三)炎性反应

各种原因致乳腺导管引流不畅,腺腔的分泌物、乳汁和角化上皮外逸于小叶间质;或者局部感染、创伤以及各种理化刺激破坏导管和腺腔上皮引起炎症反应,诱发肉芽肿形成。PAS 染色显示,腺泡和导管内可见阳性均质状物质,推测这些物质可能引起局部炎症反应,导致肉芽肿的形成。

(四)避孕药诱发

目前,对于避孕药是否能引起本病尚存争议。有学者认为,药物导致乳腺组织分泌旺盛,分泌物分解产生的化学物质进入周围间质,引起慢性肉芽肿反应。但发现仅有少数患者有口服避孕药史,且口服者并非完全引起乳腺肉芽肿反应。因此,推测口服避孕药不是本病的主要致病因素。

(五)高催乳素血症

原发性或继发性高催乳素血症在 GM 的发病机制中均起到重要的作用。催乳素升高导致存留或分泌到乳腺导管内的脂肪或蛋白富集物引发自身免疫性反应。非经产的 GM 患者血清催乳素升高主要与垂体腺瘤、吩噻嗪所致的高催乳素血症以及甲氧氯普胺所致的溢乳相关。

二、诊断与鉴别诊断

GM 同 PDM 一样误诊率都较高，而且由于对 GM 的认识不足，治疗不当，常导致 GM 发展到后期累及全乳和脓肿破溃等，使 GM 治疗较为困难，甚至需要接受全乳房切除。

(一)临床表现

GM 发病常无诱因，但也可出现在乳房被撞或刺激食物后；病变常位于单侧，以乳腺外周部位特别是外上象限为多，发病初期肿块位于乳腺实质内，无痛或轻微痛，表面皮肤不红或微红，肿块质硬，边界不清，可与皮肤或周围组织粘连，伴同侧腋淋巴结肿大，但很少有恶寒和发热等全身症状，不过少数患者可能伴有双下肢红斑，有时出现在使用抗生素以后，激素治疗后会消退；病程短，常见短期内增大迅速，治疗不当常反复发作，脓肿、溃疡或皮下脓肿窦道形成是后期的常见并发症。

(二)辅助检查

1. 影像学检查

影像学检查对诊断意义不大，但可鉴别诊断乳腺癌和评估病变范围，术前定位病部位和数目，避免手术遗漏。

(1)超声检查:肉芽肿性乳腺炎超声声像图表现大致可分为弥漫性低回声区型、混合性包块型和均质结节型 3 型，其中弥漫性低回声区型及混合性包块型应与乳腺癌诊断鉴别。①弥漫性低回声区型虽然也是形态不规则，边界不清，可呈模糊"蟹足"样改变，但是其内部多可见模糊腺体回声、条状低回声区，此点对鉴别诊断非常重要。弥漫性低回声区型的血流信号虽较丰富，峰值流速也较高，平均为 21.7 cm/s，但血管走行规则、自然。②混合性包块型内暗区多不规则，且较多，内可见密集漂浮光点，对与乳腺癌的鉴别诊断有意义。③均质结节型应与乳腺囊肿并感染、纤维腺瘤、乳腺增生结节鉴别，乳腺囊肿并感染和纤维腺瘤多可见包膜回声，形态规则，多呈类圆形；乳腺增生结节也无包膜，但内部回声与周围腺体较接近，内部腺体结构较明显。

(2)乳腺 X 线检查:GM X 线影像表现为缺乏特征性，可表现为边界不清的肿块或不对称性致密影，其边缘模糊不清，毛糙浸润，局部腺体结构扭曲等非特异性改变，同时伴有脂肪层局限性混浊，邻近皮肤增厚。但无论是表现为肿块样病变还是不对称性致密，其密度多呈接近或略高于腺体密度，但明显低于相同体积的乳腺癌肿块密度，且缺乏典型的肿块型乳腺癌毛刺征象。

(3)磁共振检查:在区别乳腺炎症性疾病与乳腺恶性疾病中，磁共振成像时间-信号强度弧线测量可以提供超声和乳腺 X 线影像不能提供的发现。动态增强在拟诊乳腺炎的病例随访方面有一定价值。

2. 血液检验和细菌培养

免疫学检查对诊断意义很小，主要用于判断患者的免疫状态、是否伴有其他自身免疫性疾病和监测激素治疗反应,常用的评估指标有血常规、C 反应蛋白、血清催乳素以及 IgA、IgG、IgM、补体 C3 和补体 C4。

细菌培养重点是棒状杆菌,已有研究者在 GM 患者的脓液中分离出棒状杆菌,也证实了棒状杆菌感染与 GM 发病机制的相关性。因棒状杆菌的培养难度大,假阴性率高,应在治疗过程中反复取样多次培养。

3.细胞学与组织病理学检查

FNAC 检查对 GM 确诊意义不大。GM 细胞学的特点是在大量炎细胞,包括淋巴细胞、巨噬细胞和中性粒细胞等背景的基础上,见多量类上皮细胞,类上皮样细胞核卵圆形或肾形,中等量胞质,散在或聚集成肉芽肿和郎罕型或异物型多核巨细胞,而无坏死,浆细胞少见。GM 病理巨检乳腺实质内可触及质地硬韧的肿块,无包膜,边界不清,切面灰白、灰黄或灰褐色,弥漫分布粟粒至黄豆大小不等的暗红色结节,部分结节中心可见小脓腔。组织病理学表现病变以乳腺小叶为中心,多灶性散在分布,大小不等。一般局限在小叶内,偶可累及小叶外。小叶内末梢导管可扩张,但一般不明显,内衬上皮萎缩,腔内空虚或含坏死物。病变可融合,小叶结构萎缩或消失,病变小叶的末梢导管或腺泡大部分消失,少数在边缘区尚有残存的小叶内导管。病变呈结节状,主要由上皮样细胞、Langhas 巨细胞、淋巴细胞及中性粒细胞构成,偶见浆细胞,有时可见到嗜酸性粒细胞。在病灶中常见由中性粒细胞和坏死形成的微脓肿,肉芽肿周围可有增生的纤维组织包绕,少量血管内皮细胞增生,部分可伴有脂肪坏死,但不见干酪样坏死,抗酸染色不见结核分枝杆菌,无折射性或双折射性的结晶状物质和钙化,无明显的泡沫细胞。

GM 病变病理特点:①以乳腺小叶单位为中心的慢性炎症反应,包括与此连接的小导管也可受累,炎细胞以淋巴细胞与少量浆细胞为主。②在慢性炎症背景下出现肉芽肿反应,主要是上皮组织细胞增生,伴少许多核巨细胞、Langhas 巨细胞和嗜酸性粒细胞等浸润,形成非结核样肉芽肿性结节,无干酪样坏死。③肉芽肿结节中央出现不规则坏死和中性粒细胞浸润,即脓肿形成。具有 >3 个特征的病变可明确诊断 GM,如果病变出现①+②或①+③也符合 GM 的诊断,但如果只出现①而其他 2 点缺乏需要结合临床特征和实验室检查进行综合判断。

(三)鉴别诊断

GM 主要需要与 PDM、结节病和乳腺结核、乳腺癌等疾病相互鉴别。GM 与 PDM 在临床表现,甚至组织病理学表现上有许多相似,例如 PDM 也可有肉芽肿改变,并非有肉芽肿改变就是 GM。如与 PDM 混淆不清,但倾向于 PDM 者应按抗分枝杆菌治疗做诊断性治疗 1 个月,再行鉴别。

结节病可发生在乳腺,与 GM 临床表现相似,但结节病是一种多系统多器官受累的肉芽肿性疾病,除侵犯乳腺外,常侵犯肺、双侧肺门淋巴结,临床上 >90% 有肺的改变。其次是皮肤和眼的病变,浅表淋巴结、肝、脾、肾、骨髓(骨、关节)、神经系统和心脏等全身每个器官均可受累。病理上见界限清楚的上皮样细胞结节且血管壁内有淋巴细胞浸润,无干酪样坏死,不见中性粒细胞浸润。偶发的乳腺放线菌病、肉芽肿性血管脂膜炎、脂肪坏死性肉芽肿和感染性肉芽肿,以及狼疮性乳腺炎,就诊的初期可能误诊为 GM,甚至在上述某一疾病的基础上伴发GM,需要相互鉴别。

三、治疗

在以 GM 作为诊断治疗前必须行 CNB 确诊。无条件和经验的基层医疗机构,可先按一般炎症用普通抗生素,如头孢类或青霉素类和甲硝唑治疗,有脓肿的则应联合穿刺抽脓治疗,若治疗3~7 d无效,则应进行CNB确诊或转有条件的医院行CNB等进一步诊疗。未行CNB确诊前,不应进行脓肿切口引流术。

GM在经CNB或手术活检确诊后,其治疗方案是建立在对病情进行全面评估的基础上实行分类治疗。主要根据病因和病情的严重程度、催乳素水平、是否有棒状杆菌或NTM感染以及病变累及的范围分为激素敏感型和难治型,前者根据临床表现又分为肿块型和伴脓肿型。治疗过程中根据对治疗的反应和对药物的耐受情况随时调整治疗方案。决定治疗方案前应向患者详细解释方案的效益与风险,在与患者充分交流并取得合作之后实施。

(一)激素敏感型GM的治疗

1.肿块型

激素药物治疗是肿块型GM治疗中的基础和最重要部分。首选类固醇激素治疗。按每天泼尼松0.75~1 mg/kg给药,其他类型全身作用糖皮质激素的剂量按相当于上述泼尼松剂量折算给药,如泼尼松30~60 mg/d或甲泼尼龙20 mg/d,一般早餐后口服。推荐治疗≥6周,达到症状缓解开始逐渐缓慢减量至停药,快速减量会导致早期复发。同时要注意药物相关不良反应并作相应处理,宜同时应用减少胃酸药物、钙剂和维生素D,预防脱钙性骨痛,还应控制刺激性饮食。对于药物治疗有效的患者,若药物治疗2周后病变明显缓解,每2周甲泼尼龙依次每天减4 mg,期间病变缩小并稳定2~4 cm时择期行病灶切除术。手术后继续给予激素治疗,并缓慢减量至停药,一般要低剂量(如甲泼尼龙每天2~4 mg)维持治疗1~3个月。

2.脓肿型

急性炎症常有细菌感染,特别是厌氧菌感染,应取得细菌培养结果,根据药敏应用抗生素和其他抗感染治疗。急性期(脓肿)在穿刺抽脓的基础上,并用广谱抗生素+甲硝唑治疗1~2周。有条件时可在脓肿基底行空芯穿刺活检确诊是PDM还是GM,并作细菌培养,根据药敏结果调整抗生素治疗药物。无法开展药敏试验者,可选择阿莫西林临床试验性治疗或氧氟沙星加阿奇霉素治疗,也可抗分枝杆菌药物治疗(方案同PDM)。炎症消退后仍有肿块者需行手术。若无明显细菌感染征象且原先抗生素治疗无效的脓肿或伴溃疡患者,应先行类固醇激素治疗(用药原则同肿块型),病变缩小达到手术要求后行手术治疗。

(二)难治型

难治性GM表现为:①激素治疗无效,经泼尼松每天0.75 mg/kg(泼尼松30 mg/d或甲泼尼龙20 mg/d)治疗达2~4周,疾病仍无缓解。②激素依赖,虽能保持疾病缓解,但激素治疗6周后,不能减量至维持剂量(泼尼松5 mg/d或甲泼尼龙2~4 mg/d);在停用激素3个月内复发。③PDM与GM鉴别困难、病变广(全乳或至乳房体积的2/3)不宜手术者;一侧乳腺GM,另一侧乳腺PDM,药物治疗有禁忌者。④脓肿型伴棒状杆菌感染和(或)高催乳素血症,特别是高催乳素血症,导致导管扩张和泌乳,加重病情,并影响激素治疗效果,要同时进行降催乳素治疗。

1.激素治疗和(或)免疫抑制剂

主要用于激素无效或激素依赖GM患者,可加用甲氨蝶呤(MTX)等免疫抑制剂。有研究证明,这类免疫抑制剂与激素合用对控制病情进展有协同作用,在维持症状缓解下减少激素用量,MTX一般用量为10 mg每周1次,同时每天加用叶酸5 mg。不能耐受激素不良反应者,可在类固醇激素缓慢减量至停药或维持治疗同时选择 MTX 单药治疗。文献推荐剂量为 MTX 每周 7.5～15 mg,期间可增加剂量至每周 20 mg,症状缓解后减量为起始剂量维持治疗,疗程可持续 1 年,更长疗程的疗效和安全性目前尚无共识。国人的剂量和疗程尚无共识,视患者具体情况而定。

2.抗分枝杆菌治疗

PDM 与 GM 鉴别困难、病变又广泛、多以皮下脓肿或形成窦道为主要表现且不宜手术的患者;特别是伴棒状杆菌感染造成难治性 GM 患者,用抗分枝杆菌药物治疗 6 个月至 1 年可治愈而避免全乳切除,也有用阿莫西林治疗的报道。也有文献推荐用氧氟沙星加阿奇霉素治疗。但要慎重选择,告知相关严重毒副作用如肝损害和视力下降等。

3.特殊患者的治疗

(1)伴高催乳素血症患者:对伴有高催乳素血症 GM 患者必须同时应用溴隐亭治疗,一般 2.5～5 mg/d,有些患者溴隐亭毒副作用较重(如头晕、胃肠反应等),宜在晚饭后服用,并根据催乳素水平调整药物剂量,降到正常后可适当减量,但监测催乳素水平有反复时应加回原来剂量。

(3)GM/PDM 共患患者:对于一侧乳腺 GM,另一侧乳腺 PDM 的患者,应根据两侧病情的轻重缓急和患者的要求,选择类固醇激素治疗或抗分枝杆菌药物治疗,期间注意药物毒副作用,同时应用毒副作用大并相互影响效果的药物,一般依据治疗效果先后使用。

(3)合并精神疾病患者:对于合并精神疾病如抑郁症、精神分裂症等患者,存在抗分枝杆菌药物治疗禁忌,会诱发或加重精神病,应与精神科医生共同制订治疗方案,主要是将导致催乳素增高的药物调整为氯氮平,即可明显缓解症状,并监测患者药物治疗期间的一般情况,防止诱发精神疾病加重。类固醇激素治疗要慎用,文献推荐氯氮平治疗合并精神疾病的 GM,可取得良好效果,主要是该药不引起催乳素增高。

(三)手术治疗

1.适应证和相对禁忌证

(1)适应证:①经糖皮质激素治疗后,病变缩小至 2 cm 左右并稳定时,或依据乳房大小病灶缩小达到手术后不影响美观即可手术。②若病灶不能扪及,也要做超声检查或 MRI 定位病灶后手术。③药物治疗效果不佳和(或)药物不良反应已严重影响生存质量者,也可考虑行病灶分割切除手术,因这类病灶分散独立,采用 1 个或 2 个切口分别分割切除病灶,而不是将分散病灶区域整块切除,因此对乳房外形影响较小。

(2)相对禁忌证:①GM 伴急性感染症状或处于疾病进展期患者;②GM 病变范围广泛(全乳或占乳房体积 2/3)、皮损面积较大按一般处理要全乳切除患者;③妊娠期 GM 患者。

2.手术治疗方式

GM 病灶切除术没有固定的手术方式,以彻底切除病变组织为原则。手术一般采用乳晕切口或破溃口进入,在脂肪层和腺体间游离达到术前超声定位的病灶,尽量保留正常脂肪和腺体,注意切除扩张导管和潴留物病灶或积乳囊肿等,一般患者乳头内也有病灶,所以要一并剔除,对乳头基底双层荷包缝合使乳头外突以免术后内陷,矫正乳头继发性或先天性内陷。缺损大时采用自由腺体瓣移位充填减少乳房外形改变。

创面用过氧化氢溶液和碘附冲洗,创面大时宜放引流,多在 1～3 d 拔出。切口宜用丝线缝合以免可吸收线引起切口反应,拆线一般术后＞ 10 d。若病灶独立且范围超过一个象限则可采用分割切除,尽量保留乳房外形的美观。GM外科治疗一般不主张行全乳切除术,但对于患者因其他原因不能接受药物治疗;或者不愿意接受药物治疗;或者药物治疗无效;病变累及范围广且病史长者,可以考虑乳房切除一期自体组织乳房重建术,或者延期假体植入乳房重建术。

(四)中医治疗

GM和PDM的中医治疗主要为内服和外用治疗,由于诊断病名等不统一,疗效判定困难,效果不肯定。

(张待翼)

第十一节　特异性乳腺炎症

一、乳腺结核

乳腺结核(tuberculosis of the breast)现在临床上罕见,因其临床表现复杂多样且缺乏特异性,各种检测方法也各有局限,极易造成误诊误治,国内报道的误诊率为57%~80%。同时由于抗生素的广泛应用,典型的病理改变已很难见到,所以病理确诊乳腺结核也非常困难,以致有人认为用抗分枝杆菌治愈以肉芽肿为病理表现的GM,也不排除乳腺结核可能。

(一)流行病学特点和发病机制

乳腺结核是结核分枝杆菌感染引起的慢性特异性感染性疾病,主要发生于结核病流行的非发达国家,如非洲国家和印度地区,我国边远和贫困地区也有不少病例报道。在世界范围内,乳腺结核患病率占乳腺外科疾病的0.1%~3%,西方发达国家为0.1%,而在非洲等结核病流行区,乳腺结核占所有乳腺疾病的4%~6%。由于该病多为继发性,故患者多有结核接触史或感染史。女性为主要患病群体,男性患者也有少量报道。乳腺结核多发生于20~40岁的经产、多产和哺乳期女性,主要是由于其乳腺导管处于扩张状态,易被外界结核分枝杆菌感染。

乳腺结核可分为原发性和继发性2种,乳腺结核多继发于肺结核和肠结核等部位的结核病灶;原发性乳腺结核相对少见,多是由于结核分枝杆菌通过乳腺皮肤破溃处或乳腺导管开口处入侵形成,目前多认为与免疫功能低下有关。

(二)诊断与鉴别诊断

1.临床表现

乳腺结核的临床表现复杂多样,在疾病发展不同阶段也各有差异。患者多有乳房疼痛肿胀,局灶化脓感染和窦道;有结核病史者会出现体质量下降、长期低热和盗汗等表现,体检发现乳头凹陷、乳房局部化脓灶、乳腺可触及多发小结节、腋窝触及肿大淋巴结等。乳腺结核60%表现为乳房孤立性肿块,26%表现为乳腺肿块合并腋窝淋巴结肿大,8%表现为乳腺弥漫性肿胀和腋窝淋巴结肿大,4%表现为乳腺脓肿,2%表现为乳腺肿块和窦道,64%患者有结核病史。根据临床与病理,乳腺结核可分为结节型、弥散型和硬化型3种类型。①结节型病变表现为乳房疼痛性肿块,逐渐累及皮肤并形成窦道和溃疡;②弥散型病变表现为多处病变融合而成的多个脓肿病灶,并形成干酪样坏死和皮肤溃疡,常伴有腋窝淋巴结肿大;③硬化型病变中纤维化比干酪样变性更常见,乳头内陷常为硬化型病变的最终发展结果。

2.辅助检查

(1)免疫学:结核菌素皮肤试验作为结核的常规检测方法,也可用于乳腺结核,其检测敏感度因试剂、使用方式和机体免疫状态不同而各异,且并非高度特异,因其与 NTM、诺卡菌、棒状杆菌等有共同的细胞壁抗原,只能作为参考。

(2)乳腺超声检查:乳腺结核的临床表现无特异性,超声检查可作为病灶评估方法。其声像图也因病变发展时期不同,表现类型不一,早期可表现为乳腺内实性低回声肿块,边界不清,无包膜,形成脓肿时表现为乳腺内的囊状暗区,壁厚,内透声差。有学者将其声像图表现分为5型,但无实际临床意义。

(3)乳腺 X 线检查:乳腺结核的 X 线影像虽有一定特征表现,但误诊率较高。根据临床分型不同,X 线影像表现也各有不同。①结节型:其病灶为致密圆形或椭圆形肿块影,单发或多发,边界不清,与恶性肿瘤难以鉴别。②弥散型:病灶常为多个边缘模糊病灶影相连或融合成片,乳腺皮肤弥漫性增厚,与炎性乳腺癌非常相似,同侧腋窝常可见肿大淋巴结声像。③硬化型:病灶纤维化引起病灶处腺体密度均质增加,从而导致患侧密度高于健侧;同时纤维化继发Cooper 韧带回缩和乳头内陷征象。

(4)CT 检查:CT 检查对鉴别原发性与继发性乳腺结核有指导意义,并可更广泛地显示胸壁、胸膜和肺部相关性病变。

(5)细菌学:组织或脓液中找到结核菌是确诊乳腺结核的主要依据。但细菌学诊断阳性率较低,临床医生需注意对疑似病例进行有计划的细菌学研究,抗酸染色阳性可见于结核分枝杆菌和 NTM,且有乳腺癌并发乳腺结核的情况发生,故抗酸染色阳性并不能确诊。

(6)病理学检查:乳腺结核特征是干酪样坏死,在乳腺组织中可见典型的结核结节,中央为干酪样坏死区,外层由淋巴细胞环绕,中间分布着上皮样细胞和 Langhas 巨细胞。当有脓肿及窦道形成时,中性粒细胞可掩盖肉芽肿炎病变特征。若乳腺 CNB 或者手术切除活检标本病理检查显示坏死性肉芽肿并伴有下列至少 1 项组织病理学或者临床征象,乳腺结核便可确诊:①发现干酪样坏死。②组织学检测抗酸杆菌阳性。③抗酸杆菌涂片或培养阳性。④结核菌素试验阳性或在其他器官发现结核灶。

3.鉴别诊断

在临床和影像学检查中,乳腺结核与乳腺癌、乳腺纤维腺瘤和各种急慢性乳腺炎相似,应予以鉴别。在病理学检查时,乳腺结核也表现为肉芽肿性炎性病变,需与 GM、PDM、肉瘤状病、韦格纳肉芽肿病和放线菌病等其他类型感染相鉴别。特别需要注意的是,乳腺结核也可能与乳腺癌并存。

(三)治疗

应遵循抗结核化疗药物的治疗原则。乳腺结核的控制需要长时间抗结核化疗药物治疗,采用联合用药(异烟肼、利福平、乙胺丁醇或吡嗪酰胺或链霉素等),降低疾病复发率,建议治疗周期为 12 个月,绝大多数可获得完全缓解。手术治疗需慎重,特别是全乳切除,仅在患者对抗结核药物治疗反应较差时,可采用保守的外科治疗。

二、乳腺梅毒感染

乳腺梅毒非常罕见,乳腺曾被认为是生殖器外下疳的常见部位,表现为乳头下疳,三期梅毒累及乳腺时表现为弥散性纤维化反应,给予抗梅毒治疗后肿块消失。目前,乳腺梅毒虽是罕见疾病,但临床有类似病史者应考虑到早期下疳的可能性,早期治疗非常重要。

三、乳腺放线菌病和布鲁菌病

放线菌病偶发于乳腺,乳腺放线菌病与其他部位放线菌病的临床表现相同,均以硬结、窦道形成和硫黄色颗粒分泌为特征。乳腺放线菌病通常合并其他部位的放线菌病,有时乳腺为首发部位或仅为乳腺发病。

四、乳腺真菌感染

哺乳期间乳头疼痛应考虑到与鹅口疮感染相关,假丝酵母菌较常见于未曾哺乳的女性,复杂乳房成形术也可发生真菌感染,乳房下皱襞,尤其在下垂乳房也是假丝酵母菌感染的常发部位,其他真菌感染更罕见。酵母菌病相对多见,可以通过细针抽吸细胞学得出诊断,通常表现为疑似乳腺癌的乳房肿块,其他真菌感染也会有同样临床表现。适当的抗真菌治疗可取得良好治疗效果,但部分病例仍需手术治疗。

五、乳腺寄生虫病

乳腺寄生虫病临床上很少见,其中以乳腺丝虫病相对多见。乳腺寄生虫病表现多为乳腺肿块,由于对其认识不足,临床上常被误诊甚至误治。在诊断其他常见乳腺炎性病变时,应注意鉴别,询问病史时,应特别注意疫情接触史。

（张待翼）

第十二节　乳腺纤维腺瘤

乳腺纤维腺瘤(fibroadenoma,FA)是上皮成分纤维化的一种良性肿瘤,实质属于良性间叶与上皮的混合性瘤。在对其本质认识的过程中,曾依据组织学表现将其分为"乳腺腺瘤(adenoma)"和"乳腺纤维腺瘤(adenofibroma)"等。

一、病因

乳腺纤维腺瘤是乳腺最常见的良性肿瘤,病因迄今尚不明确,但其发病被认为和患者体内的性激素水平失衡有关。目前认为在青春期至25岁左右的女性中,乳腺中小叶和间质可能对雌激素的刺激产生过度反应,从而形成单个或多个可扪及的纤维腺瘤。动物实验亦证实,大量的雌激素可诱发肿瘤生成。其他因素如高脂、高糖饮食可使类固醇在结肠中转化为雌激素,进而提高体内激素水平,也是一种诱发因素。另外,纤维腺瘤还有遗传倾向等。

二、诊断与鉴别诊断

(一)临床表现

1. 症状与体征

多为无意中发现乳房无痛性肿块,如在洗澡时自己扪及,或更衣时由家人发现;约25％无症状,约20%为单侧或双侧多发病灶,多发乳腺纤维腺瘤患者多有家族史。乳腺纤维腺瘤自然病程较长,少数可自然消退或快速增大,多数病变缓慢长大或无变化。如果不处理,肿瘤大小逐步增加到2~3 cm;这一增长过程可能持续5年。增长期间,肿瘤大小加倍需6~12个月,然后稳定甚至缩小。月经过后乳腺纤维腺瘤缩小现象被认为是激素依赖性病变,绝经期后女性乳腺纤维腺瘤可退化。

2.体格检查

多为可活动肿物,质韧实,边界清楚,表面光滑,触诊有滑脱感,无触痛。多为单侧乳房单发性病变,但单侧乳房多发性肿瘤并不少见,有时全乳可被密集的、大小不等的肿瘤所占据,亦可见双侧乳房同时或先后单发性肿瘤,双侧乳房同时或先后均为多发性肿瘤,或一侧单发、一侧多发的病例。肿瘤可发生在乳房任何部位,以外上象限为多见。肿瘤直径多为1~3 cm,也可见占据全乳或直径>10 cm者。肿瘤表面的触诊感觉是诊断的重要内容,表面光滑和"滑脱"感是纤维腺瘤的主要特征,但仔细触诊,>50%患者在光滑的表面有微突,经常形容为"初凸的羊角状"。乳腺纤维腺瘤患者腋淋巴结无肿大,在遇有淋巴结肿大者时,应与对侧腋窝对照,这是诊断该瘤的又一要点。

3.分型

有人将乳腺纤维腺瘤进行临床分型,即普通型、青春型和巨大纤维腺瘤。临床分型对纤维腺瘤的诊断治疗和预后无指导意义。但是,青少年乳腺纤维腺瘤和发生于青春期的巨大纤维腺瘤容易延迟诊断,这是由于瘤体较大,腺体被挤压在某一边缘,腺体与瘤体似乎融为一体,缺乏肿块的质硬感觉,加之青春期女性缺乏必要的生理常识延迟就诊所致。

(1)普通型:最常见的类型,瘤体直径<3.0 cm。

(2)青春型:5%~10%的乳腺纤维腺瘤发生于十几岁的青少年,也称为"青少年乳腺纤维腺瘤",其特点发生于青少年,增长很快,大小达到对侧乳房的2~4倍,皮肤被扩张变得菲薄及乳头移位等。青春型乳腺纤维腺瘤常见于10~18岁。组织学上青少年乳腺纤维腺瘤比典型的乳腺纤维腺瘤有更丰富的细胞层。

(3)巨大纤维腺瘤:属于描述性的术语,巨大纤维腺瘤(giant fibroadenoma)定义不统一,有直径>5 cm或>550 g,或占据4/5乳腺面积不同的规定。多发生在15~18岁青春期和40~45岁绝经前期的女性,瘤体可达20 cm,甚至占据全乳,肿瘤可呈分叶状改变。1%~8%的乳腺纤维腺瘤为良性巨大乳腺纤维腺瘤。

(二)影像学检查

超声下乳腺纤维腺瘤肿块多数呈圆形或椭圆形,少数呈分叶状,水平位生长,大小不等,其直径多在1~4 cm,边界清楚,形态规则,多有包膜,包膜薄而光滑,呈强回声,内部一般为弱-低回声,较大瘤体内常可见到条索状、细带状,亦可见到中等强度回声,散在分布。肿瘤内部可以发生变性,伴粗大不规则钙化,后方伴声影。若合并部分导管囊状扩张时,病灶内部可见小无回声暗区。彩色多普勒示肿瘤内部或周边可见彩色血流信号,RI<0.70,腺管增生为主的彩色血流信号丰富。巨纤维腺瘤多见于青春期女性,肿块体积巨大,形态规则,边界清楚,边缘光滑。少数呈分叶状,肿块活动,内部多为弱回声,回声均匀,少数可不均匀,通常可检出不同程度的血流信号。需要注意的是纤维腺瘤受激素影响较大,妊娠或哺乳均会使肿瘤短期内体积增大,形态改变,需要结合生理期与恶性病变鉴别。哺乳期纤维腺瘤的腺上皮也有分泌功能,瘤体回声增强,分布趋于均质,回声强度和分布状况与瘤体内腺上皮的比例有关。哺乳期

结束后,激素水平下降,肿瘤体积可有不同程度缩小。

多数青少年患者有典型的临床表现,辅以超声检查即可诊断,但对有乳腺癌家族史等危险因素的患者,必要时需要予以 X 线摄影检查帮助鉴别诊断。X 线影像表现为局限性病灶,在对局限性病变进行分析时,最应注意(最重要)的征象为病灶的边界及密度,其次为形态及大小。乳腺纤维腺瘤查体时为光滑活动的包块,病理检查多有完整的包膜,易与周围组织剥离,可解释大多数病灶在 X 线上边界光滑锐利的原因,有时由于脂肪组织的衬托,在其周围可见低密度晕环,这可与恶性肿瘤相鉴别。

纤维腺瘤的 X 线表现特点如下。①形态:肿块多呈圆形、卵圆形。若肿瘤各部分组织生长速度不一且受邻近结构阻挠也可呈现分叶状外观。②大小:肿块直径多在 1～3 cm,微小型仅几毫米,巨大者可＞ 20 cm。③边界:肿块边界清楚,包膜光滑锐利。手术病理多有完整的包膜,易与周围组织剥离,可解释大多数病灶在 X 线上边界光滑锐利的原因,有时由于脂肪组织的衬托,在其周围可见低密度晕环,这是纤维腺瘤的典型特征,可与恶性肿瘤相鉴别。也有部分肿块边界模糊不清。④密度:X 线片显示大多为等密度或稍高密度、均匀一致,透过病灶尚可见到与之相重叠的血管及小梁结构,这种密度特点使其易于与恶性肿瘤及囊肿鉴别。⑤钙化:纤维腺瘤能伴随着绝经而退化,在退化过程中,外观上发生变化且出现钙化沉积。典型退化的纤维腺瘤会出现爆米花样粗大钙化,容易在乳腺 X 线片上识别。

(三)病理学检查

1.大体形态

单纯乳腺纤维腺瘤的大体形态具有一定的特征,肿瘤多呈圆球形、结节形,肿物表面多有微突的分叶,直径多＜ 3 cm,肿瘤多有完整的包膜,与周围界限清楚,有时肿瘤一侧带有与周围乳腺组织界限不甚清楚的"尾巴",或基底旁有一些细小的纤维腺瘤(子瘤),有包膜与周围乳腺组织明显分隔,由于肿瘤包膜为质硬的纤维包膜,肿瘤质实而富有弹性,质韧,切面呈灰白色,部分上皮成分较多的肿瘤可呈浅棕红色,半透明状,有黏液感,部分呈编织状结构,切面呈瘤实质外翻状。若切除不完整很容易再发。复合性乳腺纤维腺瘤可见切面有囊腔及囊内乳头状瘤形成,有时还见钙化区和骨化区,这类患者年龄通常偏大,属轻度乳腺癌风险患者。在纤维囊性增生症患者的纤维腺瘤样变,肿瘤是由腺管上皮和上皮下弹力纤维结缔组织增生而成。瘤体与周围乳腺组织分界大多明显,可有包膜。

2.镜下所见

纤维腺瘤是一种双相分化的良性肿瘤。有些学者认为其并非真正的肿瘤,被认为代表一组"失去正常生长和退化的增生性疾病(aberrations of normal development and involution,ANDI)"。肿瘤中间质和上皮混合增生形成管周和管内两种不同的生长模式,但无实际临床意义。管周生长模式是由于间质细胞在导管周围呈环状增生排列所致。管内生长模式是由于间质细胞增生将导管压成裂隙所形成。间质中可见局灶性或弥漫性细胞增生,特别是＜ 20 岁女性多见,也可见奇特的不典型多核巨细胞、广泛发生的黏液变性或玻璃样变伴营养不良性钙化,骨化较少见(特别是绝经后妇女)。极少发生脂肪瘤样、平滑肌样和骨软骨化生。核分裂象少见。青少年患者中可见各种不同的典型上皮增生及化生性改变如顶泌汗腺样或鳞状上皮化生。纤维腺瘤中可存在纤维囊性变、硬化性腺病甚至是广泛肌上皮增生的病灶。偶尔也可伴随发生小叶原位癌(lobular carcinoma in situ,LCIS)或导管原位癌(ductal carcinoma in situ,DCIS)。巨大纤维腺瘤通常指直径＞ 5 cm 的纤维腺瘤,大体呈分叶状,有完整包膜。

镜下基本结构似管内型纤维腺瘤,并可见分叶状结构。纤维组织和上皮均呈增生性改变,但细胞无异形。幼年型(细胞性)纤维腺瘤的特征是间质细胞种类多并伴有上皮增生。一些学者认为,巨型纤维腺瘤是幼年型纤维腺瘤的同义名称;但其他学者认为,巨型纤维腺瘤指体积巨大、无特殊组织学改变的巨大纤维腺瘤。如果纤维腺瘤同时含有以下一种或多种情况,包括含有直径 > 0.3 cm 的囊肿,硬化性腺病,上皮钙化,或乳头状顶泌汗腺化生,则病理诊断为复杂性纤维腺瘤。镜下根据构成乳腺纤维腺瘤的纤维组织和腺管的形态不同分为以下几种类型。①管内型纤维腺瘤:包绕在腺管周围的纤维组织增生并挤压腺管,致使管腔变窄甚至消失,腺管形成弯曲的上皮性条索形状,似包绕纤维组织于管内。②管周型纤维腺瘤:乳腺小叶结构消失,腺管弥漫散在分布于增生的纤维组织中。③混合型纤维腺瘤:由以上两种病变混合形成。

(四)鉴别诊断

乳腺纤维腺瘤与相关性肿瘤(fibroadenoma and related tumors)是指乳腺纤维腺瘤、良性叶状肿瘤和叶状肉瘤,三者是根据细胞的失常程度进行鉴别诊断,对于年龄较大的患者,有时临床鉴别诊断困难。

1. 基本可肯定诊断者

< 25 岁未婚或未孕并具有上述典型临床表现者,即可诊断乳腺纤维腺瘤,直接进入治疗或观察流程。

2. 需进一步检查方能确诊者

年龄 $\geqslant 25$ 岁,单发的乳腺肿块,触诊为肯定的乳腺肿块而非局限性增厚,但肿瘤边界欠清,或伴腋窝淋巴结肿大者,应选用以下一项或多项检查:首选乳腺超声检查,$\geqslant 30$ 岁同时行乳腺 X 线摄影检查(MG),重点是与乳腺癌进行鉴别。必要时可行 FNA 或 CNB。如果上述检查均符合或多数符合良性肿瘤的表现,FNA 或 CNB 阴性,依据临床情况、乳腺影像报告与数据系统(breast imaging reporting,BI-RADS)分类和患者需求进入治疗流程。

3. 必须行病理学检查方能确诊者

属于下列情况者,即使临床考虑良性,也不宜观察,应根据患者意愿和临床规范选择CNB、真空辅助旋切活检系统(vacuum-assisted biopsy,VAB)或切除活检。①患者年龄 $\geqslant 35$ 岁;②乳腺影像检查有恶性可疑者(如 BI-RADS 4 类);③有乳腺癌家族史者;④单纯肿瘤同侧腋淋巴结肿大(无论质地如何)者;⑤FNA 可疑阳性或有不典型增生者。

在诊断乳腺纤维腺瘤时应注意与乳腺囊肿和乳腺癌等鉴别,有时与早期乳腺癌的鉴别需病理学检查才能确定。复杂性乳腺纤维腺瘤病理上定义为区域单纯纤维腺瘤改变,导管内或周围上皮基质增生,间质黏液样变伴有 $\geqslant 1$ 项下列改变:①硬化性腺病;②乳头状顶泌汗腺化生;③上皮钙化或 > 3 mm 直径囊肿。单纯纤维腺瘤乳腺癌风险为 1.89,复杂性乳腺纤维腺瘤乳腺癌风险为 3.1。文献显示,复杂性乳腺纤维腺瘤相关乳腺癌,50%为小叶原位癌,20%为浸润性小叶癌,20%为导管原位癌,10%为浸润性导管癌。

三、治疗与预后

(一)治疗

1. 基本原则

(1)观察原则:纤维腺瘤对激素治疗和中医药治疗基本无效,不宜盲目采用。通过 CNB 病理确诊后进行随访观察医疗成本最低,适用于大多数生长缓慢或无变化的 < 3 cm 纤维腺瘤

患者。对于纤维腺瘤患者,文献报道少数纤维腺瘤恶变现象,应用随访观察法乳腺癌的漏诊率极低。

对于拟随访观察的乳腺纤维腺瘤,应尽量取得病理学诊断,对于 BI-RADS 3 类以上的可疑乳腺纤维腺瘤,均应取得病理学诊断,包括细针穿刺活检(fine needle aspiration biopsy, FNAB)或 CNB。FNAB 诊断必须由经验丰富的病理学医师进行,由于标本量少而无法进行诊断的比例高达 36%,故推荐进行 CNB 获取足够的组织量以利于良恶性的鉴别。如果活检确诊乳腺纤维腺瘤可以继续观察或完整切除,但当肿瘤引起局部外观改变、疼痛或其他症状或担心癌变时可完整切除。由于乳腺纤维腺瘤有自然消失的可能,对于 < 20 岁患者如果肿物自行消失或长期观察没有变化可能不需要活检,允许观察一段时间,但肿瘤≥2 cm 或≥25 岁或考虑为复杂性乳腺纤维腺瘤已具手术指征。推荐的观察频率为每 6 个月 1 次,推荐的检查方法为体检联合乳房超声。对于≥35 岁者,推荐加入钼靶作为随访检查方法。在随访过程中发现肿瘤生长迅速时,建议结束随访观察,接受外科干预。生长迅速的标准包括:①6 个月内腺瘤最大直径增长 > 20%;②< 50 岁患者肿瘤最大直径每月增长 > 15%,≥50 岁患者每月增长 > 13%。

(2)病理检查原则:乳腺肿瘤手术,无论手术者对肿瘤诊断的把握性有多大,手术切除标本均应送病理学检查。

(3)无瘤原则:对于术前明确诊断者,尤其是青年患者,可以行"肿瘤剜出术";对于肿瘤性质尚不确定,年龄 > 35 岁的患者,应遵循"肉眼不见肿瘤"的原则,即切除相应的乳腺组织,可见肿瘤被四周肉眼观察为正常的乳腺组织所包裹,不得在任何方位上见到肿瘤。

(4)美学原则:随着微创技术的发展,乳腺纤维腺瘤治疗原则也在变化。由于患者美学要求的提高,开放手术活检已经成为次要选择,应首选真空辅助旋切活检(vacuumassisted breast biopsy,VAB),简称微创手术。开放性手术乳房切口设计应遵循美学、功能和照顾到可能再次行乳腺切除手术的需要等原则。考虑哺乳因素宜采用放射状切口,不考虑此因素者宜采用弧形切口或乳晕旁切口,位于乳房边缘或巨大肿瘤者可采用乳房基底边缘的弧形切口,经乳房后间隙入路切除肿瘤。另外,手术切口应不影响乳腺癌根治术(活检术后诊断为乳腺癌)的切口设计。肿瘤包膜完整又无子瘤者可行肿瘤摘除术,肿瘤包膜不完整或有子瘤者可行距肿瘤周围 0.5 cm 组织在内的局部切除术,一个象限内多发肿瘤、年龄偏大者可行区段切除术。尽量减少在乳腺组织内使用丝线结扎,最好采用电刀手术,残腔大时宜尽量使用可吸收线缝合乳腺组织,不予缝合时宜放置管径较细的引流管。

2.手术时机

①未婚患者,可择期手术,通常因学习和隐私等原因安排在假期手术,以婚前切除为宜。②婚后未孕的患者,宜在计划妊娠前手术;妊娠后发现者,根据具体情况在妊娠 3~6 个月期间手术或密切观察。因妊娠和哺乳等均可能加速肿瘤生长,且这些生理阶段乳房胀大,使乳腺肿瘤的诊断符合率大为降低。③> 35 岁的患者可选择活检和治疗。因为这个年龄组少数早期乳腺癌表现与乳腺纤维腺瘤在临床上很难鉴别,常在门诊以"乳腺纤维腺瘤"手术,最后病理检查是乳腺导管内癌或浸润癌。

3.手术方式

(1)VAB:美国食品药品管理局(Food and Drug Administration,FDA)已经批准 VAB 用于<40 岁良性乳腺肿瘤的微创切除治疗。微创手术是通过真空辅助高速旋切设备对乳腺组

织进行微创切割术,临床上主要用于乳腺肿块的微创治疗和活检,能彻底切除微小病灶,且由于其是在超声引导下实施手术,因此能够准确测量病灶的数量、形态及大小,且其定位准确,并能将临床触诊及传统手术难以发现的乳腺异常病灶进行切除。微创手术的优点是切口微小,仅 4 mm,在超声引导下能完整切除肿瘤而不留明显瘢痕,美学效果好,能够满足乳腺良性肿瘤患者对外观的美学要求,特别适用于年轻女性或未婚未育女性,可作为临床上乳腺良性肿瘤手术治疗和活检的首选。并发症主要是术后血肿,少数可出现肿瘤再发或遗漏,特别是 > 2 cm肿瘤,所以采用该术式治疗,肿瘤直径一般不宜> 2 cm。

(2)开放手术:传统开放式手术切除范围有保证,疗效肯定,但手术切口相对大且极易形成瘢痕,对患者的乳房外观造成影响,甚至有可能出现乳房畸形,造成患者心理伤害。目前仅对不适合或者不接受微创手术治疗的患者应用传统的开放手术治疗方式。

(3)其他微创技术:有文献报道治疗乳腺纤维腺瘤的微创技术有冷冻消融术和射频消融技术。美国 FDA 已批准冷冻消融术用于乳腺纤维腺瘤的治疗,主要采用超声引导氩气探针插入冷冻摧毁肿瘤。

(二)预后

患有乳腺纤维腺瘤的女性,乳腺癌风险轻度增加或不增加。乳腺纤维腺瘤从开始发现后 1 年时间大约增加 1 倍,一般情况,直径达 3 cm 后可能停止生长。在妊娠期可能会增大,在绝经后常会缩小。乳腺纤维腺瘤完整切除后,甚少复发,在同侧乳腺内、对侧乳腺内出现异时多发者,应视为再发,不能视为复发。只有肿瘤未切除完整,残留肿瘤长大才应视为复发。由于乳腺纤维腺瘤是由乳腺纤维组织和腺管两种成分组成,极少数乳腺纤维腺瘤可发生肉瘤变,发生率为 $0.07\% \sim 0.21\%$,肉瘤变时间不明,曾有报道纤维腺瘤 14 年后发生肉瘤变。乳腺纤维腺瘤内腺上皮成分因腺管常被纤维间质挤压而成分较少,癌变率较低,但文献有起源于乳腺纤维腺瘤浸润性或非浸润性癌的报道,一般报道癌变率> 0.5%,但这种癌变的危险性为累积性增加。Levi 等观察 1461 例乳腺纤维腺瘤 14 年,5 年发生浸润性癌危险性为 0.7%,> 12 年为2.2%。乳腺纤维腺瘤癌变初期多为原位癌,限于瘤内,以 DCIS 多见,病变发展可浸出乳腺纤维腺瘤包膜进入乳腺实质形成浸润性导管癌。在乳腺纤维腺瘤诊断随访期间,有以下临床特点者应倍加关注:①乳腺纤维腺瘤患者多较年轻,平均年龄 21～28 岁,而癌变患者与乳腺癌患者年龄相似,多> 40 岁。②乳腺纤维腺瘤生长缓慢,或长期稳定不变,近期有突然生长增快病史。③有其他乳腺癌易患因素如肿瘤家族史患者应提高警惕。

(吴坤美)

第十三节　乳腺导管内乳头状瘤

乳腺导管内乳头状瘤(intraductal papilloma,IP)是生长在乳管内有蒂或无蒂、疣状的隆起性病变,是发生于乳腺导管上皮的良性肿瘤。在 2012 年版《WHO 乳腺肿瘤分类》中属乳头状病变,在这一新版的分类中放弃了 2003 版中"导管内乳头状瘤中央型和外周型"的分型,且将"非典型导管内乳头状瘤"这一术语改为"伴不典型导管增生(atypical ductal hyperplasia,ADH)导管内乳头状瘤和伴导管原位癌(ductal carcinoma in situ,DCIS)导管内乳头状瘤",根据病变的范围和比例进行诊断,有学者建议将病变累及范围界定为 3 mm,＜3 mm 时诊断为"伴 ADH 导管内乳头状瘤",≥3 mm 时则诊断为"伴 DCIS 导管内乳头状瘤";也有学者提出按照异形细胞所占比例,该比例最近界定为 90%。可以肯定的是以病变大小/范围作为诊断标准对临床工作具有指导意义。

一、流行概况

乳腺导管内乳头状瘤多见于经产妇女,年龄以 40～45 岁居多,其在乳房良性肿瘤中的发病率仅次于乳腺纤维腺瘤,约占乳腺良性肿瘤的 20%。乳腺导管内乳头状瘤的病因不明。可以分为中央型乳头状瘤(central papilloma),或称孤立的导管内乳头状瘤(solitary papilloma)和多发导管内乳头状瘤(multiple papillomas)。孤立的导管内乳头状瘤是起源于乳腺大导管上皮的良性肿瘤,一般位于乳头后方及乳晕周围,比其他类型的导管内瘤更易出现溢液,且溢液呈清水样、血性或黄色浆液性,绝经前期妇女比较多见。多发导管内乳头状瘤又称为导管内乳头状瘤病(intraductal papillomatosis)或者周围型导管内乳头状瘤(peripheral papillomas),是乳腺中、小导管及末梢小导管上皮乳头状增生而形成的肿瘤,较少见,通常位于乳腺周边区域,症状多为乳腺肿块,而不是乳头溢液,发病年龄也更小,其癌变率较孤立性导管内乳头状瘤高。伴有异型增生的导管内乳头状瘤病被认为是一种最直接的癌前病变。

二、诊断与鉴别诊断

(一)临床表现

导管内乳头状瘤多数发生在 30～55 岁,90% 为单发性,大约 10% 的病变为多发,多发性导管内乳头状瘤发生于外周小导管,可在同一导管内可见到 2～3 个病灶,患者平均发病年龄较单发性稍年轻。

1. 症状体征

(1)乳头溢液:导管内乳头状瘤以单侧血性或浆液性乳头溢液为最常见的症状。80% 导管内乳头状瘤患者以无痛性乳头溢液就诊,以单侧血性或浆液性乳头溢液为最常见症状,溢液可在挤压乳房时发现,更多的是在内衣上留有污迹而发现。导管内乳头状瘤占病理性乳头溢液相关发病原因的 40%～70%,而在乳头溢液的性质方面,血性溢液中导管内乳头状瘤占 49%,浆液性溢液中占 40%,水样溢液中占 13%。

(2)乳房肿块:因乳腺肿块就诊的乳头状瘤患者＜30%,随着超声等影像学技术的进步,肿块型导管内乳头状瘤的检出率在增加。

2. 体格检查

乳腺导管内乳头状瘤的基本体征是按压乳房相应区域出现乳头溢血性或浆液性液体,以乳头溢液而就诊的患者,经手术病理确诊的乳腺导管内乳头状瘤患者中,很少可触及肿块,且多为乳晕或周围区域直径＜1 cm 的条索状小结节,质硬,界限基本清楚。

(二)影像学检查

1. 超声检查

乳腺导管内乳头状瘤超声主要表现为导管扩张伴有导管内实性回声,多见于乳晕下方的大导管内,肿瘤呈乳头状或结节状,轮廓较模糊,呈低-中回声,部分可呈强回声,肿块体积较小,边界清晰,回声均匀,后方回声无明显改变。肿块堵塞导管近端时,游离缘较规则,有时可见蒂状结构,肿瘤远端导管扩张,显著者呈囊肿样。部分肿块内部可探及血流信号。导管内乳头状瘤病理基础为导管上皮和间质增生,以间质增生为主,硬度稍大于乳腺纤维瘤,超声弹性成像图像表现为蓝绿相间或以蓝色为主。超声检查应注意与导管内乳头状癌和导管扩张症相鉴别诊断。导管内乳头状癌的肿瘤游离缘不规则,管壁常受侵破坏而中断,有时可见肿瘤向管壁外浸润生长。乳腺导管扩张症表现为乳头周围导管扩张,管壁不规整,管腔内透声欠佳,患者一般没有血性溢液。

2.X线检查和导管造影检查

异常表现为局限性乳晕下肿块阴影,呈良性外观,或是可见实性扩张的乳晕下导管阴影,偶见微小钙化。小的乳头状瘤密度淡,X线片很难发现。当瘤体较大时,平片表现为导管扩张成条索状阴影或局部圆形致密影,边缘光整锐利,偶尔可见钙化。导管造影检查能清楚显示肿瘤的形态大小、部位及数目。常见的X线表现为造影剂充盈导管后,导管腔内显示单个或多个边缘光滑的圆形、类圆形及半圆形充盈缺损区。肿瘤近端导管因充盈受阻塞呈杯口状征象,近端导管有不同程度的扩张,远端导管充盈不佳或不充盈。乳管造影的征象可受造影时插入导管的深度、注射造影剂的压力及剂量等因素的影响,所以造影技术对乳管的显像具有重要的意义。

3.乳腺磁共振检查

目前磁共振成像(magnetic resonance imaging,MRI)检查作为乳头溢液病变的新兴检查方法,以其高度软组织分辨率、良好的血流动力学显示等优点在临床上应用越来越多。乳腺导管内乳头状瘤的MRI形态学上表现为距离乳头4 cm以内、较小而边缘清楚的均匀强化的实性结节,部分伴有导管扩张;部分导管内乳头状瘤表现为不规则形,进一步根据其内部强化方式、时间-信号强度曲线(time of intensity curve,TIC)类型、T2WI脂肪抑制信号特点、是否伴有导管扩张以及其表观弥散系数(apparent diffusion coefficient,ADC)值,甚至可以综合乳腺X线摄影、乳腺超声等多种影像方法,再结合临床病史等,最终可将一部分该类病变与DCIS和早期乳腺癌大致鉴别出来。

(三)乳管镜

乳管镜是目前诊断乳头溢液类导管病变的最常用和最准确的方法,与其他检查方法相比有无可比拟的优势,可以直视乳管内病变的图像特征进行鉴别诊断。乳腺导管内乳头状瘤的典型镜下特征包括管壁光滑、质韧,病变多位于主乳管和一级分支乳管,可单发或多发,形状多为球形、桑葚状,颜色可为黄色、白色等,可完全阻塞管腔,可有蒂漂浮在管腔内,也可无蒂贴在管壁上。

(四)乳头溢液细胞学检查

乳头溢液细胞学检查简单、方便,恶性病变检出率为45%～82%,假阳性率为0.9%～2.6%,但在诊断导管内乳头状瘤方面较为困难,因为导管内乳头状瘤细胞学特征在镜下和导管内微乳头状癌、囊内乳头状癌和低级别浸润性乳头状癌很难鉴别。

(五)病理学检查

1.大体形态

肿瘤境界清楚,肿块呈圆形、半球形或葡萄状,可见菜花状物以1个或多个蒂附着在扩张管壁上。导管内充满了浆液性和(或)血性液体。乳头状瘤的大小各不相同,从几毫米至4 cm或更大,可沿着导管延伸数厘米。

2.显微镜下所见

中央型和外周型乳头状瘤均以密集而分枝的结构为特征,由纤维血管轴心和靠近基底膜的单层肌上皮细胞和近腔缘的腺上皮细胞构成。肌上皮细胞通常不明显,使用肌上皮细胞标志物进行免疫组织化学染色有助于证实其存在,偶尔伴有肌上皮增生。增生的腺上皮为单层立方或柱状细胞,可伴有普通导管增生(usual ductal hyperplasia,UDH),常见顶泌汗腺化生和鳞状上皮化生,少数情况下可见黏液性、透明细胞和皮脂腺化生。顶泌汗腺化生很少见于导管内乳头状癌,因此对于确定肿瘤良性具有一定价值,鳞状上皮化生最常见于梗死区域。上皮细胞核分裂象极其少见。中央型乳头状瘤出血或梗死并不少见,可继发于穿刺活检或纤维血管轴扭转。中央型乳头状瘤常见间质纤维化,广泛者可遮盖乳头状结构,这种病变曾称为硬化性乳头状瘤,上皮巢可嵌入纤维化区域,酷似浸润癌,容易导致误诊,肌上皮层的保留可证实其良性本质。外周型乳头状瘤乳头形态多样,常较广泛,较中央型更易发生 UDH、平坦型上皮不典型增生(flat epithelial atypia,FEA)、ADH 和 DCIS 等伴随病变。外周型同样可以见到假浸润现象。乳头状瘤所在的导管通常扩张,可作为活检或切除标本中存在乳头状病变的线索。硬化性乳头状瘤中,在病变周围可观察到假浸润现象。微乳头状瘤是指最小的外周型乳头状瘤,相当于腺病中生长的多发性镜下乳头状瘤。冷冻切片检查时区分乳头状病变的良恶性可能非常困难,这时需要在常规石蜡切片时再做出明确诊断。

3.显微镜下特殊改变

导管内乳头状瘤还有另外一些值得强调的特征。乳头状瘤可发生部分或全部梗死,邻近的存活上皮常扭曲变形并形成疑似浸润癌的图像。鳞状上皮化生也可见于导管内乳头状瘤,有时可伴有梗死或在无梗死的病灶中单独出现,这种现象容易引起生长方式的混淆,也可疑似为癌。部分导管内乳头状瘤可有非典型性的区域,多呈小灶状类似于 ADH 或低级别 DCIS。

(六)鉴别诊断

依据乳头溢液的性质和特点可初步判断是否有乳头状瘤,通过影像学及乳管镜检查基本上可与导管炎症、导管扩张和 DCIS 等疾病鉴别,最终诊断需要通过细胞学及组织病理学检查予以确诊。

三、治疗与预后

(一)治疗

1.术前定位

不能扪及的乳管内乳头状瘤定位一直是外科的一个难题,常因病变定位不确切,为了不遗漏病变扩大手术切除范围而影响术后美学效果,甚至采用全乳切除的方法,给患者身心带来极大的痛苦,乳管镜可以对病变进行准确定位及术中指导,尤其当病变位于导管深处时,既不会遗漏病变又不会盲目切除正常腺体。

(1)术前乳管镜检查＋术中亚甲蓝辅助定位:行乳管镜检查时,一般将乳腺分为外上、外下、内上、内下和乳晕后 5 个方位,再通过乳管镜测量病变距乳头距离进行定位。手术时首先根据乳管镜检查时的定位,标出乳晕旁切口,再由溢液乳管注亚甲蓝染料 0.1～0.3 mL,以指引切除的病变范围。其优点是能较清楚地显示乳腺各级导管,确定切除范围;缺点是注入亚甲蓝后,若有导管刺破处染料溢出造成视野不清,或肿瘤位于一级导管堵塞管腔时,其后方导管不能显示,导致病变范围难以确定。

(2)术前乳管镜检查＋术中导丝辅助定位：在做乳管镜检查后需接受手术的患者同期或术中放置导丝定位病变部位，引导手术切除。

(3)乳管造影定位：也可基本确定病灶的位置与范围及病变乳腺导管口的位置。

(4)术中定位法：自溢液乳管用钝针头插入引导或向乳管内注入亚甲蓝 $0.1 \sim 0.3$ mL 标记。

2.手术方式

(1)病变导管切除或区段切除术：位于主乳管、单发的乳头状瘤可采用病变乳管的局部切除术，二级乳管以下、多发性和伴 ADH 导管内乳头状瘤宜采用区段切除术。

(2)单纯乳房切除或皮下腺体切除术：对于多发的导管内乳头状瘤，或反复复发的导管内乳头状瘤，尤其"伴 ADH 导管内乳头状瘤"，或有些导管内乳头状肿瘤可发生在多个乳管系统，甚至散发于腺体各处，仅切除肿瘤或某个象限，不能达到治愈目的，局部切除造成的瘢痕也会对以后的随访带来困扰。对于这类患者可以采用单纯乳房切除术。手术可采用保留脂肪层的厚皮瓣，不需要切除胸肌筋膜，注意保护营养和支配胸肌的血管和神经。对于病变范围广泛，又有美学要求的患者，可以选择皮下腺体切除术。手术保留了乳头、乳晕组织，可以同期进行假体植入重建乳房。保留了乳头、乳晕手术一定要进行乳头的"空心化"，用剪刀或刀片锐性剔除乳头内的所有导管组织。

(3)VAB：这种方法主要用于无乳头溢液、超声检查发现的导管内乳头状瘤，而导管内乳头状瘤合并不典型增生或可疑恶性者则后续需要接受开放切除活检术。

(4)CNB 诊断的导管内乳头状瘤：对乳腺肿块 CNB 诊断为导管内乳头状瘤的患者，随后切除活检中发现伴 ADH 或恶性病变者均可达 $15\% \sim 40\%$，因此 CNB 诊断导管内乳头状瘤不管有无合并 ADH，均建议手术切除活检。

3.手术治疗的要点及注意事项

①术前几天不要挤压乳房，避免排空溢液，而致术中难以找到溢液孔造成定位困难，遗漏病灶。②一般采用乳晕弧形切口，不必劈开乳头。③所有该类手术均应行冷冻切片检查指导术式，但对于病变＜ 3 mm 者，由于通过冷冻切片分辨良性乳头状瘤和乳头状癌有时很困难，在组织量小的情况下可能影响诊断，不建议以冷冻切片检查结果作为确定性手术的依据，宜先行区段切除术，待石蜡切片检查结束后再行进一步处理，细胞学检查见到癌细胞不能作为乳房切除的依据。

(二)预后和癌变问题

手术切除范围合理者，一般不复发，但在同一乳腺或对侧乳腺的其他导管可再发，发生率约为1.6%。若切除遗漏病灶，可再出现溢液，需重做乳管镜定位后手术。目前，对导管内乳头状瘤癌变的认识尚未达成共识，本病国外报道的癌变率为 $5\% \sim 33\%$，国内报道癌变率为15%。研究者发现，伴有 ADH 乳头状瘤发生乳腺癌的危险与乳腺实质伴有 ADH 的病变相似，相对危险4~5 倍。与乳腺实质内伴有 ADH 的患者相比，伴有 ADH 导管内乳头状瘤患者发生乳腺癌的危险主要在同侧乳腺乳头状瘤的原发区域。有研究发现，多发性导管内乳头状瘤与乳腺癌风险增高相关，但任何增高的风险几乎都与 ADH 的区域确切相关，而不是乳头状瘤本身。

(吴坤美)

第十四节　乳房其他良性肿瘤及病变

一、脂肪瘤

乳房脂肪瘤是由脂肪细胞增生形成的一种良性肿瘤。脂肪瘤是最常见的一种体表良性肿瘤，它可发生于体表任何部位，多见于肩背部、四肢，发生于乳腺者少见。脂肪瘤肉眼观察与正常脂肪组织相似，但色泽较黄。有一薄层完整的纤维包膜，肿瘤呈圆形或扁圆形，表面呈分叶状。有的肿瘤富含血管及结缔组织，为血管脂肪瘤。镜下观察，肿瘤由分化成熟的脂肪细胞组成，其间有纤维组织间隔，外有薄层纤维组织包膜。瘤细胞较大，呈圆形，细胞质内充满脂滴，细胞核被挤到近包膜处。临床表现同其他一般体表脂肪瘤。本病好发于中年以上妇女，乳房较丰满、肥胖，常为无意中发现，无疼痛，无乳头溢液及其他不适症状。检查：肿瘤多为单发，圆形或椭圆形，分叶状，一般为 3～5 cm，大者亦可达 10 cm 以上，质软，边界清楚，活动，肿瘤不与皮肤及胸壁粘连。发生于皮下脂肪层者较表浅，发生于腺体内脂肪组织者较深在。肿瘤生长缓慢。关于本病的治疗，对较大者或生长较快者可行手术切除，一般切除后不复发。对生长较缓慢、较小的脂肪瘤允许观察。

二、平滑肌瘤

乳房平滑肌瘤是一种少见的乳房良性肿瘤。本瘤可来自乳头、乳晕的平滑肌组织及乳腺本身的血管平滑肌组织。根据生长部位、细胞来源的不同，病理分为 3 型：来源于乳晕区皮肤平滑肌者称浅表平滑肌瘤；来源于乳腺本身血管平滑肌者为血管平滑肌瘤；来源于乳腺本身血管平滑肌和腺上皮共同构成腺样平滑肌瘤。大体观察：肿瘤呈圆形或椭圆形，边界清楚或有包膜、实性、质韧，一般直径为 0.3～0.5 cm，切面灰白或淡红色，稍隆起，呈编织状。镜下：肿瘤由分化成熟的平滑肌细胞组成。瘤细胞呈梭形、细胞质丰富、粉染、边界清楚，并可见肌原纤维。细胞核呈杆状，两端钝圆，位于细胞中央，无核分裂。瘤细胞排列呈束状、编织状或栅栏状，间质有少量的纤维组织。血管平滑肌由平滑肌和厚壁血管构成。腺样平滑肌瘤在平滑肌瘤细胞之间夹杂着数量不等的乳腺小管状结构。临床上，肿瘤可位于真皮亦可在乳腺实质内。位于真皮者表面皮肤隆起，略呈红色，局部有痛感或有压痛。位于乳腺实质内者，位置深在，多为血管平滑肌瘤或腺样平滑肌瘤，肿瘤有包膜，易推动，生长缓慢。

本病发生于真皮者，诊断较易确定，可行手术治疗；手术时，连同受累皮肤一并切除。对于发生于乳腺实质内者，与纤维瘤较难鉴别，有时需待手术后病理切片方可证实。本病一般不恶变，手术后不复发。

三、神经纤维瘤

乳房神经纤维瘤少见，常为神经纤维瘤的一部分。好发于皮肤及皮下的神经纤维，神经纤维瘤多位于乳头及乳头附近，可为单发或多发，肿瘤直径为 1～2 cm，生长缓慢，一般不恶变，无疼痛及其他症状。单发者手术切除后一般不复发，多发者可致乳头变形，可考虑切除病变皮肤，并进行乳房整形。

四、汗腺腺瘤

乳腺汗腺腺瘤罕见，是发生于乳腺皮肤汗腺上的良性肿瘤。肿瘤在真皮内由无数小囊形管构成,管腔内充满胶样物质,管壁的两层细胞受压变扁平。临床上,本病开始时是在皮肤上发现透明而散在的结节,软且有压缩性。结节位于真皮内,一般为 2 cm 大小,有时高出皮肤,肿瘤可逐渐增大呈乳头状,并发生破溃。一般不恶变,手术切除可治愈。

五、错构瘤

乳房错构瘤又称腺脂肪瘤。本病临床较少见,好发于中青年妇女,一般为单发、生长缓慢、无症状、肿物边界清楚、质软、活动度好,与周围无粘连。在钼靶 X 线摄片上,本病表现为圆形或椭圆形肿块阴影,中央密度不均匀,边缘光滑,且有一圈透亮带。病因为胚芽迷走或异位,或胚胎期乳腺发育异常,造成乳腺正常结构成分比例紊乱。肉眼观察:肿瘤呈实性,圆形或椭圆形,有一层薄而完整的包膜,直径为 1～17 cm,质软。切面脂肪成分较多时呈淡黄色;腺体成分较多时呈淡粉红色,纤维组织为主者呈灰白色。镜下观察:肿瘤为数量不等、杂乱无章的乳腺导管、小叶和成熟的脂肪组织、纤维组织混杂而成,包膜完整。小叶和导管上皮可正常,亦可增生。有时可见导管扩张及分泌物潴留。当脂肪组织占肿瘤大部分时,称腺脂肪瘤。本病需经手术切除后病理切片确诊,预后好,手术后不复发。

六、海绵状血管瘤

乳房海绵状血管瘤临床极为少见,是由血管组织构成的一种良性血管畸形。本病一般多发于乳腺皮下组织内,肿瘤体积不定,质地柔软,边界清楚。切面呈暗红色,可见多数大小不等的腔隙。腔壁厚薄不均,腔内充满血液。镜下见肿瘤组织由大量充满血液的扩张的腔隙及血管构成,腔壁上有单层内皮细胞,无平滑肌。腔隙之间由很薄的纤维组织条索构成间隔,状如海绵,可有完整包膜,亦可境界不清。本病可发生于任何年龄,一般为单发,也可多发。肿瘤境界清楚、质软、有压缩性,或呈囊性感。常无任何不适,生长缓慢。局部肿瘤穿刺抽出血性液体时,可明确诊断。较小的血管瘤可局部手术切除,范围较大者,可考虑行乳房单纯切除术。

七、颗粒细胞瘤

乳房颗粒细胞瘤亦称颗粒性肌母细胞瘤,是一种少见的乳腺良性肿瘤。颗粒细胞瘤可发生于身体任何部位,好发于舌、皮下及软组织,乳腺也是本病常见的发病部位之一。颗粒细胞瘤并非发生于乳腺组织本身,而是来源于乳腺神经鞘细胞。大体观察:肿瘤无包膜,与周围组织分界不清,直径为 0.5～4 cm,质硬,切面灰白或灰黄,均质状,表面受累皮肤可发生凹陷。镜下:肿瘤无明确分界,瘤体体积大,呈多边形或卵圆形。细胞质丰富,内含均匀分布的嗜酸性颗粒;细胞核小而圆。瘤细胞呈松散的巢状或条索状排列,其间有多少不等的纤维组织包绕。受累皮肤呈假上皮瘤样增生。临床上,本病好发于 20～50 岁女性。主要为无痛性肿块,质硬,呈结节状,边界不清,活动度差,且常与皮肤粘连,致受累皮肤凹陷,故易与乳腺癌混淆。依靠镜下瘤细胞核小而圆、规则、细胞质丰富呈嗜酸性颗粒状与乳腺癌鉴别。本病手术切除预后良好。

八、软骨瘤和骨瘤

乳房软骨瘤和骨瘤极少见,可见于老年妇女的乳房纤维腺瘤内。肉眼见该瘤表面呈颗粒状突起、色淡黄、质硬、无明显包膜,但境界清楚。镜下可见骨膜、断续的骨板及排列紊乱的骨小梁,小梁之间可见疏松纤维组织。一般认为它是由成纤维细胞化生而成,另一部分由纤维瘤内纤维成分组成而来。临床上,患者一般无自觉症状,肿瘤质硬、无触痛、可活动,与周围组织无粘连。手术切除后一般无复发。

九、腺肌上皮瘤

乳腺腺肌上皮瘤(adenomyoepithelioma,AME)临床少见,术前多易误诊为乳腺纤维腺瘤。本病好发于 50 岁以上女性,亦有年轻女性及男性腺肌上皮瘤报道。常因无痛性肿块就诊、边界清楚、质地韧实、表面光滑、生长缓慢、无痛。肉眼观察,肿瘤可有或无包膜,切面灰白或灰黄,质脆或鱼肉状,少数为囊实性或囊性。镜下肿瘤组织由增生的腺上皮和肌上皮组成,以肌上皮增生为主。腺上皮可有乳头状增生;肌上皮呈巢状、片状、小梁状分布,细胞呈梭形或为透明细胞。Tavassoli 根据肿瘤结构及肌上皮形态不同,将其分为 3 型:①梭形细胞型:由巢状和片状分布的梭形肌上皮细胞和少量腺腔组成;②腺管形(经典腺肌上皮瘤):主要由大小不等的腺管组成,内覆腺上皮细胞,外围为肌上皮细胞;③小叶型:增生的上皮细胞呈巢状,围绕并挤压腺腔,肿瘤周围纤维组织向瘤内生长,分隔肿瘤呈小叶状。当核分裂象超过 5 个/10 个高倍视野、细胞有明显异型性、肿瘤呈浸润性生长以及肿瘤出现坏死时,考虑有恶性可能。本病治疗方法为手术切除,应切除肿瘤周围部分正常腺体组织,否则易复发。反复复发则有恶性可能。考虑为恶性时,宜行乳房切除或改良根治术。

十、乳头腺瘤

乳头腺瘤又称乳头导管腺瘤,是发生于乳头内的导管即乳窦部,是一种局限于集合管内或其周围的良性上皮增生。好发于 40~50 岁女性,偶有男性,发病率不到乳腺良性肿瘤的 1%,病程长,生长缓慢,肿瘤体积小,直径一般不超过 2 cm。

(一)临床表现

乳头腺瘤单侧多见,罕见双侧患者。乳头溢液为主要表现,约占 2/3 的患者,其次可有乳头增粗、变硬、糜烂、溃疡、结痂出血,乳头内或其底部扪及结节等症状,切除的结节质硬,边界可清或不清楚,呈灰白色,此结节有时不在导管内。

(二)诊断与鉴别诊断

乳头腺瘤是一种少见病,对临床上有乳头溢液伴有乳头内或乳窦部有硬结节或肿块者,同时若有乳头糜烂、溃疡、出血、结痂者应高度重视,影像学检查方法,钼靶 X 线摄片通常不把乳头包括在内,所以影像学不易发现,临床上对可疑者,申请加拍乳头在内的头尾位和内外侧斜内,有时可见乳头及乳晕区有高密度肿块影。彩色 B 超可显示乳头内有实性肿块影,可协助诊断,但最终需靠病理学确诊。乳头腺瘤多因临床表现不典型,医师经验不足,术前诊断较困难,临床检查常有漏诊或误诊,必须与乳头慢性炎症、良性肿瘤、paget 病乳头状癌等进行鉴别。

1.湿疹样癌(paget 病)

初期表现为一侧乳头瘙痒、变红,继而皮肤增厚,粗糙、糜烂、出血、结痂,可见乳头变形或破坏,病理检查乳头、乳晕表皮基底层内可查到 paget 细胞,乳头下导管内可见管内癌。即可确诊。而乳头腺瘤是导管上皮细胞增生改变、表皮内无 paget 细胞。

2.导管内乳头状瘤

临床表现主要是以乳头溢液为主,半数左右为血性,在乳晕附近可扪及圆形肿物,乳导管造影和乳管镜检查加上取病理活检,一般可以确诊。

3.乳腺管状腺瘤

是由密集增生的管状结构构成的圆形结节状良性病变,多见于年轻妇女,多为无意中发现皮肤触及包块,系为卵圆形,可单发、多发,生长较快,活动度较好,界限较清,质地中等,压痛,无皮肤及乳头改变,疼痛随月经期前后变化明显。影像学检查通常为边界清晰,偶含微钙化的肿物,乳腺管状腺瘤是良性病变,切除后无复发,预后较好,主要靠切除后行组织学检查以确诊。

4.乳头汗腺样瘤

发生部位与乳头腺瘤相似,但无乳头糜烂及乳头溢液,检查无 paget 细胞,病理检查以乳头大导管的乳头状增生为主,该病罕见,临床检查不易确诊,而病理检查确诊不困难。

(三)治疗与预后

本病应尽量行乳头结节局部完整切除保留乳头,一般不主张行乳房单切术,术后常见复发,未见癌变报告。

十一、乳腺结节性筋膜炎

发生于乳腺的结节性筋膜炎又称假肉瘤性筋膜炎,是乳腺深、浅筋膜的成纤维细胞/肌成纤维细胞的瘤样增生性病变。由于增生的成纤维细胞数量丰富,具有一定的异型性,可见核分裂象,周边无包膜形成,生长较迅速,极易误诊为恶性肿瘤而过度治疗。大体观察:病变位于乳腺筋膜处,向上可长入皮下,向下可长入乳腺间质。通常体积较小,平均直径 2 cm,多不超过 3 cm,病灶较局限,呈单一梭形或圆形结节,有时在主结节周围可有小的卫星结节。切面灰白、淡红或棕褐色,可有胶冻状或黏液样区域,切面呈实性,质地中等或较韧,有时较软。显微镜下可见,增生的成纤维细胞呈短束状或车辐状排列,分布于黏液样基质中,常伴有小血管增生和炎症细胞浸润。成纤维细胞的密度随病程发展变化较大。早期细胞丰富,形态多样,似肉瘤样改变,细胞呈梭形,较肥胖,核圆或卵圆形,空泡状,相对一致或轻度异性,核仁明显,核分裂象比较常见(<1 个/高倍视野),有时可较多,但均为生理性。部分病例可见多核巨细胞钙化与骨化,周边组织间隙中常见红细胞外渗。免疫组化染色 Vimentin 强阳性,肌源性标记常阳性,actin 可局灶阳性,偶尔可有 Desmin 表达。本病为一反应、自限性病变,可发生于任何年龄,以20～40 岁多见。最常见部位为上肢,特别是前臂屈侧、躯干和颈部,乳腺结节性筋膜炎可发生于乳房皮下组织,亦见于乳腺实质,临床表现为快速生长和局部肿块,一般为 1～2 周,通常不超过 3 个月,局部有肿胀或触疼(约 50%),数月后可自行消退。如病史超过 6 个月,或肿块＞5 cm,应排除其他病变。由于本病的临床、大体及显微镜下均易与恶性肿瘤相混淆,故临床病理诊断须通过病史、病理所见,免疫组化检查等与乳腺的梭形细胞肿瘤及病变相鉴别,如恶性纤维组织细胞瘤、纤维肉瘤、黏液性脂肪瘤、平滑肌肿瘤、神经纤维瘤、纤维瘤病、叶状肿瘤、增生性肌炎,术后梭形细胞结节,放射治疗后成纤维细胞不典型增生等。尽管该病变可自行消退,但其特别的临床表现往往导致需进行活检或手术切除,因其具有浸润性生长方式,切除后仍可有 1%～2% 的病例复发,故局部切除仍不失为较适当的治疗方法。

十二、乳腺结节病

乳腺结节病又称乳腺 Boeck 肉样瘤,类肉瘤病。一般是全身性结节病累及乳腺组织,也有少部分病例原发于乳腺。因本病可同时累及全身较多器官,起病隐匿,临床缺乏特异性,虽然少见,一旦发生,临床易误诊为肿瘤性疾病。结节病是一种全身性肉芽肿病,病程长而隐蔽,不同阶段病理改变有所不同。急性期一般无皮肤及组织学改变,慢性期约 30% 可出现皮肤斑块、丘疹或皮下结节。典型的乳腺结节病肉眼观察为乳腺皮下或实质中灰白、灰褐色形态大小较一致,境界较清楚的圆形结节,实性,中等硬度。显微镜下早期可见灶性上皮样细胞增生,散在少量 Langhans 多核巨细胞,较后期病灶扩大,形成大小相对一致,分布均匀的非坏死性结核样的肉芽肿结节,主要由上皮样细胞构成,中央无干酪坏死,偶见纤维素样坏死,周边可有少量淋巴细胞浸润,即所谓"裸结节"。其中可有多少不等的多核巨细胞,多核巨细胞内、外可见到星状包涵体,层状小体(钙化小体),有时结节周边可有蜡样小体(巨大的溶酶体)。晚期上皮样细胞消失,结节逐渐纤维化。

本病原因不明,近年来认为与自身免疫性反应有关,特别是 T 细胞介导的免疫反应,有些病例与遗传因素有关。主要发生于 20~40 岁青壮年,其累及部位除淋巴结和肺以外,还可累及骨、软组织、眼、涎腺和纵隔,尤其是肺部及支气管旁淋巴结占 60%~90%,肉芽肿病变可出现在很多疾病之中,如结核病、分枝杆菌感染、麻风、真菌、异物,甚至霍奇金淋巴瘤等,故本病是一个排除性诊断,除临床大体观察和显微镜观察之外,需通过多种实验室检查慎重鉴别才能确诊。本病原则上以内科治疗为主,单纯皮肤及淋巴结病变常能自然缓解,不需治疗。部分病例特别是单纯性乳腺结节病因形成明显肿块,术前难以确诊,常以手术切除为主,配以内科治疗,预后良好。

(吴坤美)

第十五节　乳腺癌

乳腺癌是女性中常见的恶性肿瘤,乳腺癌的发病率及死亡率有明显的地区差异,欧美国家高于亚非拉国家。52.9% 的新发病例发生在发展中国家,成为严重的疾病负担。在我国乳腺癌的发病率逐年上升,每年有近 20 万女性被诊断出乳腺癌,尤其是东部沿海及经济发达的大城市,其乳腺癌的发病率增加尤其显著,上海市的发病率居全国之首。从死亡率的曲线也可以发现,虽然新的治疗策略和方法的普及,全球乳腺癌的死亡率逐步下降,然而在中国特别是绝大多数的农村地区,乳腺癌的死亡率并未见到明显的下降趋势。

一、病因

乳腺癌大都发生在 40~60 岁,绝经期前后的妇女,病因尚未完全明确,但与下列因素有关:①内分泌因素:已证实雌激素中雌酮与雌二醇对乳腺癌的发病有明显关系,黄体酮可刺激肿瘤的生长,但亦可抑制脑垂体促性腺激素,因而被认为既有致癌,又有抑癌的作用。催乳素在乳腺癌的发病过程中有促进作用。临床上月经初潮早于 12 岁,停经迟于 55 岁者的发病率较高;第一胎足月生产年龄迟于 35 岁者发病率明显高于初产在 20 岁以前者;②饮食与肥胖:影响组织内脂溶性雌激素的浓度,流行病学研究脂肪的摄取与乳腺癌的死亡率之间有明显关系,尤其在绝经后的妇女;③家族史及遗传史:有 10%~15% 的患者有家族史,一级亲属中有乳腺癌患者,其家属常为高危人群。患者如有 BRCA 基因突变,其子女发生乳腺癌的机会更高,且发病年龄较轻亦常同时伴有卵巢癌;④以往乳腺良性疾病、放射线照射等与乳腺癌发病有一定关系。

二、临床表现

乳腺癌最常见的第一个症状是乳腺内无痛性肿块,大多是患者自己在无意中发现的。10%～15%的患者的肿块可能伴有疼痛,肿块发生于乳房外上象限较多,其他象限较少,质地较硬,边界不清,肿块逐步增大,侵犯柯柏韧带(连接腺体与皮肤间的纤维束)使之收缩,常引起肿块表面皮肤出现凹陷,即称为"酒窝症"。肿块侵犯乳头使之收缩可引起乳头凹陷。肿块继续增大,与皮肤广泛粘连,皮肤可因淋巴的滞留而引起水肿,由于皮肤毛囊与皮下组织粘连较紧密,在皮肤水肿时毛囊处即形成很多点状小孔,使皮肤呈"橘皮状"。癌细胞沿淋巴网广泛扩散到乳房及其周围皮肤,形成小结节,称为卫星结节。晚期时肿瘤可以浸润胸肌及胸壁,而呈固定,乳房亦因肿块的浸润收缩而变形。肿瘤广泛浸润皮肤后融合成暗红色,弥漫成片,甚至可蔓延到背部及对侧胸部皮肤,形成"盔甲样",可引起呼吸困难。皮肤破溃,形成溃疡,常有恶臭,容易出血,或向外生长形成菜花样肿瘤。有 5%～10%的患者的第一症状是乳头溢液,乳头糜烂或乳头回缩。

少数患者在发现原发灶之前已有腋淋巴结转移或其他全身性的血道转移。癌细胞可沿淋巴管自原发灶转移到同侧腋下淋巴结,堵塞主要淋巴管后可使上臂淋巴回流障碍而引起上肢水肿。肿大淋巴结压迫腋静脉可引起上肢青紫色肿胀。臂丛神经受侵或被肿大淋巴结压迫可引起手臂及肩部酸痛。

锁骨上淋巴结转移可继发于腋淋巴结转移之后或直接自原发灶转移造成。一旦锁骨上淋巴结转移,则癌细胞有可能经胸导管或右侧颈部淋巴结进而侵入静脉,引起血道转移。癌细胞亦可以直接侵犯静脉引起远处转移,常见的有骨、肺、肝等处。骨转移中最常见部位是脊柱、骨盆及股骨,可引起疼痛或行走障碍;肺转移可引起咳嗽、咯血、胸腔积液;肝转移可引起肝大、黄疸等。

三、病理分型

国内乳腺癌的病理分型如下。

(一)非浸润性癌

1. 导管内癌

癌细胞局限于导管内,未突破管壁基底膜。

2. 小叶原位癌

发生于小叶,未突破末梢腺管或腺泡基底膜。

(二)早期浸润性癌

1. 导管癌

早期浸润导管内癌细胞突破管壁基底膜,开始生芽,向间质浸润。

2. 小叶癌

早期浸润癌细胞突破末梢腺管或腺泡壁基底膜,开始向小叶间质浸润,但仍局限于小叶内。

（三）浸润性特殊型癌

1.乳头状癌

癌实质主要呈乳头状结构,其浸润往往出现于乳头增生的基底部。

2.髓样癌伴大量淋巴细胞浸润

癌细胞密集成片、间质少、癌边界清楚,癌巢周围有厚层淋巴细胞浸润。

3.小管癌

细胞呈立方或柱状,形成比较规则的单层腺管,浸润于基质中,引起纤维组织反应。

4.腺样囊性癌

由基底细胞样细胞形成大小不一的片状或小梁,中有圆形腺腔。

5.黏液腺癌

上皮黏液成分占半量以上,黏液大部分在细胞外,偶在细胞内,呈印戒样细胞。

6.顶泌汗腺癌

癌细胞大,呈柱状,可形成小巢、腺泡或小乳头状。主、间质常明显分离。

7.鳞状细胞癌

可见细胞间桥、角化。

8.乳头湿疹样癌

起源于乳头的大导管,癌细胞呈泡状,在乳头或乳晕表皮内浸润,大多伴有导管癌。

（四）浸润性非特殊型癌

1.浸润性小叶癌

小叶癌明显向小叶外浸润,易发生双侧癌。

2.浸润性导管癌

导管癌明显向实质浸润。

3.硬癌

癌细胞排列成细条索,很少形成腺样结构,纤维间质成分占 2/3 以上,致密。

4.单纯癌

介于硬癌与髓样癌之间,癌实质与纤维间质的比例近似。癌细胞形状呈规则条索或小梁,有腺样结构。

5.髓样癌

癌细胞排列呈片状或巢状,密集,纤维间质成分少于 1/3,无大量淋巴细胞浸润。

6.腺癌

实质中腺管状结构占半数以上。

（五）其他罕见型癌

有分泌型（幼年性）癌、富脂质癌（分泌脂质癌）、纤维腺瘤癌变、神经内分泌癌、化生性癌、乳头状瘤病癌变等。

（六）特殊型癌

炎性乳腺癌、副乳腺癌、男性乳腺癌。

四、临床检查和诊断

乳腺是浅表的器官,易于检查,检查时置患者于坐位或卧位,应脱去上衣,以便作双侧比较。

（一）视诊

应仔细检查观察：①双侧乳房是否对称、大小、形状，有无块物突出或静脉扩张。②乳头位置有无内陷或抬高。乳房肿块引起乳头抬高，常是良性肿瘤的表现；如伴乳头凹陷则恶性可能性大。此外，观察乳头有无脱屑、糜烂、湿疹样改变。③乳房皮肤的改变，有无红肿、水肿凹陷、酒窝症。嘱患者两手高举过头，凹陷部位可能更明显。

（二）触诊

由于月经来潮前乳腺组织经常肿胀，因而最好在月经来潮后进行检查。未经哺乳的乳腺质地如橡皮状，较均匀；曾哺乳过的乳腺常可能触及小结节状腺体组织；停经后乳腺组织萎缩，乳房可被脂肪组织代替，触诊时呈柔软，均质。一般在平卧时较易检查，并与坐位时检查作比较。平卧时，肩部略抬高，检查外半侧时应将患者手上举过头，让乳腺组织平坦于胸壁；检查内半侧时手可置于身旁，用手指掌面平坦而轻柔地进行触诊，不能用手抓捏，以免将正常的乳腺组织误为肿块。应先检查健侧，再检查患侧乳房。检查时应有顺序地触诊乳腺的各个象限及向腋窝突出的乳腺尾部。再检查乳头部有无异常以及有无液体排出。检查动作要轻柔，以防挤压而引起癌细胞的播散。最后检查腋窝、锁骨下、锁骨上区有无肿大淋巴结。检查乳房肿块时要注意：①肿块的部位与质地，50％以上的乳腺肿瘤发生在乳腺的外上方。②肿块的形状与活动度。③肿瘤与皮肤有无粘连，可用手托起乳房，有粘连时局部皮肤常随肿瘤移动，或用两手指轻轻夹住肿瘤两侧稍提起，观察皮肤与肿瘤是否有牵连。④肿瘤与胸肌筋膜或胸肌有无粘连。患者先下垂两手，使皮肤松弛，检查肿瘤的活动度。然而嘱两手用力叉腰，使胸肌收缩，作同样检查，比较肿瘤的活动度。如果胸肌收缩时活动减低，说明肿瘤与胸肌筋膜或胸肌有粘连。⑤有乳头排液时应注意排液的性质、色泽。如未明确扪及乳房内肿块时，应在乳晕旁按顺时针方向仔细检查有无结节扪及，注意有无乳头排液。有排液应做涂片细胞学检查。⑥检查腋淋巴结，检查者的右手前臂托着患者的右前臂，让其右手轻松地放在检查者的前臂上，这样可以使腋窝完全松弛。然而检查者用左手检查患者右侧腋部，可以扪及腋窝最高位淋巴结，然后自上而下检查胸大肌缘及肩胛下区的淋巴结。同法检查对侧腋淋巴结，如果扪及肿大淋巴结时要注意其大小、数目、质地、活动度以及周围组织粘连等情况。⑦检查锁骨上淋巴结，注意胸锁乳突肌外侧缘及颈后三角有无肿大淋巴结。

（三）其他辅助检查方法

与病理检查比较，临床检查有一定的误差，即使有丰富临床经验的医师对原发灶检查的正确率为70％～80％。临床检查腋窝淋巴结约有30％假阴性和30％～40％假阳性，故尚需其他辅助诊断方法，以提高诊断的正确率。常用的辅助诊断方法如下。

1.乳腺X线片检查

常用的钼靶摄片适用于观察软组织的结构。恶性肿瘤的图像呈形态不规则、分叶和毛刺状的阴影，其密度较一般腺体的密度为高，肿块周围常有透明晕，肿块的大小常较临床触及的为小。30％的恶性病灶表现为成堆的细砂粒样的小钙化点。此外，位于乳晕下的肿块引起乳头内陷在X线片上可表现为漏斗征。X线片的表现有导管阴影增粗增多，血管影增粗、皮肤增厚等。X线检查也可用作乳腺癌高发人群中的普查，使能发现早期病灶。

2.超声检查

超声检查可以显示乳腺的各层结构、肿块的形态及其质地。恶性肿瘤的形态不规则，回声不均匀,而良性肿瘤常呈均匀实质改变。超声检查对判断肿瘤是实质性还是囊性较 X 线摄片为好,但对肿块直径在 1 cm 以下时的鉴别能力较差。

3.乳腺导管镜检查

常用于有乳头排液的患者,用导管镜直接插入排液的乳腺管,可以了解该导管病变的性质是乳头状瘤还是导管扩张,并可有助于早期乳腺癌的检出。

4.脱落法细胞学检查

有乳头排液,可作涂片检查,一般用苏木-伊红或巴氏染色。有乳头糜烂或湿疹样改变时,可作印片细胞学检查。

5.空芯针活组织检查

术前为了解肿瘤的性质及其生物学特性,以便术前设计综合治疗的方案,特别是新辅助治疗的开展和具体方案的制订,可以应用空芯针穿刺获得肿瘤组织做检查,穿刺时应掌握正确穿刺的方法,了解病理性质及时治疗。

6.切除活组织检查

病理检查是决定治疗的最可靠的方法,切除活检时应将肿块完整切除并送组织学检查。亦有在切取活检时立即送冷冻切片检查,如证实为恶性时及时行根治性手术或保乳手术。

五、治疗

乳腺癌的治疗目前多依据患者不同的分子分型采用综合治疗,对早期能手术的患者应用手术治疗,同时术后应用辅助治疗。对局部晚期乳腺癌可应用术前新辅助治疗以后手术,对晚期不宜手术或复发病例以全身性药物及对症治疗。

(一)治疗原则

按照临床病期、肿瘤部位、乳腺癌治疗方法的选择大致如下原则:

1. Ⅰ、ⅡA 期

以手术治疗为主,可以采用根治性手术或保乳手术。术后根据淋巴结情况及预后指标决定是否需要辅助治疗。

2. ⅡB、ⅢA 期

以根治性手术为主,术前根据病情常应用辅助化疗,内分泌治疗或放疗,术后常需应用辅助治疗。如患者肿块较大并有意愿接受保乳手术,可行新辅助治疗后手术。

3. ⅢB、ⅢC 期

局部病灶较大或同侧锁骨上、下淋巴结有转移或内乳淋巴结有明显转移者,可用放疗、化疗、内分泌及放射治疗,手术可作为综合治疗的一个组成部分。特别是部分不可手术的局部晚期患者,通过新辅助治疗降期后可获得手术治疗的机会。

4.第Ⅳ期

以化疗、内分泌治疗为主,手术及放疗是局部辅助治疗的方法。

(二)手术治疗

自从 1894 年 Halsted 创立了乳腺癌根治术以来,该术式一向被认为是典型的常规手术。1948 年 Handley 在第二肋间内乳淋巴结的活检手术中,证实该淋巴结亦是乳腺癌的第一站转移途径,从而开展了各种清除内乳淋巴结的扩大根治手术。1970 年以后较多采用改良根治手术。20 世纪 80 年代以后,对临床Ⅰ、Ⅱ期乳腺癌应用保留乳房的手术,缩小了手术范围,术后应用放射治疗。缩小手术范围的原因除了目前发现的早期病例增多,还由于患者对外形的要求,加上放射设备的改善,超高压直线加速器到达肿瘤的深部剂量增加,可减少皮肤反应。还有一些资料认为即使手术范围扩大,但疗效无明显提高,其原因主要是癌细胞的血道播散,即使临床Ⅰ期病例手术后仍有 10%～15%因血道转移而失败。因而认为乳腺癌一开始就有波及全身的危险。以往在根治性手术时,需将腋淋巴结作常规的清除,术后常有上肢水肿、功能障碍等后遗症。然而各期乳腺癌的淋巴结转移率仅为 40%～50%,因而常规作淋巴结清除,可能使 50%～60%的患者接受了不必要的手术。因而近年来提出"前哨淋巴结活检"。根据活检结果再决定是否需要清除腋窝淋巴结。

手术目的是:①控制局部及区域淋巴结,以减少局部复发;②了解原发灶的病例类型、分化程度、激素受体、淋巴结转移及其转移部位和程度等,以及肿瘤的生物学特性检测,以帮助选用手术后综合治疗的方案。

1. 手术方法

乳腺癌的手术方式很多,手术范围可自保留乳房同时应用放射治疗直到扩大根治手术,但是没有一种固定的手术方式适合各种不同情况的乳腺癌。对手术方式的选择应结合患者病情及医疗条件来全面考虑,如手术医师的习惯,放疗的条件,患者的年龄、病期、肿瘤的部位等具体情况,以及患者对外形的要求。

(1)乳腺癌根治术及扩大根治术:是最早期应用的手术方式,一般可在全身麻醉或高位硬膜外麻醉下进行。目前多采用横切口,皮肤切除范围应在肿瘤外 4～5 cm。细致剥离皮片,尽量剥除皮肤下脂肪组织,剥离范围内侧到胸骨缘,外侧达腋中线。先后切断胸大、小肌的附着点,保留胸大肌的锁骨份,可用以保护腋血管及神经,仔细解剖腋窝及锁骨下区,清除所有脂肪及淋巴组织,尽可能保留胸长、胸背神经,使术后上肢高举及向后动作不受阻碍。最后将乳房连同其周围的脂肪组织、胸大肌、胸小肌、腋下和锁骨下淋巴结及脂肪组织一并切除,皮肤不能缝合或缝合时张力较大,予以植皮。在切口下方另作小切口,置负压吸引 48～72 h,以减少积液,使皮片紧贴于创面。

Handley(1948)在根治术的同时作第二肋间内乳淋巴结的活检,国内李月云等(1955)报道根治术时内乳淋巴结活检的阳性率为 19.3%(23/119),证实内乳淋巴结与腋下淋巴结同样是乳腺癌的第一站转移淋巴结。复旦大学附属肿瘤医院在 1242 例乳腺癌扩大根治术病例中,腋下淋巴结转移率为 51%,内乳淋巴结转移率为 17.7%。临床检查腋下未扪及肿大腋淋巴结的病例中,内乳淋巴结转移率为 3%;有肿大淋巴结时,内乳淋巴结转移率为 21%。肿瘤位于乳房外侧者内乳淋巴结转移率为 12.9%,位于内侧及乳房中央者为 22.5%。

上述手术同时清除内乳淋巴结称为扩大根治术。手术方式有两种:①胸膜内法(Urban)手术,是将胸膜连同内乳血管及淋巴结一并切除。胸膜缺损需用阔筋膜修补,术后并发症多,现已较少采用;②胸膜外(Margottini)手术,手术时保留胸膜。切除第 2～4 软骨,将内乳血管及其周围淋巴脂肪组织连同乳房、肌肉及腋窝淋巴脂肪组织整块切除。对病灶位于内侧及中央者该手术方式还是值得应用的。该两种术式目前已很少应用,但在适当的病例中仍有其一定的价值。

(2)乳腺癌改良根治术:本手术的特点是保留胸肌,使术后有较好外形,术时尽量剥离腋窝及胸肌淋巴结,方法有:①保留胸大、小肌的改良根治Ⅰ式(Auchincloss 手术);②仅保留胸大肌的改良根治Ⅱ式(Patey 手术)。大都采用横切口,皮瓣分离时保留薄层脂肪。术后可保存较好的功能及外形,便于需要时作乳房重建手术。此方式适合于微小癌及临床第一、二期乳腺癌。

(3)单纯乳房切除:仅切除乳腺组织、乳头、部分皮肤和胸大肌筋膜。术后用放射线照射锁骨上、腋部及内乳区淋巴结,此方法适用于非浸润性癌、微小癌、湿疹样癌限于乳头者,亦可用于年老体弱不适合根治手术或因肿瘤较大或有溃破、出血时配合放射治疗。

(4)保留乳房的局部切除,术后应用放射治疗是近年来逐步应用较多的手术方式,适合于临床一、二期,尤其肿瘤小于 3～4 cm,与乳头乳晕不明显粘连,可完整切除并且切缘阴性,患者有保乳意愿并且实施保乳手术后有较好外形的患者,可接受保乳手术。当前已经明确,所需要的安全切缘,并非 5 mm 抑或 1 mm,只要切缘墨汁染色无肿瘤即可,也不推荐根据肿瘤亚型、年龄小、小叶癌、接受新辅助、存在弥漫性导管内癌成分等传统的局部复发高危因素予以扩大切缘,一旦切缘染色无肿瘤,其局部复发风险将等同于切缘 1 mm 或以上,同时保证了更好的术后外形。腋淋巴结可以同时清扫或作前哨淋巴结活检,术后应用全乳及同侧锁骨区的照射,在合适病例中,其疗效与根治术相同。

(5)前哨淋巴结活检:前哨淋巴结是指第一个接受乳腺回流的区域淋巴结,在乳腺手术时可以用核素或染料注入乳晕皮下,探查前哨淋巴结,并活检。前哨淋巴结活检的准确性95%,而假阴性率<5%。淋巴结无转移时,腋淋巴结可不作清除,以避免不必要的手术;如果该淋巴结有转移时,曾推荐作补充腋淋巴结清除,目前认为前哨1～2枚阳性,如患者预期接受辅助放疗,无需进一步接受补充腋部淋巴结清扫,特别是接受保乳的患者。同样,临床腋窝阳性在新辅助治疗后转阴的患者中也可以实施前哨淋巴结活检,但新辅助后如果前哨活检为阳性,还是需要补充腋窝清扫。根治性手术后,手术侧上肢的功能常受到一定的障碍,同时上肢常因淋巴回流受阻而引起肿胀。术后应用负压吸引,防止腋窝积液,早期开始上肢功能锻炼,可使功能恢复,减少肿胀。

2.手术禁忌证

有以下情况不适合手术治疗:①乳房及其周围有广泛皮肤水肿,其范围超过乳房面积的一半;②肿块与胸壁固定;③腋下淋巴结显著肿大且已与深部组织紧密粘连;④患侧上肢水肿或有明显肩部酸痛;⑤乳房及其周围皮肤有卫星结节;⑥锁骨上淋巴结转移;⑦炎性乳腺癌;⑧已有远处转移。

3.乳房重建手术

部分不能接受保乳手术但对外形有追求的患者,越来越多地接受了乳房重建手术,在保证治疗效果的基础上,提高后续的生活质量。乳房重建手术,按手术的时机主要分为即刻重建和延期重建。即刻乳房重建,指在切除乳腺肿瘤的同时进行乳房整形,其优点包括:①切除和重建一次完成,减少住院时间和费用;②患者不会存在失去乳房的心理痛苦;③再造乳房外形更好;④不推迟后续辅助治疗的时间,也不会增加局部复发的风险。通常适合于保留皮肤的乳房切除患者,留下了足够的乳房皮肤以供即时重建时使用,这些自体的皮肤具有最自然的外观和手感。延期乳房重建,指在乳腺肿瘤切除后,完成辅助治疗后再进行重建手术。目前常用的几种重建技术,包括自体组织重建(背阔肌肌皮瓣乳房重建、带蒂/游离腹直肌皮瓣乳房重建),假体重建(扩张器置换假体)以及乳头重建技术等。

(三)放射治疗

与手术相似,也是局部治疗的方法。

1. 术后放疗

保留乳房手术后做全胸壁及锁骨区放疗,常规根治术或改良根治术后有腋淋巴结转移的患者,照射锁骨上及内乳区淋巴结。放射设备可以用直线加速器,照射野必须正确,一般剂量为 50 Gy(5 000 cGy)/5 w。可以减少局部及区域淋巴结的复发,并改善患者的生存率。全乳切除后对于转移淋巴结大于 3 个、肿块超过 5 cm、前哨淋巴结转移未行腋窝淋巴结清扫、转移淋巴结 1～3 个含其他高危因素的患者,标准辅助放疗是必需的。保乳治疗后淋巴结阴性的放疗区域可仅针对于乳房,一旦淋巴结阳性,需联合区域淋巴结的放疗。大分割放疗可用于保乳患者,特别是未化疗或腋窝受累的患者。

2. 术前放疗

主要用于第三期病例或病灶较大、有皮肤水肿、经新辅助化疗后疗效不明显的患者。照射后局部肿瘤缩小,水肿消退,可以提高手术切除率。术前放疗可降低癌细胞的活力,减少术后局部复发及血道播散,提高生存率。一般采用乳腺两侧切线野,照射剂量为 40 Gy(4 000 cGy)/4 w,照射结束后 2～4 周手术。炎性乳腺癌可用放射治疗配合化疗。

3. 肿瘤复发的放射治疗

对手术野内复发结节或锁骨上淋巴结转移,放射治疗常可取得较好的效果。局限性骨转移病灶应用放射治疗的效果也较好,可以减轻疼痛。

(四)新辅助治疗

新辅助治疗起源于 20 世纪 70 年代,过去主要采用化疗的治疗方式,历史上曾采用过的名称包括术前化疗、初始化疗、诱导化疗等。通过新辅助治疗将不可手术的变为可手术、将不可保乳的变为可保乳患者。乳腺癌已进入分子亚型的个体化治疗时代,新辅助治疗的选择也有必要基于患者 ER、PR、HER2 以及 Ki-67 的状态,化疗已经不再是新辅助治疗的唯一手段。对于三阴性患者可给予含蒽环联合紫杉类的新辅助化疗;对于 HER2 阳性患者,有必要化疗联合抗 HER2 治疗;对于部分 ER 或 PR 阳性的局部晚期患者也有理由行术前内分泌治疗,尤其是在老年患者。更多针对不同靶点的靶向药物也正逐步进入临床试验,例如针对细胞周期、PI3K/AKT/mTOR 通路等的新药,将进一步增加临床新辅助治疗的可选择性。

(五)化学治疗

在实体瘤的化学治疗中,乳腺癌应用化疗的疗效较好。化疗对晚期或复发病例也有较好的效果。常用的化疗药物有环磷酰胺、氟尿嘧啶、甲氨蝶呤、多柔比星、紫杉类、卡培他滨、吉西他滨、长春瑞滨等,在应用单一药物中多柔比星及紫杉类药物的疗效较好。近年来联合应用多种化疗药物治疗晚期乳腺癌的有效率达 40%～60%。术后化疗可以杀灭术中可能散播的癌细胞以及"亚临床型"转移灶。常应用多种药物的联合化疗。近年来常用的以蒽环类及紫杉类为主的联合化疗。如 CAF、CEF 及 TAC、AC-T、AC-P 等方案(A 为多柔比星、E 为表柔比星、T 为多西他赛、P 为紫杉醇)。根据细胞动力学的理论,术后化疗宜早期开始,术后一般不超过 1 个月,时间为 6～8 个疗程。

(六)内分泌治疗

目前应用激素受体的免疫组织化学检测可以准确地判断应用内分泌治疗的效果。

有切除内分泌腺体及内分泌药物治疗两种。切除内分泌腺体中最常用的是去势方法,即卵巢切除术或用放射线照射卵巢,其目的是消除体内雌激素的来源,对雌激素受体测定阳性的绝经前妇女常有较好的疗效,对骨转移、软组织及淋巴结转移的效果也好,而对肝、脑等部位转移则基本无效。对于放射线照射卵巢目前已较少应用。近年有药物卵巢抑制剂,如戈舍瑞林为抑制脑垂体促性腺激素,用药后可抑制卵巢功能而致停经,停药后卵巢功能可以恢复。

绝经前乳腺癌患者,对于小于 35 岁、辅助化疗后还处于绝经前雌激素水平、复发风险高特别是淋巴结 4 个及以上转移的患者,辅助内分泌治疗中联合卵巢功能抑制可改善无病生存。晚期男性乳腺癌病例切除睾丸常有较好的效果,有效率可达 60%～70%。内分泌药物治疗常用的为雌激素受体调变剂。雌激素受体调变剂常用的为他莫昔芬(三苯氧胺,tamoxifen),其作用是与雌激素竞争雌激素受体,从而抑制癌细胞的增长。雌激素受体阳性患者的有效率约55%,阴性者则小于 5%。对软组织、骨、淋巴结转移的效果较好。2011 年早期乳腺癌临床研究协作组(EBCTCG)对全球共计 10 645 例患者对照术后应用他莫昔芬,对激素受体阳性患者可降低术后 15 年的复发风险(46.2%下降至 33%)及死亡风险(33.1%下降至 23.9%),对淋巴结阳性及阴性患者均有一定的疗效。他莫昔芬用法为 10 mg,每日 2 次,作为辅助治疗应用的时间通常为 5 年,高危患者可延长至 10 年,不良反应有潮热、白带增多、子宫内膜增厚、肝功能受损、视力模糊等。极少数患者增加了子宫内膜癌的发生率。

托瑞米芬(法乐通,toremifen)的作用与他莫昔芬相似,其类雌激素作用同他莫昔芬。新的甾体类雌激素受体调变剂有氟维司群(fulvestrant)等。绝经后妇女的雌激素来源于肾上腺分泌的雌激素前体物及胆固醇转为雄烯二酮及睾酮,经芳香化酶作用后转为雌二醇及雌酮,因此应用芳香化酶抑制剂可以阻断体内雌激素的合成,用药后可抑制体内 98%～99%的雌激素合成。目前常用的第三代芳香化酶抑制剂有非甾体类的阿那曲唑及来曲唑,以及甾体类的依西美坦。在辅助治疗阶段和晚期治疗中,均提示其疗效优于他莫昔芬。而三个芳香化酶抑制剂之间没有显著差异,推荐起始应用,或转换应用(用 2～3 年的他莫昔芬后转换用芳香化酶抑制剂)。对高危患者,可延续应用(用 5 年他莫昔芬后再改用芳香化酶抑制剂),将进一步提高无病生存率。第三代芳香化酶抑制剂的不良反应有骨质疏松、骨关节病变等。黄体类制剂有甲羟孕酮、甲地孕酮等对乳腺癌都有一定疗效,目前作为内分泌治疗二线或三线药物。

(七)靶向治疗

在乳腺癌中,约 20%的患者中有 Her-2/neu 基因的扩增或其蛋白质的过度表达,此类患者的预后往往较差。近年来抗 Her-2/neu 基因的单克隆抗体和(或)小分子酪氨酸激酶抑制剂(赫塞汀、Putuzumab、Lapatinib、TDM-1 等)已广泛用于临床,对各期患者均有较好效果,其中赫塞汀使用最为广泛。作为辅助治疗,Ⅱ期及以上分期的 HER2 阳性患者,采用蒽环序贯紫杉联合赫塞汀的靶向治疗,能显著提高患者的生存率;而 HER2 阳性的Ⅰ期患者,特别是T1b、T1c 患者,分别每周紫杉醇联合赫塞汀也是可行的。治疗前需通过免疫组织化学或FISH 明确患者为 Her-2/neu 基因的扩增或过度表达,目前标准的抗 HER2 治疗仍然是赫塞汀 1 年。乳腺癌是常见的浅表肿瘤。早期发现,早期诊断并不困难。早期手术及术前后合理的综合治疗的效果较好,乳腺癌目前尚无一级预防方法,但要选择既符合计划生育要求,又能防止乳腺癌发病率增加的合理生育方案。提倡母乳喂养,绝经后减少脂肪摄入量,有助于预防乳腺癌的发生。在妇女中提倡自我检查,对高危险人群进行定期筛查,有助于乳腺癌的早期发现。

(张待翼)

第十六节 乳腺癌根治切除术

标准的乳腺癌根治术,切除乳腺组织及周围脂肪组织,切除胸大肌、胸小肌,清除腋下及锁骨下脂肪组织和淋巴结。切除组织不能零碎,必须整块切除。

一、适应证

主要适应临床Ⅲ期的患者,或肿瘤偏大、侵犯胸肌、腋窝淋巴结多发转移的患者。个别患者手术前尚可配合新辅助化疗或内分泌治疗,然后再行手术。目前Ⅰ、Ⅱ期的患者多采用改良根治术。

二、禁忌证

(1)肿瘤远处转移者。

(2)年老体弱不能耐受手术者。

(3)呈现恶病质者。

(4)重要脏器功能障碍,不能耐受手术者。

(5)临床Ⅲ期偏晚患者有下列情况之一者:①乳房皮肤橘皮样水肿超过乳房面积的一半;②乳房皮肤出现卫星结节;③乳腺癌侵犯胸壁;④临床检查胸骨旁淋巴结肿大且证实为转移;⑤患侧上肢水肿;⑥锁骨上淋巴结明显转移且多发固定;⑦炎性乳腺癌。

(6)有下列情况之二者也不宜行根治术:①肿瘤破溃;②乳房皮肤橘皮样水肿占全乳房面积 1/3 以内;③肿瘤与胸大肌固定;④腋下淋巴结多发转移,其中最大径超过 2.5 cm;⑤腋下淋巴结彼此粘连或与皮肤、深部组织粘连。

三、术前准备

1.术前诊断

在拟行手术治疗以前,应尽量取得较准确的临床或病理诊断。如对乳房病变行超声检查,乳腺 X 线钼靶摄片以及针吸细胞学检查等,如仍不能作出定性诊断,应行空芯针穿刺活检,必要时再行定位切除活检或术中冰冻病理切片检查,以确定诊断。

(1)分期诊断:目前对术式的选择主要依据为临床分期。因此,必须通过病史、体检、辅助检查等,获得较准确的临床分期。

(2)了解具体病例的特殊性:应详细了解患者肿瘤的部位,肿瘤确切大小,肿瘤的浸润范围,乳房的形态、大小,以及患者对手术的耐受性和心理素质、心理要求等。据此,可对手术方式、切口设计、麻醉方式及术式选择等作出合理的安排。

2.一般性术前处理

(1)改善全身状况:术前应了解患者的身体素质,营养状况,有无伴发病。应在有限的时间范围内,予以处理,尽可能使其改善。全面检查心、肺、肝、肾主要脏器功能。对有功能障碍者,应给予尽可能纠正,使其达到可以耐受手术的程度。

(2)心理准备:恶性肿瘤患者心理反应强烈,往往有不同程度的恐惧、烦躁或消沉、过激行为等。医护人员应对患者做深入细致的思想工作,恰当的心理护理是术前必需的。根据患者的年龄、职业、文化程度、心理素质,耐心而适度地与患者分析病情,讲明手术的意义,同时了解患者的意愿(如对乳房切除的接受程度等),使患者树立战胜疾病的信心,取得患者的理解和信任,是手术成功的重要因素。

(3)术前综合治疗:对进展期的乳腺癌,常需进行必要的术前化疗和(或)放疗等。术前综合治疗的目的在于:①尽可能地缩小肿瘤,便于手术切除;②预防肿瘤的术中播散;③通过综合治疗缩小手术的范围,提高生活质量。术前放疗或化疗应掌握适当的剂量,如术前放疗的目的在于缩小肿瘤的范围和降低肿瘤细胞的活性,便于手术切除,提高生存率。因此,一般以中等剂量、短期放疗为宜。放疗后,在未出现放疗并发症之前施行手术。术前化疗应选用适当的方案,进行 2～4 周期的化疗,停药 1～2 周期后进行手术。术前放、化疗若出现反应,如厌食、呕吐、白细胞减少等应予以纠正。避免因放、化疗反应延误手术时机。

3.特殊情况下的术前准备

(1)肿瘤破溃:肿瘤破溃是晚期恶性肿瘤的表现,破溃后常合并出血、感染。合并感染者,有大量恶臭的分泌物。术前应用有效的抗生素是必要的,同时应行适当的局部处理,一般可用过氧化氢溶液每日冲洗破溃处 2～3 次,或用苯扎溴铵等药物持续湿敷,在肿瘤红肿消退、炎症控制后再行手术治疗,以免手术引起感染扩散。同时,术前应采用适当的方法以预防血行播散和术中的医源性扩散。一般多采用术前化疗,由于溃疡的存在,多不宜行放射治疗。

(2)肿瘤出血:晚期肿瘤可因外伤破溃或发生自发性破裂,破裂后常有不同程度的出血,甚至出现大出血。对突发性大出血应予以急症手术。

4.合并其他疾病的术前准备

乳腺癌患者以 40～49 岁的年龄段最多。尽管乳腺癌行乳房切除术,侵袭性比较小,术中并发症也较少。但是,术后都不发生并发症的可能性没有。而且,随着今后社会高龄化的出现,有多种并发症的高龄乳腺癌患者在增加。在乳腺疾病外科,要充分把握患者的一般状况,对有并发症的患者进行必要的检查,判定并发症的严重程度,在术前进行治疗,适当改善病情,以便满足手术的要求。

(1)高血压:入院的当天,患者因为入院的因素稍微有些紧张,有高于平时血压的倾向。因此,以入院后第 2 d 和第 3 d 的血压测定值为基准。舒张压 90 mmHg 以下符合要求,收缩压不超过 140 mmHg,手术前日给予降压药的继续给药即可。

(2)心脏病:合并有缺血性心脏病的时候,要做标准 12 导联心电图检查,观察有无心律失常、传导阻滞、心肌功能障碍以及心脏负荷等,一定要探讨这些病变的严重程度。判断心脏功能低下的程度,Ⅲ度以上者不适合做根治术。

(3)呼吸系统疾病:主要的疾病有支气管哮喘、慢性支气管炎、肺气肿等。对于支气管哮喘的患者,要认真询问好发时期、诱因、严重程度、发病频度、治疗方法、有无给予激素等。对患有呼吸系统疾病者术前一般处理:①严格遵守戒烟;②训练深呼吸,练习腹式呼吸,训练和增加肺活量;③喷雾器湿化吸入,促进排痰,净化气道;④有气道感染时给予祛痰剂、抗生素;⑤给予氨茶碱等支气管扩张剂,给予抗过敏剂;⑥去除患者的不安感。

(4)内分泌疾病:代表性的疾病主要是糖尿病。乳房切除术是侵袭性较小的手术,不要求术前严格的控制,食物疗法后进一步给予胰岛素,一般均能控制血糖,达到手术的要求。

(5)肝硬化:肝硬化患者术后并发多种脏器功能障碍的危险性较高,应检查肝功能、储备功能,检查是否合并食管静脉曲张。肝功能评价为 C 类者不适合全身麻醉,B 类时慎重决定手术。

（6）脑血管功能障碍：有闭塞性和出血性脑血管功能障碍者，在慢性期症状稳定者可以手术。但是，术后再发作的可能性很高，且与手术的大小无关，必须记住这一点。闭塞性脑血管功能障碍的病例，持续服用降压药、抗凝药（阿司匹林、华法林等）和血管扩张药等，有必要进行谨慎地药物核对，术前停止使用抗凝药，而且必须更换其他药物。

四、根治术操作方法

1.患者体位

平卧位，患侧上肢外展 90°，肩胛部垫高，消毒后将上肢用无菌巾包紧，手术台向健侧倾斜，即可将患乳的位置抬高。

2.切口选择

具体选择哪种切口，不仅要看对术野的显露和功能的影响，还要结合肿瘤的位置和大小，看哪种切口距肿瘤边缘的距离较大以及切口张力更小。根据肿瘤的位置不同。切口可选择以乳头和肿瘤为中心的任意方向。切口一般选择梭形切口，切口的轴线方向大致为肿瘤与乳头连线的方向，依肿瘤位置的不同，切口可为纵行，也可为横向。横梭形切口，内侧达胸骨线，外侧达腋中线，不要切入腋窝；纵梭形切口，切口上端始自患侧锁骨下缘外、中 1/3 交界处，下端至锁骨中线肋弓交界处，不宜将切口引向上臂。当肿瘤位于乳房内上或外下象限时，也可选择新月形切口。对局部晚期肿瘤或多病灶，有时需要选择不规则切口。切口皮肤不足可转移皮瓣或植皮。皮肤切口距肿瘤边缘 3 cm 以上，如肿瘤与皮肤有粘连或皮肤有水肿时，皮肤切除范围应更广一些。

3.切开皮肤

手术切开皮肤时，应绷紧切口周围皮肤，再用手术刀切开。也可先切开皮肤至真皮层，然后用电刀完全切开真皮，可以减少真皮下血管出血。但要注意，电刀最好选用单纯电切模式，或者电切加轻度混凝模式，并且电刀功率尽量调至较低档，切开时电刀不要接触表皮。如用电凝模式或者功率档位过高，可能导致切缘皮肤坏死。在切开皮下组织时，可使用电凝模式或混凝模式，这样止血效果会更好，但要注意，电凝模式较电切模式对组织的损伤稍大，因此，要合理选择电刀的功能模式。

4.皮瓣的分离

要求分离层次正确，厚薄均匀，保障血运、出血少。经验表明，以皮肤真皮层下散在少量点状脂肪岛（脂肪颗粒）为宜。游离的范围，上到锁骨下，内侧到中线，外侧到背阔肌前缘，下到肋弓及腹直肌上部。对根治性乳房切除的皮瓣分离，不同单位、不同医生的习惯不同，只要应用恰当即可。

（1）手术刀剥离皮瓣法：可直接剥离，也可先于剥离范围内真皮下注射 1/20 万的肾上腺素生理盐水后再剥离皮瓣。注射肾上腺素盐水后，皮肤与皮下组织之间形成一水肿区，组织密度降低，成为一潜在的腔隙，因此，分离皮瓣非常方便，并可减少术中出血。

（2）电刀分离皮瓣：用电刀分离皮瓣的优点是出血少，理论上对防止癌细胞播散有意义。但应用不当时，皮肤坏死率较高。一般说来，应用电刀剥离的皮瓣应略厚些，即皮瓣上所留的"脂肪岛"密集些。只要掌握得好，并不影响皮瓣的成活。一般采用电刀或氩气刀分离为好，超声剪止血效果虽好，但分离速度慢，而超声剥离刀止血和速度均差，其他如等离子刀等价格昂贵，优势不大。分离时先将皮肤切缘以缝线或拉钩（或者专用自动拉钩、组织钳和血管钳等）牵引提起,然后从切缘开始由薄到厚逐渐向四周分离,在靠近切口的大部分区域分离皮瓣时,应贴近真皮层分离皮下组织,保持皮瓣的厚度在 0.5 cm 以内,在远离切口的部位分离时应逐渐转向深面,皮瓣的厚度逐渐增加。分离皮瓣时助手与术者的良好配合非常重要,可由一个助手提起缝线或牵引钳以牵开皮肤,另一助手扒开深面乳腺和脂肪组织显露分离处,并负责用纱布蘸血和钳夹止血,术者左手拇指在内、其余四指在外捏住皮瓣以感知皮瓣的厚薄,并用力提起,使分离处组织保持一定张力,右手持电刀与待分离皮肤保持 15°~30°角进行分离。电刀或氩气刀的工作模式以喷洒式电凝模式为好,单纯电切模式止血效果差。电凝火花不宜过大,功率要适中,以免加重组织损伤。

5. 止血

外科手术的止血方法多种多样,常用的有压迫、钳夹或止血夹夹闭、结扎、缝扎、热凝(如电凝等)止血以及药物、生物胶和止血明胶与纤维等止血。压迫止血一般用于较小的渗血和紧急止血;钳夹多用于临时性止血;止血夹、结扎和缝扎用于较大的血管出血;热凝止血简便快速,应用广泛,常用于较小的血管出血和较广泛的渗血,在大血管和神经等重要解剖结构附近应慎用;药物和生物胶多用于广泛的渗血;止血明胶和纤维则在上述方法无效时使用。

6. 无菌和无瘤技术

无菌和无瘤技术是肿瘤手术最基本的原则。乳腺手术一般为无菌手术,但如有皮肤溃破或肿瘤继发感染则为污染手术。对肿瘤溃破处,手术消毒前应先予过氧化氢清洗和蒸馏水冲洗,再以洗必泰或碘伏消毒,然后更换器械消毒术区正常皮肤,最后再消毒溃烂部位。在铺手术巾后和切皮之前,先以护皮塑料薄膜覆盖溃烂处,或以多层纱布覆盖并缝合其四周以隔离肿瘤,所用器械应弃用。

因此,应在分离后的乳房与尚未清除的腋窝组织之间以粗丝线紧紧结扎以阻断乳房的血液循环,或者在乳房与腋窝组织连接的薄弱处确认无淋巴结和转移灶后,以电刀切断并移除整个乳房,然后行腋窝清除,这样的方法也许更为科学合理。

7. 显露、分离与清除

手术视野暴露的好坏与切口的大小和方位有关,在切口确定之后,暴露的好坏则与助手的牵拉有很大关系。牵拉时要选用合适的拉钩,使用适当的力度,尤其在乳腺癌根治手术中,用拉钩牵拉时要注意以纱垫保护皮瓣,用力不要过度,如牵拉力度大、时间久,可能造成皮瓣的挫伤和缺血坏死。手术中正确的显露与分离是防止误伤重要结构的关键。要做到这一点,首先必须熟悉解剖,对重要结构的位置与相互关系心中有数,其次,要有规范熟练的手术基本操作。对乳腺根治手术而言,要特别注意腋窝神经血管的显露与分离。

8. 切除胸大肌、胸小肌

首先游离乳腺的边缘,显露出胸筋膜等,助手以皮肤拉钩牵开切口上端皮肤,在锁骨下方露出胸大肌的纤维,保留一条宽为 1~2 cm 的胸大肌横行纤维(在不影响彻底切除的情况下,保留胸大肌的锁骨部,可保护头静脉不受损伤,不必故意去寻找此血管,并有利于术后患肢活动),分离胸大肌,术者用左手示指伸入胸大肌纤维的后方,向肱骨游离,在尽量靠近肱骨部直至胸大肌止点(肱骨大结节嵴)处,用刀自深层向浅层切除胸大肌之纤维和筋膜(胸大肌扁腱)。切开胸大肌深面的喙锁肌膜,暴露胸小肌,将胸小肌内、外两缘游离,并与深部组织分开(此肌肉的深面即锁骨下血管,应小心不要损伤),向上一直达到肩胛骨之喙突,术者左手示指钩住胸小肌,右手用剪刀或电刀将此肌自喙突止点剪断,并钳夹切断胸小肌动脉。胸大肌、胸小肌切断后即露出锁骨下的血管和臂丛。

9.腋部及锁骨下血管的解剖

用锐刀切开血管鞘膜,自臂丛下方起,将血管周围的疏松组织自上而下地解剖,并结扎切断走向胸壁的动、静脉及神经。肩胛下血管和胸背神经是腋窝外界的标志,一般情况下,应保留此血管和神经。当自锁骨下血管下行的分支均被结扎切断后,用血管拉钩将大血管向上轻轻拉开,进一步解剖胸壁表面,胸长神经自内上向外下通过(此神经分布至前锯肌),一般情况下应予保留,此时锁骨下及腋窝的脂肪和淋巴组织已完成解剖清除。清除锁骨下和腋窝脂肪和淋巴组织时除保留肩胛下动、静脉,胸背神经和胸长神经外,还应保留第2、第3肋间的肋间臂神经。肋间臂神经支配上臂内侧的感觉,由于保留了此神经,上臂内侧感觉麻木的出现率和程度都减轻。在手术中,解剖腋窝淋巴结的过程中,明确胸小肌的外缘后,再进行胸侧壁处理,在此处,可观察到肋间臂神经穿过胸壁的部位,以后的操作主要是防止损伤该神经。肋间臂神经穿过胸壁的高度,恰在胸小肌外缘相同高度的背侧,所以,到此水平高度为止,可以大胆地处理胸侧壁。当腋窝淋巴结转移阳性时,若保留肋间臂神经导致腋窝廓清不充分时,可以结扎,切断该神经。

10.规范的腋淋巴结清除

无论是传统根治术或改良根治术,腋淋巴结清除仍为手术的重要部分,主要目的是确定腋淋巴结有无转移和有几个淋巴结转移,对判断预后,决定辅助化疗或放疗起决定性作用。腋淋巴结清除首先应统一和明确腋淋巴结的范围。腋淋巴结根据与胸小肌的关系分为三个平面(level),也称水平:Ⅰ平面为胸小肌外侧的淋巴结(肩胛下血管周围淋巴结),Ⅱ平面为胸小肌背侧和腹侧(包括 Rotter 淋巴结)以及腋静脉下面的淋巴结,Ⅲ平面为胸小肌内侧和锁骨下的淋巴结。根治术要求清除腋下Ⅰ、Ⅱ、Ⅲ平面淋巴结,清除淋巴结在 10 枚以上,所有淋巴结全部病检,检查淋巴结的数量和转移的多少,关系术后辅助治疗和患者的预后,不同期别,不同术式,淋巴结清扫范围会有所增减。腋窝清扫:首先要找准腋静脉的位置,并将其显露出来予以保护。显露时一般有两种方法,一种是沿着胸小肌外侧的血管分支进行分离并追踪至其根部,即可找到腋静脉;另一种方法是先剪开腋窝胸锁筋膜后,推开深面脂肪组织,便可找到腋静脉,在腋静脉上缘分别为腋动脉与臂丛神经。腋静脉锁骨下段的显露可有三种方法:一是在清除胸大小肌间结缔组织时,显露出胸肩峰血管的胸肌支和伴行的胸前内侧神经并予保护,然后沿该血管向上分离至其根部即可显露腋静脉锁骨下段;二是自腋窝沿腋静脉向内侧分离至锁骨下段;三是 Crose 改良根治术方法,即在锁骨下方分开胸大肌纤维,剪开胸锁筋膜后,显露腋静脉锁骨下段。第二种方法较为简便,即从胸小肌外侧缘剪开胸锁筋膜后顺着腋静脉向内侧分离至胸小肌内侧即可显露锁骨下静脉。但由于清除腋窝淋巴结时,应按照与淋巴回流相反的顺序进行清除,即先清除锁骨下的Ⅲ水平淋巴结,然后清除胸小肌深面的Ⅱ水平淋巴结及其外侧的Ⅰ水平腋窝淋巴结,因此,第一种锁骨下静脉显露方法更符合要求。清除锁骨下淋巴结时,先提起胸大肌并清除胸大小肌间组织,显露出腋静脉锁骨下段,再分离胸小肌内侧缘及其深面,将胸小肌向外牵拉,即可方便地清除腋静脉锁骨下段和胸肩峰血管根部的锁骨下淋巴结和结缔组织。清除胸小肌深面的淋巴结和腋静脉前方的组织后,沿腋静脉下缘分离至深部,可见胸背血管及与之伴行的胸背神经,在该神经内侧紧贴胸壁钝性分离即可显露胸长神经,如要保留肋间臂神经,可在胸壁第二肋间找到其根部,或在清除腋窝脂肪组织时予以显露保护。清除胸大小肌间组织与锁骨下淋巴结时,将肘关节屈曲并向内侧调整上臂的位置可使胸大肌外缘内移并保持松弛,更有利于锁骨下的显露和清除。

11.切除标本

腋部解剖结束后,助手将标本自胸壁提起,将乳房、腋窝脂肪和淋巴结、胸大肌、胸小肌自胸壁的起始部切断,标本整块切除。仔细结扎出血点,冲洗伤口。

12.引流

乳腺癌根治术后多放置引流管,创面较大的有时需放置多根,术后接持续负压吸引,以便引流渗液并使皮瓣紧贴胸壁。引流条或引流管多放置于残腔(如腋窝)内或易发生出血和积液的部位,经手术创面最低处引出,并妥善固定,防止误缝、脱落或者滑入伤口内。

13.缝合切口

乳房对维持女性美十分重要,因此,乳房切口的缝合应更加注重美观。乳腺肿瘤手术缝合时应注意皮肤切缘有无缺血和挫伤,如皮肤切缘缺血或挫伤较重,应做切缘修剪,否则术后易发生皮缘坏死,导致切口瘢痕。乳房切口目前多采用皮内美容缝合,以便尽可能保持乳房的美观,同时在切口皮内和皮下尽可能不要残留不可吸收缝线,以防瘢痕增生。乳腺癌根治手术切口如无明显张力,也可采用皮内缝合,并可通过环绕切口皮内缝合1周后收紧缝线以缩小切口。如张力较大,应适当向周围分离皮瓣和切除多余的皮下脂肪,以免张力过大导致皮瓣缺血性坏死,必要时可行减张缝合。如皮肤仍不能对合,应行植皮或皮瓣转移。

14.植皮与皮瓣转移

对癌肿较大或伴有皮肤浸润需大面积切除皮肤及乳房较小的患者,切除后皮肤缺损较大,如向周围分离后切口仍不能对合,常需植皮或行皮瓣转移。由于这类患者术后常需放疗,而皮瓣转移对放疗的耐受性优于游离植皮,且术后美容效果和皮肤感觉也佳,故皮瓣转移应为首选。游离植皮时,供皮区可选身体其他部位,如股部前外侧或头皮等,但如有可能,应尽量选邻近切口的多余皮肤,以减少创伤。在股部前外侧等平坦部位取大片皮肤时,以取皮鼓取皮为好,取得的皮片较完整均匀;如取小张皮或取头皮时,辊轴取皮刀较为方便。皮片的大小应较缺损部位略大,取下的皮片应放入庆大霉素生理盐水中保存备用。手术时,先切取此供皮区,用取皮鼓取皮后保存备用。如切口中部皮肤缺损较多,在保证皮肤足够对合的情况下,梭形切口两端可尽量设计宽一些和长一些,以便提供尽可能大的皮片。植皮前,尽量将切口周围的皮肤向中心拉拢缝合,以缩小缺损区,并使皮肤切缘与胸壁固定,必要时可行减张缝合,减张线走行于皮片浅面,这样,皮肤切缘可以不与胸壁缝合固定。植皮时,创面应修整平坦,冲洗干净,无渗血和多余脂肪。如皮片较大,应预先在皮片上散在戳孔,以便植皮后渗液经孔溢出。

植皮后近期,患侧上肢应适当制动,活动幅度不要过大。以免带动胸壁,引起皮片错位。植皮部位不宜过早拆开换药,首次更换敷料一般在术后5~7 d,此时存活的皮片与创面愈合已较牢固。更换时,先拆除外部包裹,然后以生理盐水完全浸湿皮片处敷料,待敷料松动后以镊子压住皮片,小心轻揭敷料,观察皮片是否存活。必要时,保留紧贴皮片的内层纱布待以后更换,以免皮片被揭掉。

15.术后处理

(1)一般处理:手术完毕,检查切口对合情况,并用吸引器抽吸引流管,吸净渗液和皮瓣下之空气,使皮瓣贴敷于胸壁,同时检查切口或引流管有无漏气,如果切口处漏气,可用油纱布敷盖,如果引流管周漏气,应重新缝合引流口处,以免术后影响引流效果。术后包扎一般采用胸带包扎或用特制的尼龙套包扎。包扎前在锁骨下窝和腋窝处放一大小适中的纱布团或纱布垫,以防此处皮瓣漂浮。包扎的松紧应适度,在有负压引流的情况下,一般不需包扎过紧,否则,不但影响呼吸,还易造成皮瓣受压,影响血运。在出手术室前,应检查患者的血压、脉搏、呼吸等一般情况。一般情况不稳定者,应在手术室就地处理。一般情况稳定后方可离开手术室。

回病房后,应仔细观察患者的一般情况,检查血压、脉搏,如果持续性低血压,应注意是否有活动性出血,或血容量不足。注意体温变化,一般自手术结束后 6~8 h 开始有体温升高,2~3 d 间达高峰,最高体温一般不超过 38.5 ℃,如果有持续高热,应考虑是否有继发感染的发生。同时注意患侧手臂血运情况和活动能力。手术后当日禁食,术后第 1 d 可进水和流质饮食,3 d 后可进普通饮食。

(2)引流管的护理:负压引流是确保术后不发生积液的关键,同时为观察有无术后出血提供了方便条件。负压引流量,一般手术后第 1 个 24 h 可引出 50~150 mL 淡红色液体,术后第 2 个 24 h 一般为 20~50 mL 淡红色液体,第 3 个 24 h 一般仅有 <20 mL 血清样液体。如果引流量较多,可缓至术后 4~7 d 拔管。术后 5 d 引流量仍多,需分析原因,如创面仍有渗血、淋巴漏、感染等,分别对症处理。引流管自始至终应保持通畅,若不通畅可试用少量含抗生素药物的生理盐水冲洗,或在皮下可触及引流管的位置不当,适当移动引流管。每日倾倒引流液 1 次,注意负压吸引器(或囊)保持无菌。

(3)术后患侧上肢管理:术后 48 h 内患侧肩关节轻度内收,约 45°制动,48 h 后开始逐渐练习上肢活动,肩关节可保持近 90°,如此愈合后腋窝处可保持圆滑平整,有利于上肢功能的恢复,同时也便于术后放疗的实施。术后勿在患侧上肢输液。有下列情况者,肩关节活动可适当延迟和减少活动量:①有腋下积液、积气,皮瓣尚未充分与胸壁、腋壁贴合者;②术后第 3 天腋窝引流量仍较多,24 h 超过 60 mL 者;③近腋区的皮瓣较大面积的坏死或植皮者。

(4)拆线:乳腺癌患者术后的拆线一般在 2 周后进行,由于剥离皮瓣范围大,血运不良,尤其是乳腺癌根治术,切口愈合常较慢。宜先做间断拆线,视切口愈合情况择日完全拆线。

(5)抗生素的应用:大部分乳腺癌手术属无菌手术,术后可不用抗生素。下列情况可选用一定的抗生素:①肿瘤有破溃、出血等;②伴有身体其他部位感染性病灶;③有呼吸道症状或咳痰不畅者,尤其在全身麻醉下手术者;④术中有术野或切口污染之嫌者;⑤术中曾发生休克者;⑥行大面积植皮者;⑦术后有积液、皮瓣坏死或炎症征象者;⑧曾行术前化疗和(或)放疗,白细胞较低者;⑨年老体弱、全身状态不良者。不应扩大预防抗生素的使用范围,但只要应用,宜将抗革兰阳性和抗革兰阴性的抗生素联合、足量、短期应用。有明显感染者,应根据临床表现和细菌培养结果选择敏感抗生素。

(张待翼)

第十七节　乳腺癌改良根治术

该类手术是切除患侧全部乳腺组织包括胸大肌筋膜,保留胸大肌、胸小肌或切除胸小肌保留胸大肌,同时廓清同侧腋淋巴结。这种手术既能达到根治术的治疗效果,又能保持患侧上肢的良好功能,并减轻术后胸部毁坏程度。目前改良根治术主要适用于Ⅰ期、Ⅱ期和Ⅲa 期的乳腺癌,其围术期的处理、手术麻醉、体位和切口选择均同根治术。改良根治术保留胸肌功能,必须完整保留胸肌的神经,否则将引起胸肌萎缩,失去保留胸肌的意义。吴祥德等于 20 世纪 80 年代发表保留胸前神经的乳腺癌改良根治术的文章,对支配胸肌的胸前神经作了详细的描述,也称为功能性的改良根治术。

熟悉胸大肌、胸小肌的神经支配和腋淋巴结的部位,是做好该类手术的关键。胸大肌、胸小肌的神经支配在一般外科学中很少提及,大体解剖学通常提供的仅仅是一个概要。支配胸大肌、胸小肌的神经,发源于臂丛。神经根出椎间孔后形成三个干,上、中干前股合成外侧束,下干前股独成内侧束,三干后股组成后束。

胸前神经根据臂丛起始部位的不同分为:从内侧束发出者叫胸内侧神经,主要支配胸小肌和胸大肌下半部;从外侧束发出者叫胸外侧神经,支配胸大肌上半部。这样的命名方法则与实际位置和支配部位相反,很易混淆。Darvan 对胸大肌、胸小肌及其神经支配,与腋窝淋巴结的关系作了详细的解剖学研究。他把胸前神经按实际位置与支配胸大肌的部位来命名,位于内侧者叫胸内侧神经,位于外侧者叫胸外侧神经(恰与解剖学的命名相反)。胸内侧神经分 2~4 支,随胸肩峰血管分支伴行进入胸大肌,支配胸大肌胸骨部分,在其行程中与锁骨下群淋巴结关系密切。这个神经比胸外侧神经粗大,神经分布于肌肉的数量大,术中损失,可致胸大肌明显萎缩。胸外侧神经起于胸小肌后面,常下降为一个单支绕过胸小肌外缘,也可分为 2~3 支,1 支绕过胸小肌,1~2 支穿过胸小肌,支配胸小肌和胸大肌下 1/3 的肌肉,在其行程中与中央群淋巴结关系密切。术中损伤,可致胸大肌部分萎缩。我们认为 Darvan 的意见符合临床实际,现多数文章依此来命名。

目前改良根治术术式较多,说明不同术式有不同的优缺点,临床上不断地予以改进,现分别介绍如下。

一、保留胸大肌、胸小肌的改良根治术(Auchincloss 手术)

该手术也称改良根治术Ⅰ式,主要适用于Ⅰ期、Ⅱ期临床无明显腋窝淋巴结转移者,该术式一方面保持手术的根治性,另一方面保留了胸肌的功能和胸部外形,是目前应用最多的术式。

该手术的皮肤切口及皮瓣分离原则同根治术。先行全乳腺切除(胸大肌筋膜一并切除),用电刀切开锁骨下脂肪组织,暴露出胸大肌锁骨下的横行肌纤维,再沿胸骨外缘由上向下切离脂肪组织,显露出乳腺的边缘,结扎切断胸廓内动、静脉于各肋软骨间发出至乳腺的穿支,从乳腺的内上开始将乳腺连同胸大肌筋膜一并切除。下方在肋骨弓附近切离腹直肌筋膜后,由此再向上方进行剥离。至此,乳腺的上方、内侧、下方的胸大肌筋膜已经被切离,将乳腺向外上方牵拉,继续切离侧方的胸大肌筋膜,到达胸大肌外缘。在最外侧,胸大肌筋膜没有切离,从背阔肌外缘开始向内侧,剥离前锯肌筋膜,进入腋窝。背阔肌筋膜在靠近上肢的部分,不要过多地剥离,剥离过多,易切断肋间臂神经的末梢侧,就不能保留该神经了。将整个乳腺组织翻转向外,翻转至胸外侧达胸大肌的外缘,游离胸大肌的外侧缘,用拉钩提起胸大肌,继续向胸大肌里面切离,注意胸大肌上部的神经、血管予以保留。相当于腋静脉的走行切开胸筋膜深层,向上向内提拉胸大肌,显露胸小肌,注意保留胸肩峰血管的胸肌支及其伴随的神经,保护胸小肌外缘第 2、3 肋间穿出的肋间臂神经。清除胸肌间淋巴结,可以单独取出送病理检查,或解剖至腋窝部。游离胸小肌,将胸小肌下方和胸壁的附着少切离一部分,使胸小肌适当松弛,将胸大肌、胸小肌用拉钩向内、上牵拉,显露出腋静脉,清扫腋窝淋巴结,其方法如同根治术,但一般仅能清除第Ⅰ、Ⅱ水平的淋巴结,保留肩胛下血管及胸背神经和胸长神经,最后将腋窝淋巴结和脂肪组织连同乳腺行整块切除。该术式是在保留胸大肌、胸小肌的情况下完成腋窝淋巴结清除术,这种术式损伤胸前神经的机会小,但锁骨下淋巴结清除受限制为其不足。

二、保留胸大肌、切除胸小肌的改良根治术(Patey 手术)

该手术也称改良根治术Ⅱ式。手术切口和皮瓣游离同前术式,将乳腺游离至胸大肌外缘后,显露出整个胸大肌,切断胸大肌第4、5、6肋的附着点并翻向上方,用肌肉拉钩拉持以扩大手术野。显露出胸小肌,清理胸小肌内、外缘,示指伸入胸小肌的后方肩胛骨喙突部切断胸小肌附着点,保留胸前神经,将胸小肌切除,有时胸前神经穿过胸小肌,需分离劈开肌纤维后切除。以下步骤基本同根治术,将乳腺、胸小肌及腋窝淋巴组织整块切除,胸大肌复位缝合之。该术式清除腋窝淋巴结无困难,但切除胸小肌可能会损伤胸外侧神经或其分支,可造成胸大肌纤维部分性萎缩。另一种保留胸大肌、切除胸小肌的术式,是胸大肌不切断翻转;患者体位和手术切口均同根治术,术侧上肢全部消毒并用无菌巾包裹,置于无菌手术区内,使该侧上肢能按术中需要随时变换位置以松弛皮肤和胸大肌,有利于切除胸小肌及清除腋窝淋巴结的术野显露。切口选择和游离皮瓣同根治术,切除乳腺组织由内向外,将乳腺组织从胸大肌表面分离,当乳腺组织分离至胸大肌外缘时,助手将翻起的乳腺向外拉紧,用拉钩将胸大肌外缘向内相对牵拉,沿胸大肌外缘与乳腺组织分界处纵向切割,这样胸大肌渐向内翻,其后方与胸小肌间的脂肪、淋巴组织(Rotter 淋巴结)即整块切归到乳腺组织一方,此时胸小肌即可显露。接着将患者已消毒的、置于手术无菌区的患侧上肢,屈肘屈肩向健侧轻轻转动,则胸大肌可松弛,将胸大肌向内拉开,则整个腋窝、胸大肌后方所属神经满意显露。此时胸小肌也完全显露,即可看到胸小肌内缘中上 1/3 交点向后向前发出的胸肩峰血管神经束胸肌支,其中可有分支穿出胸小肌达胸大肌内上,即胸肌神经内侧支。于胸小肌外切开喙锁胸筋膜,将胸小肌从喙突止点切断向下翻转,尚可发现胸肌神经外侧支,可以从胸小肌内穿出,分别支配胸大肌。切断胸小肌时,为保护其中穿支,常需将胸小肌劈开,从神经间拉出,切开喙锁胸筋膜,切除胸小肌后,锁骨下血管、腋血管全程显露,清除腋窝淋巴结同根治术。

三、劈开胸大肌的改良根治术(Kodama 手术)

该手术也称改良根治术Ⅲ式,参照其他改良根治术游离乳腺组织,向外侧翻转,显露整个胸大肌,于锁骨下胸大肌间沟下方 1~2 cm 处分离胸大肌横行肌纤维,保留其中纵行的胸肩峰动静脉胸肌支和胸内侧神经,廓清胸小肌前面组织,剥离胸小肌内、外侧缘,将保留的胸肩峰动静脉和胸内侧神经牵向内侧,以手指分离胸小肌并向外牵拉,沿腋静脉由内向外清扫锁骨下淋巴结区域,缝扎标记线后单独送检,按 Halsted 根治术要求清扫腋窝淋巴结脂肪组织,如此将腋窝第Ⅰ、Ⅱ、Ⅲ水平的淋巴结清除,连同乳腺组织整块切除。该术式主要适应证和 Halsted 根治术类似,即没有侵犯胸肌的Ⅲ期乳腺癌患者。该手术既保留了胸大肌、胸小肌,又达到了根治术清扫腋淋巴结的要求,需要注意的是在劈开胸大肌和分离胸小肌时不可损失胸肩峰血管和胸前神经,以免造成出血或胸肌的功能障碍。

四、保留乳头的改良根治术(樱井武雄手术)

是在 Auchincloss 改良根治术的基础上,实施保留乳头的改良根治术,实际上应该称保留乳头乳晕复合体的手术。该手术尽量保持了患者的形态美观,同时还利于一期或二期的乳房再造成形,提高患者的生活质量。手术适应证:①癌肿直径≤2 cm;②癌肿距乳晕边缘的最短距离≥3 cm;③乳头无凹陷;④皮肤无浸润、溃疡、水肿等表现,癌肿未侵及胸肌;⑤乳头无异常分泌物;⑥乳房 X 线片,癌肿块与乳头之间无异常阴影相连;⑦同侧腋窝未触及肿大淋巴结或触及淋巴结,但临床判断是非转移性淋巴结。手术方法:保留乳头的乳腺癌根治术,除了切口选择,皮瓣游离及乳头保留上与 Auchincloss 手术不同外,其淋巴结廓清方法、要求及神经保留等方面完全相同。根据肿瘤位置选择一个或两个皮肤切口。肿瘤位于乳房外上或外下象限者,仅取一个乳房外侧沿胸大肌外缘的弧形纵切口,在肿瘤表面演变为梭形切口。肿瘤位于内上或内下象限者,取一个外侧纵弧形切口外,另外在乳房内上或内下象限肿瘤表面取一个横梭形切口。依肿瘤位置的深浅决定切口距肿瘤边缘的距离。

皮瓣游离范围要求上缘达锁骨下缘,内至胸骨旁,下达肋骨弓,外至背阔肌前缘。皮瓣近肿瘤处及乳晕处要薄,远离肿瘤处皮瓣要求逐渐增厚,距切缘 3 cm 以上之皮瓣厚度可逐渐增至 10 mm,以保证术后血运良好。一般乳头组织仅保留厚度约 7 mm,乳晕下要求仅保留“乳晕下肌肉组织”,厚度约 5 mm(乳头正下方取乳腺表面相应部位组织块送快速病理检查,以决定是否有癌残留)。腋淋巴结廓清方法同 Auchincloss 手术。必要时还可以放假体,假体置于皮瓣下方或胸大肌、胸小肌之间,可使患者术后双侧“乳房”对称,美容效果较好。身体较瘦、乳房较小的患者,不应用假体,亦可获得良好的美容效果。皮肤缝合后,纱布覆盖切口,不加压包扎,腋下放引流管负压吸引。该手术的适应证和保留乳房的乳腺癌切除术相类似,但有其本身的优点:①行全乳腺切除,因此,可以解决乳腺的多发癌灶问题;②行全乳腺切除,保留乳头乳晕的相应乳腺组织病理证实无残留癌,不会增加局部复发的机会;③因选择早期病例,一般情况下术后不需追加放射治疗;④如行假体植入,其乳房外形良好。

(张待翼)

第十八节　保留乳房的乳腺癌切除术

一、保乳治疗的必要条件

(1)医疗单位应该具备相关的技术和设备条件以及外科、病理科、影像诊断科、放疗科和内科的密切合作(上述各科也可分布在不同的医疗单位)。

(2)患者在充分了解乳腺切除治疗与保乳治疗的特点和区别之后,了解保乳术后可能的局部复发风险,本人具有明确的保乳意愿。

(3)患者客观上有条件接受保乳手术后的放疗以及相关的影像学随访,如乳腺 X 线、B 超或 MRI 检查等(必须充分考虑患者的经济条件、居住地的就医条件及全身健康状况等)。

二、适应证

(1)经组织学证实为乳腺癌的女性患者。

(2)临床Ⅰ期、Ⅱ期的早期单发乳腺癌患者。

(3)肿瘤的最大直径不超过 3 cm 者。

(4)患者有保乳意愿且无保乳禁忌证。

(5)乳房有适当的体积,肿瘤与乳房体积比例适当,术后能够保持良好的乳房外形的早期乳腺癌患者。

(6)Ⅲ期患者(炎性乳腺癌除外),经术前化疗或内分泌治疗降期后,达到保乳手术标准时也可以慎重考虑。

三、绝对禁忌证

(1)妊娠期间放疗者。

(2)患者拒绝保乳手术。

(3)病变广泛或确认为多中心病灶,广泛或弥漫分布的可疑恶性微钙化灶,且难以达到切缘阴性或理想外形者。

(4)肿瘤经局部广泛切除后切缘阳性,再次切除后病理切缘仍为阳性者。

(5)炎性乳腺癌患者。

四、相对禁忌证

(1)活动性结缔组织病,尤其硬皮病和系统性红斑狼疮或胶原血管疾病者,对放疗耐受性差。

(2)同侧乳房既往接受过乳腺或胸壁放疗者,需获知放疗剂量及放疗野范围者。

(3)肿瘤直径大于 5 cm 者。

(4)靠近或侵犯乳头(如乳头 Paget 病)者。

(5)影像学提示多中心病灶。

(6)已知乳腺癌遗传易感性强(如 BRCA1 突变),保乳后同侧乳房复发风险增加的患者。

五、保乳治疗前的谈话

(1)经大样本临床试验证实(超过 1 万名患者),早期乳腺癌患者接受保留乳房治疗和全乳切除治疗后生存率以及发生远处转移的概率相似。

(2)保留乳房治疗包括保留乳房手术和术后的全乳放疗,其中保留乳房手术包括肿瘤的局部广泛切除及腋窝淋巴结清扫或前哨淋巴结活检。

(3)术后全身性辅助治疗基本上与乳房切除术相同,但因需配合全乳放疗,可能需要增加相关治疗的费用和时间。

(4)同样病期的乳腺癌,保留乳房治疗和乳房切除治疗后均有一定的局部复发率,前者 5 年局部复发率为 2%~3%(含第二原发乳腺癌),后者约为 1%,不同亚型和年龄的患者有不同的复发和再发乳腺癌的风险。保乳治疗患者一旦出现患侧乳房复发仍可接收补充全乳切除术,并仍可获得较好疗效。

(5)保留乳房治疗可能会影响原乳房的外形,影响程度因肿块的大小和位置而异。

(6)虽然术前已选择保乳手术,但医生手术时有可能根据具体情况更改为全乳切除术(例如术中或术后病理报告切缘阳性,当再次扩大切除已经达不到美容效果的要求,或再次切除切缘仍为阳性时)。术后石蜡病理如切缘为阳性则可能需要二次手术。

(7)有乳腺癌家族史或乳腺癌遗传易感(如 BRCA1、BRCA2 或其他基因突变)者,有相对高的同侧乳腺复发或对侧乳腺癌风险。

六、保乳手术

1. 术前准备

(1)乳房的影像学评估,包括双侧乳腺 X 线和乳房超声(对绝经前、致密型乳腺者,在有条件的中心,可考虑行双侧乳房 MRI 检查)。

(2)签署知情同意书。

(3)推荐在术前行病灶的组织穿刺活检,有利于与患者讨论术式的选择及手术切除的范围。空芯针活检前应与活检医生密切协商沟通,选取合适的穿刺点,以确保术中肿瘤和穿刺针道的完整切除。没有确诊时,患者可能心存侥幸,不能正确、严肃地考虑保乳和前哨的优缺点。容易在术后表现出对手术方式和复发风险的不信任。

(4)体检不能触及病灶者应在手术前行 X 线、MRI 或超声下病灶定位,也可采用活检放置定位标记。

(5)麻醉宜采用全身麻醉或硬膜外麻醉。

(6)其余术前准备同乳腺肿瘤常规手术。

2. 手术操作

(1)切口的选择:切口设计应同时考虑既要有利于手术解剖,又要获得较理想的乳腺形体效果。按美国乳腺与肠道外科辅助治疗研究组(National Surgical Adjuvant Breast and Bowel Project,NSABP)推荐的肿瘤切除与腋窝淋巴结清扫分别做切口。肿瘤位于乳头上方者做弧形切口,肿瘤位于乳头下方者做放射状切口,腋窝解剖另做切口。保乳手术切除原发灶的切缘检测非常重要,术后局部复发与手术切缘不净关系密切。保乳手术要求镜下切缘阴性。2005年意大利米兰保乳共识会议上大多数放射肿瘤学专家认为,浸润性导管癌安全切缘至少 1～2 mm;导管原位癌(DCIS)安全切缘从 1 mm 到 10 mm,<1 mm 应视为切缘不足。保乳手术由乳房手术和腋窝淋巴结手术两部分组成。遵循恶性肿瘤的无瘤观念应首先进行腋窝部位手术,再进行乳房手术,术前已确定腋窝淋巴结转移患者除外。

若肿瘤位于乳腺尾部,可采用一个切口。切口方向与大小可根据肿瘤部位及保证术后美容效果来选择弧形或放射状切口。肿瘤表面表皮可不切除或切除小片。如果肿瘤侵犯 Cooper 韧带,需要考虑切除凹陷皮肤。

乳房原发病灶切除范围:乳房原发灶切除范围包括肿瘤、肿瘤周围一定范围(如 1～2 cm)的乳腺组织以及肿瘤深部的胸大肌筋膜。活检穿刺针道、活检残腔以及活检切口皮肤瘢痕应包括切除范围内。

原发灶标本切缘标记:对切除标本进行上、下、内、外、表面及基底等方向的标记。钙化灶活检时,应对术中切除的标本行钼靶摄片,以明确病灶是否被完全切除及病灶和各切缘的位置关系。标本切缘的评估及处理:对标本各切缘进行评估(如切缘染色,或术中快速冰冻切片及印片细胞学检查),术后需要石蜡病理切片检验。若术中或术后病理报告切缘阳性,则需扩大局部切除范围以达到切缘阴性。虽然对再切除的次数没有严格限制,但当再次扩大切除已经达不到美容效果的要求或再次切除切缘仍为阳性时建议改行全乳切除。病灶残腔的处理:乳房手术残腔止血、清洗,推荐放置 4～6 枚钛夹,作为放疗瘤床加量照射的定位标记(术前告知患者)。逐层缝合皮下组织和皮肤。

(2)腋窝淋巴结清扫:腋窝淋巴结清扫是保乳手术的组成部分,因切口小,解剖范围广,手术操作应精细,为避免损伤血管、神经,应先显露腋静脉。

具体方法:平行于腋褶线且位其下方做弧形切口,长为5～6 cm。皮肤切开后牵开皮缘剥离两侧皮瓣,内侧皮瓣剥离至胸大肌外侧缘,外侧皮瓣剥离至背阔肌前缘。沿胸大肌外侧缘向上方解剖,可见到腋静脉前方的胸锁筋膜,用镊子提起剪刀剪开胸锁筋膜后即可显露腋静脉。腋静脉有几支大的血管分支,如胸肩峰血管的胸肌支和胸外侧血管,切断后丝线结扎。沿腋静脉由此向内侧扩大解剖范围,用拉钩向内侧拉开胸大肌,清扫位于胸大、小肌之间的 Rotter 淋巴结。再进一步向内上方拉开胸小肌,显露和清扫胸小肌后侧组淋巴结,即第Ⅱ水平淋巴结。在胸壁前锯肌外侧为0.5～1 cm 处可发现胸长神经,加以保护。再沿腋静脉向外侧解剖,显露并保护肩胛下血管及胸背神经,在胸小肌外侧缘至背阔肌前缘之间的淋巴结,原乳腺外侧组、中央组、肩胛下组及腋静脉淋巴结,即第Ⅰ水平淋巴结,Rotter 淋巴结亦归本组。肋间臂神经即第2肋间神经的外侧皮支,为腋静脉下方,横穿腋窝淋巴脂肪组织,到达上臂内侧与内侧皮神经会合,尽量保留该神经。此时将腋静脉前、后及下方,肩胛下肌前方的所有脂肪结缔组织及第Ⅰ、Ⅱ水平的所有淋巴结全部清扫。标本切除后应仔细检查创面,认真止血,并用蒸馏水或生理盐水冲洗手术野。用蒸馏水冲洗的目的是想利用它的低张作用,来破坏脱落的肿瘤细胞的细胞膜,减少肿瘤种植。为避免术后积液,于腋窝部位放置一根多孔引流管,戳口引出接负压球吸引。此时可以缝合切口,亦可在完成乳腺病灶切除后一并缝合。切口可一层缝合亦可两层缝合。两层缝合可先用可吸收线行深部真皮间断缝合,使皮瓣靠拢,再用 3-0 或 4-0 可吸收线或尼龙线连续皮内缝合,以防水自粘类敷料覆盖,外敷无菌纱布。若不影响下面的病灶切除,亦可通过旋转托手板适当收回外展上肢,增加对腋窝手术区的压力,减少手术创面的渗出。

(3)原发病灶的切除:乳腺肿瘤切除术按设计好的切口切开皮肤,为扩大切除范围需潜行剥离皮瓣,剥离范围由切除范围决定。若肿瘤边界清楚,至少切除肿瘤周围1 cm 的正常组织;若肿瘤边界不甚清楚,应适当扩大切除范围。由皮下、腺体直至胸肌筋膜,连同肿瘤表面的皮肤一并切除。若肿瘤边缘不整齐,可疑部位切缘应进行术中冰冻,切缘镜下阳性,还应补切;若多次冰冻阳性,应放弃保乳手术。肿瘤标本离体后应立即对切缘的位置进行标记,如在肿瘤标本上方系1根丝线而内侧系2根丝线,相对应的即为下方及外侧,基底若能明显辨认,则不必标记,目的是方便术后病理科医师了解标本的方位,并对四周切缘及基底进行病理学检查。

如肿瘤切除范围小,可直接缝合皮肤(皮内缝合),不放引流,残腔由血清和纤维蛋白渗出充填,保持原病灶区轮廓。如肿瘤切除范围较大,彻底止血后应将残腔四周的腺体拉拢缝合,若缝合以后原"瘤床"部位不能位于缝合切口的正下方,则应在腺体拉拢缝合前,在残腔四周留置标记再拉拢缝合,有利于术后放疗科医师确定推量照射的靶区范围。如手术医师术中采取留置标记的方法定位瘤床,术前应告知患者及家属,并签署知情同意书。皮肤切口可行一层(皮内缝合)或两层缝合,防水自粘类敷料覆盖。连同腋窝部切口可用胸带加压包扎,腋窝部位引流管接负压吸引。

(张待翼)

第十九节　乳腺癌的预防

一、一级预防

一级预防即病因预防，主要是针对病因和增强机体的抗病能力方面降低乳腺癌的发生。由于乳腺癌的病因复杂，发病机制尚未真正明确，因此，乳腺癌一级预防尚处在探索阶段。但是从与乳腺癌发生有关的流行病学因素中可以得到一些有益的帮助。在生育因素中，乳腺癌的发生和初次足月产的年龄有关。20 岁以前有足月孕产者，其乳腺癌的发病率仅为第一胎足月生产在 30 岁以后的 1/3，危险性随着初产年龄的推迟而逐渐增高。初次生产后哺乳总时间与乳腺癌危险性呈负相关。乳腺癌良性疾病在乳腺癌发生中的关系尚有争论。一般认为乳腺的良性疾病可增加乳腺癌的危险性。尤其是乳腺小叶上皮高度增生或不典型增生可能与乳腺癌的发病有关。Warren 等认为病理证实的乳腺小叶增生或纤维腺瘤患者发生乳腺癌的危险性为正常人群的 2 倍。长期应用雌激素或避孕药与乳腺癌的关系尚不明了。但是在更年期长期服用雌激素可能增加乳腺癌的危险性。在卵巢未切除的女性，如应用雌激素的总量达 1 500 mg 以上，其发生乳腺癌的危险性是未用者的 2.5 倍。

乳腺癌的发生与饮食习惯，尤其是脂肪饮食的摄入有明显关系。脂肪饮食可以改变内分泌的环境，加强或延长雌激素对乳腺上皮细胞的刺激及增加乳腺癌的危险性。体重的增加与乳腺癌发病有一定关系。无论是绝经前还是绝经后，体重增加是发生乳腺癌的重要危险因素。放射线也是乳腺癌的危险因素。经多项调查研究发现接受放射线较多的女性，其发生乳腺癌的危险明显增加，尤其是乳腺的发育期、月经期及妊娠期。对导致乳腺癌发生的危险因素进行预防可能取得一定的效果，但因乳腺癌的发生可能并非单一因素所致，怎样才能预防乳腺癌的发生还需进一步探索。

二、二级预防

二级预防是指对乳腺癌的良性病变即乳腺癌的临床前期和原位癌的防治，以及早期发现，早期诊断。乳腺癌的二级预防主要是在高危人群中进行普查和自我检查。

1980 年美国抗癌协会提出了乳腺癌的普查原则：①年龄大于 20 岁的女性，每月进行乳房自我检查一次；②年龄 20～40 岁的女性，每 3 年接受医生检查一次；③年龄大于 40 岁的女性，每年接受医生检查一次；④年龄 30～35 岁的女性，要进行一次乳腺拍片以作为今后检查对照的依据；⑤年龄小于 50 岁的女性，应根据个体情况，由医生决定是否需要进行乳腺拍片及乳腺拍片的频度；⑥年龄大于 60 岁的女性，每年乳腺拍片一次。

1.乳房的自我检查

乳房的自我检查在乳腺癌的二级预防中起着重要的作用。乳房的自我检查应在月经结束后 7～8 d 进行，在月经前期及月经期因乳房充血、肿胀，而可能影响乳房检查的准确性。乳房的自我检查前最好先由医生指导 1～2 次。检查的内容主要有：①双侧乳房的形状是否对称，乳房的皮肤是否有异常变化。可以通过变换不同的体位和姿势来观察，如坐立时双手叉腰，双肩上举伸直；站立时上身下弯与下肢呈 90°，使乳房自然下垂。观察乳房皮肤变化时注意观察有无乳头内陷，皮肤回缩，橘皮样变化，局部隆起及水肿等。②检查双侧乳房有无肿块、硬结，腋下淋巴结有无肿大及有无乳头溢液等。在乳房自我检查时应区分乳房正常周期变化，每月检查的结果应与前一次检查作比较,如果发现任何异常情况应及时向医生咨询及请医生检查。

2.乳房拍片检查

乳房拍片检查是早期发现乳腺癌的有效方法之一。以前认为由于 X 线对人体有害,行 X 线普查的女性,在若干年后有诱发乳腺癌的可能。但由于现代乳房投照机器的发展,每次检查所接受的剂量已降至 0.003 Gy 以下,增加了乳房拍片的安全性。因此有作者认为对于乳腺癌的某些高危因素及乳房检查不清和有异常变化时应进行乳房拍片检查,包括:①乳腺触诊发现肿块及乳腺外形有改变者;②乳腺有无规律的隐痛者;③乳头有溢液或糜烂;④母亲亲属有乳腺癌病史者;⑤乳腺癌术后对侧乳腺或曾有乳房良性肿块切除者;⑥月经初潮小于 13 岁及绝经大于 50 岁者;⑦30 岁以上生育第一胎或未婚未育者;⑧乳腺肥大触诊不满意者;⑨从未哺乳或很少哺乳者;⑩腋下淋巴结或锁骨上淋巴结不明原因肿大者。乳房拍片也应避免在月经前及月经期进行。

3.乳腺的其他检查

目前乳腺的检查方法比较多,除了以上乳房拍片检查以外,还有乳腺超声检查、乳腺红外热像图检查、乳腺热像图、近红外检查、放射性核素检查、乳腺 CT 检查及磁共振(MRI)检查。各种检查方法均可为乳腺癌的早期发现提供条件。在应用时应根据各个单位不同的条件、设备和水平来进行选择。

4.细胞学检查

包括肿块穿刺细胞学检查和乳头溢液细胞学检查。由于其敏感性高,诊断迅速,可以定性诊断,在乳腺癌的早期诊断中具有重要意义。对于乳房肿块,通过其他检查难以定性时应进行穿刺细胞学检查。2013 年 ASCO 发布了药物预防乳腺癌的更新指南,针对的人群是乳腺癌高风险的绝经前后女性。指南主要推荐意见如下:①他莫昔芬(20 mg/d,口服 5 年)应该被认为是绝经前后女性降低浸润性、ER 阳性乳腺癌风险的选择。他莫昔芬靶向雌激素受体,目前是预防 ER 阳性乳腺癌的有效选择;②雷洛昔芬(30 mg/d,口服 5 年)也应该被认为是降低浸润性、ER 阳性乳腺癌风险的选择,同样靶向雌激素受体,但是仅限于绝经后女性;③依西美坦(25 mg/d,口服 5 年)应该被认为是绝经后女性减低浸润性、ER 阳性乳腺癌风险的另一种选择。依西美坦是一种芳香化酶抑制剂,是可降低绝经后女性雌激素量的一类药,在 ER 阳性乳腺癌术后使用降低乳腺癌复发风险。虽然依西美坦被批准用于治疗乳腺癌,但 FDA 还没有批准其预防乳腺癌的适应证。本次推荐是基于一项临床试验的结果,随访 3 年发现,相比于安慰剂,依西美坦可降低总体和 ER 阳性浸润性乳腺癌发病率70%。针对 35 岁以上、没有乳腺癌疾病史、发生浸润性乳腺癌风险高的女性,临床医师都应该讨论以上 3 种药物的使用可能,基于危险因素例如年龄、种族、药物史和生育史,进行选择。

三、三级预防

乳腺癌的三级预防是指对乳腺癌患者,尤其是中、晚期患者进行积极治疗,以达到延长患者的寿命和提高其生活质量,包括手术治疗、化学治疗、放射治疗、内分泌治疗、免疫治疗及中医中药治疗等。由于我国处于发展中国家及受传统因素影响,很多病人在诊断为乳腺癌时已为中、晚期,因此,如何提高疗效,做好乳腺癌三级预防具有重要意义。

(张待翼)

第四章 普外科疾病

第一节 胃、十二指肠溃疡急性穿孔

胃、十二指肠溃疡急性穿孔是消化道溃疡最常见的严重并发症,起病急、病情进展快、需紧急处理。急性穿孔发生率为 5%～10%,年龄多为 30～50 岁;男性多见,约占 90%;十二指肠溃疡穿孔较胃溃疡穿孔多发。

十二指肠溃疡穿孔 90% 见于球部前壁,胃溃疡穿孔 60% 发生于近幽门小弯侧胃前壁;十二指肠溃疡穿孔患者伴有上消化道出血,需注意同时合并后壁溃疡的可能。随着年龄增加和穿孔时间延长,患者病死率也相应增高。

一、病因与发病机制

溃疡活动期病变逐渐加深,侵蚀胃及十二指肠壁,由黏膜至肌层,最终穿透浆膜层至游离腹腔形成穿孔。穿孔多位于十二指肠球部及胃窦前壁近幽门处,70% 患者穿孔直径<0.5 cm,1 cm 以上穿孔占 5%～10%。引起穿孔的危险因素:精神过度紧张或劳累,迷走神经兴奋;饮食过量,胃内压力增加;应用非甾类抗炎药物或激素;创伤、大面积烧伤等。急性穿孔发生后,胃液、胆汁、胰液等消化液进入腹腔,引起化学性腹膜炎,导致剧烈腹痛和大量腹腔渗液,6～8 h 细菌繁殖逐渐转变为化脓性腹膜炎,病原菌以大肠埃希菌、链球菌多见。强烈的化学刺激、体液丢失以及细菌毒素吸收等因素可导致休克。胃、十二指肠后壁溃疡穿孔与周围组织包裹,可形成慢性穿透性溃疡。

二、临床表现

既往多有溃疡病史,发病前多数患者有症状加重的表现,多有服用激素、非甾类消炎药物,疲劳、紧张,刺激性饮食等诱因,少数患者既往无明确溃疡病史,临床症状轻微。穿孔多在夜间空腹或饱食后发生。临床表现与患者年龄、穿孔部位、大小、是否空腹穿孔及全身情况有关。典型表现为突发中上腹部剧痛,可放射至肩部,早期可有休克症状,逐渐发展为弥漫性腹膜炎;继发细菌感染后,化学性腹膜炎转变为细菌性腹膜炎,会导致感染性休克。部分患者临床表现可不典型,如幼儿或老年人、营养状况差和免疫抑制治疗的患者。

三、辅助检查

1.实验室检查

血常规、血电解质及血淀粉酶是常用检测指标。早期白细胞可在正常范围,数小时后白细胞计数增加,中性粒细胞比例升高;血清淀粉酶可以升高,但通常低于正常值的 3 倍;电解质、肾功能一般在正常范围内。

2.X 线检查

多数患者(70%)立位腹部片或腹部透视可发现膈下游离气体,可确定诊断;但无游离气体不能排除穿孔,约有 20.%的患者穿孔后可以无气腹表现。穿孔后漏入腹腔气体较少或 X 线检查时患者站立时间太短可出现假阴性,诊断怀疑者可多次检查或抽吸胃内容物后经胃管注入空气 50~100 mL,嘱患者左侧卧位数分钟,然后进行立位摄片或透视,常能在膈下显出新月形透明区。极少数患者因膈肌与肝粘连,气体不能进入膈下间隙,所以无法显示游离气体。

四、诊断与鉴别诊断

典型的胃、十二指肠溃疡穿孔患者,多有明确溃疡病史,突发剧烈上腹部疼痛,延及全腹并伴有呕吐及轻度休克症状;查体有明显腹膜刺激征,肝浊音界减少或消失;白细胞及中性粒细胞比例升高,X 线检查有膈下游离气体,即可确定诊断。临床表现不典型的病例需与下列疾病鉴别。

1.急性阑尾炎

穿孔后消化液沿右侧结肠旁沟流至右下腹,引起右下腹痛和腹膜炎体征,可与急性阑尾炎混淆。但阑尾炎腹痛开始位于上腹部及脐周,数小时后转移至右下腹,此时上腹部及脐周疼痛减轻或消失,查体右下腹局限性压痛、反跳痛及肌紧张,一般无腹壁板样强直。X 线检查无膈下游离气体。

2.急性胆囊炎

急性胆囊炎多有反复发作右上腹痛病史,可放射至肩部,腹膜刺激征局限于右上腹,墨菲征阳性,X 线检查无膈下游离气体。B 超检查可明确胆囊结石及胆囊炎诊断。

3.急性胰腺炎

急性胰腺炎常有胆石症病史,多在饱餐,酗酒及高脂饮食后发病,腹痛多偏于左上腹,常伴明显腰背部疼痛及腹胀,血、尿淀粉酶显著升高,血清钙降低,X 线检查膈下无游离气体。腹部增强 CT 检查或 B 超检查可见胰腺炎症改变。

4.胃癌急性穿孔

胃癌急性穿孔其症状、体征与溃疡病穿孔相似,术前难以鉴别。对老年患者、无溃疡病史、近期内出现上腹部隐痛不适、消化不良、消瘦等症状者,应考虑胃癌穿孔的可能。

五、治疗

治疗原则:阻止胃肠道内容物进入腹腔,控制急性腹膜炎继续恶化。是否行根治性手术,应视患者全身情况和治疗条件而定。

1.非手术治疗

(1)适应证:一般情况好,症状体征较轻的空腹穿孔;穿孔超过 24 h,但腹膜炎局限;溃疡病史短,症状轻,特别是无溃疡病史的急性穿孔;一般情况差或伴有其他严重疾病不能耐受手术者。

(2)治疗措施:禁食,持续胃肠减压;静脉输液维持水、电解质平衡;抑酸药应用是重要的治疗措施,可选用 H_2 受体阻滞药(雷尼替丁、法莫替丁)或质子泵抑制药(奥美拉唑等);全身应用抗生素控制感染,加强支持治疗。

(3)非手术治疗:须严格掌握适应证,治疗过程中应密切观察病情变化,及时采取相应措施。体温下降且趋于稳定,腹痛缓解,腹膜刺激征范围逐渐局限,肠鸣音、排便、排气恢复,表明治疗有效,反之则提示病情加重,应及时采用手术治疗。患者恢复后应行胃镜检查排除恶性病变,同时行正规内科治疗。

2.手术治疗

非手术治疗无效者,应及早手术治疗,延迟手术会增加并发症发生率和病死率。术中需全面仔细探查,包括胃食管交界处至幽门、十二指肠,打开胃结肠韧带进入小网膜囊,排除隐匿的胃后壁穿孔,有时不易确定穿孔是在幽门胃侧还是在十二指肠侧。根据术中探查情况,结合患者全身情况及术者经验最终选择适宜的手术方式。

(1)穿孔修补术:手术操作简便,时间短,安全性高,约有 1/3 的患者术后溃疡可以愈合,适合大多数病例,包括穿孔时间超过 8 h,腹腔内感染炎症重;既往无溃疡病史或未经过正规内科治疗;无出血、梗阻等并发症;伴有其他器质性疾病不能耐受急诊根治性手术。手术方法通常采用穿孔部位间断缝合关闭,大网膜覆盖加强。如穿孔较大且局部瘢痕炎症重,直接缝合关闭困难,可将带蒂大网膜塞入穿孔处缝合固定于胃壁或十二指肠壁。对胃溃疡穿孔患者,需行活检或术中快速病理检查排除恶性病变。术后应针对溃疡行正规内科治疗。

(2)根治性手术:单纯穿孔修补术后,有 50% 以上患者仍存在溃疡症状,因溃疡未愈或相关并发症需行根治性手术,一期根治性手术可以同时解决穿孔和溃疡问题。适应证为患者一般情况好,无严重合并症,穿孔时间在 8 h 以内,或超过 8 h,但腹腔污染不严重,胃、十二指肠壁水肿较轻;溃疡病史长,症状较重,反复发作;既往有穿孔或出血病史;急性穿孔并发出血、瘢痕性幽门梗阻;疑有癌变的胃溃疡穿孔;多发性溃疡;十二指肠溃疡穿孔修补术后再次穿孔,有幽门梗阻或出血者。手术方式包括胃大部切除术,选择性迷走神经切断加胃窦部切除术,穿孔修补、迷走神经切断加胃空肠吻合术及高选择性迷走神经切断术。

(3)术式选择原则:十二指肠溃疡穿孔,可选择胃大部切除术,穿孔修补加高选择性迷走神经切断术或选择性迷走神经切断加胃窦部切除术(有幽门梗阻者);溃疡病灶难以切除的十二指肠溃疡穿孔,可行旷置式胃大部切除术。胃溃疡穿孔,一般选择胃大部切除术。随着微创外科技术的发展和普及,有条件的单位可以选择腹腔镜穿孔修补或各种根治性手术。

(丁勇峰)

第二节　急性胃扭转与胃扩张

一、急性胃扭转

胃因各种原因而发生沿其纵轴或横轴的过度转位称为胃扭转,但先天性内脏反位除外。胃扭转可发生于任何年龄,但以 40~60 岁多见。胃扭转在临床并不常见,有急性和慢性之分,慢性较急性常见。急性胃扭转与解剖异常有密切关系,发展迅速,不易诊断,常导致治疗延误,以往报道病死率可高达 30%~50%,但随现代诊疗技术的进步,病死率已降至 1%~6%。

(一)病因

急性胃扭转多数存在解剖学因素,在不同诱因激发下致病。胃的正常位置主要依靠食管下端和幽门固定,其他部位由肝胃韧带、胃结肠韧带、胃脾韧带以及十二指肠制约,故不能做 180° 的转动。若韧带松弛或阙如,在某些诱因下即可发生部分或全部胃扭转。暴饮暴食、急性胃扩张、胃下垂等都是胃扭转的诱发因素。较大的食管裂孔疝、膈疝、膈肌膨出、周边脏器如肝脏或胆囊的炎性粘连等,都可使胃的解剖位置变化或韧带松弛,而发生继发性胃扭转。

(二)临床分型

根据扭转方式不同,可分为以下 3 型。

1.纵轴型或器官轴型

胃沿贲门与幽门的连线(纵轴)发生旋转,胃大弯向上向右翻转,致小弯向下,大弯向上。胃可自前方或后方发生旋转,有时横结肠亦随大弯向上移位。

2.横轴型或系膜轴型

即胃沿小弯中点至大弯的连线(横轴)发生旋转。幽门向上向左旋转,胃窦转至胃体之前,或胃底向下向右旋转,胃体转至胃窦之前。胃前后壁对折而形成两个腔。

3.混合型

混合型扭转兼有上述两型不同程度的扭转,约占10%。3 种类型中以横轴型扭转常见,纵轴型次之,混合型少见。

(三)临床表现

急性胃扭转起病突然,有突发的上腹部疼痛,程度剧烈,并放射至背部或左胸肋部。常伴频繁呕吐,量不多,不含胆汁。如为胃近端梗阻则为干呕。胃管常难以插入。体检见上腹膨胀而下腹柔软平坦。急性胃扭转造成较完全的贲门梗阻时,上腹局限性膨胀疼痛、反复干呕和胃管不能插入三联征被认为是诊断依据。如扭转程度较轻,则临床表现很不典型。

(四)辅助检查

1.实验室检查

血常规可出现白细胞、中性粒细胞升高,出现并发症如上消化道大出血时,则出现急性血红蛋白下降。亦可出现低钠、低钾血症等。

2.影像学检查

(1)X 线检查:立位胸腹部平片可见左上腹有宽大液平的胃泡影,胃角向右上腹或向后固定,不随体位改变,左侧膈肌抬高或有膈疝表现,犹如胃泡位于下胸腔。

(2)上消化道钡剂检查:在胃扭转早期可见十二指肠无钡剂充盈,典型表现为钡剂不能通过贲门。若经胃管减压成功,缓解急症状态后再行钡剂造影检查,纵轴型扭转可见胃上下颠倒,胃大弯位于胃小弯之上,胃底液平面不与胃体相连,胃体变形,幽门向下,胃黏膜皱襞可呈扭曲走行;横轴型扭转可见胃食管连接处位于膈下的异常低位,而远端胃位于头侧,胃体、胃窦重叠,贲门和幽门可在同一水平,食管下端梗阻,呈尖削阴影。

3.内镜检查

急性胃扭转时行胃镜检查具有难度,可发现镜头插入受阻,胃内解剖关系失常,包括胃大弯侧纵行皱襞在上方,而胃小弯在下方,胃前后位置颠倒,胃形态改变或消失,无法看见幽门等。在有些患者可发现食管炎、胃肿瘤或胃溃疡。经内镜充气或旋转镜身等操作后部分胃扭转可复位,成为胃扭转良好的非手术治疗选择。

(五)治疗

急性胃扭转少见于临床,且其临床表现与其他急腹症有混淆之处,容易发生误诊。发生急性胃扭转时应先试行放置胃管,若能抽出部分液体气体,可以缓解急性症状,为进一步检查和治疗创造条件。胃镜已成为诊断和治疗本病的主要手段。

胃镜复位方法:胃镜通过贲门后先注气扩张胃体腔,然后循腔进镜,以确定胃扭转的类型、部位、方向、程度,依胃扭转的类型采取不同方法复位。若胃腔潴留液过多,应首先吸出再注气循腔进镜,根据扭转方向逆时针或顺时针旋转镜身并向前推进,若能看见幽门,继续注气即可复位,有时需要旋转数次方能复位。

若侧卧位胃镜不易进入胃腔,让患者变换为仰卧可能容易将胃镜置入。复位后可给患者腹部加压,进流质饮食3 d。

急性胃扭转若胃管减压和内镜诊疗未成功,即应急诊手术治疗。胃扭转可能导致胃壁缺血性坏死,但少见。多数情况下术前诊断难以明确,而是以急腹症诊断剖腹探查,在术中明确诊断。若胃扩张明显,应先抽除积气积液后再探查。若发现导致胃扭转的病因,如膈疝,胃肿瘤和溃疡,粘连带,周围韧带松弛等,应针对病因进行手术治疗,如膈疝修补和胃固定术等。若需行胃切除术或较复杂的手术,必须评估患者整体情况,在可耐受的情况下进行。否则应遵循损伤控制原则,以最简单迅速的方式结束手术,病情好转后再行后期治疗。围术期需纠正水、电解质紊乱,给予液体和营养支持,术后应持续胃肠减压数天。

二、急性胃扩张

急性胃扩张是指短期内由于大量气体和液体积聚,胃和十二指肠上段高度扩张而致的一种综合征。通常为某些内外科疾病或麻醉手术的严重并发症,临床并不常见。

(一)病因与发病机制

器质性疾病和功能性因素均可导致急性胃扩张,常见者归纳为四类。

1.饮食过量或饮食不当

尤其是狂饮暴食,是引起急性胃扩张的最常见病因。短时间内大量进食使胃突然过度充盈,胃壁肌肉受到过度牵拉而发生反射性麻痹,食物积聚于胃内,胃持续扩大。

2.麻醉和手术

尤其是腹盆腔手术及迷走神经切断术,均可直接刺激躯体或内脏神经,引起胃自主神经功能失调,胃壁反射性抑制,胃平滑肌弛缓,进而形成扩张。麻醉时气管插管,术后给氧和胃管鼻饲,亦可使大量气体进入胃内,形成扩张。

3.疾病状态

胃扭转、嵌顿性食管裂孔疝、各种原因所致的十二指肠淤滞、十二指肠肿瘤、异物等均可引起胃潴留和急性胃扩张。幽门附近的病变,如脊柱畸形、环状胰腺、胰腺癌等偶可压迫胃的输出道引起急性胃扩张。

躯体上石膏套后1～2 d发生急性胃扩张,即"石膏管型综合征",可能是脊柱伸展过度,十二指肠受肠系膜上动脉压迫的结果。

情绪紧张、精神抑郁、营养不良均可引起自主神经紊乱,使胃的张力减低和排空延迟,在有诱发因素时发生急性胃扩张。糖尿病神经血管病变,使用抗胆碱能药物,水、电解质平衡紊乱,严重感染均可影响胃的张力和排空,导致急性胃扩张。

4.创伤应激

尤其是上腹部挫伤或严重复合伤,可引起胃的急性扩张。其发生与腹腔神经丛受强烈刺激有关。发生急性胃扩张时,由于胃黏膜的表面积剧增,胃壁受压,血液循环受阻,加之食物发酵刺激胃黏膜发生炎症,使胃黏膜有大量液体渗出。同时,胃窦扩张和胃内容物刺激使胃窦分泌胃泌素增多,刺激胃液分泌。小肠受扩张胃的推移而使肠系膜受到牵拉,一方面影响腹腔神经丛而加重胃的麻痹,另一方面使十二指肠水平部受肠系膜上动脉压迫,空肠上部亦受到牵拉而出现梗阻。幽门松弛等因素使十二指肠液反流增多。胃扩张后与食管角度发生改变,使胃内容物难以经食管排出。这些因素互为因果,形成恶性循环,终使胃急性进行性扩大,形成急性胃扩张。如病情继续发展,胃壁血液循环状况将进一步恶化,胃、十二指肠腔可出现血性渗出,最终发生胃壁坏死穿孔。

(二)临床表现

1.症状和体征

患者常于术后开始进流质饮食后 2～3 d 发病。初期仅进食后持续上腹饱胀和隐痛,可有阵发性加剧,少有剧烈腹痛。随后出现频繁呕吐,初为小口,以后量逐渐增加,呕吐物为混浊棕绿色或咖啡色液体,无粪臭味。呕吐为溢出性,不费力,吐后腹痛腹胀不缓解。腹部呈不对称性膨隆(以上腹为重),可见无蠕动的胃轮廓,局部有压痛,并可查见振水音。也可呈全腹膨隆。脐右侧偏上可出现局限性包块,外观隆起,触之光滑而有弹性,轻压痛,此为极度扩张的胃窦,称"巨胃窦征",是急性胃扩张的特有体征。腹软,可有位置不定的轻压痛,肠鸣音减弱。随病情进展患者全身情况进行性恶化,严重者可出现脱水、酸中毒或碱中毒,并表现为烦躁不安、呼吸急促、手足抽搐、血压下降和休克。晚期可突然出现剧烈腹痛和腹膜炎体征,提示胃穿孔。救治不及时将导致死亡。

2.辅助检查

(1)实验室检查:常规血液尿液实验室检查可发现血液浓缩,低钾、低钠、低氯血症和碱中毒,脱水严重致肾衰竭者,可出现血肌酐、尿素氮升高。白细胞多不升高。呕吐物隐血试验为强阳性。

(2)X 线检查:立位腹部平片可见左上腹巨大液平面和充满腹腔的特大胃影,左膈肌抬高。

(3)B 超检查:胃肠道气体含量较多,一般不适合 B 超检查,但对于一些暴饮暴食导致的急性胃扩张,B 超是一项直接、简便的检查,可见胃内大量食物残留及无回声暗区。

(4)CT:CT 可见极度扩大的胃腔及大量胃内容物,胃壁变薄。

(三)诊断和鉴别诊断

根据病史、体征,结合实验室检查和影像学检查,诊断一般不难。手术患者进食后初期或过分饱食后,如出现多次溢出性呕吐,并发现上腹部膨隆,振水音,即应怀疑为急性胃扩张。置入胃管后如吸出大量混浊棕绿色或咖啡色液体,诊断即可成立,不应等到大量呕吐和虚脱症状出现后,才考虑本病可能。在严重创伤和感染的危重患者,如出现以上征象也应想到本病可能。

鉴别诊断主要包括幽门梗阻,肠梗阻和肠麻痹,胃瘫。幽门梗阻有胃窦及幽门部的器质性病变,如肿瘤、溃疡瘢痕狭窄等,可表现为上腹饱胀和呕吐,呕吐物为酸臭宿食,胃扩张程度及全身症状较轻。肠梗阻和肠麻痹主要累及小肠,腹胀以腹中部明显,胃内不会有大量积液积气,立位腹部 X 线片可见多个阶梯状液平。弥散性腹膜炎导致的肠麻痹具有腹膜炎体征。但需注意急性胃扩张穿孔导致弥散性腹膜炎的情况。胃瘫在外科主要发生在腹部大手术后,由胃动力缺乏所致,表现为恢复饮食后的上腹饱胀和呕吐,呕吐多在餐后 4～6 h,呕吐物为食物或宿食,不含血液,腹胀较急性胃扩张轻,消化道稀钡造影可显示胃蠕动波消失,胃潴留,但多没有严重的胃腔扩张。

（四）治疗

急性胃扩张若早期诊断和治疗，预后良好。及至已发生休克或胃坏死穿孔时，手术病死率高，早年文献记载可达 75％。暴饮暴食导致的急性胃扩张病死率仍高，可达 20％，早期诊断和治疗是降低病死率的关键。

1. 对于手术后急性胃扩张的措施

（1）留置鼻胃管：吸出胃内全部积液，用温等渗盐水洗胃，禁食，并持续胃管减压，至吸出液为正常性质为止，然后开始少量流质饮食，如无潴留，可逐渐增加。

（2）调整体位：目的是解除十二指肠水平部的受压，应避免长时间仰卧位，如病情许可，可采用俯卧位或将身体下部略垫高。

（3）液体和营养支持：根据实验室检查经静脉液体治疗调整水、电解质和酸碱平衡。恢复流质饮食前进行全肠外营养支持，恢复进食后逐渐减少营养支持剂量。给予充分液体支持维持尿量正常。

2. 对于暴饮暴食所致的急性胃扩张的措施

胃内常有大量食物和黏稠液体，不易用一般胃管吸出，需要使用较粗胃管并反复洗胃才能清除，但应注意避免一次用水量过大或用力过猛而造成胃穿孔。若洗胃无效，则需考虑手术治疗，切开胃壁清除内容物后缝合，术后应继续留置胃管减压，并予经静脉液体和营养支持，逐渐恢复流质饮食。

（五）并发症的治疗

对于已出现腹膜炎或疑有胃壁部分坏死的患者，应积极准备后尽早手术治疗。手术方法以简单有效为原则，如胃切开减压、穿孔修补、胃壁部分切除术等。术后应继续留置胃管减压，并予经静脉液体和营养支持，逐渐恢复流质饮食。

（杨秀笠）

第三节 炎性肠病

炎性肠病（inflammatory bowel disease，IBD）泛指一组原因不明的慢性肠道炎症性病变，通常指 Crohn 病和溃疡性结肠炎。

一、Crohn 病

Crohn 病（Crohn's disease，CD）是一种病因尚不十分明确的肠道慢性肉芽肿性炎性疾病，由纽约 Mount Sinai 医院的 Burrill 和 Crohn 于 1932 年首次报告，多见于美国、西欧、北欧和东欧，我国等亚洲国家相对少见，但近年来有逐渐增多的趋势。日本目前的发病率已经接近欧美，可以预见其可能将成为我国消化系统较常见疾病之一。Crohn 病表现为局灶性、不对称性的肠壁炎症，可出现在从口腔至肛门的任何部位，而回肠和右半结肠是最常见被累及的部位，其中以回肠末段最多见。Crohn 病的炎性病灶呈透壁性、节段性、非对称性分布，易发生瘘管及脓肿。本病患者多为青壮年，多数病情呈长期反复发作，严重影响生活质量甚至危及生命。Crohn 病在一定程度上可认为是一种难以治愈的终身疾病。

(一)病因

Crohn 病病因尚不明确,有多种学说,其中以感染和免疫异常学说较受关注。其他还有精神因素、食物过敏及家族遗传等病因学说,可能起诱发或加重本病的作用。

(二)病理

早期 Crohn 病的损害主要发生在胃肠道淋巴滤泡和 Peyer 淋巴集结,这些淋巴结在回肠末段最为丰富且此处本身肠管最狭窄,肠内容物停留时间最长,因此该区病变最明显。急性期受累肠管水肿、充血,肠壁组织中有炎性细胞浸润,浆膜表面常有灰白色纤维素沉积,淋巴组织增生,继之出现浅溃疡。在小溃疡部位的淋巴滤泡中有时可发现肉芽肿,说明可能在溃疡形成之前已有淋巴细胞在黏膜基底部局灶性集中,以后再有柱状上皮退化。该段肠系膜亦可受累,表现为明显的水肿增厚,淋巴结急性肿大。其后肠壁间有多量纤维增生,进而形成肠襻间粘连。黏膜下层有慢性炎性细胞浸润,黏膜增生形成假性息肉,这时出现明显的肠壁变厚、僵硬,并出现部分梗阻现象。肠黏膜面可出现深浅不同的溃疡,但一般呈息肉样增生状态,肠系膜因有纤维增生而变厚且呈皱缩状,同时系膜间脂肪组织也明显增生。慢性期肠管因高度纤维化,不但变厚而且变细,出现较严重的梗阻,也可因肠襻间紧密粘连而形成梗阻。溃疡可穿出肠壁,形成腹内脓肿,但多数因脏器间先有粘连,容易形成肠襻间及肠襻与膀胱、阴道间的内瘘,部分穿破到腹壁外而形成外瘘。

(三)临床表现

1.全身表现

体重下降,日渐消瘦为最常见的症状。部分患者有低热或中度发热,无寒战,此时为活动期病变,可伴有溃疡、窦道、瘘管形成,或局限性穿孔形成腹内脓肿。约有 30% 的患者有肠道外全身性疾病,如关节炎、结节性红斑、脉管炎、硬化性胆管炎、胰腺炎等。

2.腹痛

腹痛是 Crohn 病最常见的临床症状,疼痛多发生在右下腹或其周围,多呈间歇性发作,轻者仅有肠鸣和腹部不适,重者有剧烈绞痛。进食含纤维素多的食物常引起腹痛发作。病变进一步发展可形成肠梗阻,出现阵发性痉挛性疼痛。病变侵及回盲部时,疼痛常发生在脐周,以后局限于右下腹,与急性阑尾炎非常相似。有些病例既往无任何症状,突然发生剧烈腹痛,与肠穿孔极为相像,临床常误诊,剖腹探查时才证实为 Crohn 病。病变侵犯空肠可表现为上腹痛。当脓肿广泛侵及肠系膜根部时,常以背痛为主诉,易被误诊为脊柱或肾脏病变。胃十二指肠受累可出现类似消化性溃疡的症状和幽门梗阻表现。

3.腹泻

腹泻是 Crohn 病的另一个特点,腹泻次数与病变范围有关。腹泻每日 3～5 次至 10 余次,严重者可达数十次,常为水样便,亦可出现黏液便或脓血便,易被误诊为细菌性痢疾。晚期患者可出现恶臭的泡沫样便。在有不全性梗阻时肠腔内大量积液,肠蠕动增强,加重腹泻。尤其是肠管广泛炎症并伴有内瘘时,使大量液体短路进入结肠,则出现更为严重的水样泻。腹泻呈慢性过程,间断急性发作,长期持续,会出现水电解质紊乱和营养代谢障碍。

4.肠瘘

Crohn 病的特征之一是形成瘘管。内瘘是最常见的形式,发生率为 30%～40%,病变侵及肠壁肌层和浆膜层,进一步发展向邻近的小肠、结肠、膀胱等形成粘连穿透。外瘘亦是病变发展的一种形式,常见瘘管通向肛周皮肤,也有开口在腹壁或臀部。瘘管很少通向腹内实质器官,如肝脏、脾脏,但可在器官周围形成脓肿。

5.肠梗阻

梗阻多发于小肠,原因有急性炎症致黏膜充血、水肿、增厚;慢性炎症使肠壁增生、瘢痕形成,致肠腔狭窄,是 Crohn 病手术治疗的首要原因。

6.肠穿孔和腹腔脓肿形成

1％～2％的患者发生肠穿孔,急性肠穿孔在 Crohn 病较少见。大部分为慢性穿孔,在局部包裹形成脓肿,90％发生在末段回肠且在系膜对侧缘,10％发生在空肠。脓肿多形成于肠管之间,或肠管与肠系膜或腹膜之间,也可发生于肠管切除后的吻合口瘘,好发部位在回肠末段。

7.出血和营养不良

肠壁炎症充血、水肿、纤维化的慢性过程中,肠黏膜病灶可反复出血,患者可经常出现黑便。肠道广泛炎症导致吸收面积减少,菌群失调,发生腹泻、贫血、低蛋白血症、维生素缺乏及电解质紊乱。由于钙缺乏可出现骨质疏松,四肢躯干疼痛。病变侵犯十二指肠可引起消化道大出血。直肠肛门有溃疡时可出现大便带鲜血,但一般量少,易误诊为内痔出血。

总之,Crohn 病的临床表现无特异性,且病变侵犯部位不同则症状也各异,常与其他疾病相混淆,临床上极易误诊。体格检查往往在病变部位可触到肿块,局部有压痛,以右下腹肿块较为多见,形态为腊肠样,边界不清,较固定。发生肠梗阻时有腹胀,有时可见肠型或触及扩张肠管。

(四)辅助检查

有诊断意义的特殊检查为消化道钡剂造影和内镜检查。

1.X 线消化道钡剂造影

可显示小肠慢性炎症表现,包括:①肠道狭窄并呈跳跃式分布,肠壁的深浅溃疡和窦道;②钡剂通过窦道与比邻的肠道相通,或进入腹腔脓肿内;③肠管失去正常形态,狭窄纠结紊乱。灌肠气钡双重造影可见肠壁的纵行溃疡或裂隙状溃疡,溃疡之间有正常肠黏膜,但由于黏膜下层水肿及纤维化,使正常黏膜隆起,X 线影像下形成卵石征。

2.内镜检查

纤维小肠镜和结肠镜均可显示病变部位,可见狭窄不一的肠腔,大小不等的溃疡,表浅圆形溃疡或匍行溃疡,黏膜水肿,呈卵石样结节性改变,假息肉和狭窄带等。病变常为节段性分布。活检组织中可见到肉芽肿,对诊断有极大帮助。

(五)治疗

1.支持疗法和对症处理

控制饮食,必要时禁食。有低蛋白血症和明显贫血时,要输血,输清蛋白,给予肠外营养支持,纠正水电解质紊乱。给予解痉、止泻、抗感染治疗,应用肾上腺皮质激素控制症状,严重病例可谨慎使用免疫抑制剂。

2.外科手术治疗

Crohn 病的手术指征一直存在争议,多数学者认为无并发症的 Crohn 病应首先内科治疗,无效或出现各种消化道并发症才是外科手术的适应证。术后易复发和可能需多次手术是 Crohn 病的重要特性,在接受第 1 次手术后 10 年内约有 50％的复发者需再次手术。外科医师必须认识到,手术只是针对 Crohn 病并发症而施行,并不能达到治愈目的。

(1)急性肠梗阻:多数为慢性肠梗阻急性发作而收入院,主要原因除瘢痕、肉芽肿等机械因素外,肠道痉挛、肠壁充血水肿是急性发作的重要因素。经规范保守治疗病情无缓解,或持续加重者需尽快手术。手术方式包括:①短路手术:即将梗阻近端肠道与梗阻远端肠道行侧吻合,通过旁路跨过梗阻,将梗阻部位旷置,使肠道上下通畅。手术简单、实用、损伤小,适用于病情重、手术难度大的患者。部分患者远期效果差,也可能出现盲袢综合征。尽管如此,该术式对暂时性缓解危重或炎性肿块较大患者的症状仍是行之有效的措施;②梗阻病变肠管切除:术中常规切开梗阻近端肠管减压,切除梗阻部位,行远近端肠管吻合。从长远看该手术优于短路手术,特别是有学者发现 Crohn 病患者并发的小肠癌,近一半发生在旷置肠管,故认为应切除病变肠管。

(2)肠穿孔:Crohn 病穿孔较少发生气腹,一旦确诊,必须急诊切除病变肠段,近端外置做肠造口,多为回肠造口。亦有病变肠段切除后一期吻合的报道,主要应根据患者全身情况、腹腔污染情况以及病变程度和范围而定。病灶切除后复发部位一般在吻合口的近端肠管,出现吻合口不愈和肠漏,可能与病变切除范围不足有关,故确定切除范围极为重要。往往病变范围超过肉眼所见,一般应距离病变处 10~15 cm。穿孔单纯修补术的病死率和并发症发生率,不宜施行。

(3)腹腔脓肿:对较小的腹腔脓肿可采取保守治疗或行腹腔脓肿引流术,如 B 超或 CT 引导下的经皮穿刺置管引流。如治疗失败或脓肿中含有肠内容物则需要剖腹探查,切开脓肿,清洗引流,并需切除脓肿形成的来源,即穿孔的病变肠段,可行一期吻合。当脓肿腔较大或伴有发热等中毒症状时,应先行近端肠管造口术,待脓腔引流较彻底后,再择期手术切除病变肠管。造口部位应避开切口。

(4)肠瘘:由于 Crohn 病并不向穿透的组织扩散和侵袭,因该手术只需切除病变肠段,而被穿透的组织器官清创修补即可。需要注意的是,回肠-乙状结肠瘘若单纯将乙状结肠清创缝合,修补口瘘发生率较高,故需要切除部分乙状结肠。外瘘发生率较低,但对机体影响较大,应早期积极引流和抗感染治疗。待病情稳定,局部炎症消退后的非活动期,行病变肠段切除吻合、皮肤瘘道切除术。切除皮肤瘘管时要注意往往存在多个瘘口,广泛切除可能引起皮肤缺损,若缺损不大可直接缝合,或只将炎性肠管切除,腹壁不做过多扩创仍可治愈。

(5)消化道出血:主要表现为便血,量较少,常为慢性反复出血,大出血少见。保守治疗可使大部分出血得到缓解。当合并大出血时,若保守治疗不能奏效,可行血管介入治疗,找到出血部位予以栓塞止血。如仍无法控制出血,应行紧急手术。

(6)误诊手术处理:Crohn 病手术前确诊率很低,大部分以急性阑尾炎、肠梗阻、肠穿孔、肠出血诊断进行探查,尤其以急性腹痛就诊而被误诊为急性阑尾炎者不在少数。当 Crohn 病误诊为急性阑尾炎而手术时,有学者认为切除阑尾后容易发生肠瘘,故不主张行阑尾切除,但事实上术后肠瘘发生的部位常常不是阑尾根部盲肠,而是回肠末段。表面看来肠瘘与切除阑尾似无关,但在这类患者术中可见盲肠和末段回肠充血、水肿、增厚,阑尾切除和局部探查扰动可能加重病变发展而导致肠瘘,故这类患者应禁行阑尾切除术。

外科手术并不能治愈 Crohn 病,而只针对其并发症,术后易复发及需再次手术是 Crohn 病的一个重要特征,患者一生之中可能需要多次手术,故过度的切除性手术可能导致短肠综合征等严重后果。手术时应遵循"节省肠管"的保守原则,全面探查肠管,了解病变范围,需要手术处理的只是那些有明显并发症的部位。术前术后应与内科医师及患者密切配合,制订合理的综合治疗方案,才可能获得最佳治疗效果和生活质量。

二、溃疡性结肠炎

溃疡性结肠炎(Ulcerative Colitis,UC)是一种以大肠黏膜和黏膜下层炎症为特点,病因不明的慢性疾病。病变多位于直肠和乙状结肠,也可延伸到降结肠,甚至整个结肠。其临床表现多样化,诊断缺乏特异性,近年来有不断增加的倾向,由其引起的并发症亦有所增多。

(一)病因

UC病因至今未完全明了,多数学者认为与感染、遗传、自身免疫、饮食、环境及心理等因素有关。

(二)病理

UC病理表现为结肠弥散性、连续性的表浅炎症,好发于直肠,向近侧结肠延续,累及乙状结肠,少数波及整个结肠,一般不累及小肠。全结肠受累时,在末端回肠可有反流性表浅炎症。UC病变深度一般限于黏膜和黏膜下层,肌层基本不受累。在少数严重病例,炎症和坏死可延伸至环肌层或纵肌层,使肠壁变薄,自发性穿孔的危险性增高。UC黏膜病变程度差别很大,可从正常黏膜到完全剥脱。肠黏膜细胞受炎症侵袭,肠壁充血、水肿、增生反复发作。炎症细胞浸润形成细小脓肿,脓肿间相互融合扩大形成溃疡。这些溃疡沿结肠纵轴发展,逐渐融合成大片溃疡。溃疡间黏膜增生形成假性息肉,其上皮可由不典型增生转为癌变,因此可认为UC是一种癌前病变。

由于病变很少深达肌层,合并结肠穿孔、瘘管形成或结肠周围脓肿较少。在少数暴发型病例,病变侵及肌层并伴发血管炎和肠壁神经丛损害,使肠壁变薄、肠腔扩张、肠运动失调而形成中毒性巨结肠。炎症反复发作可使大量肉芽组织增生,肌层挛缩、变厚,造成结肠变形、缩短、结肠袋消失及肠腔狭窄。

(三)临床表现

根据病变发展的不同阶段,UC有轻重不一的临床表现。

1.轻型

病变部位仅累及结肠远端,症状轻,起病缓慢,腹泻轻,大便次数每日4次以下,大便多成形,可见少量黏液性血便,呈间歇性,可有腹痛,但程度轻,无全身症状。

2.中型

病变范围较广,症状持续半年以上。常有程度不等的腹泻、间断血便、腹痛及全身症状。结直肠病变为进行性加重,并发症有结直肠出血、狭窄性结肠梗阻、结肠穿孔、癌变等。

3.重型

病变累及结肠广泛而严重,易发生出血和中毒性结肠扩张。受累最重部位多在横结肠,由于肠袢极度膨胀,又称之为中毒性巨结肠、中毒性结肠扩张或急性中毒性肠膨胀。约有15%的UC患者可并发中毒性巨结肠而危及生命,其发病急骤,有显著的腹泻,日达6次以上,为黏液血便和水样便,伴发热、贫血、厌食、体重减轻等全身症状。严重者发生脱水、休克等毒血症征象。持续严重的腹痛、腹部膨隆、白细胞计数增多、低蛋白血症,提示结肠病变广泛而严重,已发展至中毒性巨结肠。

(四)诊断

UC通常并无特异性临床表现。重症患者长期消耗,营养不良,出现高热和中毒性巨结肠时诊断并不困难,但为时较晚。有两项辅助检查对诊断有较大帮助。

1.纤维结肠镜检查

大多数 UC 累及直肠和乙状结肠,通过结肠镜检查可明确诊断。镜下可见充血、水肿的黏膜,肿脆而易出血,在进展性病例中可见溃疡,周围有隆起的肉芽组织和水肿黏膜,呈息肉样改变。在慢性进展性病例中,直肠和乙状结肠腔可明显狭窄。为明确病变范围,应做全结肠检查,同时做多处活检,以便和其他疾病相鉴别。

2.气钡灌肠双重造影

气钡灌肠双重造影有助于确定病变范围和严重程度。造影中可见结肠袋形态消失,肠壁不规则,假息肉形成,肠腔变细、僵直在检查前应避免肠道清洁准备,以免使结肠炎恶化。一般检查前三天给予流质饮食即可。有腹痛患者禁做钡灌肠检查,应选择腹部 X 线片或 CT 检查,观察有无中毒性巨结肠、结肠扩张及膈下游离气体。

(五)治疗

1.全身支持疗法和对症处理

给予深静脉营养支持,纠正水、电解质平衡紊乱,纠正低钾血症。对于轻、中度患者可口服柳氮磺吡啶(SASP),常能达到较好效果,发作期每日 4~6 g,分 4 次服用。病情好转数周后减量,可改为每日 2 g,持续用药 1 年以上。对中、重度患者,结肠病变广泛的急性期和严重病变,应用肾上腺皮质激素对缓解症状,延迟病程有一定作用,可口服或静脉滴注,或加入生理盐水做保留灌肠。

在急性发作期应用激素的效果是肯定的,但在慢性期应谨慎使用,注意其长期使用的不良反应。应用免疫抑制剂,如硫唑嘌呤等,能改善病程进展,控制临床症状,但不能改变基本病变,常用于静止期以减少复发。

2.手术治疗

适应证包括中毒性巨结肠、并发肠穿孔或濒临穿孔、大量或反复出血、肠狭窄并发反复梗阻。手术方法如下。

(1)结直肠全切除、回肠造口术:主要针对结肠病变广泛并伴有低位直肠癌变,需做直肠切除者。在急诊情况下无需肠道准备,手术彻底,并发症少,无复发、癌变、吻合口瘘之虑。但永久性回肠造口将给患者带来不便,较影响生活质量。

(2)全结肠切除、回直肠吻合术:主要适用于直肠无病变的患者。手术操作简便,避免永久造口,术后并发症少。但由于保留了直肠,术后有疾病复发和癌变的危险。

(3)全结肠直肠切除、回肛吻合术(ileoanal anastomosis,IAA)及全结肠直肠切除、回肠储袋肛管吻合术(ileal pouch-anal anastomosis,IPAA):适用于慢性 UC 对内科治疗无效者,或反复持续的结肠出血、肠狭窄或黏膜严重病变者。这类手术既切除了结直肠(或直肠黏膜),又能保留有一定功能的肛门。尤其是 IPAA,因其储袋的储粪功能可减少排便次数,生活质量较好,更受患者欢迎。IPAA 术式须充分游离末段回肠系膜,使回肠末段能顺利拉至盆腔,制成二襻的 J 形或三襻的 S 形等储袋,与肛管吻合,疗效满意。

UC 的手术治疗分为急诊手术、限时手术和择期手术。肠穿孔、中毒性巨结肠、大量肠出血等常需急诊手术,旨在挽救患者生命,首选结肠次全切除、回肠造口、直肠残端缝闭,对危重患者可行末段回肠和乙状结肠双腔造口(双造口术),以转流粪便及排除结肠内容物,以后再行治疗性切除和重建手术。

若经保守治疗病情转稳定,应强化支持治疗,力争在较好的条件下行择期手术。如不能控制出血,则应选择全部或次全结肠切除、回肠造口术,不必切除直肠,以减小手术创伤,留待日后再行治疗性切除和重建手术。

结肠切除后粪流改道,即使直肠内仍有活动性病变,出血亦可停止。全结肠直肠切除、回肠造口术为多年来施行的标准择期术式,其手术病死率低,并发症少,结肠和直肠切除后根除了全部病变,多数患者能恢复正常生活和工作能力,仍不失为一种简单、安全的手术方式。但由于术后回肠造口不易管理,易致水电解质平衡紊乱和造口皮肤碱性腐蚀,又因 UC 病变多在直肠和结肠远段,因此可行直肠,乙状结肠切除,降结肠造口,或直肠、左半结肠切除,横结肠造口术,以改善术后营养吸收,减少肠液丢失,且造口更易管理。而 IAA 和 IPAA 是近年来颇受推荐的 UC 手术治疗方法,在达到治疗目标的同时,避免了肠造口对患者心理和生活质量的巨大影响,更符合现代外科发展力求减少治疗创伤的方向。

(丁海涛)

第四节　肠扭转

结肠扭转是以结肠系膜为轴的部分肠襻扭转及以肠管本身纵轴为中心扭曲。本病可发生于任何年龄,乙状结肠扭转多见于平均年龄大于 70 岁的老年人,男性居多,平均发病年龄 40~69 岁,而盲肠扭转多见于年轻女性。乙状结肠是最常见的发生部位,约占 90%,其次是盲肠,偶见横结肠和脾曲。该病发展迅速,有较高的病死率 9%~12%,术后并发症多,应早期诊断,早期治疗。

一、病因

结肠扭转常由于肠系膜根部较窄且所属肠段冗长,活动度大,如乙状结肠。冗长的肠段随着年龄的增长而延长。

诱发因素:①肠内容物和气体使肠襻高度膨胀,如长期慢性便秘等;②肠活动的增强和腹内器官位置的变化,如妊娠和分娩;③有过腹腔手术病史而使腹腔内粘连;④先天性异常如肠旋转不良或后天因素造成远端肠管梗阻。

盲肠正常固定在后腹壁,正常盲肠可以旋转 270°,不会发生扭转,但有 10%~22%的人群在胚胎发育期间盲肠与升结肠未完全融合于后腹膜,形成游动盲肠,因活动范围大,其中有 25%的人会发生盲肠扭转。此外,东欧与非洲扭转多与高纤维饮食有关,西欧与北美多与慢性便秘、滥用泻药与灌肠有关。

二、临床表现

乙状结肠扭转的表现多样化,可呈急性发作,也可呈亚急性或慢性发作。早期肠坏死出现腹膜炎、休克等严重表现,亚急性、慢性发作发病缓慢,多有发作史,腹痛轻,偶为痉挛性,但腹胀严重,以上腹明显,常偏于一侧。腹部体征除明显腹胀外,可有左下腹轻压痛及肠鸣音亢进,有时可扪及腹部包块且有弹性。指诊直肠空虚。盲肠扭转的临床症状、体征与小肠扭转基本相同,而且病情进展更为迅速,发病急,腹中部或右下腹疼痛,为绞痛性质,阵发性加重。并可有恶心呕吐,开始尚可排出气体和粪便。查体见腹部膨隆,广泛触痛,肠鸣音亢进并有高调,叩诊鼓音。在腹中部或上部可摸到胀大的盲肠,如发生肠系膜血循环障碍,短时间内可发生肠壁坏死,腹膜刺激征明显。

三、诊断

结肠扭转的诊断并不困难,腹痛、腹胀、便秘或顽固性便秘为扭转三联征。盲肠扭转或急性结肠扭转常出现恶心、呕吐。查体有腹胀,腹部压痛、腹部包块、肠鸣音亢进、体温升高、休克、腹膜炎体征。再结合病史、诱发易患因素,腹痛、腹块的部位,一般可做出结肠扭转的诊断。Stewardson选择"持续腹痛""发热""心动过速""腹膜炎体征""白细胞增高"5个经典表现作观察,发现约有90%的肠绞窄患者同时具有2种或2种以上的表现。腹部X线片对诊断帮助很大,应作为怀疑结肠扭转的常规检查,乙状结肠扭转的典型X线表现是显著充气的孤立肠襻,自盆腔至上腹或膈下,肠曲横径可达10～20 cm,立位片可见两个巨大且相互靠拢的液平。其他各段小肠和结肠也有胀气与液平,钡灌肠见钡剂止于直肠上端,呈典型的鸟嘴样或螺旋形狭窄。盲肠扭转时腹部X线片显示单个卵圆形胀大肠襻,有长气液平面,如位于上腹可误诊为急性胃扩张,但胃肠减压无好转,可以此鉴别。后期在盲肠扭转上方常可见小肠梗阻的X线征象。并可在盲肠右侧见到有气体轮廓的回盲瓣。钡剂灌肠充盈整个左侧结肠和横结肠,可与乙状结肠扭转鉴别。当怀疑有坏疽时,严禁做钡灌肠,因为有坏死段肠管穿孔的危险。横结肠扭转扩张,肠曲于中上腹呈椭圆形扩张,中间也可见双线条状肠壁影,降结肠萎陷。CT也是急腹症常规的检查,也是目前诊断结肠扭转最有意义的诊断方式。

结肠扭转CT表现主要有以下特征。①"漩涡征":"漩涡征"为肠曲紧紧围着某一中轴盘绕聚集,大片水肿系膜与增粗血管同时旋转,漩涡中心尚见高密度系膜出血灶,CT上呈"漩涡"状影像。若CT片示漩涡征出现在右下腹,多提示盲肠扭转。②"鸟喙征":扭转开始后未被卷入"涡团"的近端肠管充气、充液或内容物而扩张,其紧邻漩涡缘的肠管呈鸟嘴样变尖,称之为"鸟喙征",盲肠扭转时,其鸟嘴尖端指向左上腹。③肠壁强化减弱、"靶环征"和腹腔积液。④闭襻型肠梗阻常见肠管呈C字形或"咖啡豆征"排列。

现在增强CT及CT的三维重建也逐步推广于临床,使得结肠扭转的诊断更准确,更直观。对于肠梗阻的诊断,虽然超声的敏感性及特异性低于腹部CT,但因其实施动态、诊断快速,也是常规检查方法之一。急性肠梗阻的超声表现为:①一般表现,近端肠管扩张(93.7%),明显的内容物反流,远端肠管多空虚;②并发症表现,当肠管发生坏死、穿孔时,穿孔近端肠壁明显增厚,腹腔积液增多,并可探及游离气体。并且超声对判断肠系膜血管有无血流以及有无栓塞都有较高的准确率。低压盐水灌肠即是治疗手段之一,也是一种重要诊断方法,如不能灌入300～500 mL盐水,则提示梗阻在乙状结肠。此外,随着内镜技术的发展,乙状结肠镜和纤维结肠镜也日益成为结肠扭转常规的诊断及治疗方法。

四、治疗

结肠扭转的治疗,除禁食、胃肠减压、输液等肠梗阻的常规治疗措施外,根据病情进展程度的不同、有无并发症等情况而采取非手术治疗或手术治疗。

(一)非手术治疗

非手术治疗一般用于乙状结肠扭转且为发病初期,而盲肠扭转和晚期病例怀疑有肠坏死时禁用这种疗法。具体方法如下。

1.高压盐水灌肠和钡剂灌肠

温盐水或肥皂水均可,灌肠时逐渐加压,如有气体和粪便排出腹胀消失,腹痛减压,表示扭转复回,成功率分别可达 66.7%～78.6%。

2.乙状结肠镜或纤维结肠镜插管减压

由于镜管细,镜身软,光源强,视野清晰,不易损伤肠壁,可清晰观察黏膜水肿程度,且患者耐受性好,故多采用纤维结肠镜复位。内镜循腔经直肠进入乙状结肠,如发现黏膜出血、溃疡或由上方流出脓血,提示肠壁已部分坏死,不宜继续插管,如检查无异常,将软导管通过结肠镜,缓慢经梗阻处远端,进入扭转肠襻,若顺利可排出大量气体和粪便,扭转自行复回,症状好转,插管全程要细致轻柔:不可用力过猛,注意此软管不要立即拔出,要保留 2～3 d。以免扭转短期内复发,还可通过观察导管引出物有无血性物质,以判断扭转肠襻有无坏死。内镜检查作为一种微创治疗,能够有效缓解梗阻症状,避免急诊手术,使外科医生获得充分时间全面评估和判断患者病情,选择最佳的个体化治疗方案,以达到更好的疗效。

尽管非手术疗法复位成功率高达 77%,病死率和并发症率均较手术治疗为低,但由于发生扭转的根本原因依然存在,复发率高达 46%～90%。因此,国内外学者近年均主张,若患者无手术禁忌证,在非手术疗法复位后,短期内应行根治性的手术治疗。

(二)手术治疗

如果非手术疗法失败,或出现弥漫性腹膜炎并怀疑有肠坏死、穿孔时,均应及时手术,术中根据有无肠管坏死、腹腔污染情况及患者自身状况,再决定做姑息性手术,还是根治性手术。主要手方式式包括固定术、造口术和切除吻合术等。

1.固定术

由于单纯乙状结肠扭转复位术后复发率可达 28%,单纯盲肠复位术有 7% 的复发率,故术中逆扭转方向复位后,若肠管血运良好,肠壁色泽正常,有蠕动,多加以固定术。手术方法有乙状结肠腹壁固定术、乙状结肠系膜固定术,乙状结肠横结肠固定术,乙状结肠腹膜外被覆术。盲肠扭转多采用后腹膜盲肠固定术。

2.结肠造口术

结肠造口术一般用于手术时发现肠壁明显水肿、肠腔过度扩张、腹腔污染严重、肠壁已坏死、穿孔或全身情况较差的病例。可将坏死肠管切除吻合后在其近侧造口;也可行 Hartmann 手术即坏死肠管切除,近端造口,远端缝闭放回腹腔内旷置;或者做双腔结肠造口术,坏死肠管可切除或暂不切除而外置。以上手术都需要行二期手术。

3.切除吻合术

切除吻合术一般用于肠管有坏死或血运不好,腹腔污染较轻。或者乙状结肠特别冗长,估计行固定术效果不佳,则可将乙状结肠切除行根治性治疗。由于两断端管腔内径差别较大,在切除肠管后,多行一期端侧吻合。在非手术治疗有效后,为防复发也可择期行肠道准备后,可行肠切除吻合术。扭转性结肠梗阻是急性闭襻性肠梗阻,易发生坏死穿孔,应以急诊手术为主。对于右侧大肠梗阻的术式选择意见较为一致,可行梗阻病变的一期切除吻合术。对左侧大肠梗阻的术式选择则有分歧。传统的治疗方法是分期手术,即先行病灶切除和肠造口,然后再择期关闭造口的二次手术方案。这种方法虽能减少腹腔感染和肠漏发生的机会,但却需要二次手术创伤,使术后恢复期延长、整体治疗费用增加。近年来,随着抗生素发展、手术进步,以及对结肠梗阻病理生理认识的提高,越来越主张行一期切除吻合术。为提高一期切除吻合术的成功率,要求术中肠道排空、灌洗,但延长了手术时间,术后肠功能恢复慢,术后并发症发生率高达 40%～60%,因此,当出现急性大肠梗阻时,如果用非手术的方法缓解肠梗阻并改善一般状况,就可以变"急诊手术"为"限期手术",从而最大限度降低手术风险,显然是治疗急性大肠梗阻的最理想方案。

（丁勇峰）

第五节　肠套叠

肠套叠是一段肠管以及与其相连的肠系膜(套入部)被套入与其相邻的另一段肠管内(鞘部)引起内容物通过障碍所致的肠梗阻。成人肠套叠缺乏典型的临床表现,最常见的症状有腹痛、恶心、呕吐。在我国,肠套叠在全部肠梗阻中占 15%～20%。

儿童肠套叠多见,居急性肠梗阻首位,约占 50%。成人肠套叠较为少见,仅占肠梗阻的1%,占所有肠套叠的 5%。

一、病因

成人肠套叠与小儿不同,常有明确的病因,80%～90%的成人肠套叠继发于其他肠管疾病。肿瘤是成人肠套叠最常见的病因之一,其中良性或恶性肿瘤约占 65%。非肿瘤性病变占15%～25%,特发或原发的套叠约占 10%。在各种继发病因中,良性病变有脂肪瘤、平滑肌瘤、血管瘤、神经纤维瘤、腺瘤样息肉、感染性病变、Meckel 憩室、术后粘连及肠动力性病变等;恶性病变有转移癌、腺癌、类癌、淋巴瘤、平滑肌肉瘤等。

肠道各种炎性疾病,如溃疡性结肠炎、肠型过敏性紫癜、克罗恩病、阑尾炎、梅克尔憩室等均可引起肠套叠。先天性因素,主要有盲肠过长、活动度大,少数为肠重复畸形所致。HIV 感染患者由于免疫功能低下,易并发各种肠道炎症性及肿瘤性病变,包括感染性肠炎、Kaposi 肉瘤及非霍奇金淋巴瘤等,因此 AIDS 患者合并肠套叠的报道较多见。成人术后肠套叠通常较少发生。原因不明的特发性肠套叠病因不十分清楚,任何可致肠蠕动失去正常节律、肠环肌局部持续痉挛的因素均可引起肠套叠。

二、临床表现

成人肠套叠缺乏典型的临床表现,最常见的症状有腹痛、恶心、呕吐,较少见的症状有黑便,体重减轻,发热和便秘。少数患者可扪及腹部肿块。发作时仍以阵发性腹痛为主,同时伴有恶心、呕吐一般在右上腹或右下腹摸到肿块。多数表现为症状反复发作,病程可从几周到几个月不等,儿童肠套叠的特异性"三联征"在成人很少见。

成人肠套叠的临床表现还受头端部肿瘤的影响。头端部无肿瘤的肠套叠常表现为弥漫性腹痛,多在 CT 检查中偶然被发现。通常只是短暂发作,不会引起临近肠段的梗阻。头端部有肿瘤的肠套叠常间断发作,通常不会表现为套叠本身特异性的症状,而表现为腹痛、恶心、呕吐等部分肠梗阻的症状,也可表现为与肿瘤发展相关的临床症状,包括便秘、体重减轻、黑便或者体检时可触到的腹部肿块。

不同部位的肠套叠其临床特点也有所不同:回回型肠套叠发作时,多表现为阵发性腹痛伴呕吐,间歇时可无症状;回结型腹痛多为持续性,阵发加重,可伴肿块;结结型则常有腹痛、腹部肿块、血便等。

三、诊断与鉴别诊断

(一)诊断

本病诊断较小儿肠套叠困难,临床上遇到下列情况应考虑本病:①成人突然发作的腹部绞痛,伴有可消散或随腹痛而出现的腹部肿块者;②急性腹痛伴腹部包块或(和)黏液血便;③原因不明反复发作的慢性肠梗阻;④腹部手术或外伤后恢复期出现急慢性肠梗阻者。当怀疑有肠套叠时,应多次反复进行腹部检查和直肠指诊。尚需进行相关影像学检查,以明确诊断。

1.超声检查

B超检查对肠套叠诊断敏感性较强,声像图具有典型的"靶环征""同心圆征"或"假肾型征",并且超声检查迅速、无创、简便、可反复检查,因此可以作为肠套叠的首选辅助检查。但B超检查受患者肥胖和气体干扰较大,和操作者手法及熟练程度关系很大,诊断有很大的局限性。

2.X线检查

腹部透视往往缺乏典型的肠梗阻表现,因此早期临床诊断常有困难。钡剂灌肠造影在评估成人肠套叠中很少应用。因为成人肠套叠多数为继发性,使用钡剂灌肠可能使套叠复位,而且肠道有肿瘤时会表现出套叠的影像,假阳性较高,并且在上消化道造影中典型的"弹簧征"并不多见,灵敏度不高。目前在成人肠套叠的术前诊断中较少采用。

3.CT检查

螺旋CT不受气体影响,可清晰显示腹内肠道病变的情况,病变检出率高,是目前应用最广的影像学检查手段,在诊断成人肠套叠中的作用已越来越受到重视。肠套叠可以通过CT上特异性的影像确诊,直接征象有靶形征和彗星尾征或肾形征。靶形征见于各型肠套叠,而肾形肿块和彗星尾征主要见于小肠型肠套叠。这三种典型的表现,可反映疾病的不同进程及严重程度。有时头端部的肿瘤可在逐渐变细的套入部远端见到,在CT上显示为特异性肠内肠的征象,伴有或不伴有脂性密度和肠系膜血管。除了直接征象外,间接征象的显示也很重要,表现为肠襻扩张、积气及气液平面腹腔积液等。如果肠壁节段性环形增厚 $2\sim3$ mm,肠系膜结构模糊、腹腔积液,螺旋CT增强扫描肠壁强化减弱或不强化,延迟扫描强化正常,说明肠缺血水肿。

由于原发病变和套叠肠管的肿块常混为一体,其形态大小及强化特点判断困难,而且原发病变种类多,故原发病变诊断困难。良、恶性肠套叠在CT上表现的直接征象无明显差异,但间接征象可帮助诊断。CT可观察邻近器官有无受侵、转移、腹膜后淋巴结肿大等,如肠壁不规则增厚或见密度小均匀的软组织块影,伴周围系膜及筋膜浸润、腹膜后淋巴结增大,则提示病因是恶性肿瘤。

4.MRI

MRI采用HASTE成像技术在诊断肠套叠中具有独特的作用,在 T_2 加权像中能够通过高信号腔内水和低信号肠壁间的强烈对比,清楚地显示肠套叠的范围及可能存在的病灶。但MRI检查费用昂贵、易受呼吸等多种因素影响,目前还不宜作为常规检查方法。最近超快多翼机技术可以使图像基本不受肠道运动的影响。

5.内镜检查

纤维结肠镜可发现结肠套叠及引起套叠的原因,起到定性和定位的作用。胃镜仅对术后空肠胃套叠有诊断价值。纤维结肠镜在有的病变段进入困难且不能了解病变肠管周围情况,但可取病变组织活检。随着诊断性腹腔镜在临床上越来越广泛地应用,这项技术有望成为成人肠套叠确诊手段之一。

(二)鉴别诊断

1.胃肠道肿瘤

胃肠道肿瘤也可出现类似"靶环征"和"假肾征"的超声征象,但其形态多不规则,肠壁厚薄不均,肿瘤中心部呈现较强的气体反射,长轴段面多无对称的多层回声,而肠套叠鞘部形成的外圆轮廓规整,中心部环状高回声直径较大,多较稳定、整齐,同时两者病史也有区别。

2.肠梗阻

肠梗阻患者也可表现为腹痛、腹胀及腹部包块,超声检查梗阻部位以上肠管扩张明显,并伴有积气、积液,成人肠套叠的套叠部位以上肠管可无扩张,但要注意的是成人肠套叠可合并肠梗阻。

3.急性阑尾炎

急性阑尾炎超声上也可表现为腹部包块,形似"假肾征",但其常位于右下腹麦氏点附近,合并有积气或粪石时有助于诊断。

4.Crohn 病

Crohn 病超声纵切面形似"假肾征",但其外层为增厚的肠壁,厚度范围为 1～2 cm,超声表现为均匀一致的低回声,病变周围可见肿大淋巴结,合并内瘘时可出现肠周围脓肿,而成人肠套叠纵切面外层为鞘部,其外圆直径与肠套叠类型有关,病变周围一般无肿大淋巴结。

四、治疗

成人肠梗阻由于多继发于肠管其他疾病,非手术治疗不能发现病因和并发症,不易确定是否完全复位,即使复位成功,难免遗漏恶性肿瘤的可能。因此,应首选手术治疗。

(一)非手术治疗

1.保守治疗

持续胃肠减压、纠正水电解质紊乱和酸碱失衡、抗感染、抑制消化液分泌(生长抑素及其类似物)、对症治疗(镇静、解痉)等。

2.结肠充气复位法

利用向结肠内注入气体所产生的压力,将套叠顶点推向回盲部,迫使套入段完全退出。适用于回盲型和结结型套叠的患者,且未超过 48 h,一般情况良好,体温正常,无明显腹胀,无腹膜刺激征,无中毒、休克等表现。

3.钡剂灌肠治疗

少数病例在行 X 线钡剂造影检查时,套叠肠管可解除套叠,但由于成人肠套叠多继发于肠管原发病,钡剂灌肠有可能延误病情甚至加重病情可能,因此,无论是在诊断或者治疗成人肠套叠时钡剂灌肠要慎重考虑。

(二)手术治疗

成人肠套叠多继发于肠管原发病变引起,常难以自行复位,一经确诊,应及早手术治疗。

手术治疗不仅可解除肠套叠引起的梗阻,而且可祛除存在的器质性病变。手术方法应根据肠套叠的部位、类型、引起套叠的病因、受累肠管的情况、患者的一般情况,决定治疗的方法和手术方式。

1.手术方式

(1)术前或术中探查明确为恶性肿瘤引起肠套叠者,不应手法复位,应行包括肿瘤、引流淋巴在内的根治性切除术。

(2)术中发现套叠严重、复位困难及有明显肠壁血供不良或坏死者,应直接行相应肠段切除。

(3)肠管易于复位且血供良好,可先行复位,再根据探查情况决定是否行肠切除术。

(4)对于回结肠型套叠,如手法复位后未发现其他病变以切除阑尾为宜。

(5)盲肠过长者则应作盲肠固定术。

2.手术步骤

(1)切口:可采用右中腹部旁正中或经腹直肌纵切口或横切口进腹。

(2)探查:进腹后应先仔细探查,找到病灶所在部位,观察套入肠管的局部情况以及全身情况选择适当的手术方法。

(3)对外观无肠坏死的肠套叠,可采用挤捏外推的手法,注意用力持续,将套入的肠管轻轻地、缓缓地加大挤压力量,渐渐地将肠管退出,完全复位。由于肠管套入后,肠壁水肿,组织脆弱,不能承受牵扯的拉力,若采用牵扯的方法,容易造成肠管肌层撕裂甚至肠管全层断裂,而导致腹腔感染,肠瘘发生。

(4)当套叠的肠管复位后,如发现肠壁有较广泛的出血或破损、坏死,或套叠系由肿瘤、局部肠管病变等引起,则根据病变的性质进行手术治疗。

(5)套叠部位处理结束后,根据腹腔的污染程度进行清洗,如果有肠坏死或污染程度较重,还考虑是否需要放置腹腔引流。

(丁勇峰)

第六节　肠梗阻

任何原因引起肠内容物不能正常运行、通过障碍,称为肠梗阻,是外科常见急腹症之一。病因和类型很多,发生后引起肠管形态与功能改变,并可导致全身性生理紊乱。

一、病因和分类

1.按梗阻原因分类

(1)机械性肠梗阻:为肠腔外、肠壁及肠腔内因素引起肠内容物运行受阻,临床上最常见,如肠粘连束带压迫、嵌顿疝、肠道肿瘤、肠扭转、肠套叠、先天性畸形、肠腔粪块异物堵塞等。

(2)动力性肠梗阻:由于神经抑制或毒素刺激导致肠壁肌肉运动紊乱,但肠腔无器质性狭窄,分为麻痹性与痉挛性两类,麻痹性肠梗阻多见于腹腔术后、弥漫性腹膜炎、腹膜后血肿、全身水和电解质紊乱等情况;痉挛性肠梗阻少见,可发生于慢性铅中毒、肠道功能紊乱、急性肠炎患者中。

(3)血供性肠梗阻:由肠系膜血管栓塞或血栓形成所致,肠管供血障碍,失去蠕动能力,肠内容物不能运动出现肠麻痹表现。

2.按梗阻部位分类

(1)高位肠梗阻:梗阻部位位于空肠中上段。

(2)低位肠梗阻:空肠下端至末端回肠及结直肠梗阻。

3.按病程发展快慢分类

(1)急性肠梗阻:急性发病并引起全身病理生理改变和临床症状,如嵌顿性疝、肠扭转等。

(2)慢性肠梗阻:缓慢发病,如肠道肿瘤逐渐生长引起肠腔梗阻等情况。

4.按肠管有无血供障碍分类

(1)单纯性肠梗阻:仅有肠内容物通过受阻,血供无障碍。

(2)绞窄性肠梗阻:梗阻伴肠壁血供障碍,可因肠系膜血管受压、血栓形成或栓塞等引起,受累肠管会发生坏死、穿孔等严重后果。

二、临床表现

肠梗阻的共同临床表现是腹痛、呕吐、腹胀和停止自肛门排气排便。由于梗阻的原因、部位和程度不同,临床表现各有特点。

1.症状

(1)腹痛:机械性肠梗阻梗阻部位以上强烈蠕动,表现为阵发性绞痛,中上腹部多见,患者常自觉有气体在腹部窜动。如腹痛间歇期不断缩短,逐渐转为持续性,应警惕绞窄性肠梗阻可能。麻痹性肠梗阻多表现为持续性胀痛,阵发性绞痛少见。

(2)呕吐:机械性肠梗阻的主要症状之一。早期呈反射性,此后随梗阻部位有所不同。高位梗阻时呕吐出现早、较频繁,呕吐物主要为胃、十二指肠内容物;低位肠梗阻时呕吐出现较晚,初为胃内容物,后为粪臭味肠内容物。呕吐物如呈棕褐色或血性,是肠管供血障碍的表现。麻痹性肠梗阻呕吐多呈溢出性。

(3)腹胀:发生在腹痛之后,其程度与梗阻部位有关。高位肠梗阻腹胀不明显;低位肠梗阻及麻痹性肠梗阻腹胀明显,遍及全腹,可见胃肠型;结肠梗阻时,如回盲瓣关闭良好,梗阻近侧肠襻形成闭襻。腹部隆起不对称,是肠扭转等闭襻性肠梗阻的特点。

(4)肛门停止排气排便:完全性肠梗阻典型临床表现为肛门停止排气、排便;但在梗阻初期,尤其是高位梗阻时,梗阻远端肠道内残存粪便和气体,仍可排出,应避免误诊;部分性肠梗阻时肛门仍有排气、排便;绞窄性肠梗阻时可排出血性黏液样粪便。

2.体格检查

(1)全身情况:肠梗阻早期,患者全身多无明显改变。梗阻晚期或绞窄性肠梗阻时,可出现体液丢失、脱水表现,如眼窝内陷、皮肤弹性消失,少尿、无尿等,严重者出现脉搏细速、血压下降、四肢厥冷等中毒和休克征象。

(2)腹部检查:机械性肠梗阻常见胃肠型和蠕动波,肠扭转表现为腹胀不对称,麻痹性肠梗阻时腹胀均匀。单纯性肠梗阻压痛较轻,一般无腹膜刺激征;绞窄性肠梗阻时,多有固定压痛和腹膜刺激征,如触及压痛的包块,常是绞窄的肠襻。腹腔渗液积聚,移动性浊音可呈阳性,多见于绞窄性肠梗阻。肠鸣音亢进,有气过水声或金属音,是机械性肠梗阻的表现。麻痹性肠梗阻时,肠鸣音减弱或消失。

3.辅助检查

(1)实验室检查:由于液体丢失和血液浓缩,血常规检查,血红蛋白和血细胞比容可增高,血清电解质、生化检查、血气分析可以了解酸碱失衡、电解质紊乱和肾功能状况。呕吐、大量胃液的丢失可出现低氯、低钾血症和代谢性碱中毒;绞窄性肠梗阻时,血液生化指标异常更为明显;如呕吐物和粪便检查潜血阳性或大量红细胞,需考虑肠管有血供障碍。

(2)X线检查:常规行腹部立位或侧卧位 X 线片检查,典型表现见扩张胀气肠襻,多处肠襻内见气液平面,呈阶梯状;由于梗阻部位不同,X线表现各有特点,空肠黏膜环状皱襞在肠腔充气时可呈"鱼骨刺样",回肠黏膜无此表现,结肠梗阻可见结肠腔明显扩张,胀气位于腹部周边,显示结肠袋;低位小肠梗阻见多个气液平面;卧位平片如见"鱼肋骨刺"征为高位小肠梗阻;如怀疑肠套叠、结肠梗阻或乙状结肠扭转时,可行钡剂灌肠或 CT 检查辅助诊断。小肠梗阻时忌用消化道造影检查,以免加重病情。

三、治疗

肠梗阻治疗的基本原则是纠正梗阻所致的全身生理紊乱和解除梗阻。具体方法应根据梗阻类型、部位等情况而定。

1.基础治疗

主要目的是纠正肠梗阻所引起的生理紊乱,减轻肠管梗阻的因素,可以作为非手术治疗观察期间或手术前的积极准备。

(1)胃肠减压:肠梗阻治疗的重要方法之一。通过胃肠减压,吸引出胃肠道内的气体和液体,减轻腹胀,降低肠腔内压力,减少肠腔内细菌和毒素,改善肠壁血液循环,有利于改善局部病变和全身情况,如能将鼻胃管通过幽门置入十二指肠或小肠内,减压效果更为理想。胃肠减压常见并发症包括误插入气管、喉头水肿、食管和胃黏膜损伤,需掌握适应证,病情缓解后注意及时拔管,勿留置过久。

(2)纠正水、电解质紊乱和酸碱平衡失调:肠梗阻患者由于频繁呕吐及大量消化液积聚于肠腔内,引起体液、电解质丢失,并导致酸碱平衡失调,需要根据脱水类型、程度,结合血清电解质、血气分析等结果制订液体治疗方案。通常先输注平衡盐溶液(如乳酸钠林格液),待测定结果后再补充电解质并纠正酸碱平衡紊乱。同时监测尿量和中心静脉压,根据结果调整输液速度和输液量,梗阻晚期和绞窄性肠梗阻,还须输注血浆、人血清蛋白、全血等制剂。

(3)抗生素应用:肠梗阻时肠壁血供循环障碍,肠黏膜屏障功能受损,肠道细菌可导致腹腔感染;同时膈肌升高影响肺部气体交换及气道分泌物排出,易发生肺部感染。通常为混合性感染,主要包括革兰阴性菌(大肠埃希菌、克雷白杆菌、铜绿假单胞菌等)及厌氧菌(脆弱类杆菌和梭形杆菌等)。故疑有绞窄性肠梗阻患者,应针对肠道内革兰阴性菌和厌氧菌,选择合适的抗生素做预防性治疗。

(4)其他治疗:包括吸氧,解痉、镇静等对症处理,镇痛药的使用应遵循急腹症的治疗原则。为减少消化液的分泌、减轻腹胀可给予生长抑素或类似物(如奥曲肽)。

2.手术治疗

手术目的和原则是去除病因,解除梗阻并恢复肠道的通畅。具体手术方式根据患者梗阻原因、部位、有无绞窄等情况来决定。手术指征包括非手术治疗无效,各种类型的绞窄性肠梗阻、肿瘤及先天性肠道畸形引起的肠梗阻。基本手术方法如下。

(1)单纯解除梗阻:如肠粘连松解术、肠套叠或扭转复位术及肠切开取除异物术等。

(2)肠切除吻合术:肠道肿瘤、炎性狭窄或肠管已坏死者应行肠切除手术。术中正确判断肠管有无生机很重要,尤其是对绞窄性肠梗阻,应争取在坏死出现前解除梗阻,恢复肠管血液循环。如解除梗阻后肠壁呈紫黑色并塌陷;肠壁失去张力和蠕动能力,肠管麻痹扩张,对刺激无收缩反应;相应肠系膜终末小动脉无搏动,表明肠管无生机;如有怀疑,可用温等渗盐水纱布热敷,或用 0.5%普鲁卡因行肠系膜根部封闭,观察 10~30 min,如无好转,可明确肠管坏死,需行肠切除术;如判断有困难,特别当病变肠管过长,切除后会导致短肠综合征等严重后果,可将肠襻暂时回纳腹腔,待术后 18~24 h 再次计划性开腹探查,在此期间必须严密观察,一旦病情恶化,应立即手术。

(3)短路手术:如梗阻原因不能简单解除,梗阻病变部位又无法切除,且肠管无坏死,可选择梗阻近端与远端肠襻的短路手术。应注意旷置的肠管尤其是梗阻近端肠管不宜过长。

(4)肠造口或肠外置术:如患者情况危重,不能耐受复杂或根治性手术,可选择肠造口或外置术,特别适用于低位肠梗阻尤其是结肠梗阻。对于单纯性梗阻,常采用梗阻近端(盲肠或横结肠)造口,如伴肠管坏死,宜行坏死肠管切除加断端外置造口,待二期手术恢复肠道连续性。

(丁勇峰)

第七节　急性阑尾炎

急性阑尾炎为外科常见病,是最多见的急腹症。其表现典型者诊断不难,绝大多数患者能够早期确诊、早期手术,预后良好。但如延误诊断或不合理治疗,也会发生严重并发症甚至威胁生命。由于急性阑尾炎的临床表现变化多端,临床医生仍时常在本病的诊断或手术处理中遇到麻烦,因此仍然是临床不容忽视的急腹症之一。

一、病因

(一)阑尾管腔阻塞

阑尾管腔阻塞是急性阑尾炎最常见的病因。淋巴滤泡的明显增生是阑尾管腔阻塞的最常见原因,约占 60%,多见于年轻人。阑尾管腔狭窄、腔内粪石、异物、蛔虫及肿瘤等亦可导致管腔阻塞。由于阑尾管腔细,开口狭小,系膜短使阑尾蜷曲,这些都是造成阑尾管腔易于阻塞的因素。阑尾管腔阻塞后阑尾黏膜仍继续分泌黏液,腔内压力上升,血运发生障碍,阑尾壁缺血、组织破坏,有利于细菌入侵,发生感染。

(二)细菌入侵

由于阑尾管腔阻塞,细菌繁殖,分泌内毒素和外毒素,损伤黏膜上皮并使黏膜形成溃疡,细菌穿过溃疡的黏膜进入阑尾肌层。阑尾壁间质压力升高,妨碍动脉血流,造成阑尾缺血,最终造成梗死和坏疽。致病菌多为肠道内的各种革兰阴性杆菌和厌氧菌。其途径如下。①直接入侵。当阑尾黏膜受损破坏时,腔内存在的细菌即可侵入。②血液入侵。细菌经血液循环侵入阑尾,可引起急性阑尾炎。

（三）胃肠炎性疾病

蔓延如急性肠炎、节段性肠炎、急性坏死性肠炎等，都可直接蔓延至阑尾，导致其功能及血运障碍，引起阑尾炎。

二、临床表现及诊断

临床诊断主要依靠病史、临床症状、体格检查和实验室检查。临床上通常以转移性右下腹痛伴消化道症状、右侧麦氏点压痛及局限性腹膜刺激征以及白细胞计数升高作为诊断急性阑尾炎的三大典型依据。

（一）症状

1. 腹痛

70%～80%的患者具有典型的转移性右下腹痛，为临床诊断重要依据之一。腹痛发作始于上腹部或脐周围，疼痛为阵发性而且不甚严重，数小时（6～8 h）后转移并局限在右下腹。此过程的时间长短取决于病变发展的程度和阑尾位置。早期阶段阑尾炎症局限于其黏膜和黏膜下层，刺激内脏神经，疼痛为反射性，范围弥散，程度不重，定位不明确，待炎症扩展至浆膜层或腹层腹膜疼痛固定于右下腹，定位确切，是由体神经刺激的结果。

20%～30%的患者没有转移性腹痛特征，如阑尾黏膜层内脏神经感受器已损害（见于慢性阑尾炎急性发作病例）或阑尾壁感染迅速蔓延至全层（见于小儿的血循性细菌感染）而未能反映内脏神经传导腹痛的情况时，此时并不能否定阑尾炎的诊断。不同位置的阑尾，疼痛部位可有差异。如盆位阑尾炎腹痛在耻骨上区，盲肠后位阑尾炎疼痛在右侧腰部，肝下区阑尾炎可引起右上腹痛，极少数左下腹部阑尾炎呈左下腹痛。不同病理类型的阑尾炎，其疼痛表现亦并不一致。如单纯性阑尾炎表现为轻度隐痛，化脓性阑尾炎呈阵发性胀痛和剧痛，坏疽性阑尾炎呈持续性剧烈腹痛，穿孔性阑尾炎因穿孔后阑尾腔压力骤减，腹痛虽有短暂减轻，并不是病情好转，应高度警觉是否有弥漫性腹膜炎的发生。

2. 胃肠道症状

发病早期可能有恶心、呕吐，不思饮食，但多不严重。有的病例可能发生腹泻。如后期出现排便次数增多，里急后重感或尿痛等症状，提示为盆腔位阑尾炎或坏疽性阑尾炎已合并穿孔，为炎症或脓液直接刺激直肠与膀胱所致。如并发弥漫性腹膜炎，可引起麻痹性肠梗阻，腹胀、排气排便减少。

3. 全身症状

除乏力外，全身症状极少，主要为不同程度的发热。在发生坏疽、穿孔之前，体温一般不超过 38 ℃，且多出现在腹痛之后。如发热为首发症状，要首先考虑内科疾病。如出现寒战、高热伴黄疸，提示有化脓性门静脉炎发生。

（二）体征

1. 右下腹压痛

右下腹压痛是急性阑尾炎最常见的重要体征。压痛点通常位于麦氏点，可随阑尾位置的变异而改变，但压痛点始终在一个固定的位置上。发病早期腹痛尚未转移至右下腹时，右下腹便可出现固定压痛。压痛的程度与病变的程度相关。当炎症加重，压痛的范围也随之扩大。当阑尾穿孔时，疼痛和压痛的范围可波及全腹。但此时，仍以阑尾所在位置的压痛最明显。可用叩诊来检查，更为准确。

2.腹膜刺激征

反跳痛、腹肌紧张、肠鸣音减弱或消失等是壁腹膜受炎症刺激出现的防卫性反应,提示阑尾炎症加重,出现化脓、坏疽或穿孔。腹膜炎范围扩大,说明局部腹腔内有渗出或阑尾穿孔。但是,在小儿、老人、孕妇、肥胖、虚弱者或存在盲肠后位阑尾炎时,腹膜刺激征可不明显。

3.右下腹包块

如体检发现右下腹饱满,扪及压痛性包块,固定,边界不清,应考虑阑尾周围脓肿的形成。

4.结肠充气试验(Rovsing 征)

患者仰卧位,用右手压迫左下腹,再用左手挤压近侧结肠,结肠内气体可传至盲肠和阑尾,引起右下腹疼痛者为阳性。

5.睾丸回缩试验(La Rogue 征)

压迫麦氏点压痛区,可见右睾丸回缩,移去压迫,睾丸回原状。坏疽性阑尾炎常为阳性。

6.皮肤感觉过敏征

右髂前上棘、脐与右耻骨脊之间的三角区皮肤由胸 10～12 神经分布。因内脏体壁神经反射,在急性阑尾炎早期,尤其是阑尾有梗阻者,此三角区皮肤痛觉过敏。针刺或捏提该三角区皮肤,患者感疼痛为阳性。但如阑尾已坏死穿孔,此过敏现象将消失。此外,以下体征对于阑尾位置判断也具有一定意义。

(1)腰大肌试验(Psoas 征):患者左侧卧位,右大腿后伸,出现右下腹疼痛症状者为阳性。此试验说明阑尾位于腰大肌前方,为盲肠后位或腹膜后位。

(2)闭孔内肌试验(Obturator 征):患者仰卧位,右髋和右大腿屈曲,然后被动向内旋转,出现右下腹疼痛症状者为阳性。此实验提示阑尾靠近闭孔内肌。

(3)抬腿试验:患者仰卧位,用手轻压于右下腹部,嘱患者将伸直的右下肢逐渐抬高,至一定高度时感右下腹痛加剧为阳性。因阑尾被挤压在收缩的腰大肌与手之间,见于盲肠后位阑尾炎。

(4)股动脉试验:于右腹股沟韧带下方压迫股动脉,若腹痛加重,说明阑尾靠近髂动脉。

(5)直肠指检:若直肠右前方有触痛,提示阑尾位于盆腔或阑尾炎症已波及盆腔。若阑尾周围脓肿波及盆腔,则可触及痛性肿块,或可有波动感。

(三)实验室检查

急性阑尾炎患者血常规检查中,白细胞计数和中性粒细胞比例增高。白细胞计数升高到 $(10\sim20)\times10^9/L$,可发生核左移。部分单纯性阑尾炎或老年患者白细胞可无明显升高。尿常规检查一般无阳性发现,盲肠后位阑尾炎累及输尿管或膀胱时,尿内可见少许红细胞、白细胞。血尿明显说明存在泌尿系统的原发病变。

(四)影像学检查

1.腹部 X 线片

作为不典型急性阑尾炎的辅助性检查,可见右下腹盲肠和回肠末端反射性肠腔积气或液气平面;偶见阑尾结石影;若阑尾腔外气体影,提示阑尾穿孔。临床 X 线的主要目的还在于鉴别其他急腹症,如消化道穿孔、肠梗阻,以及胸部疾病如肺炎等。

2.B 超检查

B 超检查有时可发现肿大的阑尾或脓肿。其用于急性阑尾炎的诊断,方便、安全、可靠、可重复观察,尤适用于小儿阑尾炎或其他可疑阑尾炎患者。

3.螺旋 CT 扫描

作为诊断急性阑尾炎的检查手段,国外报道较多。国内作为急性阑尾炎的诊断方法尚少。可获得与 B 超相似的效果,尤其有助于阑尾周围脓肿的诊断。当诊断不肯定时可选择应用,以发现与急性阑尾炎相混淆的其他腹部病变。

4.核素扫描

近年国外文献虽有报道应用核素标记白细胞扫描,直接显示阑尾及周围软组织的炎症,作为急性阑尾炎的诊断。因其设备条件、患者经费等原因,目前临床单纯用于诊断急性阑尾炎者甚少。

5.腹腔镜检查

对于高度怀疑急性阑尾炎又尚不能确诊的患者,采用腹腔镜检查既可明确诊断,同时又能施行阑尾手术,不失为一举两得的诊治方法。

三、鉴别诊断

有许多急腹症的症状和体征与急性阑尾炎很相似,需与其鉴别。尤其当阑尾穿孔发生弥漫性腹膜炎时鉴别诊断则更难。

有时需在剖腹探查术中才能鉴别清楚。需要与急性阑尾炎鉴别的包括其他脏器病变引起的急性腹痛,以及一些非外科急腹症,常见疾病如胃十二指肠溃疡穿孔、急性胆囊炎、右侧输尿管结石、急性肠系膜淋巴结炎等。

四、治疗

(一)手术治疗

急性阑尾炎经保守治疗被控制仍有复发的可能,同时延误治疗有发生坏疽、穿孔、门静脉炎及腹膜炎的威胁。为此,急性阑尾炎一经确诊,若无手术禁忌证,应早期施行阑尾切除术。早期手术者阑尾炎还处于管腔阻塞或仅有充血水肿时就手术切除,此时手术操作较简易,术后并发症少。如化脓坏疽或穿孔后再手术,不但操作困难且术后并发症会明显增加。

1.不同临床类型急性阑尾炎的手术方法选择不相同

(1)急性单纯性阑尾炎:行阑尾切除术,切口一期缝合。在条件允许情况下,也可采用经腹腔镜阑尾切除术。

(2)急性化脓性或坏疽性阑尾炎:行阑尾切除术。腹腔如有脓液,应仔细清除,用湿纱布蘸净脓液后关腹。注意保护切口,一期缝合。

(3)穿孔性阑尾炎:宜采用右下腹经腹直肌切口,利于术中探查和确诊。切除阑尾,清除腹腔脓液并冲洗腹腔,根据情况放置腹腔引流。术中注意保护切口,冲洗切口,一期缝合。术后注意观察切口,有感染时及时引流。

(4)阑尾周围脓肿:阑尾脓肿尚未破溃穿孔时应按急性化脓性阑尾炎处理。如阑尾穿孔已被包裹形成阑尾周围脓肿,病情较稳定,宜应用抗生素治疗或同时联合中药治疗,促进脓肿吸收消退,也可在超声引导下穿刺抽脓或置管引流。如脓肿扩大,无局限趋势,行 B 超检查确定切口部位后手术切开引流。切开引流以引流为主,如阑尾显露方便,也应切除阑尾,阑尾根部完整者施单纯结扎。如阑尾根部坏疽穿孔,可行 U 字缝合关闭阑尾开口的盲肠壁。术后加强支持治疗,合理使用抗生素。

2.术前准备

急性阑尾炎一般状态较好者不需特殊准备;对不能进食或呕吐严重者,应根据情况适当补液;急性阑尾炎合并腹膜炎者需进行抗生素治疗;妊娠期阑尾炎应肌肉注射黄体酮,以便减少子宫收缩,以防发生流产或早产。

3.阑尾切除术的操作要点

(1)麻醉:局麻,硬膜外麻醉或腰麻。后者多用于阑尾位置较高或估计阑尾与周围组织有粘连时。小儿用全身麻醉。

(2)切口选择:诊断明确的采用右下腹麦氏切口,该切口符合解剖学要求,肌肉、筋膜损伤少;切口距离阑尾近;瘢痕愈合良好,不易发生切口疝。如诊断不明确或腹膜炎较广泛应采用右下腹经腹直肌探查切口,以便术中进一步探查和清除脓液。切口应加以保护,防止被污染。

(3)寻找阑尾:阑尾部恒定位于盲肠3条结肠带的会合处,沿结肠带向盲肠顶端追踪,即能找到阑尾。尽量不用手接触阑尾,更不可用手指挖出阑尾。如充分的显露仍不能找到者,需考虑盲肠后位阑尾的可能,将盲肠向左侧推开,使盲肠的外下方清楚暴露。切开盲肠外侧的后腹膜,游离盲肠并将其向内上方翻起,即可找到阑尾。

(4)处理阑尾系膜:用阑尾钳夹阑尾系膜向外提出,但不能直接钳夹阑尾本身。如系膜菲薄,可用血管钳贴阑尾根部戳孔带线一次集束结扎阑尾系膜,包括阑尾血管在内,再剪断系膜;如阑尾系膜肥厚或较宽,一般应分次钳夹、切断结扎或缝扎系膜。阑尾系膜结扎要牢固。

(5)处理阑尾根部:在距盲肠0.5 cm处用钳轻轻钳夹阑尾后用丝线或肠线结扎阑尾,在距阑尾根部0.5 cm的盲肠壁上,用4号丝线做一荷包缝合,缝线仅穿过浆肌层,暂不打结;再于结扎线远侧0.5 cm处切断阑尾,残端用碘酒、酒精涂擦处理;于盲肠壁上缝荷包线将阑尾残端埋入;荷包缝合不宜过大,防止肠壁内翻过多,形成无效腔。也可做8字缝合,将阑尾残端埋入同时结扎;最后,在无张力下再将系膜绑扎在盲肠端缝线下覆盖加固。近年来也有主张阑尾根部单纯结扎,不作荷包埋入缝合。因幼儿肠壁较薄,荷包缝合时易穿破肠壁,因此不宜应用于小儿阑尾切除术中。

4.腹腔镜阑尾切除术

腹腔镜阑尾切除术优势在于切口小,疼痛轻,分离精确和直观,能够暴露腹腔其余部分,粘连发生率更低。在年轻女性患者中粘连导致不育症的发生率是20%～30%,因此,不少医生不提倡简单的开腹阑尾切除手术,而选择复杂和昂贵的腹腔镜手术。其手术方法同开腹手术,但要求有熟练的腹腔镜操作技术,血管多用钛夹结扎。

(二)急性阑尾炎的非手术治疗

仅适用于单纯性阑尾炎及急性阑尾炎的早期阶段,患者不接受手术治疗或客观条件不允许,或伴存其他严重器质性疾病有手术禁忌证者。主要措施包括选择有效的抗生素和补液治疗,也可经肛门直肠内给予抗生素栓剂。

五、并发症及其处理

(一)急性阑尾炎的并发症

1.腹腔脓肿

腹腔脓肿是阑尾炎诊治不及时的结果。阑尾周围脓肿最常见,也可在腹腔其他部位形成脓肿,常见部位有盆腔、肠间隙等处。临床表现有麻痹性肠梗阻的腹胀症状、压痛性包块和全身感染中毒症状等。B超和CT扫描可协助定位。一经诊断即应在超声引导下穿刺抽脓冲洗或置管引流，或必要时手术切开引流。阑尾脓肿非手术疗法治愈后复发率很高。因此，应在治愈后3个月左右择期手术切除阑尾，其效果比急诊手术好。

2. 内、外瘘形成

阑尾周围脓肿如未及时引流，少数病例可形成各种内瘘或外瘘，脓肿可向小肠或大肠内穿破，亦可向膀胱、阴道或腹壁穿破，此时脓液可经瘘管排出。X线-钡剂检查或者经外瘘置管造影可协助了解瘘管走行，有助于选择相应的治疗方法。

3. 化脓性门静脉炎

急性阑尾炎时阑尾静脉中的感染性血栓，可沿肠系膜上静脉至门静脉，导致化脓性门静脉炎症。临床表现为寒战、高热、肝大、剑突下压痛及轻度黄疸等。虽属少见但病情严重，会产生感染性休克和脓毒症，治疗延误可发展为细菌性肝脓肿。行阑尾切除并大剂量抗生素治疗有效。

（二）阑尾切除术后并发症

1. 出血

主要是阑尾系膜的结扎不牢，引起系膜血管出血。表现为腹痛、腹胀和失血性休克等症状，或因内翻残端出血呈下消化道出血。处理的关键在于预防，阑尾系膜结扎要确切，系膜肥厚者应分束结扎或缝扎止血，结扎线距切断的系膜缘要有一定距离。一旦发生出血表现，应立即输血补液，必要时再次手术止血。

2. 切口感染

切口感染是最常见的术后并发症，是造成切口不愈合的最主要原因。在化脓或穿孔性急性阑尾炎中多见。术中加强切口保护，切口冲洗，彻底止血，消灭无效腔等措施可预防切口感染。一旦感染，可先行试穿抽出脓液，或于波动处拆除缝线，排出脓液并放置引流，同时加抗生素治疗。

3. 粘连性肠梗阻

粘连性肠梗阻也是阑尾切除术后的较常见并发症，与局部炎症重、手术损伤、切口异物及术后卧床等多种原因有关。术后早期离床活动可适当预防此并发症。粘连性肠梗阻病情较重者须手术治疗。

4. 阑尾残株炎

阑尾残端保留过长超过1 cm或者粪石残留，术后残株可炎症复发，仍表现为阑尾炎的症状。也有报道由双阑尾畸形遗留一条阑尾所致。应行B超、钡剂灌肠透视检查等帮助诊断。症状较重时应再次手术切除阑尾残株。

5. 粪瘘

粪瘘少见。产生术后粪瘘的重要因素是阑尾基部及盲肠壁肿胀脆弱、包埋不妥。常见有阑尾残端单纯结扎，其结扎线脱落；盲肠组织水肿脆弱，术中缝合时裂伤。粪瘘发生时如已局限化，不至于发生弥漫性腹膜炎，类似阑尾周围脓肿的临床表现。一般经非手术治疗，多在4～8周粪瘘可闭合自愈。若超过3个月未愈，可进行内口修补和瘘管切除。

（丁勇峰）

第八节　细菌性肝脓肿

细菌性肝脓肿指由化脓性细菌引起的肝内化脓性感染,也称化脓性肝脓肿。由于肝脏接受肝动脉和门静脉双重血液供应,并通过胆管与肠道相通。当人体抵抗力弱时,入侵的化脓性细菌会引起肝脏感染而形成脓肿。最常见的致病菌是大肠杆菌和金黄色葡萄球菌,其次为链球菌、类杆菌属,偶有放射菌和土壤丝菌感染。胆管源性以及经门静脉播散者以大肠杆菌最为常见,其次为厌氧性链球菌。经肝动脉播散以及"隐源性"者,以葡萄球菌尤其是金黄色葡萄球菌最为常见。

一、病因

肝脏由于接受肝动脉和门静脉的双重血液供应,并通过胆道丰富的血供和单核-巨噬细胞系统强大的吞噬作用,可以杀灭入侵的细菌并阻止其生长,因而细菌性肝脓肿发生率并不高。当人体抵抗力弱时,入侵的化脓性细菌可能会引起肝脏感染而形成脓肿。引起细菌性肝脓肿最常见的致病菌在成人为大肠埃希杆菌、变形杆菌、铜绿假单胞菌,在儿童为金黄色葡萄球菌和链球菌,而 Friedlnder 肺炎杆菌等则次之。

二、诊断

1. 病史要点

肝脓肿一般起病较急,全身毒性反应明显。临床上常继某种先驱性疾病(如胆管蛔虫病)以后突然寒战、高热和肝区疼痛等,患者在短期内即呈现严重病容。

(1)寒战和高热:最常见,多为最早的症状。往往寒热反复发作,多呈一日数次的弛张热,体温为 38 ℃~40 ℃,最高可达 41 ℃。

(2)肝区疼痛:由于肝大,肝被膜呈急性膨胀,肝区常出现持续性钝痛。因炎症刺激横膈或感染向胸膜、肺扩散,而引起胸痛或右肩牵拉痛及刺激性咳嗽和呼吸困难等。

(3)乏力、食欲缺乏、恶心和呕吐:由于脓毒性反应及全身消耗,患者短期内即出现严重病容,少数患者还出现腹泻、腹胀以及难以忍受的呃逆等症状。

2. 查体要点

肝区压痛和肝大最常见,肝区有叩击痛,有时出现右侧反应性胸膜炎或胸腔积液;如脓肿移行于肝表面,相应部位可有皮肤红肿、凹陷性水肿;若脓肿位于右肝下部,常见到右季肋部或上腹部饱满,甚至见局限性隆起且能触及肿大的肝脏或波动性肿块,并有明显触痛及腹肌紧张等。左肝脓肿时,上述体征则局限在剑突下。并发胆管梗阻的患者,常见黄疸,其他原因的化脓性肝脓肿,一旦出现黄疸,表示病情严重,预后不良。

细菌性肝脓肿如得不到及时、有效地治疗,脓肿向各个脏器穿破可引起严重的并发症,表现出相应的症状和体征。右肝脓肿可向膈下间隙穿破而形成膈下脓肿;亦可再穿破膈肌而形成脓胸;甚至能穿破肺组织至支气管,脓液从气管排出,形成支气管胸膜瘘;如脓肿同时穿破胆管,则形成支气管胆瘘。左肝脓肿可穿入心包,发生心包积脓,严重者可引起心脏压塞。脓肿可向下穿破入腹腔而引起腹膜炎。少数病例脓肿可穿破胃、大肠,甚至门静脉、下腔静脉等;若同时穿破门静脉或胆管,可表现为上消化道大出血。细菌性肝脓肿一旦发生并发症,死亡率成倍增加。

3.辅助检查

(1)常规检查。①血常规及肝功能检查:大部分细菌性肝脓肿白细胞计数明显升高,总数为$(10\sim20)\times10^{12}$/L,中性粒细胞在90%以上,有核左移现象或中毒颗粒;血清丙氨酸氨基转移酶、碱性磷酸酶升高、胆红素升高等。②血培养:急性期约有1/3患者血培养阳性。③X线检查:可见肝脏阴影增大,右膈肌抬高和活动受限;位于肝脏表面的大脓肿,可见到膈肌局限性隆起,并伴有右下肺受压、肺段不张、胸膜反应或胸腔积液甚至脓胸等。少数产气性细菌感染或与支气管穿通的脓肿内可见到气液面。④B超检查:可测定脓肿部位、大小及距体表深度、液化程度等,阳性率可达96%以上且操作简单、安全、方便,为目前首选检查方法。

(2)其他检查:CT、磁共振成像(MRI)和肝动脉造影对多发性肝脓肿的定位诊断有帮助。放射性核素肝扫描对较大脓肿的存在与定位有诊断价值。

4.诊断标准

在急性肠道与胆管感染病例中,突发寒战、高热、肝区疼痛、肝大且有触痛和叩击痛等,应想到肝脓肿可能,应做进一步详细检查。本病诊断并不困难,根据病史,临床表现和辅助检查可以做出诊断。

三、治疗

1.非手术治疗

(1)对急性期但尚未局限的肝脓肿和多发性小脓肿,宜采用非手术治疗。在治疗原发病灶的同时,使用大剂量有效抗生素和全身支持疗法,以控制炎症,促使脓肿吸收自愈。在应用大剂量抗生素控制感染的同时,应积极补液,纠正水与电解质紊乱,给予B族维生素、维生素C、维生素K,必要时可反复多次输入小剂量新鲜血液和血浆,改善肝功能和增强机体抵抗力。由于病原菌以大肠杆菌和金黄色葡萄球菌、厌氧性细菌多见,在未确定致病菌以前,可首先选用广谱抗生素,如氨苄西林或头孢类加氨基糖苷类抗生素(如链霉素、卡那霉素、庆大霉素、妥布霉素等),再根据细菌培养及抗生素敏感试验结果,选用针对性药物。同时可加用中医、中药辅助治疗。

(2)单个较大的脓肿也以在B超引导下行长针穿刺吸脓,尽可能吸尽脓液,并注入抗生素,将脓液送细菌培养和抗生素敏感试验,此法可反复使用;也可穿刺置管引流,冲洗脓腔和注入抗菌药物,而不需手术切开引流。

(3)多发小脓肿全身抗生素治疗不能控制者,可以考虑肝动脉或门静脉内置导管滴注抗生素治疗,但此种方法极少使用。

2.手术治疗

(1)脓肿切开引流术:对于较大的脓肿,估计有穿破可能,或已有穿破并发腹膜炎、脓胸以及胆源性肝脓肿或慢性肝脓肿,在应用抗生素治疗的同时,应积极进行脓肿切开引流术。常用的手术途径有以下几种。①经腹切开引流术:这种方法引流充分有效,不仅可明确诊断,还可探查确定原发灶,予以及时处理。如对伴有急性化脓性胆管炎患者,可同时进行胆总管切开引流术。②经前侧腹膜外脓肿切开引流术:适用于位于肝右叶前侧和左外叶的脓肿,与前腹膜发生紧密粘连者。方法是:做右肋缘下或右腹直肌切口,不切开前腹膜,用手指在腹膜外推开肌层,直达脓肿部位。穿刺吸到脓液后,切开脓腔,处理方法与经腹切开引流相同。③经后侧腹膜外脓肿切开引流术:适用于肝右叶后侧脓肿。

（2）肝叶切除术：适用于慢性厚壁脓肿、脓肿切开引流后脓壁不塌陷、留有无效腔或窦道长期流脓不愈者以及肝内胆管结石合并左外叶多发性脓肿，且该肝叶已严重破坏、失去正常功能者。急诊肝叶切除术，因有使炎症扩散的危险，一般不宜施行。但对部分肝胆管结石并发左叶脓肿、全身情况较好、中毒症状不严重的患者，在应用大剂量抗生素的同时，可急诊行左外叶肝切除。

（韩晓月）

第九节　阿米巴性肝脓肿

阿米巴性肝脓肿是肠阿米巴病最常见的并发症，多见于温、热带地区。多数是在阿米巴痢疾期间形成，部分发生在痢疾愈后数周或数月，甚至个别长达二三十年，农村高于城市。

一、病因

溶组织阿米巴是人体唯一致病型阿米巴。阿米巴包囊随被污染的食物或饮水进入胃，在小肠被碱性肠液消化，虫体脱囊而出，经二次分裂即形成 8 个小滋养体。机体或肠道局部抵抗力低，则滋养体侵入肠壁，寄生在黏膜或黏膜下层，并分泌溶组织酶、使肠黏膜形成溃疡。常见部位为盲肠、升结肠，其次为乙状结肠和直肠。阿米巴滋养体可经由破损的肠壁小静脉或淋巴管进入肝脏；大多数滋养体到达肝脏后即被消灭。

少数存活者在门静脉内迅速繁殖而阻塞门静脉小分支，造成肝组织局部缺血性坏死，加之阿米巴滋养体不断分泌溶组织酶、破坏静脉壁、溶解肝组织，致使肝组织呈点状或斑片状坏死，周围充血，以后坏死斑点逐渐融合成团块状病变，此即阿米巴性肝炎或脓肿前期。此时如能及时有效地治疗，坏死灶吸收；如得不到适时治疗，病变继续发展，使变性坏死的肝组织进一步溶解液化形成肝脓肿。

二、诊断

1.病史及查体要点

本病的发展过程较为缓慢。主要为发热、肝区疼痛及肝大。体温多持续在 38 ℃～39 ℃，常为弛张热或间歇热，在肝脓肿后期，体温可正常或仅低热。如继发细菌感染，体温可达 40 ℃以上，伴有畏寒、多汗，患者尚有食欲缺乏、腹胀、恶心、呕吐，甚至腹泻、痢疾等症状。体重减轻、衰弱乏力、消瘦、贫血等亦常见，10％～15％出现轻度黄疸。肝区常有持续性钝痛与明显叩痛。如脓肿位于右肝顶部，可有右肩胛部或右腰背放射痛。较大的右肝脓肿可出现右下胸部膨隆、肋间饱满、局部皮肤水肿、压痛、肋间隙增宽。脓肿在右半肝下部时可见右上腹膨隆，有压痛、肌肉紧张，或扪及肿块。肝脏常呈弥漫性肿大，触之边缘钝圆，有充实感，触痛明显，少数患者可出现胸腔积液。

2.辅助检查

（1）常规检查：①反复检查新鲜大便，寻找阿米巴包囊或滋养体。②乙状结肠镜检查发现结肠黏膜有特征性凹凸不平的坏死性溃疡或愈合后的瘢痕，自溃疡面刮取材料做镜检，有时能找到阿米巴滋养体。③B超检查：可显示不均质液性暗区，与周围肝组织分界清楚。④B超定位下肝穿刺如抽得典型的果酱色无臭脓液,则诊断确立。脓液中查阿米巴滋养体阳性率很低(仅 3%~4%),脓液中加入链激酶,孵育后再检查,可提高阳性率。⑤血清学试验:血清阿米巴抗体检测,以间接血凝法较灵敏,阳性率可在 90%以上且在感染后多年仍为阳性,故对阿米巴性肝脓肿的诊断有一定价值。⑥血常规及血沉检查:急性期白细胞计数可达 $15 \times 10^9/L$ 左右,中性粒细胞在 80%以上,病程长者可有贫血、血沉增快。

(2)其他检查:①肝功能检查:多正常,偶见丙氨酸氨基转移酶、碱性磷酸酶轻度升高,少数患者胆红素可增高。②X 线检查:可见到肝脏阴影增大、右膈肌抬高、运动受限或横膈呈半球状隆起等,有时尚能见到胸膜反应或积液。③CT、MRI 等有助于做出肝脓肿的诊断,并定位。

3.诊断标准

有长期不规则发热、出汗、乏力、食欲缺乏、贫血、肝区疼病、肝大伴压痛及叩痛者,特别是有痢疾病史时,应疑为阿米巴性肝脓肿。但缺乏痢疾病史,不能排除本病可能,应结合各种检查全面分析。经上述检查,高度怀疑本病者,可试用抗阿米巴药物治疗,如治疗后临床症状、体征迅速改善,可确诊本病,为治疗性诊断。典型的阿米巴性肝脓肿较易诊断,但不典型病例,诊断困难。

4.鉴别诊断

(1)细菌性肝脓肿:细菌性肝脓肿病程急骤,脓肿以多发为主,全身毒血症状较明显,一般不难鉴别。

(2)原发性肝癌:原发性肝癌可有发热、右上腹痛和肝大等,但原发性肝癌常有肝炎史,合并肝硬化者占 80%以上,且肝质地较硬,常触及癌块,可结合 AFP 检测、B 超、CT 或肝动脉造影检查等以鉴别。

(3)膈下脓肿:常继发于胃十二指肠穿孔、阑尾炎穿孔或腹腔手术之后,X 线检查见肝脏向下推移,横膈普遍抬高,活动受限,但无局限性隆起,膈下可发现气液面。

5.并发症

(1)继发细菌感染:多见于慢性病例,常见细菌为葡萄球菌、链球菌、大肠杆菌或肺炎链球菌等。继发细菌感染后即形成混合性肝脓肿,症状明显加重,毒血症症状明显,体温可高达40 ℃以上,呈弛张热,血液中白细胞计数及中性粒细胞显著增高。吸出脓液为黄色或黄绿色,有臭味,镜检有大量脓细胞。

(2)脓肿破溃:如治疗不及时,脓肿逐渐增大,脓液增多,腔内压不断升高,即有破溃危险,靠近肝表面的脓肿更易破溃,向上可穿入膈下间隙形成膈下脓肿,或再穿破膈肌形成脓胸;也可穿破至肺、支气管,形成肺脓肿或支气管胆管瘘。

左肝叶脓肿可穿入心包,引起心包积脓;向下穿破则产生急性腹膜炎。阿米巴肝脓肿破入门静脉、胆管或胃肠道者罕见。

三、治疗

1.非手术治疗

首先考虑非手术治疗,以抗阿米巴药物治疗和反复穿刺吸脓以及支持疗法为主。由于本病病程较长,全身情况较差,常有贫血和营养不良,应给予高糖、高蛋白、高维生素和低脂肪饮食;有严重贫血或水肿者,需多次输给血浆和全血。

常用抗阿米巴药物为甲硝唑、氯喹林和盐酸吐根碱(依米丁)。甲硝唑对肠道阿米巴病和肠外阿米巴原虫有较强的杀灭作用,对阿米巴性肝炎和肝脓肿均有效;氯喹林对阿米巴滋养体有杀灭作用,口服后肝内浓度较高,排泄慢、毒性小、疗效高;盐酸吐根碱对阿米巴滋养体有较强的杀灭作用,但该药毒性大,目前已少用。

脓肿较大,或病情较重者,应在抗阿米巴药物治疗下行肝穿刺吸脓。穿刺点应视脓肿部位而定。一般以压痛较明显处,或在超声定位引导下,离脓腔最近处刺入。需注意避免穿过胸腔,并应严格无菌操作。在局部麻醉后用 14～16 号粗穿刺针,进入脓腔内,尽量将脓液吸净。随后根据脓液积聚的快慢,隔日重复抽吸,至脓液转稀薄,B 超检查脓腔很小,体温正常。如合并细菌感染,穿刺吸脓后,于腔内置管注入抗生素并引流。

2.手术治疗常用的三种方法

(1)闭式引流术:对病情较重、脓腔较大、积脓较多者,或位于右半肝表浅部位的较大脓肿,或多次穿刺吸脓而脓液不减少者,可在抗阿米巴药物治疗的同时行闭式引流术。穿刺选择脓肿距体表最近处,行闭式引流术。

(2)切开引流:阿米巴性肝脓肿切开引流后,会继发细菌感染、增加死亡率。但下列情况下,仍应考虑手术切开引流:①经药物治疗及穿刺排脓后高热不退者;②脓肿伴有继发细菌感染,综合治疗不能控制者;③脓肿穿破入胸腔或腹腔,并发脓胸及腹膜炎者;④左外叶肝脓肿,穿刺易损伤腹腔脏器或污染腹腔者;⑤脓肿位置较深,不易穿刺吸脓者。切开排脓后,应放置多孔乳胶管或双套管持续负压吸引。

(3)肝叶切除术:对慢性厚壁脓肿,药物治疗效果不佳,切开引流腔壁不易塌陷者,或脓肿切开引流后形成难以治愈的残留无效腔或窦道者,可考虑行肝叶切除术。

(韩晓月)

第十节　肝囊肿

肝囊肿是一种比较常见的肝脏良性疾病。它可分为寄生虫性和非寄生虫性肝囊肿。前者以肝包虫病为多见;后者又可分为先天性、创伤性、炎症性和肿瘤性肝囊肿,其中以先天性肝囊肿最常见,通常指的肝囊肿就是先天性肝囊肿。

由于近年来影像诊断技术的发展和普及,肝囊肿在临床上并不少见。也有人将先天性肝囊肿称为真性囊肿;创伤性、炎症性和肿瘤性肝囊肿称为假性囊肿。由于肿瘤性囊肿在临床上罕见,所以在这里主要讨论先天性肝囊肿。

一、病因

先天性肝囊肿的病因尚不清楚。一般认为起源于肝内迷走的胆管,或因肝内胆管和淋巴管在胚胎期的发育障碍所致。也有人认为可能为胎儿患胆管炎、肝内小胆管闭塞,近端小胆管逐渐呈囊性扩大;或因肝内胆管变性后,局部增生阻塞而成。

二、临床表现

先天性肝囊肿生长缓慢,小的囊肿可无任何症状,临床上多数是在意外体检 B 超发现,当囊肿增大到一定程度时,可因压迫邻近脏器而出现症状,常见有食后饱胀、恶心、呕吐、右上腹不适和隐痛等。少数可因囊肿破裂或囊内出血而出现急腹症。若带蒂囊肿扭转时,可出现突然右上腹绞痛。若囊内发生感染,则患者往往有畏寒、发热,白细胞增高等。体检时右上腹可触及肿块和肝大,肿块随呼吸上下移动,表现光滑,有囊性感,无明显压痛。

三、诊断

肝囊肿的诊断并不困难,除上述临床表现外,B超是首选的检查方法,对诊断肝囊肿,是经济可靠而非介入性的简单方法。放射性核素肝扫描能显示肝区占位性病变,边界光整,对囊肿定位诊断有价值。CT检查可发现1~2 cm的肝囊肿,可帮助临床医师准确病变定位,尤其多发性囊肿的分布状态定位,有利于治疗。在发现多发性肝囊肿的同时,还要注意肾、肺以及其他脏器有无囊肿或先天性畸形,如多囊肾,则对确诊多囊肝很有帮助。

在诊断巨大孤立性肝囊肿过程中,应注意与卵巢囊肿、肠系膜囊肿、肝包虫囊肿、胆囊积水、胰腺囊肿和肾囊肿相鉴别。只要考虑到了,一般容易鉴别。同时还要注意与肝海绵状血管瘤、肝癌等相鉴别。临床上误诊的并不罕见。

四、治疗

对于多数无症状、B超随访无明显变化的囊肿不需要治疗,只需定期观察。囊肿较大,压迫、挤压邻近脏器产生症状者可以考虑治疗。囊肿破裂或囊内出血、感染,或短期内生长迅速,疑有恶变需手术治疗。

1.B超引导囊肿穿刺引流或注射硬化剂治疗

B超引导穿刺引流适用于囊肿表浅,或不能耐受手术的巨大囊肿患者。操作简单,创伤小,可在一定程度上缓解症状,但穿刺引流后短期内囊肿仍可增大,需反复治疗,并且容易引起感染。有报道尝试在穿刺抽液后注入无水乙醇或其他硬化剂进行治疗,目的在于破坏具有分泌功能的内壁细胞,但疗效仍不肯定。

2.手术治疗

可切除或引流囊肿,效果确切,复发少,若患者情况许可应作为首选。手术治疗包括囊肿开窗(揭顶)术、局部切除术和囊肿内引流术3种。①对于巨大的位于肝表面的孤立性囊肿、囊液清而无胆汁者,可选择囊肿开窗术,方法是吸尽囊液后切除位于肝表面的大部分囊壁,切缘缝合止血,术后分泌的囊液将流入腹腔吸收,以后囊壁纤维化而治愈。注意切除囊壁的范围一定要足够大,以免复发。②有蒂囊肿并发扭转可能,或囊肿内有出血、感染、疑有恶变者,应行局部肝切除术。③囊液中若见胆汁成分,提示囊肿与肝内胆管相通,以往多行囊肿空肠Roux-en-Y吻合术,因有发生逆行感染的可能,目前已少用。现在主张在开窗引流后直视下用干纱布敷贴寻找囊壁上的小胆管开口后作缝补。多囊肝合并肝纤维化、肝功能损害或进行性肾脏病变者一般不宜手术治疗,若因局部大囊肿引起症状时可行B超引导穿刺引流缓解症状。

(韩晓月)

第十一节　肝脏海绵状血管瘤

肝脏海绵状血管瘤是一种较为常见的肝脏良性肿瘤,较其他内脏血管瘤多见,早在 1863 年 Virchow 对本病的形态学做了描述。肝脏海绵状血管瘤可单发或多发,无蒂或有蒂,多见于肝表面。

体积从针尖至胡桃或胎儿头大小,严重者占据整个肝脏。小者不产生任何临床症状,逐渐长大后因压迫周围脏器引起一系列症状,也可发生心力衰竭等并发症。随着瘤体逐渐增大,若不予治疗,有破裂引起大出血的危险。

一、病因

确切发病原因不明。关于肝脏海绵状血管瘤的形态发生学有以下几种学说。

(1)毛细血管组织感染后变形,导致毛细血管扩张。

(2)肝组织局部坏死后血管扩张形成空泡状,坏死后的肝组织周围血管充血、扩张,最后形成空泡状。

(3)肝内区域性血循环停滞后,致使血管形成海绵状扩张。肝内持续性静脉血淤滞,引起了静脉膨大。

(4)肝内出血、血肿机化、血管再通后形成血管扩张。

(5)发育异常。先天性发育异常为目前最易接受的学说。在胚胎发育过程,由于血管发育异常所致。到了儿童期约有 50%出现症状,多数有家族史。

二、临床表现

本病的临床表现,可随肿瘤大小、发生部位、生长速度、患者全身情况及肝组织受损害程度而不同。肿瘤小时可以毫无症状,因其他疾病做剖腹术时才发现,有时可因血管瘤破裂大出血而发生急腹症者,也有在肝内形成动静脉瘘,因回心血量增多,引起充血性心力衰竭者。本病发展缓慢,病程可达数年至数十年之久。当肿瘤逐渐增大压迫邻近脏器时,可出现上腹部不适、腹胀、腹部隐痛、嗳气等症状。

体格检查时,大多数病例于上腹部可触及肿块,肿块大小不等、与肝脏相连。肿瘤表面光滑,质地中等硬度或柔软,用力压之能压缩,有弹性感,特别是囊性血管瘤,扪之有囊性感,肿瘤边界清楚,随呼吸上下移动。一般均无压痛,文献报道个别病例肝区可听到血管杂音。

三、诊断

本病术前诊断比较困难,对较小而无临床症状者,术前不易做出诊断,即使肿瘤已生长到相当程度,出现压迫邻近脏器的症状时,有时也容易与肝癌等相混淆。因此,在临床诊断上,必须结合病史及各项检查结果加以综合分析,才能得出正确诊断。

(一)临床表现

本病临床表现的特点是发展缓慢,病程长,肿瘤生长缓慢,对全身影响小,早期无任何症状,随肿瘤长大,可出现腹块、上腹部胀痛、嗳气、肝区轻度胀痛等症状。腹块的特点是表面光滑,质地柔软,有弹性感,有压缩性,无明显压痛,肿块与肝相连,可随呼吸上下移动。凡遇上述情况,应考虑本病的可能。

（二）实验室检查

对本病的诊断帮助不大，肝功能常无变化，酶活性不高，有部分患者可出现贫血、白细胞和血小板减少，特别是巨大肝海绵状血管瘤，这些变化尤为明显。有半数患者血红蛋白在 $100\ g/L$ 以下，最低仅 $62\ g/L$，有 3/4 病例白细胞计数在 $5\times10^9/L$ 以下，最低为 $2.2\times10^9/L$；有 1/3 患者血小板计数在 $100\times10^9/L$ 以下，最低仅 $40\times10^9/L$。全部病例经手术切除肿瘤后均恢复正常。其贫血与血小板减少可能与瘤内血栓形成，从而破坏红细胞和消耗大量血小板有关。

（三）X 线检查

腹部 X 线片可见肝脏肿大或有密度增高的软组织阴影，如发现有钙化点存在则更有助于诊断。有时可见膈肌有不同程度抬高。胃肠道检查可见到胃、十二指肠、肾和结肠等被推挤移位。

（四）超声检查

除肝大外，在肝区还可见到活动缓慢的高复波或多个小液平波或液性暗区。

（五）其他

B 超、电子计算机体层照相(CT)、腹腔镜检查及血管造影等有一定诊断价值。特别是选择性肝动脉造影对较小的血管瘤的诊断价值更大。

四、治疗

（一）肝叶切除

单发性肝血管瘤，或病变局限于肝的一侧，做一叶或半肝切除，病变范围已超过半肝，余肝明显代偿增大，无肝硬化，肝功能正常，全身情况良好者，可做肝三叶切除。如病变已累及第一、第二肝门，或病变广泛，其中一部分肿瘤特别大，压迫邻近脏器引起症状者，也应尽量将主要病变或压迫邻近脏器的肝叶、段切除，留下的少量残瘤进行放射治疗，疗效仍较满意。巨大肝海绵状血管瘤，由于瘤体大，解剖变位，加上瘤本身容易出血，从而增加了手术难度，且可能引起术中难以控制的大出血。因此，在手术切除中如何控制出血，是手术成功与否的关键。切除术中应注意以下几点。

(1)充分显露肿瘤。右半肝切除做胸腹联合切口。左三叶肝切除用上腹正中加胸骨正中劈开的联合切口，也可以做上腹部人字形切口，使肿瘤充分显露，便于常温下阻断肝血流，以控制术中大出血。

(2)在分离肿瘤和切肝前，先结扎患侧肝动脉支，使肿瘤缩小、变软，有利于手术操作，特别对囊状血管瘤，效果更显著。

(3)切除前应细心分离和切断，结扎肿瘤周围韧带及粘连组织，使肿瘤充分游离，且可控制出血。

(4)切肝时，一般可在常温下间歇阻断肝门后进行(每次阻断时间为 15 min)，如做右半肝或左外叶切除时，也可用乳胶管做局部缩紧肿瘤组织，再切除肿瘤。两种方法可结合使用，切瘤时出血更少。对特大肝海绵状血管瘤，也可在常温下全肝血流阻断后再切除，操作方便，出血更少。

(5)肝的切线应选择在偏向或靠近正常肝组织处，用血管钳边钳夹、边切断结扎所有血管和胆管，直至肿瘤完全切除，止血较安全可靠。如系多发性血管瘤或血管瘤病变广泛，需做局部或主瘤切除者,应注意两点:①切线应尽量靠近正常肝组织,不然会引起不可控制的大出血;②切瘤时不可用刀切,要用血管钳钳夹,切断、结扎,切忌在瘤体上切瘤或缝扎,特别是囊状血管瘤,会造成渗血不止。

(6)肿瘤切除并经彻底止血后,用一片游离大网膜覆盖肝切面,并固定之。后腹膜粗糙面以缝合止血。膈下置双套管持续负压吸引。

(7)对特大肝血管瘤切除时,术前还应放置胃管和留置导尿管。从颈外静脉或大隐静脉放置中心静脉导管至右心房附近,供输液输血或术中测量中心静脉压。全部输液输血应在上肢进行。显露左桡动脉,备做术中紧急动脉输血用。

(二)肝动脉结扎

对多发性肝血管瘤或病变范围极大,或已侵犯大部肝组织,无法手术切除者,可做肝动脉结扎,术后加放射治疗。

根据病变范围可做肝左动脉或肝右动脉或肝固有动脉结扎,经结扎后肿瘤可变软缩小,特别是对囊状血管瘤疗效更满意,然后在肿瘤缩小的基础上进行放射治疗,可促使肿瘤机化变硬,对改善症状、控制肿瘤生长有一定作用。也有学者主张先结扎肝动脉,待肿瘤缩小后,再进行二期手术。

(三)放射治疗

对肝极度肿大,血池扫描病变侵犯全肝不宜剖腹,或术中血管瘤无法切除或无法做肝动脉结扎术的患者,术后可考虑采用放射治疗,但疗效不够满意。

(四)注射硬化剂

常用的注射液有鱼肝油酸钠、车前子素、明矾及胶体[82]P等,临床上多用于体外浅表的海绵状血管瘤,如皮肤、口腔黏膜、内痔等处,疗效较好。对肝海绵状血管瘤,因肿瘤大,血管丰富,难于获得理想的效果。只有对切除后残存一小部分的血管瘤可以试用。但应注意一次注射量要适当,以免溃烂发生意外。

(五)特殊情况下肝海绵状血管瘤的处理

1.腹部其他手术时偶然发现

术中既要根据血管瘤的部位、大小,又要考虑原来手术的复杂性及污染程度。若血管瘤位于肝的下缘或左外叶,范围不大容易切除者,原手术是慢性胆囊炎胆囊切除、胃次全切除,或上腹部疝修补术等,可考虑同时切除血管瘤。反之,胃、十二指肠溃疡穿孔,结肠切除等污染较大的手术,一次手术中不宜同时做肝血管瘤切除,待以后择期再做血管瘤切除较安全。

2.妊娠期肝血管瘤

原来拟诊或已确诊的巨大肝海绵状血管瘤的妇女,妊娠期发展加快随时有破裂危险者,在妊娠3个月内最好进行血管瘤切除。若已超过8个月,为防止在分娩过程中血管瘤破裂意外,亦宜尽快手术为好。

(韩晓月)

第十二节 门静脉高压症

门静脉高压症是指由各种原因导致的门静脉系统压力升高所引起的以食管静脉曲张、脾亢、腹腔积液三大临床特征为主要表现的一组症候群。门静脉高压症导致的食管静脉曲张破裂出血病死率较高。

目前针对门静脉高压症食管胃曲张静脉破裂出血的治疗方法很多,包括药物、内镜、经颈静脉肝内门-体分静脉流术、断流术、肝移植等。

一、发生机制

门静脉、肝动脉和胆管平行由肝门进入肝脏。进入肝后又逐渐分支,最后门静脉终末分支和肝动脉末梢分支一起进入肝小叶的肝窦。在进入肝窦前,门静脉和肝动脉的小支之间有动、静脉短路存在。当肝窦以上有梗阻时,动、静脉短路开放,肝动脉血由此进入门静脉,结果使肝动脉对肝脏的血液供给减少,肝血流量降低,肝细胞的营养受损,同时又增加了门静脉的压力。窦后梗阻在分流术后,肝动脉血因肝流出道受阻不能由肝静脉输出,肝内众多的动静脉短路开放,大量肝动脉经分流吻合口进入周身静脉,等于肝脏变成一个大的动、静脉瘘,因之易发生分流术后脑病及肝衰竭。

二、临床表现

门静脉高压症在我国较常见,多见于中年男性,病情进展缓慢。其临床表现由两组病状所组成:一组是慢性肝炎、肝硬化及血吸虫病本身的病状;另一组是门静脉高压症所引起的继发症状,如脾大和脾功能亢进,食管静脉曲张破裂出血及腹腔积液等。

(一)脾大及脾功能亢进

脾大小不等,巨脾有时可达脐下,脾大同时伴有程度不等的脾功能亢进,血小板可降至 $30 \times 10^9/L$ 以下,白细胞降至 $3 \times 10^9/L$ 以下,红细胞也下降,如血小板严重下降,患者可有出血倾向,牙龈及鼻出血,妇女月经过多。

(二)食管及胃底静脉曲张

多在食管下 1/3 和胃底,严重病例可累及整个食管,钡餐食管造影和内镜检查可以确诊。曲张静脉破裂即发生大出血。因食管黏膜下曲张静脉缺乏疏松结缔组织支持,故一旦破裂不易自行停止,常发展为大出血。出血的表现形式与出血量及出血速度密切相关,如出血速度快、出血量大可以发生呕血,如出血速度慢、出血量少,则表现为柏油样便或黑便。出血量大的患者可发生眩晕、血压下降及脉搏加快等血容量不足的表现,严重者可导致低血容量休克。肝硬化合并食管静脉曲张患者约 1/3 发生大出血,初次大出血约 50% 死亡,第 2 次约 40% 死亡,第 3 次出血约 30% 死亡,多因出血诱发肝衰竭而死亡。发生第 1 次出血后多在两年内再次出血。

(三)腹腔积液

腹腔积液为晚期肝硬化的表现,大量顽固腹腔积液预后不佳。腹腔积液的产生有多种原因:门静脉压力升高,使门静脉系统毛细管的过滤性增加;肝硬化血浆白蛋白降低,血浆胶体渗透压降低;醛固酮和抗利尿激素在体内潴留引起钠和水的滞留;窦后梗阻肝流出道受阻,肝淋巴液渗出增加。大量腹腔积液腹胀明显,影响呼吸和进食,体内水和电解质重新分布,如血钠明显降低,预后不良。轻度腹腔积液查体时不易发现者,B超检查可帮助确诊。

(四)体征

患者一般显示营养不良,可有肝病而容,有朱砂掌,可伴有男性乳房增生,胸前有蜘蛛痣,前腹部有静脉曲张,下肢因低蛋白血症有指压性水肿。可能有腹腔积液征、脾大,肝是否增大不定。患者有以上症状及体征,再结合肝炎接触史或肝炎病史,血吸虫地区生活或嗜酒史,即不难做出肝硬化和门静脉高压症的诊断。

(五)特殊检查

1.血常规

有脾功能亢进时所有血细胞均减少,以血小板和白细胞为最明显。

2.肝功能检查

肝功能有不同程度的损害,麝香草酚浊度试验阳性,血清蛋白降低,白蛋白与球蛋白比例倒置,血胆红素可升高,凝血酶原时间延长。如 SGPT 升高则表示肝病仍处于活动状态。坏死后及酒精性肝硬化肝功能损害比血吸虫肝硬化严重。

3.食管钡餐 X 线检查和内镜检查

食管钡餐 X 线检查和内镜检查可发现食管及胃底静脉曲张及其程度。

4.超声检查

超声检查对肝硬化的确诊很有价值,可见肝脏肿大或缩小,边缘不平,超声反射增强,门静脉扩张或有栓塞。还可测量脾的大小、腹腔积液的有无及多少。

三、治疗

门静脉高压症外科治疗的目的在于治疗或预防门静脉高压症所引起的并发病,如脾功能亢进,食管曲张静脉破裂出血及腹腔积液等。对于引起门静脉高压症的原发疾病仍需采用内科治疗。

(一)手术的适应证

门静脉高压症手术治疗的最主要目的为预防及治疗食管曲张静脉破裂出血。出血的治疗可分为急症手术止血和出血停止后的选择性手术两种。本节着重讨论有出血史患者的择期手术治疗。门静脉高压症患者一旦出血,大多数在 1～2 年还会再次出血,因此对有出血史者应视为手术适应证,对有食管静脉曲张而无出血史的患者,应否施行预防手术现在还有争论。择期手术在患者肝脏功能代偿状态较好时施行,可减少并发病和降低病死率。

(二)手术方法

用于门静脉高压症的手术方法很多,可分为脾切除术、门-体静脉分流术、门-奇静脉断流术和肝移植等手术。现将常用的手术方法简介如下。

1.脾切除术

对门静脉高压症脾大合并脾功能亢进,施行脾切除术治疗能收到很好的治疗效果。术后次日白细胞即开始上升,最高可达$(20～30)\times10^9$/L,术后两周血小板可升高到$(700～800)\times10^9$/L 以后两者逐渐降低到正常范围。

术后需经常复查血小板至正常时为止,如血小板升高到 1000×10^9/L 以上,应给予适当的抗凝药物以免发生凝血。脾切除后可以减少门静脉系统血量的 2/5,门静脉压也相应降低,故可能有预防出血的作用。

2.门-体静脉分流术

门-体静脉分流术即在门静脉与体静脉之间建立一静脉吻合,把高压的门静脉血分流到体静脉,使门静脉压力下降、食管静脉曲张消退或减轻,以预防或治疗出血。

(1)门-腔静脉分流术:将门静脉与下腔静脉吻合,为 Whipple 于 1945 年首先施行。吻合方式又分为端侧吻合和侧侧吻合,端侧吻合不能减轻肝窦压力,现做侧侧吻合者居多,期待尚有一部分门静脉血能进入肝脏。因为分流术后大量门静脉血进入体静脉,易引起肝性脑病和肝衰竭。现所做手术多为限制性分流,即小口径吻合,吻合口直径不超过 1.2 cm。

(2)脾肾静脉吻合:该手术于 1945 年由 Blackmote 首先施行。先切除脾,将脾静脉近肝端与左肾静脉做端侧吻合。以后又有一些改良术式,如在脾、肾静脉之间用人工血管搭桥吻合,把胰腺游离将脾静脉反转直接与下腔静脉吻合等。因脾肾静脉吻合口径小,分流量比门-腔静脉吻合小,吻合口血栓形成机会大,故分流效果不如门腔分流,但术后脑病和肝衰竭的机会比门腔分流为小。

(3)肠系膜上静脉与下腔静脉吻合:简称肠腔吻合。最早期的做法是把下腔静脉在其分为髂总静脉处切断,结扎腰静脉,将下腔静脉上提,通过结肠系膜与肠系膜上静脉做端侧吻合。该手术多用于脾切除或脾肾静脉吻合术后又发生大出血者。因脾切除后门静脉内易有血栓形成不能再做门腔吻合,即用于再出血而非首选手术。这种手术方式缺点较多,故以后又进行了改进。在肠系膜上静脉与下腔静脉之间,用人工血管搭桥即 H 型吻合或进行侧侧吻合。因肠腔吻合能使胰腺内分泌物质即所谓向肝物质仍然直接进入肝脏,并且手术方法比前简单,因之现在已可作为首选手术。

(4)远端脾肾静脉吻合:亦称选择性脾肾分流术。自倡用分流术以来,许多外科医生都把分流术作为治疗门静脉高压症的首选手术,但经过多年实践,发现分流术后患者虽很少再出血,但其远期生存率与对照组相比并未明显延长。对照组患者远期死于大出血者多,分流组患者远期死于肝衰竭者多,说明分流术后肝血流量减少易发生肝衰竭,这是分流术后远期死亡的主要原因。Warren 于 1967 年提倡用远端脾肾吻合代替门腔分流。该手术不切除脾脏,分离脾静脉在近肠系膜上静脉处切断,脾静脉的远端与左肾静脉做端侧吻合。同时结扎冠状静脉和右胃网膜血管,术后使食管下端及胃底的静脉经胃短静脉至脾,再由脾经脾肾静脉吻合分流至体静脉,即选择性分流。手术只分流胃脾区的血液,术后不影响肝血流量,减少术后肝细胞的营养障碍,可能有助于防止肝衰竭的发生。

(5)冠腔吻合:把冠状静脉直接与下腔静脉吻合。因解剖关系常需用一段较长的静脉或人造血管搭桥,手术操作较难,术后远期吻合口血栓形成的机会亦大,故采用此种术式者少。

3.门-奇静脉断流术及食管下端、胃底横断术(联合断流术)

由于分流手术有上述缺点,从 20 世纪 60 年代末一些学者倡用门-奇静脉断流术。断流术是将食管下段与胃近端血管完全切断,使胃近端及食管下端无血管化,阻断门静脉与奇静脉间的交通,以消灭食管曲张静脉,达到止血目的且不影响肝血流量。手术方法种类较多,甚至有取代分流术之势。典型的断流手术为 Hassab 法,切除脾,切断结扎胃小弯上 1/2 血管并游离食管下端 5 cm,这样胃近端及食管下端均达到无血管化。为了取得更可靠的止血效果,不少外科医生又作了改进,在完成断流后,还切开胃或食管下端,用缝扎、肠肠吻合器、枪式切断器等法,阻断食管或胃壁的血管,称之为联合断流术。最近亦有人报告不切开胃腔,用连续锁式缝合阻断胃上部的血管,而取得良好疗效。

4.原位肝移植

由于移植外科技术和免疫抑制治疗经验的积累,肝脏原位移植术已成为治疗终末期肝病的常规手术。其中终末期肝硬化是最重要的适应证,文献报道占所有肝移植一半左右,肝移植在治疗和防止出血的同时,是从根本上解决病因的唯一方法,可以纠正肝脏损害、血流动力学异常,移植成功后不存在再出血、脑病和肝衰竭问题。是治疗肝硬化门静脉高压症最彻底的方法。

(三)其他治疗方法

1.经内镜注射硬化剂治疗

1933 年 Mayo clinic 的 walter 首先用硬化剂经内镜注射到食管曲张静脉内止血,但直到1970 年以后随着新型内镜的问世才广泛使用。开始仅用于出血急症治疗,以后又应用于止血后的继续治疗直至曲张静脉完全消失。此为直接作用于出血部位的治疗方法,不影响肝脏功能。注射技术有 3 种:第 1 种是把硬化剂直接注射到曲张静脉内引起血栓形成;第 2 种是在曲张静脉之间注射,使邻近食管黏膜下产生水肿,反复注射使表面黏膜变厚变硬预防再出血;第3 种为联合法,兼用以上两法。使用硬管及纤维内镜均可。曲张静脉旁注射的并发病比静脉内注射稍多,有黏膜坏死和溃疡。在每一曲张静脉注射 6~8 mL,每次注射 3 处,共 18~24 mL,注射点选在食管胃连接处稍上方。曲张静脉旁注射用 0.5% 或 1%polidocanol 或 Aethoxysclerol,在每个曲张静脉间注射 0.5~1.5 mL,每 1~2 周反复注射1 次,直至曲张静脉完全消失。以后每半年复查食管 1 次,如又发生再重复注射。注射硬化剂治疗对急症大出血是很好的止血方法。

2.内镜下食管曲张套扎术(EVL)

1990 年 Stiegmann 应用于临床,操作简单、创伤性小、止血效果确切每次可完成 5~8 个结扎,分为单个皮圈套扎法,和多个皮圈套扎法,目前临床已普遍应用,由于比硬化剂对食管运动影响少,且不加重门静脉高压胃病,已有取代硬化剂治疗的倾向。

3.冠状静脉栓塞术

(1)经皮经肝冠状静脉栓塞术:静脉穿刺技术与 PTC 相似,只需把针穿入门静脉内,随即注入少量显影剂,证实穿刺针部位和曲张静脉部位。改换导管并前进到冠状静脉,注射栓塞剂氰基丙烯酸乙酯8~10 mL,或注入吸收性明胶海绵碎块、自家凝血块或细小钢丝圈等,使冠状静脉血栓形成。如有通向胃短静脉的曲张静脉也应一并栓塞之。用此法控制急症出血成功率可达 90%。

(2)开腹胃冠状静脉栓塞术:开腹后游离冠状静脉,暂时阻断其近肝端,向远端注射氰基丙烯酸乙酯,该药遇水即凝固,能使断流范围的静脉均行栓塞。开腹栓塞既可用于急症止血,也可作为确定性治疗用于周身条件不好不能进行其他手术的患者。

4.经颈静脉肝内门静脉分流术(TIPS)

经颈静脉肝内门静脉分流术是微创治行门静脉高压症一种方法,自 Colapinto 首先应用于临床,TIPS 技术发展很快,从早期的单一肝内分流通道到分流双通道,甚至多通道,手术成功率逐渐提高,具有损伤轻,对患者打击小,止血效果确实的优点,运用于肝功能和一般情况差的患者,可以取得较好的近期疗效。最新的门静脉高压共识(Baveno V 版)中提到:在初次药物和内镜治疗之后,有治疗失败高危风险的患者(如 Child-Pugh C 级<14 分或者 B 级伴有活

动性出血),应考虑 72 h 内(理想上≤24 h)早期 TIPS 治疗。有 β-受体阻断药使用禁忌证或者治疗失败并且无法行非分流性治疗的患者,应考虑 TIPS。

5.药物治疗

垂体后叶激素可降低门静脉压力,长期以来用于食管曲张静脉破裂大出血的止血治疗。但该药作用时间短并有周身血压升高的不良反应。现与交感神经 β-受体阻断药合用,避免垂体后叶激素的不良反应,常用的药物有异丙基肾上腺素、硝普钠和硝酸甘油。垂体后叶激素 0.4 U/(kg·min),静脉注射,硝普钠 1~5 μg/min,硝酸甘油 4 μg/min。近来有报告使用分解缓慢的长效降低门静脉压力的药物,如 Gly-pressin、普萘洛尔、生长抑素用于不适合做择期手术的患者长期服用,有效率 70%。

（丁勇峰）

第十三节　肝胆管结石

肝胆管结石即肝内胆管结石,是指肝管分叉部以上的原发性胆管结石,绝大多数是以胆红素钙为主要成分的色素性结石。

一、病因

原发性肝内胆管结石的病因和成石机制,尚未完全明了。目前比较肯定的因素为胆系感染、胆管梗阻、胆汁淤滞、胆管寄生虫病、代谢因素以及胆管先天性异常等。

二、临床表现

肝胆管结石虽然以 30~50 岁的青壮年多发,但亦可发生在不满 10 岁儿童等任何年龄。女性略多于男性,男、女性之比为 0.72∶1.50。

（一）合并肝外胆管结石表现

肝内胆管结石的病例中有 2/3~3/4 与肝门或肝外胆管结石并存。因此大部分病例的临床表现与肝外胆管结石相似,常表现为急性胆管炎、胆绞痛和梗阻性黄疸。其典型表现按严重程度,可出现 Charcot 三联征(疼痛、畏寒、发热、黄疸)或 Reynolds 五联征(前者加感染性休克和神志改变)、肝大等。有些患者在非急性炎症期可无明显症状,或仅有不同程度的右上腹隐痛,偶有不规则的发热或轻中度黄疸、消化不良等症状。

（二）不合并肝外胆管结石表现

不伴肝门或肝外胆管结石,或虽有肝外胆管结石,而胆管梗阻、炎症仅发生在部分叶段胆管时,临床表现多不典型。常不被重视,容易误诊。单纯肝内胆管结石、无急性炎症发作时,患者可以毫无症状或仅有轻微的肝区不适、隐痛,往往在 B 超、CT 等检查时才被发现。一侧肝内胆管结石发生部分叶、段胆管梗阻并发急性感染,引起相应叶、段胆管区域的急性化脓性胆管炎(AOSHC),其临床表现除黄疸轻微或无黄疸外,其余与急性胆管炎相似。严重者亦可发生疼痛、畏寒、发热、血压下降、感染性休克或神志障碍等重症急性胆管炎的表现。右肝叶、段胆管感染、炎症,则以右上腹或肝区疼痛并向右肩、背部放散性疼痛和右肝大为主。左肝叶、段胆管梗阻、炎症的疼痛则以中上腹或剑突下疼痛为主,多向左肩、背部放散,左肝大。由于一侧肝叶、段胆管炎,多无黄疸或黄疸轻微,甚至疼痛不明显,或疼痛部位不确切,常被忽略,延误诊断,应予警惕。一侧肝内胆管结石并发急性感染,未能及时诊断有效治疗,可发展成相应肝脏叶、段胆管积脓或肝脓肿。长时间消耗性弛张热,逐渐体弱、消瘦。反复急性炎症必将发生肝实质损害,肝包膜、肝周围炎和粘连。急性炎症控制后,亦常遗留长时间不同程度的肝区疼痛或向肩背放散痛等慢性胆管炎症表现。

(三)腹部体征

非急性肝胆管梗阻、感染的肝内胆管结石患者,多无明显的腹部体征。部分患者可有肝区叩击痛或肝大。左右肝内存在广泛多发结石,长期急慢性炎症反复交替发作者,可有肝脾大、肝功能障碍、肝硬化、腹腔积液或上消化道出血等门静脉高压征象。肝内胆管急性梗阻并感染患者,多可扪及右上腹及右肋缘下明显压痛、肌紧张或肝大。同时存在胆总管结石和梗阻,有时可扪及肿大的胆囊或 Murphy 征阳性。

三、诊断

由于肝内胆管解剖结构复杂,结石多发,分布不定,治疗困难,对于肝内胆管结石的诊断要求极高。应在手术治疗之前全面了解肝内胆管的解剖变异,结石在肝内胆管的具体位置、数量、大小、分布以及胆管和肝脏的病理改变。如肝胆管狭窄与扩张的部位、范围、程度,肝叶、段增大、缩小、硬化、萎缩或移位等状况,以便合理选择手术方法,制订手术方案。肝内胆管结石常可落入胆总管,形成继发于肝内胆管的胆总管结石或同时伴有原发性胆总管结石。故所有胆总管结石患者都有肝内胆管结石可能,均应按肝内胆管结石的诊断要求进行各种影像学检查。应用的诊断方法有 B 超、胆道 X 线检查、CT、PTCD、ERCP、胆道子母镜、MRCP、胆道镜等。

四、治疗

(一)非手术治疗

中西医结合的"总攻、排石"非手术治疗方法,20 世纪 70 年代曾风行一时,虽然能够取得较好的排石成功率,但由于胆管系统的解剖、生理特点,结石大小、数量、分布状况和并发胆管狭窄等因素,结石难以排尽、复发率高,未能取得预期效果。而且结石嵌顿在胆总管末端、壶腹部或其他狭窄处时,容易引起严重并发症。长期以来,人们祈望通过药物溶解结石的方法治疗本病。遗憾的是虽经许多学者的研究,至今尚未发现有效、无毒、实用、能溶解胆色素性结石的口服药物。肝内胆管结石的治疗目前仍然以外科手术为主要手段。

(二)手术治疗

1. 术前准备

肝内胆管结石,特别是复杂性肝内胆管结石病情复杂,手术难度大,时间长,对全身各系统功能的影响和干扰较大。除按一般常规手术的术前准备外,还应特别注意下列问题。

(1)改善全身营养状况:肝内胆管结石常反复发作胆管炎或多次手术,长期慢性消耗,多有贫血、低蛋白等营养状况不佳表现。术前应给予高蛋白、高碳水化合物饮食,补充维生素。有低蛋白血症或贫血者应从静脉补充白蛋白、血浆或全血,改善健康状况,提高对手术创伤的耐受性和免疫功能。

（2）充分估计和改善肝、肾功能和凝血功能：术前要求肝、肾功能基本正常，无腹腔积液。凝血酶原时间和凝血酶时间在正常范围。

（3）重视改善肺功能：肝胆系统手术，对呼吸功能影响较大，易发生肺部并发症。术前应摄胸片，必要时检查肺功能。有慢性支气管炎或肺功能较差，应在术前治疗基本恢复后进行手术。

（4）抗感染治疗：肝内胆管结石，多有肠道细菌的感染因素存在，术前应使用对革兰阴性菌和厌氧菌有效的抗菌药物，控制感染。

2. 麻醉

可根据病情、术前诊断、估计手术的复杂程度选择麻醉。若为单纯切开肝门或肝外胆管取石，连续硬膜外麻醉可完成手术。但肝内胆管结石多手术复杂、时间较长，术中需要严密监控呼吸、循环状况，选择气管内插管全身麻醉比较安全。

3. 体位和切口

一般取仰卧位或右侧抬高 $20°\sim30°$ 的斜卧位。若遇体形宽大或肥胖患者，适当垫高腰部或升高肾桥以便操作。切口最好选择右肋缘下斜切口，必要时向左肋缘延伸呈屋顶式。如果术前能够准确认定右肝内无胆管狭窄等病变存在，手术不涉及右肝者，也可采用右上腹经腹直肌切口，必要时向剑突方向延长，亦可完成左肝切除或左肝内胆管切开等操作。

4. 手术方式的选择

肝内胆管结石手术治疗的原则和目的是取净结石、解除狭窄、去除病灶、胆流通畅和防止感染。为了达到上述目的，需要根据结石的部位、大小、数量、分布范围和肝胆管系统、肝脏的病理改变以及患者的全身状况综合分析，选择合理、疗效佳的手术方式。治疗肝内胆管结石的术式较多，目前较常用的主要术式有胆管切开取石、引流，胆管整形，胆肠吻合，肝叶、肝段切除等基本术式和在这几种术式基础上的改进术式，或几种术式的联合手术。

（1）单纯肝外胆管切开取石引流术：仅适用于不伴肝内外胆管狭窄，Oddi 括约肌功能和乳头正常，局限于肝门和左右肝管并容易取出的结石。取石后放置"T"形管引流。

（2）肝外胆管切开、术中、术后配合使用纤维胆管镜取石引流术：适用于肝内Ⅱ、Ⅲ级以上胆管结石并有一定程度的胆管扩张，允许胆管镜到达结石部位附近，而无明显肝胆管狭窄或肝组织萎缩者。取石后放置"T"形管引流。若术后经"T"形管造影发现残留结石，仍可用纤维胆管镜通过"T"形管的窦道取石。

（3）肝叶、肝段切除术：肝切除可以去除病灶，效果最好，优良达 $90\%\sim95\%$。其最佳适应证为局限性的肝叶、肝段胆管多发结石，合并该叶、段胆管明显狭窄或已有局部肝组织纤维化、萎缩者。对于肝内胆管广泛多发结石或并发多处肝胆管狭窄者，则需与其他手术方法联合使用，才能充分发挥其优越性。

（4）狭窄胆管切开取石、整形：单纯胆管切开取石、整形手术，不改变胆流通道，保留 Oddi 括约肌的生理功能为其优点。但此法仅适于肝门或肝外胆管壁较薄、瘢痕少、范围小的单纯环状狭窄。取石整形后应放置支撑管半年以上。对于狭窄部胆管壁厚或其周围结缔组织增生、瘢痕多、狭窄范围大者，日后瘢痕收缩、容易再狭窄。因此大多数情况下，胆管狭窄部整形应与胆肠吻合等联合应用，才能获得远期良好的效果。

（5）胆管肠道吻合术：胆肠吻合的目的是解除胆管狭窄、重建通畅的胆流通道，并有利于残留或再发结石排入肠道，目前已广泛应用于治疗肝胆管结石并狭窄者。胆肠吻合的手术方式包括胆总管十二指肠吻合、胆管空肠 Roux-en-Y 吻合、胆管十二指肠空肠间置三种基本形式，或在此基础上设置空肠皮下盲瓣等改进的术式。

（6）游离空肠通道式胆道造口成形术：切取带蒂的空肠段 12～15 cm，远侧端与切开的肝胆管吻合，近端缝闭成盲瓣留置于腹壁皮下。既可解除肝胆管狭窄，又保留 Oddi 括约肌的正常功能。日后再发结石，可通过皮下盲瓣取石。适于胆总管下段、乳头无狭窄和 Oddi 括约肌正常者。

（7）肝内胆管结石并感染的急诊手术：肝内胆管结石并发梗阻性重症急性胆管炎，出现高热、休克或全身性严重中毒症状，非手术治疗不能缓解者，常需急诊手术。急诊情况下，不宜进行复杂手术。一般以解除梗阻、疏通胆管引流胆汁为目的。应根据梗阻部位选择手术方式。肝外胆管、肝门胆管或左右肝管梗阻，一般切开肝外或肝门胆管可以取出结石，放置"T"形管引流有效。肝内叶、段胆管梗阻，切开肝外或肝门胆管取石困难者，可在结石距肝面的浅表处经肝实质切开梗阻的肝胆管，取出结石后放置引流管。待病情好转、恢复后 3 个月以上再行比较彻底的根治性手术为妥。

5.手术技术

（1）胆总管、肝门胆管的显露和切开：肝内胆管结石患者，常为再次或多次手术。由于肝十二指肠韧带粘连或肝脏病变导致胆管和肝门移位，寻找和显露肝门、肝外胆管发生困难。如右肝萎缩、左肝代偿性肥大、肝脏向右转位、肝门右移、胆总管可呈横位。反之左肝萎缩、右肝增大、肝门左移、胆总管可呈垂直位并偏向中线。此种情况寻找肝外胆管的方法有三：其一，用示指触扪并确认肝动脉，胆总管多在肝动脉右前方；其二，仔细分离十二指肠外上缘肝十二指肠韧带前面的粘连组织，显露胆总管的十二指肠上段或上后段；其三，解剖肝门，从肝门部显露。无论采用哪一种方法，均应在相应部位先穿刺，抽得胆汁才能确认和切开。

1）肝门胆管的显露：肝门胆管的前壁在肝门横沟顶部与肝方叶下缘之间。肝门胆管的后壁紧邻门静脉和肝动脉，在门静脉和肝动脉的前面。显露肝门胆管需先确认肝方叶下缘的肝包膜与肝门横沟上缘肝十二指肠韧带前腹膜之间的皱褶部位。左右肝管汇合部暴露在肝组织外者，此时则可明视左右肝管分叉。若左右肝管汇合部深藏于肝组织内者，可在十二指肠韧带前腹膜与肝方叶包膜间切开。分离肝门胆管和肝门部与肝组织间的疏松组织，直至左右肝管分叉处，则可显露肝门。再次手术者，常因肝的脏面和肝门区与网膜、胃、十二指肠或小肠、结肠等内脏粘连。应紧贴肝面，在肝包膜外分离粘连，敞开手术视野。沿肝方叶的脏面分离粘连，直达肝门区。但常因肝方叶下缘与肝门及肝十二指肠韧带粘连致密，在肝门区形成团块状瘢痕组织，无法分清肝门区的组织层次。肝固有动脉或肝中动脉可因粘连或瘢痕收缩紧靠肝门胆管。应注意触扪并避开动脉搏动的部位，并需注意肝动脉的位置变异和来自肠系膜上动脉的代肝总动脉或代肝右动脉。分离至接近肝门横沟时，经穿刺抽出胆汁、确定肝门胆管位置或者切开肝门胆管后进一步分离肝门胆管前面的瘢痕粘连，比较安全。如果肝方叶肿大覆盖肝门或肝门胆管深藏在肝门横沟内，难以从脏面显露肝门及左右肝管者，可楔形切除近肝门区的部分肝方叶或从肝中裂略偏左侧劈开肝实质直达肝门区左右肝管汇合的前上缘。完善止血后轻轻推移两侧的肝组织则可显露左右肝管。

2）肝门胆管和左右肝管切开：左右肝管均位于相应门静脉及肝动脉左右支的前上缘，左内叶、右前叶和右前下段（Ⅴ段）胆管位于相应门静脉的近肝门侧。因此从左右肝管汇合部向左连续切开左肝管和左内叶胆管，向右连续切开右肝管和右前叶及右前下段（Ⅴ段）胆管是可能的。

切开肝门胆管及其狭窄段,可先切开肝总管向上延伸至肝门胆管。连续切开左右肝管时,最好用直角血管钳引导,边切开、边缝扎止血和缝以牵引线,敞开胆管腔。左肝管较表浅,但横部多有肝中动脉及不恒定小动脉支或门静脉支从前面跨过。切开左肝管时可以将其缝扎切断,完善止血,不致有何不良影响。右肝管较短,位置较深,切开时要注意缝扎胆管表面及防止肝组织的出血。

(2)肝内胆管的显露和切开:注意肝内胆管与门静脉、肝动脉的解剖关系。肝内Ⅱ、Ⅲ级以上的胆管与肝动脉、门静脉分支一起穿行于肝实质内,并与肝动脉、门静脉分支以及肝静脉分支等肝内管道系统构成错综复杂的解剖关系。外科手术切开肝内Ⅲ级以上的胆管十分困难,也不是所有Ⅲ级胆管都能满意切开。因此肝内叶段胆管结石合并狭窄,应首选肝叶、肝段切除术。但肝内多叶、多段胆管多发结石合并多处胆管狭窄者,又不宜切除过多的肝组织。为此从肝内胆管显露的角度,观察30个成人肝标本的肝内管道走行位置的解剖关系。右后叶胆管有73.3%(22/30)位于门静脉右前叶支脏面深侧,79.3%(24/30)走行于门静脉右后叶支脏面深侧或后上缘;左肝外叶(Ⅱ、Ⅲ段)胆管93.4%(28/30)走行于左门静脉矢状部脏面深侧。肝动脉在肝内各叶、段的分支基本上走行于 Glisson 鞘内胆管与门静脉之间。由于绝大多数右后叶和Ⅵ、Ⅶ、Ⅷ段胆管位于相应门静脉脏面深侧,若从脏面显露右后叶和Ⅵ、Ⅶ、Ⅷ段胆管,难免损伤相应的门静脉和肝动脉支,并且位置深在,难以控制出血,危险性大。反之,从肝脏膈面观,则肝内各叶、段胆管与血管的解剖位置关系大致与脏面观相反或接近相反。因此多数情况下,从肝脏膈面进路切开肝方叶或肝中裂或切除部分肝方叶,再沿右后叶胆管投影方向切开肝实质显露和切开右肝前、后叶胆管和各段胆管汇合处及其狭窄部;从左外叶膈面切开肝实质显露和切开左外叶胆管,则有可能。肝内胆管切开的重点和难点是有效防止和控制意外出血并严密止血。首先应充分游离肝周粘连和韧带,使左右肝均能置于手控之下,才能控制和处理意外出血,保证安全。右肝内胆管切开是在切开肝方叶或肝中裂满意显露和切开肝门胆管及左右肝管之后,阻断肝门或半肝血供。术者左手伸入右肝后面托起右肝,将右肝处于手控下。在肝膈面沿右后叶胆管投影方向切开肝实质或切除部分肝组织,逐渐接近右后叶和右肝内各段胆管汇合区。借助触扪增厚、扩张的胆管及胆管内结石的手感,判断胆管位置。钝性轻轻推开肝胆管表面及两旁的肝组织和相伴的血管,辨认 Glisson 鞘内的解剖关系。充分显露肝内胆管,勿损伤相应门静脉分支。缝扎肝创面血管,止血后恢复肝脏血循环。一次阻断肝血循环掌握在 20 min 内。如果 20 min 不能完成上述操作,可恢复肝血循环 10 min,间断阻断肝血供。然后从肝门及右肝管小心缓慢边切开、边缝扎止血和牵引切开的肝内胆管边缘,直至右肝前后叶胆管及所属各段胆管口狭窄部。用器械或配合术中胆道镜取出各段胆管内结石。但因肝内胆管和血管变异多、无规律,并非所有肝内胆管都能按上述方法显露和切开,常需根据术中肝内胆管解剖的具体情况灵活掌握。如右前叶胆管或右前上段(Ⅷ段)胆管及门静脉支妨碍右后叶及Ⅵ、Ⅶ段胆管显露者,可用小的拉钩轻轻将其拉向右侧,或者在其右侧"跳跃式"显露和切开右后叶胆管及Ⅵ、Ⅶ段胆管。仍不能达到目的者,也可切除第Ⅴ肝段后再显露右肝各段胆管口,切开狭窄部。肝静脉之间有交通支,术中所遇较小的肝静脉分支切断结扎后不致引起不良后果。左肝外叶胆管从左外叶膈面切开肝实质显露和切开多无困难。不过左外叶占肝的比例小,容易切除,切除后一般不影响肝功能。故左外叶胆管结石并狭窄和相应的病变,多采用左外叶切除,简单、方便、效果好。左内叶胆管的切开,可由肝门延续切开左右肝管直至左内叶胆管,也可从切除左外叶的胆管断面,向左肝管延伸切开左内叶胆管。

(3)肝门肝内胆管及狭窄段切开后的胆流通道重建:一般采用肝胆管空肠吻合的方法。将切开的肝内、外胆管适当整形后用细丝线一层间断全口与空肠侧吻合,吻合口一般长达5~8 cm。在吻合胆管的腔内放置"T"形管或乳胶管从空肠襻引出。一方面为防止吻合口瘘胆汁,保证吻合口愈合良好,另一方面可在术后2~3周通过此引流管造影。仍有残留结石者,可在术后40 d左右用纤维胆管镜经窦道取石。也可设置空肠皮下盲瓣有利于日后结石再发时用胆管镜取石。

6.肝叶、肝段切除

肝内叶、段胆管结石并发相应的胆管狭窄者,切除有结石和有病变的肝叶、肝段,可以同时去除病灶和狭窄胆管,效果最为理想。适应证选择得当,远期优良效果可达90%~95%。肝叶、肝段切除治疗肝内胆管结石的最佳适应证是局限性的肝叶、段胆管结石并相应叶、段胆管明显狭窄梗阻、结石难以取净,或相应叶、段肝组织纤维化、萎缩、丧失功能或慢性脓肿、出血或可疑合并胆管癌等。首先应选择与手术范围相适应的宽敞切口和固定式肝脏手术拉钩,以便满足良好的术野显露。

(1)充分游离肝脏:先游离肝下肝门区粘连,清楚显露肝门及肝蒂。切断结扎圆韧带及镰状韧带,便以牵拉肝脏使其位置下移。行左肝叶、段切除者,先钳夹、切断、缝扎左肝三角韧带,然后逐渐钳夹、切断、结扎左肝冠状韧带,直至接近下腔静脉左侧。在钳夹、切断左三角韧带及冠状韧带时尽量靠近肝脏,避免损伤膈面静脉,减少出血,保证牢靠结扎膈面断端。然后游离肝胃韧带,此时左手伸入左肝后面,则可将肝左外叶托起,处于手控之下。右肝体积大、位置深,可切除7~10肋软骨或将右肋缘下的斜切口延长至腋中线,显露仍有困难者,最后选择胸腹联合切口。分离结扎肝结肠韧带、肝右三角韧带和冠状韧带、肝肾韧带之后,多可抬起右肝掌握在术者手中。由于肝内胆管结石多有长期急慢性感染和肝周围炎反复发作,肝周粘连严重。特别是右肝与膈肌的紧密粘连,增加手术的难度和多量出血,应有充分的准备。

(2)阻断入肝血流切肝:出血少,术野清晰、安全、快捷。半肝血流阻断最为理想,但遇胆管再次手术或已行胆肠吻合者,因肝门区严重粘连,难以分别解剖一侧肝蒂,进行阻断。肝门全肝入肝血流阻断,应根据肝脏功能状况,一次阻断时间掌握在15~20 min以内比较安全。合并肝硬化或明显黄疸、肝功能受损者,一次阻断时间不要超过15 min。一次阻断不能完成肝切除时,可恢复肝血供10 min左右再次阻断肝门(间断阻断法)。

(3)断肝技术:常用的断肝方法有缝合结扎法(离切缘0.5 cm先用7号丝线间断交锁缝合结扎)、钝性压榨、钳夹、切断法和刮吸法等。习惯用钝性压榨、钳夹、切断法。术者左手掌伸入已游离的病侧肝脏后面,抬起病侧肝脏,拇指紧捏预定的肝切缘附近以便控制出血。在预定切线上切开肝包膜,用血管钳钝性压榨切缘肝组织,所遇可疑管状结构均钳夹后切断,随即逐一结扎。也可完全离断预定切除的肝叶或肝段后再分别结扎,较粗血管应缝扎。术中用超声刀或氩气刀可以减少出血。

(4)肝断面的处理:恢复肝血供后,仔细观察并严密止血。缝扎肝断面上的所有管道断端,防止术后出血或胆瘘。肝断面少量渗血,用生物蛋白凝胶有一定效果。对于明确活动出血,必须缝扎止血,不可寄望于蛋白凝胶或止血海绵之类的止血措施。完善止血后观察数分钟,确无明显渗血、无活动出血后,根据断面的宽窄采用缝合封闭或用网膜覆盖封闭肝断面。

(5)肝内胆管结石病肝切除的特殊性:肝胆管结石病行肝切除不同于肝肿瘤时的肝切除,

肝胆管结石是严格按肝脏叶段胆管发病,应按规则性肝叶、肝段切除的原则切肝。为此应在术前进行良好的胆系造影,事先明确有无肝内叶段胆管变异。肝胆管结石为良性病变(疑并发胆管癌者除外),分离和切除右肝病变叶、段时不必过于接近下腔静脉或邻近的肝静脉等大血管,以免发生意外出血。肝左外叶切除比较简单,一般不需阻断入肝血流。同时存在左内叶结石者,可经已切除的左外叶断面的胆管断端向左肝管延伸切开左内叶胆管及其狭窄段,取出结石。

需要进行半肝切除,但因肝门粘连,难以解剖并行半肝血流阻断者,可在阻断肝门的情况下,剖开肝中裂直达肝门。此时可以清楚显露左右肝蒂,并行一侧入肝血流阻断。恢复健侧肝脏血供,则可从容切除病侧半肝。肝尾叶胆管多分别开口于左右肝管,行半肝切除时,应在尾叶胆管开口的远端切断结扎左(或右)肝管。同时存在尾叶胆管结石者,此时可在直视下扩大尾叶胆管口取出结石。肝右叶占肝脏体积的65%以上,除非整个右肝各段的胆管多发结石并右肝纤维化、萎缩或癌变等应行右半肝切除外,一般情况下最好选择右肝的叶段切除。尽可能保留有功能的肝叶、肝段组织。右肝内结石,以右后上段和右前下段胆管结石比较多见。右前叶上段(第Ⅷ段)胆管结石很少见,右前叶下段(第Ⅴ段)胆管结石可从肝门延续切开右肝管、右前叶胆管直至右前下段胆管,此时还可在直视下扩大右前上段胆管口取出结石。因此需要切除右肝前叶的机会很少。肝右叶后上段(第Ⅶ段)位置深,术野显露常不满意,切除比较困难,创伤较大。因此单纯右后上段胆管结石,而无明显症状或不伴该段胆管狭窄者不必强求切除,若该段结石并发反复感染,有明显症状或纤维化、萎缩,必须进行第Ⅶ段切除者,行第Ⅶ段切除遇到显露不良等困难时,也可包括右后下段(第Ⅵ段)的右后叶一并切除,比较容易。肝内胆管结石行肝切除无论是否合并肝外胆管结石,均应常规切开肝外胆管探查,以便取净有可能在切肝时落入肝外胆管的结石,并放置"T"管引流,以便术后造影了解和用胆道镜处理可能的残留结石。

(6)引流:肝切除术后主要并发症是出血、胆瘘和感染。为便于观察和及时发现术后出血、胆瘘和预防感染,应在膈下、肝断面和肝下放置2~3根乳胶管被动引流,而不用负压引流。因负压容易将引流管附近的组织吸附阻塞引流管和侧孔。引流液不多并逐渐减少,可在术后3~4 d逐渐拔除。若引流液含胆汁或量较多,则应延长引流时间。

(三)手术与内镜联合治疗

多发性肝内胆管结石,在肝内胆管的分布极为复杂。尽管切开Ⅲ级以上肝胆管的狭窄段,用一般器械盲目取石亦难取净。经手术解除胆管狭窄,配合术中和术后经纤维胆管镜取石,才能最大限度减少残石率,提高治疗效果。胆管内的嵌顿结石可经胆管镜用激光、超声、液电、等离子等方法碎石后取出。纤维胆管镜取石成功率可达98%,取净率也在90%以上。手术与内镜联合,可以明显提高疗效。纤维胆管镜的应用实为肝胆管结石外科治疗中不可缺少的重要手段。

(韩晓月)

第十四节　急性梗阻性化脓性胆管炎

急性梗阻性化脓性胆管炎(AOSC)为急性胆管炎的严重阶段,病程进展迅速,是良性胆管疾病死亡的主要原因。

一、病因

许多疾病可导致 AOSC,如肝内外胆管结石、胆道肿瘤、胆道蛔虫、急性胰腺炎、胆管炎性狭窄、胆肠或肝肠吻合口狭窄、医源性因素等,临床以肝内外胆管结石为最常见。近年来随着内腔镜和介入技术的普及,经皮肝穿胆管造影(PTC)、经皮肝穿胆管引流(PTCD)、经内镜逆行胰胆管造影(ERCP)、经 T 管胆道镜取石等操作所致的医源性 AOSC 发生率有所上升。

二、临床表现

根据梗阻部位的不同,可分为肝外型 AOSC 和肝内型 AOSC。

(一)肝外型 AOSC

随致病原因不同,临床表现有所差别。胆总管结石所致的 AOSC,表现为腹痛、寒战高热、黄疸、休克、神经中枢受抑制(Reynold 五联征),常伴有恶心、呕吐等消化道症状。胆道肿瘤所致的 AOSC,表现为无痛、进行性加重的黄疸,伴寒战高热。医源性 AOSC 常常没有明显腹痛,而以寒战高热为主。体检可见患者烦躁不安,体温高达 39 ℃～40 ℃,脉快,巩膜皮肤黄染,剑突下或右上腹有压痛,可伴腹膜刺激征,多可触及肿大胆囊,肝区有叩击痛。

(二)肝内型 AOSC

梗阻位于一级肝内胆管所致的 AOSC 与肝外型相类似,位于二级胆管以上的 AOSC 常仅表现为寒战发热,可无腹痛及黄疸,或较轻,早期可出现休克,伴有精神症状。体检见患者神情淡漠或神志不清,体温呈弛张热,脉搏细速,黄疸程度较轻或无,肝脏呈不对称性肿大,患侧叩击痛明显。

三、辅助检查

(一)实验室检查

外周静脉血白细胞计数和中性粒细胞比值明显升高,血小板数量减少,血小板聚集率明显下降;有不同程度的肝功能受损;可伴水电解质紊乱及酸碱平衡失调;糖类抗原 CA19-9 可升高。

(二)影像学检查

B 超、CT、MRCP 检查对明确胆道梗阻的原因、部位及性质有帮助,可酌情选用。

四、诊断

AOSC 诊断标准:胆道梗阻的基础上出现休克,或有以下 2 项者:①精神症状;②脉搏＞120 次/分钟;③白细胞计数＞20×10^9/L;④体温＞39 ℃;⑤血培养阳性。结合影像学检查确定分型及梗阻原因,注意了解全身重要脏器功能状况。

五、治疗

AOSC 治疗的关键是及时胆道引流,降低胆管内压力。

（一）支持治疗

及时改善全身状况，为进一步诊治创造条件。主要措施：①监测生命体征，禁食水，吸氧，高热者予物理或药物降温；②纠正休克，包括快速输液，有效扩容，积极纠正水电解质紊乱及酸碱平衡失调，必要时可应用血管活性药物；③联合使用针对需氧菌和厌氧菌的抗生素；④维护重要脏器功能。

（二）胆道引流减压

只有及时引流胆道、降低胆管内压力，才能终止脓性胆汁向血液的反流，阻断病情进一步恶化，减少严重并发症发生。根据不同分型，可选择内镜、介入或手术等方法，以简便有效为原则。

1. 肝外型 AOSC

可选择内镜或手术治疗。

（1）经内镜鼻胆管引流术（ENBD）：内镜治疗 AOSC 具有创伤小、迅速有效的优点，对病情危重者可于急诊病床边进行。在纤维十二指肠镜下找到十二指肠乳头，在导丝引导下行目标管腔插管，回抽见脓性胆汁，证实进入胆总管后，内置鼻胆管引流即可。如病情允许，可行常规 ERCP，根据造影情况行内镜下括约肌切开术（EST），或用网篮取出结石或蛔虫，去除梗阻病因，术后常规留置鼻胆管引流。ERCP 主要并发症有出血、十二指肠穿孔及急性胰腺炎等，合并食管胃底静脉曲张者不宜应用。

（2）手术治疗：注意把握手术时机，应在发病 72 h 内行急诊手术治疗，如已行 ENBD 但病情无改善者也应及时手术。已出现休克的患者应在抗休克同时进行急诊手术治疗。手术以紧急减压为目的，不需强求对病因做彻底治疗。手术方法为胆总管切开并结合 T 管引流。胆囊炎症较轻则切除胆囊，胆囊炎症严重，与四周组织粘连严重则行胆囊造瘘术。单纯行胆囊造瘘术不宜采用，因其不能达到有效引流目的。术后常见的并发症有胆道出血、胆瘘、伤口感染、肺部感染、应激性溃疡、低蛋白血症等。

2. 肝内型 AOSC

可选用介入或手术治疗。

（1）PTCD：对非结石性梗阻导致的肝内型 AOSC 效果较好，适用于老年、病情危重难以耐受手术，或恶性梗阻无手术条件的患者。可急诊进行，能及时减压并缓解病情。主要并发症包括导管脱离或堵塞、胆瘘、出血、败血症等。凝血功能严重障碍者禁用。

（2）手术治疗：手术目的是对梗阻以上胆道进行迅速有效的减压引流。梗阻在一级胆管，可经胆总管切开疏通，并 T 管引流；梗阻在一级胆管以上，根据情况选用肝管切开减压和经肝 U 管引流、肝部分切除＋断面引流或经肝穿刺置管引流术等。

（三）后续治疗

待患者病情稳定，一般情况经恢复 1～3 个月，再针对病因进行彻底治疗。

（韩晓月）

第十五节　先天性胆管扩张症

先天性胆管扩张症为临床上最常见的一种先天性胆道畸形。其病变主要是指胆总管的一部分呈囊状或梭状扩张,有时可伴有肝内胆管扩张的这样一种先天性畸形。

一、病因

尽管自 20 世纪 30 年代以来,特别是 20 世纪 80 年代后国际上许多学者对于先天性胆管扩张症的病因进行过各种研究和探讨,但其具体的发病原因仍未完全明了。在对该症认识发展的过程中曾有胚胎期胆管空化异常学说、病毒感染学说、胆总管远端神经、肌肉发育不良学说等。至 20 世纪 60 年代末,Babbitt 提出先天性胆管扩张症与胰胆管合流异常存在密切联系,特别是 20 世纪 70 年代后日本学者古味信彦教授创立胰胆管合流异常研究会,将关于胰胆合流异常的研究推向深入后,胰胆合流异常在先天性胆管扩张症的发病过程中所起的作用越来越引起了大家的关注。目前,大多数学者认为这是一种先天性疾病。

二、临床表现

本症患者女性多于男性。以往国内报道发病年龄较小,约半数以上为 3 岁以前获得诊断,但随着对梭状型胆管扩张症认识程度的提高,检出率大为增加,成人的发病病例也逐渐占有相当的比率。如日本的报道,14 岁以上的病例占发病的半数以上。相信随着梭状型病例获得诊断的增多,平均发病年龄会上升。许多教科书都描述腹痛、黄疸及腹部肿块为本病的三种典型症状。但许多患儿,特别是梭状型者多不同时具有上述的"三主征"。临床上常以其中 1～2 种表现就诊。

1.腹痛

腹痛多局限在上腹、右上腹部或脐周围。疼痛性质以绞痛为多,也可表现为持续性或间歇性的钝痛、胀痛或牵拉痛。有时高脂肪或多量饮食可诱发腹痛发生。幼小患儿因不会诉说腹痛,常易误诊。相当一部分婴幼儿腹痛时常呈头肩向下的跪卧位姿势,似可作为一种参考。有的腹痛反复发作,间歇性发作迁延数月乃至数年,疼痛发作时常伴有黄疸,并可同时有恶心、呕吐、厌食等消化道症状。据统计,具有腹痛者占 60%～80%。有的腹痛突然加重并伴有腹膜刺激征,常见胆总管穿孔、继发胆汁性腹膜炎。

2.肿块

多于右上腹部或腹部右侧有一囊性感光滑肿块,上界多为肝边缘所覆盖,大小不一。部分囊肿的下端胆总管处有瓣状皱襞,起活瓣作用。囊内胆汁排出后,囊肿体积会变小,见黄疸亦渐消退,这时囊肿体积会变小,黄疸减轻。在本病的诊断上有较高的参考价值。梭状型胆管扩张症则多不会触及腹部肿块。

3.黄疸

间歇性黄疸为其特点,大多数病例均存在此症状。严重黄疸可伴有皮肤瘙痒,全身不适。黄疸出现和加深说明因胆总管远端梗阻,胆汁引流不畅所致,合并囊内感染或胰液反流会导致加重。当炎症减轻,胆汁排出通畅,黄疸可缓解或消退。部分患儿黄疸加重时,粪便颜色变淡,甚至呈白陶土色,同时尿色深黄。

除三个主要症状外,合并囊肿内感染时可有发热,体温可高达 38 ℃～39 ℃,亦可因炎症而引起恶心、呕吐的消化道症状。病程较长或合并黄疸者,患儿可因脂溶性维生素吸收障碍而导致凝血因子合成低下,患儿有易出血的表现。个别还表现有维生素 A 缺乏的一系列症状。

三、治疗

手术治疗是先天性胆管扩张症获得治愈的唯一方法。

1.手术的原则

手术的原则是:①手术的主要目的是恢复胆汁向肠道内排泄,尽量防止消化液向胆管内反流而发生逆行性胆管炎;②消除胆胰合流的病理状态,使胆胰分流;③切除扩张的胆总管,以防日后癌变;④预防吻合口狭窄。

2.手术方式

(1)胆总管囊肿切开,T 管引流术:适用于急性重症胆管炎,囊肿穿孔所致泛发性胆汁性腹膜炎等急性重症患者,或周身状态不佳,重要器官功能不能耐受根治手术的危重患者。手术以减压、引流为目的,待患者状态恢复后需行二次手术切除囊肿。

(2)胆总管囊肿内引流术:曾经是 20 世纪 60 年代风靡一时的首选术式,包括囊肿十二指肠吻合,囊肿空肠吻合,囊肿空肠 Roux-en-Y 吻合等方法。这种手术方法简便、费时短、创伤小,但是术后癌变率高,并能够加速囊肿癌变的发生,所以是一种应该被废弃的术式,如在之前行此术式,应果断二次手术切除囊肿。

(3)囊肿切除,胆道重建:为根治性手术,首先切除囊肿,然后进行胆道重建,重建的方法有多种,包括肝管十二指肠吻合术、肝管空肠吻合术、肝管空肠 Roux-en-Y 吻合术,空肠间置十二指肠吻合术等,其中胆管空肠 Roux-en-Y 吻合术是最常用的术式,属金标准手术。一方面胆总管囊肿胆汁排出不畅,合并感染,胆石形成;另一方面时间愈长恶变的概率愈大,因此应尽早择期手术治疗。早年,施胆总管囊肿与胃,或十二指肠,或空肠吻合内引流,由于胆总管囊肿的排空能力很差,其结果并发症较多,包括由于胆汁淤滞形成胆泥、结石、胆管炎、慢性炎性纤维化、吻合口狭窄、未切除的囊肿恶变等。因此,手术应彻底切除胆总管囊肿壁,去除囊肿恶变的危险,重建胆管引流。同时,切除胆囊。当然,小儿术后应定期随访,注意吻合口狭窄和肝内胆管结石形成。在此强调凡是在小儿期施先天胆总管囊肿与消化道吻合内引流、囊肿未切除者,均应尽早再次手术彻底切除囊肿。

3.肝叶切除

肝叶切除适用于单纯的左或右肝内胆管囊状扩张的患者,如同时合并有肝外胆管扩张,宜一并切除后行胆道重建。主要目的是为了切除病灶,消除癌变的基础。

四、先天性胆总管囊肿切除的手术要点和技巧

1.麻醉、体位和切口

全麻,仰卧,上腰部垫枕,采用右上腹经腹直肌切口,切口上端向剑突延长;也可采用上腹正中切口,在脐上向右转延长切口。用腹部切口牵开器牵开切口,用大纱布和拉钩将横结肠向下拉,用拉钩将肝脏面向上拉,必要时切断肝圆韧带和切开镰状韧带将肝向上牵拉,有利于显露囊肿上方;用拉钩向左牵拉小网膜,显露肝十二指肠韧带。

2.剥离胆囊

用电刀逆行性剥离胆囊。其技术要点同前述。这里强调说明的:胆囊床浆膜应保留,并将胆囊床缝合使之浆膜化。胆囊动脉常规切断妥善结扎。因胆囊多不扩张、比较小,不碍手术,

宜将胆囊与囊肿连接,保持切除标本的完整性。

3.囊肿切除术

(1)先将囊肿中部横断使囊肿变成上、下两部分,再分别剥除。此种方法适用于囊肿巨大,难以完整剥除的情况下采用。其优点:①像剥离疝囊那样紧贴囊壁剥除囊壁;②可从囊腔内观察囊肿下端开口,有利于保护主胰管;在囊肿下端开口(1~3 mm 大小)边缘切除囊肿下半部,开口用 6-0 无损伤线缝合关闭;也可在囊肿外结扎囊肿下端。应注意避免损伤主胰管,必要时可术前先行主胰管插管以便术中保护主胰管;③从腔内观察肝总管、左、右肝管开口,有利于正确选择肝总管切断的水平。

(2)自上而下全囊肿剥除术:此方法适用于囊肿相对较小的病例。①先在囊肿左侧缘纵向切开肝十二指肠韧带浆膜,在囊肿上端相当于颈部横向切开浆膜、显露囊肿壁。多保留浆膜待囊肿切除后包盖创面;②局部小心剥离显露肝总管与囊肿移行部,用扁桃体钳经肝总管后方游离,用剪刀在移行部稍下方(0.5 cm)横断胆总管囊肿。横断后肝总管断端呈小喇叭口状。可见新鲜胆汁自肝管内流出。

在经验不足的情况下,囊肿切除过多不利于肝总管与空肠吻合。因此,从囊肿腔内观察确定囊肿切除的水平是最稳妥的。

(3)囊肿剥除方法:用钳钳夹囊肿下断端并牵拉囊肿。①紧贴囊肿壁剥离囊肿内侧壁及后壁。剥离过程中一方面要注意彻底止血,另一方面要重点保护门静脉勿致损伤;②在剥离囊肿胰头后部时,仍要紧贴囊壁,避免胰腺的损伤,胰腺的小渗血点可用电凝或氩气刀止血,小血管出血用 6-0 无损伤线缝扎止血;③至囊肿下端狭窄处,即与主胰管交会处,先用 1-0 丝线结扎,在结扎线近端剪除囊肿,囊肿下端结扎处再用 6-0 无损伤线缝合结扎,防止结扎线脱落;④囊肿剥除后的胰头创面应彻底止血。

(4)止血后的创面处理也有多种方法:①喷涂生物蛋白胶,用周围浆膜缝合包盖创面;②用止血纱布敷盖创面,再用浆膜缝合包盖;③止血后直接喷化学胶。

(5)黏附于胰头后方的囊肿壁旷置:胆总管囊肿在胰头后方,与胰头紧密粘连,剥离困难时,也可将贴附于胰头上的囊壁旷置,用 6-0 无损伤线将其端孔缝闭,然后切除已剥离的囊肿壁。旷置残留在胰头后方的囊肿壁用电刀喷凝或氩气刀处理,将囊肿壁内层彻底破坏掉。如此操作既符合彻底切除囊肿的原则,又不损伤胰腺、无出血、术后无胰瘘,非常安全。

4.囊肿切除后的胆道重建

行肝总管与空肠 Roux-en-Y 吻合。

(1)胆总管囊肿上端的处理:胆总管囊肿上端与正常肝总管移行部突然变细呈囊肿颈,如肝总管≤1.5 cm,可在颈下保留 3 mm 以避免胆肠吻合口狭窄;如肝总管直径≥1.5 cm,应在颈部水平剪断肝总管,再行肝总管与空肠端侧吻合。肝总管断端用锐剪剪断,勿用电刀切断避免胆管的电灼伤;保留胆管周围的结缔组织和浆膜以便保留胆管的血供。

(2)肝总管与空肠吻合技巧:①先在后正中(6 点位)和前正中(12 点位)各缝一针,6 点位缝线结扎,12 点位牵拉暂不结扎,在这两针缝线两侧分别加针缝合,先从 6 点到 3 点正手缝合,针距 3 mm;同法再从 6 点至 9 点缝合;线结均扎在吻合口外。如此缝合较得手。待经吻合口向胆管内放置内支撑引流管后,间断缝合吻合口前壁(3 点→12 点→9 点);②先从 9 点→6 点→3 点位间断缝合后壁,线结扎在吻合口外;再同①中所述完成前壁吻合。

(3)肝总管空肠黏膜乳头成形术:适用于肝总管直径<1.5 cm 的病例。①肝总管内置相

当口径的内支撑引流管,并将肝总管壁用可吸收线缝扎(3 针)在内支撑引流管上。该内支撑管术后支撑引流 8 周以上拔出;②在空肠襻拟吻合处做小口约 0.6 cm 大小,先用锐剪刀先剪去一小片浆肌层,黏膜层自然会膨出,再用电刀在膨出的黏膜中间戳孔或剪孔,这样即可做出一个小圆孔;③肝总管引流管经空肠黏膜造孔送入空肠襻,距空肠黏膜造口处 15 cm 处经空肠侧壁戳口引出空肠;④拉直胆管内引流管并将空肠襻向上推送使膨出的空肠黏膜包盖在肝总管缘上;⑤用 4/0 可吸收线间断缝合造口处空肠浆肌层与肝管周围的浆膜及 Glisson 鞘;⑥轻轻牵拉胆管引流管,其在空肠壁引出处缝荷包线固定第一次,再做一个大一点的荷包缝线结扎,二次固定并形成一个短的隧道;⑦该支撑引流管经右侧腹壁戳口引出。此法优点:肝总管较细,用内支撑引流管全量引流;空肠黏膜罩盖在胆管上,可避免吻合口炎性狭窄;空肠浆肌层与胆管周围组织吻合,使胆管向空肠腔内突出形成胆管空肠黏膜乳头成形,其近远期疗效好。

5.经 Winslow 孔放引流管

术后保持引流通畅,观察引流液性状,10 d 后根据引流情况决定拔出引流管。

(韩晓月)

第十六节　原发性胆总管结石

原发性胆总管结石是指在胆管内形成的,以胆红素钙为主要成分的结石。而在胆囊内形成以后下降至胆总管的,以胆固醇为主要成分的结石称为继发性胆总管结石,是胆囊结石的一种重要并发症。原发性胆总管结石和肝胆管结石都是原发于胆管的结石,同胆囊结石相比较,两者在结石成因,流行病学、病理改变、对治疗的要求等方面,都有明显的差别。

一、病因

原发性胆总管结石的解释来源有二:一是结石在胆总管内形成;二是由肝内胆管的结石下降至胆总管。原发性胆总管结石与胆囊结石相反,多发于农村人口之中。原发性胆管结石的发生与胆道的感染和胆汁的流通不畅有密切的关系。胆道感染和胆流停滞,导致胆汁物理、化学性质的改变。

二、临床表现

原发性胆总管结石的临床表现在不同年龄、体质,它的表现又不尽相同。大多数病例,是有典型性的,以急性发作时最为突出,易于做出正确的诊断。而处于发作间期和慢性期的病例,也应详细了解其急性发作的历史及其变化来综合判断。原发性胆总管结石的临床表现如下。

(1)青壮年患者,病程较长,自幼有反复发作的上腹痛,随时间的延续而发作次数增多,程度加重。

(2)较为典型的发作,即胆道有间歇性梗阻和伴发胆道感染的症状。在发病之初,往往较为单一,如间歇性发作的上腹痛,以后随着梗阻和炎症的加重,渐次出现发冷发热、黄疸。病程的演进,因个体不同而存在很大差异。

(3)原发性胆总管结石,常有典型的症状:①胆绞痛,部位在上腹剑突下偏右方,绞痛十分剧烈,为阵发性,向肩背部放散;②绞痛发作时,常伴有频繁的恶心、呕吐,除了肠胃反应外,往往是胆道压力增高的表现;③发冷、寒战、高热,白细胞计数明显增高等化脓性胆管炎的全身表现。体征:常有上腹剑突下和右上腹压痛、肌紧张。在绞痛发作的间歇期常有上腹持续钝痛;④黄疸,常继绞痛及感染后出现。因梗阻程度不同,黄疸出现的早晚和深度也有差异,一般都在发病后迅速出现。梗阻的程度和持续时间,除影响胆汁排泄外,对胆道感染也有重要影响。导致并加重涉及全胆道的化脓性胆管炎,表现有肝区叩击痛;⑤胆囊,可有急性胆囊炎表现,但与继发性胆总管结石梗阻和壶腹部肿瘤阻塞时的胆囊病变有一定差别。继发性胆总管结石梗阻,胆囊先有炎性损害,囊壁可有炎性瘢痕,有的已纤维化萎缩,临床上可表现原发病灶的急性化脓性炎症:剑突下及右上腹均有明显的腹膜刺激征。有时可以扪得一炎性团块,但边界不清,常难以扪到胆囊。而原发性胆总管结石,梗阻和炎症主要在胆管系统,胆囊的病变一般不甚严重,右上腹胆囊区的腹膜刺激征往往较轻,而常可扪到一个边界较为清楚的、有一定张力的、有压痛的肿大胆囊。当胆总管的梗阻有所缓解时,肿大胆囊也易较快缩小而体征消失。原发性胆总管结石梗阻和壶腹部肿瘤阻塞,都是在胆囊管开口水平以下的胆总管机械性梗阻,胆囊没有明显损害,胆囊及其开口没有梗阻,胆囊壁也无甚多纤维瘢痕限制其在内压增高时的扩张、胀大,因而都能扪及肿大的胆囊。不同的是前者常伴有一定程度的急性炎症和腹膜刺激征,而后者则为无痛性胆囊性肿块;⑥原发性胆总管结石梗阻发作时胆系胆汁淤滞,又加上化脓性炎症、充血、水肿、痉挛、使胆道内压力升高,也影响和损害了肝脏。当胆道内压力高于肝细胞泌胆的最高分泌压力 30 cmH_2O 时,肝细胞即停止对胆汁的分泌,胆管炎、胆管周围炎又引起肝脏的充血、水肿。这些改变表现为肝脏呈一致性肿大,压痛、叩痛,极易发生严重的并发症。

三、诊断

具有一定病程的青壮年患者,有突发上腹剧烈阵发性绞痛,发冷、发热、黄疸,胆囊肿大,肝弥漫性肿大,压痛,病情发展快,临床诊断是不困难的。但对于胆道尚未完全梗阻,无梗阻性黄疸和化脓性胆管炎发作而就诊的慢性型病例;或对于有完全性梗阻性黄疸而无剧烈腹痛和化脓性胆管炎发作,表现为胆汁性肝硬化、门静脉高压的梗阻型病例,在诊断中易与慢性胃炎,迁延性或慢性肝炎,黄疸型传染性肝炎,恶性肿瘤等相混淆。往往在按内科或传染科疾病治疗无效时才考虑到胆总管结石的可能。这只有通过详问病史,仔细的体格检查,必要的辅助检查和对病情的全面分析来解决。影像诊断可为原发性胆总管结石提供有用的资料。

B超检查常能提供肝内外胆管有无扩张,管腔内有无以增强光团为特征的结石影像。由于胆红素钙结石的结构特点,这一特征不如胆固醇性结石的影像清晰和典型,可不伴有声影。目前 MRCP 检查是胆总管结石最为常用、可靠的诊断手段。具有诊断参考价值的影像是:①肝内外胆管扩张、胆囊明显增大;②胆总管有结石影并能显示其位置、大小、数目;③胆总管下端与十二指肠的畅通情况;④有否并存的胆管狭窄或肝内胆管结石;⑤有无继发的肝脏病变(如肝脓肿等),有无胰腺炎等。对 MRCP 难以确诊的病例,可以选择超声内镜检查,进一步明确诊断。CT 检查对了解胆道的扩张、肝脏、胰腺的情况有重要价值,部分患者还可见胆总管内结石影。经内镜逆行胰胆管造影(ERCP)在完全性梗阻型病例难以使胆道显影,多作为内镜下 Oddi 括约肌切开取石(EST)时的辅助性诊断手段。经皮肝穿刺胆道造影(PTC)常能显示梗阻以上的全部胆道内情况,由于其属于有创性,目前基本被 MRCP 所取代,多作为胆道引流的手段应用于不适宜手术的重症患者。静脉法胆道造影亦能显示肝外胆管的大小及有无结石显影，但受肝功能和黄疸的影响及碘液过敏的限制，且影像不够清晰、操作亦费时，临床上已基本废弃。结合病史、体检，以及影像学所见，常能得出符合实际病变的临床诊断，并为决定手术治疗方案提供可靠的依据。

四、治疗

原发性胆总管结石外科治疗的目的是解除胆管梗阻，引流感染的胆汁和解决胆流停滞，防止结石的再生和感染的复发。它的含义在于：①解除胆囊的病变不是治疗本病的关键；②解除胆总管的梗阻是最基本的要求；③有效地引流化脓性感染是预防各种严重并发症的可靠措施；④克服胆流停滞，通畅胆肠间的胆汁流通是预防感染复发和结石再生的必要的步骤。努力达到这些要求，在处理急症病例时，将有效地减少并发症和降低病死率；在择期手术时，将有利于提高治疗效果，降低再手术率。原发性胆总管结石非手术治疗，对于病程的早期，发作时间尚短，胆管的梗阻时间不长或不完全，胆道的局部炎症和全身中毒症状不严重的病例，常可使疼痛缓解，炎症消退，为进一步了解、分析病情提供了机会，因而是最基本的处理。但梗阻完全而持续，感染重笃的病例，或感染暂时得到控制，每因结石梗阻而反复发作的病例，外科手术治疗就是必需和迫切的手段。对于原发性胆总管结石外科治疗的关键在于手术时机的正确决定。实际临床工作中常面临两个方面的情况，一是争取通过非手术治疗缓解症状，控制感染，以便在间歇期中进行必要的检查，弄清病变情况，避免单纯的急诊引流手术，从而减少再次手术的机会；二是完全阻塞和严重感染常使病情加重，甚易发生局部和全身并发症，贻误手术时机，导致严重后果。一般来说，急性化脓性胆管炎经过积极的非手术处理，在严密观察下，大多能得到缓解，少数患者在充分的非手术治疗下，表现为：①剧烈的、频繁的、为一般解痉止痛所不能有效缓解的绞痛发作；②连续的弛张高热，发热前常有寒战，强力抗生素不能得以改善；③白细胞计数在 $20.0 \times 10^9/L$ 以上或出现中毒颗粒，核左移；④黄疸的不断加深；⑤上腹及右上腹腹膜刺激征的不断加重；⑥扪及肿大的肿囊并有较大的张力等都说明病变在发展，病情重笃，这类患者在入院后经短期准备，或在治疗中不见缓解，或短时缓解后又有发作，都应及时进行胆管探查引流手术。对一些病情危重尤其是高龄、并存病多、重要脏器功能不全而不能耐受手术的患者，则可考虑选择急诊 PTCD 或经皮经胆囊的胆道引流（PTGBD），待一般状态改善，炎症控制后再行手术治疗。

急诊探查手术，主要在于解除胆道梗阻及胆道高压、引流感染，此时以疏通大胆管主要通道的梗阻为目的。急诊情况下，若胆囊内张力大，可先予穿刺减压，而后切开探查胆总管解除胆道内高压，疏通与十二指肠的通路，并注意肝内有无大胆管梗阻和肝内外有无并发症发生。若手术中患者情况允许，而胆囊又无严重的粘连，可一并完成胆囊切除术。若患者情况重笃，胆囊可留待以后处理。但若胆囊管亦有梗阻，则宜在胆总管置 T 形管引流的同时，行胆囊造口引流术。由于无法全面了解胆道内尤其是肝内胆管的情况，因而不宜在急诊手术时盲目施行任何方式的胆-肠内引流术。择期进行胆总管结石的手术，应在对胆系有充分了解，患者经过较充分准备的情况下进行。这时对手术的要求是：①有效解除胆总管的梗阻，并尽力避免结石的残留；②切除有病变的胆囊；③处理好因胆总管结石引起的并发症；④合理的胆肠内引流术。需要强调的是：①全面了解肝脏与胆系的情况，全面探查，仔细辨认肝与胆道可能存在的病变，并作必要的相应的处理；②不要满足于胆囊切除及对肝外并发症的处理，避免遗留病变，特别应避免忽视和遗留了肝内胆管的病变;③禁忌肝内外病变未得有效处理的情况下施行胆肠内引流术。

此外,值得慎重考虑的是胆道扩张形成胆总管下端的"相对性狭窄"的处理。这种病例胆总管下端的括约肌开口并无真正的缩窄,大号的扩张器和导尿管亦易于通过,但由于胆管的扩张常引起胆流停滞,易致结石的再生和胆管炎的复发,这是涉及胆道流变学的复杂课题。胆总管直径在 1.5 cm 以内的扩张,如胆总管下端通畅,可不予特殊处理。而对 2.0cm 以上的胆总管扩张,为解除胆流停滞常采用某种胆肠内引流术,许多作者的经验指出,胆总管十二指肠吻合由于术后食糜频繁进入胆道,易致反流性胆管炎,仍给患者增加很多痛苦。目前有人报道以横断并关闭胆总管远端,行间位空肠胆管十二指肠吻合并人工乳头植入术效果较好。近年来,内镜技术在胆总管结石的应用越来越普遍,并取得可喜效果。

(丁勇峰)

第十七节　胆道损伤

胆道损伤是指各种创伤因素和医源性因素造成的肝外胆管和(或)胆囊的伤害。临床上可将其分为创伤性和医源性损伤两大类。

创伤性胆道损伤少见,占腹部创伤的 3%～5%,单独肝外胆道损伤更是少见,常合并在上腹部多发伤中。按损伤性质又可分为穿透性与闭合性损伤,多由穿透伤引起(占 85%)。

医源性胆道损伤是指在上腹部手术过程中造成的肝外胆道的误伤或迫伤。常见于胆囊切除术、胃切除、肝切除术以及其他肝门处手术。损伤的常见部位为左右肝管及肝总管(占70%),胆总管下端的损伤经常不被察觉。

一、病因

肝外胆管位置深在,为肝左内叶、十二指肠及胰头所掩盖,紧邻重要脏器(如肝脏、十二指肠、胰头)及大血管(门静脉、下腔静脉、腹主动脉、肠系膜动静脉等),因此肝外胆管单独损伤很少见,多伴有其他脏器的损伤。在穿透伤时,胆道损伤多伴有腹腔内大血管损伤和脏器损伤,患者往往因大出血而死亡。在闭合伤时,常伴有其他内脏损伤特别是肝脏的破裂或肝门区其他结构的损伤,也可能伴有胃和十二指肠、胰腺、右肾等损伤。偶尔,胆道损伤有因折断的肋骨引起,也可能不伴有其他内脏损伤。交通意外时,由于肝脏的严重挤压移位可使肝外胆管撕裂。严重上腹部撞击伤时,由于肝脏猛力向头侧移位,使与相对固定的胰头、十二指肠所形成的剪切力,作用于较坚韧但缺乏弹性的胆管,加之肝脏胆囊受压后胆汁迅速排空,导致胆管内压急剧增高,常使胆管在十二指肠后方进入胰头处发生断裂。导致医源性胆道损伤的因素是多方面的,总体上可归结为三点:①危险的解剖;②危险的病理;③危险的手术。亦即解剖因素、病理因素和技术因素。常见的具体原因如下。

(1)开腹胆囊切除术中:①肝外胆管解剖学变异,尤以右肝管及胆囊管与胆总管汇合的解剖变异较多;②局部病变引起肝外胆管位置改变或识别困难,胆总管粘连移位(如胆囊颈或胆囊管结石嵌顿时),被误认为胆囊管而切断;③结扎胆囊管时牵拉过度,使胆总管呈锐角屈曲而被部分或全部结扎;④胆囊三角区出血时(尤其合并肝硬化时),盲目钳夹、缝扎,伤及胆管。

(2)腹腔镜胆囊切除术中:①因解剖不清或有致密粘连,分离胆囊三角时直接损伤胆总管、肝总管或右肝管;②用钛夹止血或夹持胆囊管时,将胆管部分或整个夹闭;③电灼使用不当,灼伤胆管壁致术后坏死脱落,形成胆汁漏。

(3)胆总管下端探查取石或扩张:造成胆总管及十二指肠后壁损伤。

(4)胃大部切除术中:①因慢性胃及十二指肠溃疡引起周围炎症反应致胆总管粘连、移位,在处理胃右动脉时将其损伤;②慢性十二指肠溃疡穿透胰头部,在分离、切除十二指肠时将胆总管下段切断。

(5)切除十二指肠第二段憩室时伤及胆总管下段或十二指肠残端:缝合过程中将胆总管下段缝闭造成胆道梗阻。

(6)经内镜行十二指肠乳头切开时将胆管和肠壁一同切透,造成腹膜后渗漏。

二、临床表现

由于外伤的情况不同,胆道损伤后出现的临床表现也不一样。一般说来,胆道损伤往往多为器官合并损伤,并无特异性临床表现,仅表现为腹痛、腹膜炎、不同程度的休克等。如病情加重,可出现高热、黄疸、腹腔积液、败血症等症状。医源性胆管损伤,可在术中及时发现,未及时发现者,则主要表现为术后的梗阻性黄疸、引流管引出胆汁或胆汁性腹膜炎表现,未及时发现者可出现中毒性休克。发生胆管狭窄时的症状往往出现于首次手术后的3个月至1年。临床上表现为反复发作的胆道感染、梗阻性黄疸、胆汁性肝硬化和门静脉高压症、胆管结石等。

三、诊断

穿透性胆道损伤往往被其他腹部内脏伤症状所掩盖。多在剖腹手术时发现腹内有胆汁积存或溢出,或在血液中混有胆汁才引起注意而被诊断。在腹部外伤剖腹手术时发现肝十二指肠韧带或十二指肠旁区有胆汁染色应疑及胆道损伤,挤压胆囊排空胆汁可证实诊断,术中经胆囊插管造影有助诊断及定位。

闭合性腹部外伤时对有否胆道损伤的诊断是极其困难的,因其早期多无特殊临床症状。从损伤胆管中溢出的未浓缩的胆汁起初引起化学性刺激小,临床症状轻微,也缺乏典型的腹部体征;而由胆囊溢出的浓缩胆汁造成的腹部疼痛起初剧烈,往往在数小时后由于局限、包裹等原因减轻,故患者经常被延迟到受伤后几天或几周直至出现右上腹疼痛加剧、发热、呕吐、腹胀及黄疸,有弥漫性腹膜炎或局限性腹膜炎体征时才被诊断。医源性胆道损伤术中及时发现非常重要。但部分病例术中虽伤及胆道未被发现,直至术后从引流管中引出胆汁、出现腹膜炎或梗阻性黄疸时才会引起警觉。手术中胆囊标本切除后应常规做到:①复查肝总管、胆囊管、胆总管三管的关系;②检查是否有胆汁外渗;③解剖胆囊标本。出现以下情况均应考虑是否有胆道损伤的可能:①术中发现肝十二指肠韧带处黄染,或在胆囊切除后用干净纱布擦拭术野见有黄染者;②胆囊切除标本剖开后,胆囊管处出现双管结构或喇叭形开口;③胆囊切除术后24～48 h出现黄疸,或从腹腔引流管有胆汁引出;④胆囊切除术后出现反复发作的寒战、高热、黄疸等胆管炎症状,排除结石和其他原因者;⑤胆道手术后患者,反复出现胆道感染或梗阻性黄疸,随着病程的延长又出现胆汁性肝硬化和门静脉高压者;⑥上腹部手术后出现梗阻性黄疸者;彩超、核素扫描及ERCP均对诊断有帮助。MRCP可显示胆管狭窄的部位、胆管扩张的程度及是否合并结石,其操作简便、无创,可列为首选。

四、治疗

胆道损伤的治疗比较复杂,需要根据损伤的原因、位置、程度、特点、分型、时间以及所在单位的技术实力等综合考虑,决定处理方法,尤其是针对复杂的医源性胆道损伤,如果术者技术经验有限,把握不大,信心不足,应及时请上级医生会诊,甚至在保证安全的前提下应积极转到专科医院进行治疗。如心存侥幸,盲目修补,极有可能给患者造成灾难性后果,也给自己与所在医院带来不良的社会影响。

(一)胆囊损伤

1.胆囊修补术

胆囊穿孔小者清创后可予以双层缝合修补,但应谨慎以免因胆囊壁薄不易修补而发生胆漏。

2.胆囊切除术

胆囊切除术适用于胆囊破裂、胆囊撕脱或严重的胆囊挫伤,疗效确切,治疗彻底,为最佳治疗方式。

3.胆囊造瘘术

多发性创伤、全身情况危急需要尽量缩短手术时间、严重凝血功能障碍或肝硬化时可考虑将胆囊创口修剪整齐后行胆囊造瘘术。其缺点是以后大部分病例需二次手术。不论采用何种手术方式,都应常规在肝下留置腹腔引流管。

(二)肝外胆管损伤

胆管损伤的处理应根据损伤类型、损伤部位、发生的时间、损伤程度、损伤胆管及其周围组织的炎症状况、患者的肝功能及全身情况采用不同的手术方式。

对于血流动力学稳定、术野清洁者在术中即可行彻底性手术治疗;一般情况差、受伤时间长、腹腔污染重或技术力量不足以完成一期缝合术时,最好先行清创、近端胆管外引流,延期二次手术。勉强行一期修补往往造成严重的并发症。修复损伤胆管、内支撑、胆管减压引流是处理成功的三要素。

1.新鲜的胆管壁部分损伤的处理

小裂伤(<3 mm),将伤口修剪整齐后用可吸收线直接缝合修补,在裂口上方或下方另做切口置入 T 形管引流及支撑,将短臂放过裂口作为支撑,长臂应从吻合口上或下方另做切口引出,绝不可通过吻合口引出。较大裂伤可直接修补或对端吻合,并通过吻合口长期(>6 个月)放置内支撑管。胆管损伤范围大,缺损多,对端吻合张力大,组织缺血等情况,应行胆管肠吻合术。手术注意:①吻合处应无张力,否则影响吻合愈合并可导致吻合口狭窄。必要时可切开十二指肠外侧腹膜,充分游离十二指肠及胰头,以减少吻合处张力;②置入 T 形管不宜过粗,缝合处不宜过紧,以防缝合处压迫坏死及胆汁漏;③切忌利用裂口放入 T 形管,以免日后瘢痕狭窄;④T 形管放置 6～12 个月;⑤腹腔应放置引流,以防胆汁漏时胆汁潴留。

2.误扎胆管而未切断的处理

先通过 MRCP 或 ERCP 证明胆总管只是被结扎而并无缺损。一般只需拆除结扎线即可;如结扎过紧过久,或松解后不能确信胆管通畅,则应考虑切开置入 T 形管引流,以防止坏死或狭窄;如胆管壁已有血运障碍坏死时,可切除该段胆管,行端-端吻合或胆肠吻合术。不宜为等待上段胆管扩张而推迟手术到1～2 个月,因为那样会严重损害肝脏功能。

3.胆管横断的处理

如术中未能发现而术后出现梗阻性黄疸者,应在手术3周后再手术。此时胆管被动扩张,便于再次手术吻合。远端可能缩至十二指肠后方不易寻觅,可游离十二指肠第二段,切开后经壶腹部进入探子作为引导,一般可以找到。胆管两断端对拢无张力者,可以T形管为支架行端-端吻合术;若修整后两端相距较远,对合困难,可进一步游离十二指肠第一、二段,将胆总管上提靠拢;若仍有张力,则不宜勉强行端-端吻合,应行胆管肠吻合术,并经吻合口放置支撑管长期支撑。

4.胆总管末段损伤的处理

特别是在Vater壶腹部的损伤或累及十二指肠的损伤,处理起来比较棘手。应根据损伤的程度做相应的处理。如假道细小,无明显的出血,可仅留置T形管引流和腹腔引流。如假道较大,可将胰头十二指肠向左内侧翻转以探查假道。若假道通向胰腺实质或肠道、无出血或出血已经停止,可于胆总管留置T形管引流,并在胰头十二指肠后留置烟卷与胶管引流。术后要保持引流通畅,一般多能痊愈。由于胰头十二指肠部解剖复杂,应尽量避免复杂的手术处理。

5.晚期胆管狭窄及胆瘘的处理

此种情况手术修复非常困难。术前须了解胆管狭窄部位、残留肝外胆管长度及管径大小、胆道感染及肝功损害的程度、有无胆汁肝硬化及门静脉高压等,以便确定手术时机。如果对局部病变及肝功损害估计不足,试图一期进行狭窄胆管切开及胆管空肠吻合术,则常由于局部严重病变及门静脉高压所致肝门区曲张静脉广泛出血而导致手术失败,即或勉强完成了胆肠吻合术也常导致术后死于肝功能不全。因此,手术须分期进行:即一期引流胆管以解除胆道梗阻,控制胆道感染,减轻肝功损害;二期行门体静脉分流术,以减轻门静脉高压,减少术中肝门区曲张静脉出血;第三期再修复胆管,建立大口(有时需剖开左右肝管汇合处)、无张力、黏膜对黏膜的近端扩张胆管与空肠Roux-en-Y吻合术。对术后胆管狭窄的患者,第一次狭窄修复手术事关重大,必须充分做好术前准备,慎重制定手术方案,争取一次成功,否则病情会更加复杂。

6.关于胆肠吻合术

适用于胆管断裂缺损较长、断裂位置较高、对端吻合后胆管狭窄以及晚期的创伤性胆管狭窄病例。胆管高位断裂者,可做肝总管空肠Roux-en-Y式吻合;低位断裂者,亦应做胆(肝)总管空肠吻合,不推荐行胆道十二指肠吻合(因反流性胆管炎重),远断端予以结扎。胆肠吻合术应遵守以下基本原则:①彻底清创;②仔细解剖;③无张力重建;④黏膜对黏膜的单层吻合;⑤置入支撑管并引流。胆肠吻合术一般有以下四种:①肝管空肠吻合和胆管切除术:适用于肝总管复杂损伤。如肝总管广泛损伤,必须解剖分离肝实质以暴露辨认出左、右肝管,缝合左、右侧肝管形成共同通道后再与空肠吻合;②胆总管空肠吻合术:适应于复杂的胆总管损伤,效果确定,是目前使用最多的术式;③胆总管十二指肠吻合术:常用于低位的胆管损伤或胆管狭窄,效果较好。但对高位的胆管损伤及狭窄,吻合较难完成,同时食糜反流至肝内胆管可引起严重的反流性胆管炎,可继发肝内胆管硬化性胆管炎等不良后果。此外,若发生胆汁渗出还可造成严重的十二指肠侧壁漏。故目前这种方法不被提倡;④胆囊空肠吻合和胆总管结扎术:远端胆总管损伤时可应用,但不被提倡。因为在结扎胆总管时有时会误将正常的胆囊管结扎,造成无功能吻合,而且术中一般不易被发现。待术后发生黄疸需再次手术时,手术将更加复杂。

(三)内镜与介入治疗

轻微胆管损伤造成的胆汁漏可首选内镜和(或)介入治疗,可行 Oddi 括约肌切开留置 EN-BD 管,也可留置可更换的塑料胆道内支架,慎用金属支架。

(丁勇峰)

第十八节　继发性腹膜炎

继发性腹膜炎是由于腹腔内原有疾病的进一步发展恶化引起,通常主要有如下几种原因。①急性炎症性病变:如急性阑尾炎、急性胰腺炎、胆囊炎和憩室炎等;②急性穿孔性病变:是急性继发性腹膜炎的最主要原因,如急性阑尾炎穿孔、胃十二指肠溃疡病穿孔、急性胆囊炎和坏死性肠炎穿孔等;③肠坏死:是急性肠梗阻、肠绞窄的结果,多系因肠壁的血运障碍所致;④腹部外伤:腹部外伤无论是开放性或闭合性都有发生腹内脏器破裂和出血引发腹膜炎的可能;⑤腹部手术污染和吻合口瘘,偶尔有术中因治疗需要做纱布填塞或异物遗留;⑥其他:如经皮肝穿胆道造影术并发胆汁性腹膜炎或腹腔内出血等。

至于继发性腹膜炎的致病菌,据有关资料常见的为大肠埃希菌、肠球菌、铜绿假单胞菌、变形杆菌、产气荚膜杆菌和其他厌氧菌。而引起继发性腹膜炎则为多种细菌的混合感染,尤以需氧菌和厌氧菌的混合感染为多见;单一需氧菌或厌氧菌的感染则较为少见。正如前述,绝大部分的化脓性腹膜炎都是继发性,即腹腔内先有一个炎性病灶或者胃肠道的梗阻或穿破,然后才引起腹膜的炎症。

根据感染的方式,细菌的种类、数量和毒性大小,患者抵抗力的强弱,以及治疗是否及时和正确,腹膜炎可以是弥漫的,也可以是局限的;两者不但在临床表现方面有所不同,而且在治疗原则上有所区别,其预后也不一样。本节重点介绍弥漫性腹膜炎。

一、病因和病理

大部分弥漫性腹膜炎,起病急骤且从起病的开始累及腹腔大部并多有继续扩散之势。一般都因胃肠道有急性穿破,腹膜(包括网膜)未能及时发生防御性反应,因此感染未能局限化。偶尔弥漫性腹膜炎也可由局部感染(如阑尾脓肿)转化而来,这时弥漫性腹膜炎的起病便较缓慢,原发病变与腹膜炎的症状之间多呈一种移行演变状态。

急性弥漫性腹膜炎的病情是变化多端的。某些暴发性的病例,可在起病后数小时内死亡,这在多数情况下是由于中毒性休克的缘故;有些患者因并发严重的毒血症和败血症,可在 $24 \sim 72$ h 死亡;患者如不经适当的治疗,由于毒血症及麻痹性肠梗阻,可在 $3 \sim 7$ d 死亡。多数患者经适当的治疗后,可以逐渐痊愈,部分病例则在腹腔内形成脓肿——在原发病灶的周围,在盆腔内、肠曲间,或在横膈下。

二、临床表现

1.腹部疼痛

腹部疼痛是最主要而且最常见的症状,但其性质和程度因人而异。在大多数病例,腹痛是病发的第一个症状,痛起突然,比较剧烈,且为持续性。但也有患者仅感到一些钝痛,有时甚至仅感到腹部不适,例如有许多手术后的腹膜炎患者即是如此。虚弱的患者也可能没有疼痛。疼痛的部位,大都先在病变的原发部位,然后累及全腹或脐部,但通常在腹膜炎扩散的边缘区域疼痛最为剧烈。腹痛的演变情况有预后的重要性,腹痛逐渐消失的表示情况好转,疼痛持续存在的表示炎症尚未消退,需要进一步密切观察。

2.恶心呕吐

在腹膜炎初期可能较为轻微,但以后多会吐得较为明显,往往呈持续性。早期的呕吐是反射性的,因腹膜受到刺激之故,其吐出物多为胃内容物及少量胆汁。以后的呕吐则是麻痹性肠梗阻的结果,其呕出物多为带有胆汁的棕黄色液体,最后当肠梗阻渐趋完全时,呕出物颜色转深而呈粪状,且有令人作呕的异样臭味。

3.体温、脉搏和呼吸

起病急骤者如溃疡病急性穿孔,体温常属正常,甚至可比正常还低。但随着腹膜炎的发展,体温将逐渐升高。在临死前,体温有时迅速下降。在暴发性的病例,体温可以始终在正常之下。脉搏在腹膜炎最初的几小时大多正常,或者因原发的休克而较弱。但当腹膜炎的病变逐渐进展时,脉搏也将逐渐加快且变得洪大有力;而在腹膜炎晚期,脉搏将更加细速微弱。由此可见,脉搏加快而同时体温下降是一个恶兆。反之,体温逐渐上升而脉搏却逐渐下降者,则可能表示感染在局限中。呼吸自始即快而浅,且呈胸式,这是因腹壁及横膈有保护性强直之故。

4.其他症状

一般常有便秘,是因肠道发生反射性抑制及麻痹性梗阻的结果。但如盆腔有炎症或积脓时,有时也可发生腹泻和里急后重的感觉。患者食欲消失,烦渴口干,舌苔厚而干燥。部分病例可有脱水、虚脱及中毒的现象。这在初期是一种原发性休克,因腹膜受到过度刺激而起,在后期则是毒血症的结果。

5.体征

(1)一般表现:早期患者常有痛苦和焦虑的表情。在晚期,由于脱水及中毒的加重,患者面色灰黄,眼眶下陷、面颊尖削、四肢发绀,呈所谓 Hippocrates 面容。患者姿态特别,常喜侧卧或平卧,而将髋关节屈起,使腹部肌肉松弛,以减少痛苦。至于腹部在早期多属平坦,但腹式呼吸几乎完全消失,晚期则因麻痹性肠梗阻而显得膨隆。

(2)腹壁压痛、反跳痛和肌紧张:是腹膜炎最重要的体征,合称腹膜炎刺激征。在起病的早期,体征可能仅限于原发病区,但随着腹膜炎范围的扩大,可累及整个腹壁。压痛是经常存在的,但其诊断价值不如肌肉强直,因为有些腹内病变虽未累及腹膜引起腹膜炎,也可以有一定程度的压痛。反跳痛:用手缓慢地压迫腹壁,随后突然把手抬起,则于抬手的瞬间患者可以感到明显的疼痛,也是腹膜炎的一个重要体征。

腹壁肌紧张是一个最重要的体征,其较压痛和反跳痛更为客观。它在腹膜炎发生的瞬间即可出现,是一种防御性反射现象。肌紧张的范围和程度,一般与腹膜炎的范围和程度一致。在胃与十二指肠溃疡急性穿孔时,腹壁肌肉的强直可达"木板样"硬的程度。但婴幼儿或年老体胖者,肌紧张可以不很明显,消瘦虚弱的患者(如伤寒穿孔者),肌紧张也可以非常轻微。腹膜炎限于盆腔内者,也常无明显的肌紧张。

(3)肠鸣音的消失:利用听诊器做腹部听诊,也能获得有价值的资料。在急性腹膜炎时,一开始即可有肠蠕动音的减少或消失,至晚期麻痹性肠梗阻出现时,肠鸣音更是完全听不到。相反地,在机械性肠梗阻时,无例外地可在梗阻以上部位听到亢进的肠蠕动音,有时可听到似金属的叮当声或一种特殊的"气过水"声。

(4)腹部叩诊:弥漫性腹膜炎时腹部叩诊可为鼓音或浊音,也可有移动性浊音。若腹腔内液体不多但感染严重,由于肠道麻痹扩张,肠内充满气体,叩诊时全腹部可皆呈鼓音。胃肠道有穿孔时,特别是在胃及十二指肠的溃疡病急性穿孔,由于自肠腔逸入腹腔的气体窜入横膈下,可引起肝浊音界的缩小或消失,常为诊断胃、十二指肠溃疡穿孔有价值的体征。但有时单纯肠道充气也能引起肝浊音界缩小,不一定是膈下有游离气体的确证。叩诊时尚需注意腹内有无移动性浊音。如有移动性浊音存在,表示腹腔内有游离液体,在有腹壁压痛和肌紧张等腹膜刺激现象同时存在时,弥漫性腹膜炎的诊断即可成立。但有时因肠梗阻而致肠腔内有多量积液时,也可能有移动性浊音出现,需与腹腔内的游离渗出液相鉴别,必要时可做诊断性腹腔穿刺或 B 超检查以兹鉴别。

三、辅助检查

绝大多数急性腹膜炎患者通过详细的病史询问和仔细的体检获得诊断,但必要的辅助检查对病情的严重程度的判断和明确引起腹膜炎的病因有重要价值。

1.实验室检查

血常规白细胞计数常明显增高,其中中性粒细胞比例可高达 $85\% \sim 95\%$,并出现核左移和中毒颗粒;病情严重时白细胞总数可不升高,仅有中性粒细胞比例升高及中毒颗粒。血气分析和血生化检查有助于病情严重程度的判断。血、尿淀粉酶升高提示急性胰腺炎可能。腹腔穿刺液涂片可见白细胞或脓细胞,革兰染色可见阴性或阳性细菌,培养可有致病菌生长。

2.影像学检查

腹部 X 线片可见广泛肠胀气等肠麻痹征象、腹膜外脂肪线模糊或消失,如存在膈下游离气体提示胃肠道穿孔。B 超和 CT 可提示腹腔内液体积聚的情况,并可直接显示肝、胆、胰腺等引起腹膜炎的原发病灶。CT 扫描还可显示腹膜、肠系膜的炎性改变,特别是能很好地显示腹腔内脓肿形成或包裹性积液的情况。

四、诊断与鉴别诊断

根据急性腹膜炎典型的症状和体征,如持续的腹痛、呕吐,脉搏逐渐加快,腹壁肌肉紧张,有压痛和反跳痛,肠鸣音减弱或消失,腹部逐渐膨隆等现象,一般诊断并不十分困难。但值得注意的是,上述的若干症状和体征在其他病变或是多种病变都可能出现,因而要确定或鉴别其真正的病因有时极为困难,而这种鉴别对治疗方法的选择又非常必要。因此,如能确定其病因,并予以正确的鉴别,自属理想之事;但可惜有时非常困难,甚至不可能。但对外科医师来说,在病情紧急时不必强求详究病因,更重要的是应该正确地判断其病变需要作何治疗,特别是决定是否需要手术。因为这种判断的错误,有时可能延误病情,甚至可因未能及时手术而导致患者的死亡。

五、治疗

由于继发性腹膜炎一般都继发于腹内脏器的炎症、穿孔或外伤等,因此急性弥漫性腹膜炎的诊断一经确立,在加强全身支持治疗的同时,应该争取尽早行外科手术以期对原发病变能作适当处理,对腹腔内渗出物可给予清除和引流。但如有下列情况则不宜急于用手术治疗而应先采用非手术治疗:①不能排除原发性腹膜炎者,因原发性腹膜炎无原发病灶可以处理,手术大多无益;②某些盆腔腹膜炎或淋菌性腹膜炎,一般不需要手术治疗;③患者一般情况良好,腹膜炎症状轻且范围较局限者;④急性弥漫性腹膜炎已超过 48～72 h,且已有局限化的征象者,若病因诊断属良性病灶如溃疡病穿孔者,可继续观察非手术治疗。在非手术治疗的同时,需密切观察患者全身情况、症状及腹部体征的变化。若全身情况恶化,症状和体征加重者则应及时考虑予手术治疗。

但所谓尽早手术并非立即手术,而需有一定的术前准备为基础。急性腹膜炎的术前准备包括积极纠正低血容量、休克及组织器官低灌注状态和氧供,纠正水、电解质紊乱和酸碱失衡,适当输血或白蛋白来纠正贫血和低蛋白血症,使用广谱抗生素以抑制感染,进行胃肠减压以消除腹胀,使患者处于一种较好的状态接受手术,对减少术后并发症发生及降低手术病死率有重要作用。手术时的要点包括:①原发病灶的处理;②腹内渗出液的吸除;③感染病灶的引流;④残余感染的防治。

1. 原发病灶的处理

处理原发病灶、消除感染的原因,是治疗腹膜炎的最重要的措施;原发病灶消除得愈早,则预后愈好。原则上,手术切口应该愈靠近病灶的部位愈好且需有足够的长度,这样可以避免影响整个腹腔,减少对肠襻的损伤,避免对肠系膜的牵拉,也可以缩短手术和麻醉的时间,不致使患者受到过多的损害。应该注意到手术的影响,不决定于切口的长短,而决定于腹内操作的多少。当然,不必要地过于延长切口也是应该避免的。在原发病灶不能确定的病例,需进行某种探查时,最好做脐部的旁正中切口或经腹直肌切口,1/3 在脐上,2/3 在脐下。这样,如有必要时,切口可以很容易地向上或下方延长,以满足手术的要求。

对引起腹膜炎的原发病灶,需根据情况作不同的处理:阑尾或 Meckel 憩室有炎症者可以切除,或者在不宜切除时采用病灶周围引流的办法。胆囊有坏死或穿孔者也应该切除,其不能切除者可作胆囊造瘘术。坏死的肠襻必须切除,或者用肠襻外置的方法处理。已有坏死组织感染的急性胰腺炎需清除坏死组织并予充分局部引流。胃肠有穿孔者可以单纯修补,但在修补难以成功而患者的一般情况及局部组织条件又允许切除时,亦可行胃肠部分切除术。总之,感染源必须予以清除或者缝闭,原发病灶则可根据术中情况作相应的处理。手术时应该竭力避免操作粗暴和操作过多;凡对腹膜炎的治疗非必要的操作,概属不宜,应予禁止。

2. 渗出液的吸除

手术时所见到的腹腔渗出液,应该尽量吸除。腹腔内的异物,包括食物的残渣、粪便、结石、蛔虫,自然也需要予以彻底清除。腹腔冲洗可改善弥漫性腹膜炎的预后,术中以大量生理盐水冲洗腹腔,冲洗液的用量应根据腹腔污染情况,至少在 2 000 mL 以上,冲洗到吸出液澄清为止。由于全身使用抗生素时,腹腔渗出液中的抗生素能达到治疗浓度,故一般不主张在冲洗液内加用抗生素来防治腹腔内感染。对腹腔内炎症已局限的患者,则不宜冲洗腹腔以免使感染播散。

3. 腹腔的引流

弥漫性腹膜炎患者在将原发病灶适当处理,腹内的渗出液吸净以后,是否需要加以引流、至今意见尚有分歧。许多学者认为,在弥漫性腹膜炎时腹内放置引流物无多大作用。这主要是因为腹腔常被内部脏器分隔成无数小室,以致一个或者几个引流物绝不可能有效地引流全部腹腔,特别是在肠襻与肠襻之间有甚多的小脓腔,是根本无法加以引流的。而且引流物往往在短时期(数小时)内即被纤维蛋白包围,且其引流区域仅限于引流物放置的部位,故作用很小。因此主张在弥漫性腹膜炎时,原发病灶加以处理、并将腹内的渗出液吸清外,不再用任何腹腔内引流。但不引流无疑有较多的机会发生并发症,特别是腹腔内残余脓肿的形成。这些残余脓肿主要是在:①切除或缝闭的病灶周围;②在盆腔中(Douglas 窝内);③在升结肠或降结肠的旁沟内。而上述这些残余脓肿在多数情况下是可以通过引流而得到预防的。只有肠襻之间的残余脓肿无法在事先应用引流防止其发生。因此,对弥漫性腹膜炎是否应用腹腔引流的问题不能硬性决定,而应该灵活掌握,有些情况可以不放置引流管,有些情况应放置引流管。

下列情况可以不放置引流管:①急性弥漫性腹膜炎,范围几乎累及全腹,特别是渗出液较为稀薄,无粘连倾向的;②由于胃肠道穿孔引起的腹膜炎,历时不久,腹膜仅有污染而尚无严重感染,且原发病灶又能切除或妥善缝闭,亦无新病灶穿孔的可能者,引流是不必要的。有下列情况者应放置引流管:①如原发病灶不能或者不适宜切除,则应在病灶周围引流。如穿孔性的阑尾炎不能切除时应予以引流。②空腔脏器的病灶切除后,如缝闭不牢固而有可能发生泄漏者应予引流。例如缝线必须穿过不健康的组织,或者缝合处的血运不佳,或者技术上没有把握,估计肠壁的缝合处愈合有问题者应引流。③病灶部分有多量的坏死组织或失去活力的组织存在,例如坏疽性的胆囊或阑尾等,即使切除以后也应该引流。④病灶虽经切除,但创面有继续渗血而又无法制止者,应予引流。⑤腹膜后组织有感染,或者腹膜后组织未能用腹膜掩覆而有污染者,应该引流。⑥手术累及胰腺,或曾将胰腺切开者应引流。⑦其他腹内病变,手术者对于是否需要引流有疑问者,以引流为佳。

引流的位置,主要应在病灶的附近,其次应考虑引流盆腔(Douglas 窝)或膈下,偶尔也可以考虑结肠旁沟等部位。但应该注意引流物勿太靠近胃肠的缝合处,否则缝合处将更容易裂开,造成胃、肠瘘,也应避免靠近较大的血管,否则易致蚀破血管,引起出血。橡皮片或卷有纱布的所谓"烟卷引流",因质软而对组织的刺激较小,是较为理想的引流物,但对稠厚的脓性渗液,可考虑用硅胶管引流,对有大量渗出或存在坏死组织者,则应使用双套管吸引引流。引流的时间,应该根据腹膜炎的情况及原发病灶的性质而异,以达到引流的目的为止;或者引流物已失去引流的作用时,方可拔去。一般弥漫性腹膜炎的引流在 24~48 h 即可拔去,但如腹内有感染病灶者,如阑尾脓肿等,往往需要引流 5~7 d 或者更久,等到渗出液已由脓性变为少量浆液性时,方可拔出。

4.腹腔残余感染的防治

对腹腔内感染严重的急性弥漫性腹膜炎,有学者主张采用持续腹腔灌洗、腹膜清创术、有计划反复开腹术及腹腔开放术等措施,以降低病死率和减少术后腹腔内残余感染,并已取得一定的成效。其实早在 20 世纪初,就有人主张对已有并发症的急性阑尾炎在切除病灶以后,将污染的腹腔予以彻底冲洗,以减少腹腔残余脓肿的发生率,后因多数外科医师认为冲洗有扩散感染的危险而未必能清除所有的细菌,冲洗后仍有可能发生残余脓肿,致腹膜炎的冲洗疗法未能推广。但无数的临床实践证明,弥漫性腹膜炎在原发病灶处理以后如仅作单纯引流,术后发生腹内残余脓肿和粘连性肠梗阻等并发症的机会很多,而病死率也往往高达 20%~30%,于是,弥漫性腹膜炎作彻底清创术的主张在 20 世纪 70 年代又重新获得重视。我们认为,腹腔彻底的清创冲洗显然是必要的,也曾经有不少的病例经腹腔彻底的清洗后不放引流而获得一期治愈。但要求彻底的腹腔清创应能使腹内细菌减少到最低限度,残留的少量细菌便不难被机体的抵抗力消灭,而使腹膜炎不需要引流便可获得一期愈合。两种不同的结果在一定条件下应该是可变的,条件要看腹膜的清创是否充分和彻底,彻底的清创可使腹腔内的细菌从数量上的单纯减少变到本质上近于消灭的地步,从而可以减少残余脓肿的发生率。应该指出,腹腔清创术与腹腔的灌洗引流有所不同,它包括下列步骤:①做长约为 20 cm 的正中切口(一般自剑突至脐下 5 cm 处),暴露整个腹腔,腹壁切口之边缘宜加以保护避免使其污染。②将腹腔内的脓性渗出液先予吸尽,原发感染灶予以适当处理(如胃肠道穿孔作修补或切除吻合,阑尾穿孔作阑尾切除)。③将温热的生理盐水注入腹腔加以冲洗,同时术者用手依次抚摸横膈表面、肝脾周围、结肠旁沟和盆腔等处,务使各处的脓液和脓性纤维组织(俗称脓苔)都予除尽,再对胃肠道顺序清创,包括自屈氏韧带至回盲部位的全部小肠和结肠的浆膜面,每个肠襻间隙都须冲洗干净,表面附着的脓苔须用纱布或镊子轻轻拭去,但须注意肠襻的浆膜不使损伤出血,这样一边反复灌洗一边持续吸引,直至吸出的灌洗液澄清;或离心沉淀后不见细菌和脓细胞为止,冲洗液用量为 5 000～10 000 mL。④腹膜炎比较严重,估计手术后有可能粘连者,腹腔内可放置预防粘连的药物如透明质酸钠;估计确会发生粘连者,可在空肠上段造瘘,插入 Miller-Abbott 肠减压管,并将肠襻折叠排列妥当,使粘连不致发展为肠梗阻。⑤腹壁切口一期缝合,也可以用银丝或不锈钢丝作延迟一期缝合,不需要放置引流而可望获得一期愈合,不致发生腹壁感染。此种腹膜清创术虽较单纯引流术费时较久且操作较麻烦,创伤大、出血较多,年老体弱近于衰竭的病例实属不宜。但有学者认为,只要术前有适当的准备,术中有满意的麻醉(注意辅助呼吸,防止血压下降),则腹腔的清创术对严重感染的弥漫性腹膜炎应可取得较单纯引流甚至未经清创的腹腔连续灌洗满意得多的疗效,遇有适应证时可应用此法。应该强调,弥漫性腹膜炎损害是涉及全身的,所以腹膜炎的清创疗法应结合有效的全身支持疗法才能取得最佳疗效。

5.术后处理

术后处理总的原则在于:①纠正低血容量,维持充足的组织和器官灌注及供氧,维持内环境稳定;②脏器功能支持;③控制感染和治疗毒血症;④营养支持治疗;⑤防止腹胀并处理麻痹性肠梗阻。

(丁勇峰)

第十九节　腹股沟疝

腹股沟疝可分为腹股沟斜疝和直疝。斜疝疝囊从腹壁下动脉外侧的腹股沟管内环突出,向前下斜行进入腹股沟管,穿过外环而进入阴囊。直疝疝囊从腹壁下动脉内侧的直疝三角区直接由后向前突出,不经内环,不进入阴囊。腹股沟疝在各类腹外疝中约占 90%,其中斜疝约占腹股沟疝的 95%,男性多于女性;右侧多于左侧。

一、病因

(一)腹股沟斜疝

有先天性和后天性两种。

1.先天性腹股沟斜疝

由于胚胎期睾丸下降过程中,将腹膜向前推移,形成腹膜鞘突,随着其后的睾丸一并降入阴囊。正常情况下,婴儿出生不久,鞘突自行萎缩闭锁,如鞘突不闭或闭锁不全,则鞘突与腹腔相通。在小儿啼哭等腹内压增高作用下,腹腔内脏器即可进入其中形成先天性斜疝。因右侧睾丸下降较迟,鞘突闭锁较晚,故右侧斜疝较左侧多见。

2.后天性腹股沟斜疝

后天性腹股沟斜疝发生原因为内环处缺陷和腹内斜肌及腹横肌薄弱,当腹内压增高时不能发挥保护作用,内环处的腹膜向外突出形成疝囊,腹内脏器或组织等随之由薄弱处突出。

(二)腹股沟直疝

老年人腹壁肌肉多较薄弱。若有长期咳嗽、排尿困难或慢性便秘等,使腹内压增高,就可能迫使腹内脏器由直疝三角向外突出,形成直疝。

二、临床表现

(一)腹股沟斜疝

1.易复性斜疝

当腹内压增高时,于腹股沟区可出现肿块,可日渐增大,并经腹股沟管进入阴囊或大阴唇。肿块呈梨形,平卧或用手将肿块向腹腔内推送,即可向腹腔内还纳而消失。回纳后用手指通过阴囊皮肤伸入外环,可感到外环松弛扩大,患者咳嗽,指尖有冲击感。用手指经腹壁皮肤紧压内环口,让患者站立并咳嗽,肿块不再出现;将手指松开,则肿块又可出现。若疝内容物为肠襻,则肿块表面光滑、柔软,叩诊呈鼓音,听诊有肠鸣音,回纳肠襻入腹腔时可听到咕噜声;若为大网膜,则肿块叩诊呈浊音,回纳较慢。做阴囊透光试验,疝块一般不透光。局部除坠胀感外一般无症状。

2.难复性疝

难复性疝局部坠胀感稍重外,尚有疝块不能完全还纳。

3.嵌顿性斜疝

嵌顿性斜疝常发生在腹内压骤然增高时。表现疝块突然增大,伴有明显胀痛。平卧或用手推送不能使肿块回纳。

肿块紧张发硬,有明显触痛。嵌顿内容物如为大网膜,局部疼痛常较轻微;如为肠襻,不但有腹绞痛,还可伴有恶心、呕吐、停止排气排便、腹胀等机械性肠梗阻征象。如不及时处理,将发展成绞窄性疝。

4.绞窄性疝

绞窄性疝临床症状多较严重。若绞窄时间较长者,由于疝内容物发生坏死感染,侵及周围组织,引起急性炎症。

患者可有脓毒血症的全身表现,加之有肠梗阻等,则病情更为严重。

(二)腹股沟直疝

腹股沟直疝多见于年老体弱者。当患者站立或腹内压增高时,腹股沟内侧、耻骨结节外上方,出现一半球形肿块,不伴疼痛和其他症状。疝块容易还纳,极少发生嵌顿。还纳后指压内环,不能阻止疝块出现。疝内容物不降入阴囊。有时膀胱可进入疝囊,构成疝囊的一部分,成为滑动性直疝。

三、鉴别诊断

(一)腹股沟斜疝与直疝的鉴别

1.斜疝

①多见于儿童及青壮年;②经腹股沟管突出,可进阴囊;③疝块外形呈椭圆或梨形,上部呈蒂柄状;④指压内环试验:疝块不再出现;⑤外环指诊:外环扩大,咳嗽时有冲击感;⑥术中所见:精索在疝囊后方,疝囊颈在腹下动脉外侧;⑦嵌顿机会较多。

2.直疝

①多见于老年;②由直疝三角突出,不进阴囊;③疝块外形呈半球形,基底较宽;④指压内环试验:疝块仍可突出;⑤外环指诊:外环大小正常,无咳嗽冲击感;⑥术中所见:精索在疝囊前外方,疝囊颈在腹壁下动脉;⑦嵌顿机会极少。

(二)应与腹股沟疝鉴别的其他疾病

1.睾丸鞘膜积液

肿物完全在阴囊内,可清楚摸到上界无蒂,有囊性感,透光试验阳性,触不到睾丸,肿物出现后不能还纳。

2.交通性鞘膜积液

交通性鞘膜积液见于小儿,常在起床后数小时才缓慢出现并增大,平卧或挤压肿块,因积液被挤入腹腔,其体积可逐渐缩小。阴囊肿大时触不清睾丸,透光试验阳性。

3.精索鞘膜积液

腹股沟部精索位置有肿物,与体位变动无关,牵拉同侧睾丸时肿物随之移动,透光试验阳性。

4.隐睾

睾丸下降不全可在腹股沟区形成肿块,边界清楚。阴囊内无睾丸,压迫肿物出现特有胀痛感。

四、治疗

腹股沟疝随着疝块逐渐增大,将加重腹壁缺损而影响劳动力。斜疝可因发生嵌顿或绞窄而威胁患者生命。因此一般均应尽早手术修补。

(一)非手术疗法

婴儿腹肌可随躯体生长逐渐强壮,疝有自愈的可能。故半岁以下婴儿可暂不手术。可用棉线束带或绷带压住腹股沟管内环。如应用6个月后疝仍脱出,愈合无望则停用。年老体弱或伴有引起腹内压增高等疾病不能手术者,可用特制的疝带。白天在回纳疝内容物后,带上医用疝带。但长期使用疝带可使疝囊因摩擦而肥厚,还可使疝内容物和疝囊发生粘连,形成难复性疝,甚至发生嵌顿。嵌顿一旦发生,应行手术治疗。但在下列情况可试行手法复位:①嵌顿时间在3~4 h,局部无腹膜刺激征者;②年老体弱或伴有引起腹内压增高疾病而估计肠襻未绞窄坏死者。复位方法是患者取头低足高位,注射止痛镇静剂,使腹肌松弛。然后托起阴囊,持续缓慢地将疝块推向腹腔,同时用左手按摩外环和内环,以协助疝内容物回纳。手法复位后,应严密观察腹部情况24 h。如出现腹膜炎或肠梗阻的表现,应立即手术治疗。手法复位成功患者应择期手术修补,以防复发。

(二)手术疗法

患者如有慢性咳嗽、排尿困难、便秘、腹腔积液、妊娠等腹内压增高情况,术前应先处理,否则术后易复发。手术方法有疝囊高位结扎术、疝修补术和疝成形术等。

1. 疝囊高位结扎术

疝囊高位结扎术是指在内环水平,高位结扎切断疝囊颈部,然后切去疝囊,或不切疝囊任其粘连闭合。适用于:①婴幼儿患者,因其腹肌尚在发育中,可逐渐强壮而使腹壁加强;②作为疝修补术或成形术的基本内容之一;③绞窄性疝因肠坏死且局部有感染者,通常仅行单纯疝囊高位结扎加局部引流,待炎症消退后再择期手术。

2. 疝修补术

在疝囊高位结扎基础上,利用邻近健康组织行内环和腹股沟管的修补。内环修补的方法是把内环处腹横筋膜缝合数针或做"8"字缝合,使内环仅容一指尖通过为度。腹股沟管壁的修补是疝修补术的主要内容,其方法有很多,通常有精索原位修补法和精索移位修补法两类。

(1)精索原位修补法:即精索留置原位不游离,手术是加强腹股沟管前壁,临床常用 Ferguson 法。是在精索前方将腹内斜肌下缘和联合腱缝在腹股沟韧带上,以消灭腹内斜肌弓状下缘与腹股沟韧带之间的空隙。适用于腹横筋膜无显著缺损、腹股沟管后壁尚健全的斜疝和一般直疝。

(2)精索移位修补法:即游离精索并向前移,手术是加强腹股沟管后壁,常用方法有四种:①Bassini 法:把游离精索提起,在其后方把腹内斜肌下缘和联合腱缝在腹股沟韧带上,置精索于腹内斜肌与腹外斜肌腱膜之间;②Halsted 法:与 Bassini 法类似,同时把腹外斜肌腱膜也缝在精索后方,从而把精索移至腹壁皮下层内;③McVay 法:是在移位的精索后方,把腹内斜肌下缘和联合腱缝在耻骨梳韧带上;④Shouldice 法:亦称多层加强疝修补术或加拿大疝修补术,方法是游离精索后,切断提睾肌,切开腹横筋膜为上、下两瓣,将下瓣连续缝合于腹直肌外侧缘的深面,再将上瓣连续缝合于腹股沟韧带返折部,最后,在耻骨结节处与第一层的缝线会合打结。再从内环开始,将联合腱缝于腹股沟韧带的深部,至内侧端返转,再将联合腱缝于腹股沟韧带上,腹外斜肌腱膜在精索前缝合,重建外环。此外,尚有腹腔镜行易复性腹股沟斜疝修补术。

3. 疝成形术

疝成形术手术步骤按 Bassini 法进行。利用同侧腹直肌前鞘瓣向外下翻转,将其在精索后方与腹股沟韧带缝合,或用自体游离阔筋膜、聚丙烯网片、金属丝网等移植到腹股沟管后壁,以加强薄弱部分。适用于复发的巨大斜疝或直疝而腹股沟管后壁严重缺损难以修补的患者。

4. 无张力疝修补术

无张力疝修补术是在分离出疝囊后,还纳疝内容物,将疝囊内翻入腹腔,无须疝囊颈高位结扎,然后用合成纤维网片制成一个圆柱形花瓣状的充填物,缝合固定在疝的内环处,以填充内环的缺损,再用一个合成纤维网片缝于腹股沟管后壁,以替代传统的加强后壁的修补法。

5. 嵌顿性疝和绞窄性疝的手术处理原则

应紧急手术,以防止疝内容物坏死并解除并发的肠梗阻。如有水和电解质紊乱,术前应迅速予以纠正。术中应注意:①切开疝囊前应保护切口,以防疝囊内渗液污染切口;②详细检查疝内容物,有无逆行性嵌顿的肠管坏死;③正确判断疝内容物生命力,解除嵌顿后,凡肠管呈紫黑色、失去光泽和弹性、刺激后无蠕动和相应肠系膜无动脉搏动者,即属已坏死。如不能肯定是否坏死,可在肠系膜根部注射 0.2% 普鲁卡因 80 mL,再用等渗温热盐水纱布覆盖热敷 30 min;或将肠管暂送回腹腔,10 min 后再行观察,如肠管转为红色、肠蠕动和肠系膜内动脉搏动恢复,则证明病变肠管尚具生命力,可回纳腹腔。如疝内容物为大网膜,可做切除。凡施行肠切除吻合术的患者,一般只做单纯的疝囊高位结扎,待感染控制后再择期做疝修补术。

疝手术后,均应使用阴囊托带或"T"形绷带抬高阴囊。切口加沙袋压迫 24 h,以防渗血。术后卧床 3～5 d。此外,亦应预防局部感染。渗血和感染均可造成修复失败,复发性疝处理十分困难。应防治便秘、咳嗽等,3 个月内不宜参加体力劳动。

(齐金军)

第二十节　原发性肝癌

一、流行病学、病因

原发性肝癌(primary liver cancer,PLC)简称肝癌,是危害我国人民的主要恶性肿瘤。主要包括肝细胞肝癌(hepatocellular carcinoma, HCC)、少见的胆管细胞癌(cholangiocarcinoma)和罕见的肝血管肉瘤(angiosarcoma)。其恶性程度高,预后差。

全世界每年肝癌新发病例为 30 万～100 万人,分布具有明显的地区差异。亚洲、非洲为高发区,欧洲为低发区。我国肝癌总的分布特点是沿海高于内陆,东南、东北地区高于其他地区。一般来讲,肝癌发病率随年龄增长而上升,高龄组则趋向稳定,男、女性发病率比例为 (2.4～3.7):1,提示女性肝癌发病率低除了暴露水平不同外,似乎还存在内分泌等其他因素的影响。同一地区不同种族肝癌发病率也有明显差异,说明特定的种族背景如遗传、文化背景等因素在肝癌发病中可能比环境因素具有更重要的作用。

流行病学调查显示,肝癌的发生和饮食污染藻类毒素的水源、黄曲霉菌的食物、感染肝炎病毒、寄生虫以及遗传、微量元素硒等因素有关,其中感染 HBV、HCV 等在发展中国家为最重要的危险因素。HBsAg 阳性者发生肝癌的机会比阴性者高 6～50 倍;乙型病毒性肝炎标志物阳性组发生肝癌的机会比阴性组高 10 倍,且阳性标志物(抗 HBs 除外)越多,患肝癌的危险性越高。在我国 95% 的肝癌患者 HBsAg 阳性。丙型肝炎病毒、庚型肝炎病毒在肝癌致病中,可能和乙型肝炎病毒有协同作用。

二、临床症状和体征

肝癌起病隐匿,亚临床肝癌本身应无症状和体征,可能出现的临床表现多为原有肝炎或肝硬化所致。因此,肝癌的临床表现实际上多为中、晚期表现。

1.症状

右上腹或中上腹疼痛或不适、纳差(食欲缺乏)、乏力、消瘦为常见症状,尚可伴有发热、腹胀、腹部肿块、黄疸、下肢水肿、出血倾向或远处转移症状。有时,远处转移症状可表现为首发症状。在肝癌本身代谢异常或癌组织对机体影响而产生的旁癌综合征中,最常见的为红细胞增多症和低血糖症。其发病率低,机制尚不明。前者可能与肝癌细胞产生红细胞生成素,或者肝灭活功能降低使红细胞生成素半衰期延长等有关。后者可能与肝癌细胞分泌胰岛素样活性物质,或胰岛素肝内灭活减少,或肝糖原制备减少等有关。

2.体征

肝大、脾大、黄疸、腹腔积液、下肢水肿、扪及肿块和肝掌、蜘蛛痣、腹壁静脉曲张等肝硬化表现均为常见体征,少数尚有左锁骨上淋巴结肿大、肝区叩痛,但多为晚期表现。如肝肋下或剑突下未扪及而肝上界增高仍应引起重视。腹腔积液多因肝功能障碍、肝门静脉或肝静脉癌栓、门脉高压引起,也可表现为肿瘤破裂或肿瘤浸润所致的血性腹腔积液。如为肝门静脉或肝静脉癌栓所致者,其腹腔积液常早期出现且增长迅速,多呈顽固性腹腔积液,尤以后者显著,一般利尿药疗效不明显,可伴下肢水肿,严重者可出现呼吸困难、痔疮脱落或腹股沟疝。而转移灶可伴或不伴相应体征。

三、辅助检查

(一)实验室检查

1.AFP

AFP由胚胎期肝和卵黄囊合成,存在于胎儿早期血清中,出生后急剧下降,5周内下降至正常水平,放射免疫法AFP正常值为$1\sim20~\mu g/L$,如成人血中增高则提示HCC或生殖腺胚胎性肿瘤可能,部分肝病活动期、妊娠、消化道癌等也可能增高,但多为低浓度。有学者认为,AFP水平与肝癌的肿瘤大小、有无包膜、血管分布、有无肝内转移等无关。AFP检测主要需鉴别的仍为良性肝病,肝病活动时AFP多与ALT同向活动,一般不超过$400~\mu g/L$,时间也较短暂;若AFP与ALT异向活动和(或)AFP持续高浓度,则应警惕肝癌的可能。AFP的临床价值如下。

(1)明确诊断:AFP对肝癌有较高专一性,为诊断肝癌最特异指标,是肿瘤标记中最有价值者,60%~70%的HCC患者AFP阳性。

(2)早期诊断:为目前最好的筛检指标,可在症状出现前8个月左右做出诊断。

(3)有助于鉴别诊断。

(4)一定程度上可反映病情变化和病期早晚。

(5)有助于治疗后疗效估计和治疗方法价值的评估。

(6)有助于检出亚临床期复发与转移。

2.其他肿瘤标志物

目前认为,对AFP阴性肝癌仍有应用价值的肿瘤标志物。

(1)异常凝血酶原(Des-gamma-carboxy prothrombin,DCP):正常人$<50~\mu g/L$,$\geqslant250~\mu g/L$为阳性。肝癌中DCP阳性率可达60%~70%,有较高特异性。肝硬化组织中DCP升高可能是一种癌前病变的标志。DCP在鉴别良性肝病时可能优于AFP,但较难鉴别原发性、继发性肝癌。低AFP肝癌常可检出DCP,认为DCP在低发区与AFP联合应用可提高AFP阴性或低AFP肝癌的检出率。

(2)γ-谷氨酰转移酶同工酶Ⅱ(γ-GTⅡ):据报道对肝癌有特异性,阳性率可达55%~85%,有90%的敏感性和特异性,小肝癌阳性率仍达78.6%,为小肝癌和AFP阴性肝癌的有用指标,对临床疑似肝癌者γ-GTⅡ与AFP可互补提高诊断率。

(3)铁蛋白与酸性同工铁蛋白:肝癌患者血铁蛋白阳性率约为50%,酸性铁蛋白为70%~80%。酸性铁蛋白与AFP联用可提高肝癌确诊率,但其特异性较差,继发性肝癌、其他肿瘤、肝病活动、炎症等时阳性率亦高。

(4)α-L-岩藻糖苷酶(AFU):多项报道表明,AFU 诊断肝癌的敏感性可达 75%～80%,特异性可达 90%～93%,AFP 阴性肝癌检出率达 80% 左右,具有一定的应用价值。

3.肝炎病毒标志、肝功能检查

目前临床已广泛检测 HBV、HCV 标志,用于发现肝癌高危人群,并作为 AFP 阴性肝癌的辅助诊断指标。

4.肝穿刺活检及其他

随着非侵入性检查的发展,肝穿刺活检目前已不作为常规检查,但作为获取非手术治疗前病理资料的手段和诊断不明的 AFP 阴性的占位性病变的诊断措施之一,仍有其价值。现已采用 B 超引导下细针穿刺活检,定位较明确,穿刺阳性率提高,肿瘤出血、胆瘘、针道种植等并发症已明显减少。癌胚抗原(CEA)可作为转移性肝癌的辅助诊断指标。对肝内占位诊断中,检查 AFP 时最好同时检查 CEA,尤其是对无肿瘤病史、肝内出现单个肿瘤病灶、无明确肝炎病史、AFP 阴性的患者,必须复查 CEA 等指标,以警惕转移性肝癌。

(二)影像学检查

1.超声显像

超声显像已成为肝癌诊断必不可少的检查项目,最常用有效,被认为是普查、筛选和随访的首选方法。检出的低限是 1～2 cm,可清楚显示肝内胆管扩张和肝门静脉、肝静脉、下腔静脉内有无癌栓或血栓,但二者在超声下较难鉴别。原发性肝癌的超声图像大致表现为低回声光团、高回声光团和混合性光团,周围常有晕圈。小肝癌多为低回声光团,大肝癌则表现多样,有时可见出血、坏死引起的中央液化区。近年经静脉快速注入 6-氟化硫微泡增强剂,可明显提高 B 超引导下小肝癌和肝内微小转移灶的检出率。术中 B 超有助于肝内深部肿瘤的定位、发现肝内微小转移灶、明确血管侵犯、判断癌栓是否取净,引导术中局部治疗或估计手术切除范围,避免遗漏病灶而达到根治目的。

2.电子计算机 X 线体层扫描(CT)

电子计算机 X 线体层扫描(CT)现已成为肝癌诊断的常规项目,常可检出直径为 1～2 cm 的小肝癌。CT 有助于了解肿瘤位置、大小、数目以及与血管的关系,鉴别占位性质,有无肝门和腹膜后淋巴结肿大、腹腔内脏器肿瘤侵犯等,有利于术前对手术范围的判断。近年来,动态 CT、CT＋肝动脉造影、CT＋肝门静脉造影有助于检出<1 cm 的肝癌,提高了肝门静脉癌栓的检出率。

3.磁共振显像(MRI)

磁共振显像(MRI)是一种非侵入性、无放射性损害的检查方法,成像技术具有很大灵活性,在观察肿瘤内部结构和病灶与血管关系方面有很大优越性。一般认为 MRI 对肝内良恶性占位,尤其与血管瘤的鉴别可能优于 CT。

4.肝动脉造影

肝动脉造影属于侵入性检查,可显示直径为 1 cm 左右的微小肝癌。主要表现为肿瘤血管、肿瘤染色、动静脉瘘和肝内血管移位等,但不易鉴别原发性和继发性肝癌,不易发现少血管型肝癌和肝左叶肿瘤。

5.放射性核素显像

近年发展的发射型计算机断层扫描(ECT),可显示三维断层像,有助于判断病灶的位置、大小、数目等,但图像分辨率和阳性率较低。核素血池扫描主要用于诊断或鉴别肝血管瘤,特异性较高,敏感性则稍差。核素骨扫描则利于发现早期骨转移灶。

四、诊断

(一)诊断要点

1.诊断要点

有症状肝癌和大肝癌一般较易诊断,诊断要点如下。

(1)常来自肝癌高发区。

(2)中年、男性较多。

(3)有肝癌家族史或肝病背景(肝炎史或肝硬化史或 HBsAg 阳性)。

(4)可有右或中上腹疼痛或不适、食欲缺乏、乏力、消瘦、不明原因低热、腹泻、出血倾向或急腹症、远处转移症状等。

(5)可有肝大、脾大、腹部包块、黄疸、下肢水肿、肝掌、蜘蛛痣、腹壁静脉曲张等肝硬化体征。

(6)常有 AFP 升高。

(7)影像学检查提示肝内恶性占位病变。

2.肝癌的诊断标准

(1)病理诊断:组织学证实为原发性肝癌。

(2)临床诊断:①虽无肝癌其他证据,AFP≥500 μg/L 持续 1 个月以上;②AFP≥200 μg/L持续 2 个月以上并能排除妊娠、生殖腺胚胎性肿瘤、活动性肝病(如 ALP、胆红素、凝血酶原时间、γ-GT 异常)等;③有肝癌临床表现,核素扫描、超声显像、CT、肝动脉造影、X 线横膈征、酶学检查(主要为 ALP 和 γ-GT)等有 3 项肯定阳性,并能排除继发性肝癌和肝良性肿瘤者;④有肝癌临床表现,有肯定的远处转移灶(如肺、骨、锁骨上淋巴结等)或血性腹腔积液中找到癌细胞,并能排除继发性肝癌者。

(二)鉴别诊断

1.AFP 阳性肝癌的鉴别

主要病种包括妊娠、生殖腺胚胎性肿瘤、急慢性肝炎、肝硬化、极少胃癌和胰腺癌或伴肝转移等。妊娠、生殖腺胚胎性肿瘤、急慢性肝炎、肝硬化疾病一般 B 超检查无肝内占位影像,易鉴别;胃癌和胰腺癌或伴肝转移者,鉴别较困难,AFP 阳性少见,且多为低浓度,CEA 可升高,但多无肝硬化表现、HBsAg 阴性、无门脉癌栓形成,肝占位多为多结节,甚至弥散性散在生长。

2.AFP 阴性肝癌的鉴别

AFP 阴性肝占位的性质多样,易误诊,需与肝癌鉴别的疾病有:继发性肝癌、肝血管瘤、肝囊肿、肝棘球蚴病、肝脓肿、肝肉瘤、肝腺瘤、肝局灶性增生、肝结核等。

3.继发性肝癌

继发性肝癌常见于胃肠道肿瘤,尤以结直肠癌肝转移多见。多无肝病背景,HBV 标志阴性,CEA 可阳性,影像学检查多为肝内散在多个大小相等的类圆形病灶,多为少血管型肿瘤,B超以强回声多见,可出现同心环样分层现象,部分有靶环征或牛眼征。

4.肝血管瘤

临床多见,女性多发,病史长,发展慢,无肝病史,AFP、HBV 标志阴性。超声检查多为高回声光团,边界清,无晕圈;CT 增强扫描见起自周边的强填充区域。体积较小的不典型血管瘤和肝癌不易区别,需切除后经病理证实。

5.肝囊肿和肝棘球蚴病

二者病史均较长,常无肝病背景,一般情况好,超声显示液性暗区,肝囊肿者常多发,可伴多囊肾。肝棘球蚴病患者常有疫区居住史,Casoni 试验、包虫皮内试验阳性,B 超或 CT 有时可见液性暗区内浮莲征,合并感染时需和肝脓肿鉴别。

6.肝脓肿

常有痢疾、胆道或其他感染性病史,一般无肝病背景;临床可有或曾有发热、肝区痛、白细胞升高等炎症表现,抗感染治疗有效;超声显像在未液化或脓液黏稠时常与肝癌混淆,但病灶边界多不清且无晕圈,有液化者可见液平段,仍需和肝癌中央坏死鉴别,必要时可行肝穿刺确诊。

7.其他

肝肉瘤、肝腺瘤、肝局灶性增生、肝结核、肝畸胎瘤、肝错构瘤等均少见,鉴别困难,常误诊、漏诊,多需手术病理证实。

五、治疗

原发性肝癌的常见治疗包括手术、放疗、化疗、生物学治疗和肿瘤局部治疗。近年来治疗的主要进展包括早期切除、难切部位肝癌的一期切除和再切除、不能切除肝癌的二期切除、姑息性外科治疗、肝移植等。

小肝癌的治疗已由单一切除模式转变为以切除为主的多种方法的合理选用。肝癌外科治疗的趋势为:①明显提高了难切部位肝癌的切除率;②对合并肝门静脉、肝静脉、下腔静脉较局限的癌栓采用较积极的外科治疗;③对原先无法耐受巨量肝切除者,先行超声引导肝内门静脉无水酒精注射,待对侧肝代偿增大后再行肝癌切除,5 年、10 年生存率明显提高,切除后手术病死率显著降低。

1.肝癌切除术

肝癌切除术是原发性肝癌治疗最有效的方法。手术切除的进步体现在切除率的提高、手术病死率的降低和 5 年生存率的提高。针对我国肝癌 80％以上合并肝硬化,局部切除的近、远期疗效均不低于规则性肝段叶切除,甚至更好。肿瘤的切除,应根据肿瘤大小、部位、数目、有无肝硬化、肝硬化程度、与邻近血管关系、有无癌栓、肝储备功能及全身心、肺、肾等脏器情况,选择不同的手术方式。①对亚临床肝癌或小肝癌,在肝功能代偿的情况下力争一次手术切除;对于不能切除者,可术中或在 B 超引导下行瘤内射频消融(RFA)或无水酒精注射(PEI):肝功能失代偿者宜首选非手术 RFA、PEI 等;②大肝癌切除包括一期切除和二期切除两方面,对于肝功能代偿者争取一期根治性切除,其中肝储备功能和肝硬化程度是能否切除的关键,而非肿瘤大小,否则待全身状况改善、肝储备功能好转、肿瘤体积缩小等综合治疗后积极行二期切除,除非考虑姑息性切除疗效差、术后复发转移概率大、肿瘤巨大有破裂出血可能,则宜行经皮肝动脉化疗栓塞(TACE)等介入治疗;③对于多发性肿瘤,结节弥散或分布于两叶者,不考虑手术切除;④左叶肝癌尽可能采用规则性左外叶或左半肝切除,右叶肝癌以局部不规则切除为主,既争取根治又考虑安全;⑤对于过去认为 I 段和 VIII 段等中央型肝癌不能切除者,随着肝外科技术的提高,也积极手术切除,然后再综合治疗。

2.肝癌二期切除

对于不能切除的原发性或复发性肝癌,使用肝动脉插管(HAI)+结扎(HAL)、冷冻、TA-CE及合并肝门静脉化疗或栓塞等,常能使肿瘤缩小,多种方法的联合、交替、反复使用,一般比单一方法更佳,二期切除指征包括:①肿瘤直径缩小近1倍;②AFP阳性者,其数值明显下降;③肝储备功能恢复接近正常,心肺等重要脏器能耐受手术;④影像学检查提示肿瘤在技术上有切除可能。一般认为二期切除和初次手术间隔3~5个月时间为宜。

3.肝癌复发再切除

肝癌复发再切除手术是目前对复发癌各种治疗中最有效的方法。其指征包括:①较小或局限的复发性肝癌,有足够余肝、无局部或远处转移、无其他手术禁忌,均应力争切除;②对根治性切除后肺内孤立性转移灶,应积极再切除;③对术后腹腔内种植转移而能手术切除者,为防止肠梗阻、穿孔等,也应考虑剖腹探查切除病灶或合并切除受累肠管。手术方式以局部不规则性肝切除为主,其余无手术指征者可采用PEI、TACE、RFA等介入治疗。

4.肝癌合并肝门静脉癌栓

原发性肝癌合并肝门静脉癌栓很常见,尤其癌肿包块直径>5 cm时,更为多见,并非手术禁忌证,符合以下条件即可考虑肝癌切除加肝门静脉取栓术。①心、肺、肾等重要脏器功能正常,能耐受剖腹探查手术;②肝储备功能正常,无明显黄疸、腹腔积液等;③肿瘤单个或只有周边零星播散灶,术前估计有可能切除;④无远处转移。门静脉癌栓取出术包括肝门静脉主干、分支切开取栓术、气囊导管取栓术、门静脉吻合旁路移植、门静脉切除吻合术、门静脉开放取栓术。

5.肝移植

一般认为早期小肝癌(直径<3 cm、癌结节1~2个),尤其是伴有肝硬化者,是肝移植较好的适应证;而生物学特性较好、恶性程度较低的高分化早期肝癌,如纤维板层型肝癌、AFP阴性癌、肝门区胆管细胞癌(Klatskin癌)等行肝移植,术后效果亦相对较好。不主张对肝血管内皮肉瘤、转移性肝癌、胆管癌等行肝移植手术。

(卫 星)

第二十一节 胆囊癌

1777年,奥地利维也纳的Stoll医师首次报道了胆囊癌,但在200多年后的今天,胆囊癌的诊疗效果仍不容乐观,手术切除的5年生存率徘徊在2%~3%的低水平。究其原因,主要是因为胆囊癌早期诊断困难,起病隐匿,其临床表现常被胆囊结石等其他疾患的症状所掩盖,就诊时往往已属晚期,手术切除率低,术后生存期短。自80年代以来,随着诊断技术的提高、根治性和扩大根治性手术的开展,胆囊癌的诊治效果有了很大的改善。有报道指出早期胆囊癌术后5年生存率可达100%,对中、晚期胆囊癌行根治性或扩大根治性手术切除,其5年生存率可达40%~60%。因此,对于胆囊癌患者的手术治疗应持更为积极的态度,以求进一步提高术后生存率。

一、病因

除胆囊腺瘤和胆囊腺肌增生症目前已公认是胆囊的癌前病变,胆囊癌的发病机制尚不完全明了。胆囊癌的危险因素很多,据流行病学调查研究,胆结石、肠伤寒女性携带者、胃切除、女性肥胖、吸烟、某些行业(纺织、冶炼、橡胶等)的产业工人、宗教信仰等均是胆囊癌的危险因素,是否为胆囊癌的直接病因抑或是各种因素相互作用,还需要进一步科学分析研究。从临床角度而言,胆囊癌主要与以下一些胆囊疾患有着密切关系。

(一)胆囊结石

西方国家资料显示 80%～90%的胆囊癌合并胆囊结石,国内调查资料综合来看,其中位数并发结石率为 60%,提示胆囊癌的发生与胆囊结石有着密切关系。

胆囊癌的发生和胆囊结石孰因孰果,尚无定论。支持结石者认为由于结石存在的长期慢性刺激,引起胆囊黏膜的增生和最后癌变。对因胆囊结石行胆囊切除术的胆囊黏膜病理改变进行观察,可见到黏膜的单纯性增生、不典型增生、原位癌及浸润癌的改变。胆管梗阻和炎症可引起胆酸转化,形成的去氧胆酸和石胆酸是与芳香碳氢化合物致癌因子有关的物质。但是亦不排除胆囊内结石继发于胆囊癌,因胆囊癌早期有胆囊黏膜分泌增加,黏液增多,加之坏死的组织、脱落细胞等,均可能成为结石发生的原因。

(二)胆囊腺瘤

胆囊腺瘤的特征多为有蒂、单发,目前已被公认是胆囊癌前病变。一般认为其癌变率在10%左右,若合并胆囊结石则癌变的危险性增加。Kozuka 等研究发现,所有良性腺瘤直径均小于 12 mm,恶性腺瘤直径均大于 12 mm;所有的原位癌和 19%的浸润癌有腺瘤成分,这就进一步证实了腺瘤癌变的可能性。Kozuka 认为腺瘤-腺癌顺序的依据有以下几点:①组织学存在腺瘤向腺癌的移行;②所有的胆囊原位癌都伴有腺瘤样成分;③浸润型腺癌中常有腺瘤的残存组织;④在恶性进程中,病灶逐渐增大;⑤从良性腺瘤到恶性变,再到浸润癌,患者的年龄逐渐增大;⑥无论是腺瘤还是腺癌,女性居多。

(三)胆囊腺肌增生症

胆囊腺肌增生症分为节段型、基底型和弥散型三类。过去认为胆囊腺肌增生症无恶变可能,但近年日本、法国等陆续有关于在胆囊腺肌增生症的基础上发生胆囊癌的报道,国内也有零散报道。日本学者 Outani 等在分析 3 279 例胆囊腺肌增生症后发现,在 188 例节段型中有6.4%合并胆囊癌。所以胆囊腺肌增生症目前已被公认为胆囊癌前病变。

二、临床表现

胆囊癌早期无特征性症状,在临床上不易引起重视;当出现明显的临床症状时,多已属晚期并有转移,预后较差。

胆囊癌主要临床表现为腹痛、上腹部肿块、黄疸三大主要症状,随着病情的发展,可出现消瘦、上消化道出血、贫血、腹腔积液等症状。

腹痛是较常见的症状,特别是合并有胆囊结石者,往往以"胆石症"来解释;但是,当结石合并胆囊癌时,腹痛的性质常有所改变,由间歇性变为持续性。发生在胆囊颈部的癌,可阻塞胆囊管,引起胆囊肿大、积液及腹痛,有时可引起急性胆囊炎,甚至发生胆囊穿孔。有不少患者术前以急性胆囊炎施行手术,待将胆囊切除剖开检查时,才发现胆囊癌。所以临床上强调不论因何诊断施行的胆囊切除术,须术中将胆囊标本剖开,以检查有无合并胆囊癌。若发现癌变,应扩大手术范围,施行根治性切除术。

右上腹部肿块亦是胆囊癌的常见症状,肿块可能为肿大的胆囊,因肿瘤阻塞致胆囊积液和肿大;硬化型的胆囊癌则表现为胆囊区的不规则的硬块,随呼吸而上下移动;胆囊癌亦可因浸润邻近脏器而发生巨腹部肿块,如向肝脏侵犯、转移引起的肝大,此时常诊断为肝脏的占位性病变;另外也可向横结肠侵犯及大网膜包裹形成上腹部肿块,当胆囊癌已形成上腹部肿块时,病程已进入晚期。

梗阻性黄疸是晚期胆囊癌常有的表现,特别是位于胆囊颈部者,可较早侵犯肝门部和胆管而致梗阻性黄疸,此时临床上可能诊断为下段胆管癌或肝门部胆管癌。

三、辅助检查

1. 超声检查

B超以其非侵袭性和可重复性,成为目前胆囊癌最为简便而有效的辅助检查手段。胆囊癌的超声图像可分为5类:小结节型、覃伞型、厚壁型、实块型和混合型。临床上可归纳分为两类,即隆起性病变和局限性胆囊壁肥厚。高灵敏度的超声诊断仪可发现2 mm大小的隆起性病变,而真正做出胆囊癌的定性诊断是很困难的,需与胆囊良性息肉性病变鉴别。90%~95%的早期胆囊癌表现出息肉性病变的特点,如从肿块大小、好发部位、单发与多发、表面光滑程度、患者的年龄、是否合并结石等方面考虑,并加强对可疑病例的动态观察,常可发现早期胆囊癌。B超检查有很大程度的仪器依赖因素和操作者依赖因素,二者的充分结合才能减少误诊率和漏诊率。B超检查的敏感性易受胃肠胀气、腹壁脂肪肥厚、胆囊充盈状态的影响,当合并胆囊结石和急性胆囊炎时,胆囊癌往往容易漏诊。

彩色多普勒超声能判断肿块与肝门部血管的关系和其血流供应情况,能够分辨扩张的胆管和门静脉,有利于手术前对切除可能性的评估和提高B超诊断的正确性。

为了避免因肠腔积气和肠内容物对超声检查的影响和干扰,近年来,国内外开展了内镜超声技术(EUS)。EUS经十二指肠球部和降部直接扫描胆囊,能够清晰地显示胆囊内微小的隆起性病变和胆囊壁的结构。EUS下胆囊壁由内向外显示强、弱两层或强、弱、强三层回声带,弱四声为黏膜层、固有肌层与浆膜下浅层的纤维层;强回声为浆膜下深层的脂肪层与浆膜层。EUS对胆囊壁浸润深度的诊断效能较高,可为手术切除的可能性、肿瘤分期的判断及术式选择提供有重要参考价值的依据。EUS对隆起型早期胆囊癌较为敏感,但对平坦型的早期胆囊癌,尤其当合并结石和急性胆囊炎时,其诊断效能有所降低。

胆囊内细径探头超声图像比EUS更加清晰,常可得到与病理学检查相近的检查结果,对胆囊癌定性诊断和胆囊癌侵犯深度的评价将更加确切。其操作过程是在十二指肠镜下经乳头向胆囊内插管,然后循导丝将外有护鞘的高频细径超声探头插入胆囊。因其技术要求高,适应证窄、成功率低,在临床上的应用和推广受到一定限制。

2. CT扫描(电子计算机体层扫描)

CT扫描对胆囊癌诊断敏感性不如B超,但其诊断正确率明显优于B超,而且能提供胆囊癌的转移浸润情况及其扩展范围的信息,对胆囊癌的分期诊断有参考价值。

螺旋CT通过对患者连续的回旋扫描,可以在短时间内获得高清晰的扫描图像,并通过任意角度轴面重建,获得高精确度的三维重建图像。

经静脉胆管造影下螺旋 CT(DIC-SCT)可以形象地显示胆管的解剖图像,明确胆囊管汇合异常和胰胆管合流异常。

经静脉血管造影下螺旋 CT(Ⅳ-SCT)在胆囊癌的分期诊断上,以其无创、简便、精确的优点,显示出很好的应用价值。Ⅳ-SCT 可根据血管的三维重建来判断有无血管受侵;摄取任意部位的轴面像来判断有无周围组织浸润;将早期动脉相和晚期门静脉相结合来判断病变的增强情况及周围组织的浸润程度。

3.ERCP(内镜逆行胆胰管造影)和胆囊双重造影

ERCP 对胆囊癌的诊断意义并不大,5％左右的病例在 ERCP 检查时胆囊被显示,在被显示的胆囊中,可见胆囊显示不清、息肉样充盈缺损、肝总管和胆总管受压移位等征象。由ERCP发展而来的胆囊双重造影,是采用十二指肠镜经乳头胆囊内插管(endoscopic transpapillary catheterization in the gallbladder,ETCG),注入二氧化氮和造影剂,显示细微的胆囊黏膜结构。该检查方法对胆囊癌的诊断意义极大,尤其是对平坦型的早期胆囊癌,显示出其他检查所不能替代的优越性,是诊断Ⅱb型早期胆囊癌唯一有效的手段,并可以直接从胆囊内吸取胆汁行细胞学检查。

4.PTC(经皮经肝穿刺胆管造影)

PTC 对已出现的阻塞性黄疸可显示阻塞部位,用于除外其他病变。

5.MRCP(磁共振胆胰管成像)

MRCP 是近年出现的一项无创性胆管影像学诊断技术,利用高速成像法,以极重 T_2 为主,使胆汁、胰液等含水非流动液体显示高信号,可在不用造影剂的情况下获得胆胰管系统的三维图像,并可根据需要以不同的角度和方向旋转成像,排除周围结构如胃、十二指肠对胆管的重叠。MRCP 能获得类似于 PTC 和 ERCP 的清晰图像。MRCP 与其作为胆囊癌的诊断方法,不如作为胆囊癌的高危因素胆胰合流异常的筛检方法更加受到重视。

6.动脉造影

一般认为动脉造影对中、晚期胆囊癌的诊断有较大的价值,有报道腹腔动脉造影对胆囊癌的诊断率达 72％。高选择性胆囊动脉造影能使胆囊动脉清晰地显影;不能行胆囊动脉造影时,可选择肝右动脉造影。胆囊癌的动脉造影常显示胆囊动脉僵硬、中断、边缘锯齿状、闭塞、屈曲蛇行影和粗细不均的新生血管。如出现胆囊动脉闭塞,往往提示肿瘤侵犯已超过肌层。

(二)细胞学检查

如影像学检查对胆囊癌仍不能确诊,必要时可行胆汁细胞学检查,胆汁的获得有以下几种途径:①ERCP 下采取胆汁;②ETCG 吸取胆汁;③B 超引导下胆囊穿刺;④胆管子母镜或经皮经肝胆管镜。其中 ETCG 是最接近正常生理的胆囊内胆汁采取法。有文献报道,细胞学检查阳性率不高,如结合影像学检查,仍可对半数以上的患者做出诊断。

(三)肿瘤标志物

至今尚未发现胆囊癌特异性肿瘤标志物。癌胚抗原(CEA)和糖链抗原 19-9(CA19-9)在胆囊癌患者的血和胆汁中均有一定的阳性率,特别是后者阳性率较高,但二者的特异性较差。有文献报道,将胆汁细胞学检查与 CEA 并用对胆囊癌的诊断率为 87.5％。

随着胆囊癌现代肿瘤遗传学和分子生物学的发展,进行胆汁中肿瘤标志物的检测很有发展前途,我们的研究证明,端粒酶在胆囊癌中表达的阳性率为 87.8％;在胆囊良性病变中几乎不表达。端粒酶的检测采用 PCR-TRAP 法可以在肿瘤细胞很少的情况下,检测到端粒酶的活性,适用于胆汁中肿瘤细胞的检测。

四、诊断与鉴别诊断

(一)诊断

患者有明显的临床症状(上腹痛,上腹部包块、黄疸),诊断胆囊癌并不困难,但此时患者往往已是中晚期,失去了手术治疗的机会。如何提高早期胆囊癌和亚临床期胆囊癌的术前诊断率,是彻底改善胆囊癌预后较差的关键。

目前,影像学检查是诊断胆囊癌的主要手段,其目的是获得病变的定位诊断、定性诊断和以浸润深度为主的分期诊断。

(二)鉴别诊断

隆起性早期胆囊癌主要与胆囊良性息肉样病变相鉴别,胆囊隆起性病变的大小与病变的良恶性有一定的关系,直径在 10 mm 以下多为良性病变;11～15 mm 为良、恶性病变均有;15 mm 以上多为恶性病变;进展期胆囊癌直径多大于 20 mm。胆囊腺瘤内癌与良性腺瘤和腺肌增生症中的 F 型鉴别非常困难,EUS 和血管造影可提供一些鉴别的依据。

国内报道,平均 60% 的胆囊癌合并胆囊结石,此类患者往往有多年胆管疾病史,胆囊癌常被胆囊结石的症状所掩盖。我们认为,以下胆囊结石患者,宜做深入检查或尽早手术切除:①60 岁以上的女性患者;②胆囊炎、胆囊结石病史在 10 年以上;③患者的疼痛性质有改变,即疼痛发作由间断性变为持续性;④萎缩性胆囊炎或胆囊壁钙化(瓷胆囊);⑤胆囊颈部结石或结石大于 2.5 cm;⑥B 超提示胆囊壁有局限性隆起增厚。

与晚期胆囊癌需要鉴别的主要有原发性肝癌和肝门部胆管癌。原发性肝癌侵及胆囊,在胆囊部位形成肿块和胆囊阻塞,侵犯胆囊的肝癌可在肝门部和肝十二指肠韧带发生淋巴结转移与晚期胆囊癌的淋巴结转移相似;胆囊颈部癌可直接侵犯或通过淋巴结转移导致高位胆管梗阻,临床表现类似肝门部胆管癌。有时,患有癌的胆囊已行手术切除,但因各种原因未能取得病理学诊断,术后由于肿瘤局部复发而引起肝门部胆管梗阻,也会使鉴别诊断发生困难。

五、治疗

(一)根治性手术

手术治疗是目前胆囊癌的首选治疗方法。针对不同病期、浸润程度及转移情况采取相应不同的术式。Nevin 分期及 TNM 分期对手术原则的确定有一定指导意义,但作者认为日本胆管癌处理规约对胆囊癌的手术治疗更为适用。

1.早期胆囊癌

局限于胆囊黏膜(m)和肌层(mp)的 m 癌和 mp 癌,无论有无淋巴结转移,均为早期癌。此定义相当于 Nevin 分期的 I 期和 II 期,TNM 分期的 I 期和 II 期。一般认为 m,mp 癌无淋巴和血行转移,只行单纯胆囊切除即可达到根治目的。但有文献报道 m 癌无血管、神经、淋巴管浸润;mp 癌可有淋巴管浸润和淋巴结转移。因此有学者主张对 m 癌可行单纯胆囊切除术,5 年生存率为 100%;对 mp 癌应行胆囊全层切除或肝床切除及第 1 站淋巴结(No. 12 c、12b、$12b_2$)廓清,若术中连续切片病理检查不能完全否定侵及浆膜下层(ss)时,应按 ss 癌处理。

2.隐匿性胆囊癌

隐匿性胆囊癌是指以良性疾病行胆囊切除术后病理诊断为胆囊癌者。因为是在术后确诊,所以面临着是否需要再次手术问题。侵犯胆囊黏膜和肌层者占 $19.5\%\sim40.8\%$。一般认为,对于早期的 m 癌和 mp 癌,行单纯胆囊切除已达到了根治目的,不必再次手术。但是对于 mp 癌目前尚有分歧。有学者认为,无论 mp 癌是位于肝床侧还是腹腔侧,从淋巴管侵袭等方面考虑,应再次行根治性切除。对于浸润至 ss 以上的进展期胆囊癌,即使无肝脏直接浸润和胆管浸润,从淋巴结转移、淋巴管侵袭及血管侵袭等方面考虑,只要有根治性切除的可能性,应再次行根治性手术。再次手术应尽早施行,不宜超过 1 个月。

3. 进展期胆囊癌

组织学浸润深度达浆膜下层以上的癌为进展期胆囊癌,包括浸润至浆膜下层的 ss 癌、浸润露出浆膜的 se 癌和浸润至其他脏器的 si 癌。

对进展期胆囊癌的手术治疗应根据其占据部位、肝脏直接浸润、肝十二指肠韧带浸润、淋巴结转移等进展情况采取相应不同的手术术式。

(1)肝脏直接浸润

1)肝床型

$Hinf_{0,1}$:原则上应切除距癌肿 2 cm 以上肝组织。也有学者认为,对于无肝床浸润的 ss 癌或无肝床浸润的胆囊腹腔侧的 se 癌和 si 癌,仅切除肝床部肝组织,即所谓肝床部切除可达到切缘无瘤的根治性切除。肝床部肝切除应注意肝中静脉及肝门部的管道系统。

$Hinf_2$:应行 S4a、S5 肝切除术。

$Hinf_3$:若肝功能允许,可行扩大肝右叶切除术。该型因无肝门部浸润,故无必要行尾状叶切除。如浸润十二指肠、结肠等消化道,应切除。

组织学所见的肝脏直接浸润程度对预后有很大影响。

2)肝门部型:该型因靠近肝门部,不能行肝床部切除。无论肝浸润程度如何,应根据肝右叶 Glison 系统浸润情况行 S4a、S5 切除或行扩大肝右叶切除,必要时合并尾状叶切除。

3)肝床肝门部型:此型的肝床浸润及肝十二指肠韧带浸润严重,手术切除率低、术后复发率高。可根据情况适当联合采用扩大肝右叶切除术、右三叶切除术、胰十二指肠切除术及门静脉切除术等。对进展期胆囊癌采取肝切除(S4a、S5 切除或行扩大肝右叶切除)加胰十二指肠切除(PD)为肝胰联合切除(HPD),吉川报告 HPD 与肝切除加 D2 淋巴结廓清的治疗效果无明显差异。

4)汇合部型:该型手术治疗应采取胆囊切除、胆管切除或胰十二指肠切除。

5)淋巴结转移型:该型的手术治疗应在胆管切除的基础上,如转移淋巴结有浸润,有必要行胰十二指肠切除或门静脉切除。

(2)胆管侧(肝十二指肠韧带)浸润

1)$Binf_0$:可保留肝外胆管。若为浸润深度达 ss 以上的进展期胆囊癌,为进行彻底淋巴结廓清,也可行胆管切除,同时行 D_2 淋巴结廓清。

2)$Binf_1$:行肝外胆管切除,同时行 D_2 淋巴结廓清。

3)$Binf_{2,3}$:若为肝门部胆管浸润,无论 Hinf 如何,应行扩大肝右叶切除或扩大肝左叶切除。

由于胆管浸润不仅是胆管直接浸润,还通过神经浸润和血管浸润向胰头十二指肠进展,因此还应行胰十二指肠切除。因同时行扩大肝右叶切除加上胰十二指肠切除对患者侵袭大,术后并发症多,手术效果尚需进一步探讨,应慎重选择。

组织学所见的胆管侧浸润程度与远期疗效有密切关系。

(3)淋巴结转移：对于进展期胆囊癌，无论肉眼所见有无淋巴结转移，均需廓清包括No. 12 h、a、b、c、p、13a、8 的第一站和第二站淋巴结。若胰头部和十二指肠有直接浸润或Na12b$_2$、12p$_2$、13a、8 淋巴结有转移，应行胰十二指肠切除术。由于进展期胆囊癌的淋巴结转移率明显增加，必须彻底廓清，以确保根治性切除。ss 癌的标准术式为肝床部切除加 D$_2$ 淋巴结廓清。

(4)神经丛浸润：胆囊癌浸润肝十二指肠韧带结缔组织后，常侵及神经周围，并沿植物神经浸润。腹腔植物神经主要是沿血管走行并形成神经丛。肝动脉神经丛为包绕肝动脉周围的鞘状纤维组织，若有肝十二指肠韧带浸润，应将肝动脉神经丛连同淋巴结、纤维组织一并切除，采用所谓"骨骼化"方法剥离肝动脉、门静脉周围组织直至血管外膜，最终将肝动脉、门静脉以外的组织全部切除。肝动脉神经丛是从肝固有动脉、肝总动脉经腹腔动脉周围至腹腔神经节。右侧腹腔神经节应连同 16a$_2$、inter 淋巴结一并切除。

(二)姑息性手术

姑息性手术适用于晚期已失去行根治性手术机会的患者。为缓解症状可行姑息性胆囊切除术和胆管引流术。胆管引流术包括胆肠内引流术、支撑管引流术、胆管外引流术和 PTCD 外引流术等。术后配合化疗、放疗等综合治疗，以达到改善生存质量、延长生命的目的。

(三)实际术式选择的思路

术式的选择主要依据对胆囊壁浸润深度、Hinf、Binf、淋巴结转移等因素决定。在考虑术式组合时，必须对患者的周身情况进行综合评价，不可盲目追求治愈性切除而不考虑患者耐受情况。选择合理的术式可以避免因术式过小导致癌残留和术式过大造成不必要的创伤。术中对肿瘤进展程度的判定往往以术者的肉眼所见为主，因此术前诊断是否准确影响其预后。术前 US、CT、MRI 及 EUS 等对肿瘤进展程度的判断当然重要，术中快速病理检查更为必要，可以避免隐匿性胆囊癌的漏诊以及二次开腹对患者造成的创伤和心理打击。

胆囊癌若有肝转移和腹膜种植，则不能行根治性切除术。若为严重浸润，往往难以切除彻底，应注意不可盲目行扩大切除术。广泛脏器切除术的术后并发症发生率及手术病死率均较高，只能用于少数经过选择的，一般情况尚好的患者。对于不能施行广泛脏器切除术的晚期患者，术前不必行减黄手术。

胆囊癌的根治性手术，常需合并肝切除。为提高手术安全性，减少术后并发症，有学者提出，对肝切除超过 2 叶以上者，术前应对预行切除的肝叶进行门静脉栓塞，其目的是使保留肝组织代偿肥大，以减轻残余肝脏的负荷，改善术后肝功能。

（卫 星）

第二十二节　肝门部胆管癌

肝门部胆管癌(hilar cholangiocarcmoma)是指原发于胆囊管开口与左、右二级肝管起始部之间，主要侵犯肝总管及其分叉部以上左、右肝管的胆管癌，占胆管癌总数的 $58\% \sim 75\%$，是各类胆管癌中最常见、预后最差和处理最困难者。自 Klastskin 和 Altemeier 首次描述此类肿瘤的临床病理特征以来，肝门部胆管癌曾一度被认为是一种发病率低、诊断困难、难以获得恶性病变组织学证据和难以根治切除的疾病；有时甚至姑息性胆肠吻合亦难以实施而不得不以插管的方法行胆管引流。近年来，随着影像诊断和外科技术的进步，肝门部胆管癌的诊治水平有了大幅度提高，现有的方法和技术可以对肝门部胆管癌的进展程度进行较为精确的术前评估，亦可根据需要对其进行充分的扩大切除或选择合理的胆管重建方式。肝门部胆管癌的诊疗现状有以下几点。

（1）绝大多数患者能在术前明确诊断，真正的困难在于与胆囊癌侵犯肝门部胆管、邻近肝门区的肝脏肿瘤、肝门区硬化性胆管炎及局限性肝门区良性狭窄等的鉴别诊断。

（2）组织学和细胞学检查通常应用于诊断。

（3）术前胆管影像学检查（ERCP、PTC、MRCP 等）联合血管影像学检查（肝动脉造影、门静脉造影、下腔静脉造影、选择性腹腔动脉及肠系膜上动脉造影等）对肝门部胆管癌的进程评估及可切除性判断起着重要的指导作用。

（4）对肝门部胆管癌生物学行为的再认识改变了以往的外科治疗的观念，治愈性切除能延长生存期和提高生活质量已成共识。各种扩大切除能在可接受的并发症和病死率范围内完成。肝移植应用于肝门部胆管癌的治疗已取得令人鼓舞的疗效。

（5）针对晚期患者的各种姑息治疗措施正在逐渐完善之中。

（6）基因诊断和基因治疗应用于临床尚有待时日，但最终可能变为现实。

一、病因

肝门部胆管癌病因尚未明了，但普遍认为与以下因素有关。

1. 胆管结石

肝门部胆管癌可伴发胆囊结石及肝内胆管结石，肝胆管结石合并肝门部胆管癌有散在报道。据文献资料统计，约 1/3 的胆管癌患者合并胆管结石，而胆管结石患者的 5%～10%将会发生胆管癌，提示胆管的长时间炎症、结石刺激及胆管上皮的增生性改变与癌变有关。

2. 胆管寄生虫病

我国南部地区以及越南、韩国等常见的中华分支睾吸虫及泰国、老挝常见的麝猫后睾吸虫感染可导致胆管炎、胆汁淤滞、胆管周围纤维化和胆管增生，是导致肝门部胆管癌的因素之一。如果在富含亚硝胺饮食习惯的地区，更增加诱癌的可能。

3. 胆管囊性扩张症

胆管囊性扩张疾病易发生癌变，其癌变率为 2.8%～28%，成年患者的癌变率远远高于婴幼儿，10 岁以内癌变率为 0.7%，20 岁以内为 6.8%，而 20 岁以后则为 14.3%。囊肿内结石形成、细菌感染，特别是由于胆胰管合流异常致胰液反流是癌变发生的主要原因。

4. 原发性硬化性胆管炎

一般认为是胆管癌的癌前病变，因此行尸解证实和肝移植的病例分别有 40%和 9%～36%被证明是胆管癌。

5. 溃疡性结肠炎

慢性溃疡性结肠炎患者发生胆管癌的危险性较之无此病者高 400 倍以上，发癌时间提早 20 年。胆管癌患者中 8%有溃疡性结肠炎。许多胆管癌的发生是在全结肠、直肠切除术后数年内。

6. 其他

极少数胆管良性肿瘤,如肝门部乳头状瘤等可以癌变。

二、流行病学

肝门部胆管癌从解剖学划分属肝外胆管癌的一部分,有着与肝外胆管癌相同的流行病学特征,肝外胆管癌在自然人群中的发病率不详,通常从大量尸解中推算。Sako 曾收集全球 12 组 129571 例尸解资料,肝外胆管癌占 $0.012\%\sim0.458\%$,平均为 0.12%。随地区不同而异,北美 $0.10\%\sim0.39\%$,南美 0.09%,欧洲四国为 $0.01\%\sim0.12\%$,日本最高为 0.46%肝外胆管癌在全部癌症死者中占 $2.88\%\sim4.65\%$。我国 38 所医院共 1979 例癌症尸解中发现胆管癌占 0.07%。以往曾认为肝门部胆管癌是一种罕见病,但近年来发病率逐年升高。美国每年有 4500 个新病例出现,国内资料亦显示肝门部胆管癌手术患者逐年明显增多。有医院 20 年共收治肝门部胆管癌 201 例,该病发病率增高亦与影像诊断技术的发展和临床上对此病发现率增高有关。

肝门部胆管癌男、女性别比例一般为 $(1.5\sim3.0):1$,好发年龄为 50～60 岁,具有一定的地理及种族分布差异,如美国为 1.0/10 万,以色列为 7.3/10 万,美洲印第安人为 6.5/10 万,日本为 5.5/10 万。从总体上看,亚洲地区发病率较高。

三、临床表现

(一)症状

肝门部胆管癌早期临床症状多为食欲缺乏,食欲下降,厌油,消化不良以及右上腹胀闷不适等,由于缺乏特异性,常按一般的胃病对症治疗。因此,患者到外科就诊时主要症状为黄疸,伴有尿色加深,全身皮肤瘙痒,少数患者可出现寒战、发热、恶心、呕吐、腹泻、倦乏等症状。肝门部胆管癌患者黄疸一旦出现,便进行性加重。尿呈茶色,粪便由浅黄色而转为陶土色,上腹饱胀不适加重,出现腹腔积液,体重下降等全身症状,但最使患者注意的是进行性黄疸、皮肤瘙痒症和体重下降,这也是肝门部胆管癌患者的特征性临床征象。

临床上通常以黄疸出现作为肝门部胆管癌的首选症状,表现黄疸之前的上腹非特异性症状持续时间长短则视胆管癌距离胆管分叉部远近而异。例如左肝管癌因距分叉部较远,黄疸等症状则可能持续较长时间,有的经数月甚至半年之久,待至出现黄疸而手术时,往往肿瘤已在肝门部广泛侵犯;起源于肝总管上端及胆管分叉部的癌,则黄疸出现的较早,能做手术切除的机会也较多。肝门部胆管癌中 $64\%\sim70\%$ 为硬化型,其生物学特性是早期沿胆管壁向周围组织浸润,病史中出现黄疸并非早期。

(二)体征

患者多呈重度黄疸,明显消瘦,全身可见皮肤瘙痒的抓痕;早期患者,全身状况一般好,但到晚期时,则严重消耗,呈恶病质;腹腔积液出现在晚期或合并肝硬化者。癌肿位于肝总管时,肝大、质硬、边缘锐,一般为对称性肿大;但在Ⅲ型的患者,胆管癌起自一侧,该侧肝叶萎缩而对侧代偿性增大,所谓萎缩-肥大综合征。若常始发于左肝管,则有右肝增大,但剑突下扪不到肝左外叶。晚期时,患侧肝表面上可能扪到转移癌的肿块。肝门胆管处肿块一般不可触及。胆囊呈空虚状,故不可触及。脾脏一般不增大,但在合并肝硬化和晚期的患者,脾脏亦可能增大。肝门部胆管癌一般少有远处转移;晚期患者,可能有腹膜腔内的癌种植转移、腹内肿块、腹腔积液、脐部的转移癌硬结等。肺部转移甚属少见。

四、辅助检查

(一)实验室检查

实验室检查的主要发现与长期的胆管梗阻、梗阻性黄疸和肝脏损害有关。随着患者全身情况改变,常有明显的低蛋白血症,甚者可出现皮下水肿;低血钾、低血钠比较常见,这些改变均可能是长期的营养不良的结果,患者经过住院治疗和静脉内营养物质补充后,可望有明显改善;贫血明显的患者,需要输全血治疗。

肝功能检查显示黄疸性质为梗阻性,血清胆红素持续升高,以直接胆红素升高为主。碱性磷酸酶、γ-GT 均呈明显升高。转氨酶升高,但亦可正常,改变不恒定。血清学检查:AFP 正常,肿瘤标志物 CEA,CA19-9 等有可能升高,但缺乏特异性。有的患者可能有 HBsAg 阳性反应,若同时有肝炎后肝硬化时,患者对手术(尤其是附加肝叶切除术)的耐受能力极差,有时单纯的肝胆管引流减压手术,亦可能导致肝衰竭,临床上应予以极大的重视。

临床免疫学检查指标多表现为细胞免疫和体液免疫功能降低,手术后 1~3 周更呈明显受损,故手术后感染并发症较为常见。

(二)影像学检查

1.B 超检查

B 超是诊断肝门部胆管癌的首选方法。①可显示肝内胆管扩张,肝外胆管和胆囊空虚;②扩张胆管远侧端管腔突然截然闭塞,并可发现等回声或低回声的团块影(可达 91.6%);③可以明确肿瘤的部位及浸润范围,肿瘤与肝动脉和门静脉的关系,以及门静脉有无癌栓;④同时尚可了解肝内有无转移及肝外淋巴结转移情况。B 超的不足之处是可受肥胖、肋弓遮盖、肠道气体等因素影响,检查者的素质和经验也影响检测结果。术中 B 超探头近物分辨率高,直接与需要检查的部位接触而较少受干扰,可以探查到直径<1 cm 的病灶,这对手术前没有发现的病灶,排除术前的假阳性诊断,评估肿瘤是否转移有临床价值。

2.CT 扫描

CT 扫描的图像比较清晰,不受肥胖、肠道气体和操作者的主观因素影响。增强 CT 扫描可使组织结构更为清楚,可以弥补 B 超诊断的不足。CT 能客观地显示肿瘤的部位和大小,肿瘤与周围组织的关系,显示肝叶的形态改变(肥大或萎缩),肿瘤与尾状叶的关系,扩张的左、右肝胆管间连续性中断。尽管 CT 扫描难以发现<1.5 cm 的肝门部肿块,但它能提供准确的梗阻水平及肝内胆管扩张征象。Choi 报道,确定肝门部实质性病变的准确率,B 超为 21%,而 CT 达 40%。

近年来发展起来的螺旋 CT,可以获得人体解剖结构无间断的信息图像,将这种特殊的图像采集方法和静脉注射造影剂相结合,用多种图像处理方法显示血管影像,产生 CT 血管造影。有报道双螺旋 CT 显示出的门静脉系统立体结构,可以获得比经肠系膜上动脉门静脉造影更清晰的门静脉系统立体图像。因此,螺旋 CT 可以代替血管造影显示门静脉系统结构,了解门静脉系统的受累情况。CT 对淋巴结转移诊断颇为有用。

3.经皮经肝穿刺胆管引流术(PTCD)

经皮经肝穿刺胆管造影(PTCD)能详尽显示肝内胆管形态与走行变异,直接显示并明确肿瘤的部位、肿瘤累及胆管的范围、肿瘤与肝管汇合部的关系。这对术前确定手术方案具有重要意义,是一种可靠而实用的检查方法,其诊断正确率可达 90％以上,但它是一种侵袭性检查,有引起出血、漏胆、胆管感染、气胸的可能,其并发症发生率为 1％～7％;故主张最好安排在手术前日或手术前进行,造影后应尽量抽除胆管内胆汁及造影剂,并避免多次穿刺。

经皮经肝穿刺胆管引流术,在 PTC 之后随即放置导管做胆管引流即为 PTCD。它在术前应用可减轻黄疸,但随机对照的临床试验表明:PTCD 不仅不能降低手术病死率,反而会引起出血、胆汁性腹膜炎等并发症,故目前普遍认为术前行 PTCD 并非必要;但当存在胆管感染而应用抗生素不能控制时,PTCD 仍有其实用价值。经皮内镜(胆管镜)胆管引流术在日本开展较多,可造影、活检,了解病变性质与范围并减黄为扩大手术做准备。

4. 经内镜逆行胰胆管造影(ERCP)

ERCP 是经纤维十二指肠镜将导管插入十二指肠乳头进行胰胆管造影,近 20 年广泛应用于临床。其成功率可达 90％以上,其并发症发生率为 4％。主要并发症有:急性胰腺炎、消化道穿孔、出血、急性胆管感染。ERCP 可直接观察十二指肠乳头区,并能取组织活检,还可取胰液、胆汁行细胞学、分子生物学、生化和酶学检查,尤其适用于肝内胆管无明显扩张的梗阻性黄疸患者。ERCP 能显示肿瘤的下界及梗阻以下的胆管情况;如胆管不完全梗阻,可显示胆管的不规则狭窄,其近端胆管扩张;如胆管完全闭塞,则出现造影中断现象,如同时行 PTCD 和 ERCP 检查,则可以互相补充,完整地显示肿瘤上下缘,对判断肿瘤大小、范围和决定手术方案具有重要意义。

5. 血管造影

选择性动脉造影及经肝门静脉造影可显示肝门部入肝血管的情况及其与肿瘤的关系。肝门部胆管癌是一种低血管性肿瘤,血管造影一般不能对肿瘤的性质及范围做出诊断,但能了解有无肝内转移情况,显示肝门处血管是否受到侵犯。血管受侵的表现是狭窄或闭塞,若肝动脉或门静脉干受侵犯,则表示肿瘤有肝外扩展,难以施行根治性切除。

但需区别血管狭窄是受压、移位引起,还是肿瘤细胞的直接侵犯引起。

为获取病变浸润范围的三维立体情况,近年来发展的影像诊断方法还有:胆管造影 CT(CT cholangiography),经动脉门脉显影 CT(CTAP)、门脉胆管同时造影 CT(CT porto-cholangiography)。

6. 核磁共振成像技术(MRI)

MRI 是 20 世纪 80 年代初应用于临床的一种影像学诊断手段。它在颅脑、脊髓、四肢关节等方面的检查具有其独特的优越性。但对胆管系统的检查受限,由于上腹部脏器比较密集,且互相重叠,彼此间 T_1、T_2 值相差甚少,影响正常组织与病变组织的密度分辨。此外,MRI 扫描时间长,受呼吸、心脏搏动等生理运动影响,易产生运动性伪影,影响图像质量。MRI 能显示肝门部软组织阴影、肝门部血管受累情况及肝实质的改变,但不能提供比 CT 更为清晰的图像,唯较 CT 优越的是可在不同方位显示血管受累情况。目前,MRI 对肝门部胆管癌的诊断应用,均不如 B 超和 CT 普遍。

7. 磁共振胰胆管造影(MRCP)

MRCP 是近年来出现的一项无创伤,安全,操作简便,不用造影剂即可三维显示胰胆系统的影像学诊断技术。MRCP 是利用胆汁含大量水分且具有长 T_2 弛豫时间,而胆管周围组织 T_2 弛豫时间相对较短;采用重 T_2 加权成像技术突出显示长 T_1 组织信号,通过三维图像显示胆管系统;快速自旋回波序列(PSE)技术使成像时间大大缩短,减少由于呼吸、心脏搏动引起的运动伪像。所得的原始图像用最大信号强度投影法(MIP)重组图像,显示整个胆胰系结构,并可根据需要以不同的角度、不同的方向旋转成像,清除周围结构如胃、十二指肠等对胆管的重叠,以更好地显示病变情况。

MRCP能获得不亚于PTC的清晰图像,清楚显示正常胆管系统,在肝门部胆管癌时能显示肿瘤部位、大小及浸润范围,能同时显示梗阻上、下两端胆管情况。而PTC只能显示梗阻上方情况,ERCP仅显示梗阻下方情况。文献报道,MRCP与ERCP有同样的敏感性、特异性、准确性,其诊断符合率可达91%。由于MRCP的高诊断符合率,因此,具有广阔的临床应用前景。

各种诊断技术各有其优、缺点,应有选择性地应用并相互补充以达到确诊的目的。近年来的实践证明,应尽量避免应用侵袭性检查,因为这些检查不仅不能提高治疗效果,反而会引起严重的并发症。肝门部胆管癌的影像学诊断程序为:B超→CT扫描或螺旋CT→MRCP(ERCP、PTC)。

五、诊断与鉴别诊断

(一)诊断

临床上常根据病史、查体、实验室检查及B超检查获得初步诊断,但要明确肿瘤的范围,尤其是肝内胆管受累及的范围和程度,血管是否受侵犯以及有无肝脏和淋巴结转移等,应采用联合多种影像诊断技术的方法。

肝门部胆管癌的典型临床征象包括:①进行性加重的无痛性黄疸;②肝大;③胆囊空虚,不能触及;④肝内胆管扩张;⑤胆总管不扩张;⑥肝门区肿块。具有以上临床表现者,诊断为肝门部胆管癌并不困难。

临床上往往是以患者黄疸开始的时间作为疾病的开始,结果在不少的患者中,黄疸持续的时间可能甚短,如2～3周的时间,但在手术探查时却发现肿瘤已向肝门部转移并侵犯主要的血管,难于做到根治性切除。此种情况常见于Bismuth Ⅲ型的病变,因肿瘤开始时发生在左侧或右侧的肝管,故临床上并不出现黄疸,随着时间的推移,肿瘤沿肝胆管壁扩展直至阻塞主肝管的汇合部及对侧肝管开口时,才引起黄疸;甚至有时胆管癌向胆管外扩展,浸润肝门部软组织,又由于肝门部的转移侵犯肝总管而致黄疸,因此,临床上梗阻性黄疸的出现不一定是肝门部胆管癌的首发症状或早期症状。

慢性的肝胆管梗阻必然引起该肝管引流范围的肝内胆管扩张,可以通过B超检查及CT扫描清楚地显示出来。属于Bismuth Ⅲ型的肝门部胆管癌患者,在临床上未出现黄疸之前,往往可以观察到肝内的局限性胆管扩张,但由于患者无任何症状,又无黄疸,故常导致检查者疏忽而丧失了早期发现患者的机会,待数月之后,当患者出现黄疸时,则病程已至晚期,失去了根治性切除的机会。因此,在临床上应特别强调对肝门部胆管癌"亚临床期"的诊断。当发现患者有不能解释的局限性肝内胆管扩张时,应高度怀疑为肝门部胆管癌,而行进一步检查。

胆汁脱落法细胞学检查虽方法简单,特异性高,但敏感性太低。刷取细胞和钳取组织活检虽可提高阳性率,但在临床上通过PTCD或ERCP途径获得标本较困难,而且易发生出血、胆漏、胆管炎、癌肿播散等并发症,用于术前定性诊断应用价值不高。

肝门部胆管癌虽然缺乏特异肿瘤标志物,但下列相关抗原的检测对肝门部胆管癌高危人群普查、临床诊断、监测复发和判断预后有很大的价值。CEA、CA19-9、CA125、CA50、CA242

等糖链群肿瘤标志物对肝门部胆管癌有较高的灵敏度,阳性率仅次于胰腺癌,其中 CA50 和 CA19-9 有较好相关性,诊断敏感性为 94.5%,但特异性较差,仅为 3.3%。P53、P21、CerB2、nm23 等基因产物特异性高,有希望成为新的肿瘤标志物。

总之,B 超能对患者进行初步筛选,常能显示肝内胆管扩张,肝门区截断、断面不规则,有时截断处可见中等回声软组织块影,胆囊及胆总管正常。结合病史有上腹胀痛不适,进行性巩膜、皮肤黄染,无胆结石、胆管手术既往史,化验检查除外肝炎、肝癌,未发现消化道其他部位有肿瘤征象,则可初步考虑为肝门部胆管肿瘤。CT 可以弥补 B 超判断实质病变准确率低的缺点,提高诊断准确率。近年来发展起来的螺旋 CT,除可发现常规 CT 难以诊断的小病变外,尚可代替血管造影显示门静脉系统结构,了解门静脉的受累情况,其诊断准确率为门静脉优势相 86%,肝动脉优势相 100%,对可切除性判断正确率为 60%。MRCP 能清楚地显示肿瘤部位、大小及浸润范围,并能同时显示梗阻上、下两端的胆管情况,无创,无须使用造影剂,其诊断符合率可达 91%。

(二)鉴别诊断

肝门部胆管癌的临床表现可见于肝门区良性胆管狭窄、胆囊癌侵犯肝门部胆管、肝细胞癌或胆管细胞型肝癌侵犯肝门区胆管或腹腔内其他脏器的恶性肿瘤肝门区转移等,因此,要重视肝门部胆管癌与这些疾病的鉴别诊断。

肝门部胆管癌与胆囊癌肝门区转移的鉴别要点是:①胆囊癌时右上腹常可触及肿块;②CT发现涉及第Ⅳ段和右肝胆囊区的充盈缺损常见于胆囊癌,而不出现于胆管癌;③选择性侵犯第Ⅴ段胆管及肝门部胆管高度提示为胆囊癌。

肝细胞癌的胆管侵犯所致的胆管内癌栓是另一个常误诊的情况。此等患者,肝内的占位性病变可能较小,在 B 超诊断和 CT 上均未能发现;有时在手术探查时亦看不到肝脏下的癌结节,ERCP 检查时可发现肝管的息肉状阴影向胆管腔内突出,故最大的可能性是诊断为息肉状胆管乳尖状腺癌。多数的肝细胞癌胆管癌栓表现有:①肝炎、肝硬化的病史;②血清 HBsAg 检查呈阳性反应;③肝内的占位性病变;④血清 AFP 检查呈阳性或含量升高。

当胰腺癌、胃癌及结肠癌等发生肝门区转移时可引起类似肝门部胆管癌的梗阻症状但较少见,并常有原发病的表现或腹腔内脏器癌症手术的病史。

肝门部胆管癌(尤其是弥散性)与硬化性胆管炎的鉴别是其鉴别诊断中的主要问题,已有不少有关二者误诊的文献报道,虽然组织学诊断是最后确定病变性质的手段,但其所遇到的困难和做出不符合实际的诊断情况亦常有发生,如黄志强等报道一例肝门部胆管阻塞及黄疸患者,手术时从胆总管切开处取活组织送检,诊断为"硬化性胆管炎",经过狭窄部扩张和右肝管内放入一内支撑管,术后黄疸消退,但十年后又发生胆管炎和黄疸,经再次手术。证明为胆管腺癌。另一例男性患者,临床表现和影像学特征属分叉部胆管癌,手术切除肝外胆管和分叉部,但石蜡包埋切片病理报告为良性慢性炎症纤维狭窄,2 年后再出现黄疸,复查原标本,常规病理切片检查仍然认为是良性病变,后经特殊组织化学染色显示癌细胞大量分泌黏液蛋白物质,才确认为高分化的胆管腺癌。

六、治疗

(一)治疗选择

虽然肝门部胆管癌的治疗规约尚未明确建立,但治疗的基本目的是明确的,即:①尽可能地切除癌肿,所有的肝门部胆管癌患者均应予列为根治性切除的对象;②重建胆肠内引流通道。治疗上通常有四种选择,即局部切除或扩大切除,采用经肿瘤引流或不经肿瘤的旁路姑息引流。在以上四种选择中,只有切除才能给患者带来治愈的希望。

对手术方式选择有指导意义的是 Bismuth-Corlitte(1975)的临床分型。按此分型方法,胆管癌可分为Ⅰ型:肿瘤位于肝总管,未侵犯汇合部;Ⅱ型:肿瘤波及汇合部,未侵犯左右肝管:Ⅲ型:已侵犯右肝管(Ⅲa)或侵犯左肝管(Ⅲb);Ⅳ型:已侵犯左、右双侧肝管。Bismuth 还根据此分型提出原则性手术方案:Ⅰ型行肿瘤局部切除;Ⅱ型行局部切除加尾叶切除;Ⅲ型行局部切除＋尾叶切除＋右半肝(Ⅲa)或左半肝(Ⅲb)切除;Ⅳ型行全肝切除及肝移植。

对肝移植治疗胆管癌目前仍有争论。有资料表明,肝移植与肿瘤切除治疗胆管癌的 1 年、3 年、5 年生存率并无差异。肝移植治疗胆管癌可以考虑在下列情况进行:①剖腹探查肯定是 UICCⅡ期;②由于术中肿瘤浸润,不能完成 R_0 切除而只作 R_1 或 R_2 切除的;③肝内局灶性复发者。

(二)对肿瘤可切除性的判断

肝门部胆管癌可切除性的评估依赖于术前影像学发现及术中探查情况,术前胆管影像学发现(尤其是 PTC、MRCP)及血管影像学结果(选择性肝动脉造影、门静脉造影、下腔静脉造影等)对可切除性判断具有重要价值,尤其是肝动脉造影判断准确率较高。但影像学资料对淋巴结转移和尾状叶受侵犯情况显示不充分,对肿瘤侵犯门静脉或压迫门静脉亦难以区分,而且影像学所显示的狭窄段长度也不能作为判断可切除性的依据,狭窄段长者不一定侵犯血管,而狭窄段短者有可能广泛侵犯血管,因此,单凭影像学资料不能完全确定肝门部胆管癌能否切除,必须强调专业医师进行剖腹探查的必要性。

肝门部胆管癌为力争达到切除及手术分离判断切除或姑息减黄的目的,原则上一律手术探查。开腹后应首先注意有无腹腔积液及腹腔种植,盆腔、肝脏有无转移。肝蒂外淋巴结有无转移,包括肝总动脉干、腹腔动脉、腹主动脉及肠系膜上动脉周围淋巴结有无转移。

详细探查病变部位、肿瘤大小、活动性及浸润范围。初步判断病变切除的可能性。经一般性探查,对于病变范围不清楚者,术中胆管造影对病变范围了解,术中 B 超了解肿瘤范围,特别观察是否压迫或浸润门静脉,对术者下决心做切除术大有帮助。

如无禁忌,应进一步探查胆管病变范围及浸润情况,首先是在十二指肠上方切开肝十二指肠韧带。游离胆总管,于十二指肠球部后方切断胆管,向上牵引近端,充分游离肝外胆管,判断病变是否浸润门静脉及肝动脉,初步判断切除的可能性。在肿瘤后方解剖时应特别仔细,若门静脉主干已有受累,范围小者可切除受累血管壁,修补或对端吻合,范围大者尤其为双侧者一般放弃切除术。对侵及门静脉左支者,将肿块从门静脉右支分出后,即可于肿块上方 1 cm 处切断右肝管,再于门静脉分叉部切断门静脉左支,并行扩大左半肝切除术。对侵及门静脉右支者亦同法切断左肝管及门静脉右支,然后行扩大右半肝切除。右肝动脉常受侵犯,可一并切除。如果发现病变浸润双侧肝动脉或门静脉时,可终止进一步探查,行胆管引流术。

为了解病变向肝内胆管浸润的范围,此过程的重要环节是肝门横裂或肝管分叉部的探查。先解剖肝门板与肝实质分开,沿 Glisson 鞘向肝实质内钝性分离,可将横裂内肝胆管的一、二级分支部分显露,直至肿瘤上缘的扩张胆管。用手指深入肝门内探查可触及肝门部胆管癌的边缘、肿瘤的形态特征、浸润左右肝胆管的深度等。如果发现病变向两侧肝内胆管扩散,超过Ⅱ级肝管汇合部或一侧肝血管受累,对侧病变广泛扩散,应视为不能切除。

经以上探查发现：①双侧肝胆管弥散性受侵，或病变呈多灶性；②双侧肝转移；③广泛淋巴结转移；④腹膜转移；⑤双侧肝动脉或双侧门静脉或门静脉主干受累；⑥一侧血管受累，而对侧肝胆管弥散性受侵时切除可能性小。

（三）肝门部胆管癌的手术切除

肝门部胆管癌患者，一经确诊，若患者一般情况较好，无手术禁忌证，经过短时间术前准备（1周左右），便可进行手术。经验表明，肝门部胆管癌根治切除可提供最长的生存期和最好的生活质量，姑息切除较单纯内外引流者生存期亦明显延长。因此，外科医师必须努力提高切除率以改善疗效。迄今，影像学诊断尚不能准确判断肿瘤是不可切除的，血管造影显示异常并不一定意味着癌肿的长大，不能排除切除的可能。实际上多数肝门部胆管癌都可通过努力而切除，不要轻易地判断其为不可切除。

1. 根治性切除标准

无论任何手术方式，能将肿瘤及其局部侵犯的组织（肝实质、门静脉、肝动脉等）安全切除，并保 5 mm 内无癌边缘；同时清除肝十二指肠韧带内可能转移的淋巴结，即所谓实现了根治性切除，亦称治愈性切除（curative resection）。切除标本断端 5 mm 内镜下无癌（free or negative margion）。切缘无癌指肝侧切缘、十二指肠侧切缘和横向切缘，三切缘无癌。这是理想的追求，实际上三切缘镜下癌存率约为 60%，甚至肝移植残癌率仍有 22%。HCCA 90% 以上侵犯肝实质，为实现根治性切除，肝切除率甚至高达 100%。

2. 根治性切除的要求和术式

肝门部胆管癌的生物学行为特点是多途径、多向性浸润转移，肝门区淋巴结、肝十二指肠韧带纤维结缔组织及邻近肝组织最易受侵犯。因此，完整地切除肿瘤，彻底清扫肝门区淋巴结、实现肝门区大血管的骨骼化，并根据浸润范围联合肝脏（含尾叶）、肝外脏器切除及肝动脉、门静脉切除应是实现根治切除的基本要求。尤其注意肝门部胆管癌走行与汇合异常，有报道：右后肝管与左肝管合流形成总肝管者 57%～85%，右后肝管与左肝管合流型 9%～25%，右前、右后支与左肝管以三叉型同时合流，无右肝管者为 7%～12%，尚有右前支与左肝管合流右后支汇入胆总管者。

无论采用何种根治切除途径，其基本术式应包括：①肝门部胆管癌单纯骨骼化切除；②在骨髓化单纯切除基础上联合肝叶（含尾叶）及肝外脏器切除；③联合门静脉和肝动脉切除；④全肝切除、肝移植术等。

单纯骨骼化切除：适用于 Bismuth-Corlettel 型患者，切除范围包括低位切断胆总管，切除门静脉及肝动脉周围的淋巴结、脂肪、神经、纤维结缔组织，整块切除胆囊，胆囊管，肿块，肝总管，左、右肝管汇合部，距离肿瘤下缘 0.5～1 cm 处切断看来属正常的扩张左、右肝管，方法是：把胆总管在胰腺上缘切断，远端缝扎，近端向上掀起，逐步向肝门解剖，直到汇合部和左右肝管。将胆囊从肝床上游离，向下牵拉肿块及肝外胆管，解剖横沟，显露肿块以上扩张的左、右肝管。常常在靠近肿瘤处粘连较紧密，因担心损伤门静脉，所以解剖速度很慢。遇此情况可先将肝动脉和门静脉远离肿瘤处解剖出来，分别用细带牵开，再继续向肝门部解剖，把门静脉和肝动脉的左右分支都解剖出来，并从肿瘤上分离开来。

这样在明视重要结构下进行分离解剖，不仅安全而且解剖的速度可以加快。由于胆管癌有向周围神经和血管侵犯的倾向，进行骨骼化，把门静脉和肝动脉周围的淋巴、脂肪、神经组织彻底切除十分必要。

联合肝叶(含尾叶)及肝外脏器切除:众多资料证明,联合肝切除对于提高根治切除率至关重要。日本学者铃木研究,肝门部胆管癌从左右肝管汇合部到癌先端距离为 $12\sim98.2$ mm,平均 41.2 mm,从解剖学看,右肝管平均长 7 mm,左肝管平均长 13 mm,强调肝门部胆管癌治愈切除必须合并肝切除,并认为尾叶多有浸润,一般调查尾叶浸润率为 44%。尾叶浸润形式:尾叶胆管上皮浸润 54%,实质内浸润 39%,胆管壁外浸润 31%。有人认为,40%~59%有尾叶胆管支与尾叶实质浸润。

主张对侵犯汇合部或左、右肝管者均须切除尾叶,我们对合并尾叶切除没有一概而论,主要从扪及硬度判断有侵犯者才切除。

肝切除通常要做肝方叶切除、左半肝切除,甚至右半肝、右三叶切除。根据肝门解剖学特征,右侧肝切除根治切除率高,而癌浸润界限清楚者属左侧。局限的肝门部胆管癌采用 S_4(+ S_1)Segmentertomy 治愈切除率可达 93%。

肝动脉切除长度短,端端吻合不成问题,有时需切除胃十二指肠动脉,游离肝总动脉,甚至通过门静脉后面,行肝总动脉与右肝动脉吻合,若切除长度长,必要时用大隐静脉中枢侧进行移植吻合或利用附近动脉进行吻合,如胃十二指肠动脉、中结肠动脉。由于肝动脉口径细,切除后吻合重建闭塞得多,操作困难,而门静脉口径较宽,吻合较易,且为维持肝功能所必须者。

肝动脉切除再建者,如未行肝切除,没有致死的,说明不一定需要再建,如合并两个肝段切除的,则肝动脉切除必须重建,这涉及肝再生与胆管血流的保持问题,对于肝动脉再建困难者,可先行肝动脉栓塞促使侧支循环的建立,以确保肝动脉血流。对于不能再建的紧急情况,可将动脉远端与门静脉吻合,使门静脉血流部分动脉化,其他形式尚有回结肠动脉-静脉侧侧吻合、肝固有动脉与肠系膜下静脉吻合。一般说来,肝动脉重建后期未闭塞者甚少。

门静脉切除 $1\sim2$ cm 长度,可不需移植静脉,端端吻合,门静脉切除重建,30 min 内完成可以耐受:如超过 30 min,可同时闭塞肠系膜上动脉,但证明有肠充血;如门静脉阻断超过 60 min,则需要行肠系膜上静脉与股静脉之间 Athoron 管的转流;如肝功能不好可行肠系膜上静脉与门静脉脐部的转流,如不能确保血流量,须门脉双重转流,在肝内或门脉右支切离时,向肝门部转流困难,可先行肝动脉切除重建,然后再行门脉切除重建。门静脉移植吻合,可用瓣膜去除髂外静脉。

全肝切除及原位肝移植(OLT)治疗肝门部胆管癌:OLT 治疗肝门部胆管癌,一般做标准的 OLT。但胆管癌易于向远侧胆管扩散,为了彻底切除肿瘤,胆总管的切断线应尽量靠近胰头。因此胆管重建方式主张做胆肠吻合,以免胆总管残端保留过长而影响肿瘤的根治性。

3.肝门部胆管癌切除后高位胆管重建方法的选择

高位胆管癌,无论是根治性切除还是联合肝切除,无论是骨骼化切除还是姑息性切除,切除后胆管肠道的重建方式有两种:一种是肝管空肠吻合(hepaticojejunostomy),这是一种优选的吻合,术后并发症少;另一种是肝管-空肠吻合(hepato-jejunostomy),即肝组织与空肠吻合,吻合口不理想,并发症多;无论是肝管汇合部切除或合并肝切除,一般在创面上都有 7~8 支扩张的肝管,在肝切除的创面上,这些肝管可以相互融合成一个大的管口(组合后的大肝管),因肝组织柔软,肝管的彼此整形缝合并无困难。在肝管汇合部切除后,其创面上遗留的肝管分裂的较远,可分别融合。组成 2~3 组扩大的肝管,再分别与空肠吻合,构成 2~3 个吻合口。理想的吻合都应当是肝管空肠吻合,肝管与空肠行端侧、黏膜对黏膜的一层间断吻合,吻合要周密,完成一圈 360°的吻合。做不到 360°的吻合,就会出现肝-空肠吻合,即利用部分肝组织与空肠吻合,造成吻合口愈合不良,出现胆瘘或吻合口血管瘘的严重并发症。

(四)不能切除的肝门部胆管癌行胆管引流的术式及疗效

对不能切除的肝门部胆管癌,首先选择的姑息治疗是胆管引流术,其中包括胆管外引流和内引流。由于外引流丢失大量的胆汁,不利于消化,容易招致感染,易造成水电解质平衡紊乱,影响生活质量等,故只要可能,应选择内引流手术。内引流手术可在梗阻部位以上的胆管与空肠做吻合,为了简化手术,我们经常采用袢式胆肠吻合术(Warren 手术)。选择吻合的扩张胆管的部位有:①肝圆韧带左侧肝脏面的 S_3 胆管;②胆囊床深面的 S_5 胆管;③肝表面的扩张胆管;④左右肝管汇合部。一般而言,选择吻合的胆管部位不宜距离肿瘤部位太近,否则容易因肿瘤生长而堵塞吻合口。为了在一侧的胆管吻合能同时引流对侧,采用经吻合口并通过狭窄部位放置 U 管,可以部分弥补单侧胆管-空肠吻合不能充分引流胆汁的缺点。

介入放射或内镜放置支撑管于狭窄段治疗肝门部胆管癌,也同样可以达到内引流的目的且不用剖腹,较受患者欢迎。如果手术中放置支撑管,则是可行的治疗方法,即使以后支撑管堵塞,也可以经介入或内镜置换或重放。目前内支撑管价格较高,肿瘤不断生长仍有可能造成堵塞。但是,该方法有时比外科手术的引流成功率高,且同手术有关的病死率和并发症发生率低,住院时间短,也适用于切除后复发梗阻的病例,是手术内引流所不及的。手术中放置 U 形管则是简单有效的引流方法,可以较长期带管,容易更换,治疗效果可靠,除了做外引流外,将U 形管两端相连接也可做内引流。但生活质量因为 U 形管的存在而受到影响。

(卫 星)

第二十三节 中、下段胆管癌

迄今为止,关于胆管系统的划分,国内外尚不一致。黄志强将胆管系统划分为:①肝内胆管;②肝门部胆管;③肝外胆管。肝门部胆管属肝外胆管。在左、右肝管汇合部以上为肝内胆管,而在肝管汇合部以下为肝外胆管。肝外胆管分为上、中、下三段,从肝总管下端包括胆囊管、肝总管、胆总管汇合部至胰腺上缘为中段胆管,胰内胆管为下段胆管。胆管壶腹部则作为一个单独部分。上段胆管癌或近端胆管癌是指起源于肝总管上 1/3 至肝门横沟处胆管的癌,常扩展至肝管汇合部和一侧或双肝管,在诊断和治疗上有其独特之处,是肝外胆管癌的主要类型。上段胆管癌亦称肝门部胆管癌。黄洁夫将胆管癌分为上、中、下段胆管癌。上段胆管癌发生于肝门部胆管,又称 Klaskin 瘤;中段胆管癌发生于胆囊管开口至十二指肠上缘间的胆管;下段胆管癌发生于十二指肠上缘至十二指肠乳头间的胆管。Nakeeb 提出按病变部位的新的胆管癌分型:①肝内胆管癌,发生于二级肝管分支汇合部以上;②肝门周围胆管癌:发生于左、右肝管至胰腺上缘间的胆管;③末端胆管癌,发生于胰腺上缘至十二指肠乳头间的胆管。

1997 年第 4 版《日本胆管癌处理规约》将肝外胆管分为肝门部胆管、上段胆管、中段胆管和下段胆管。左内叶与左外叶胆管的汇合部和右前叶与右后叶胆管汇合部至左、右肝管汇合部下缘为肝门部胆管(Bp);从肝门部胆管下缘至胰腺上缘的肝外胆管等分成两部,其上半部为上段胆管(Bs),下半部为中段胆管(Bm),从胰腺上缘至胆总管穿入十二指肠壁处为下段胆管(Bi)。《日本胆管癌处理规约》将胆管癌分为 5 型:①肝门部胆管癌;②上段胆管癌;③中段胆管癌;④下段胆管癌;⑤弥散型胆管癌。肝门部胆管癌包括左、右肝管癌和肝管汇合部癌。

中、下段胆管癌无论在临床表现和治疗方法上有许多相似之处,且在晚期病例中两者很难区分,故更多的是将中、下段胆管癌作为一体对待。

一、病因

(一)年龄与性别

据全国调查的 826 例胆管癌,最小年龄 14 岁,最大年龄 96 岁,高发年龄段为 50～59 岁。其中男性 484 例,女性 342 例,男∶女性之比为 1.4∶1。日本全国统计表明,胆管癌以 50 岁以上的男性多见,男∶女性之比为 2∶1。另有流行病学报道,包括胆囊癌在内的胆管癌在日本和美国印第安等黄色人种的发病率较高,胆管癌在太平洋地区较为多见。

(二)胆石症

胆囊结石发生胆囊癌,肝内胆管结石发生迟发性肝胆管癌,已有大量的临床报道。经研究表明,在胆管结石和慢性炎症的刺激下可以发生癌变。全国调查 826 例肝外胆管癌手术病例中,140 例合并胆结石,占 16.9%,其中 34.3% 伴有多部位结石,表明胆结石与胆管癌的密切关系。胆结石所引起的慢性胆管感染和胆汁停滞致使黏膜上皮增生以至间变和不典型增生,可能是胆管癌发生的原因。

(三)胆管良性肿瘤

Burhans 报道肝外胆管的良性肿瘤的发生率为胆管手术病例的 0.1%,其中 90% 以上为胆管乳头状瘤和胆管腺瘤。最近有学者报道黏液产生性胆管肿瘤。胆管的良性肿瘤有恶变可能,其中胆管腺瘤及胆管乳头状瘤被公认为癌前期病变。

(四)胰胆管合流异常

胰胆管合流异常指胰管与胆管于十二指肠壁外合流的先天性畸形,常伴有胆总管扩张,不伴有胆管扩张者多在诊断胆囊结石时被发现,因并发胆囊癌的机会明显增加,须行胆囊切除术。胰胆管合流异常的胆管癌发生率高达 15%,比正常人群高出 20 倍。并发癌变的平均年龄为 35 岁,比原发性胆管癌患者年轻 15 岁。发生癌变的原因可能为胰液通过胰胆管合流部反流入胆管,长期刺激所致。

(五)先天性胆管扩张症

先天性胆管扩张症可发生于肝内外胆管的任何部位,因好发于胆总管,曾称之为先天性胆总管囊肿,近年来认为应称为胆管扩张症。其发病原因尚未完全明了,一般认为与先天性胰胆管合流异常、先天性胆管发育不良及遗传因素有关。扩张的囊壁因炎症、胆汁潴留以至发生溃疡,甚至癌变,其癌变率约为 10%,成人接近 20%,较正常人群高出 10～20 倍。

(六)胆管手术

1.胆肠吻合术

胆总管十二指肠吻合和胆管空肠 Roux-en-Y 吻合常用于胆管重建。胆总管十二指肠侧侧吻合可发生盲端综合征,在吻合口远端的胆管可有胆汁潴留;胆管空肠 Roux-en-Y 吻合可能发生空肠襻内胆汁停滞和肠内容物反流入胆管,兼有细菌感染和胰酶活化刺激的双重作用,故肝内胆管结石症的迟发性肝胆管癌多发生于胆肠吻合术后者。

2.Oddi 括约肌成形术

由于 Oddi 括约肌功能丧失后,肠内容物伴有激活的胰液以及细菌可逆流入胆管内,长期反复感染和慢性损害可导致胆管黏膜上皮增生和癌变。

(七)原发性硬化性胆管炎

原发性硬化性胆管炎是一种特发性淤胆性疾病。胆管弥散性炎症、广泛纤维化增厚和胆管狭窄是其病理特征。胆管病变可为均一性、节段性或不规则性,常与硬化性胆管癌难以区别。许多临床资料显示,原发性硬化性胆管炎发生胆管癌的机会高于一般人群。Marsh 等报道 55 例因原发性硬化性胆管炎行原位肝移植的病例中,发现胆管癌 5 例,占 9%。目前对原发性硬化性胆管炎的唯一有效治疗手段为肝移植。由于原发性硬化性胆管炎一旦并发胆管癌会直接影响其预后,从此意义来讲,肝移植也是必要的。

(八)慢性溃疡性结肠炎

Parker 与 Kendall 于 1954 年首先报道溃疡性结肠炎与胆管癌的发生有关。慢性结肠炎患者的胆管癌发生率为 0.4%~1.4%,约高出正常人群的 10 倍,其发病年龄比一般胆管癌患者的平均年龄年轻 10 岁以上,以男性居多。其原因可能与慢性门静脉菌血症有关。

二、临床表现

中、下段胆管癌多见于男性,发病高峰年龄为 50~59 岁。约 70% 的患者于黄疸出现之前有上腹部不适、食欲缺乏、倦怠及皮肤瘙痒等症状。持续时间由数天至数月不等。由于临床症状不典型,往往未受到足够重视和及时明确诊断。

黄疸是中、下段胆管癌的最主要症状,几乎所有患者都伴有黄疸症状,一般很深而进展快。胆管感染可使黄疸加重,随着炎症消退,黄疸可有暂时减轻。也可因肿块坏死脱落出现黄疸波动,同时出现大便潜血阳性或黑便。从肉眼分型来看,乳头型胆管癌所致黄疸一般较轻,可能与癌块局限和易活动有关。结节型,尤其是结节浸润型胆管癌可早期引起胆管梗阻,多为重度黄疸。

疼痛占 40%~60%:部位多在心窝部或右季肋部,疼痛性质为钝痛、绞痛等,多数为间歇性钝痛。疼痛的发生可能与胆管梗阻、胆管内压升高和胆管周围神经浸润有关。

发热占 10%~20%:包括 37 ℃左右的微热在内约占 40%。胆管癌常伴有胆管感染引起发热,典型的胆管炎表现为上腹疼痛、寒战高热、黄疸,甚至发生胆管感染性休克。

体重减轻占 65%~90%:有的病例于黄疸出现之前即有体重减轻,随着病程进展可逐渐明显。

体格检查可触及肿大的肝脏和肿大的胆囊,但 Murphy 征可为阳性。

三、辅助检查

1.实验室检查

绝大多数患者血中总胆红素(TBIL)、直接胆红素(DBIL),碱性磷酸酶(AIP)和 γ-谷胺酰转氨酶(γ-GT)均显著增高,而转氨酶(ALT、AST)一般只出现轻度异常。这种胆红素、转氨酶升高的不平衡现象有助于与病毒性肝炎相鉴别。凝血酶原时间延长。血清 CEA,AFP 及以 CA19-9 通常正常,有助于与其他癌肿相鉴别。

2.影像学检查

(1)超声检查:在诸多影像学检查中,B超检查是首选的检查方法,B超检查可使多数病例明确胆管有无梗阻、梗阻的部位及病变的性质,但少数病例由于受肥胖、肠气等因素干扰,影像显示会有困难。中、下段胆管癌常显示肝内胆管及上段肝外胆管扩张,常伴有胆囊增大,但一般较难直接检出肿瘤。此外,彩色多普勒超声检查可能提供门静脉、肝动脉有无受侵犯的信息,有助于对肿瘤根治性切除的可能性做出评估。内镜超声是近年发展起来的一项新的检查技术,由于它避免了肠气干扰,所采用的超声探头频率高,可以更清晰、更准确地显示中、下段胆管癌的部位及其浸润深度,还可对区域淋巴结的转移情况做出判断。

在超声检查的基础上,可通过 B 超引导下穿刺胆管做一直接胆管造影检查,抽取胆汁做 CA19-9、CEA 检查及胆汁细胞学检查。胆管癌患者胆汁的 CEA 一般为 40 mg/mL 以上,50％的患者胆汁 CEA 升高,CA19-9 与 CEA 的检查是一致的。

(2)CT 扫描(电子计算机体层扫描):CT 扫描可提供与 B 超相似的效果和更清晰的立体断面图像,能够准确地显示胆管扩张、梗阻部位、病变范围以及病变性质。近年来已开发出三维螺旋 CT 胆管成像(SGTC),有代替 PTC、ERCP 检查的发展趋势。临床上通常将 B 超检查作为第一线检查方法,对需进一步检查的病例再选用 CT 扫描。

(3)MRCP(磁共振胆胰管成像):重 T_2 加权使胆胰管呈明显高信号,再经过高强度算法重建,即可获得与直接胆管造影像类似的胆胰管影像,是一种无创性胆管显像技术,可清晰地显示胆管的全貌、肿瘤阻塞部位和范围、有无肝实质侵犯和转移。也可通过三维胆管成像进行多方位不同角度的扫描观察,弥补平面图上由于组织影像重叠遮盖所造成的不足,对梗阻部的确诊率为 100％,梗阻原因的确诊率为 95.8％。

(4)PTC(经皮经肝穿刺胆管造影):PTC 是传统的胆管癌诊断方法,对 B 超或 CT 检查显示有肝内胆管扩张的患者可进行该项检查。PTC 可清晰地显示肝内外胆管的形态、分布及梗阻部位。虽然是侵袭性检查,但仍为诊断胆管癌的可靠而实用的方法。由于肝内胆管扩张,施行该项检查比较容易,成功率几乎达 100％。术后出血和胆汁漏出是较常见的严重并发症,为减少并发症的发生,应注意严格无菌操作,避免多次和多部位穿刺。

(5)ERCP(内镜逆行胆胰管造影):ERCP 对中、下段胆管癌有一定诊断意义,可提供十二指肠乳头及胆胰管情况,有助于与壶腹部肿瘤、胰头癌相鉴别,并可结合 PTC 检查确切诊断胆管癌的部位及侵及范围,有助于手术切除价值的判断。ERCP 还可作为通过内镜途径置放内支撑导管前的造影检查。但对完全梗阻的病例难以显示梗阻以上的部位;对不完全梗阻的病例易诱发胆管感染。因此,近年来已不将 ERCP 作为胆管癌的常规检查。

(6)同位素显影扫描:使用 ^{99m}锝-EHIDA 静脉注射,然后用 γ-相机连续摄影,可获得胆管的动态图像,方法简单、对患者无损害。但图像不够清晰,完全性胆管梗阻影响成像。

(7)血管造影:血管造影对胆管癌的诊断意义不大,但可了解门静脉、肝动脉与肿瘤的关系及其受侵犯的情况,有助于术前对肿瘤切除可能性的评估。

四、诊断与鉴别诊断

(一)诊断

中、下段胆管癌的诊断有时很困难,少数患者可能在术前未能明确诊断。除根据临床表现外,实验室检查、影像学检查、病理学检查可为诊断提供依据。

(二)鉴别诊断

1.胆囊癌

胆管癌与胆囊癌鉴别最为重要。胆囊癌向肝十二指肠韧带浸润,压迫或浸润中、上段胆管引起胆管狭窄,PTC 显示为外压性缩窄,可与胆管癌相鉴别。但胆囊颈部癌或胆囊管部癌向管腔内浸润,临床表现与胆管癌相似,鉴别非常困难。一般来说,胆囊癌向胆管腔内浸润比胆管癌向胆囊腔内浸润机会多。对梗阻性黄疸的患者,若 PTC 等检查胆囊不显影,有必要通过 B 超、CT、直接胆囊造影、胆囊内细胞学检查进行鉴别。

2.胆石症

一般来说,与胆管结石引起的梗阻性黄疸鉴别比较容易。但有时需通过临床症状、B 超、ERCP、PTCD 导管活检、胆管镜检查与 Mirizzi 综合征、胆总管铸型结石相鉴别。对于胆管癌合并胆管结石的患者,需注意结石对肿瘤的掩盖。

3.良性胆管狭窄

胆管末端良性狭窄多呈 V 字形,边缘不像胆管癌那样不整,可通过十二指肠镜或胆管内镜鉴别。

4.壶腹部癌

通过胃肠 X 线检查及纤维十二指肠镜检查可以鉴别。

5.胰头癌

通过 B 超、CT、上消化道钡餐造影、血管造影鉴别。

6.胆管良性肿瘤

良性肿瘤少见,多需病理检查鉴别。

五、治疗

(一)手术治疗

胆管癌的预后较差,唯一可能治愈的机会是根治性手术切除。据文献报道,根治性手术的 5 年生存率为 30%。Jordan 于 1987 年报道 346 例下段胆管癌行根治性切除术,5 年生存率为 15%;有学者 1989 年报道 595 例下段胆管癌行根治性切除术,3 年生存率为 57%,5 年生存率为 39%。因胆管癌可通过多种途径扩散,手术常难以达到根治性切除,术后还应采用化疗、放疗等辅助治疗措施,以利减少复发,提高远期生存率。

1.根治性手术

(1)术式的选择:上、中、下段胆管癌与周围脏器的关系不同。上段胆管癌邻近肝脏、门静脉和肝动脉;下段胆管癌邻近胰腺;中段胆管癌介于两者之间。胆管癌的部位不同,其术式的选择也不同。

肝门部胆管癌的标准术式为尾状叶合并肝叶切除。若限于肝门部的癌肿较小,或有肝功能不全,手术耐受力差,可选择尾状叶合并肝门部肝切除或肝门部胆管切除;若肝门部胆管癌向胰腺浸润或向下段胆管进展,应同时行胰十二指肠切除。

中、下段胆管癌的标准术式为胰十二指肠切除术。据文献报道,下段胆管癌的胰十二指肠切除术的手术病死率为 5.9%～26.1%。近年来统计大都在 10% 以下,作为定型的术式,应力争控制在 5% 以下。

对于早期胆管癌,可采用肿瘤局部切除,胆管空肠 Roux-en-Y 吻合术。

(2)淋巴结廓清:中、下段胆管癌一般采用胰头十二指肠切除术,淋巴结廓清至第 2 站,达到 D_2 标准,必要时廓清 No.14 和 No.16 淋巴结。目前对 No.14 和 No.16 淋巴结的廓清尚有争议,原因是彻底淋巴结廓清可减少术后复发率,但增加了术后消化吸收障碍等并发症的发生率。

（3）合并切除：中、下段胆管癌浸润肝门部时，可合并肝切除；浸润门静脉时，可合并门静脉切除；已向肝十二指肠韧带浸润时，可合并包括肝动脉、门静脉的肝十二指肠韧带全切除。因中段胆管癌邻近门静脉，壁外进展极易浸润门静脉，合并门静脉切除的机会较下段胆管癌多。肝十二指肠韧带全切除为中段胆管癌的扩大根治切除术，由于术后并发症的发生率及术后病死率均较高，尚需进一步探讨和评价。

（4）保留幽门的胰十二指肠切除术：1978 年，Traeverso 和 Longmire 提出保留幽门的胰十二指肠切除术（PpPD）以来，在欧美的一些国家已将其作为下段胆管癌的主要术式；在日本曾有过争议，最近也被普遍采用。从淋巴结廓清的角度看，保留幽门本身也难说对根治性有何影响，而且可提高术后生存质量。关键是保留胃和幽门能否对肝十二指肠韧带、肝总动脉干及肠系膜根部做到相同程度的廓清，尚有待进一步探讨。

2.胆管引流术

晚期的中、下段胆管癌可行胆管引流术。胆管引流术目的是缓解症状，提高生活质量，延长患者生存时间。王曙光对 24 例行单纯胆管引流术的中、下段胆管癌患者进行随访，结果表明，中段胆管癌的中位生存期为 5.5 个月，术后 1 年生存率为 0；下段胆管癌的中位生存期为9.5 个月，术后 1 年和 2 年生存率为 38.5% 和 8.9%。胆管引流分为内、外引流两大类。内引流能使胆汁进入消化道，有利于防止水、电解质代谢紊乱和酸碱平衡失调，帮助消化，提高患者生活质量，因此胆肠内引流术为首选术式。胆管引流的部位视肿瘤部位而定，一般应使胆肠吻合尽可能远离肿瘤部位，以免肿瘤进展，堵塞吻合口而导致黄疸再发生。

对下段胆管癌可选用胆囊、胆总管上段或肝门部胆管与空肠吻合。其中胆囊空肠吻合术因操作相对简单，手术时间短而被较多采用。但 Sarfeh 等一组比较胆囊空肠吻合和胆管空肠吻合的前瞻性研究表明，胆囊空肠吻合在术后并发症和后期吻合口堵塞发生率方面较胆管空肠吻合高。对于胆管中段癌应选择肝门部胆管或肝内胆管空肠吻合。

在各种胆肠吻合术中，Roux-en-Y 吻合具有良好的抗反流作用，但手术操作复杂，手术时间较长。鉴于大多数胆管癌患者年龄大、病情重，为简化手术操作，缩短手术时间，也可采用袢式胆肠吻合术，操作相对简单，也有一定抗反流和胆管炎作用。

对于吻合门距肿瘤较近，估计术后短期有肿瘤侵犯可能者，应附加"U"管引流；对中、下段胆管癌造成或可能造成十二指肠梗阻者，应同时行胃空肠吻合术。

在有条件的情况下，可采用非手术的胆管外置管引流和内置管引流，尤其适用于年老体衰，不能耐受手术的晚期患者。手术与非手术胆管引流的并发症发生率、早期病死率及远期生存率均无显著性差异，但非手术胆管引流的远期并发症如黄疸复发、胆管炎等明显高于手术胆管引流。

（二）化学疗法

胆管癌的化疗效果不佳，应用尚不广泛，迄今为止尚缺乏系统的研究和行之有效的化疗方案。常用的化疗药物与其他消化道癌相似，主要有 5 氟尿嘧啶（5-Fu）、阿霉素（ADM），丝裂霉素（MMC）及亚硝基尿素（Nitrasourea）等。

（三）放射治疗

20 世纪 80 年代以前，许多学者认为放疗对胆管癌不敏感，加之对癌肿周围正常组织的损伤较大，因而限制了放疗的应用。近年来由于新设备和新技术的应用，不但增加了对肿瘤的照射剂量,并可减少对周围正常组织的损伤,其疗效大为提高。放疗有术中放疗和术后放疗,术中放疗具有定位准确,减少和避免正常组织放射损伤的优点。术后放疗包括体外照射和腔内照射两种:体外照射是根据术后病理所见确定照射范围。原则上包括原发灶和区域淋巴结。病灶局限和无远端转移的非根治性切除是术后体外照射的最好适应证。腔内照射是指通过PTCD 导管将^{226}镭、^{60}钴、^{192}铱等密封的小放射源送入胆管腔内的放疗,具有局部照射剂量大,周围脏器放射损伤小的优点,尤其适用于胆管狭窄者。但对远离放射源的胆管断端及手术剥离面照射剂量不够,所以一般将体外照射与腔内照射联合应用,剂量分别为 40 Gy～50 Gy 和10 Gy～20 Gy。

(四)其他治疗

其他治疗包括介入治疗、免疫治疗、温热疗法等。胆管癌已广泛侵入肝实质或一侧肝脏有转移时,可采用介入治疗,一般经肝动脉插管进行栓塞化疗。免疫治疗多与化疗同时应用,如5-Fu＋MMC＋CTX＋溶血性链球菌 SU(OK-432)和 5-Fu＋MMC＋OK-432 或云芝多糖 K(PSK)等多制剂联合应用,效果较好。温热疗法有深部加温和腔内加温两种方法。一般采用微波或激光加温,多与放疗、化疗联合应用。其他还有基因治疗、应用各种生物反应调节剂,如干扰素、白介素等,尚处于探索阶段,有待于进一步研究。

(卫 星)

第二十四节 胰头癌

胰腺癌(carcinoma of pancreas)主要指胰外分泌腺的恶性肿瘤,发病率近年来明显上升,恶性程度高、发展较快、预后较差。临床上主要表现为腹痛、食欲缺乏、消瘦和黄疸等。发病年龄以 45～65 岁最多见,男、女性之比为 1.58：1。

胰头癌(carcinoma of head of pancreas)是指发生于胰腺头部的恶性肿瘤,占胰腺癌的2/3～3/4,胰体次之,胰尾部更次之,为近几年逐渐增多的消化系统肿瘤,其恶性程度高,发展迅速,有的头体尾部均有,属于弥散性病变或多中心性病变。早期诊断困难,手术切除率低,预后较差。胰腺癌已成为我国人口死亡的十大恶性肿瘤之一。年轻的胰腺癌患者也较 10 年前有明显增加的趋势。

一、病因

病因与发病机制至今未明。临床资料分析表明,可能是多种因素长期共同作用的结果,长期大量吸烟、饮酒、饮咖啡者,糖尿病患者,慢性胰腺炎患者发病率较高。胰腺癌的发生也可能与内分泌有关,其根据是男性发病率较绝经期前的女性为高,女性在绝经期后则发病率上升。长期接触某些化学物质如 F-萘酸胺、联苯胺、烃化物等可能对胰腺有致癌作用。遗传因素与胰腺癌的发病也似有一定关系。

分子生物学研究提示:癌基因激活与抑癌基因失活以及 DNA 修复基因异常在胰腺癌的发生中起着重要作用,如 90％的胰腺癌可有 K-ras 基因第 12 号密码子的点突变。

二、临床表现

取决于癌的部位、胆管或胰管梗阻情况、胰腺破坏程度及转移等情况。起病隐匿,早期无特殊表现,可诉上腹不适、食欲减退、乏力等,数月后出现明显症状时,病程多已进入晚期。整个病程短、病情发展快、迅速恶化。

(一)症状

1.腹痛

多数患者有腹痛并常为首发症状,早期腹痛较轻或部位不清,以后逐渐加重且腹痛部位相对固定。典型的胰腺癌腹痛为:①位于中上腹深处,胰头癌略偏右,体尾癌则偏左;②常为持续性进行性加剧的钝痛或钻痛,可有阵发性绞痛,餐后加剧,用解痉止痛药难以奏效,常需用麻醉药,甚至成瘾;③夜间和(或)仰卧与脊柱伸展时加剧,俯卧、蹲位、弯腰坐位或蜷膝侧卧位可使腹痛减轻;④腹痛剧烈者常有持续腰背部剧痛。

2.体重减轻

90%的患者有迅速而明显的体重减轻,其中部分患者可不伴腹痛和黄疸。晚期常呈恶病质状态。消瘦原因包括癌的消耗、食欲缺乏、焦虑、失眠、消化和吸收功能障碍等。

3.黄疸

黄疸是胰头部癌的突出症状,病程中约有 90%出现黄疸,但以黄疸为首发症状者不多。黄疸可与腹痛同时或在疼痛发生后不久出现。大多数病例的黄疸因胰头癌压迫或浸润胆总管引起,少数由于胰体尾癌转移至肝内或肝/胆总管淋巴结所致。黄疸的特征为肝外阻塞性黄疸,持续进行性加深,伴皮肤瘙痒,尿色如浓茶,粪便呈陶土色。

4.其他症状

胰腺癌有不同程度的各种消化道症状,最常见的是食欲缺乏和消化不良,与胆总管下端和胰腺导管被肿瘤阻塞,胆汁和胰液不能进入十二指肠有关。患者常有恶心、呕吐与腹胀。因胰腺外分泌功能不全,可致腹泻,脂肪泻多是晚期表现。少数胰腺癌患者可因病变侵及胃、十二指肠壁而发生上消化道出血。多数患者有持续或间歇性低热。有精神忧郁、焦虑、个性改变等精神症状,可能与腹痛、失眠有关。可出现胰源性糖尿病或原有糖尿病加重。有时出现血栓性静脉炎的表现。

(二)体征

早期一般无明显体征,典型胰腺癌可见消瘦,上腹压痛和黄疸。出现黄疸时,常因胆汁淤积而有肝大,其质硬、表面光滑。可扪及囊状、无压痛、表面光滑并可推移的肿大胆囊,称Courvoisier征,是诊断胰腺癌的重要体征。胰腺肿块多见于上腹部,呈结节状或硬块,肿块可以是肿瘤本身,也可是腹腔内转移的淋巴结。胰腺癌的肿块一般较深,不活动,而肠系膜或大网膜的转移癌则有一定活动性。部分胰体尾癌压迫脾动脉或主动脉时,可在左上腹或脐周听到血管杂音。晚期患者可有腹腔积液,多因腹膜转移所致。少数患者可有锁骨上淋巴结肿大,或直肠指检触及盆腔转移癌。

三、辅助检查

(一)血液、尿、粪检查

黄疸时血清胆红素升高,以结合胆红素为主。血清碱性磷酸酶、GGT、LDH、亮氨酸氨基肽酶、乳铁蛋白、血清核糖核酸、5′核苷酸酶等可增高。胰管梗阻或并发胰腺炎时,血清淀粉酶和脂肪酶可升高。葡萄糖耐量不正常或有高血糖和糖尿。重度黄疸时尿胆红素阳性,尿胆原阴性,粪便可呈灰白色,粪胆原减少或消失。有吸收不良时,粪中可见脂肪滴。缩胆囊素胰酶泌素(CCK-PZ)和胰泌素试验,胰腺癌患者十二指肠引流液的淀粉酶值和碳酸氢盐浓度均显著减低。

(二)肿瘤标志物检测

为筛选出无症状的早期患者,胰腺癌肿瘤标志物的研究近年有较大进展。但尚无一种理想筛选早期胰腺癌的肿瘤标志物。目前认为糖抗原(CA199)联合监测可提高对于胰腺癌诊断的特异性与准确性。从粪便、血液、胰液中突变 K-ras 基因检测为胰腺癌的诊断提供了新的辅助性检查手段,但其临床价值仍有待进一步研究与证实。

(三)影像学检查

1. B 超显像

B 超显像为首选筛查方法。B 超对晚期胰腺癌的诊断阳性率可达 90%,可显示>2 cm 的胰腺肿瘤。可显示胰腺局限性增大,边缘回声不整齐,典型病变边缘呈火焰状,回声光点减弱、增加或不均匀,声影衰减明显,胰管不规则狭窄、扩张或中断,胆囊肿大,侵及周围大血管时表现血管边缘粗糙及被肿瘤压迫等现象。

2. X 线钡餐造影

X 线钡餐造影可间接反映癌的位置、大小及胃肠受压情况,胰头癌可见十二指肠曲扩大或十二指肠降段内侧呈反"3"形等征象。如用十二指肠低张造影则观察更满意。

3. 经十二指肠镜逆行胰胆管造影(ERCP)

除能直接观察十二指肠和壶腹有无癌肿浸润情况外,插管造影主要显示:胰胆管受压以及主胰管充盈缺损、移位、瘤腔形成,胰管阻塞、突然变细或中断,断端变钝或呈鼠尾状、杯口状,狭窄处管壁僵硬、不规则的部位和范围等。诊断正确率可达 90%。直接收集胰液做细胞学检查及壶腹部活检做病理检查,可提高诊断率。必要时可同时放置胆管内支架,引流减轻黄疸为手术做准备。少数病例在 ERCP 检查后可发生注射性急性胰腺炎和胰胆管感染。

4. 磁共振胰胆管成像(MRCP)

磁共振胰胆管成像是无创性、无须造影剂即可显示胰胆系统的检查手段,显示主胰管与胆总管病变的效果基本与 ERCP 相同。但缺点是无法了解壶腹等病变,亦不能放置胆管内支架引流减轻黄疸为手术做准备。

5. 经皮穿刺肝胆道成像(PTC)

ERCP 插管失败或胆总管下段梗阻不能插管时,可以通过 PTC 显示胆管系统。胰头癌累及胆总管,引起胆总管梗阻、扩张和阻塞,梗阻处可见偏心性压迫性狭窄。还常见胆总管的围管性浸润,造成对称性胆总管狭窄或不规则胰管。PTC 用于术前插管引流,减轻黄疸。

6. CT

CT 可显示>2 cm 的肿瘤,可见胰腺形态变异、局限性肿大、胰周脂肪消失、胰管扩张或狭窄、大血管受压、淋巴结或肝转移等,诊断准确率可达 80%以上。

7. 选择性动脉造影

经腹腔动脉做肠系膜上动脉、肝动脉、脾动脉选择性动脉造影,对显示胰体尾癌可能比 B 超和 CT 更有效,其显示胰腺肿块和血管推压移位征象,对于小胰癌(<2 cm)诊断准确性可达

88%。有助于判断病变范围和手术切除的可能性。

8.超声内镜检查

超声胃镜在胃内检查,可见胃后壁外有局限性低回声区,凹凸不规整的边缘,内部回声的不均匀;超声腹腔镜的探头可置于肝左叶与胃小弯处或直接通过小网膜置于胰腺表面探查。结合腹腔镜在网膜腔内直接观察胰腺或胰腺的间接征象,并行穿刺活检,胰腺癌检出率将近100%。

(四)组织病理学和细胞学检查

在CT、B超定位和引导下,或在剖腹探查中用细针穿刺作多处细胞学或活体组织检查,确诊率高。

四、诊断与鉴别诊断

(一)

本病的早期诊断困难,出现明显食欲减退、上腹痛、进行性消瘦和黄疸,上腹扪及肿块;影像学胰腺有占位时,诊断胰腺癌并不困难,但属晚期,绝大多数已丧失手术的时机。因此,对40岁以上近期出现下列临床表现时应重视:①持续性上腹不适,进餐后加重伴食欲下降;②不能解释的进行性消瘦;③不能解释的糖尿病或糖尿病突然加重;④多发性深静脉血栓或游走性静脉炎;⑤有胰腺癌家族史、大量吸烟、慢性胰腺炎者应密切随访检查。

(二)鉴别诊断

胰腺癌是起源于胰腺导管上皮细胞,因此很容易造成胰腺导管的梗阻、扩张,胰头癌常直接浸润胆总管下端各壁,而发生梗阻性胆管扩张,引起黄疸。而转移癌是原发癌细胞脱落后,通过血行或淋巴道转移至胰腺,其癌细胞并非起源于腺管上皮,所以一般不造成胰腺管扩张,也不浸润胆总管壁,除非肿物较大,外压胆总管,可引起梗阻性扩张。

转移性胰腺癌:肺、乳腺、卵巢、前列腺、肝、肾和胃肠道的癌肿均可转移到胰腺。胰腺是转移癌的好发部位。转移性胰腺癌的CT表现多种多样,大致分为3种情况,即单发不规则肿物、多发肿物和胰腺弥散性肿大。其中以单发肿块最多见,而单发肿块多位于胰头部。转移灶的大小依检查时间早晚不同各异,其形态大多呈不规则状,部分可见分叶,密度上表现为低密度及等密度,但以低密度为主。形态与密度改变没有明显特异性,但从局部表现很难与原发肿瘤区别,必须密切结合临床及其他一些间接征象加以辨别。原发灶明确是诊断的前提,所以诊断并不十分困难。

胰腺多发肿物比较容易引起转移,如果原发灶确定,可以诊断。但是胰腺癌应与急性胰腺炎、全胰癌鉴别。急性坏死型胰腺炎有时因低密度坏死与胰实质紧贴在一起,似胰腺多发性弥散转移,但强化后实质边界不清,胰周有低密度水肿带,临床症状典型可以鉴别。部分全胰癌表现为胰腺多发病灶和灶性弥散性肿大时,二者鉴别较困难,须紧密结合临床病史。

此外,部分慢性胰腺炎表现为胰腺局限性肿大,特别是位于胰头部的胰腺增大与胰头癌极为相似。以下几点可以鉴别:①胰头增大,外形光滑无分叶;②增强表现为密度均匀;③胆总管正常或扩张,但形态规则;④胰周血管或脏器无明显侵犯;⑤胰头部可见到钙化。

总之,胰头癌表现形态多种多样,诊断时须密切结合临床,以提高诊断率,CT仍为重要检查方式。

五、治疗

胰腺癌的治疗仍以争取手术根治为主。对不能手术者常做姑息性短路手术、化学疗法、放射治疗。对于多数实体癌来说,手术切除均是癌症治愈的主要手段。胰头癌作为一种实体癌症,争取肿瘤的手术完全切除是唯一治愈手段。不过手术有一定的使用条件,一般来说,早期手术的治疗效果较好;除此之外,许多癌症也因为其自身原因(如肿瘤位置、大小、形态或者患者本身身体因素,如体质虚弱、并发症等)而不能进行手术或者手术效果不佳。此外,还有一项,此处的手术切除必须能保证全部切除肿瘤。而且,手术切除由于对于肿瘤细胞的破坏也会诱发转移等其他因素。所以,癌症的治疗是个系统的工作,只有手术,放、化疗,中医药配合治疗等综合治疗,才能达到好的效果。

(一)外科治疗

应争取早期切除癌,但因早期诊断困难,一般手术切除率不高。国内报告手术根治率为21.2％～55.5％且手术病死率较高,5 年生存率亦较低。

胰头癌转移范围广泛,方式多样,涉及许多重要脏器、血管,手术难度很大,临床上最常见的病理Ⅲ期、Ⅳ期的患者无论何种术式病死率都相当高,预后很差,成为外科亟待解决的难点之一。患者手术后属于术后康复期,在康复期的治疗上也是尤为重要的,因为存在的复发和转移概率是很高的。术后残余的癌细胞会不定时地向各部位转移,所以术后要加强巩固,以防止它的复发和转移。

胰头癌常用手术方式有经典的胰十二指肠切除术、胰十二指肠切除加区域性淋巴结廓清术、改良扩大根治术、保留幽门的胰十二指肠切除术(PPPD)、全胰切除加淋巴结廓清术、改良扩大根治术、保留幽门的胰十二指肠切除术(PPPD)、全胰切除加淋巴结清除术以及姑息手术。

1.胰头十二指肠切除术(PD)

胰头十二指肠切除术是胰头癌的首选根治性切除术式,由 Whipple 在 1935 年首创。虽在以后的年间,不少学者在关于切除后消化道重建方面做了许多改革,但至今仍习惯地把胰十二指肠切除术简称为 Whipple 术。

适应证:对一般状态好,年龄＜70 岁(非硬性指标),无肝转移、无腹腔积液、癌肿未浸润周围血管的胰头癌均适于行 PD。70 以上(非硬性指标)身体虚弱,有并发症的一般采用中医药治疗。

2.全胰切除术(TP)

适应证:癌肿波及全胰,无肝转移及腹膜种植者为全胰切除术的绝对适应证。全胰切除术的优点,除了彻底切除胰内多种病灶外,还使清除胰腺周围淋巴结更为方便和彻底。全胰切除术后不再存在胰-空肠吻合,可完全避免胰瘘的产生。但全胰切除术后也有不少问题,可发生继发性糖尿病及消化吸收障碍,终生需要应用胰岛素及消化酶治疗,故应严格掌握其适应证。因此,行 TP 时不能只凭胰腺病变局部情况来决定,更重要的是要考虑到患者对疾病的认识程度,患者及家属对术后出现糖尿病是否充分理解,能否自行注射胰岛素,家属能否协助管理糖尿病,以及经济状况等。只有具备上述条件,才能决定行 TP。

3.胰体尾部切除术(DP)

胰体尾部切除术(DP)适应于胰体尾部癌无转移者。连同脾脏、胰体尾部肿瘤及周围淋巴结一并切除。手术操作简单,手术并发症少,手术病死率低。胰体尾部癌多在发生腹部包块或腰背部疼痛时才被确诊,多属中晚期癌。能做根治性切除者不到 5％。由于切除时已有胰外转移,故术后生存期常不满 1 年。

4.保留幽门的胰十二指肠切除术(PPPD)

PPPD 仅适用于壶腹癌、较小的胰头癌,十二指肠球部及胃幽门部无癌直接浸润、胃周围淋巴结无转移者。

5.合理选择解除黄疸的姑息性手术方式

由于胰腺位置深的解剖特点,胰腺癌早期症状比较隐蔽,缺乏早期诊断方法,多数患者就诊时已属中晚期,根治性手术切除率低,无法切除者占相当大的比例。对于这部分患者,外科姑息性手术治疗仍是目前最主要的治疗手段。

姑息性手术治疗的目的主要是:①解除胆管梗阻;②解除十二指肠梗阻;③控制和减轻疼痛,起到改善症状,提高生存质量和延长生命的作用。因此,选择合理的姑息性手术术式对中晚期胰头癌治疗十分重要。

临床上用于中晚期胰头癌解除黄疸的常用手术方式,包括胆肠吻合术、胆管内支架支撑术和胆管外引流术等。胆肠吻合术是目前最为常用的手术方式,其中包括胆囊空肠吻合术(CJS)和胆管空肠吻合术(HDJS)两大类:

(1)胆囊空肠吻合术(CJS):因操作简单、手术时间短、损伤较小而成为最常采用的术式,但 CJS 有不足之处:①约 10％患者胆囊管开口于胆总管下端,靠近十二指肠,易被肿大的肿瘤和转移的淋巴结压迫而致梗阻;②有时术中难以确定胆囊管是否通畅,需经术中造影才能确定,较为费时;③当胆囊有炎症、结石嵌顿、不充盈或无功能时不适宜行此手术;④胆囊管引流胆汁相对不畅、术后复发性黄疸和胆管炎的发生率显著高于胆管空肠吻合术(HDJS)。

Rosemurgy 等综合 8 篇文献资料显示,CJS 和 HDJS 缓解黄疸立即成功率分别为 89％和97％,黄疸复发或胆管炎发生率分别为 20％和 8％。因此,认为目前临床上一般最好少使用CJS,而应尽量使用 HDJS。

(2)胆管空肠吻合术(HDJS):尽量使用 HDJS 的原因有以下两点:一方面,肝总管-空肠吻合的吻合口位置更高,不易被肿瘤侵犯或压迫,而且可以提供一个更大的吻合口;另一方面,Roux-en-Y 形吻合可以明显减少反流性胆管炎发生率,从而减轻对肝脏损害。

Tanapa 等总结了 9807 例胰腺癌资料:HDJS 手术病死率已由 34％降至 7％,术后生存期由不到 5.7 个月增至 9.2 个月;而 CJS 手术病死率由 17％仅降至 10％,术后生存期由 4.7 个月仅增至 6.7 个月。另外,HDJS 是直接对肝(胆)总管进行引流,不但减黄有效率高,而且术后远期复发黄疸和胆管炎发生率较低,也说明 HDJS 的疗效明显优于 CJS。

(3)胆管外引流术:即胆囊或胆总管造瘘,或经皮肝穿刺内胆管置管外引流术。减黄短期效果显著,但大量胆汁丢失,造成严重水、电解质失衡,患者生活质量差,现已很少使用。

(二)内科治疗

晚期或手术前后病例均可进行化疗、放疗和各种对症支持治疗。化疗常选用氟尿嘧啶、丝裂霉素、阿霉素、卡莫司汀(卡氮芥)、洛莫司汀(环己亚硝脲,CCNU)、链脲霉素(链佐星)、甲氨蝶呤等联合化疗,但疗效不佳。随着放疗技术不断改进,胰腺癌的放疗效果有所提高,常可使症状明显改善,存活期延长。可进行术中、术后放疗,佐以化疗。对无手术条件的患者可做高剂量局部照射及放射性核素局部植入照射等。术前放疗可使切除困难的肿瘤局限化,提高胰腺癌的切除率。联合放疗和化疗,可延长存活期。对有顽固性腹痛者可给予镇痛及麻醉药,必要时可用 50％酒精或神经麻醉剂做腹腔神经丛注射或行交感神经节阻滞疗法,腹腔神经切除术。也可硬膜外应用麻醉药缓解腹痛。此外,应用各种支持疗法对晚期胰腺癌及术后患者均十分重要,可选用静脉高营养和氨基酸液输注,改善营养状况;可给予胰酶制剂治疗消化吸收功能障碍;有阻塞性黄疸时补充维生素 K;治疗并发的糖尿病或精神症状等。

1. 放射治疗

胰腺癌放射治疗的瘤死量偏高,而胰腺周围如胃、小肠、肝、肾、脊髓等的放射耐受性偏低,给放射治疗带来不利。近年来,随着术中放射治疗及在 CT 精确定位下做治疗计划的多野体外放疗的开展,放射治疗已成为胰腺癌治疗的主要手段之一。

术中放疗用 10～20 mV 高能电子线,在充分显露肿物、尽可能切除肿瘤、移开周围正常组织情况下,准确将相应限光筒置于肿瘤上,术中一次大剂量照射 15～25 Gy,照射时间 4～6 min。体外放疗主要用于术前及术后(包括术中照射后的体外追加放疗),也用于晚期胰腺癌已不宜手术的姑息性治疗。用 CT 精确定位做放射治疗计划,使胰腺癌病变部位得到高剂量照射,周围正常组织得到较好的保护。用 10 mV X 线,腹前一野加两侧野等中心照射,每次180～200 Gy,每周 5 次,剂量 40 Gy/4 周、60 Gy/6 周,可连续治疗,也可分段治疗。放疗为利用射线对癌细胞进行杀伤,也对身体有损伤作用,每日 3 次。

2. 化疗

胰腺癌的化疗问题长期以来并没有引起临床医师的足够重视,与其他肿瘤相比,胰腺癌的化疗效果不能令人满意,这主要有两方面原因:一方面是由于肿瘤的生物学特性对化疗不够敏感,同时在研究中没有理想的观察指标,因此临床医师往往对此兴趣不大;另一方面,胰腺癌患者常常表现为恶心、呕吐、厌食、体重减轻和吸收不良,因此很难耐受系统的化疗。

(1)胰腺癌的系统性化疗:很多文献报告了对胰腺癌进行联合化疗的临床试验,效果较好的联合化疗方案主要有:5-Fu＋MMC,5-Fu＋MMC＋Streptozotoin(链脲菌素),5-Fu＋ADM＋MMC。这些联合化疗方案的敏感率可达到 40％左右,明显高于单剂化疗的效果,患者的生存期亦显著延长。

(2)胰腺癌的区域性化疗:胰腺癌的区域性化疗,就是通过胰腺主要的供血动脉,给予高剂量的化疗药物。其理论依据主要如下。

1)目前系统性化疗效果较差的原因可能与全身用化疗药物时,进入胰腺癌组织的药物太少有关,而通过区域性化疗可以使高浓度的化疗药物直接进入胰腺癌组织。

2)系统性化疗时由于化疗药物全身的毒副作用限制了化疗药物的用量,而区域性化疗药物首先作用于胰腺癌组织,可明显减少全身的毒副作用,并因此可以增加化疗药物的用量。总之,通过区域性化疗可以使化疗药物更有针对性,并可增加化疗药物的用量,提高了化疗的效果,同时可明显减少化疗药物的毒副作用。

(卫　星)

第五章　肛肠科疾病

第一节　便　秘

便秘是由多种病因引起的一组常见病症。临床常将患者有粪便干结难解、排便困难或不尽感、排便时间延长、大便次数显著减少者称为便秘。随着社会的老龄化、现代生活节奏和饮食习惯的改变、疾病谱的变化等对疾病的影响,便秘已成为影响现代人生活质量的重要因素之一,而且与大肠癌发病关系密切。

便秘可由许多原因引起,如神经源性、全身疾病等,称继发性便秘。如便秘不存在引起便秘的器质性病变,称为功能性便秘,过去也称为单纯性便秘、习惯性便秘或特发性便秘等。便秘是一种常见病症,严重影响了人们的生活质量,对患者的健康有危害,临床应予高度重视,并对其进行积极的预防性治疗。

中医古病名较多,《黄帝内经》称为"后不利""大便难",《金匮要略》称为"脾约""阴结""阳结",并为后世医家所推崇。便秘病名则由清代沈金鳌首先提出,他在《杂病源流犀烛》中说:"若为饥饱劳役所损,或素嗜辛辣厚味,致火邪留滞血中,耗散真阴津液亏少,故成便秘之证。"

一、病因

(一)中医病因病机

中医学认为,各种疾病的病因不外乎内因、外因及不内外因。便秘的病因是多方面的,有饮食失节、劳倦过度、情志失调、六淫袭扰、热病伤津、年老体虚、妇人多产、痰滞虫积、药石中毒、排便隐忍、久蹲强努、裂痔畏便等一系列因素。以上致病因素导致脏腑功能失调、气血津液紊乱、大肠传导功能失常引发为便秘。

本病病位在大肠,并与脾、胃、肺、肝、肾密切相关。脾虚传送无力,糟粕内停,致大肠传导功能失常,而致便秘。胃与肠相连,胃热炽盛,下传大肠,燔灼津液,大肠热盛,燥屎内结,可致便秘。肺与大肠相表里,肺之燥热下移大肠,则大肠传导功能失常,而致便秘。肝主疏泄气机,若肝气郁滞,则气滞不行,腑气不能畅通,而致便秘。肾主五液而司二便,若肾阴不足则肠道失润,若肾阳不足则大肠失于温煦而传送无力,大便不通,均可导致便秘。其病因病机归纳起来,大致可分为如下几个方面。

1.肠胃积热

素体阳盛;或热病之后,余热留恋;或肺热肺燥,下移大肠;或过食醇酒厚味,或过食辛辣,或过服热药;均可致肠胃积热,耗伤津液,肠道干涩失润,粪质干燥,难于排出,形成所谓"热秘"。如《景岳全书·秘结》曰:"阳结证,必因邪火有余,以致津液干燥。"

2.气机郁滞

忧愁思虑,脾伤气结;或抑郁恼怒,肝郁气滞;或久坐少动,气机不利,均可导致腑气郁滞,通降失常,传导失职,糟粕内停,不得下行,或欲便不出,或出而不畅,或大便干结而成气秘。如清代《金匮翼·便闭统论》曰："气闭者,气内滞而物不行也。"

3.阴寒积滞

恣食生冷,凝滞胃肠;或外感寒邪,直中肠胃;或过服寒凉,阴寒内结,均可导致阴寒内盛,凝滞胃肠,传导失常,糟粕不行,而成冷秘。如清代《金匮翼·便闭统论》曰："冷秘者,寒冷之气,横于肠胃,凝阴固结,阳气不行,津液不通,其人肠内气攻,喜热恶冷,其脉迟涩者是也。"

4.气虚阳衰

饮食劳倦,脾胃受损;或素体虚弱,阳气不足;或年老体弱,气虚阳衰;或久病产后,正气未复;或过食生冷,损伤阳气;或苦寒攻伐,伤阳耗气,均可导致气虚阳衰。气虚则大肠传达无力,阳虚则肠道失于温煦,阴寒内结,便下无力,使排便时间延长,形成便秘。如《景岳全书·秘结》曰："凡下焦阳虚,则阳气不行,阳气不行则不能传送,而阴凝于下,此阳虚而阴结也。"

5.阴亏血少

素体阴虚;津亏血少;或病后产后,阴血虚少;或失血夺汗,伤津亡血;或年高体弱,阴血亏虚;或过食辛香燥热,损耗阴血,均可导致阴亏血少,血虚则大肠不荣,阴亏则大肠干涩,肠道失润,大便干结,便下困难,而成便秘。如《医宗必读·大便不通》说："更有老年津液干枯,妇人产后亡血及发汗利小便,病后血气未复,皆能秘结。"

上述各种病因病机之间常常相兼为病,或互相转化,如肠胃积热与气机郁滞可以并见,阴寒积滞与阳气虚衰可以相兼;气机郁滞日久化热,可导致热结;热结日久,耗伤阴津,又可转化成阴虚等。

然而,便秘总以虚实为纲,冷秘、热秘、气秘属实,阴阳气血不足所致的虚秘则属虚。虚实之间可以转化,可由虚转实,可因虚致实,而虚实并见。归纳起来,形成便秘的基本病机是邪滞大肠,腑气闭塞不通或肠失温润,推动无力,导致大肠传导功能失常。

(二)西医病因病理

西医认为便秘的原因很多,大肠先天性的或后天性的自身病变可能引起便秘,而肠外的病变、其他系统的病变也可引起大肠和结肠与功能改变而发生便秘。由于排便是一个复杂的生理运动过程,全身多个系统共同参与完成并受多种因素影响,同时决定于结肠的正常活动以及粪便的推进力、盆底肌肉的协调运动和排便通道的通畅。因此,正常的有规律的结直肠运动是保证粪便正常传输的基础,任何环节出现动力障碍均可导致便秘。

1.肠道运动障碍

主要是指肠道顺应性蠕动的动力不足。引起的原因主要有以下几方面。

(1)不良的饮食习惯:如饮食过少、过精或不规律,使得食物中所含机械或化学的刺激不足,尤其是缺少遗留大量残渣的食物,使肠道所受刺激不足,反射性蠕动减弱造成便秘。此外经常饮酒,可使肠道的敏感度减弱,以致引起或加重便秘。

(2)生活规律的改变:便意经常被忽视,排便场合和排便姿势不恰当,以及经常服用强泻剂或洗肠等,均可造成肠道反射敏感性减弱。

(3)精神抑郁或过分激动:使条件反射发生障碍,高级中枢对副交感神经抑制加强,使分布在肠壁的胸腰支交感神经作用加强,因而产生便秘。相当一部分功能性便秘患者发病前曾有心理障碍。

(4)某些药物:阿片、吗啡、可待因、抗胆碱能和神经节阻滞药、镇静药、抗抑郁药、某些制酸剂等。

(5)妊娠：妊娠后期平滑肌动力减低，可能是由孕酮的作用所致。

2.盆底障碍

盆底和(或)肛门外括约肌功能障碍(痉挛性盆底综合征、肛门痉挛、协同困难)；盆底梗阻包括直肠前膨出、直肠内脱垂、直肠内套叠、盆底疝等。

二、临床表现

便秘为多种疾病的因素在消化道表现出的一组症状，故便秘患者的临床表现也包含了相关疾病的临床症状和便秘在肠道的反应症状。粪便对肠道的刺激因其性状不同而不同。

1.慢传输型便秘

排便次数减少，少便意，粪质坚硬，排便困难。肛门指检时无粪便或触及坚硬的粪块，肛门处括约肌的缩肛和力排功能正常。传输试验阳性。全胃肠或结肠标志物通过时间延长。气球排出试验正常。肛门直肠测压显示正常。缺乏出口梗阻型便秘的证据。

2.出口梗阻型便秘

便意频繁，排便费力、费时，有不尽感、下坠感、肛门直肠阻塞感，有便意或缺乏便意，需要手法辅助排便等。肛门指诊时直肠内存有泥样稀便，力排时肛门外括约肌呈矛盾性收缩，指检耻骨直肠肌痉挛、肥大、粘连，或肛管内括约肌肥厚、痉挛或直肠黏膜松弛、内脱，直肠前突＞0.6 cm以上。排粪造影检查可见肛后高压带长度大于 4.5 cm，肛直角为异常变化，并可见直肠套叠、直肠脱垂、直肠膨出、肠疝异常、会阴下降等排粪功能障碍患者的病变情况。传输试验阴性，全胃肠或结肠标志物通过时间显示正常。多数标志物可滞留在直肠内。在直肠内，有关直肠测压时显示力排时肛门外括约肌呈矛盾性收缩，肛管压力呈高压状态。直肠壁的感觉阈值异常。气球排出试验阳性。

3.混合型便秘

具备以上慢传输型和出口梗阻型便秘的特点。

三、鉴别诊断

便秘作为症状之一，可见于各种疾病所造成的排便动力不足。

(一)肛门局部病变

肛裂、痔、肛周的炎症等引起肛门括约肌的痉挛以及肛门短暂性狭窄等，均可引起便秘。

(二)肠道占位性病变

包括肠道各种良性或恶性肿瘤、原发或转移性肿瘤，引起肠道阻塞，使肠内容物通过受阻，到达直肠的粪便很少，不能触发排便反射而引起便秘；或因肠道外肿瘤压迫肠道引起便秘。

(三)长期慢性消耗性疾病

常可引起腹肌、膈肌、肛提肌以及平滑肌的无力，都有可能引起便秘。

(四)神经损伤

脊髓及马尾部损伤常造成排便反射障碍，引起便秘。

(五)药物

铅、砷、汞、磷等中毒，碳酸钙、氢氧化铝、阿托品、阿片等药物的使用，都可引起便秘。但以上所见便秘症状都掩盖不了原发病的主要表现，因此不难与功能性便秘做鉴别。

四、治疗

中医对便秘的治疗积累了丰富而宝贵的经验,早在两千多年前的《黄帝内经》就提出了"盛者泻之,虚者补之","结者散之,留者攻之,燥者濡之"的治疗大法,如《素问·厥论》中说"太阴之厥,则腹满,后不利,不欲食,食则呕,不得卧……盛则泻之,虚则补之,不盛不虚,以经取之",首先对大便不畅(后不利)、腹胀病证进行了论证。之后张仲景又在《伤寒论》和《金匮要略》中对便秘进行了系统的辨证施治,从阳明腑实证用承气汤类至脾约用麻仁丸和辨阴结阳结而论治,对后世影响极大,逐渐形成了对便秘一整套系统的辨证施治理论。西医对便秘的治疗认为必须明确诊断,针对病因,力争达到恢复正常排便频率和正常粪便稠度;解除便秘引起的不适;维持适当的排便规律而不需人为的帮助;缓解可致便秘症状的原发病。

(一)内治法

内治法是通过内服药物治疗的方法,为治疗便秘的重要疗法,分为中医辨证施治和成品药物治疗两部分。

1.辨证施治

(1)肠道实热:大便干结,腹部胀满,按之作痛,口干或口臭,舌苔黄燥,脉滑实。治宜泄热通腑。

(2)肠道气滞:大便不畅,欲解不得,甚则小腹作胀,嗳气频作。苔白,脉细弦。治宜理气导泻,润肠通便。

(3)燥热伤津:症见大便干结,口鼻咽干燥,皮肤干燥皲裂,干咳少痰或无痰,无汗或少汗,舌红,苔薄白或薄黄少津,脉浮或细数。治宜轻宣润燥。

(4)湿热蕴结:症见大便先干燥硬结,后溏或黏浊垢腻,排出困难、不爽,或便结与腹泻交替出现,小腹坠胀,脘痞胸闷身重,口苦、不渴,小便短赤,舌红,苔黄白厚腻,脉滑数或滑弦数。治宜清热化湿以通便。

(5)血虚:症见大便干结,面色淡白无华,心悸健忘,头晕目眩,唇舌淡白,脉细。治宜养血润燥。

(6)气虚:症见大便干结不畅,面色苍白,神疲气乏,少气懒言,临厕努挣乏力,汗出短气,疲乏,肛坠不适。舌淡嫩或有齿痕,苔薄白,脉细无力。治宜益气润肠。

(7)气血两虚:症见大便干结,排便无力,面色无华,少气懒言,失眠健忘,肛门坠胀不适,舌淡苔薄白,脉细数无力。治宜益气养血,润肠通便。

(8)阴虚:症见大便干结如羊粪,形体消瘦,咽干少津,或见颧红,眩晕,耳鸣,五心烦热,心悸怔忡,腰膝酸软,舌红少苔,脉细数。治宜滋阴补肾,润肠通便。

(9)阳虚:症见大便干结,面色萎黄无华,时作眩晕,心悸,畏寒肢冷,甚则少腹冷痛,小便清长,舌质淡,苔白润,脉沉迟或沉细。治宜温阳散寒,润肠通便。

(10)气阴两虚:症见大便困难或排便无力,数日一行,便干目涩,肛坠不适,乏力少眠,少气懒言,面色苍白,咽干唇燥,五心烦热,舌红苔薄白乏津,脉细。治宜益气养阴,润肠通便。

(11)脾肾两虚:大便秘结,面色萎黄无华,时作眩晕,心悸,甚则小腹冷痛,小便清长,畏寒肢冷。舌质淡,苔白润,脉沉迟。治宜温阳补肾,健脾益气,润肠通便。

2.成药治疗

根据患者的病情酌情选用适当的药物治疗是非常必要的,但对含蒽醌类的药物不能长期服用,据报道若长期连续使用 3 个月以上将会导致肠黏膜黑变,继而可能出现癌变,同时会使结肠肌间神经丛萎缩致结肠推动无力而发生肠瘫,临床常用药物有如下几种类型。

(1)刺激性泻剂:如大黄、番泻叶、酚酞、蓖麻油等。

(2)机械性泻剂

1)膨胀性泻剂:如聚乙二醇 4 000 散、小麦麸皮、甲基纤维素等。

2)软化剂:表面活性剂,如辛丁酯酸钠(钙)、乳果酸。

3)润滑剂:如液状石蜡。

4)盐类泻剂:如硫酸镁、硫酸钠等。

5)高渗性泻剂:如甘油等。

(3)促动力药

1)西沙必利:是全胃肠促进动力药,对长期滥用泻剂引起的慢性便秘和特发性便秘疗效好,也可用于胃食管反流性疾病、功能性消化不良、胃轻瘫、麻痹性肠梗阻和功能性便秘等。

2)替加色罗:通过促发肠道黏膜生理反射,调节环形肌的松弛和收缩,增加结肠内容物的传递。能加速便秘型肠易激综合征(IBS)患者的小肠和结肠传输作用。对便秘为主的 IBS 患者的腹痛、腹胀和便秘症状有效,偶尔可引起腹泻、腹鸣等副作用。也有部分促进胃排空作用,故也可应用于胃食管反流(GERD)和功能性消化不良(FD)。

(4)调节胃肠动力药:马来酸曲美布汀是一种崭新概念的全胃肠动力调节药。增强平滑肌收缩,通过双向调节作用使胃肠动力恢复正常。用于便秘型 IBS 可显著缩短结肠通过时间及增加大便频率,用于腹泻型 IBS 可缓解肠蠕动,提高结肠及直肠过低的感觉容量阈值,改善患者窘迫状况,也可用于非特异性的 FD 和动力失调的 GERD。

(二)外治法

外治法对于急性大便嵌塞和用于慢性便秘的辅助与应急治疗必不可少,临床常用如下外治疗法。

1.灌肠疗法

适用于慢性便秘或大便急性嵌塞者,采用中药煎水或用生理盐水、肥皂水等通过灌肠器灌入肠中以清除宿便,以改变便秘的症状,是临床常有的治疗方法。

2.指抠疗法

适用于急性大便嵌顿患者,操作者需戴手套,指端涂润滑油,食指伸入肛内将干硬难排之大部分粪便抠出,以缓解患者的临床症状,抠后建议再灌肠 1 次。

3.针灸按摩疗法

针刺穴位,实证用泻法,虚证用补法,热证加合谷、曲池,气机郁滞加中脘、足三里,气血两虚加脾俞、胃俞等。

4.塞药疗法

应用于各种便秘和用于建立定时排便习惯而采用。可隔日使用 1 次,是将药物塞入肛内以促进肠蠕动润滑和帮助排便。

5.提肛疗法

用于便秘的辅助治疗,叮帮助建立良好的排便习惯,协调肛门盆底肌肉的功能。

6.生物反馈治疗

这一疗法主要是用于功能性排便障碍,如盆底肌、耻骨直肠肌失弛缓综合征的治疗,临床常用的有肛管压力生物反馈疗法和肌电图生物反馈疗法,临床以肌电图生物反馈疗法应用较多。

7. 饮水疗法

可于每天早上起床即饮温盐开水,加蜂蜜(有糖尿病者不加)或香油适量,或用决明子、何首乌泡水当茶饮。

(三)手术疗法

手术疗法主要用于结肠、直肠、肛管器质性或严重性病变所引起的经保守治疗无效的便秘。

(蔡 用)

第二节 痔

痔是人类的常见病、多发病。随着现代生活方式的变化,以久坐为特点的工作方式普及,加上精神压力的增加、工作节奏的加快及人口老龄化等原因,痔疮的发病率和就诊率有逐年增加的趋势,严重影响人们的生活、工作和学习。了解痔疮的病因、诱因和临床表现,对治疗和预防痔疮会起到十分重要的作用。现代医学研究认为,痔疮主要是直肠末端黏膜下、肛管和肛门缘皮下的静脉丛发生扩大、曲张所形成柔软的静脉团;或肛门缘皱襞皮肤发炎、肥大、结缔组织增生;或肛门静脉破裂、血液瘀滞形成血栓。

中医学对痔疮的认识比较早,先秦时期《山海经》中最早提出了"痔"的病名。《五十二病方》中载有牡痔、牝痔、脉痔、血痔之分。东汉张仲景在《伤寒杂病论》中指出,便血与热、湿、瘀、阳虚、阴虚有关,发病与脾胃、肝、肾、小肠、少阴、厥阴等脏腑经络有关,提出先血后便为近血,先便后血为远血。

隋代《诸病源候论》在《五十二病方》四痔基础上又列有肠痔、酒痔、气痔,共七痔。宋代医家陈言所著《三因极一病证方论》指出:"如大泽中有小山突出为峙。人于九窍中,凡有小肉突出皆曰痔,不独于肛门边也。"痔在《说文解字》中释义为"后病也",即后阴之病,痔字从"疒"和"寺"着眼,寺有峙意,即高突之意,疒是病,是不正常的。故痔是后阴肛门部高突的病变。

明代马莳在《素问注证发微》中说:"苟因所食太饱,至于肠胃填满,筋脉横懈而不属,其肠日常澼积,渐出肛门而痔。"《内经药瀹》曰:"食饱之后,解带摸腹,伸腰徐行,作喷以通其秘,用呵以去其滞,令饮食下行,方可就坐,饱坐发痔。"所以,痔的概念有广义和狭义之分,广义概念指肛肠疾病及其他孔窍中突出疾病如鼻息肉等,狭义则与现代医学的痔相同。

清代名医马培之著有我国第一本痔瘘专著《马氏痔瘘科七十二种》,对不同的痔进行了专门论述,涵盖更广,分类有72种,包括了其他肛肠疾病。现代医学则把痔分为内痔、外痔、混合痔3种,内痔分4度,外痔有静脉曲张性外痔、结缔组织性外痔、血栓性外痔、炎性外痔4种。

一、病因

(一)西医病因

痔的病因尚未完全清楚,可以由多种因素引起,目前有下列几种学说。

1. 肛垫下移学说

肛管血管垫是位于肛管、直肠的一种组织垫,又称"肛垫",系出生后就存在的解剖结构。肛垫的主要结构包括黏膜上皮、血管、Treitz 平滑肌、弹力纤维和结缔组织。在协助括约肌维持肛管的正常闭合以及精细控便等方面起着重要的作用。Treitz 肌由 Treitz(1853)首先描述,起自肛管内括约肌内侧面,该肌是介于肛门衬垫和肛管内括约肌之间的平滑肌,其功能是防止肛垫滑脱。随着年龄增长退行性变加重,肛垫松弛、肥大而易损伤出血,后期 Treitz 肌肥厚或断裂,肛垫下移脱出肛门。肛垫充血程度除受便秘、妊娠等肛管压力影响外,还与内分泌、精神等因素有关。

2. 静脉曲张学说

已知痔静脉扩张、回流受阻是内痔成因之一。在解剖上,门静脉系统及其属支直肠静脉丛无静脉瓣,血液易于淤积而使静脉扩张、迂曲,加之直肠上、下静脉丛壁薄、位置浅、抵抗力弱及末端直肠黏膜下组织松弛,都不利于静脉回流而导致其扩张。屏气时腹内压增高、便秘、妊娠和盆腔内巨大肿瘤等因素,可使直肠静脉回流受阻而曲张成痔。慢性感染亦可损伤肛管、直肠静脉壁而导致静脉曲张。

3. 遗传、地理及饮食因素

痔患者常有家族史,可能与饮食、排便习惯和环境等因素有关,但遗传是否与痔的发生有关,目前尚无明确证据。在我国山区和农村居民的痔发生率低,可能与其高纤维素饮食结构有关。

(二)中医病因病机

1. 脏腑本虚

宋代窦汉卿指出:"人生素不能饮酒亦患痔,脏虚故也。"。《丹溪心法》指出云:"痔者皆因脏腑本虚,外伤风湿,内蕴热毒,醉饮交接,多欲自戕,以致气血下坠,结聚肛门,宿滞不散,而冲突为痔者。"《医宗金鉴》云:"久病咳嗽而生痔者""……久泻久痢而生痔者。"可见久泻久咳导致脏腑亏虚,而后致痔疮。说明机体本身的结构弱点、生理特性或全身性变化,均是发生痔疾的基本因素。

《血证论》云:"魄门之病,有由中气下陷,湿热下注者;有由肺经遗热,传于大肠者;有由肾经阴虚,不能润肠者;有由肝经血热,渗漏魄门者,乃大肠之滞与各脏腑相连之义也。"指出痔疮的发病与脾、肺、肾、肝等脏腑相关,病因病机复杂,本虚标实,虚实夹杂。

2. 饮食不节

《素问·生气通天论》云:"因而饱食,筋脉横解,肠澼为痔。"饮食过饱、过多,食用肥腻炙煿,易生湿积热;大量饮用烈酒或食用辣椒、胡椒、姜、葱、蒜、肉桂等热性调味品,可刺激肛门直肠黏膜,使之充血灼痛,所以古人认为痔的发生与饮食有密切关系。

现代人生活不规律、长期饮食不规律、过分食用辛辣饮食、暴饮暴食等因素更易导致痔疮的形成。

3. 感受外邪

《医宗金鉴》云:"痔疮形名亦多般,不外风湿燥热源。"同时刘完素也指出:"风湿邪热,攻于肠中浸淫肠里……久而不愈乃作痔。"可见风湿燥热是痔病形成的病因之一。

4. 久泻久痢

《备急千金要方》云:"久下不止,多生此病。"因久痢久泄使脾气亏耗,肺气也受影响,最后导致大肠之气不足,于是气血流注,湿浊聚于肛门。

5.便秘

历代医家都认为便秘是发生痔的病因之一,因长期便秘,粪便蓄积直肠,可使周围血行受阻,瘀积成痔。窦汉卿指出:"恣意耽看,久忍大便,逐致阴阳不和,关格壅塞,风热下冲,乃生五痔。"意即久忍大便,肠道失润,致使大便干燥,解时努挣耗气,气血下陷,擦破肛门,风热下冲,造成痔疾。

6.情志失调

《薛氏医案》中明确指出:"喜则伤心,怒则伤肝,喜怒无常,气血浸入大肠致谷道无出路,结积成块。"可见情志也是痔病形成的因素之一。

7.过劳过逸,房事不节

《外科正宗》载:"夫痔者,乃素积湿热,过食炙煿,或因久坐而血脉不行,又因七情而过伤生冷,以及担轻负重,竭力远行,气血纵横,经络交错……以致浊气郁血流注肛门,具能发痔。"久坐久站使气血不和,负重远行则耗气而虚,均使气血邪毒瘀积于肛门而发为痔。

《医宗金鉴》云:"痔总不外乎醉饱入房……热毒乘虚下注。"气血扰动,以致血不循经,瘀于肛门而发为痔。

8.妊娠及月经失调

《外科启玄》曰:"痔曰肠澼是也。妇女因产难久坐,或经行时气怒伤冷受湿,余血渗入肛门边而生。"《医宗金鉴》云:"又有产后用力太过而生痔者。"女子怀孕期间,腹腔压力增高,易引起痔。月经期间血气妄动,易瘀于肛门,而成为痔。

二、临床表现

(一)全身症状

(1)血滞型:由于痔核初起,偶有便血。

(2)湿热型:表现口苦、胃部痞满、大便干燥或秘结、小便色黄。

(3)热毒型:有恶寒发热、口干咽燥、食欲缺乏、尿短赤;局部多有剧痛。

(4)血虚型:表现头晕、目眩、心悸、耳鸣、盗汗、四肢无力等症状。

(5)气虚型:多表现有心跳、气短、自汗、精神瘻倦、肛门部有下坠感等症状。

(二)局部症状

1.外痔

发炎肿胀,而有剧烈疼痛。

(1)血栓性外痔的症状是患者感觉灼热疼痛肿物表面呈青紫色,触之感到疼痛。

(2)静脉曲张性外痔的症状是有时刺痒作痛。

(3)炎性外痔的症状是肛门红肿,疼痛剧烈。

(4)结缔组织性外痔的症状是局部胀痛而发痒。

2.内痔

内痔生于肛门内部,齿线之上。

(1)流血:在大便时或大便后有血流出。

(2)内痔脱出:大便时向下推动。而脱出肛门之外。有时内痔脱出,发生嵌顿,称为绞窄性内痔。

（3）黏液流出：因为直肠黏膜受到痔块刺激，分泌物增多。

（4）疼痛：痔块内有血栓形成时，特别是内痔嵌顿于肛外。

3. 混合痔

兼内痔与外痔的表现。

三、诊断

根据中医学的望、闻、问、切四诊和局部检查确定。

（一）定型

（1）血滞型：脉象多为平脉或弦脉；舌苔薄白或少苔；局部病变多属于静脉曲张性或结缔组织性外痔。初期内痔。

（2）湿热型：脉象多见弦数；舌苔黄腻而厚，舌尖多带红色；局部病变多为静脉曲张性外痔初起，血栓性外痔，或初期、中期内痔较重者。

（3）热毒型：脉象多见弦数或洪数或弦紧；舌苔黄燥，舌质红赤；局部病变为大型血栓性外痔，嵌顿性内痔。

（4）血虚型：脉象细而无力；舌苔薄白，舌质淡；局部病变多为初、中期内痔。

（5）气虚型：脉象沉细无力或微脉；舌苔薄白或无苔；局部病变为中期内痔较久或中期内痔并有痔核脱出。

（二）分类

1. 外痔

（1）血栓性外痔：在肛门皮肤上有椭圆形青紫色肿物。

（2）静脉曲张性外痔：在肛门皮肤皱襞处，有囊状肿物。

（3）炎性外痔：在肛门皱襞表面有炎症肿物。

（4）结缔组织性外痔（也称前哨痔）：在肛门前、后两部分，生有大小不同而较硬的肿物。

2. 内痔

（1）初期内痔：有时便血，通过窥肛器检查才能发现。这种痔是在齿线以上。

（2）中期内痔：在大便用力时会脱出在肛门的边缘其颜色红紫，豁膜表面常有出血点。

（3）嵌顿性内痔：痔核脱出肛外不能送其中央为嵌顿痔核。

3. 混合痔

内痔外痔连在一起的叫混合痔，也叫中间痔。

四、鉴别诊断

内痔的诊断多无困难，但应与下列疾病鉴别。

1. 直肠癌

临床上易将直肠癌误诊为内痔，这类教训已非罕见，主要原因是仅凭症状而诊断，也不详细询问便血的情况，忽视直肠指诊及内镜检查，尤其是直肠指诊。直肠癌为高低不平的肿块或边缘隆起的溃疡病灶，易出血，常伴有肠腔狭窄。

2. 直肠息肉

也可有便血，当息肉脱出肛门外易被误诊为痔脱垂。但直肠息肉为圆形，呈实质性，多有蒂，色泽为黏膜样粉红色。

3.肛管、直肠脱垂

与环状痔不同,直肠脱垂黏膜呈环形,表面光滑,色粉红,括约肌松弛,而环状痔黏膜呈梅花瓣状,色暗红。

五、治法

(一)中医治疗

现在一般认为,无症状的痔无须治疗,治疗的目的重在减轻、消除症状,而非根治。实际上痔是不可能根治的。治疗时先选用内服及外用药物等非手术疗法,无效及病情严重时再选用手术治疗。

(一)内痔的治疗

1.止血

内痔的主要症状是大便时肛门出血或滴、射鲜血及脱出,药物治疗的目的主要是止血。

(1)栓剂:痔疮栓可直接接触直肠豁膜,疗效较好。目前常用的有氯己定痔疮栓,由氯己定、肾上腺素及赋形剂等成分组成,有消炎止血的作用;复方角菜酸醋栓,成分为角莱酸醋、氧化锌、二氧化钛等,具有保护痔勃膜、止血收敛等功效。用法是每日 1～2 颗纳入肛内,最好在大便完后即纳入一颗,间隔十几小时后再纳入另一颗。

(2)口服药物:目前治疗痔的口服药物很多,凉血止血类中成药如槐角丸、化痔丸、三七粉等;进口药如迈之灵(作用于静脉壁)、痔根断、消脱痔等。可根据情况选用。有肛门下坠感时可服用补中益气丸等补中气的药物。伴大便干燥的应同时应用缓泻剂如麻仁丸、果导等。伴腹泻的应同时服用黄连素、PPA 等抗菌药物。

2.辨证施治

(1)肠道湿热:证见便血鲜红,大便不畅或稀,可伴腹痛、口苦、苔黄腻、脉濡数。因湿热蕴结肠道,肠道脉络受损,以致便血。脏毒便血下血淤晦,为湿热蕴结及阴毒之气久而酿成。肠风下血者便血色泽鲜红,质清稀,下血如溅,为风热伤及肠络所致。方用地榆散(地榆、茜草、栀子、黄芩、黄连、茯苓)或槐角丸(槐角、地榆、黄芩、防风、枳壳、当归)或槐花散(槐花、柏叶、荆芥穗、枳壳)加减。

(2)脾胃虚寒:证见便血紫黯,便溏,面色无华,舌淡,脉细。方用黄土汤(灶心土、白术、附子、甘草、阿胶、地黄、黄芩)加减。可加白及、乌贼骨、三七等止血。

(3)中气下陷:证见肛门坠胀、大便时有脱出物,伴少气懒言、体倦肢软、便稀、舌淡。方用补中益气汤(黄芪、甘草、人参、当归、陈皮、升麻、柴胡、白术)加减。

3.出血严重

可静脉滴注酚磺乙胺(止血敏)、氨甲苯酸(止血芳酸)等。

4.内痔脱出嵌顿

治疗同炎性外痔的治疗。

(二)外痔的治疗

1.结缔组织外痔

结缔组织外痔无肿痛时无须用药。

2.静脉曲张性外痔

目前尚无疗效好的药物。进口药物"迈之灵",能作用于静脉壁,有增强静脉压、改善曲张静脉循环的作用,但临床应用疗效并不明显。

3.炎性外痔和血栓性外痔

(1)中成药:可服用槐角丸、独一味化痔丸等,有细菌感染时应加用抗生素。

(2)辨证施治:①气滞血瘀者痔表面皮色青紫,质硬,自感针刺样疼痛。方用活血散瘀汤(当归尾、赤芍、桃仁、大黄、川芎、苏木、丹皮、枳壳、瓜蒌仁、槟榔)加减;②湿热下注者肛门红肿,灼热胀痛,方用仙方活命饮(红花、白芷、天花粉、皂角刺、当归尾、甘草、赤芍、乳香、没药、防风、贝母、陈皮、金银花)加减。

4.中药熏洗坐浴

可用金银花、川椒、红花、川乌、草乌、荆芥、防风熏洗肛门,疗效很好。对于疼痛难以忍受者,可在熏洗液中加入适量的麻醉药,如每 500 mL 加入 2％利多卡因 5～10 mL,可起到良好的止痛作用。对于年老体弱或孕妇不方便坐浴者,可用纱布浸药液后做肛门湿敷,每日 1～2 次。

5.外涂膏剂

如麝香痔疮膏、九华膏、喜疗妥(进口药),每日 1～2 次。

6.抗生素

可根据情况适当应用。

(三)混合痔的治疗

根据混合痔表现的症状,按内痔或外痔的治疗方法治疗。

(四)针灸与挑治疗法

常用的针灸穴位有攒竹、燕口、龈交、白环俞、长强、会阳、飞扬、委中、承山等。挑治疗法有挑治痔点、穴位、局部区域三类。

痔点一般位于背部第 7 颈椎至第 2 骶椎之间,呈灰白、棕褐或淡红色的小米粒大圆形丘疹,压之不褪色,可选靠肛门近的 2～3 个痔点挑治。穴位可选肾俞、大肠俞、上髎、次髎、中髎、下髎、长强等。挑治区域在第 3 腰椎至第 2 腰椎之间左右旁开 1～1.5 寸的中线上,任选一点挑治。

挑治方法:取侧卧位,用三棱针或手术刀片,在表皮上迅速剔开长约为 0.5 cm 的伤口,与脊柱平行,深度为 0.2～0.3 cm,将其中的白色纤维挑断、挑尽,将伤口再消毒、包扎。

(五)枯痔与注射疗法

枯痔疗法分枯痔钉和枯痔散,是中医学的一大发明。但现代由于这一疗法的一些不良反应,应用的人较少。注射疗法在西方国家已有 100 多年的历史,我国医学工作者,在枯痔药物的基础上,研制出多种痔注射药剂,主要分硬化剂和坏死剂,但由于坏死剂所致并发症较多,且用药后的疼痛程度、愈合时间与手术相比并无优势,所以目前多主张用硬化剂。硬化剂只用于内痔和混合痔的内痔部分,具有一定的局限性。

常用的硬化剂有消痔灵,5％石炭酸植物油、5％鱼肝油酸钠、5％盐酸奎宁尿素水溶液等。

1.适应证

主要用于Ⅰ～Ⅱ度内痔和混合痔的内痔部分。Ⅲ度以上有脱出的内痔效果较差,但也可减轻脱出。

2.禁忌证

任何外痔及有并发症的内痔(如感染、血栓形成等)。

3. 方法

（以消痔灵注射为例）患者注射前应排空大便，取右侧卧位。消痔灵用 1% 利多卡因按 1∶1 比例稀释，选用 5 号齿科针头、10 mL 注射器注射。肛周局麻后，用 PVP 碘棉球消毒肛管直肠，将带斜面或缺口的肛门镜插入肛门，将缺口或斜面对准要注射的内痔，用 PVP 碘棉球消毒痔黏膜表面，在齿线上 0.5 cm 以上高度将针尖刺入痔黏膜下，切勿刺入过深而进入肌层，刺入后针头能左右移动即证明在黏膜下层，否则可能已进入肌层，应立即退出。回抽无血后，即开始注药。当痔核充盈，可清晰看到黏膜表面的血管时，为注射适量，换另一痔注射。注射后嘱患者 24 h 后解大便，服用抗生素。

4. 并发症

如果选择病例适当，操作规范，患者在 12～24 h 有肛门胀痛感，以后便恢复正常，停止便血，肛门指诊会摸到注射的痔核形成纵向硬条索状。如果注射前有感染或注射时消毒不严，会经 2～3 d 发生痔黏膜感染、糜烂、溃疡，这种情况可能持续 1～3 个月才会瘘愈。若注射过深或注射入齿线以下的皮肤内，则可发生注药部位坏死、肛周水肿疼痛，甚至发生脓肿及大出血。

5. 结果

一般 Ⅰ～Ⅱ 度内痔可保持 2～3 年的不复发。硬化剂治疗痛苦少，起效迅速，近期疗效好，易被患者接受，缺点是复发较快。

（六）结扎疗法

1. 丝线结扎法

（1）适应证：适用于 Ⅱ、Ⅲ 期内痔（包括内痔血栓形成）及混合痔嵌顿不愿做剥扎术者。

（2）操作方法：常规消毒麻醉后，用拉钩拉开肛门，用组织钳将痔牵起，以全牙弯血管钳在基底部夹牢，取 10 号丝线胖圆针，从痔中心部血管钳下方进针，做贯穿 8 字缝合结扎。亦可不必贯穿而直接绕于钳下结扎，松开血管钳后继续勒紧丝线，结 3 结。

2. 胶圈套扎疗法

该疗法是用器械将小胶圈套在内痔上，胶圈阻断内痔的血供，使痔缺血、坏死、脱落而治愈。

（1）适应证：适用各期内痔及混合痔的内痔部分。但以 Ⅱ、Ⅲ 期的内痔最适宜。

（2）器械：一般应用套扎器，也可使用血管钳。早期的套扎器为拉入式，现在有负压吸引式。拉入式套扎器由套圈、连杆、手柄及圆锥体组成，套圈前端直径为 1 cm，分内外两圈，内圈可接一圆锥体，以将小胶圈（可特制或用自行车气门芯胶管代替）套在内圈上，内圈通过一长 20 cm 的杆与固定手柄相连，外圈则通过另一杆与手柄上起扳机作用的活动部分相连，固定柄与活动柄之间用弹片支撑。握压活动柄，外圈向前推出胶圈，套住痔块。吸引式是用管与内圈相连，管接吸引器，启动吸引器，负压将痔块吸入内圈中，外圈推出胶圈套住痔块。

（3）操作方法：取胸膝位或侧卧位，插入肛门镜，暴露要套扎的内痔，局部消毒后，左手持套扎器，右手持痔钳或组织钳从套圈内伸入肛门，夹住痔块，将套圈套在痔块上，握压手柄，将胶圈套在痔块上，松开痔钳，与套扎器同时取出。用负压吸引式套扎器时，只需将套圈口贴在痔块上，启动吸引，将痔块吸入套圈内，扣动扳机，套上胶圈。用血管钳套扎则要费事一些。

（4）注意事项：应在齿线上 2 cm 以上操作，以免疼痛。每个痔块可套两个胶圈，以防万一。术后可用抗生素。

（5）并发症：一般内痔脱落时有少量出血，个别可发生大出血。若套扎低于齿线可出现肛周水肿疼痛。

本法的优点是操作简单、迅速、术前不需特殊准备,但只适合于内痔和混合痔的内痔部分。

(二)西医手术治疗

痔的手术治疗主要以症状明显的三、四期脱垂性内痔和混合痔为主,尤其是环形混合痔;或保守治疗无效才考虑手术治疗。传统术式过多破坏了肛垫组织,现已逐渐被吻合器肛垫悬吊术所替代。

1.外剥内扎术(Milligan-Morgan 术)

即开放性血管垫切除术。在痔块根部作 V 形切口,剥离、缝扎、切除曲张静脉团,最后缝合黏膜切口。一次最多只能切除 3 个孤立痔块,以免肛管失禁或狭窄。手术简单,愈合快,且并发症少,疗效可靠。

2.痔环切术(Whitehead 术)

治疗环状痔的一种手术方式,存在已有 200 余年的历史。但该手术完全破坏了齿线附近的黏膜,手术后黏膜外翻,大便失禁发生率高,近年来不大使用。

3.吻合器痔上黏膜环切术(PPH 术)

肛垫理论的发展使人们改变了痔手术的观念,20 世纪 90 年代以来兴起的 PPH 手术是痔治疗的重要进展之一。该手术由意大利医师 Longo 在 1998 年首先提出并使用,通过特制的吻合器环形切除肛垫上方(齿状线上 2～4 cm)直肠下端黏膜和黏膜下层组织一周并钉合,使脱垂肛垫上移,起到悬吊肛垫的作用,明显缓解脱垂症状;同时切断直肠黏膜下供应痔的部分动脉,术后痔血供减少,痔块在术后 2 周左右逐渐萎缩。原则上不切除痔块,若环形痔块大且严重脱垂,亦可同时切除其上半部分。PPH 手术具有操作简单、术后并发症少、术后处理容易以及恢复快的优点。PPH 手术近期效果良好,但远期疗效文献报道不一。Senagore 等对 232 例行 PPH 术的患者随访显示,近 11% 的患者术后因持续又严重的疼痛、出血等而再次手术。国内报道术后痔相关症状复发率为 12.7%,其中最主要的表现为痔核脱出(10.9%),其次为便血和肛门疼痛。近几年来,在 PPH 的基础上又发展了一种新的手术方式即选择性吻合器痔切除术(Tissue-selecting therapy stapler,TST),其治疗原理及手术操作类似 PPH,区别在于其是选择性地切除痔上黏膜而非全部黏膜环切。二者在痔的症状改善上疗效相似,但在术后并发症(尿潴留、术后疼痛、出血、肛门坠胀、吻合口狭窄)方面,TST 明显优于 PPH 术,且TST 操作更简单,术中突发事件更少。

4.急性嵌顿性内痔的手术治疗

内痔脱出嵌顿,特别是环形痔急性脱垂嵌顿,有广泛血栓形成及严重水肿,此时行急诊痔切除术被认为有可能发生化脓性门静脉炎等严重并发症,多采用非手术治疗,但治疗时间长,可并发溃疡和组织坏死,治疗成功后仍需择期手术。目前认为,痔急性期水肿并非感染所致,且肛周组织有较强的抗感染能力,行急诊痔切除与择期手术一样安全,并发症并不增加。若患者不宜行痔切除或痔套扎,可行侧位内括约肌切断术。该法适用于内括约肌张力过高和伴有肛管高压的患者。手术后疼痛即刻缓解,水肿、脱垂于手术后数日内逐渐好转。

(杨爱龙)

第三节 肛 瘘

　　肛瘘又叫肛管直肠瘘,是肛管或直肠因病理原因形成的与肛门周围皮肤相通的一种异常管道,一般由内口、瘘管、外口三部分组成。肛瘘是一种临床常见病,占外科疾患的 3%～5%,在肛门疾病中,它的发病率仅次于痔疮,是肛门五大常见病之一。其中,高位复杂性肛瘘是被公认的外科领域难治性疾病之一。肛瘘在我国的发病率占肛门直肠疾病的 1.67%～3.60%,国外为 8%～25%。发病高峰年龄为 20～40 岁,男性多于女性,男、女性之比为 5∶1。

　　针对肛瘘的发生,国内外众多学者分别从解剖学、胚胎学、免疫学、细菌学及性激素水平等不同的角度进行了研究,并取得了初步的进展。其中,肛腺感染学说是目前公认的肛瘘发病学说。该学说强调了肛腺在肛瘘发生中的重要性,肛腺往往是细菌感染进入的门户。肛瘘由于内口和原发感染病灶的持续存在,直肠内的污染物持续不断进入内口并刺激管腔,引起长期慢性炎症刺激,使局部组织纤维化形成管道而难以闭合。外口小,脓液排出受阻,向邻近间隙扩散形成新的脓腔、支管和继发性外口。肛瘘的诊断并不困难,根据病史及肛瘘特有的临床表现,再辅以造影检查、探针检查等即可确诊。肛瘘的分类方法有很多,主要根据瘘管的数量、位置,瘘管的走行,以及瘘管与肛管括约肌的关系进行分类。目前国际上最常用的是 Parks 分类法,我国临床上主要遵循 1975 年制定的肛瘘统一分类标准。

一、病因

(一)西医病因

　　西医认为肛瘘是肛周脓肿的后遗疾患。

　　1.肛周脓肿

　　肛周脓肿是形成肛瘘的最主要原因,由污染粪便滞留肛窦产生肛腺炎引起。

　　2.肛门直肠损伤

　　外伤造成局部损伤,或肛门镜检查等损伤肛管直肠,细菌侵入伤口即可引起。

　　3.会阴部手术

　　内痔注射误入肌层或手术后感染,产后会阴缝合后感染,前列腺、尿道手术后感染等,均可波及肛门直肠引起脓肿及瘘。

　　4.炎症性肠病

　　包括溃疡性结肠炎、克罗恩病,伴发肛瘘者较多。

　　5.血行感染

　　糖尿病、白血病、再生障碍性贫血等,因机体抵抗力降低,常由血行感染引起肛瘘。

(二)中医病因病机

　　肛瘘的病因病机可分为如下。

　　1.痔久不愈成瘘

　　如明代陈文治所撰《疡科选粹》云:"痔疮绵延不愈,湿热瘀久,乃穿肠透穴,败坏肌肉,消损骨髓,而为之漏焉。"又如隋代巢元方所著《诸病源候论》提出瘘是由脓肿日久不愈演变而来,如:"寒气客于经络,血涩不通,壅结成痈。发痈之后,热毒未尽,重有风冷乘之,冷搏于肿,蕴结不消,故经久一瘘一发,久则变成瘘也。"同时还记载了"痔人不差,变为瘘也""脓瘘候,是诸疮久不瘥成瘘"等观点。

2.瘘由风湿燥热之邪所致

如刘完素所著《河间六书》曰："盖风热不散,谷气流溢,传于下部,故令肛门肿满,结如梅李核,甚至乃变为瘘。"

3.瘘由过食醇酒厚味,劳伤忧思,房劳过度所致

如清代余景和(余听鸿)在《外证医案汇编》中提出:"肛漏者,皆肝脾肾三阴气血不足……始因醇酒辛辣,醉饱入房,疾奔久坐,筋脉横解,脏腑受伤。"清代林佩琴所著《类证治裁》云:"然阴虚生热,或服饵辛毒,大肠燥秘,及忧恐气结,奔走劳动,致疮孔生管流脓,斯成瘘矣。"

4.肛瘘为肛痈溃后余毒未清,不能托毒外出,久不收口所致

如清代赵濂所著《医门补要》云:"湿热下注大肠,从肛门先发疙瘩,渐大溃脓,内通大肠,日久难敛,或愈月又溃,每见由此成瘘者……若咳嗽而成漏者,不治。"又如《太平圣惠方》曰:"夫痔瘘者,有诸痔毒气,结聚肛边,有疮或作鼠乳,或生结核,穿穴之后,疮口不合,时有脓血,肠头肿痛,经久不差,故名痔瘘也。"

5.肛瘘为局部血液循环欠佳所致

明代薛己所著《薛氏医案》云:"臀,膀胱经部分也,居小腹之后也,此阴中之阴。其道远,其位僻,虽太阳多血,气运难及,血亦罕至,中年后忧虑此患。"明代著名医家陈实功著《外科正宗》一书,较全面地总结了历代的外科学术成就,并写有《脏毒论》《痔疮论》等专著,对痔、瘘、肛周痈疽等疾病的病因病机和辨证施治进行了较为全面的论述。元代窦默(窦汉卿)在《疮疡经验全书·痔瘘症并图说篇》中对痔瘘的病因病机及证治进行了专门论述,在五痔基础上,进一步详细分为二十五痔,并附图说明,充分反映了当时对痔瘘病研究的细致和深入,如"坐马痈,此毒痈受在肾经,虚毒气热,毒伤于内大肠之经,并聚成毒,而成瘘疮。"

二、临床表现

1.流脓

流脓为其常见的主要症状,脓液的多少和性状因肛瘘的病变程度、范围、深浅、病程的长短、致病因素等决定。临床常见急性化脓性非特异性感染,脓液较多,且黄稠而臭,慢性特异性感染则脓水清稀而无臭。若外口暂时封闭或假性愈合,瘘管内感染再发可形成新的瘘管,并可发生发热、畏寒、身疲等全身症状。查体可见患部局限红肿,外口溢脓,瘘口周围可有肉芽组织增生,或为潜行瘘道。

2.疼痛

肛瘘在静止期,若外口较大,或瘘管直、引流通畅,一般可无疼痛,而仅有局部坠胀感。但当其引流不畅继发感染,急性发作,轻则局部红肿疼痛,重则不仅局部疼痛难忍,还可有发热、畏寒等全身症状。

3.湿痒

肛瘘患者因瘘口常流脓水,不断刺激肛门周围皮肤,而致肛门周围潮湿、瘙痒,查体常见外口溢脓,肛周被脓液或分泌物污染,甚则污染内裤,皮肤呈皮疹样变或皮炎样发红,界限明显,甚或有湿疹样改变,皮肤增厚色素变浅,有抓痕或皲裂。

4.排便不畅

由于大肠燥热致大便干结,或肛瘘瘘管围绕肛管形成半环状或环状纤维环影响肛门的舒

张而导致肛管狭窄使排便不畅,指诊可扪及瘘管呈蹄铁形甚至绕肛管上部或下部或中部为一缩窄半环或全环,肛门紧缩,直肠下段或肛管腔变窄导致排便困难,或有便意不尽的感觉。

三、辅助检查

诊断时需明确瘘管的走向,尽可能找到瘘管内口,方法有以下几种。

1. 直肠指诊

可初步了解内口位置、有无分支及其类型,指诊时可摸到内口似硬结,有压痛,按压后见脓液排出。

2. 肛镜检查

仔细检查齿状线上下,注意肛窦有无充血、凹陷或排脓,对可疑存在的内口可用探针探查以明确诊断。

3. 探针检查

可用探针探查瘘管的行径、方向和深浅。探针应细而软,从外口插入后沿管道轻轻探入,不可用力,以免探针穿破瘘管壁引起感染或假道。

4. 注入亚甲蓝染料

把 5% 亚甲蓝溶液自瘘管外口注入瘘管内,观察事先放入肛管直肠内白纱布上的染色部位以判断内口位置。对于复杂肛瘘患者有一定帮助。

5. 瘘管造影术

向瘘管内注入 30%～40% 的碘甘油或复方泛影葡胺,X 线片可显示瘘管的部位、走向及分布。目前由于准确率不高,存在假阳性可能,故临床应用较少。

6. Goodsall 规律

在肛门中间画一横线,若肛瘘外口在横线前方,瘘管常呈直型,呈放射状分布;若外口在横线后方,瘘管常呈弯型,内口多在肛管后正中肛隐窝处。多数肛瘘符合上述规律,Goodsall 规律对预测后方外口的肛瘘行径相当准确,特别是在女性患者中,符合率达 97%,但它对前方外口的肛瘘预测不够准确。Goodsall 未认识到前方肛瘘也主要起源于前正中隐窝。Goodsall 规律对于复杂性肛瘘或复发性肛瘘不适用。

7. 经肛门腔内超声检查

对确定肛瘘分类及内口位置有一定作用,但准确率较 MRI 略低。另外,腔内超声可用于判断肛门括约肌完整性和寻找较小的括约肌间脓肿。

8. MRI 检查

MRI 可能是目前诊断肛瘘最为理想的手段之一,可在术前明确肛瘘类型,排除复发性肛瘘可能存在的其他原因。对复杂性肛瘘、马蹄形肛瘘和手术处理困难的病例,MRI 检查有其优势且准确率高,临床正确使用 MRI 尚可提高手术成功率并有效监测复杂性肛瘘的治疗效果。

四、鉴别诊断

1. 肛周化脓性汗腺炎

肛周化脓性汗腺炎是皮肤及皮下组织的慢性炎症性疾病,常可在肛门周围皮下形成瘘管及外口、流脓,并不断向四周蔓延。检查时可见肛门周围皮下多处瘘管及外口,皮色暗褐而硬,肛门内无内口,常常被误诊为肛瘘。主要区别是肛周化脓性汗腺炎的病变在皮肤及皮下组织,病变范围广泛,可有无数窦道开口,呈结节状或弥漫性,但窦道均较浅,不与直肠相通,切开窦道后无脓腔及瘘管。

2.肛门周围皮肤疖

初起表现为局部红肿疼痛的小结节,逐渐肿大,呈锥形隆起。数日后,结节中央组织坏死而变软,出现黄白色脓栓,红肿疼痛范围扩大,脓栓脱落,排出脓液,炎症渐消而愈。如果多个疖同时发生,称为疖病,如果发生瘘管,病变较浅不与肛门相通。

3.会阴部尿道瘘

这种瘘管是尿道球部与皮肤相通,常在泌尿生殖三角区内,排尿时有尿液自瘘口流出。瘘外口位置多数与肛瘘相似,但其由瘘外口排出为尿液。尿道瘘常有外伤史,尿道狭窄,且不与直肠相通,肛管和直肠内无内口,必要时可用探针或碘油造影检查以鉴别。

4.骶骨前瘘

瘘管位于骶骨前凹内,常由骶骨骨髓炎造成骶骨与直肠之间的脓肿在尾骨附近穿破而形成,瘘口常在尾骨尖的两侧,与尾骨尖平齐,瘘管与直肠平行,瘘管在肛尾韧带上呈 Y 字形,皮下无支管,瘘口到肛管之间无瘢痕组织。

5.先天瘘

由骶尾部先天囊肿化脓破溃而生,位于骶前间隙,原发外口常在臀沟中点尾骨尖附近,有胚胎发生,瘘内可见毛发,一般不与肛管直肠相通连,但当脓液向直肠穿破或向下蔓延和肛腺沟通也可形成混合型肛瘘。

6.骶尾部瘘

常由臀部损伤感染化脓所致,位于骶尾部,瘘口一般在臀沟上端骶尾关节附近,瘘管可在骶尾部筋膜深部或皮下组织内广泛蔓延,瘘管内有肉芽组织,甚至在其深部可有死骨。

四、治法

(一)中医治疗

1.内治法

肛瘘的内治法是通过口服药物使炎症消退,溃孔闭塞。

(1)补法,如《丹溪心法》云:"漏者,先须服补药生气血,用参、术、芪、归为主,大剂服之。"

(2)初起宜清,久病宜补,如《医学入门》曰:"瘘流脓血,初是湿热,久是寒湿,初起宜凉血清热燥湿,病久则宜涩窍杀虫温补。"元代窦默的《疮疡经验全书》中也记载:"治之须以温补之剂补其内,生肌之药补其外。"

(3)清代余听鸿在《外科医案汇编》中提出:初期用清散之剂,求其内消;中期用托里透脓,清热化湿;脓成后则补气养血,兼清湿热。如:"所以治漏之法,如堤之溃,如屋之漏,不补其漏,安能免乎,治漏者先顾气血为先,气旺血充,而能收蓄,使其不漏,可无害矣,津液日增,虚损可复。"

2.外治法

(1)坐浴疗法:坐浴疗法在《五十二病方》中便有记载:治疗牝痔"未有巢者",采用"煮一斗枣,一斗膏,以为四斗汁,指般(盘)中而居(踞)之"。

(2)熏治法:《五十二病方》中最早记载了熏治法及肛门探查术,如:"牝痔之有数窍,蛲白徒道出者方:先道(导)以滑夏铤(探针)令血出……坐以熏下窍。"

(3)药捻脱管法:最早记载应用药捻脱管法治疗肛瘘的是宋代医籍《太平圣惠方》。书中记载用砒霜溶于黄蜡之中,捻为条,纳于痔瘘疮窍之中以治疗肛瘘的方法。金元时期李东垣所著《东垣十书》记载了用寸金锭子治疗肛门直肠瘘,是中医用腐蚀性药物治疗肛瘘的最早记载。

(4)挂线疗法:明代中医学的发展取得了很大成绩,痔瘘学科更有了新的进展,枯痔疗法日趋完善,并首创治肛瘘的挂线疗法。明代徐春甫在《古今医统大全》中记载了挂线治疗肛瘘的方法:"上用草探一孔,引线系肠外,坠铅垂悬,取速效。药线日下,肠肌随长,僻处既补水逐肠外,未穿疮孔,鹅管内消,七日间脏全如旧,譬筑堤决防水,既归漕,堤流俱涸有何泛滥,脱线日期,在疮远近,或旬日半月,不出二旬,线既过肛如锤脱落,以药生肌,百治百中。"该书引用元代李仲南所著《永类钤方》记载的肛瘘挂线术,云:"至于成瘘穿肠,串臀中,有鹅管,年久深远必用永类钤方挂线法,庶可除根。"

(二)西医治疗

肛瘘形成后不能自愈,需采用手术治疗。对有些复杂性或复发的肛瘘,如明确合并有结核、克罗恩病、放线菌病及性病时,需积极治疗合并的疾病,否则仅用手术不易治愈。手术方法是将瘘管切开,必要时将瘘管周围瘢痕组织同时切除,敞开创面以利于愈合。同时必须确定内口,并完全切除之,以防复发。根据瘘管深浅、曲直度及其与肛管括约肌的关系选用肛瘘切开、切除术或挂线疗法等治疗。非手术治疗包括热水坐浴,应用抗菌药物及局部理疗,但只适用于脓肿初期以及术前准备时。

1.肛瘘切开术

适用于低位肛瘘。手术时充分敞开瘘管,利用肉芽生长使创口愈合。手术中先要确定内口位置,用探针检查或由外口注入亚甲蓝,也可在探针引导下边切开瘘管边逐步探查直至找到内口为止。弄清瘘管与肛管直肠环的关系,如探针在环下方进入,可全部切开瘘管而不引起肛门失禁。如探针在环上方进入直肠(如括约肌上瘘或括约肌外瘘),则不可将瘘管全部切开,应用挂线疗法或分期手术。第一期将环下瘘管切开,环上瘘管用挂线扎紧;第二期等大部分外部伤口愈合后,肛管直肠环已粘连固定,此时再沿挂线处切开肛管直肠环。术中应切除边缘组织及瘘管壁上的腐烂肉芽,使伤口呈底小口大的 V 字形,以便创口由深向浅愈合。

2.肛瘘切除术

适用于瘘管壁较硬的低位肛瘘。术中先确定内口,明确瘘管与肛管直肠环的关系,用组织钳夹住外口的皮肤,从外向内将瘘管壁及周围瘢痕组织一同切除;创面完全敞开或部分缝合,止血后填入碘仿纱条或凡士林纱布。

3.瘘管切除一期缝合术

适用于单纯性或复杂性低位肛瘘。术前需作肠道准备,术后控制排便 5~7 d,手术前、后使用抗菌药物。手术要点:①瘘管全部切除,留下新鲜创面;②皮肤及皮下脂肪不宜切除过多,便于伤口缝合;③伤口要缝合对齐,不留无效腔;④术中严格无菌操作,防止污染。

(杨爱龙)

第四节 肛 裂

　　肛裂是指发生在齿状线以下的肛管皮肤全层裂开性溃疡,呈圆形或椭圆形。疼痛、出血、便秘是肛裂的典型临床症状。中医学称之为钩肠痔、脉痔、裂痔等。肛裂是肛肠科常见病、多发病。中医典籍中未见以肛裂为病名的记载,而多归于"痔"的范畴,但古代文献中较详细地记述了其病因病机、症状和治法。《五十二病方》记载了"脉者(痔)、牡痔、牝痔、血痔"等多种肛肠疾病,是中国现存最早关于痔的记载。从症状上分析,现代肛裂的概念可对应于古代的"脉痔""钩肠痔""裂肚痔"等。其中,古人对脉痔的记载不一,有一部分还指便血明显的内痔疾病。本病有详细症状记载的文献,始见于隋代《诸病源候论·痔病诸候》,如:"肛边生疮,痒而复痛出血者,脉痔也。"后世医家基本沿袭了这种说法。《针灸甲乙经·足太阳脉动发下部痔脱肛第十二》记载了"痔痛,攒竹主之",是较早对肛门疼痛疾病的治法记载。《外科大成》记载了钩肠痔的症状"肛门内外有痔……便如羊粪,粪后出血,秽臭大痛"和具体治法"服养生丹,外用熏洗。每夜塞龙磨丸一丸于谷道内,一月收功"。《马氏痔漏科七十二种》中有裂门痔的记载,已接近现代肛裂的病名。《薛氏医案》提出肛肠病的发生与局部气血运行不足有关,云:"臀,膀胱经部分也,居小腹之后,此阴中之阴。其道远,其位僻,虽太阳多血,气运难及,血亦罕到,中年后尤虑此患(指脏毒、痔、瘘)。"清代吴谦所著《医宗金鉴·外科心法要诀》曰:"肛门围绕折纹破裂,便结者,火燥也。"

一、病因

(一)西医病因

1.感染因素

　　肛门湿疹皮炎、肛窦炎、肛乳头炎、直肠炎等慢性炎症的刺激,使肛管皮肤弹性减弱,容易造成肛管皮肤的损伤。

2.解剖因素

　　肛门外括约肌浅部从尾骨起始,分成左右两条肌束沿肛管两侧呈"Y"型向前围绕肛管至肛门前方交叉汇合,肛提肌绝大部分附着于肛管的两侧,对肛管的两侧有较强的支持作用,而在肛管的后方和前方形成一个相对薄弱的区域。直肠的末端从后向前与肛管相连,形成一定的角度。这一角度使肛管后方在排便时承受的压力较大,而肛管的后方多为纤维、韧带组织,血液循环和组织弹性较差,一旦肛管上皮破裂损伤,不易修复,逐渐形成溃疡。

3.局部损伤

　　局部损伤是肛裂形成的直接原因。粪便干硬异物、分娩排便时过度用力、不正确的肛门直肠的检查或治疗、手术操作不当等,均可造成肛管皮肤的损伤、继发感染,形成肛裂。

4.肛管狭窄

　　先天性畸形、外伤或手术等因素可以形成肛管狭窄,在这种情况下干硬的粪便排出时容易引起肛管皮肤撕裂损伤,细菌侵入,感染形成慢性溃疡创面。

5.内括约肌反射性过度收缩痉挛

　　国内、外的多数学者认为肛裂患者不正常的内括约肌的反射性过度收缩、痉挛是肛裂迁延不愈的重要原因。肛裂患者的肛管压力为(127.5 ± 42.2)kPa,而正常人仅为$(86.3 \pm$

33.3)kPa。

6.固有肛管肛窦残留上皮的异物样反应

当肛管皮肤浅表损伤,创面深度未累及其深面的肛窦上皮时,肛裂可以很快自行愈合。一旦深度裂伤,细菌侵入,继发感染,暴露的肛窦上皮如异物一样,创口很难愈合。而少数慢性肛裂继发严重感染,如脓肿形成,破坏了上皮的残留,有时肛裂反而可以自愈。

(二)中医病因病机

中医认为该病多因外感六淫之邪、化热生火,火毒下注肠道,灼伤津液,肠燥便秘;或内伤七情导致人体气血逆乱,脏腑失调,阴阳失衡,升降失常;或饮食起居(不内外因)伤及脾胃,脾失健运,肠胃运化失司,大肠积滞,肺失肃降,气机阻塞等因素,导致大肠传导功能失常,糟粕内停致大便燥结,排便时暴力怒张、损伤肠道,成为肛裂的基础,毒邪入侵筋络,致使肛门挛缩,疼痛加剧(不通则痛),气血运行不畅,造成局部缺乏气血荣养而久溃不愈。现在主要将肛裂分为三型:血热肠燥证、阴虚津亏证、气滞血瘀证。

血热肠燥证,常因饮食不节,恣饮醇酒,过食辛辣厚味,以致湿热下注,耗伤津液,大肠不得濡润,则大便燥结,临厕努挣,致肛门撕裂而致便血等。

阴虚津亏证,素有血虚,血津同源,久则损及阴津,津乏生燥,大肠濡润失常,大便燥结,排出伤及肛门而致肛裂;阴虚血亏则生肌迟缓,创面久久不易愈合。

气滞血瘀证,《血证论·阴阳水火气血论》云:"运血者即是气。"气行则血行,气滞则血凝。肠道气机阻滞,无力传导,久则肛门血瘀,便后肛门刺痛明显。

现代医学认为肛裂是指发生在齿线以下的肛管皮肤全层裂开性溃疡。具有"局部皮肤溃疡、肛乳头肥大、皮赘增生(哨兵痔)"三大特征,加上继发肛窦炎和潜行瘘,称为肛裂的五大特征。诊断依据主要是大便时肛门疼痛且有疼痛间歇期,可伴有大便鲜血,直观肛管皮肤有裂伤。根据病程可分为急性(早期)和慢性(陈旧性)两类。其病因主要有以下几个方面。

局部损伤:是形成肛裂的直接原因。粪便干硬、异物、分娩时撕裂肛管、排便时过度用力、肛门镜操作粗暴、术后肛门狭窄等均可造成肛管的损伤,裂开的创面如果继发感染,形成久不愈合的溃疡则成为肛裂。

慢性感染:大量临床和病理观察显示,肛裂多伴有肛隐窝炎、肛乳头炎和皮下潜行性瘘管,说明肛裂是感染后形成的皮下溃疡,而肛门腺感染是引起肛裂的根本原因。其发病经过是肛门腺感染后形成皮下脓肿,脓肿溃破后形成肛管溃疡,溃疡因感染和排便损伤久不愈合,最终形成肛裂,并伴发肛隐窝炎、肛乳头炎和前哨痔。

解剖因素:肛门外括约肌从尾骨起始,分左右两部分包围肛管,在肛管前又汇合在一起,与会阴部肌肉联结。由于肌群在前后分开处留有一定空隙,相对来说不如两侧坚固。而排便时,因直肠走行向下向前,肛管走行向下向后,形成一较大角度,所以肛管后方所承受压力较大,此处最易被撕裂。

在临床上肛裂好发于后正中,其次是前正中。另外还有内括约肌痉挛、肛门局部缺血等因素亦可引起肛裂。

二、临床表现

1.疼痛

患者排便时,肛门部周期性疼痛,这是肛裂的主要症状。排便时粪块刺激溃疡面的神经末梢,立刻感到肛门灼痛或刀割样疼痛,但便后数分钟疼痛缓解,此期称疼痛间歇期。以后因内括约肌痉挛又产生剧痛,疼痛的程度随着肛裂的大小和深浅不同而有轻有重,此期可持续半小时到数小时,使患者坐立不安,很难忍受,直至括约肌疲劳后肌肉松弛,疼痛缓解。这是疼痛的一个周期,故称为周期性疼痛,为肛裂疼痛的特征。以后又因排便或喷嚏、咳嗽、排尿等都能引起周期性疼痛反复发作,疼痛还可放射到会阴部、臀部、大腿内侧或骶尾部。

2.出血

肛裂的出血不规则,时有时无。一般出血量不多,便时有鲜血点滴而出,有的粪便表面带血,有的仅卫生纸血染,有的与黏液混在一起附于大便表面。出血的多少与肛裂的大小和深浅有关,裂口越大越深,出血越多。

3.便秘

多为直肠型便秘。患肛裂的患者因恐惧排便时剧痛,常常有意推迟排便时间,减少排便次数,结果使粪便在直肠内停留时间延长,水分被过分吸收,大便变得越发干硬,一旦排便就会使裂口更加加深,疼痛加重。形成"肛裂引起疼痛→怕痛不大便→大便更干硬→肛裂更加重→疼痛更加重"的恶性循环。

4.瘙痒

一般肛裂只有少量血性分泌物,一旦发生感染,局部可形成肛缘脓肿,则分泌物增多,污染衣裤,刺激肛门皮肤引起局部瘙痒,甚至出现湿疹或并发肛周皮肤皲裂。

三、辅助检查

1.视诊

肛裂的检查应以视诊为主,即让患者取侧卧位或胸膝位。放松肛门,医生用两拇指将肛缘皮肤轻轻向两侧分开,观察肛管是否有肛裂。急性肛裂的特点是在齿线下缘至肛缘皮肤之间可见一卵圆形新鲜裂口,色红、底浅、边缘柔软。慢性肛裂的裂口则多是呈梭形、灰白色、底深、裂口边缘不整齐、质硬、有结缔组织增生,肛缘增生的结缔组织常会形成隆起的皮赘外痔,称为"哨兵痔"或"哨痔"。

2.指诊

因指诊能引起剧痛和括约肌痉挛,所以如通过典型症状和视诊即可确诊,就不必再做指诊检查。必要时可用1‰利多卡因或3‰丁卡因涂敷肛裂表面,5 min后再作指诊。触诊时要注意肛裂基底部有无皮下瘘和内口。

四、治法

(一)中医治疗

1.燥火便结型

症状:便时肛门剧痛,便后稍有缓解,随后又因括约肌持续性痉挛而剧烈疼痛,往往持续数小时,甚至整日不成,鲜血随粪便点滴而下,舌苔黄燥,脉数。

治法:泻火清热,润肠通便。

方药:栀子金花汤。黄芩、黄连、黄柏、大黄、栀子。本方以便时肛门剧痛,便后稍有缓解,即则持续疼痛数小时,甚至整日不减,鲜血随粪便点滴而下,舌苔黄燥,脉数为辨证要点。方中以黄柏泻下焦之火为君,臣以黄芩清上焦之火,佐以大苦大寒之黄连泻中焦之火,使以栀子通泻三焦,导热下行,使火热从下而去。大黄苦寒泻下。五药合用,苦寒直折火邪而清热毒解,诸症可愈。

2.湿热蕴结型

症状:便时肛门剧痛,时有黏液鲜血,或带脓汁,苔黄厚腻,脉濡数。

治法:清化湿热,润肠通便。

方药:内疏黄连汤。黄连、栀子、黄芩、桔梗、木香、槟榔、连翘、芍药、薄荷、当归、大黄、甘草。方中黄连清热解毒,直折火势,大黄峻下实热,荡涤肠胃,导热毒从大便而出,为君药;辅以山栀清热除烦;黄芩清热燥湿;薄荷疏解风热,连翘清热解毒;佐以当归、白芍养血润肠,增水行舟;木香、桔梗疏通胃肠之气,桔梗开提肺气,肺与大肠相表里,有利于泻火通便;佐以甘草调和诸药。全方合用,清火泄热,使邪毒随大便通利而疏解。

3.血虚肠燥型

症状:便时疼痛、流血,大便燥结,舌红少苔,脉细数。

治法:凉血养血,润燥通便。

方药:①麻仁丸。麻子仁、芍药、枳实、大黄、厚朴、杏仁。方中重用麻子仁质润多脂,润燥通便为君药;大黄苦寒泄热,攻积通便;杏仁利肺降气,润燥通便;白芍养阴敛津,柔肝理脾,共为臣药;枳实下气破结;厚朴行气除满,以加强降泄通便之力,用以为佐。综观全方,重用麻子仁滋脾润肠,配伍大黄、枳实、厚朴泄热导滞,组成攻润相合之剂;②济川煎。当归、牛膝、肉苁蓉、泽泻、升麻、枳壳。方中肉苁蓉温肾益精,暖腰润肠,为君药;当归养血润肠,牛膝补肾壮腰,善于下行,均为臣药;枳壳宽肠下气而助通便,升麻轻宣升阳,清阳得升,浊阴自降,且有欲降先升之妙,泽泻甘淡泄浊,又入肾补虚,配合枳壳,使浊阴降则大便通,共为佐药。合而用之,成为温润通便之剂,是寓通于补,寄降于升之内。

4.中药熏洗

熏洗疗法是将药物水煎或用开水浸冲后,利用蒸气熏蒸,熏后用其余热在患部洗浴的一种治疗方法,适用于肛门直肠疾病急性发作期局部肿痛及术后并发症治疗等。中药熏洗坐浴可使药力直达病所,借药力和热力直接作用于患处以减轻患者病痛,湿润蒸腾的热气可使肛门括约肌松弛,皮肤温度升高,毛孔开放,微小血管扩张,血液和淋巴循环加快,药液中的有效成分容易透过皮肤附属器官和创面组织吸收,而发挥最佳治疗效应。中药熏洗坐浴可避免口服药物的副作用和对胃肠道的刺激;可避免直肠内给药对肛裂的刺激;可简化用药过程,方便患者;可避免手术损伤和对患者造成的心理恐惧。

5.中药膏剂

中药膏剂具有较强的抗感染能力,溃疡面完全被膏剂覆盖,能有效降低病原微生物侵袭繁殖,具有较好的止痛作用;能保持溃疡面湿润,避免溃疡面干裂疼痛;能使神经末梢免受外界因素刺激,减轻疼痛;可使肛门括约肌松弛,缓解疼痛;能祛腐生肌,促进创面愈合;改善局部微循环,促进溃疡面组织新陈代谢及肉芽组织生长。

6.中药纳肛

中药纳肛是将栓剂纳入肛门内的一种治疗方法,不同药物制剂,在体温的作用下,在直肠下端的肠腔内自行溶化,经黏膜吸收后直接作用于患处,具有清热解毒,消肿止痛,止血通便,生肌收敛等作用。目前,肛门栓剂以对症治疗为主,旨在短期缓解患者痛苦,如消炎止痛栓、九华栓、太宁栓等塞肛,具有消肿止痛,祛腐生肌,清热解毒的作用,对缓解患者疼痛、改善出血症状、减轻术后疼痛、缩短术后恢复时间等有一定效果。

7.针刺

针刺疗法可调和气血、清热利湿、止痛止血等，对肛裂有良好的疗效。包括小针刀、穴位注射等。小针刀是一种闭合性的松解术，将外科切开术与针刺手法结合，对局部筋膜、肌肉进行松解分离以达到临床治疗的目的。穴位注射是通过药物及针刺作用于肛裂裂口及大肠经相关腧穴，既可以直接缓解裂口疼痛，解除内括约肌痉挛，又可间接疏通经络，调理脏腑功能。

中药纳肛是将栓剂纳入肛门内的一种治疗方法，不同药物制剂，在体温的作用下，在直肠下端的肠腔内自行溶化，经黏膜吸收后直接作用于患处，具有清热解毒，消肿止痛，止血通便，生肌收敛等作用。目前，肛门栓剂以对症治疗为主，旨在短期缓解患者痛苦，如消炎止痛栓、九华栓、太宁栓等塞肛，具有消肿止痛，祛腐生肌，清热解毒的作用，对缓解患者疼痛、改善出血症状、减轻术后疼痛、缩短术后恢复时间等有一定效果。

(二)西医治疗

1.肛管扩张术

适用于急、慢性肛裂不伴有肛乳头肥大或"前哨痔"者。局麻下进行，要求扩肛逐步伸入4～6指，以解除括约肌痉挛。优点是操作简便，不需特殊器械，疗效快，术后只需每日坐浴即可。但此法可并发出血、肛周脓肿、痔脱垂及短时间大便失禁，并且复发率较高。

2.内括约肌切开术

内括约肌是直肠远端环状肌的增厚延续，可在肛缘上方内外括约肌间沟触及，位于肛门直肠环上缘至肛缘上方 0.5 cm 内外括约肌肌间沟处，长为 2.5～3.5 cm，厚为 4～7 mm，属于平滑肌，对肛管的闭合状态起维持作用，保持了肛管的绝大部分静息压。外括约肌属骨骼肌，与肛提肌参与排便。内括约肌完全切断可不产生明显的控便功能损害。内括约肌痉挛及收缩是造成肛裂疼痛的主要原因。故内括约肌切断术通过缓解括约肌痉挛及收缩，降低内括约肌压力，使肛管静息压下降，改善局部血液循环，从而达到治疗肛裂的目的。目前，侧方内括约切开术被认为是治疗肛裂的标准手术方法。

3.内括约肌侧切术

传统内括约肌切开是在后正中线上，易形成"锁眼"样畸形，对肛门功能损伤较大，形成漏气漏液或肛门失禁。目前内括约肌侧方切断术是肛裂外科治疗的首选方法，内括约肌侧切术选位避开前后正中线，在肛缘一侧做放射状或弧形小切口，小弯钳自括约肌间沟探入，反挑出珠白色内括约肌下缘，并在直视下切断，可切开部分外括约肌皮下部利于引流。现在切断内括约肌长度的标准是齿线到括约肌间沟大约内括约肌 1/3～1/2 长度。裁剪式内括约肌侧切术，是内括肌切开高度不超过肛裂高度，在齿线下方切开内括约肌。

4.侧位内括约肌闭式切断术

在左侧肛缘括约肌间沟用眼科白内障刀或 Beaver 眼科刀片垂直刺入肛管皮下，深度不超过齿线，由外向内切断内括约肌，内括约肌的下 1/3 至一半被切开，黏膜下可见刀片时拔出，用手指侧面按压这段残留的内括约肌纤维。

5.肛裂切除术

切除肛裂及周围瘢痕组织，使之形成一新鲜创面而自愈。全部切除"前哨痔"、肛裂和肛乳头肥大，并切断部分内括约肌。目前此法仍常采用，优点是病变全部切除，引流畅，便于创面从基底愈合；缺点是创面大，伤口愈合缓慢。

6.纵切横缝术

纵切横缝术是沿裂口正中做纵向切口,切断部分内括约肌,一并切除哨兵痔、肥大肛乳头和潜行肛瘘管,游离切口下端皮肤,从而减少皮肤张力,促进裂口愈合。该法对纠正肛管狭窄、消除肛裂等疗效确切。

7.皮瓣修复术

适用于顽固性慢性肛裂、肛门溃疡高度瘢痕增生经久不愈、肛管高度狭窄、肛管皮肤有较大缺损及肛裂并肛管明显狭窄者。有 V - Y 皮瓣成形术和菱形皮瓣推移成形术。正常皮肤可覆盖肛裂创面,与肛管黏膜吻合。此术式创伤小,恢复快。移动皮瓣成形术由于Ⅰ期覆盖了肛裂切除后的创面,术后疼痛轻,治愈快,复发少,并发症也较少,但偶有术后肛门失禁发生。肛裂的近代概念是,肛裂为一缺血性溃疡,是因为内括约肌痉挛诱发肛门血供严重不足所致。一切合理的有效疗法应尽力解除"缺血 -痉挛 -更缺血"这一恶性循环。急性肛裂诊断后予以高纤维饮食,预防便秘,软化大便。若病程超过 2 个月未愈即转化为慢性肛裂。慢性肛裂病情较轻者首先考虑药物治疗,病情较重的陈旧性肛裂则优先考虑手术治疗。中医治疗以中药内服、中药膏剂栓剂、中药坐浴熏洗、穴位注射、针刺等治疗为主,在肛裂的预防、保守治疗及术后恢复过程中具有独特优势。总之,对于不同程度的肛裂应采用不同的治疗方案,不可一概而论。

(杨爱龙)

第五节 肛窦炎

肛窦炎又称肛隐窝炎,是发生在肛窦、肛门瓣的急性和慢性炎症。由于慢性炎症刺激,常合并肛乳头炎、肛乳头肥大。乳头炎其特征是肛周及内部不舒服,伴有潮湿、发痒,严重的有分泌物、疼痛等。肛窦炎和肛乳头炎在临床上很常见,由于其症状比较轻微,因而常常被忽视。但是本病是引起肛肠外科疾患的主要感染灶。据统计,约 85％的肛门、直肠的发病与癌变都与肛窦感染相关。因此,积极处理肛窦、肛乳头感染性疾病,对于许多肛门、直肠疾病来说,具有重要意义。

一、病因病理

肛窦炎在中医学里没有专属病名,根据其临床症状和体征,许多医家将其归于"脏毒"范畴。《外科全生集》云:"脏毒者,醇酒厚味,勤劳辛苦,蕴毒流注肛门。"《疮疡经验全书》云:"脏毒者,生于大肠尽处肛门是也。"其实,肛窦炎发生最根本的因素是五脏六腑本虚、阴和阳之间失去调合,复感六淫、邪毒招致气血坠下于肠,结聚于肛口,宿滞不散,脏毒结聚于魄门所致。多因膳食不节,过食肥甘厚重和辛辣刺激,所致湿邪和热邪停注,浊秽内生;或湿邪、热邪与血气彼此搏结,经脉堵塞而病发;或由脾虚所致中焦之气不足,或肺、肾阴液亏虚,湿和热邪乘虚结聚于肠末,郁久酝酿而成。

西医学认为肛窦容易发生感染的最主要原因是其形态及部位的特殊性。肛窦的解剖特点是底部向下,向上开口于直肠盲带。直肠内的粪便和异物容易积存于其中,因而阻塞肛门窦口,导致由肛腺分泌的黏液排出不畅,细菌趁机侵入、繁殖,从而引起肛窦炎症。

另外,肛乳头常被粪块擦伤,继发细菌感染,引起炎症、水肿、纤维组织增生。感染肛窦产生的炎症刺激,使得患者排便次数增多,感染更难以得到有效控制,如此形成恶性循环。肛窦、肛瓣的炎症常刺激肛门括约肌,引起肛门括约肌痉挛,使肛门局部缺血,这又影响炎症的吸收、消散。在正常情况下,排便时肛窦呈闭合状态,粪便不容易进入,但对于便秘患者,因其长期排便努挣,可引起肛门和直肠下段被动充血,或干结粪便通过肛管时超过了肛管舒张负荷,使肛窦和肛门瓣受到损伤,进而引起肛窦炎。再者是腹泻患者,稀薄的粪便容易进入肛窦内存积,从而阻塞肛窦,导致肛腺分泌的黏液积蓄、排出不畅,细菌则乘机侵入并繁殖,而引起肛窦感染。

二、分类

肛腺在正常生理情况下,不断分泌黏液,经肛腺导管排至肛窦内,再由肛窦排入直肠以润滑齿状线部,起到对肛门的保护作用。由于肛窦、肛腺及肛腺导管在解剖学上的特点,其感染扩散也有一定的途径。根据它的解剖和生理学特点,肛窦炎和肛乳头炎的感染扩散大致可以分为三个阶段。

第一阶段:肛窦炎阶段。由于肠内容物或异物阻塞肛窦,肥大的肛乳头阻塞肛窦,水肿发炎的肛瓣阻塞肛窦口,导致肛腺分泌的黏液受到阻滞不能排出,影响了肛腺本身的生理功能,同时细菌侵入繁殖形成肛窦炎。

第二阶段:肛门直肠脓肿阶段。深入肛腺导管的感染,波及肛腺周围的结缔组织、微血管及淋巴管,导致肛门直肠周围脓肿。

第三阶段:肛门直肠瘘阶段。来自肛窦的感染,沿肛腺导管、肛腺体、毛细血管和淋巴管,侵入肛管、直肠周围疏松结缔组织形成局部脓肿,若治疗不及时或治疗不当,即可转变成为肛门直肠瘘。

三、临床表现

(一)病史

患者多由饮食辛辣、饮酒过多、久病体虚等情况引起,病情较急,以青年居多。

(二)症状

1.排便不尽感

肛管中有丰富的神经纤维,还有较多的神经结,感觉明显,病史初期患者往往有排便不尽感,伴有肛内异物感和下坠感。

2.疼痛

疼痛是肛窦炎最常见的症状。一般为撕裂样疼痛或是烧灼样疼痛,排便时症状加重。当外括约肌受到刺激,肛门疼痛加重,并向臀部、会阴部、腰部及下部扩张。

3.瘙痒

肛窦炎引起的肛门部瘙痒虽不像肛周瘙痒那样明显,但却难以用手抓止痒。瘙痒多由于炎症性渗出对肛门的刺激引起,患者肛周较常人潮湿。

4.反射性疼痛

肛窦炎常出现反射性疼痛,可通过阴部内神经及骶神经向尿生殖器反射,通过髂腹下神经和肛尾神经向骶骨和尾骨反射,偶或通过坐骨神经向下肢反射。

5.引发肛周其他疾病

轻者肛门不适,严重者可导致肠道炎症,肛窦炎常是肛周脓肿、肛瘘的前驱表现,如不及时治疗会导致后者的发生。

四、诊断及鉴别诊断

(一)诊断

1.局部视诊

肛窦炎视诊可见部分患者肛周潮湿,肤色潮红。

2.指诊

指诊时,在齿状线处可摸到有硬的隆起或凹陷,有压痛。分泌物较多时手套上可伴有黏液。

3.肛门镜检查

内镜检查时,可见感染肛窦水肿、充血、色泽发暗、触之易出血,按压肛窦可伴有脓液流出,使用探针可探入肛窦内。

(二)鉴别诊断

1.肛裂

肛裂一般以肛门周期性疼痛、便秘及大便带血为主证。其疼痛较肛窦炎较重,时间较长。

2.肛隐窝炎

肛隐窝炎为肛窦炎进一步发展的结果,主要表现为肛周疼痛逐渐加重,酿脓时呈鸡啄样痛,伴恶寒发热等症,血常规检查白细胞计数明显增多,中性粒细胞亦升高。

五、临床分类

1.急性肛窦炎

肛门齿状线部位有变深的肛隐窝,触诊时肛窦处可触到小的结节硬块,并有压痛,还可以伴随发红、渗液、糜烂、溃疡、水肿等显著炎性表现。

2.慢性肛窦炎

肛门齿状线部位有变深的肛隐窝,有发红、渗液、水肿、糜烂、溃疡等明显炎性表现,疼痛较弱,但是可有慢性疼痛。

六、治疗

(一)治疗原则

肛窦炎的治疗,早期主要以消炎、止痛为主,患者以便秘为主的要软化大便,以腹泻为主的要涩肠止泻。必要时给予抗生素以抗炎,后期如发展成为肛周脓肿或是肛瘘时使用手术治疗。

(二)辨证论治

1.湿热下注型

证候:凡是出现肛内潮湿不爽,偶有痛刺感,便时加剧,黏液量多,且排便次数增多;或腹部疼痛即泻,便后烙肛气秽,粪色褐黄;或心胸烦闷口干,小便短赤。舌红,苔黄腻,脉濡滑。

治法:泄热通便,滋阴凉血。

方药:葛根芩连汤加减,或者龙胆泻肝汤加减(黄芩15 g,葛根10 g,龙胆草9 g,黄连9 g,

车前草 15 g,泽泻 15 g,当归 15 g,黄柏 9 g,生地 15 g,甘草 15 g)。

2.肛门热毒型

证候:肛内不适,似痛非痛,似胀非胀,便时痛胀加剧,便液混血,或五心烦热、盗汗、口干;或排便艰涩。舌红苔黄或少苔,脉细数。

治法:清热解毒。

方药:黄连解毒汤加减,或者五味消毒饮加减(蒲公英 20 g,紫花地丁 15 g,黄连 15 g,黄芩 15 g,栀子 15 g,黄柏 15 g,野菊花 20 g,天葵子 15 g,甘草 12 g)。

3.阴虚内热型

证候:便后不爽,肛口似痛非痛,似胀非胀,便时痛胀加剧,黏液混有血状丝,或五心烦热、盗汗、口干;或便时秘结。舌红苔黄或少苔,脉细数。

治法:养阴祛热。

方药:增液汤或润肠丸加减(火麻仁 15 g,麦冬 20 g,生地 10 g,桃仁 15 g,红花 10 g,当归 20 g,玄参 20 g,甘草 12 g)。

4.气虚下陷型

证候:肛口坠肿不舒,有时黏液渗出肛外,质清稀;或脸色苍白,少气懒言;或纳少便溏。舌质淡、苔白,脉体细小兼弱。

治法:益气举陷。

方药:补中益气汤加减(黄芪 30 g,白术 15 g,陈皮 9 g,当归 15 g,桃仁 10 g,升麻 9 g,柴胡 9 g,党参 10 g,红花 9 g,炙甘草 10 g)。

(三)中药成药治疗

通过辨证论治后给予相应的药物,如龙胆泻肝丸、补中益气丸、麻仁润肠丸等。

(四)其他中医特色疗法

1.熏洗法

熏洗法俗称"坐浴法",指将用药加水浴加热取药液,然后屁股放于加热的汤药上先熏后洗进行医治的办法。这样一来药物可直接作用到达病变部位,也可通过皮肤或黏膜的吸收而发挥疗效,加上由于蒸汽的作用,达到温通气血经络,促进局部的血液循环,恢复和改善局部功能,加快对炎性组织代谢,以达到消肿散瘀、缓痛止血之效。常用的有苦参洗剂、院内制剂回药消肿止痛液,疼痛明显时可使用大黄元明煎:大黄 15 g,元明粉 40 g,黄连 15 g,黄柏 15 g,乳香 30,水煎成 500 mL,进行早晚 2 次中药熏洗,每次15～20 min。

2.敷药法

药物直接外敷于病变部位的一种外治方法,常用药物剂型是膏剂。该药有以下优点:润泽、滑润、软和、无硬粘着不适的感觉,尤其对发病部位为塌陷、凹入、折缝之处,或大面积溃疡,更为适宜。此外,这种药使用简单方便,容易随身携带,价格便宜,易为患者接受。常用的有消肿止痛膏、九华膏、拔毒膏、龙珠软膏等。

3.塞药法

将药物制成栓剂塞入肛门内而起到治疗作用的方法。药栓可以直接经肛部给药,既可防止胃内消化液和消化道酶对药栓的耗损,加强对药栓的机体吸收作用,又可减轻药栓对胃黏膜的直接刺激,还能降低了肝脏的负担。同时因为药栓直接起作用于病变局部,疗效相比内服药快得多,能够最大限度地发挥栓药的治疗效果。除此以外,一般来说栓药的组成配比为脂溶性的,不但能缓慢释放药物,还能减少药品的刺激作用;还有该药一般含有油制剂,还可达到润肠通便的效果。因此,栓剂在肛窦炎治疗中的应用也很普遍。常用的栓剂有复方角菜酸酯栓、普济痔疮栓、马应龙痔疮栓等。

4.穴位封闭法

主要是缓解疼痛。通常用0.25%丁哌卡因5 mL,在患者长强穴作扇形注射,隔日1次,5次为一疗程。

5.灌肠法

张仲景在《伤寒论》最早记载了灌肠术,提出对津伤便秘者"不可攻之",宜蜜煎导而通之,大猪胆汁及苦土瓜根,皆可为导。此后晋代的葛洪在其所著的《肘后备急方》中详细叙述了灌肠术的应用。该书中记载:"土瓜采根捣汁,筒注入肛中,取通。"可见,当时已出现了古老的灌肠器具。公元752年王焘在《外台秘要》里首载竹子做成筒盐水灌肠术,"以水三升,盐三合,使沸,适寒温,以竹子做成筒底下立通也"。这些古老的事例都为现代肛肠疾病中需要保留灌肠者提供了丰富历史临床依据。现在临床常用的灌肠方法为:大黄20 g、元明粉50 g、黄连20 g、黄柏20 g、乳香20 g,水煎成400 mL,早晚2次灌肠,每次40~60 mL,肛内保留20 min。

(杨爱龙)

第六节　溃疡性结肠炎

溃疡性结肠炎(UC)是一种病因尚不明确的直肠和结肠慢性非特异性炎症性肠病,与克罗恩病一同归属于炎症性肠病(inflammatory bowel disease,IBD)。本病的好发部位为直肠、乙状结肠,肠道炎症具有连续性和弥漫性分布的特点,并易于向近端扩展,蔓延至降结肠、横结肠,甚至累及整个结肠和末端回肠。病变深度多局限在黏膜和黏膜下层,黏膜炎症的镜下病理表现主要为肠黏膜出现溃疡、局部微小血管损伤、隐窝脓肿形成、杯状细胞减少及多种炎性细胞浸润等非特异性表现。UC患者往往以腹痛、腹泻、脓血或黏液便伴里急后重为主要症状,严重患者常伴有发热、体重减轻、贫血、低蛋白血症及水电解质酸碱平衡紊乱等不同程度的全身症状,甚至出现大出血、中毒性巨结肠等危及生命的严重并发症。除此之外,部分患者还可伴有结节性红斑、关节炎、虹膜炎、口疮样溃疡、胆囊炎、间质性肾炎和内分泌障碍等肠外表现。由于UC病变范围广泛、病势反复缠绵、治愈难度大、癌变性大,严重影响了患者的生活质量,已对当今人类健康事业构成了极大的威胁。

中医学虽无溃疡性结肠炎(UC)病名,但中医学中"大瘕泄""肠澼""泄泻""下利""久痢""休息痢""滞下"的临床表现与UC极为相符,所以可认为UC属于此类病证。本病最早记载于《黄帝内经》,《素问·太阴阳明论》曰:"食饮不节,起居不时者,阴受之。阳受之则入六腑,阴受之则入五脏……入五脏则䐜满闭塞,下为飧泄,久为肠澼。"因本病便中多带黏腻脓冻,便下澼澼有声,故称为"肠澼"。《素问·通评虚实论》指出其症状主要有"便血、下白沫、下脓血",与现代医学中溃疡性结肠炎的腹泻、黏液脓血便类似。汉代张仲景将"泄泻"与"痢疾"统称为"下利"。《诸病源候论·痢病诸候》将"痢疾"分为"赤白痢""脓血痢""休息痢"等21种痢病候,其中明确指出:"休息痢者……邪气或动或静,故其痢乍发乍止。"与溃疡性结肠炎病程长、易反复的特点极为贴切。

一、病因

（一）西医病因

病因至今尚未确立，认为由多因素相互作用引起，包括遗传、环境及免疫等因素。

1.遗传易感性

大约 15% 非特异性炎性肠病的患者有易患该病的一级亲属。该病一级亲属罹患该病的危险性是普通人群的 30～100 倍。相关基因的研究显示非特异性炎性肠病的易感位点位于第 3、7、12、16 条染色体，其中溃疡性结肠炎主要和第 12 条染色体上的位点有关。对双生子的研究揭示了非特异性炎性肠病的遗传基础。但实际上并非所有的单卵双生子同患非特异性炎性肠病，说明环境因素也起了部分作用。

2.环境因素

虽然亚洲人的非特异性炎性肠病发病率很低，但欧美的亚裔非特异性炎性肠病的易感性增加。环境因素的影响不仅表现在某一特定人群在迁徙至新的环境后发病率迅速改变，而且表现为某些肠道感染触发了非特异性炎性肠病。具体机制不明。在溃疡性结肠炎患者中发现细菌与上皮细胞的黏附性增强并能产生细胞毒性的活性物质。有的研究认为溃疡性结肠炎患者肠道内硫化氢含量增加，而硫化氢可以选择抑制结肠上皮对短链脂肪酸的代谢和利用。

3.免疫因素

根据世界不同地区和种族的发病率资料，流行病学调查发现本病中存在免疫因素。消化道有大量共生菌群，免疫耐受对维持微环境平衡非常重要。在损害因素、遗传易感等因素作用下，受累肠段产生过量抗体，黏膜 T 细胞在溃疡性结肠炎患者中反应趋于低下。除了经典的免疫细胞，其他黏膜细胞也积极参与炎症反应。一些细胞因子在其中扮演重要角色，如免疫抑制性因子 IL-10 和 TGF-β；促炎性因子 IL-1β，IL-6 和 TNF-α；白细胞趋化因子 IL-8 等。阻断这些因子可有效阻断炎症及诱导缓解，例如目前针对 TNF-α 的单抗英夫利西在临床上已取得认可。

（二）中医病因病机

溃疡性结肠炎的病因病机总体属本虚标实。多在禀赋不足，脾虚湿盛的基础上感受外邪或饮食不洁（节）、情志失调，致肠道功能失司而发病。《素问·太阴阳明论》指出其病因病机是饮食不节，起居不时，而致脏腑阴阳受损，病邪淤积，危害于已虚之大肠而引起本病。《素问·至真要大论》曰："暴注下迫，皆属于热。"《素问·阴阳应象大论》曰："湿胜则濡泻。"指出了该病与湿热之邪关系密切。《诸病源候论·痢病诸候》在病机方面提出："痢由脾胃肠虚……肠虚不复，故赤白连滞……血痢者，热毒折于血，入大肠故也。"强调了脾虚失健是其发病基础，热毒为发病外因。湿性重浊黏滞，致病多病程长，易反复。加之脾虚无力运化水液，湿邪更重，下注于肠腑。邪难祛，正亦难补，故临床多见病变缠绵难愈。

本病的发生发展与饮食生活习惯息息相关。患者要保持乐观积极的心态，注意保暖、避免受寒，饮食宜清淡易消化，忌辛辣、生冷、油腻、海鲜、烟酒等，切忌暴饮暴食。另外要适当进行锻炼，如散步、太极拳等，可增强机体免疫力，提高抗病能力。本病属于慢性病，患者应当引起重视，坚持治疗并定期复查肠镜，切不可症状好转便停止治疗。目前大部分学者认为 UC 是由多种细胞因子、炎症介质介导所致的一种免疫异常的非特异性炎症，活动性 UC 患者的结肠黏

膜中前列腺素 E_2（PGE_2）和白三烯 B_4（LTB_4）的含量很高。美沙拉秦可抑制自然杀伤细胞活性，促进激活的 T 淋巴细胞的凋亡，抑制抗体、白三烯及前列腺素样物质生成，以及清除氧自由基等，能起到抑制炎症、促进黏膜修复的疗效。地塞米松属于肾上腺皮质激素，能够有效抑制 T 淋巴细胞激活及细胞因子分泌，配以凉血止血、化瘀止痛之结肠宁、云南白药保留灌肠，可使药液与肠黏膜病灶直接接触，避免药物代谢的首关消除效应，病灶部分药物浓度较高，促进其修复，取效快捷、确切。复方嗜酸乳杆菌片剂属于新型的益生菌制剂，UC 患者往往存在肠道菌群失调，益生菌可通过诱导免疫耐受从而发挥治疗作用。

二、临床表现

最主要临床表现是腹泻和便血，约占 85%。可发生在任何年龄，但多见于青年，频发腹泻，每日可达 10～20 次。粪便为水样，混以血液、脓液和黏液，偶有大量出血，一次出血量可达 2 000 mL，连续出血量可达 10 000 mL。由于直肠受累，常伴有里急后重，甚至出现肛门失禁。超过 6 周以上的腹泻可以和多数感染性肠炎鉴别。少数患者甚至出现便秘，奶制品可诱发腹泻。个别病例没有腹泻症状，唯一表现是全身性并发症。约 2/3 的患者有腹部绞痛，轻者为隐痛，常位于左下腹和脐下，腹痛时伴便急，排便后腹痛稍缓解，但很快又复发。可出现全身症状，如不同程度的发热、呕吐、体重减轻、失水等。并可出现与免疫有关的结肠外症状，如虹膜炎、腭垂炎、关节炎、脊柱炎、肝炎、脓皮病、结节性红斑等。这些症状在病变结肠切除后可完全缓解。本病症状多变。轻者仅有大便变稀或次数增多，呈周期性发作，体征可以完全正常。病情严重者可出现高热、多汗、大量便血、腹胀腹痛、心动过速、全身严重中毒、血压波动或甚至出现休克，其时腹部检查可发现腹胀，左下腹或全腹压痛明显，并有反跳痛，肠鸣音极少甚至消失。在我国，典型的急性暴发型少见，病理范围主要限于左半结肠，累及右半结肠、全结肠者少见。肠外表现亦少见，即使存在症状亦多较轻。溃疡性结肠炎可出现很多并发症，如肠穿孔、中毒性肠扩张（即中毒性巨结肠症）、出血、纤维收缩引起的肠管狭窄及癌变。病程 20 年后累计癌变率达 10%～20%，所以对年轻时起病，病变时间长范围广的应随访监测。

三、辅助检查

溃疡性结肠炎的诊断主要根据临床表现、纤维结肠镜检查及病理检查并排除其他非感染性或感染性肠炎。急性发作期或慢性反复发作有典型症状和体征者，诊断并不困难，临床提示溃疡性结肠炎可能的都应做结肠镜检查，肠镜下在急性期可见到直肠或结肠黏膜水肿、充血，棉球触之容易引起出血。后者对本病的诊断甚为重要。肠壁及肠腔内有脓性或带血的脓性渗出，严重者可见到黏膜出血点和溃疡。

在慢性期直肠或结肠黏膜可呈颗粒状、炎症息肉样增生和肠腔狭窄。除临床症状外，可按内镜表现分为轻、中、重三型：轻型仅见黏膜充血，有出血点以及易出血倾向；中型者以上改变更为明显且有脓性渗出和小溃疡形成；重型可见弥漫性出血，有较大溃疡。

肠镜检查时应行多点多段活检。X 线片用来检查有无穿孔。钡灌肠非必须，因为气钡造影可能引起穿孔的风险，在肠镜因狭窄无法通过时检查剩余肠段可以考虑采用。另外 CT 和 MRI 也可采用。组织学检查对诊断有帮助。病理报告应结合临床，注明活动期或缓解期。

实验室检查中血常规、肝功能等检查是非特异的但有助于了解患者的营养情况，C 反应蛋白的增加与疾病是否活动有关。发生中毒性巨结肠时，出现高热、心动过速、腹痛、腹胀及全身严重中毒症状。腹部平片显示典型的充气和扩大的结肠，壁薄，临床诊断可以成立。

四、治法

(一)中医治疗

历代医家对 UC 的中医治则描述都很精辟,均有自己独到的见解。如汉代张仲景创制了治疗湿热痢的白头翁汤。金元时期刘完素提出了"调气则后重自除,行血则便脓自愈"的法则,至今仍属治痢之常法。而明代李中梓所著《医宗必读·泄泻》在总结前人治泻经验的基础上,提出著名的治泻九法:即淡渗、升提、清凉、疏利、甘缓、酸收、燥脾、温肾、固涩。在治疗上有了较大的发展,其使用价值亦为现代临床所证实。

结合长期临床实践经验,归纳总结得出:UC 中医证型按比例由高至低依次为大肠湿热证、脾胃气虚证、肝郁脾虚证、脾肾阳虚证、血瘀肠络证、阴血亏虚证,共 6 个证型。并且活动期以实证为主,缓解期以虚证为主。活动期多为湿热瘀血损伤肠络,血肉腐败而成脓血便;本病多反复发作,久病则虚,表现为气血阴阳不足,故缓解期以虚证为多。脾虚为本病发病之本,湿热为致病之标,热毒为下血之因,血瘀为局部病理变化,肠疡为局部病理表现。故治疗上应标本兼治,健脾益气。固本培元是治病之本,清热解毒、燥湿止泻是治病之标,行气活血、止血敛疮是治疗久病缓解期的大法。

(二)西医治疗

本病的治疗基本属内科范畴,只有在内科疗法无效或出现严重并发症时,才考虑外科手术。但外科手术切除结肠似乎可以带来治愈可能。轻度使用氨基水杨酸制剂,局限于直肠乙状结肠可以使用栓剂或灌肠剂,配合口服疗效更好。中度病例氨基水杨酸制剂仍是主要治疗药物,疗效不佳病变范围广泛可以改用激素治疗,$0.75 \sim 1 \, mg/(kg \cdot d)$(其他类型全身作用激素的剂量按相当于上述泼尼松剂量折算)给药。达到症状缓解后开始逐渐缓慢减量至停药,注意快速减量会导致早期复发。对于激素治疗无效或激素依赖可使用硫唑嘌呤或巯嘌呤。当激素及上述免疫抑制剂治疗无效或激素依赖或不能耐受上述药物治疗时,可考虑英夫利西(IFX)治疗,国外研究已肯定其疗效。

对于重度病例应积极治疗包括全身支持治疗,同时要注意蛋白质的补充,改善全身营养状况,胃肠道摄入时应尽量避免牛奶和乳制品。①病情严重者暂禁食,予胃肠外营养;②大便培养排除肠道细菌感染。检查是否合并难辨梭菌及 CMV 感染,如有则做相应处理;③注意忌用止泻剂、抗胆碱能药物、阿片制剂、NSAIDs 等以避免诱发结肠扩张;⑤对中毒症状明显者可考虑静脉用广谱抗菌药物。首选静脉使用激素,疗效不佳或病情有恶化趋势应及时甚至提前更换治疗方案,包括及时的外科介入。

溃疡性结肠炎需作结肠切除者除急诊手术外,多需进行术前准备。静脉营养补充,纠正贫血;对应用激素治疗患者,术前加大激素量,静脉注射氢化可的松每 8 h 100 mg;术前 2 d 用泻药和灌肠清洁肠道;术前麻醉诱导期可预防性使用抗菌药物。

1.手术适应证

(1)绝对指征:大出血、穿孔、癌变及高度疑为癌变。

(2)相对指征:①积极内科治疗无效的重度病例;②合并中毒性巨结肠内科治疗无效者宜更早行外科干预;③内科治疗疗效不佳和(或)药物不良反应已严重影响生存质量者,可考虑外科手术;④肠腔狭窄合并肠梗阻;⑤严重结肠炎伴有关节炎、脓皮病及虹膜炎等肠外并发症;⑥儿童患者由于慢性病程影响生长发育。

2.可供选择的术式

(1)急诊手术:急诊手术不仅要考虑安全有效还要考虑术后患者的生活质量,也就是恢复消化道连续性的可能。基于这两方面的考虑,首选全结肠切除后回肠造瘘术:切除病变肠管,远端闭合,保留直肠残桩,取末端回肠于腹壁造瘘,形成人工肛门。好处是将来有机会行直肠黏膜剥脱、回-肛一期肠吻合。手术相对简单安全,风险小。直肠炎症严重、癌变或高度疑为癌变则考虑结直肠一期切除末端回肠造瘘。

(2)择期手术:直肠黏膜剥脱、回-肛肠内囊袋式吻合:全结肠切除、直肠黏膜剥脱后,作回肠袋肛管吻合术(IPAA)。此手术已经成为择期手术首选术式。手术方式是将 30 cm 长末端回肠折叠对系膜缘侧-侧吻合后形成J形储存袋然后顶端拉下与肛管作端-侧吻合。由于J形储存袋手术相对简单,肠管使用少有利于避免吻合张力大的问题,排空好,因此被大多数外科医师采用,是目前流行做法。J形储存袋与肛管吻合方式有两种选择:一种是完全黏膜剥脱,与齿线吻合,彻底消除病变或潜在恶变可能的黏膜组织。缺点是操作复杂,存在外括约肌损伤的可能,此外手术中也可能残余黏膜组织。另一种是双吻合器法,保留齿线上 2 cm 黏膜移行区。好处是操作相对简便,外括约肌没有损伤,保留黏膜移行区排便控制感觉更好。但残余的直肠黏膜区有炎症和潜在恶变可能,需长期跟踪随访,一旦发现可疑癌变须行黏膜切除。腹腔镜下全结肠切除、直肠黏膜剥脱回肠袋肛管吻合术已有开展。据文献报道与开腹手术相比创伤较小,术后疼痛较轻,恢复较快而并发症率和生活质量两者并无差别。

手术并发症包括早期的出血、漏、肠梗阻、狭窄及盆腔脓肿。盆腔脓肿往往导致手术失败需要切除囊袋而不得不造瘘。远期并发症包括肠梗阻、囊袋瘘管形成、囊袋炎和功能不佳及性功能障碍等。并发症发生率报道 19%~27%,死亡率在 0.2%~0.4%。大部分报道囊袋手术术后功能佳。据 Mayo Clinic 的 Farouk 等对 1386 例 IPAA 手术后随访 8 年的资料,近 80% 的患者白天控制良好,约 19% 的病例偶尔失禁,只有不足 2% 的病例会经常失禁。择期手术中也有一部分患者需要行全结直肠切除末端回肠造瘘术。采用此术式往往因为患者高龄,合并症多,肛门括约肌功能不佳及伴有直肠癌。在 IPAA 术式成为主流之前,很多病例采用全结直肠切除末端回肠造瘘 Kock 式内囊袋手术。该手术需游离出一段带系膜的末端回肠,长约为 45 cm,将近侧 30 cm 长肠管折叠,并在系膜对侧行侧-侧缝合,使成一单腔肠袋,将远端长为 15 cm 肠管向近端套叠,成一人工活瓣,使长约为 5 cm,于其周围缝合固定瓣口,将内囊袋固定于壁腹膜上,其末端行腹壁造瘘。由于所形成的人工活瓣滑动下移导致控制不佳,排空障碍而且很难插管排空,因此往往需要再次手术切除,如今该术式已很少采用。

(杨爱龙)

第七节　慢性结肠炎

慢性结肠炎是一种病因复杂、反复发作的发生在结直肠部位的炎性疾病。它以大便次数增多或夹有脓血、便秘,或泄泻交替性发生,缠绵难愈,反复发作等为主要临床表现。中医学很早就认识到该病的存在,根据本病的临床表现,《内经》称"肠澼",《难经·五十七难》称为"小肠泄",《伤寒杂病论》称为"下利",《诸病源候论》称为"休息痢",《备急千金要方》称为"滞下",以及后世称之为"泄泻""久泻""久痢"等。因此,本病在中医临床上分属泄泻、痢疾、便血、肠风、脏毒等范畴。

一、病因病机

慢性结肠炎病位在大肠,病机为脾虚湿热兼及肝胃肺肾,主要病因是脾虚湿毒,因虚致实,因虚致瘀,毒邪深伏,胶结经络,肠络受损,滞气为病。脾虚是发病的关键,《素问·刺法论》曰:"正气存内,邪不可干。"《素问·评热病论》曰:"邪之所凑,其气必虚。"脾肾两虚,湿热阻滞与瘀血、痰饮、食积互为因果,渐积渐累,消残正气,损伤肠络,是毒邪深伏、久病不愈、遇感复作的主因。湿热之邪多由脾虚所致,盖肠道屈曲盘旋,乃脾胃运化水谷痰湿、气血生化流通之处,经络多气多血,易生郁气、痰饮、积滞、瘀血,病变表现为不通之证。

慢性结肠炎患者多脾气虚弱,饮食不节,嗜食辛热,易湿热内盛,积聚肠腑,阻滞气机,发为滞下。湿热不化,夹瘀夹滞,热盛肉腐则发为肠道溃疡;热伤血络,则肠道出血,便下赤白,脾虚不化,清浊不分,浊邪不降,发为滞下;湿热阻滞气机,肠络不通则痛,故患者自觉腹部不适或隐痛;湿郁热伏,时发时止,故腹痛时轻时重;久病脾虚及肾,湿热流连,气化不利,气、血、水同病,痰瘀交阻,则病势缠绵,正气暗耗,每因饮食不慎或感受湿邪而反复腹泻;若久病阴阳两虚,精血不足,则患者日渐消瘦,面色不荣,秽浊不明。便下黏冻红白,下腹隐痛或刺痛,此乃正邪胶结,邪气深伏胃肠,攻之则伤正,补之则碍邪,此时患者多有不同程度的心理障碍,有焦虑情绪,治疗上还须心理引导,才能提高疗效。

二、临床表现

(一)湿热下注

多见于本病初起或发作时,症见发热、腹痛、腹泻或里急后重,粪便夹有脓血、黏冻,苔黄腻,脉滑数。

(二)肝旺脾虚

腹泻多于情绪紧张或激动后发生,腹痛即泻,泻后痛减,胸胁胀痛,脘闷纳呆,苔薄白,脉细弦。

(三)脾胃虚弱

病情反复发作,肠鸣腹泻,粪便中夹有不消化食物,纳呆胸闷,疲乏无力,苔白,舌淡,脉濡缓。

(四)肾阳虚衰

病程迁延日久,身体畏寒,面白无华,腰膝酸冷,肠鸣,五更泄泻,脉沉细无力。

三、治法

(一)辨证论治

慢性结肠炎的病情比较复杂,容易反复发作,给临床治疗带来了极大的不便。

1.脾虚湿热证

临床表现:腹泻腹痛,脘腹胀满,大便日行数次,有黏液脓血,肛门灼热,有排便不净感,乏力纳差,口渴欲饮,小便短赤。舌红,苔黄厚腻,脉弦数。

治法:清热利湿,益气健脾。方药组成:香连丸加减。

药物：木香 10 g,黄连 6 g,党参 15 g,白术 10g,黄柏 10 g,陈皮 10 g,焦三仙 10 g,砂仁 6 g,甘草 10 g。

2.脾气虚弱证

临床表现：腹痛,大便溏薄,日行数次,伴有黏液或不消化饮食,进食生冷、油腻后症状加重,面色萎黄。舌淡红,苔薄白,脉弦细弱。

治法：益气健脾,利湿。方药组成：参苓白术散加减。

药物：党参 15 g,扁豆 10 g,白术 15 g,茯苓 12 g,陈皮 10 g,砂仁 10 g,木香 10 g,薏苡仁 15 g,山药 12 g,莲子肉 10 g,焦三仙 10 g,甘草 10 g。

3.脾肾阳虚证

临床表现：大便溏或水样,或五更泻,泻后痛减,每日数次,完谷不化,腰膝酸软,畏寒肢冷,精神疲惫。舌淡苔白,脉沉迟。治法：温阳燥湿,醒脾。

方药组成：附子理中丸。

药物：附子 10 g,党参 15 g,白术 15 g,干姜 10 g,肉桂 3 g,甘草 10 g。

4.肝脾不和证

临床表现：腹痛,腹胀,腹泻或便秘,大便日行 1 次或数次,带有黏液,便后痛减,尤以情绪失调时加重。舌淡红,苔薄白,脉弦。

治法：疏肝健脾。

方药组成：痛泻要方加减。药物：炒白术 12 g,白芍 10 g,陈皮 10 g,柴胡 6 g,茯苓 10 g,枳壳 10 g,防风 10 g,当归 10 g,甘草 6 g。

(二)针灸治疗

治疗原则：温补脾肾,清肠化湿。

1.针刺治疗

取穴：上巨虚、下脘、天枢、足三里。

辨证加减：湿热下注,加曲池、阴陵泉;肝旺脾虚,加阳陵泉、关冲;脾胃虚弱,加脾俞、胃俞、气海;肝气乘脾,加肝俞、章门、阳陵泉;肾阳衰弱,加肾俞、命门、关元。

方法：每次选用 4～6 穴,除抑肝穴可用平补平泻法外,余均以毫针施以补法,可加用温针灸。留针 20～30 min。每日或隔日 1 次,10 次为 1 个疗程。

2.灸法

取穴：足三里、中脘、脾俞、大肠俞、天枢。

方法：以上穴位以黄豆大艾炷直接灸,或隔附子饼灸或隔姜灸,局部发烫即应更换艾炷,每穴灸 5～7 壮,每日或隔日 1 次,10 次为 1 个疗程。亦可每次选 3～5 穴,用艾条悬灸,灸至局部皮肤潮红为度。适用于无热象者。

3.穴位注射疗法

取穴：脾俞、大肠俞、足三里、上巨虚。

方法：选用 4～6 穴,用黄芪注射液 4 mL 或维生素 B_{12} 500 μg 注射液混合,针刺得气后,每次每穴注入药物 1～3 mL,隔日 1 次,7 次为 1 个疗程。

4.耳针疗法

取穴：大肠、小肠、直肠下段、三焦、胃、脾、交感、皮质下、神门。

方法：以上穴位每次选取 5～7 穴,行中等强度刺激,留针 30～60 min,每日 1 次,10 次为 1

疗程。亦可用王不留行籽贴压,两耳交替。

5.穴位激光疗法

取穴:神阙、天枢、大肠俞。

方法:用 HNZSQ -2 型氦氖激光照射器,直接照射神阙、天枢穴,各 10 min,再以特制空芯针针刺大肠俞,得气后将 JG -10 型氦氖激光针分别通过针芯导入大肠俞深部照射。每穴 10 min,每日 1 次,4 次为 1 个疗程。

6.埋线疗法

取穴:天枢、大肠俞、上巨虚、足三里。

方法:每次选用 2～4 个穴位,按埋线法操作常规,穴内埋入“0”号羊肠线。15～30 d 埋 1 次,10 次为 1 个疗程。

(杨爱龙)

第八节　直肠癌

直肠癌是指齿状线至乙状结肠直肠交界处之间的恶性肿瘤,是消化道最常见的恶性肿瘤之一。我国以低位直肠癌为主,占整个直肠癌的 75%～80%。绝大多数直肠癌在直肠指诊时可触及,其发病约占整个大肠癌的 60%～75%。

中医学认为本病属于“锁肛痔”“脏毒”“肠覃”“症瘕”“积聚”“下痢”范畴。《外科大成》云:“锁肛痔,肛门内外如竹节锁紧,形如海蜇,里急后重,便粪细而带匾,时流臭水。”《血证论》曰:“脏毒者,肛门肿硬,疼痛流水。”《灵枢·刺节真邪》云:“有所结,气归之,卫气留之,不得反,津液久留,合而为肠瘤,久则数岁乃成。”《灵枢·水胀》曰:“寒气客于肠外,与卫气相搏,气不得营,因有所系,癖而内著,恶气乃起,息肉乃生。”《诸病源候论·瘕病诸候》曰:“症者,由寒温失节,致脏腑之气虚弱,而饮食不消,聚结在内,渐染生长,块盘牢不移动者,是症也。”《景岳全书》曰:“凡脾胃不足及虚弱失调之人多有积聚之病。”

一、病因

(一)西医病因

复杂多样,包括遗传因素、生活方式和其他疾病等。结直肠癌的发生是一个渐变的过程,通常从正常黏膜到腺瘤形成,再到结直肠癌的形成需要 10～15 年的时间,期间需要肿瘤相关基因的多阶段参与,包括 APC、K -ras、DCC 以及 p53 等。结直肠癌的多种病因均通过加速上述过程中的一个或多个阶段促进癌变。

1.遗传因素

与结直肠癌遗传引起的结直肠癌主要见于家族性腺瘤性息肉病(familial adenomatous polyposis,FAP)癌变和林奇综合征(Lynch syndrome)FAP 是一种常染色体显性遗传性疾病,约占所有结直肠癌的 1%,90% 的患者携带抑癌基因 APC 的生殖细胞系突变,另有约 10% 的患者则携带 MUTYH 基因突变,这部分患者的息肉数量往往较少,也称为衰减型家族性腺瘤性息肉病(attenuated familial adenomatouspolyposis,aFAP)。FAP 常于青年时期发病,3/4

的患者在 35 岁以前癌变,50 岁以后几乎将全部发展为癌。林奇综合征,既往曾称为遗传性非息肉病性结直肠癌(hereditory nonpolyposis colorectal cancer,HNPCC),也是一种常染色体显性遗传疾病,约占所有结直肠癌的 3%,其发生机制是任一 DNA 错配修复基因(mismatch repair,MMR)(包括 mLH1,MSH2,MSH6,PMS2 和 EPCAM)突变引起微卫星中重复单位的插入或缺失,并引起微卫星功能发生改变,继而导致基因调节功能改变,最终加速腺瘤癌变。林奇综合征患者发生结直肠癌的总风险为 50%～80%,平均诊断年龄为 46 岁。其他遗传性结直肠癌还包括 Gardner 综合征、PJ 综合征(Peutz-Jegher's syndrome,PJS)、家族性结直肠癌 X 型(Familial CRC type X)等。

结直肠癌的遗传易感人群包含任何携带 APC、DCC、K-ras、p53 等基因突变的个体。上述基因的突变均能加快结直肠癌演进过程中的关键步骤,从而使结直肠癌发病可能性明显增加,发病年龄明显提前。国内外研究均发现结直肠癌患者的亲属发生结直肠癌的危险性较一般人群明显增加,除生活方式类似外,遗传易感性是其中更重要的原因。

2.生活环境

与结直肠癌大量流行病学研究表明,与遗传因素相比,生活方式对于结直肠癌的发生有着更加重要的作用 最经典的案例是中国和日本结直肠癌的发病率远低于美国,但中国和日本在美国的第二代移民的结直肠癌发病率明显升高,几乎达到美国当地人的水平。这间接表明结直肠癌的发病与生活习惯和膳食结构有着密切关系。通常认为,高脂肪、高蛋白、低纤维素的饮食增加了结直肠癌患病的危险性。其机制可能与胆汁酸的代谢有关,胆汁酸的脱羟作用在肠道内产生了致癌物质。高脂肪、高蛋白饮食使胆汁酸在肠道内通过缓慢且浓度升高,而高纤维饮食则使胆汁酸在肠道内被稀释且可以快速通过。研究发现动物脂肪及畜类动物蛋白的摄入与结直肠癌的患病风险呈正相关,而粗粮、蔬菜、水果的摄入与结直肠癌的患病风险呈负相关。因此,以禽类及鱼类蛋白代替畜类蛋白并增加植物性食品的摄入或可能降低结直肠癌患病的风险。另外,摄入过多的煎炸食品与腌渍食品也与结直肠癌的发生有关,前者在煎炸过程中蛋白质过度受热而产生某些致癌物质能促进结直肠癌发生;后者则与产生致癌物质亚硝酸盐有关。微量元素摄入的减少,尤其是缺钼、硒等与结直肠癌的发生可能相关,而钙的摄入量增加和远端结直肠癌的发生呈负相关关系。

(二)中医病因病机

古代医家对直肠癌的病因病机多有记载,远在春秋战国时期的医学著作中已有描述。关于直肠癌的病因,中医学认为主要有以下几个方面的原因。

1.饮食不节

宋代严用和在其著作《济生方》中记载:"过餐五味,鱼腥乳酪,强食生冷果菜,停蓄胃脘……久则积结为症瘕。"元代罗天益所著《卫生宝鉴》曰:"凡人脾胃虚弱或饮食过常,或生冷过度,不能克化,致成积聚结块。"明代张景岳也在《景岳全书·杂证谟·痢疾》提出:"饮食之滞,留蓄于中,或结聚成块,或胀满硬痛,不化不行,有所阻隔者,乃为之积。"由此可见,饮食不节乃是导致直肠癌的一个重要因素。

2.感受外邪

《灵枢·百病始生》记载:"积之始生,得寒乃生,厥乃成积也。"《丹溪心法》曰:"因外有寒,血脉凝涩,汁沫与血相搏则气聚而成积矣。"指出寒邪是导致积病的重要原因。《素问·风论》曰:"久风入中,则为肠风飧泄。"孙思邈所著《千金要方》指出:"春伤于风,夏为脓血,凡下多滞下也。"宋代医书《圣济总录》也提出："肠风下血者，由肠胃有风……故令下血，故以为名。"宋代许叔微提出便血有肠风、脏毒之不同，并对各自临床特点做了说明："如下清血色鲜者，肠风也；血浊而色黯者，脏毒也。"指出风邪是导致肠风便血的重要因素。由此可见，风邪、寒邪均与直肠癌的发生有重要关系。

3.起居不慎

《灵枢·百病始生》曰："起居不节，用力过度，则脉络伤……肠外有寒汁沫与血相搏，则并合凝聚不得散而积成矣。"《证治汇补》记载："积之始生，因起居不时，忧患过度，饮食失节，脾胃亏损，邪正相搏，结于腹中，或因内伤外感气郁误补而致。"因此，起居不慎与直肠癌的发生也有一定关系。

4.情志不畅

所谓气血冲和，万病不生，一有怫郁，诸病生焉。人身诸病多与情志因素有关。张子和曾提出："积之始成也，或因暴怒喜悲思恐之气。"说明情志因素是直肠癌的重要诱因。

5.正气亏虚

《素问·刺法论》曰："正气存内，邪不可干。"《素问·评热病论》曰："邪之所凑，其气必虚。"指出人体发病与正气亏虚有重要关系。《灵枢·百病始生》曰："风雨寒热，不得虚邪，不能独伤人……是故虚邪之中人也……留而不去，传舍于肠胃之外、募原之间，留着于脉，稽留而不去，息而成积。"朱丹溪也提出："肠胃不虚，邪气无从而入。"指出直肠癌的发生与人体正气亏虚密切相关。

二、临床表现

早期直肠癌仅限于黏膜层常无明显症状，仅有间歇性少量便血和大便习惯改变。肿瘤进展后出现破溃，继发感染，可产生直肠刺激症状，表现为大便次数增多，里急后重或排便不尽感；肿瘤破溃感染后可有出血及黏液排出。便血为直肠癌最常见的症状，80%以上的直肠癌有便血。癌引起肠腔狭窄可致腹胀、腹痛、排粪困难甚至肠梗阻，如癌累及肛管括约肌，则有疼痛。男性直肠癌可侵犯尿道、前列腺和膀胱，女性直肠癌可侵犯阴道后壁，并出现相应症状。病程晚期，肿瘤可侵犯骶神经导致会阴部疼痛；癌转移至肝脏和腹膜时，可出现黄疸、腹腔积液等征。

三、辅助检查

直肠癌早期症状不明显，最初多为无痛性便血、黏液血便或大便次数增多，不易引起重视，常被误诊为"痔疮"或"痢疾"，使病情延误。因此对由上述表现者，应认真做下列检查。

1.直肠指诊

直肠指诊目前仍是诊断直肠癌最基本、最重要和最简单的方法。直肠癌好发于直肠中、下段，约80%的直肠癌可经直肠指诊发现，在直肠癌被误诊者中，约80%是因未行直肠指诊。

2.实验室检查

(1)粪隐血试验：此方法简便易行，且由于80%~90%的直肠癌有便血，此试验可作为直肠癌普查初筛的常规检查，但阴性结果亦不能完全排除肿瘤。

(2)血清癌胚抗原(CEA)检测：CEA检测特异性较差，有一定的假阳性和假阴性，不适合普查和早期诊断，但对估计预后、检查疗效及复发有一定帮助。对CEA升高的直肠癌患者，术后应随访CEA水平，如下降表示手术效果好，如不降或反升则有复发或转移。化疗后如

CEA 下降,表示对化疗敏感,反之则无效。对术前 CEA 不升高者,术后监测 CEA 意义不大。

3.内镜检查和影像学检查

(1)直肠镜、乙状结肠镜检查:对所有指诊怀疑直肠癌者均应做内镜检查,在内镜直视下协助诊断并取活检做出病理诊断。取活检时需考虑不同部位的肿瘤细胞分化存在差异,要做多点活检,以便明确诊断。

(2)钡剂灌肠、纤维结肠镜检查:适用于直肠上段或乙状结肠与直肠交界处癌的检查,尚可除外结肠部同时有多发性原发癌或息肉。

(3)CT 检查:可明确肿瘤大小、肠壁内外及周围淋巴结受累情况,对直肠癌分期有重要意义。但难以发现直肠黏膜表面异常或直径小于 1 cm 的病灶,因此不能作为早期诊断的方法。当肿瘤向肠壁外生长,侵及周围组织使肠壁外侧轮廓模糊时,CT 有助于做出诊断。直肠癌在 CT 图像上表现为:腔内肿块,肠壁局限性或环形增厚超过 2 cm,病变区 CT 值为 40~60 Hu,病变区弥漫性钙化或坏死导致病变中央密度降低,直肠周围组织结构模糊、增厚或密度增加。CT 对晚期和复发性直肠癌的评估意义较大,可以直接观察到肿瘤侵犯邻近组织,尤在 Miles 手术后不能做内镜和直肠腔内超声者,手术后 3 个月可做盆腔 CT 扫描作为基础,便于以后随访时对照用。随访时复查 CT,与术后 3 个月的摄片比较,若发现有组织影增大,中央出现低密度区或弥漫性钙化,则可能有复发。诊断不能明确时,可在 CT 引导下做细针吸取细胞学诊断。但 CT 对判断淋巴结转移准确性较差。

(4)直肠腔内超声检查:是探测直肠癌外侵和直肠壁浸润的一种新的诊断方法,于 20 世纪 80 年代开始应用于临床,用于直肠癌的术前分期。腔内超声能准确地诊断出肿瘤所侵犯的部位及大小。在正常人,直肠内超声图像上可见到同心圆排列的直肠壁各层结构。由内向外分别是:黏膜、黏膜肌层、黏膜下层、肌层和浆膜或直肠周围脂肪。而肿瘤表现为局部破坏的不规则影像,失去了原直肠周围的正常腔隙结构。近年来,不少国内外文献报道,直肠腔内超声检查判断肿瘤侵犯深度对直肠癌术前分期较 CT 摄片更灵敏和精确。但腔内超声对淋巴结的检查只能估计其大小,不能分辨其性质。

(5)MRI 检查:对盆腔肿块有较高的敏感性,能根据解剖学改变和信号强弱的变化来区别其良、恶性,对直肠癌的外侵,MRI 检查较 CT 更有意义,用于直肠癌的术前分期。MRI 检查尚优于直肠内超声检查,直肠内超声不能探测肿瘤的广度和传感器探头外的淋巴结,对直肠系膜淋巴结诊断准确率低,而 MRI 观察范围广,可识别肿瘤浸润深度、直肠系膜累及、淋巴结及肿瘤的位置,对直肠高位病变或狭窄亦可成像。

四、治法

(一)中医治疗

中医学在直肠癌的治疗方面积累了丰富的经验,根据"正气存内,邪不可干;邪之所凑,其气必虚"的原则,通过整体辨证与局部辨证相结合,扶正祛邪并重而达到治疗目的。在治疗上,中医学不但注重调节脏腑功能,同时还根据病情寒热虚实的不同,分别采用寒热温凉不同药性的方药,辨证论治,并结合具有抗癌作用的中草药,对直肠癌的治疗收到了良好的疗效。直肠癌早期,病情轻,肿瘤尚无转移,脏腑气血尚耐功伐,正盛邪实,治疗上以攻邪为主,扶正为辅;直肠癌中期,病情较重,肿瘤发展较大,邪实正虚,但全身情况尚可,此时当攻补兼施;直肠癌后期,病情危重,正气大亏,全身多有恶病质,此时宜扶正为主。临床上,根据直肠癌的局部表现和全身表现,同时结合舌苔脉象,将直肠癌分为实证、虚证、虚实夹杂证,实证包括湿热蕴结型和气滞血瘀型,虚证包括气血两虚型、脾肾阳虚型、肝肾阴虚型等,根据不同的分型而分别采用不同的治法。

1.湿热蕴结证

临床表现:肿瘤破溃流脓水,渗液腥臭,溃而难收,里急后重,便次增多,便细而扁;腹部不适,胃纳不佳。舌红,苔黄腻,脉滑数。

治法:清热利湿。

方药:槐角地榆丸加味。

2.气滞血瘀证

临床表现:肛门肿物隆起,触之坚硬如石,直肠肛门下坠,大便排出困难或排不干净,或便时带血,色紫暗,里急后重;脘腹或骶尾部胀满,小便涩痛。舌暗红,边有紫斑,苔白,脉涩。

治法:祛瘀攻积,清热解毒。

方药:桃红四物汤合失笑散加减。

3.气阴两虚证

临床表现:便溏,或排便困难,便中带血,色泽紫暗,肛门坠胀;面色无华,消瘦乏力,或伴心烦口干,夜间盗汗。舌红或绛,苔少,脉细弱或细数。

治法:益气养阴,清热解毒。

方药:四君子汤合增液汤加减。

(二)西医治疗

近年来,随着学者们对直肠盆底结构局部解剖、直肠癌肿瘤生物学的再认识,医疗器械设备的不断发展,外科医师手术技巧和手术方法的改进以及多学科规范化、个体化综合治疗的广泛应用,使直肠癌外科治疗模式发生了根本性的变化。现代直肠癌外科仍遵循肿瘤根治第一、器官功能保留最大化的治疗原则。直肠癌的外科治疗5年生存率为50%~60%,局部复发率和远处转移的发生率较高。为了更好地提高治疗效果,应强调早期发现、早期诊断、早期治疗,对进展期直肠癌应强调规范化的综合治疗。直肠癌的治疗以手术根治切除为主,根治范围包括全部癌灶、两端足够的肠段、周围可能被癌浸润的组织及有关的肠系膜和淋巴结。

1.直肠癌根治,永久性结肠造瘘

(1)腹会阴联合切除术(APR手术):这一经典的手术方式由Miles于1908年首次提出,其手术过程和操作至今改变不多。适用于距肛缘7 cm以下的直肠下段癌。手术范围包括乙状结肠及其系膜、直肠、肛管、肛提肌、坐骨肛门窝脂肪和肛周皮肤,一般包括全部乙状结肠及结肠系膜内直肠上、肠系膜下血管及淋巴结及连接直肠上部分腹膜。该手术缺点是需做永久性人工肛门,给患者带来不便。

(2)盆腔后部切除术(后盆腔清除术):主要适用于女性低位直肠癌,尤其癌位于直肠前壁或侵及直肠前壁Dukes B、C期的低位直肠癌,手术切除范围基本上同腹会阴联合切除,再联合阴道侧后壁、子宫和双侧附件一并切除。

(3)盆腔脏器清除术(全盆腔清除术):适用于直肠前壁癌向膀胱后壁及前列腺或者尿道浸润无法分离者。手术切除范围为腹会阴联合切除连同全膀胱、前列腺及部分后尿道一并切除。需做永久性人工肛门及尿路改道术。此手术创伤大,并发症多,术后粪便和尿路双重改道给患者生活带来很大不便,故临床应用较少。

(4)直肠癌扩大切除术:随着对直肠淋巴结转移规律的深入研究,近来发现直肠癌尤其是位于腹膜返折以下的直肠癌侧方淋巴结转移发生率较高。故对于癌下缘位于腹膜返折以下的直肠癌,有侧方淋巴结转移的可能性,除了进行上方淋巴结清扫外还应进行侧方清扫,即行扩大根治术。手术清扫范围为:腹会阴切口,上方清扫直肠系膜下动脉根部,如同 APR 手术,肛提肌于起始部切断,根部切断直肠下动脉,彻底清除坐骨肛门窝内脂肪淋巴组织,并清除髂内动脉及其主要分支周围的脂肪淋巴组织。对病灶局限固定于骶 2 平面以下、无远处转移的直肠癌,可合并行部分骶、尾骨切除。针对传统腹会阴联合切除术治疗低位直肠癌术后局部复发率较高的缺点,近年来提出了柱状腹会阴联合切除术(CAPR)的手术方法和经肛提肌外腹会阴联合切除术(ELAPE)。

2.保留肛管括约肌的直肠切除术

(1)直肠前切除术(Dixon 手术):适用于肿瘤下缘距肛缘 6～7 cm 以上的直肠中上段癌。远侧切断距肿瘤缘 3～5 cm,在腹腔内直肠与乙状结肠做吻合,完全保留肛门括约肌,该术是直肠癌切除术中控制排粪功能最为满意的一种手术。但是直肠下段切除组织和范围有限,根治不彻底,盆腔内吻合困难,术后有一定的并发症,如吻合口瘘、盆腔感染出血、吻合口狭窄和复发等。传统手工行结直肠吻合,现多采用吻合器手术,这是一种新型的外科技术,经过多年的临床实践效果满意。器械吻合优点为:扩大了前切除的适应证,使更低位的直肠癌得以经此手术保留了肛门括约肌功能。

(2)经腹骶联合切除术:因中低位直肠癌经腹手法吻合困难,有人采用腹骶联合切除术。右侧卧位,首先进腹游离直肠和乙状结肠,缝合腹壁,然后在骶尾部做横切口,切除尾骨,暴露直肠,将乙状结肠、直肠和肿瘤由骶部切口牵出,切除吻合后送入盆腔。该手术暴露好,吻合安全可靠,但手术费时,并发症多。

(3)经腹肛切除吻合术(Parks 手术):适用于低位直肠肿瘤,肛提肌上方残留直肠太短而无法进行低位吻合者,腹部手术与前切除术相同,在肛提肌上约 0.5 cm 处将直肠横断,齿状线上 1 cm 处将黏膜环形切除,将近端结肠拉至肛缘,将结肠断端与肛管黏膜做吻合。为防止吻合口瘘,可做一临时性横结肠造口。

(4)直肠经腹、肛管拉出切除术(改良 Bacon 手术):手术适应证和操作与 Parks 手术基本相同。在剥离直肠黏膜和切除直肠肿瘤后,经肛门拉出近端结肠 6～7 cm,将直肠残端与结肠浆肌层缝合固定,拉出肠段在术后 12～14 d 在齿线平面切断,并将其断段与齿状线做一圈缝合,该术式现已较少应用。

(5)Maunsell-Weir 手术:经腹低位切除直肠和部分乙状结肠,将肛管、直肠外翻,近端结肠经肛门拖出,在肛外做结肠直肠吻合后退回盆腔。手术优点:保留了正常的排便反射及肛管括约肌功能,缺点为手术困难,根治性差,易出现吻合口瘘、狭窄及复发。

(6)Turnbull-Curait 手术:即将 Maunsell-Weir 手术分成二期手术:肛管、直肠残端拉出外翻,中央置一胶管,使外翻肛管、直肠与结肠浆膜愈合,2 周后切除外突的直肠和结肠,将结肠端与直肠黏膜缝合,推回肛门。手术比较安全,肛门功能较好。但可发生肠坏死。

3.治愈性局部切除术

在对直肠癌病理学和生物学特性的深入研究中,人们发现早期直肠癌淋巴转移率低于10%,在早期病例中行局部扩大切除可获得治愈性的效果。但仍需按临床和病理学特点严格选择手术病例。该手术适用于:年老、体弱及合并严重器质性疾病不能耐受根治手术的患者,病灶限于黏膜层,位于直肠中下端直肠病灶,分化好或中等,直径小于 3 cm,活动度好,与肌层无粘连、肠壁外无侵犯及无淋巴结转移的直肠癌。

(1)经肛门局部切除:经肛门局部切除术包括传统的经肛门局部切除术和经肛门内镜微创手术(TEM),适合于距齿状线 5 cm 以下的病灶,根据切除深度分为黏膜下切除及全层盘状切除。经肛门黏膜下切除术适用于病灶尚未侵及直肠肌层者,切缘距癌 1 cm 以上,经肛门全层盘状切除术适用于溃疡性肿瘤,将肠壁全层切除,切缘 2 cm 以上。对于超过 T2 的直肠癌不适于行局部切除术,因为随着分期的增加,淋巴结转移率增高,行局部切除术后的局部复发率也会增高。

(2)经括约肌局部切除:适合于齿状线上 5～12 cm 的 Dukes A 或 B 期肿瘤。术中需仔细切开括约肌每一层肌肉组织,切除肿瘤后用不吸收缝线逐层缝合切断的括约肌,为防止切口感染可做临时性肠造口。

(3)经骶骨部切除:适用于距齿状线 5 cm 以上中上位直肠癌。在骶尾关节处做横切口,切除尾骨及部分骶骨,以获得对高位直肠肿瘤的暴露。

(4)腹腔镜直肠切除术:美国的 COST 研究、欧洲的 COLOR 研究以及英国的 CLASSIC 研究奠定了腹腔镜手术在结肠癌手术治疗中的地位。目前腹腔镜直肠癌手术在国内外也已广泛开展,近年来 3D 腹腔镜手术、机器人辅助腹腔镜直肠手术也逐步在临床推广应用。其手术方法有以下两种。①腹腔镜辅助的腹会阴联合切除。腹腔镜下游离降结肠与乙状结肠,腹腔镜下分离结肠系膜血管,离断降结肠。会阴部做切口,直视下分离直肠下端与腹腔会合,拖出直肠及病灶,降结肠近端自左下腹拉出造口。②腹腔镜辅助直肠切除及通过吻合器吻合术。经腹腔镜分离左半结肠,离断结肠,经左下腹切口将直肠拉出,结扎血管,常规法切除病变肠段,在近端结肠做荷包放入吻合器钉钻座,放入腹腔,重建气腹,自肛门伸入管状吻合器,做降结肠直肠吻合。腹腔镜手术优点是:手术切口小,疼痛轻,术后恢复快,缺点为需要一定时段的学习曲线,手术器械的依赖性强。

(杨爱龙)

第九节　肛门直肠周围脓肿

肛门直肠周围脓肿简称"肛周脓肿",是指肛管、直肠周围软组织内或其周围间隙内发生急性化脓性感染所形成的脓肿,为肛肠疾病的常见病之一。中医称为"肛痈""脏毒""臀痈",也称"肛门周围痈疽",为湿热积聚于足太阳膀胱经所致。各年龄段均可发病,以 20～40 岁青壮年发病最多,男性比女性发病率高,婴儿、老年人发病较少。本病是一种发病急、痛苦长、可伴有全身症状的肛肠疾病。

一、病因

(一)中医病因病机

1.外感

外感风、寒、湿、燥、火邪气,入里化热,阻塞气血,瘀血凝滞,热胜则肉腐成脓而发为痈疽。

2.饮食

辛辣肥甘,醇酒厚味,损伤脾胃,酿成湿热,下注大肠,蕴结肛门而发为痈。如《外科正宗》云:"夫脏毒者,醇酒厚味,勤劳辛苦,蕴毒流注肛门结成肿块。"

3.湿热

肺、脾、肾亏,湿热乘虚下注而成。如《疡科心得集·辨悬痈论》:"患此者俱是极虚之人,由三阴亏损湿热积聚而发。"

(二)西医病因

现代医学认为肛门直肠周围脓肿的发生主要有以下几个方面。

1.感染因素

(1)肛腺感染:99％的脓肿发生均与肛腺感染化脓有关。肛腺开口称肛隐窝,当粪便或分泌物堵塞肛隐窝时,可引发肛隐窝炎,肛隐窝一旦发生感染,便扩张、松弛,肠腔污物于是进入肛隐窝内。细菌在肛隐窝内繁殖而致化脓,炎症通过肛腺管至肛腺,引起肛腺炎。肛腺炎经淋巴、血管向肛管直肠周围边间隙扩散,即可形成相应间隙的脓肿。

(2)损伤感染:由于直肠内异物或外伤、干结粪便或手术操作不当等造成肛管直肠损伤,感染向深部组织扩散,即可形成肛周脓肿。

(3)皮源性感染:由于肛门周围皮肤的毛囊、汗腺等感染,或皮脂腺囊肿合并感染均可引起脓肿。

(4)骨源性感染:由于尾骨结核或骨髓炎等化脓可继发肛周间隙发生脓肿。

2.性激素影响

肛腺的发育和功能受雄激素影响,它分泌旺盛使肛腺发达,腺液增多,因排泄不畅而淤积,感染后易发病。婴儿副肾性雄激素分泌旺盛,加上来自母体的,故雄激素较高,易发病。到青春期雄激素又旺盛,故成年发病多。到老年雄激素分泌减少,肛腺萎缩,不易感染。男性肛腺发育明显,故易发病,多于女性。夏季汗多,夹在两臀中间的汗液,不易蒸发而感染,故夏季发病较多。

3.其他因素

某些全身性疾病,如糖尿病、白血病、再生障碍性贫血等,由于严重的营养不良,全身虚弱,抗感染能力低下,并发肛周脓肿。

4.手术后因素

临床亦可见肛门直肠手术引起感染而形成的直肠周围脓肿,以及尿道术后感染、会阴部术后感染、产后会阴破裂缝合后感染、尾骶骨骨髓炎术后感染等引起的脓肿。

临床上将肛周脓肿的演变过程,也就是病理改变分为四期:

(1)感染物进入肛隐窝,形成炎症反应即肛隐窝炎。

(2)感染沿肛腺继续扩期,肛腺管水肿、阻塞、肛腺发炎,扩延至肛直肠周围形成肛周炎,为脓肿的前驱期。

(3)炎症继续发展,由腺组织经血管、淋巴管侵入周围组织,沿着括约肌各部间隔蔓延,可形成不同位置脓肿的前驱期。

(4)脓肿自行向皮肤或黏膜穿破,脓肿逐渐机化缩小,形成肛周瘘管。

肛周脓肿感染的常见致病菌有大肠埃希菌、厌氧菌和拟杆菌,其次有金黄色葡萄球菌、链球菌、变形杆菌和产气荚膜杆菌,有时可见结核分枝杆菌。

二、分类

肛周脓肿按发病部位分为高位脓肿和低位脓肿,临床以肛提肌为界,肛门直肠周围间隙。

1.肛提肌下脓肿(低位脓肿)

肛提肌下脓肿包括肛周皮下脓肿、低位肌间脓肿、坐骨直肠间隙脓肿、肛门后间隙脓肿和低位马蹄形脓肿。

2.肛提肌上脓肿(高位脓肿)

肛提肌上脓肿包括直肠黏膜下脓肿、高位肌间脓肿、骨盆直肠间隙脓肿、直肠后间隙脓肿和高位马蹄形脓肿。

三、临床表现

肛周脓肿的一般临床表现为,发现肛门周围有一小硬块或肿块,微感疼痛,或肛内隐痛,继则疼痛加重,呈持续性肿痛或跳痛,伴阵发性加剧,肿块增大,红肿发热,坠胀不适,坐卧不安,行走不便,夜不能寐,全身倦怠不适,食欲不振,大便秘结,小便不畅等。如不做及时有效的治疗,往往1周左右局部即可形成脓肿。脓肿形成后局部中有波动感,如自行溃破或切开后可流出黄白色脓液。此后疼痛可逐渐缓解或消失,体温下降,其他症状亦随之缓解、消失。根据发病部位不同,全身和局部可出现不同症状。肛提肌以上的脓肿,全身症状重,可出现高热等全身中毒症状,而局部症状较轻,可有盆腔内坠胀和排便不畅感。肛提肌以下的脓肿,局部症状重,红、肿、热、痛、活动受限等炎症表现突出,体温可在 37 ℃~38 ℃之间。

四、诊断

肛门直肠周围脓肿,诊断一般并不困难。通过局部的体征检查,再结合全身症状以及必要的辅助检查,如实验室检查、脓肿穿刺、彩色超声、CT 检查等,即可明确诊断。

五、鉴别诊断

(一)化脓性汗腺炎

好发于肛周皮下,脓肿浅在而病变范围广泛,有多个流脓的疮口,疮口之间可彼此相通,形成皮下瘘管,但瘘管不与直肠相通,病区皮肤增厚,色素沉着,并有广泛慢性炎症和瘢痕形成,脓液黏稠呈白粉粥样,并有臭味。

(二)肛周毛囊炎和疖肿

好发于尾骨及肛周皮下,肿胀略突出,中心有一小白头,内在脓栓,易溃易敛,不会形成肛瘘。

(三)粉瘤与囊肿

感染前,皮肤厚,有一皮色不变、柔软不痛之肿块;感染后,局部才出现红、肿、热、痛症状,肿块破溃或切除后,易愈合。主要特征是有囊壁,内容物是黏粥状。

(四)骶前囊肿,畸胎瘤

好发于直肠后壁,脓腔不明显,触之腔内有分叶感和异物感。无明显压痛,全身症状轻,局部非急性感染期症状也不明显。X 线检查骶骨与直肠之间有肿块,其中多有不均匀的钙化阴影。

六、治疗

(一)中医辨证论治

1.内治

(1)火毒蕴结:肛门周围突然肿痛,持续加剧,伴有恶寒、发热、便秘、溲赤。肛周红肿、触痛明显,质硬,表面红热。舌红、苔薄黄,脉数。治宜清热解毒,方用仙方活命饮、黄连解毒汤。

(2)热毒炽盛:肛门肿痛剧烈,持续数日,痛如鸡啄,难以入寐,伴有恶寒、发热、口干、便秘、小便困难。肛周红肿,按之有波动感或穿刺有脓。舌红、苔黄,脉弦滑。治宜清热解毒透脓,方用透脓散加减。

(3)阴虚毒恋:肛门肿痛,皮色暗红,成脓时间长,溃后脓出稀薄,疮口难敛。伴有午后潮热,心烦口干,夜间盗汗。舌红、苔少,脉细数。治宜养阴清热解毒。方用青蒿鳖甲汤合三妙丸加减。

2.外治

(1)初起:实证用金黄膏、黄连膏或水调散外敷;位置深隐者,可用金黄散调糊灌肠。虚证可外敷冲和膏或阳和解凝膏。

(2)成脓:可用油调膏外敷,或早期切开引流,并根据脓肿部位深浅和病情的缓急选择手术方法。

(3)溃后:用红油膏纱条引流,脓尽改用生肌散纱条。日久成瘘者,按肛瘘处理。

3.外敷药物

可用金黄散、消炎止痛膏敷于患处。

4.针刺疗法

肛周脓肿脓已形成,触之有波动感但仍未破溃时,可用碘伏消毒后用银针在脓肿波动顶点刺破排脓,再敷提脓、化腐、生肌的药物以促进脓液的排出。

5.冲洗法

属于浸渍疗法,用于肛周脓肿溃脓后期或手术治疗后,可用甲硝唑氯化钠溶液冲洗脓腔和伤口,以清洗和消毒,也可酌情用中药煎汤冲洗。

6.熏洗坐浴疗法

根据辨证分型采用清热解毒、消肿止痛、祛腐生肌类中药方剂煎汤,先熏后将患部放入药液中浴洗。

(二)西医治疗

肛周脓肿是一种急性感染性疾病,属于肛肠科的急症。一旦确诊,必须及早治疗。以手术治疗为主,以免形成肛瘘,或病情进一步加重、恶化。非手术治疗适用于脓肿初期,炎症浸润,尚未化脓时期。根据炎症的临床表现,判断其致病菌的种类,选用有效的抗生素和磺胺类药物。一般临床常有的药物有青霉素、卡那霉素、庆大霉素、链霉素以及磺胺类药物。局部热敷或热浴,如1:5 000高锰酸钾坐浴等。若脓肿破溃,应用生理盐水或甲硝唑冲洗,脓液多者还可用过氧化氢冲洗。

肛周脓肿早期应用保守治疗无效后,一旦脓肿形成,唯一有效的治疗方法就是手术疗法。

1.手术原则

(1)脓肿一旦形成,应早期手术或切开排脓,或一次性切开挂线术治疗。

（2）引流通畅，不留无效腔。

（3）尽可能找到感染源，即内口，争取手术一次成功，避免肛瘘形成。

（4）分次手术原则：发生在肛提肌以上的脓肿，未能确定可靠的内口，且全身症状重者，宜先切开排脓，待形成肛瘘后，再行二次手术。

2.手术方法的选择

肛门直肠周围脓肿手术方法一般分为3种：一是切开引流术；二是一次切开术；三是切开挂线术。

（1）切开引流术：适用于高位脓肿，而且全身症状重的患者。

（2）一次切开术：适用于肛周皮下脓肿、低位肌间脓肿、肛管后间隙脓肿。

（3）切开挂线术：适用于所有高、低位脓肿。一般以肛提肌以上脓肿多采用。小儿脓肿也采用此法。

3.几种手术方法的具体操作

（1）切开引流法：适用于各类脓肿。

操作方法：局麻或骶管麻醉后，确定脓肿部位和范围。消毒后，在脓肿波动明显处行放射状或弧形切口，切开皮肤、皮下组织等，充分敞开脓腔，以利引流。彻底排脓后用手指分离脓腔间隙，然后用过氧化氢和生理盐水充分冲洗脓腔，然后放置橡皮条或胶膜引流条或纱布引流，最后敷料包扎固定。

（2）一次切开术：适用于低位肛周脓肿。

操作方法：骶麻下，先行脓肿切开引流，再彻底冲洗脓腔，充分打开脓腔间隙，然后持球头探针从切口处向肛内探入，仔细寻找内口，并由内口探出，于探针下引入有槽探针，切开内外口之间的组织，修剪创缘，使之引流通畅，查无出血，凡士林纱条嵌入创面，外用纱布包扎，丁字带固定，术毕。

（3）切开挂线术：适用于各类脓肿，尤以高位脓肿为常用。

操作方法：骶麻下，于脓肿中心行放射状切口或弧形切口，用止血钳钝性分离组织间隔，充分引出脓汁，然后以食指分离脓腔间隔，冲洗脓腔，用球头探针自切口插入，沿脓腔底部轻柔而仔细地向肛内探查，同时以另一食指在肛内做引导，寻找内口。若未探通，在脓腔最高点、黏膜最薄处穿出，挂以橡皮筋，一端从脓腔穿出，另一端从肛内穿出，再将橡皮筋两端合拢，使其松紧适宜后，结扎固定，修剪创缘，查无活动出血点，凡士林纱条嵌入创面，纱布压迫，丁字带固定，术毕。

（杨爱龙）

第十节　肛周坏死性筋膜炎

坏死性筋膜炎是一种以广泛而迅速的皮下组织和筋膜坏死为特征的软组织感染，常伴有全身中毒性休克。本病感染只损害皮下组织和筋膜，不累及感染部位的肌肉组织是其重要特征。坏死性筋膜炎常为多种细菌的混合感染，包括革兰氏阳性的溶血性链球菌、金黄葡萄球菌、革兰氏阴性菌和厌氧菌。随着厌氧菌培养技术的发展，已证实厌氧菌是一种重要的致病菌,坏死性筋膜炎常是需氧菌和厌氧菌协同作用的结果。

坏死性筋膜炎常伴有全身和局部组织的免疫功能损害,如继发于擦伤、挫伤、昆虫叮咬等皮肤轻度损伤,空腔脏器手术、肛周脓肿引流、拔牙、腹腔镜操作,甚至是注射后(多在注射毒品后)均可发生。长期使用皮质类固醇和免疫抑制剂者好发本病。中医学认为是热毒炽盛,破皮入血,伤津耗液成脓,脓毒入血,邪盛不虚所致。

本病属于中医"阴疽""锐疽""悬痈""跨马痈"等范畴,《灵枢·痈疽》:"发于尻,名曰锐疽,其状赤坚大,急治之,不治,三十日死矣。"《医宗金鉴·外科心法要诀》曰:"此证一名锐疽,生于尻尾骨尖处,初肿形如鱼肫,色赤坚痛,溃破口若鹳嘴,属督脉经。"《疡医大全·卷二十三》曰:"此乃三阴亏损,督脉之经浊气湿痰流结而成,其患发在尾闾之穴高骨尖上,初起形似鱼胞,久则突如鹳嘴,朝寒暮热,日轻夜重,溃后稀脓出而无禁,又或鲜血出而不停,凡发此者,壮年犹可,老者可危。"《景岳全书》曰:"悬痈,谓疮生于玉茎之后,谷道之前,属足三阴亏损之证,轻则为漏,沥尽气血而亡,重则内溃而即殒,痛或发热者,清肝解毒,肿痛者,解毒为主。"

一、病因病机

本病多因过食肥甘辛辣醇酒等物,湿浊不化,下注大肠,毒阻经络,瘀血凝滞,热盛肉腐成脓而发,外感疫毒,火毒炽盛,火毒内陷,亡阴亡阳,病至后期气血耗伤,气血不足。故《普济方》云:"发于股阴者,名曰赤施,不急疗六十日死,在两股之内不可疗,一云六十日死。"《备急千金要方》曰:"其状色稍黑有白斑,疮中溃有脓水流出,疮形大小如匙面者,忌沸热食物。"其基本病机为热毒炽盛,下陷肌肤,内攻五脏,导致血气衰竭,筋骨肌肉皆死。

二、临床表现

肛周坏死性筋膜炎通常发病隐匿,早期表现与肛周蜂窝织炎及肛周脓肿的症状相似,仅表现为肛周或会阴区局部皮肤红肿、疼痛;男性患者伴有阴囊肿胀,继而出现张力性水疱、表皮坏死呈紫黑色、破溃后有恶臭的洗肉水样稀薄液体;局部检查时有明显捻发音。部分患者早期阶段可能表现不明显,但有时数小时内病情急剧恶化,出现持续高热、心动过速、血容量不足、贫血、电解质紊乱、意识障碍等脓毒性休克症状。

1.局部症状

(1)早期皮肤红肿,呈紫红色片状,边界不清,疼痛。此时皮下组织已经坏死,因淋巴通路已被迅速破坏,故少有淋巴管炎和淋巴结炎。感染 24 h 内可波及整个肢体。受累皮肤发红或发白、水肿,触痛明显,病灶边界不清,呈弥漫性蜂窝织炎状。

(2)患部麻木。由于炎性物质的刺激和病菌的侵袭,早期感染局部有剧烈疼痛,当病灶部位的感觉神经被破坏后,则剧烈疼痛可被麻木或麻痹所替代,这是本病的特征之一。

(3)皮下脂肪和筋膜水肿,渗出液黏稠、混浊、发黑,最终液化坏死。渗出液为血性浆液性液体,有奇臭。此时坏死广泛扩散,呈潜行状,有时产生皮下气体,检查可有捻发音。

(4)有时患者出现典型的、大小不一的散在皮肤血疱,血疱溃破后显露出黑色真皮层。

2.全身中毒症状

疾病早期,局部感染症状尚轻,患者即有畏寒、高热、厌食、意识障碍、低血压、贫血等严重的全身性中毒症状。若未及时救治,可出现弥漫性血管内凝血和中毒性休克等。

三、诊断要点

临床上常规检查有血常规检查、血糖检测、免疫功能检查、自身抗体检查、X线检查、CT检查、MRI检查、超声检查、组织学检查、分泌物培养等。常见异常指标如下。

1.血常规检查

(1)红细胞计数及血红蛋白浓度因细菌溶血毒素和其他毒素对骨髓造血功能的抑制，60%～90%患者的红细胞计数和血红蛋白浓度有轻度至中度的降低。

(2)白细胞计数呈类白血病反应，白细胞计数升高，在$(20\sim30)\times10^8/L$之间，有核左移，并出现中毒颗粒。

2.血清电解质检查

可出现低血钙、低血钾。

3.尿液检查

(1)尿量、尿比重：在液体供给充足时出现少尿或无尿，尿比重恒定等，有助于对肾脏功能早期损害的判断。

(2)尿蛋白定性结果为尿蛋白阳性，提示肾小球和肾小管存在损坏。

4.血液细菌学检查

涂片镜检取病变边缘的分泌物和水疱液，做涂片检查；细菌培养取分泌物和水疱液分别行需氧菌和厌氧菌培养，未发现梭状芽孢杆菌有助于对本病的判断。

5.血清抗体检查

血中有链球菌诱导产生的抗体（链球菌释放的透明质酸酶和脱氧核糖核酸酶B能诱导产生滴度很高的抗体），有助于诊断。

6.血清胆红素检查

血清胆红素升高提示有红细胞溶血情况。

7.影像学检查

(1)X线检查可见皮下组织内有气体。

(2)CT检查可显示组织中的小气泡影。

四、鉴别诊断

1.丹毒

局部为片状红斑，无水肿，边界清楚，且常有淋巴结炎、淋巴管炎，有发热，但全身症状相对较轻，不具有肛周坏死性筋膜炎的特征性表现。

2.链球菌引起的坏死

由β-溶血性链球菌引起的感染，以皮肤坏死为主，不累及筋膜，早期局部皮肤红肿，继而变成暗红色，出现水疱，内含血性浆液和细菌，皮肤坏死后干结，类似烧伤的焦痂。

3.细菌协同性坏死

主要是皮肤坏死，很少累及筋膜，致病菌有非溶血性链球菌、金黄色葡萄球菌、脓性厌氧菌、变形杆菌和肠杆菌等，患者全身中毒症状轻微，但伤口疼痛剧烈，炎症区中央呈紫红色硬结，周围潮红，中央区坏死后形成溃疡，皮缘潜行，周围有散在的小溃疡。

4.梭菌性肌坏死

由专性厌氧菌引起的感染，常发生在战争伤、创伤、伤口污染的条件下，早期局部皮肤光亮、紧张、有捻发音,病变可累及肌肉深部,分泌物涂片检查可检出革兰阳性粗大杆菌,肌肉污秽坏死,可有肌红蛋白尿出现,X线检查可发现肌间有游离气体。

五、治疗

(一)中医

1.中药内服

本病虽由外毒邪实所致,实则正气内虚,极易走黄或内陷。在治疗过程中,要辨清标本缓急,权衡正邪盛衰,或重以祛邪,或重以补虚,或攻补兼施,达到"祛邪不伤正,扶正不留邪"的目的。基于外科治疗疮疡的"消、托、补"总则,早期表现为热毒炽盛证,以养阴清热、解毒凉血为主,可选黄连解毒汤合凉血地黄汤加减或犀角地黄汤加减。经过早期及时地处理,毒邪外出,但余毒未尽,正气已虚,治疗时扶正与祛邪兼顾,以"托"为法,透毒外达,补益正气,合理运用透托和补托之法,有利于毒邪从内泄外,从而促进创面的生长,加速愈合的进程,可选透脓托毒饮、四妙勇安汤加减。后期毒邪已祛十之八九,但正气仍虚,气血不足,无以润养肌肤,应以补益气血、透毒祛邪为主,可选补中益气汤合托里消毒饮加减。

2.中医外治

(1)中药熏洗:《医学源流论》中有"使药性从皮肤入腠理,通经贯络,较之服药尤有力,此致妙之法也",因此,中药熏洗可帮助药物直达病灶,对创面起直接作用。术后加用中药熏洗可加速患者的创面愈合。

(2)中药外敷:肛周坏死性筋膜炎可根据疮疡的外治总则"消、腐、敛",在创面的不同阶段采用不同的药物进行外敷。当伤口以脓腐为主时,宜提脓去腐,可在伤口使用白降丹、五五丹等;当脓液腐肉已去,为达到生肌敛口的效果,可外敷生肌散、八宝丹等。早期可外用九二丹等提脓祛腐;中期邪毒未退,正气渐虚,外用红油膏等祛腐生肌,减少创面炎症反应,促进肉芽生长;术后恢复期,余毒未尽,正气已虚,应以补为要,兼以攻毒,可选用生肌九华膏、生肌白玉膏、锡类散等生肌收口,促进肉芽增生,加快表皮生长。

(二)西医治疗

本病治疗的关键在于早期诊断,及时治疗。治疗的主要原则包括:早期彻底清创引流,使用广谱抗生素,予以营养支持治疗,监测生命体征,反复评估病情。

1.清创引流术

使用手术刀片和组织剪,从明显坏死皮肤或病灶中心切开,建议采取环形清创模式,从最严重的区域逐渐向外扩展,直至健康的软组织出血。应彻底探查伤口的边缘和深度,以确保完全切除坏死组织。若皮肤没有感染坏死,可行减压引流切口,清除皮下坏死组织,切口之间予以松挂线对口引流,对感染累及深部的腔隙予以置管引流。对于肛周大范围感染甚至累及直肠、盆腔和腹膜后的患者,可考虑行结肠造口术,以降低肠道细菌对继发性伤口污染的风险。肛周伤口炎症控制、创面趋于愈合后,在排除其他禁忌的情况下,可考虑行造口回纳术,恢复患者肛门排便的连续性。

2.抗生素治疗

坏死性筋膜炎病原菌毒力强,具有很强的侵袭力,部分患者可迅速出现脓毒血症、中毒性休克,应选用对需氧菌和厌氧菌有效的广谱抗生素,并早期、联合、足量静脉用药,之后再根据细菌培养和药敏试验结果及时调整。

3. 全身支持疗法

患者应接受完整的营养评估,以确定所需营养支持的适当途径和类型。对于低蛋白血症的患者,予以静脉补充白蛋白或新鲜血浆。肛周坏死性筋膜炎由于创面涉及肛周部位且创面大,为减少粪便对创面的污染,术后早期行全肠外静脉营养支持治疗。行结肠造口粪便转流的患者,在肠道功能恢复后,可逐渐增加饮食,建议患者高蛋白、高热量、高营养饮食,纠正负氮平衡及提高其抗病能力。

4. 高压氧治疗

高压氧可提高机体组织氧含量,增强机体的免疫功能,增强白细胞的吞噬作用,抑制厌氧菌的感染,还可以加速成纤维细胞增生、胶原蛋白合成释放,促进肉芽及上皮生长,加快伤口愈合。

5. 局部创面处理

使用抗菌敷料为伤口愈合提供最佳的环境,包括 0.025% 次氯酸钠、聚六亚甲基双胍/甜菜碱、聚维酮碘溶液、醋酸和各种银离子敷料等。此外,可将负压封闭引流技术应用于肛周坏死性筋膜炎清创术后创面的治疗,充分引流,促进肉芽生长,加快创面愈合。

(杨爱龙)

第十一节　肛周化脓性汗腺炎

化脓性汗腺炎是大汗腺感染后在皮内和皮下组织形成的范围较广的炎性皮肤病症。肛周皮下组织是好发部位之一,多个汗腺感染、流脓、反复发作形成相通的皮下瘘管。但多数瘘管不与直肠相通,与齿线隐窝腺没有联系,也不通入括约肌间隙。临床表现:皮肤表面可见多处腺体,感染小脓疱,皮肤增厚,色素沉着和瘢痕形成。本病多见于 20~40 岁青壮年及出汗较多的肥胖人群。

初期在肛门周围皮肤可出现单个或多个与毛囊大小一致的小硬结、疖肿、脓疱,伴发红、肿胀,多自然破溃,流出黏稠有臭味的脓性分泌物。炎症时轻时重,反复发作,逐渐形成皮下溃疡、窦道和瘘管。窦道由一个发展到十余个,许多窦道皮下相通,融合成片,窦道一般围绕肛门达数厘米,瘘口也可达数十余个。病变仅位于皮下,不与直肠、肛隐窝相通,部分局部皮肤形成瘢痕。严重者往往伴有发热、头痛、不适、白细胞升高、食欲不振、淋巴结疼痛肿大、消瘦、贫血、低蛋白血症、内分泌和脂肪代谢紊乱等症状。如长期不愈有恶变的可能。

一、病因病机

中医将本病患处未破时称为"痈",溃破时称为"瘘",属于"蜂窝瘘"或"串臀瘘"范畴。《灵枢·痈疽》曰:"痈者,其皮上薄以泽。此其候也。"又曰:"热盛则肉腐,肉腐则为脓,然不能陷于骨髓,骨髓不为焦枯,五脏不为伤,故命曰痈。"中医认为本病因外感六淫,过食膏粱厚味,内郁湿热火毒,致邪毒壅积皮肤之间,营卫不和,热腐肉烂,化脓成瘘。故《素问·生气通天论》云:"营气不从,逆于肉理,乃生痈疽。"

二、临床表现

发病初期，肛门周围皮肤深层出现痛性结节，类似疖肿，高出皮肤、发红、肿胀、结节破溃，流出脓性液体，破溃口形成瘘口，愈合后形成凹陷性瘢痕。随病情迁延、发展，临近部位可成群出现，而后相邻结节连接成片，皮下形成潜行溃疡且有相互交通的瘘管。

皮肤逐步增厚、色素沉着，呈暗红色，患处瘢痕增多，可见大小不等、不同时期损害的瘘口，部分有脓性分泌物，部分闭合。若脓液流出不畅，可局部积脓，出现肿痛加重及全身感染症状，若感染向深部发展，可穿破直肠肛管而形成肛瘘。本病病程迁延、漫长，严重者出现营养不良、消瘦、贫血，并发内分泌及脂肪代谢紊乱，有报道在极少部分患者晚期可并发鳞癌、上皮样癌。

三、诊断

(1)多发于身体肥胖，皮肤汗腺油性分泌物旺盛，常有痤疮的人群。

(2)肛周皮肤大汗腺毛囊部数个发红脓疱，化脓后流出黏稠有臭味的分泌物。

(3)反复感染逐渐广泛蔓延，形成浅表的皮下窦道和瘘管，瘘管和肛管常无明显关系。

(4)病变部位皮肤呈褐色，皮肤变硬、变厚，部分组织瘢痕化。

(5)病理检查为慢性炎症。

四、鉴别诊断

1.复杂性肛瘘

复杂性肛瘘在临床多见，窦道外口一般为2~5个，窦道条索状与周围组织界限清楚，窦道索条状通入肛门肛隐窝或直肠，多有肛门直肠脓肿病史，中医称之为"肛漏"。而肛周化脓性汗腺炎临床少见，窦道外口多至数十个，广泛蔓延，形成许多浅表的皮下脓肿、窦道及瘘管，窦道与肛门直肠无明显关系，其在大汗腺毛囊部多点感染脓疱。

2.藏毛窦

窦道多见于肛门后方骶尾部，且在许多病例脓性分泌物中可见毛发。中医称之为"潜毛窦"。

3.疖

毛囊性浸润明显，呈圆锥形，破溃后顶部有脓栓，病程短，无固定好发部位。中医称之为"疖"。

4.畸胎瘤

瘘管窦道深，通常有明显脓腔。中医称之为"石瘕"。

五、治法

(一)内治法

1.辨证论治

(1)热毒壅盛证　肛周局部红肿热痛明显，分泌物多，大便结燥，小便短赤，舌质红，苔黄燥，脉洪数。

治法:清热解毒消痈。

方药:仙方活命饮加减。

(2)痰湿互结证　体型肥胖，咳嗽多痰，局部分泌物多而湿烂，舌质淡胖，苔薄白，脉濡。

治法:燥湿祛痰。

方药:二陈汤合三仁汤加减。

(3)心脾两虚证　病情迁延日久,久病体虚,局部皮色晦暗,肉芽不鲜,脓水时多时少,面色苍白,心悸气短,体倦乏力,少气懒言,食欲缺乏,便溏,舌质淡,苔薄白,脉弱细。

治法:补养心脾。

方药:归脾汤加减。

2.中成药

热毒壅盛证可选用龙胆泻肝丸;痰湿互结证可选用二陈平胃散;心脾两虚证可选用归脾丸。

3.西药

起病初期急性损害可使用主要针对金黄色葡萄球菌、化脓性链球菌及其他革兰阴性菌的抗生素治疗,可获得效果。糖皮质激素,如泼尼松 20 mg/d,皮损内注射,疗程 1 周,短期内可能有效。对于抗生素及糖皮质激素治疗均无效的严重化脓性汗腺炎且不能接受手术者,可用醋酸氯羟甲烯孕酮治疗 2～3 个月,损害可消退。Ebling 发现使用异维 A 酸 0.5～1.5 mg/(kg·d),疗程 4～6 个月,25%患者可好转。

(二)外治法

1.熏洗法

西药:0.1%依沙吖啶溶液或 0.5%新霉素溶液清洗患处,2～3 次/天,清洗后外用康复新液或克林霉素。

中药:可用三黄散外洗。

黄连、黄芩、大黄、蛇床子、寒水石、黄丹、白矾、白芷、木香各 10 g。

2.手术治疗

顶端切除及外置术是目前治疗肛周化脓性汗腺炎是最为常用的手术方式,治疗效果较为满意。

适应证:肛周化脓性汗腺炎非手术治疗无效者。

禁忌证:凝血功能障碍,身体条件差,不能耐受手术者。

体位:截石位或侧卧位。

麻醉:腰俞穴麻醉、硬膜外麻醉、全身麻醉。

操作要点:将病变区全部切开,切除瘘管两侧,只留瘘管基底部,以便周围上皮长入。手术时使用尖形弯钳,暴露化脓性汗腺炎瘘管的基底,修剪时必须至正常组织边沿,目的是去除可能因炎症的纤维化反应而使大汗腺管阻塞,防止病变复发,用刮匙刮取肉芽组织,细心检查残留的瘘管基底,任何微小的残留肉芽,都应用细探针仔细探查,有时可发现极微小的瘘管,后再行外置手术,将窦道基底部的边缘和皮肤切口边缘缝合。

其他手术方式如:切开旷置法、瘘管剔除术、高频电刀切除术、切缝引流术、广泛切除植皮术以及在此基础上的改良手术。不同的手术方法的治疗目的都是尽早控制病情,阻止新皮损的出现,防止瘢痕和窦道形成。

(杨爱龙)

第十二节　肛门直肠痛

功能性肛门直肠痛是指慢性或反复发作的肛门直肠痛,病程至少为 6 个月。近 3 个月症状满足以下条件:每次疼痛持续 20 min 以上,并能排除其他病因导致的肛门直肠痛,如缺血、炎性肠病、隐窝炎、肌间胺肿、肛裂、痔瘘、前列腺炎及尾骨痛。在祖国医学虽无该病名,但根据临床症状应属于"大肠胀"的范畴。

近年来,中医药治疗功能性肛门直肠痛的研究总的尚少,但较罗马Ⅲ标准出来以前相对较多,进展相对较快。

一、病因病机

中医认为病位在脾,均因脾胃虚弱则气血流通不畅,气机不畅,导致肛门直肠局部气机阻滞,不通则痛,则出现肛门直肠痛。另有医家认为或由湿热风燥等邪侵袭、七情郁结、劳倦内伤等,可致肛门局部气血郁滞,经络阻塞,不通则痛。

西医学认为此病的病因病理有以下几个方面。

1. 盆底肌功能异常

功能性肛门直肠痛考虑是盆底肌肉处于过度收缩和痉挛的状态所致,即紧张性肌痛;盆底肌过度痉挛收缩一方面引起局部组织缺血、缺氧;另一方面激发中枢神经系统异位的可塑性变化,使之传出信号增多而引起疼痛。盆底肌肉痉挛、张力增高被认为是引起 FARP 的主要原因;肛提肌综合征其疼痛可能与植物神经对痛觉的高敏感性和盆底肌肌张力的升高有关。

2. 精神心理因素

随着医学模式的改变、神经胃肠病学的发展以及对脑-肠轴研究的不断深入,精神心理因素在 FARP 发病过程中的作用不断被重视。Drossmant 提出了生物-心理-社会模式,心理社会因素(生活压力、精神状态、社会支持等)可以直接导致疼痛,也可以通过脑-肠轴引起胃肠生理学改变(动力、感觉等)而出现。躯体化、行为冲动、焦虑等都是引起疼痛的潜在因素。疼痛的发作往往伴随有紧张的生活事件或焦虑。

3. 阴部神经异常

一些学者已经提出,本病是由阴部神经受压而引起的,肛门指检时发现骨盆内有触痛点,该触痛点起自骶孔,与阴部神经的走向一致,且手指刺激该点引起的疼痛可放射致阴部神经支配的区域。

4. 遗传性内括约肌肌病

遗传性内括约肌肌病被认为是引起本病的重要原因。有学者指出有遗传性内括约肌肌病史的家族,每 5 代中至少就有一个家庭成员患有本病,常在 30～50 岁发病,同时还经常伴有便秘。患者肛管静息压上升,腔内超声显示内括约肌肥厚。

5. 其他

功能性肛门直肠痛与术后的并发症也有关,包括经腹直肠切除术、痔外剥内扎术、PPH 手术、硬化剂注射治疗等,以及盆腔脏器脱垂、肠易激综合征(IBS)等有关。

二、分类

根据《国际功能性胃肠疾病(FGIDS)-RomeⅢ标准》进行诊断,功能性肛门直肠痛(functional anorectalpain，FAP)分为慢性肛门痛和痉挛性肛门痛(proctalgia fugax，PF)。两种类型常同时存在,但可根据疼痛持续时间、频率和特征加以区分。其中慢性肛门痛有两种亚型:肛提肌综合征和非特异性功能性肛门直肠痛。

三、临床表现

(一)病史

患者多因情志紧张,有大便困难史。

(二)症状

肛门直肠肌肉痉挛痛,多在夜间突然发生直肠内绞痛或钝痛,持续 5～30 min,肛门部有收缩感,然后自行消退。发作无规律。可间隔数日或数月。指诊有的肛管和耻骨直肠肌痉挛。肛门神经痛,主要是肛门和会阴区的阵发性剧痛、闪痛,女性多见。

(三)辅助检查

1.一般检查

血常规、尿常规、肝肾功能、出凝血时间、心电图、超声波和 X 线检查。

2.肛管压力测定

患者的肛管静息压明显高于正常人。

四、诊断及鉴别诊断

1.慢性肛门痛诊断标准(必须包括以下所有条件)

慢性或复发性肛门直肠疼痛:发作持续至少 20 min;排除导致肛门直肠疼痛的其他原因,如炎症性肠病、肛隐窝炎、肛周脓肿、肛裂、痔、前列腺炎及尾骨痛等。诊断前症状出现至少 6 个月,持续 3 个月。

2.痉挛性肛门痛(必须包括以下所有条件)

反复发生的肛门或直肠下段疼痛;发作持续数秒至数分钟;在发作间期无肛门直肠疼痛。

五、治疗

(一)治疗原则

治疗原发疾病,主要以止痛为主。

(二)辨证论治

1.气滞血瘀证

症状:肛门坠胀疼痛,持续不解或痛如针刺;胸胁胀闷;舌黯红或有瘀斑,脉涩或弦紧。

治法:理气活血,化瘀止痛。

推荐处方:止痛如神汤合剂。秦艽 10 g、桃仁 10 g、皂角刺 10 g、苍术 15 g、防风 10 g、黄柏 10 g、当归 15 g、槟榔 10 g、泽泻 10 g、赤芍 10 g、延胡索 20 g、羌活 10 g、防己 10 g、黄芩 10 g、炙甘草 6 g、酒大黄 6 g。

2.肝脾不调证

症状:肛门坠重;胸胁胀满,精神抑郁,善太息,或有呕吐嗳气,大便失调;舌质淡,苔薄腻。

治法:疏肝解郁,行气健脾。

推荐处方:柴胡疏肝散加减。柴胡 15 g、白芍 10 g、川芎 10 g、枳壳 10 g、陈皮 10 g、香附

10 g、甘草 6 g。

3.湿热下注证

症状:肛门灼痛或有潮湿感;伴大便困难,便时肛门疼痛,或腹部胀满,口干口臭,纳食差;舌苔黄腻,脉滑数或濡数。

治法:清热利湿,调气行血。

推荐处方:龙胆泻肝合剂。龙胆草 6 g、黄芩 9 g、栀子 9 g、猪苓 9 g、车前子 9 g、当归 8 g、生地 20 g、甘草 6 g。

4.中气下陷证

症状:肛门坠胀;体倦乏力,伴有直肠、膀胱或子宫脱垂;舌质淡,苔薄白,脉细弱。

治法:益气健脾,升提固托。

推荐处方:补中益气汤加减。黄芪 20 g、白术 15、陈皮 10 g、升麻 10 g、柴胡 10 g、党参 10 g、当归 10 g、炙甘草 3 g。

5.阴虚火旺证

症状:肛门灼热疼痛;盗汗,少寐,烦躁易怒,腰酸乏力,少腹疼痛,月经不调,或经期疼痛加重;舌质红,脉弦细数。

治法:滋阴清热,镇心安神。

推荐处方:滋水清肝饮加减。生地 20 g、山萸肉 10 g、山药 10 g、丹皮 10 g、泽泻 10 g、茯苓 10 g、柴胡 10 g、栀子 6 g。

(三)中药成药治疗

常用的中成药有血府逐瘀丸、逍遥丸、二妙丸、补中益气丸、知柏地黄丸等。

(四)针灸治疗

(1)主穴第 1 组:气海、关元、足三里、蠡沟、三阴交、百会;第 2 组:中髎、下髎、大肠俞、肾俞、脾俞、腰阳关、大椎。

(2)辨证配穴:气滞血瘀加太冲、血海、次髎;肝脾不调加支沟、合谷、太冲、肝俞;湿热下注加曲池、阴陵泉;中气下陷加灸百会、气海、关元;阴虚火旺加太溪、复溜。精神心理状态异常可加风府、神道、灵台等督脉穴通督调神;失眠宜配印堂、神庭、内关、神门。

(杨爱龙)

第十三节　肛周湿疹

肛周湿疹是一种常见多发的皮肤非感染性疾病,约占肛门疾病的 1/10,是肛肠科的常见病、多发病之一。其病变多局限于肛门口及周围皮肤,也可蔓延至会阴部及外生殖器。临床上以渗出、瘙痒、局部分泌物增多,皮损呈多形性,易复发为特点。由于其病程长,分泌物反复刺激,故肛门及肛门周围皮肤常常变厚,苔藓样变或皲裂。本病任何年龄及性别均可发生。根据发病原因,可分为原发性和继发性肛周湿疹。根据病程长短可分为急性、亚急性、慢性肛周湿疹。中医学称本病为"浸疮""血风疮""风湿疮"等。

一、病因

(一)中医病因病机

中医认为肛周湿疹是由于风、湿、热侵袭人体,邪留肌肤,或血虚肌肤失养,化燥生风而致。常见外邪侵袭,邪留肌腠,湿热下注,伤及体表,或粪尿浸蚀、食积虫扰,或因饮食不节,脾失健运,湿热内蕴而发本病。正如《医宗金鉴·外科心法要诀》中所说:"此证初如粟米,而痒兼痛,破流黄水,浸淫成片,随处可生。由脾胃湿热,外受风邪,相搏而成。"风盛则瘙痒不止,湿盛则糜烂流水,风湿互结,发为风湿疡。如病久反复发作,湿郁化火,耗伤阴液,则使血不濡养肌肤,化燥生风,成为慢性湿疹。

1.湿热下注

本病常因饮食不节,过食辛辣之物,伤及脾胃,脾失健运,湿热内生,复加外感风湿热之邪,下注肛门,留滞于肌肤,内不得通,外不得泄,而致气血不和,营卫不调而致病。

2.血虚风燥

慢性期因病程缠绵,渗液日久,或过饮燥湿、利湿之剂,伤阴耗血,肝失所养,则风从内生,风胜则燥,而出现血虚风燥之证。

(二)西医病因

西医认为肛周湿疹是一种迟发型变态反应性皮肤病,其病因较复杂,目前尚不十分明确。原发性肛周湿疹的病因目前不明,继发性肛周湿疹的发病可能与以下因素有关。

1.体质与遗传

有些患者在环境改变、经过锻炼体质增强后,再接受以往刺激因子,可不再发生湿疹,说明湿疹的发生与体质有密切关系。本病与遗传基因也有一定关系,遗传性过敏体质对致病因子有较正常人为高的敏感性。除湿疹外,还可患其他过敏性疾病,如哮喘、鼻炎等。

2.精神与神经功能障碍

精神紧张、焦虑压抑、忧思惊恐可引起湿疹,或使症状加重。神经系统功能障碍,特别是自主神经失调时,常可诱发湿疹。

3.消化系统功能障碍

胃肠功能紊乱可造成黏膜的分泌物吸收功能失常,使异性蛋白或过敏原进入体内而发生湿疹。胃肠功能失调造成的营养物质缺乏亦是形成湿疹的原因。

4.内分泌紊乱

妇女内分泌紊乱、月经不调;或患糖尿病等也易并发湿疹。

5.外因

(1)某些食物、花粉、皮毛、染料、细菌、日光、寒冷、炎热、干燥、化妆品、肥皂等,都可诱发变态反应而引发湿疹。

(2)局部刺激:痔、脱肛、肛瘘等疾病的分泌物可诱发自体的变态反应,引发湿疹样改变。

6.诱发因素

肥胖、肛周积汗、潮湿、衬裤摩擦、卫生巾刺激都可能诱发湿疹。

二、临床表现

按其病程和皮损情况分为急性、亚急性、慢性三种。

（一）急性湿疹

肛门周围的皮损多呈粟粒样小丘疹、丘疱疹或小水疱，基底部潮红。由于搔抓，致使水疱破溃，可见有小点状渗出和糜烂，并有浆液不断渗出，病变部较重，向周围蔓延，外围可散在丘疹、丘疱疹。若合并感染，可形成脓疱，渗出脓液，结黄绿色或褐色脓痂，还可并发毛囊炎、疖肿。

（二）亚急性湿疹

由急性湿疹炎症减轻、未及时处理、拖延日久而成。特点是皮损以小丘疹、鳞屑和结痂为主，仅有少数丘疱疹和水疱糜烂。

（三）慢性湿疹

由急性或亚急性反复发作日久不愈而成，也有初起即呈慢性者，可见局部皮肤增厚、浸润、色棕红或灰色，表面粗糙，肛缘及肛管可有皲裂，米糠样皮屑及抓破后成为结痂，外周可有散在的丘疹、丘疱疹。慢性湿疹临床表现主要为炎症减轻，局部皮肤增厚、浸润，色棕红或灰色，皮肤表面粗糙，肛管及肛缘有皲裂、鳞屑，抓破后皮肤可呈苔藓样变化。病程较长，可延至数月或数年。

三、诊断及鉴别诊断

（一）病史

询问是否有蛋白质、花粉、皮毛、染料、化妆品、肥皂等接触史，是否患有痔疮、脱肛、肛管上皮缺损、糖尿病等疾病，女性患者是否有月经不调病史，症状是否发展迅速，且反复发作。

（二）诊断

根据病史、皮疹形态及病程，湿疹的诊断一般不困难。湿疹皮损的特点是，皮损为多形性、弥散性、分布对称，急性者有渗出，慢性者有浸润肥厚。病程多不规律，反复发作，瘙痒剧烈。

（三）鉴别诊断

1.肛门瘙痒症

肛门瘙痒症以瘙痒为主要表现，无渗出液，搔抓破后，继发渗出、出血、糜烂。

2.接触性皮炎

患者常有明显的接触刺激物病史，皮疹仅限接触部位，形态单一，水疱大，边界清楚，去除病因后皮炎消退较快，很少复发。

3.肛周神经性皮炎

患者常发瘙痒，后出现扁平丘疹，有苔藓样变，淡褐色，干燥而坚实，病变部位可延至骶尾部、会阴及阴囊。

四、治疗

（一）内治法

1.湿热浸淫证

（1）主症：肛门周围皮肤潮红、水疱、糜烂、渗液，边界弥散，瘙痒剧烈，可伴胸闷纳呆，大便干结，小便黄赤。舌红，苔黄腻，脉滑数。相当于急性湿疹。

（2）治法：清热利湿，凉血疏风。

（3）方药：萆薢渗湿汤加减。

2.脾虚湿蕴证

(1)主症:皮损淡红或色暗,水疱不多,但滋水淋漓,常伴有胃纳不香,面色萎黄,便溏尿少。舌淡,苔白腻,脉滑。相当于亚急性湿疹。

(2)治法:健脾燥湿,养血润肤。

(3)方药:除湿胃苓汤加减。

3.血虚风燥证

(1)主症:皮损肥厚,角化皲裂,或有抓痕、血痂,反复发作,经久不愈,常伴有形体消瘦。舌淡,苔白,脉沉细。

(2)治法:养血疏风,除湿润燥。

(3)方药:四物消风散加减。

4.热毒壅盛证

(1)证候:肛周皮肤红肿,痛不可按,皮损扩大,流脓流水。身热恶寒,头痛乏力。舌红,苔黄厚,脉弦数。

(2)治法:清热解毒。

(3)方药:仙方活命饮加减。

(二)外治法

1.中药外治法

(1)湿敷疗法:大青叶加水煎汤湿敷于患处,适用于各种证候;地榆、马齿苋煎汤湿敷于患处,适用于湿热证候。

(2)熏洗疗法:蛇床子、苦参、明矾、川椒、艾叶煎煮后熏洗坐浴,适用于湿热浸淫证和脾虚湿蕴证肛周湿疹;10%明矾水温热外洗,适用于慢性湿疹肛门瘙痒者。

(3)外敷疗法:番茄汁外敷患处,适用于湿热浸淫证肛周湿疹;湿毒膏涂敷患处,适用于脾虚湿蕴证肛周湿疹;五倍子散涂敷患处,适用于血虚风燥证肛周湿疹。

2.针灸治疗

(1)针刺法:针刺三阴交、血海、会阴,脾虚配足三里,瘙痒剧烈者配太溪、长强,采用平补平泻针法。

(2)艾灸法:适用于慢性湿疹,将艾叶放在皮损的四周,每隔1.5 cm放1炷,顺次点燃,可止痒。

(蔡 用)

第十四节 肛门失禁

肛门失禁俗称大便失禁,是指因各种原因导致的肛门自主控制出现障碍,不能随意控制大便和排气,为多种复杂因素参与而引起的一种临床症状。临床上发病率不高,但能够造成身体和精神上的痛苦,对日常的生活和工作影响十分严重。

中医学称本病为"大便失禁""遗矢"或"大便滑脱",一般认为本病的主因是"虚"和"失治",与人体内的阴阳、脏腑、气血、情志因素等息息相关。

一、病因病机

中医学认为,肛门失禁主要的病因在于"虚"和"失治"。《诸病源候论·大便失禁候》提到:"大便失禁者,由大肠与肛门虚冷滑故也。肛门,大肠之候也,俱主行糟粕,虚弱冷滑,气不能温制,故使大便失禁。"另外,也有主张肛门失禁是由于"气血亏耗,中气不足,气虚下陷"所致,使肛门不能正常收摄,或因外伤导致肛门括约肌损伤。

二、临床表现

(一)病史

发病缓慢,以中老年患者居多,多伴有肛门直肠部疾病,或有肛门直肠手术史。

(二)症状

1.肛门完全失禁

症状严重,不能随意控制排便,排便无次数,肠蠕动时,粪便即由肛门排出,咳嗽、下蹲、走路、睡觉都可有粪便或肠液流出,污染衣裤和被褥,肛门周围潮湿、糜烂、瘙痒,或肛门皮肤呈湿疹样改变。

2.肛门不完全失禁

粪干时无失禁现象,粪稀时则不能控制。

3.肛门感觉性失禁

不流出大量粪便,而是粪便稀时,在排便前动作稍慢或不自觉有少量粪便溢出,污染衣裤,腹泻时更为显著,常有黏液刺激皮肤。

(三)体征

1.完全性失禁

常见肛门周围潮湿、糜烂、瘙痒、肛门常张开呈圆形,或肛门畸形,可见缺损,直肠内排泄物由肛门流出。指检时,可见括约肌松弛,无收缩力或仅有轻微收缩力。

2.不完全性失禁

肛门闭合不紧,括约肌收缩减弱。

3.感觉性失禁

肛管直肠环和括约肌无异常,肛管无皮肤,由黏膜覆盖,或可见黏膜外翻,经肛门括约肌功能测验,平均收缩力低于 20kPa(150 mmHg)。

三、检查

(一)内镜检查

直肠镜检查可观察肛管部有无畸形、肛管皮肤黏膜状态、肛门闭合情况。纤维肠镜检查可观察有无结肠炎、CD、息肉、癌肿等疾病。可用硬管结肠镜观察有无完全性直肠脱垂。

(二)排粪造影检查

排粪造影检查可测定肛管括约肌、肛管、直肠部形态解剖结构,动力学功能状态的 X 线钡剂检查可观察有无失禁及其严重程度,不随意漏出大量钡剂是失禁的标志。

(三)肌电图测定

肌电图测定可测定括约肌功能范围,确定骨骼肌、平滑肌及其神经损伤及恢复程度。

(四)肛管超声检查

近年来应用肛管超声检查,能清晰地显示出肛管直肠黏膜下层、肛门内括约肌、肛门外括约肌及其周围组织结构,可协助诊断肛门失禁,观察有无括约肌受损。

(五)肛门直肠测压

肛门直肠测压对评估肛门直肠的生理反射、感觉功能、节制功能、内外括约肌功能等有重要价值,包括肛门直肠测压和高分辨肛门直肠三维测压。主要指标包括:肛管静息压降低提示内括约肌损伤,肛管最大收缩压降低提示肛门外括约肌功能受损。肛管长度可以由测量这些压力时间的间隔来确定。肛管长度缩短可反映肌肉损伤情况。

四、诊断及鉴别诊断

(一)诊断

1.症状

患者不能随意控制排出粪便和气体,会阴部经常潮湿,污染内裤。

2.查体

肛门视诊可见皮肤瘢痕、肛门畸形、皮肤缺损、肛门部粪便污染、肛周皮疹、糜烂、溃疡、用力时见直肠黏膜和内痔脱出。肛门指诊可判断失禁的状态,收缩能力,松弛程度,有无内脱、外翻等。

(二)鉴别诊断

1.结肠炎

结肠炎起病多缓慢,病情轻重不一,主要临床表现腹泻、腹痛、黏液便及脓血便、里急后重,甚则大便秘结、数日内不能通大便,常伴有消瘦乏力等,多反复发作。腹痛一般多为隐痛或绞痛,常位于左下腹或小腹。其他表现有食欲缺乏、腹胀、恶心、呕吐及肝大等;左下腹可有压痛,有时能触及痉挛的结肠。常见的全身症状有发热、贫血等。有少部分患者在慢性的病程中,病情突然恶化或初次发病就呈暴发性,表现严重腹泻,每日 10~30 次,排出含血、脓、黏液的粪便,并有高热、呕吐、心动过速、衰竭、脱水、电解质紊乱、神志不清甚至结肠穿孔,不及时治疗可能造成死亡。

2.直肠炎

直肠炎轻者仅黏膜发炎,重者炎症累及黏膜下层、肌层,甚至直肠周围组织。有时只是一部分直肠黏膜受累,有时直肠黏膜全部发炎,也可累及结肠部分黏膜都有炎症。直肠炎常见于体质虚弱抵抗力低下,心、肺、肝、胃肠道疾病,呼吸道感染,传染病后,大便秘结,腹泻,痔,肛管直肠脱垂,肛瘘,息肉病,肛门直肠狭窄,直肠肿瘤,直肠损伤,直肠异物等,都可使直肠发炎,严重的需立刻到医院进行手术治疗。另外一些因素如饮食不慎,如过度饮酒、过食刺激性强的食物等,不适当的长期服用泻药,肛门内腐蚀性药物过多,细菌感染均可引起直肠炎。

3.肛瘘

肛瘘又称"肛门直肠瘘",大部分肛瘘由肛门直肠脓肿破溃或切开排脓后形成。脓肿逐渐缩小,但肠内容物仍不断进入脓腔,在愈合缩小的过程中,常形成迂曲的腔道,引流不畅,不易愈合,日久腔道周围有许多瘢痕组织,形成慢性感染性管道。中医称本病为"悬痈""坐马痈""脏毒"等,多由肛门直肠周围脓肿破裂,经久不愈而形成的肛门周围的肉芽肿性管道。多发于20~40 岁男性。肛瘘一般由原发性内口、瘘管和继发性外口组成。内口大多位于齿状线附近,多为 1 个;外口位于肛门周围皮肤上,可为 1 个或多个。肛瘘是常见的肛门疾病。肛管直肠瘘主要侵犯肛管,很少涉及直肠,故常称为肛瘘,中医也称之为"肛漏"。发病率仅次于痔,多见于男性青壮年,可能与男性的性激素靶器官之一的皮脂腺分泌旺盛有关。

五、并发症

肛门失禁患者最常见的并发症是会阴部、骶尾部、肛周皮肤炎症,部分患者还可导致逆行性尿路感染或阴道炎及皮肤红肿、溃烂。这是因为粪便对皮肤黏膜产生刺激,使会阴部皮肤经常处于潮湿和代谢产物侵袭的状态,加上皮肤间的摩擦,形成皮肤红肿、溃烂。

六、治疗

(一)内治

1. 辨证论治

(1)气虚下陷证。

证候:年老体弱,懒言少语,神疲乏力,便次频数,肛门重坠。舌淡,苔薄白,脉细无力。

治法:补中益气,升陷固脱。

主方:补中益气汤(《内外伤辨惑论》)加减。

常用药:黄芪、党参、白术、陈皮、升麻、柴胡、当归、甘草。

(2)湿热下注证。

证候:腹胀腹痛,暴注下泻,里急后重,排便不爽,肛门灼热,身热口渴,尿短黄。舌红,苔黄腻,脉滑数。

治法:清热除湿缓急。

主方:芍药甘草汤(《伤寒论》)加减。

常用药:芍药、甘草、黄连。

(3)脾肾亏虚证。

证候:排便排气控制难;纳呆,头昏耳鸣,腰膝酸软;舌淡,苔薄白,脉细无力。

治法:健脾温肾,补气升提。

方药:金匮肾气汤合补中益气汤加减。

2. 中成药治疗

常用的有补中益气丸、金匮肾气丸等。

(二)外治

适用于各种类型的大便失禁导致的肛门疼痛不适、潮湿等。

1. 熏洗法

该治疗具有活血止痛、收敛消肿等作用,常用的方剂有五倍子汤、苦参汤、止痛如神汤等。以药物加水煮沸,先熏后洗。

2. 敷药法

该法有消肿止痛、收敛祛腐生肌作用,常用药有消痔膏、九华膏等。

3. 塞药法

该法是将药物制成各种栓剂塞入肛内,依靠体温将其融化,直接敷于肛门直肠皮肤黏膜,起到清热消肿、止痛止血作用。常用药有痔疮栓、太宁栓等。

4.按摩疗法

按摩两侧臀大肌、提肛穴和长强穴等。早晚各做提肛运动 1 次,每次 30 min。另外,可针刺八髎、腰俞、白环俞、承山、百会等穴。

5.生物反馈和盆底肌训练

通过专业医师辅助,训练患者感受生理刺激作用更好地发挥肛门括约肌的功能,建立起良好的排便反射,改善排便不适的过程。生物反馈治疗非创伤性、痛苦小、不受患者年龄等因素影响,疗效确切,复发率低。

6.针灸治疗

主穴:提肛、长强;配穴:肾俞、命门、百会、足三里、三阴交、关元;艾灸:取上述穴位,点燃艾条,艾火距皮肤约 3 cm,灸 10～20 min,以灸至皮肤温热红晕,而又不致烧伤皮肤为度。

(蔡 用)

第十五节 肛门瘙痒症

肛门瘙痒症(PA)是发生于肛门或生殖器部位的一种局限性瘙痒症,属于神经机能障碍性皮肤病。本病多见于中年男性,但女性也可发病。另外,患蛲虫病的儿童也可罹患。瘙痒一般只限于肛门周围,有的可蔓延到会阴、外阴或阴囊后方。因经常搔抓,可使肛门周围皮肤皱褶肥厚,可有辐射状皲裂、浸渍、湿疹样变、苔藓样变或感染等继发性损害。

根据病因,本病可分为原发性瘙痒和继发性瘙痒。原发性瘙痒不伴有原发性皮肤损害,以瘙痒为主要症状。继发性瘙痒症发生于原发性疾病和各种皮肤病,伴有明显的特异性皮肤损害和原发病变,瘙痒仅仅是原发疾病的一个症状。如痔疮、肛瘘、肛周湿疹、神经性皮炎、脂溢性皮炎、疥疮、股癣、肛管直肠肿瘤、蛲虫等引起的瘙痒,均属此类。肛门瘙痒症在中医中属于"风瘙痒""肛门痒""阴痒""痒风"的范畴。

一、病因病机

中医学认为本病的发生因风湿热邪长期蕴结于肛门,使之气血运行失畅,经脉阻滞而发为淤血,淤血阻络,血脉不荣,肌肤失养而发瘙痒。

(一)风热侵袭

外感风邪,或风热相聚,风湿挟热,留滞于营卫之间,腠理皮肤之中,结而不散,则发痒出疹,而成瘙痒之证。

(二)血虚生风

皮肤腠理需气血营养,血虚不能充养皮肤腠理,生风生燥则瘙痒。

(三)湿热下注

因饮食不当,过食辛辣肥甘,积湿生热,下注肛门,阻塞肛门周围皮肤经络而产生瘙痒。

二、临床表现

本病主要以瘙痒为主要临床表现,同时可伴有不同程度的疼痛、潮湿及排便不尽感。患者常因湿润、衣裤摩擦等诱因引起肛门局限性瘙痒发作。夜间安静时，或就寝时瘙痒加剧，呈阵发性，有烧灼感、蚁爬感。持续时间较长，影响睡眠，可造成神经衰弱。患处常因搔抓而破溃、糜烂、出血，有结痂、色素沉着或色素脱失，皮肤肥厚以致肛周皮肤苔藓样变。瘙痒常蔓延至会阴、外阴及阴囊。

三、诊断

根据典型的肛门瘙痒史，结合临床症状、体征，对本病不难诊断，但要明确病因则比较困难。

一般肛门局部有原发病变为继发性瘙痒症，否则为原发性瘙痒症。此外，还应进行全身体检，有针对性地做必要的实验室检查，如血、尿、大便常规，肝、肾功能，尿糖、血糖、糖耐量试验及组织病理和涂片等检查。

四、鉴别诊断

1.肛周湿疹

有急性发作史，表现为丘疹、水疱、渗液等多形损害，有强烈渗出倾向。湿疹常发有丘疹、红斑、渗出、糜烂，以后继发瘙痒。

2.肛周神经性皮炎

有明显的接触刺激物病史，消除病因后较少复发。

3.老年性瘙痒症

常见于60岁以上老年人，瘙痒以躯干四肢为主，亦可波及会阴部及肛门，长期搔抓后皮肤可发生湿疹样改变。可能与年老皮肤萎缩、干燥和变性有关。

五、治疗

（一）中医辨证论治

1.风热侵袭证

（1）主症：肛门瘙痒伴灼热感，遇冷或遇热痒更甚，口舌干苦，心烦易怒，大便秘结，小便短赤，肛门周围皮肤不潮湿，皮损不明显，瘙痒易作易休。舌尖红，苔薄黄或薄白，脉数略浮。

（2）治法：清热凉血，疏风止痒。

（3）方药：凉血消风散加减。

2.血虚生风证

（1）主症：肛门部瘙痒不分昼夜，或痒呈蚁行感，局部皮肤干燥无光泽及弹性，可蔓延至前阴。面色苍白，五心烦热，心悸失眠。舌淡，苔薄，脉细数。

（2）治法：养血润燥，祛风止痒。

（3）方药：当归饮子加减。

3.湿热下注证

（1）主症：肛门皮肤瘙痒，伴有渗出、潮湿，蔓延至会阴部、阴囊，局部皮肤常有破溃及出血，时轻时重，肛门周围皮肤粗糙，皱褶增厚，分泌物较多，可伴有口渴喜饮，胃食欲缺乏，大便秘结。舌红，苔黄，脉弦滑。

（2）治法：清热利湿，祛风止痒。

（3）方药：龙胆泻肝汤加减。

（二）中医外治

1.搽药敷药法

九华粉洗剂涂抹患处,适用于风热、湿热证。

2.熏洗疗法

可用止痒熏洗汤熏洗坐浴(苦参蛇床子、地肤子、白鲜皮、川椒、黄柏)。

（三）针灸治疗

梅花针点刺肛门周围皮肤,可有立即止痒的效果。针刺长强、大椎、肺俞、血海、三阴交等穴位,采用强刺激手法,有消炎止痒的作用。

（四）穴位治疗

1.穴位注射

丹参注射液 2 mL 与维生素 B_{12} 注射液 50 mg 混合在长强穴处行穴位注射,每周 2 次,6 次为 1 个疗程。

2.穴位埋线

3 号或 4 号铬制羊肠线 2.5 cm,酒精浸泡 30 min,患者取侧卧位,取长强穴,局部消毒及麻醉,将装有羊肠线的穿刺针在长强穴紧靠尾骨前面,刺入 4 cm,待局部有明显的酸胀感时即可推入羊肠线,退出穿刺针,敷料覆盖。穴位埋线简单易行,止痒止痛效果良好,且疗效持久。

（五）手术疗法

自发瘙痒经过上述治疗后不见好转或多次复发者可用手术治疗。手术方法有除去肛门部皮肤神经支配和切除肛门部皮肤两种。

（蔡　用）

第十六节　肛门尖锐湿疣

肛门尖锐湿疣(CA),又称肛门生殖器疣,性病疣,是由人类乳头瘤病毒(HPV)引起的性传播疾病。好发于青壮年,主要通过性接触传播,也可通过非性接触传播。引起肛门尖锐湿疣常见的 HPV 有 30 多种类型,90％以上的尖锐湿疣是由 HPV6 型及 HPV11 型引起。HPV 侵入肛周皮肤及直肠黏膜后,在侵入部位引起增生性病变,早期表现为小丘疹,以后呈乳头状、菜花状、花冠状损害。本病尚无特效疗法,有复发趋势,与癌症有一定关系。尖锐湿疣在中医中属于"瘙瘊""臊疣"的范畴。

一、病因病机

其病名首见于《灵枢·经脉第十》:"手太阳之别……实则节弛肘废;虚则生疣,小者如指痂疥"。隋·巢元方《诸病源候论》认为,疣是"风邪搏于肌肉而变生也"。并认为病因是风邪客于肌肉所致。《外科证治全书》指出:"疣初起如豆,如花之……系肝虚血燥,治以滋水以生肝血,润风燥以荣筋,归芍地黄加牛膝、川芎主之"。《薛氏医案》曰:"疣属肝胆少阳经,风热血燥,或怒动肝火,或肝客淫气所致。"指出了疣辨证论治,病位主要责之于肝,病因主要为风热湿毒下聚,并提出了具体治疗方法。

二、临床表现

尖锐湿疣潜伏期一般为 1～8 个月,平均为 3 个月,80％以上患者为 20～40 岁。肛门尖锐湿疣多见于肛周、肛管、直肠。尤以同性恋男性患者多见,偶见于腋窝、脐窝、脚趾间、口腔、乳房等部位。典型尖锐湿疣初期皮损表现为单个或散在分布的淡红、暗红色小丘疹,质软,而后丘疹逐渐增多,范围变广,向外蔓延,疣体增生呈乳头状、菜花状、鸡冠状或蕈样型;疣体表面潮湿,呈白色、淡红色或污灰色。患者出现患处潮湿、瘙痒、异物感及性交疼痛;若疣体继续增大,可因局部摩擦而出现糜烂、渗液、破溃乃至感染。直肠内尖锐湿疣者常有肛门下坠,便时疣体脱出及便不尽感。妊娠期妇女病情发展较快,疣体生长多而快,治疗较为困难且易复发。少数患者因疣体生长过快而形成巨大型尖锐湿疣,疣体呈疣状或菜花状,可伴有感染、坏死,外形类似肿瘤,组织病理学可鉴别。HPV 亚临床感染及潜伏感染者常无不适症状,肉眼也无疣体可见,仅实验室检查有 HPV 感染,醋酸白试验及配合放大镜或阴道镜检查可提高检出率。

三、辅助检查

尖锐湿疣检测方法主要有以下几种方式:

1. 醋酸白试验

用棉签将 5％醋酸溶液涂于皮损上,5 min 后观察可发现 HPV 感染部位出现均匀一致的白色改变,界限清楚,该方法特异性不高。

2. 细胞学检查

用宫颈或阴道疣体组织涂片,巴氏染色,可见空泡化细胞及角化不良细胞同时存在,有诊断价值。

3. 组织病理学检查

典型表现为表皮乳头瘤样增生伴角化不全,棘层肥厚和颗粒层、棘层上部细胞有明显空泡形或核周围有透亮的晕(凹空细胞),胞质着色淡,为特征性改变;真皮浅层毛细血管扩张,周围常有炎性细胞浸润。

4. 聚合酶链反应(PCR)

PCR 是目前 HPV 一种有效的检查方式,敏感性高,方法简单快捷,临床使用广泛。另外,还有免疫学检查及核酸杂交试验,前者因敏感性不高,后者因操作复杂、受检查条件要求所限而应用率不高。

四、诊断

尖锐湿疣诊断的主要依据病史(性接触史,配偶感染史或间接接触史等)、典型临床表现和实验室检查结果(醋酸白试验、组织病理学检查)进行诊断。

五、鉴别诊断

肛门尖锐湿疣应和生殖器部位的其他皮肤病、增生性性病及生理性变异疾病鉴别。

六、治疗

肛门尖锐湿疣的治疗原则为去除疣体、消灭病毒、提高免疫、减少复发。肛门尖锐湿疣的治疗方式多种多样,主要分药物治疗、物理治疗及手术治疗三大类。在治疗方案选择上,一般对于疣体较小或疣体数目少者,可用局部药物治疗;疣体较大或数目较多者,多用物理方式治疗；无论局部药物治疗还是物理治疗，均应辅助免疫治疗，以减少复发。

（一）辨证论治

尖锐湿疣主要是疫毒湿热邪气下注。尖锐湿疣以全身辨证为主，局部辨证为辅。辨证以全身症状、疣体的性状、舌象与脉象为主要依据。临床常将尖锐湿疣分为湿毒下注证、正虚毒蕴证二型。

1. 湿毒下注证

证候：外生殖器或肛门等处出现疣状赘生物，色灰或褐色或淡红，质软，表面秽浊潮湿，触之易于出血，气味恶臭；小便黄；舌苔黄腻，脉滑或弦数。

治法：清热解毒利湿化浊。

主方：萆薢化毒汤（《疡科心得集》）加减。

常用药：萆薢、归尾、丹皮、牛膝、防己、木瓜、薏苡仁、秦艽、黄柏、大青叶、土茯苓等。

2. 正虚毒蕴证

证候：外生殖器或肛门等处出现疣状赘生物，反复发作，难以根治，体弱，肢体倦怠，声音低弱，大便溏，小便清长，或女性白带多清稀。舌苔白，舌质淡胖，脉细弱。

治法：健脾扶正，化湿解毒。

主方：参苓白术散（《太平惠民和剂局方》）加减。

常用药：人参、白术、白茯苓、桔梗、莲米、薏苡仁、淮山药、扁豆、甘草、苦参、萆薢、大青叶、土茯苓、马齿苋等。

（二）中成药

根据不同的证型选用不同的中成药。

湿毒下注证，予以清热解毒利湿，可选用三妙丸、四妙丸。

正虚毒蕴证，健脾扶正，化湿解毒，可选用四妙丸合用资生丸或参苓白术丸。

（三）外治法

1. 熏洗法

选用虎杖、大黄、板蓝根、山豆根、龙胆草、香附各 30 g；或用白矾、皂矾各 120 g，侧柏叶、生薏苡仁、儿茶。煎水趁热熏，待温度适宜洗浴疣体，每日 1～2 次。

2. 其他

（1）点涂法：用中药鸦胆子仁捣烂涂外敷或用鸦胆子油点涂疣体包扎，3～5 d 换药 1 次，注意保护正常皮肤，适用于小疣体。

（2）火针：局麻下用火针从疣体顶部直刺至基底部，视疣体大小每个疣体 1～3 次至脱落。

（3）注射：用 1∶1 氟尿嘧啶注射液直接注射于疣体，使疣体硬化坏死脱落。干扰素疣体基底部注射，每周 3 次，共 4～12 周有一定疗效。

3. 敷药法

（1）5％足叶草毒素酊：先用凡士林或抗生素乳膏涂于疣体周围正常皮肤，再用无菌棉签蘸取本品涂于疣体表面。2 次/日，3 d 为一个疗程，间隔 4 d，若仍有少许残留疣体，可再使用 1 疗程。本品有致畸作用，孕妇禁用。

（2）5％咪喹莫特霜：每周 3 次，每次用药后 6～10 h 洗去，连用 16 周，该药疗效可，不良反应较小，患者可自行涂药。

（3）50％三氯醋酸溶液：直接涂于疣体上，1 次/日，用 1～2 次，若需重复用药需间隔 1 周。

使用时注意保护正常组织黏膜。

(4)5％氟尿嘧啶乳膏：通过抑制 DNA 及 RNA 的合成达到治疗目的，同时有免疫刺激作用，涂于患处，1～2 次/日，孕妇禁用。

(四)手术治疗

手术治疗主要用于疣体较大者，使用高频电刀完整切除疣体基底部，范围达正常皮肤0.2 cm处，深度达真皮层，对于单个疣体可行电烧灼，使其碳化。对于疣体过大不能一次性完整切除者，可分次切除。近期还有报道使用吻合器对肛内齿状线上感染的尖锐湿疣，或尖锐湿疣与痔混合在一起的患者行吻合切闭术。手术治疗术后需每日换药(参见熏洗、敷药法)，使用微波等治疗减少疼痛、水肿不良反应。

（蔡　用）

第六章 泌尿外科疾病

第一节 肾结石

肾结石是由尿中的一些成分在肾脏内形成的结石,从而导致患者出现一系列以泌尿系症状为主的疾病。

一、病因

肾结石的形成原因非常复杂,包括4个层面的因素:外界环境、个体因素、泌尿系统因素以及尿液的成石因素。外界环境包括自然环境和社会环境,流行病学中提到的气候和地理位置属于自然环境因素,而社会经济水平、饮食文化、职业属于社会因素范畴。个体因素包括种族、遗传疾病、代谢性疾病、肥胖、饮食习惯和服用药物等。泌尿系统因素包括损伤、泌尿系统梗阻、感染、异物等。上述因素最终都导致尿液中钙、草酸、磷酸、尿酸、胱氨酸、尿铵、碳酸盐等成分过饱、抑制因素的降低、滞留因素和促进因素的增加等机制,造成晶体析出、聚集生长,最终导致肾结石的形成。

二、临床表现

(一)症状

肾结石的临床表现具有多样性。腰痛和血尿是常见的典型症状。有些患者可以没有任何症状。部分患者可以排出结石。此外,有些患者以发热、无尿、肾积水、肾功能不全等表现而就诊。

1. 腰痛

40%~50%的肾结石患者有腰痛症状,发生的原因是结石造成肾盂梗阻。通常表现为腰部的酸胀、钝痛。如肾结石移动造成肾盂输尿管连接部或输尿管急性梗阻,肾盂内压力突然升高,可造成肾绞痛。肾绞痛是肾、输尿管结石的典型症状,常在运动后或夜间突然发作。表现为突然发作的脊肋角、腰部和腹部的刀割样剧痛,常伴有同侧下腹部、腹股沟、股内侧放射痛,男性患者还可伴有同侧睾丸痛和阴茎痛,女性患者放射至同侧阴唇。发作时,患者面色苍白、表情痛苦、坐卧不宁、辗转反侧,可以出现出冷汗、恶心、呕吐、低热等症状,同时可伴有排尿困难、尿量减少,甚至脉搏细速、血压下降。

肾绞痛发作时间不一,可以持续数分钟甚至数小时,经解痉镇痛对症治疗可缓解,也可以自行缓解。肾绞痛发作可呈间歇性,发作间期症状轻微,也可以毫无症状。部分患者疼痛呈持续性,伴阵发性加重。患者既往常有类似发作病史。

2. 血尿

血尿是肾结石的另一常见临床表现,约80%的患者可出现血尿,但大多数患者只表现为镜下血尿,其中只有10%左右的患者表现为全程肉眼血尿。血尿常在腰痛后发生。部分患者可以只表现为无痛性全程肉眼血尿,需要与泌尿系统肿瘤等其他疾病进行鉴别诊断。肾绞痛和镜下血尿是肾、输尿管结石的典型表现。

3.发热

感染性结石或其他成分肾结石合并感染时可以导致腰痛、发热。部分患者可表现为间断发热。由于肾结石可以造成梗阻,感染不容易控制,严重时可造成败血症,出现高热、寒战、感染中毒性休克。出现发热症状时,需要引起高度重视,及早进行抗感染、引流尿液处理,以预防全身严重感染的发生。

4.无尿和急性肾功能不全

双侧肾结石、功能性或解剖性孤立肾结石阻塞造成尿路急性完全性梗阻,可以出现无尿和急性肾后性肾功能不全的表现,如水肿、恶心、呕吐、食欲减退等。有些患者可不伴其他肾结石症状,可以急性肾功能不全就诊内科,行血液透析治疗。对于这些患者,应明确是不是结石梗阻所致,一旦确诊,需紧急处理,引流尿液。

5.肾积水和慢性肾功能不全

单侧肾结石造成的慢性梗阻常不引起症状,长期慢性梗阻的结果可能造成患侧肾积水、肾实质萎缩。孤立肾或双侧病变严重时可发展为尿毒症,出现贫血、水肿、恶心等相应临床表现。

6.排出结石

肾结石患者尿中可排出结石。排石常在肾绞痛发作后出现,也可以不伴有任何痛苦。对于肾绞痛患者,应嘱其收集尿液,以发现可能排出的结石。结石经尿道排出时,常伴尿道刺痛、尿流短暂受阻等表现。尿中排出结石,可以明确尿路结石的诊断。收集排出的结石,进行结石成分分析,以发现可能的代谢因素,指导肾结石的治疗和预防。

7.无症状

部分肾盏结石、肾盏憩室结石和鹿角形肾结石,患者可以没有任何临床症状。这些患者在常规体检或其他系统疾病就诊时偶然发现。应当注意,无症状并不意味着患者的肾功能正常。

(二)体征

对于肾结石患者应进行全面体格检查。结石造成梗阻时,典型体征是肾区叩击痛。肾绞痛发作时,临床表现为"症状重、体征轻"。

除了发现肾区明显叩击痛,常无腹部和脊肋角压痛,也没有明显的腹肌紧张。肾结石慢性梗阻引起肾积水时,可于腹部触及包块。肾功能不全时,可出现贫血貌和水肿。痛风患者可于足部发现痛风结节。

三、诊断

(一)诊断思路

通过诊断需要明确是否存在肾结石、是否合并肾积水、是否合并尿路感染、是否合并尿路畸形以及既往治疗等情况。这些因素都在肾结石的治疗和预防方法选择中起重要作用。

(二)病史与体格检查

对于所有怀疑尿路结石诊断者,都应当全面采集病史,包括家族史、个人史和既往结石症状的发作和治疗等。25%的肾结石患者存在结石家族史。了解患者的居住和工作环境、饮食习惯、水摄入量以及是否存在痛风、甲状旁腺功能亢进、远端肾小管性酸中毒、长期卧床、结节病、维生素 D 中毒、皮质醇增多或肾上腺功能不全、甲状腺功能亢进或低下、急性肾小管坏死恢复期、多发性骨髓瘤等各种代谢性疾病。既往结石发作情况、排石情况、治疗方法及结局、结石成分分析结果等。

(三)影像学检查

诊断肾结石主要依靠 B 超、泌尿系统 X 线片(plain film of kidneys ureters and bladder, KUB)及静脉尿路造影(introvenous urography, IVU)和腹部 CT 等影像学检查。磁共振、逆行造影、顺行造影和放射性同位素检查在肾结石及其相关诊断中也有一定的作用。

通过上述影像学检查,不但要明确是否存在肾结石,还要明确结石的数目、位置、大小、形态、可能的成分。同时需要对整个尿路做出评价,了解分肾功能、肾积水情况,是否合并尿路畸形,是否合并尿路肿瘤等情况。除了肾结石的诊断,还应当明确尿路其他部位是否存在结石。

(四)实验室检查

通过尿液、血液和结石分析等实验室检查,可以明确与肾结石发生有关的代谢性因素,对于结石的预防起重要的指导作用。另外,通过实验室检查了解患者的肾功能,是否合并感染,凝血功能等,影响结石治疗的因素。

四、治疗

(一)治疗原则

(1)肾结石治疗的总体原则是解除痛苦、解除梗阻、保护肾功能、有效去除结石、治疗病因、预防复发。

(2)保护肾功能是结石治疗的中心。

(3)具体的治疗方法需要个体化,根据患者的具体情况选择适宜的治疗方法。

肾结石的治疗主要包括以下内容:严重梗阻的紧急处理,肾绞痛的处理,合理有效去除结石,病因治疗等方面。

(二)排石治疗

去除肾结石的方法包括排石、溶石、体外冲击波碎石(extracorporeal shock-wave lithotripsy,ESWL)、输尿管镜碎石、经皮肾镜取石(percutaneous nehprolithotripsy,PCNL)、腹腔镜或开放手术取石等方法。

20 年来,由于各种微创方法的不断发展和推广,体外冲击波碎石 ESWL、输尿管镜碎石、经皮肾镜取石 PCNL 等技术的应用越来越普及,大多数肾结石可以通过上述微创方法得到有效治疗。传统的开放手术在肾结石的治疗中应用已逐步减少,但对那些需要同时解决解剖异常的结石患者,仍为一种有效治疗。具体采用何种方法治疗肾结石,主要取决于结石的大小、位置、数目、形态、成分。对于某位患者来说,应选择损伤相对更小、并发症发生率更低的治疗方式。此外,还要考虑肾功能,是否合并肾积水,是否合并尿路畸形,是否合并尿路感染,可能的病因,患者的身体状况以及既往治疗等情况。

<6 mm 的肾结石可以采用排石治疗。尿酸结石和胱氨酸结石可以采用或配合溶石治疗。>7 mm 结石采用积极方法去除结石,包括体外冲击波碎石 ESWL、输尿管镜碎石、经皮肾镜取石 PCNL、手术取石等。

1.排石

治疗的适应证为肾结石直径<6 mm,未导致尿路梗阻或感染,疼痛症状可以得到有效控制。<4 mm 的结石自然排石率为 80%,再辅以排石药物,可进一步提高排石率。>7 mm 的结石自然排石率很低。

排石治疗的措施有：①每日饮水 3 000 mL 以上，保持 24 h 尿量 2 000 mL，且饮水量应 24 h内均匀分配；②服用上述非甾体类药物或 α 受体阻滞药，或钙离子拮抗药；③服用利湿通淋的中药，主要药物为车前子。常用成药有排石颗粒、尿石通等；常用的方剂如八正散、三金排石汤和四逆散等；④辅助针灸疗法，常用穴位有肾俞、中脘、京门、三阴交和足三里等。

较小肾盏结石可长期滞留，无临床表现。应严密观察，定期复查。如果结石增大或引起严重症状或造成肾积水或肾盏扩张、继发感染时，应行其他外科治疗。

2. 溶石

溶石治疗是通过化学的方法溶解结石或结石碎片，以达到完全清除结石的目的，是一种有效的辅助治疗方式，常作为体外冲击波碎石、经皮肾镜取石、输尿管镜碎石及开放手术取石后的辅助治疗。主要用于尿酸结石和胱氨酸结石的治疗。溶石手段包括口服药物、增加尿量、经肾造瘘管注入药物等。其他结石也可尝试溶石治疗。

3. 体外冲击波碎石（ESWL）

20 世纪 80 年代初体外冲击波碎石的出现，为肾结石的治疗带来了革命性变化。其原理是将液电、压电、超声或电磁波等能量，会聚到一个焦点上，打击结石，实现不开刀治疗肾结石。

（1）ESWL 的适应证：>7 mm 的肾结石。对于 7～20 mm 大小的各种成分的肾结石，并且不合并肾积水和感染者，ESWL 是一线治疗。对于>20 mm 的肾结石，ESWL 虽然也能够成功碎石，但存在治疗次数多、时间长、排石问题多等缺点，采用 PCNL 能够更快、更有效地碎石。ESWL 可与 PCNL 联合应用于较大肾结石。

（2）ESWL 的禁忌证包括：孕妇、未纠正的出血性疾病、未控制的尿路感染、结石远端存在尿路梗阻、高危患者（如心力衰竭和严重心律失常）、严重肥胖或骨骼畸形、腹主动脉瘤或肾动脉瘤、泌尿系活动性结核等。

（3）治疗过程和复查：现代碎石机都采用干式碎石方式，患者平卧在碎石机上碎石。对于痛觉敏感或精神紧张者，可给予静脉镇痛药物。儿童患者，可给予全身麻醉。碎石后患者可出现血尿，可给予排石药物进行辅助。应收集尿液中的结石，进行结石成分分析。患者停止排石 2～3 d 复查 KUB，以观察碎石效果，严密观察是否形成输尿管石街。残余结石较大者，可再次行 ESWL。残余结石较小者，应进行跟踪随访。

（4）ESWL 治疗次数和治疗时间间隔：ESWL 治疗肾结石一般不超过 3～5 次（具体情况依据所使用的碎石机而定），如结石较大或硬度较大，应该选择经皮肾镜取石术。ESWL 治疗肾结石的间隔时间目前无确定的标准，公认不能短于 1 周。通过研究肾损伤后修复的时间，现认为 1 次 ESWL 治疗肾结石的间隔以 10～14 d 为宜。

4. 经皮肾镜取石术（percutaneous nephrolithotomy，PCNL）

经皮肾镜取石术于 20 世纪 80 年代中期开始在欧美一些国家开展。它是通过建立经皮肾操作通道，击碎并取出肾结石。

（1）PCNL 适应证：各种肾结石都可经 PCNL 治疗，对于>2 cm 的肾结石和>1.5 cm 的肾下盏结石是一线治疗（无论是否伴有肾积水）。还包括 ESWL 难以击碎的<2 cm 的肾结石，肾结石合并肾积水者，胱氨酸结石，有症状的肾盏或憩室内结石，蹄铁形肾结石，移植肾合并结石，各种鹿角形肾结石等。

（2）禁忌证：①凝血异常者，未纠正的全身出血性疾病；服用阿司匹林、华法林等抗凝药物者,需停药2周,复查凝血功能正常才可以进行手术;②未控制的感染,合并肾积脓者,先行肾穿刺造瘘,待感染控制后,行Ⅱ期PCNL;③身体状态差,严重心脏疾病和肺功能不全,无法承受手术者;④未控制的糖尿病和高血压者;⑤脊柱严重后凸或侧弯畸形,极肥胖或不能耐受俯卧位者为相对禁忌证,可以采用仰卧、侧卧或仰卧斜位等体位进行手术。

(5)Ⅰ期PCNL手术步骤麻醉:连续硬膜外麻醉,或蛛网膜下隙麻醉联合连续硬膜外麻醉,或全麻。

留置输尿管导管:膀胱镜下留置F5~F7输尿管导管,作用是:①向肾盂内注水造成人工"肾积水",利于经皮肾穿刺,对于不积水的肾结石病例更有作用;注入造影剂使肾盂肾盏显影,指导X线引导穿刺针;②指导肾盂输尿管的位置;③碎石过程中防止结石碎块进入输尿管;④碎石过程中,通过输尿管导管加压注水,利于碎石排出。

体位:多采用俯卧位,但俯卧位不便于施行全麻。也可采用侧卧位、斜侧卧位。

定位:建立经皮肾通道需要B超或X线定位。X线的优点是直观;缺点是有放射性,而且不能观察穿刺是否损伤周围脏器。B超的优点是无辐射,可以实时监测穿刺避免周围脏器损伤,熟练掌握后穿刺成功快,术中还能明确残余结石位置,指导寻找结石,提高结石取净机会;缺点是不够直观,需要经过特殊培训才能掌握。

穿刺:穿刺点可选择在12肋下至10肋间腋后线到肩胛线之间的区域,穿刺经后组肾盏入路,方向指向肾盂。对于输尿管上段结石、肾多发性结石以及合并输尿管肾盂的接合处UPJ狭窄需同时处理者,可首选经肾后组中盏入路,通常选11肋间腋后线和肩胛下线之间的区域做穿刺点。穿刺上、下组肾盏时,须注意可能会发生胸膜和肠管的损伤。穿刺成功后,有尿液溢出。将导丝经穿刺针送入肾盂。该导丝在PCNL中具有重要作用,在随后的操作中,必须保持导丝不脱出。撤穿刺针,记住穿刺针的方向和穿刺深度。

扩张:用扩张器沿导丝逐级扩张至所需要的管径。扩张器进入的方向要与穿刺针进入的方向一致。扩张器进入的深度不能超过穿刺针进入的深度。否则,进入过深容易造成肾盂壁的损伤或穿透对侧肾盂壁,造成出血,而且无法用肾造瘘管压迫止血。扩张器可使用筋膜扩张器、Amplatz扩张器、高压球囊扩张器或金属扩张器扩张,具体使用哪种扩张器以及扩张通道的大小,必须根据医师的经验以及当时具备的器械条件决定。扩张成功后,将操作鞘置入肾盏。

腔内碎石与取石:较小结石可直接取出,较大结石可利用钬激光、气压弹道、超声、液电器械等击碎。碎石过程中需保持操作通道通畅,避免肾盂内压力升高,造成水中毒或菌血症。碎石可用冲洗和钳取方式取出。带吸引功能的超声气压弹道碎石器可在碎石同时吸出结石碎片,使肾内压降低,尤其适用于体积较大的感染性结石患者。根据情况决定是否放置双J管。手术结束时留置肾造瘘管可以压迫穿刺通道、引流肾集合系统、减少术后出血和尿外渗,有利于再次处理残石,而且不会增加患者疼痛的程度和延长住院的时间。

5.输尿管肾镜碎石

虽然<2 cm的肾结石首选ESWL治疗,但随着输尿管镜技术的发展,近年来利用逆行输尿管肾镜(retrograde intrarenal surgery,RIRS)成功治疗肾结石,与ESWL相比,RIRS虽然是有创治疗,但其碎石效果精确、彻底。RIRS主要利用软输尿管镜。软输尿管镜型号F 7.5左右,容易达到肾盂。为了观察到全部肾盏,需要X线透视辅助。

(1)适应证:<2 cm的肾结石。尤其适用于ESWL定位困难的、X线阴性肾结石,ESWL

治疗效果不好的嵌顿性肾下盏结石和坚韧结石，极度肥胖、严重脊柱畸形建立 PCNL 通道困难者，不能停用抗凝药物者以及肾盏憩室内结石。

（2）禁忌证：不能控制的全身出血性疾病；未控制的尿路感染；严重的心肺功能不全，无法耐受手术；严重尿道狭窄及输尿管狭窄；严重髋关节畸形，截石位困难。

（3）术前准备：与 PCNL 相似，主要内容包括通过 KUB/IVP 和 CT 精确定位结石，术前控制尿路感染，预防性应用抗生素等。

（4）操作方法：采用逆行途径，向输尿管插入导丝，经输尿管硬镜或者软镜镜鞘扩张后，软输尿管镜沿导丝进入肾盂并找到结石。使用 200 μm 软激光传导光纤，利用钬激光将结石粉碎成易排出的细小碎粒。部分较大碎石可利用镍制套石网篮取出。使用输尿管软镜配合 200 μm 可弯曲的（钬激光）纤维传导光纤，可以到达绝大多数的肾盏。盏颈狭窄者，可以利用钬激光光纤切开狭窄的盏颈，再行碎石。

钬激光配合 200 μm 的纤维传导光纤，是目前逆行输尿管软镜治疗肾结石的最佳选择。综合文献报道，结石清除率为 71%～94%。逆行输尿管软镜治疗肾结石可以作为 ESWL 和 PCNL 的有益补充。

（5）逆行输尿管软镜治疗肾结石的影响因素：结石的大小与碎石后清除率成负相关。对于大的肾结石，手术的时间和风险会相应增加。直径＞2 cm 的肾结石，碎石时间常常需要 1 h 以上，术者和患者应有充分的思想准备并密切配合。当肾盂肾下盏夹角过小，例如＜90°时，将会影响输尿管镜末端的自由转向，从而影响激光光纤抵达部分结石，影响碎石效果。

软输尿管肾镜的技术要求非常高，需要术者具备相当的腔镜操作经验。

6. 开放手术或腹腔镜手术取石

近年来，随着体外冲击波碎石和腔内泌尿外科技术的发展，特别是经皮肾镜和输尿管镜碎石取石术的广泛应用，开放性手术在肾结石治疗中的运用已经显著减少。在某些医院，肾结石病例中开放手术仅占 1%～5.4%。但是，开放性手术取石在某些情况下仍具有极其重要的临床应用价值。

（1）适应证：ESWL、PCNL、URS 手术或治疗失败或上述治疗方式出现并发症需开放手术处理。骨骼系统异常不能摆 ESWL、PCNL、URS 体位者。肾结石合并解剖异常者，如肾盂输尿管连接部狭窄、漏斗部狭窄、肾盏憩室等。这些解剖异常需要在取石同时进行处理。异位肾、蹄铁形肾等不易行 ESWL、PCNL、URS 等手术者。同时需要开放手术治疗其他疾病。无功能肾需行肾切除。小儿巨大肾结石，开放手术简单，只需一次麻醉。

（2）手术方法：包括肾盂切开取石术；肾盂肾实质联合切开取石术；无萎缩性肾实质切开取石术；无功能肾肾脏部分切除术和切除术；肾盂输尿管连接部成形术等。这些手术方式现在基本可以通过腹腔镜手术来完成。一般来说，腹腔镜手术比开放手术出血少、并发症少、住院时间短、恢复快，但手术时间较长。腹腔镜手术需要经过专门培训，还需要完善的设备支持。

（张熠鹏）

第二节 输尿管结石

输尿管结石 90％以上是在肾内形成而降入输尿管,输尿管有 3 个狭窄部:肾盂输尿管连接部、输尿管跨越髂血管分叉处和输尿管的膀胱壁段,管腔直径分别为 2 mm、3 mm 和 1～2 mm,输尿管与男性输精管或女性阔韧带交叉处和输尿管进入膀胱壁的外缘,管腔也相对的狭窄。肾结石降入输尿管后,易于停留在上述 5 个部位。输尿管由上到下,管壁越来越厚。输尿管梗阻性病变,常见的如输尿管狭窄、输尿管口囊肿、输尿管瓣膜和输尿管憩室等也容易合并结石,是输尿管原发结石的原因。

输尿管结石如果不能排出,无论大小,都可能引起肾积水,造成肾功能损害,因此,如果结石不能顺利排出,就需要外科干预。

一、临床表现

(一)疼痛

输尿管结石出现肾绞痛者占 56％,肾绞痛是由于结石造成输尿管梗阻,使输尿管及肾盂压力增高以及结石刺激输尿管造成输尿管痉挛引起。疼痛的位置多位于脊肋角、腰部和腹部,表现为痉挛样疼痛,剧烈难忍,呈阵发性,发作时患者辗转不安、面色苍白、全身冷汗;输尿管与胃肠有共同的神经支配,因此,输尿管结石引起的绞痛常引起剧烈的胃肠症状,伴有恶心、呕吐和腹胀。疼痛部位和放射的范围与结石的位置有关,输尿管中、上段结石,绞痛位于腰部和上腹部,向下腹、会阴部及股内侧放射;下段结石疼痛位于下腹部,向会阴部及股内侧放射,男性可以放射至阴囊和阴茎头,女性可以放射至同侧大阴唇,可以同时有同侧腰部及上腹部疼痛、不适感。

(二)血尿

约有 90％的患者会出现血尿,多数为镜下血尿,其中 10％的患者有肉眼血尿。一般认为产生血尿的原因是结石进入输尿管,对输尿管黏膜造成损伤或合并感染所引起。肾绞痛伴血尿是上尿路结石的典型表现。

(三)排石

结石患者可能有从尿中排出砂石的病史,特别是在疼痛和血尿发作时,排出结石时,患者有排出异物感或刺痛感,排出的结石要注意收集,进行结石分析。

(四)感染和发热

输尿管结石可以合并有上尿路的急性或慢性感染,常有腰痛、发热、寒战和脓尿,尿常规检查尿中白细胞增多。输尿管结石引起梗阻导致继发感染引起发热,其热型以弛张热、间歇热或不规则发热为主。严重时还可引起中毒性休克症状,出现心动过速、低血压、意识障碍等症状。抗生素治疗有时可以控制症状,但多数情况下,在解除梗阻以前,患者的发热不能得到有效的改善。

(五)无尿

无尿比较少见,原因可能有以下几种情况:双侧上尿路完全梗阻;孤立肾上尿路完全梗阻;一侧肾无功能,另一侧上尿路完全梗阻;一侧上尿路完全梗阻,另一侧正常肾反射性尿闭。出现无尿一般在 1 周以内积极处理,肾功能可以恢复。

(六)肾功能不全

长时间无尿患者或上尿路结石造成双侧肾功能损害,可能发展为尿毒症,出现肾功能不全的表现。合并感染对肾功能的损害更加严重。

二、诊断与鉴别诊断

(一)诊断

输尿管结石的诊断应该包括:①结石的诊断包括结石部位、体积、数目、形状和成分;②结石并发症的诊断包括感染、梗阻的程度、肾积水的程度和肾功能的损害;③结石病因的评价。通过病史、症状、体检、实验室检查和影像学检查,可以完成上述诊断。

1.病史

肾绞痛合并血尿或与活动有关的血尿和腰痛,应该考虑为上尿路结石。病史中注意与结石有关的手术史、有无长期卧床病史、患者的职业、饮食习惯和有无大量应用某种药物的病史,有些结石有家族性或遗传性,因此,要了解家族中有无结石患者。

2.体格检查

无肾绞痛发作时,局部常无特殊体征,部分患者可以有患侧脊肋角的叩击痛。肾绞痛发作时患侧有叩压痛,有肾积水时,肾区可以触及积水的肾脏,当合并感染时,压痛、叩击痛更明显。有肾功能不全的患者,常有贫血、水肿、血压增高及代谢性酸中毒的表现。

3.实验室检查

(1)尿常规检查:多数患者有镜下血尿,合并感染时,尿中白细胞增多。新鲜尿液尿沉渣检查有时可以发现草酸钙、磷酸钙、尿酸或胱氨酸结晶。尿 pH 与结石的成分有关,远端肾小管酸中毒,尿 pH 通常 >6.0。

(2)尿细菌培养及药敏试验:对结石成分的判断有帮助,并且对治疗有指导意义。

(3)24 h 尿液检查:测定尿钙、尿磷、尿酸、尿草酸、尿胱氨酸、尿镁和尿枸橼酸能够发现患者有无代谢异常。

(4)血液检查:患甲状旁腺功能亢进的患者,血钙 >2.75 mmol/L(11 mg/dL),高尿酸血症的患者,血尿酸男性 >7 mg/dL,女性 >6.5 mg/dL。肾功能不全患者血尿素氮和肌酐高于正常,血钾不同程度增高,同时有肾性酸中毒。肾小管酸中毒时可以出现低钾和高血氯性酸中毒。

(5)甲状旁腺功能亢进患者血甲状旁腺激素增高:甲状旁腺功能亢进合并骨病时,血清碱性磷酸酶升高,骨密度测定可以发现有不同程度的减低。

(6)怀疑远端肾小管酸中毒的患者可以进行氯化铵负荷试验:每千克体重口服氯化铵 100 mg,30 min 服入,正常人尿 pH 应该降至 5.5 以下,而远端肾小管酸中毒患者则不能,已经有酸中毒症状的患者,禁做本试验。

4.影像学检查

(1)腹部 X 线片:结石 >3 mm,95% 的结石能够在平片中发现,能够了解结石的位置、大小、数目和可能的成分。结石 <3 mm,平片可能观察不到。平片上结石要与骨岛、腹腔淋巴结钙化、盆腔静脉石和髂血管钙化相鉴别,第 3 腰椎横突边缘骨密度比较高,容易误认为输尿管上段结石,需要注意鉴别。

(2)静脉尿路造影:又称排泄性尿路造影,肾绞痛发作 1 周以内,患肾可能不显影,因此,最好在 1 周以后再做静脉尿路造影检查。静脉尿路造影能够显示肾结构和功能的改变,有无引起结石的泌尿系统的形态异常。输尿管结石如果引起梗阻,在结石上方可以见到积水的输尿管、肾盂及肾盏,结石下方的输尿管可能不显影,如果能显影,一般没有扩张积水。尿酸结石在造影片上表现为充盈缺损,要注意与泌尿系统肿瘤引起的充盈缺损相鉴别。

(3)逆行尿路造影:通过膀胱镜向患侧输尿管插入输尿管导管,拍腹部 X 线片,以确定致密影是否在输尿管内,注入造影剂,可以了解肾盏、肾盂和输尿管的情况。

(4)B 超检查:可以发现上段输尿管结石或末端输尿管结石,中下段输尿管由于肠管和其内容物的遮挡,需要有经验的医生和分辨率比较高的 B 超机。结石的超声图像为强回声伴声影,B 超能够发现 X 线不能显示的小结石和阴性结石,可以作为普查手段或用于不适宜做静脉尿路造影的患者,输尿管结石引起梗阻,B 超可以发现输尿管、肾盂和肾盏扩张积水,还可以了解肾皮质厚度。同时可以发现合并的肾输尿管其他疾病。

(5)CT:扫描不受结石成分、肾功能和呼吸运动的影响,螺旋 CT 还能够同时对所获取的图像进行二维及三维重建,获得矢状或冠状位成像,能够检出其他常规影像学检查中容易遗漏的微小结石。

(6)输尿管肾镜检查:上述检查基本可以确诊输尿管结石,采用输尿管肾镜主要用于治疗。如果发现结石,可以应用取石篮或碎石设备,将结石取出或击碎。

(7)其他:同位素肾图可以了解肾功能情况及有无尿路的梗阻;同位素肾动态扫描可以准确测量分肾的肾小球滤过率。磁共振水成像在不使用造影剂的情况下,可以显示肾集合系统的形态,对于不能使用造影剂的患者,可以应用,但是需要注意磁共振对于结石的诊断缺乏特征性。骨密度测定和骨平片常用于甲状旁腺功能亢进患者。

(二)鉴别诊断

需与急性阑尾炎、胃十二指肠溃疡穿孔、胆囊炎、胆石症、卵巢囊肿扭转及宫外孕、睾丸炎和睾丸扭转、腹腔淋巴结钙化、盆腔淋巴结钙化、输尿管肿瘤等鉴别。

三、治疗

输尿管结石的治疗目的是减轻患者的痛苦,保护肾功能,并且尽量去除结石。

(一)治疗选择

目前治疗输尿管结石的方法有 ESWL、输尿管肾镜取石术、腹腔镜及开放手术、溶石治疗和药物治疗。绝大部分输尿管结石通过药物治疗、ESWL 和输尿管镜取石术治疗可取得满意的疗效。上述治疗失败的患者往往需要开放手术取石,腹腔镜手术是微创手术,可以作为开放手术的替代方法。腹腔镜手术和开放手术也可用于 ESWL 和输尿管镜治疗有禁忌时,例如,结石位于狭窄段输尿管的近端。

关于 ESWL 和输尿管镜碎石两者谁更微创的争论一直存在,尽管相对于输尿管镜而言,ESWL 再次治疗的可能性较大,但由于创伤小、无需麻醉,即使加上各种辅助治疗措施,ESWL 仍然属于创伤最小的治疗方法。另一方面,输尿管镜在麻醉下一次治疗的结石清除率非常高。判定这两种方法孰优孰劣是很困难的,针对每一位患者具体选择何种诊疗方法最合适,取决于医生的经验、所拥有的设备及治疗环境。

纯尿酸结石能够通过口服溶石药物溶石,含有尿酸铵或尿酸钠的结石则很难溶解。对于 X 线下显示低密度影的结石,可以利用输尿管导管或双 J 管协助定位试行 ESWL。尿酸结石行逆行输尿管插管进行诊断及引流治疗时,如导管成功到达结石上方,可以在严密观察下行碱性药物局部灌注溶石,比口服溶石药物溶石速度更快。

(二)体外冲击波碎石(ESWL)

ESWL 是输尿管结石治疗的首选方法,理论上所有的输尿管结石都可以采用 ESWL,但是输尿管结石过大、梗阻比较严重和梗阻时间长的患者,结石击碎后无法分散、排出困难,可能加重肾功能的损害。由于输尿管结石在尿路管腔内往往处于相对嵌顿的状态,其周围缺少一个有利于结石粉碎的液体环境,与同等大小的肾结石相比,粉碎的难度较大。因此,ESWL 治疗输尿管结石通常需要较高的冲击波能量和更多的冲击次数。对于复杂的结石(结石过大或包裹很紧),需联合应用 ESWL 和其他微创治疗方式(如输尿管支架或输尿管镜碎石术)。

ESWL 疗效与结石的大小、结石被组织包裹程度及结石成分有关,大而致密的结石再次治疗率比较高。大多数输尿管结石行原位碎石治疗即可获得满意疗效,并发症和不良反应的发生率较低。对直径<1 cm 上段输尿管结石首选 ESWL,>1 cm 的结石可选择 ESWL、输尿管镜(URS)取石术和(或)经皮肾镜取石术(PNL);对中下段输尿管结石可选用 ESWL 和URS。有些输尿管结石需放置输尿管支架管,通过结石或者留置于结石的下方而行原位碎石,对治疗有一定的帮助;也可以将输尿管结石逆行推入肾盂后再行碎石治疗。比较大的结石,需要分次进行治疗,间隔时间为 10~14 d。治疗后患者要多饮水、口服抗生素和排石药物,注意体位排石,定期复查腹部 X 线片,直至结石排净。

1. ESWL 的相对禁忌证

(1)患者患有急性炎症,尤其是泌尿系统炎症。

(2)育龄女性的中下段输尿管结石。

(3)结石以下尿路狭窄,不易排石,需要开放手术同时处理。

(4)出血性疾患活动期,妇女月经期。

(5)身体太高、太胖、太小或太瘦,有些机器无法聚焦定位或严重心律不齐,需要选择合适的碎石机进行治疗。

2. 治疗后比较常见的合并症

(1)血尿很常见,一般无须处理。

(2)碎石排出过程中,可能引起肾绞痛,对症处理即可。如果击碎的结石堆积在输尿管内,称石街,有时会继发感染,如果石街梗阻时间长或继发感染比较严重,需要做肾穿刺造瘘,引流尿液,缓解症状,保护肾功能,待结石排净再将造瘘管拔除。

(3)早期的碎石机损伤比较多,碎石后可以出现皮肤瘀斑(皮肤损伤)、血尿(肾损伤)、便潜血(肠损伤)、咳血(肺损伤)等,严重者将肾脏击碎,危及生命,需予以注意。正确定位、低能量、低频率、限制冲击次数能够减少损伤。

(三)输尿管镜取石或碎石术

新型输尿管镜及附属设备的临床应用,使输尿管结石的治疗发生了根本性的变化。新型小口径半硬性和软性输尿管镜的应用,与新型碎石设备如超声碎石、气压弹道碎石和激光碎石的广泛结合,输尿管镜直视下套石篮取石和防止输尿管结石被冲回肾盂的器械的应用,提高了输尿管结石治疗的成功率。输尿管镜下取石或碎石方法的选择,应根据结石的部位、大小、成分(密度)、合并感染情况、可供使用的仪器设备、泌尿外科医生的技术水平和临床经验以及患者本身的条件和意愿等综合考虑。

1.适应证

(1)输尿管下段结石。

(2)输尿管中段结石。

(3)ESWL 失败后的输尿管上段结石。

(4)ESWL 后的"石街"。

(5)结石并发可疑的尿路上皮肿瘤。

(6)X 线阴性的输尿管结石。

(7)停留时间长的嵌顿性结石而 ESWL 困难。

2.禁忌证

(1)不能控制的全身出血性疾病。

(2)严重的心肺功能不全,无法耐受手术。

(3)未控制的泌尿系统感染。

(4)严重的尿道狭窄,腔内手术无法解决。

(5)严重髋关节畸形,截石位困难。

3.手术注意事项

目前使用的输尿管镜有半硬性和软性两类。半硬性输尿管镜适用于输尿管中、下段结石的碎石取石,而输尿管软镜则多适用于输尿管中、上段结石特别是上段结石的碎石及取石。对于输尿管中、上段结石或较大的结石碎片,为防止或减少结石滑落回肾盂,可采取以下方法:①应尽量减小灌洗液体的压力;②调整体位,如头高足低位;③减少碎石的能量和频率;④采用套石篮固定结石后,再行碎石;⑤碎石从结石一侧边缘开始,尽量将结石击碎成碎末,结石输尿管粘连的一面留至最后碎石;⑥使用阻石网篮、Stone cone 等阻石器械。经输尿管镜看到结石后,利用碎石设备(激光、气压弹道和超声等)将结石粉碎成 3 mm 以下的碎片。而对于那些小结石以及直径<5 mm 的碎片也可用套石篮或取石钳取出。输尿管镜下碎石术后是否放置双J管,目前尚存在争议。遇有下列情况,建议放置双J管:①较大的嵌顿性结石(>1 cm);②输尿管黏膜明显水肿或有出血;③输尿管损伤或穿孔;④伴有息肉形成;⑤伴有输尿管狭窄,有(无)同时行输尿管狭窄内切开术;⑥较大结石碎石后碎块负荷明显,需待术后排石;⑦碎石不完全或碎石失败,术后需行 ESWL 治疗;⑧伴有明显的上尿路感染。一般放置双J管1～2周,若同时行输尿管狭窄内切开术,则需放置4～6周。

(四)经皮肾镜取石术(PNL)

由于科学技术的发展,可以制造越来越细的输尿管肾镜,视野依然清晰;经皮穿刺建立通道的扩张设备也越来越完善;碎石的设备,例如钬激光、超声气压弹道碎石机等设备,碎石效果非常好,使 PNL 技术越来越容易掌握。

对于输尿管结石,PNL 可以用于输尿管上段第 4 腰椎以上、梗阻较重或长径>1.5 cm 的大结石;或因息肉包裹及输尿管迂曲、ESWL 无效或输尿管置镜失败的输尿管结石;行各种尿流改道手术的输尿管上段结石患者,也可以选择 PNL。

1.禁忌证

(1)全身性出血性疾病未控制,重要脏器严重疾病不适合手术和传染性疾病活动期的患者。

(2)身体严重畸形,不能保持 PNL 体位。

（3）过度肥胖，皮肤到肾脏的距离超过穿刺扩张器的长度。

（4）肾内或肾周围急性感染未能有效控制或合并有肾结核。

（5）脾脏或肝脏过度肿大，结肠位于肾脏后外侧，穿刺建立通道过程中有可能引起损伤的患者。

（6）糖尿病或高血压未纠正。

（7）服用阿司匹林、华法林等抗凝药物者，需停药1周，复查凝血功能正常才可以进行手术。

2.手术注意事项

术前明确诊断，充分地了解结石和肾盂、肾盏的形态和关系，同时了解肝、脾、胸膜和结肠与肾的关系，对于确定手术中经皮穿刺的位置有很大的帮助。术前交叉配血并备血2个单位。如果决定俯卧位手术，术前嘱咐患者进行俯卧位练习，腹部垫枕头，最好能够坚持2h左右，以减轻患者手术时由于俯卧位带来的不适感。手术也可以选择侧卧位或向健侧斜30°卧位，根据操作者的操作习惯决定。

手术中为结石定位，进行经皮穿刺建立皮肾通道，可以选择移动式C形臂X线机或B超，两者齐备效果更好。扩张器选择筋膜扩张器（fascial dilator）比较实用，有一定的弹性，由不透X线的聚乙烯制成，长为20 cm，规格为F8～F30，扩张时以2F递增，F12以上配有可撕开的塑料鞘（Peel-away sheath）。另外也可以选用金属扩张器和气囊扩张器，气囊扩张器应用比较方便，出血少，但价格比较贵。输尿管肾镜以F8/9.8输尿管肾镜比较常用。也可以用F15～F20肾镜，视野大，清晰，但是镜体较粗的肾镜需要F20以上的皮肾通道，优点是可以使用比较粗的超声碎石探杆，取石比较快。由于输尿管结石通常不大，不同碎石器的碎石取石速度无明显差别。

选择腋后线到肩胛线之间肋缘下或11肋间隙为穿刺点，穿刺肾中盏或上盏，比较方便输尿管结石的取出，穿刺针如果能够垂直于人体的纵轴经肾中盏进针，则置入肾镜后，肾镜的活动范围最大，肾镜活动引起的出血最少。穿刺针进入肾集合系统内后，放入导丝最好能够插入输尿管腔内，至少插入肾盂或肾盏内5～10 cm。沿导丝用扩张器进行扩张，注意保持导丝拉直有一定的张力，不能随扩张器一起动，但是也一定要注意导丝不要脱出。可以选用筋膜扩张器、金属同轴扩张器和气囊扩张器。输尿管结石常用微造瘘PNL，扩张至F14～F18即可，如果使用肾镜，需要扩张至F22～F24。手术过程中由助手专门扶住操作鞘和导丝，以免术中导丝或操作鞘脱出。术中一定要保持操作鞘出水通畅，有血块、脓苔、泥沙样结石等物时，容易影响出水速度，造成液体外渗，应该及时取出或吸出。观察到结石后，使用气压弹道碎石机、钬激光或超声碎石机进行碎石，将结石碎成小块随灌洗液冲出或用超声碎石直接吸出，稍大结石用取石钳取出。

根据术前造影显示的情况，详细检查各肾盏、肾盂和输尿管上段，一般经中盏穿刺用输尿管镜观察可以进入输尿管上段平第4腰椎水平。无结石残留，可以保留输尿管导管或拔除输尿管导管，顺行放入双J管，然后经操作鞘放入比操作鞘小2号的肾造瘘管（比较好放，与操作鞘相同号的肾造瘘管有时置入比较困难，但压迫止血效果更好），如果有可能，将肾造瘘管放入肾上盏不易脱出。术中如果有较多出血时，应该及时终止手术，留置肾造瘘管，待3～7 d后再行Ⅱ期手术。术中如果操作鞘脱出，可沿导丝放入肾镜或镜下寻找原通道放入肾镜，不成功则需重新造瘘或再做Ⅱ期手术。

术中和术后使用抗生素 3~5 d,根据情况可以使用 1~3 d 止血药物(多数不用),如果术后出现发热,注意及时退热。术后 3 d 多卧床,KUB 或 B 超显示无残留结石,可以拔除导尿管、输尿管导管和肾造瘘管,2 周内尽量减少活动。如果留置输尿管双 J 管,手术后 7 d 后拔除,如果术中输尿管内操作比较多,可以适当延长双 J 管的留置时间,一般不超过 3 个月。

(五)输尿管结石开放手术和腹腔镜手术

大多数输尿管结石可以通过排石治疗、体外冲击波碎石术、输尿管镜取石术和经皮肾镜取石术获得满意疗效,开放手术和腹腔镜手术一般不作为首选方案。腹腔镜手术与开放手术适应证相同,如果需要开放手术,应该首先考虑腹腔镜手术。国外资料腹腔镜输尿管切开取石术占所有结石手术的 1.1%。

在未开展或未熟练掌握腔内泌尿外科技术的医院,输尿管切开取石仍然是常规的治疗方法。各地医师可根据当地的设备、技术熟练程度、患者的经济状况和患者的要求,选择不同的治疗方法。

1.适应证

(1)ESWL 和输尿管镜取石失败的输尿管结石。

(2)合并输尿管或邻近组织其他病变需要同时处理。

(3)直径>1.5 cm,需行多次 ESWL 或输尿管镜治疗或输尿管扭曲估计 ESWL 或输尿管镜治疗比较困难。

2.禁忌证

(1)未纠正的全身出血性疾病。服用阿司匹林、华法林等抗凝药物者,需停药 2 周,复查凝血功能正常才可以进行手术。

(2)严重心脏疾病和肺功能不全,无法承受手术。

(3)未控制的糖尿病和高血压。

(4)合并感染和肾功能不全,需先行引流,待病情稳定后再行手术。

3.手术途径的选择

(1)腹腔镜手术:可以经腹腔也可以经腹膜后途径,经腹腔可以处理上、中、下各段输尿管结石,经腹膜后途径主要处理上段输尿管结石。

(2)开放手术:输尿管上段手术一般采用腰部斜切口,也可以选择经腰大肌直切口;输尿管中段病变一般采用腹部斜切口;下段一般采用下腹部斜切口、下腹部腹直肌旁切口或腹部正中切口。

4.合并症及其处理

(1)尿漏:引流后多数能自行停止,如漏尿量大、时间长,应注意输尿管支架管是否通畅,必要时调整支架管位置。如支架管拔除后出现持续腹痛或腰痛,多为尿漏所致,应尽快施行输尿管插管引流。

(2)输尿管狭窄:术后出现输尿管狭窄可定期作输尿管气囊扩张术或输尿管端端吻合术。

(3)出血及脏器损伤:术中辨清解剖结构,尽量避免脏器损伤,认真止血。

(张熠鹏)

第三节 膀胱结石

膀胱结石是较常见的泌尿系结石,好发于男性,男、女性比例为 10:1。膀胱结石的发病率有明显的地区和年龄差异。新中国成立前及新中国成立初期以小儿多见,随着生活条件的改善,小儿膀胱结石仅在贫困地区可以见到。随着人均寿命的延长,老年前列腺增生患者增多,合并的膀胱结石也增多,目前膀胱结石主要见于老年男性,幼儿少见,女性极罕见。膀胱结石多数见于下尿路梗阻性疾病,包括前列腺增生症、尿道狭窄、膀胱憩室、异物和神经源性膀胱等,由于肾或输尿管结石排入膀胱形成的膀胱结石也比较常见。

一、病因

膀胱结石分为原发性和继发性两种。原发性膀胱结石多由营养不良所致。继发性膀胱结石主要继发于下尿路梗阻、膀胱异物等。

二、临床表现

1.疼痛

排尿时疼痛明显,向会阴部及阴茎头部放射,患儿经常牵拉阴茎,阴茎呈半勃起状态,患儿常采用蹲位或卧位以减轻因梗阻引起的痛苦。

2.排尿困难和排尿中断

结石能在膀胱内活动时,排尿困难的症状时轻时重,有时排尿至中途结石堵塞尿道内口而突然排尿中断,必须改变体位,如卧位或蹲位后,才能继续排尿,多数患者还有原发病,如前列腺增生症、尿道狭窄引起的排尿不畅史。

3.血尿及排尿刺激症状

由于结石的刺激,使患者排尿次数频繁,尿频、尿急,如果继发感染,症状加重。结石对黏膜的刺激和损伤,可以引起血尿,黏膜的损伤以三角区最多,因此,常表现为终末血尿。

4.肾功能损害

极少数结石引起梗阻,造成肾积水和肾盂肾炎,以致肾功能逐渐减退。

5.癌变

结石长期刺激膀胱黏膜,可以引起膀胱黏膜鳞状化生,严重者可引起膀胱上皮鳞状细胞癌。

6.其他

少数患者,尤其是结石较大,且有下尿路梗阻及残余尿者,可无明显的症状,仅在做 B 超或 X 线检查时发现结石。

三、诊断

1.病史

排尿困难、排尿中断是膀胱结石的典型表现,可以伴有血尿和尿路刺激症状。既往可能有排尿困难的病史,小儿可能有营养不良、蛋白饮食摄入太少。

2.双合诊检查

排空膀胱后,行直肠和耻骨上双合诊检查,较大的膀胱结石可以触及。

3.尿液检查

镜检尿中红细胞、白细胞明显增多。

4.金属尿道探子检查

探子触到膀胱结石时,可有碰撞声及触到结石的感觉。

5.B超检查

B超检查是目前最常用的检查,已经基本取代了双合诊检查和尿道探子检查。B超可以发现结石大小及数目,同时能够区分膀胱结石及膀胱憩室结石,结石呈强回声并有明显的声影,当患者转动身体时,可见到结石在膀胱内移动,膀胱憩室结石则变动不大。B超还可以观察有无前列腺增生、膀胱肿瘤和尿潴留等情况。

6.X线

腹部X线片上不仅可以了解膀胱区有无不透光的结石影,同时能够了解上尿路有无结石存在,静脉尿路造影检查还可以了解肾脏的功能情况。

7.膀胱镜检查

膀胱镜检查是最可靠的诊断方法,同时可以观察其他病变,如前列腺增生症、膀胱颈纤维化、膀胱炎等,同时也是目前最常用的治疗手段。

四、治疗

(一)治疗原则

膀胱结石的治疗应遵循两个原则,一是取出结石,二是去除结石形成的病因。膀胱结石如果来源于肾、输尿管结石,则同时处理;来源于下尿路梗阻或异物等病因时,在清除结石的同时必须去除这些病因。有的病因则需另行处理或取后继续处理,如感染、代谢紊乱和营养失调等。绝大多数的膀胱结石需要外科治疗,方法包括体外冲击波碎石术、内腔镜手术和开放性手术。

(二)体外冲击波碎石术

小儿膀胱结石多为原发性结石,可首选体外冲击波碎石术;成人膀胱结石<3 cm者亦可以采用体外冲击波碎石术,由于成人膀胱结石多数存在诱因,ESWL后,碎石排出困难,因此,ESWL不是膀胱结石首选治疗。膀胱结石进行体外冲击波碎石时多采用俯卧位或蛙式坐位,对阴囊部位应做好防护措施。由于膀胱空间大,结石易移动,碎石时应注意定位。较大的结石碎石前膀胱需放置Foley尿管,如需做第2次碎石,2次治疗间断时间应>1周。

(三)腔内碎石治疗

内镜直视下经尿道碎石是目前治疗膀胱结石的主要方法,可以同时处理下尿路梗阻病变,如前列腺增生、尿道狭窄、先天性后尿道瓣膜等,亦可以同时取出膀胱异物。

相对禁忌证:①严重尿道狭窄经扩张仍不能置镜者;②合并膀胱挛缩者,容易造成膀胱损伤和破裂;③伴严重出血倾向者;④泌尿系急性感染期;⑤严重全身性感染;⑥全身情况差,不能耐受手术者;⑦膀胱结石合并多发性憩室应视为机械碎石的禁忌证。

目前常用的经尿道碎石方式包括机械碎石、液电碎石、气压弹道碎石、超声碎石和激光碎石。

1.经尿道机械碎石治疗

经尿道机械碎石治疗是用器械经尿道用机械力将结石夹碎。常用器械有大力碎石钳及冲压式碎石钳,适用于 2 cm 左右的膀胱结石,碎石钳张开后,能够含住结石。机械碎石有盲目碎石和直视碎石两种,盲目碎石现已很少使用,基本上被直视碎石所取代。直视碎石是先插入带窥镜的碎石钳,充盈膀胱后,在镜下观察结石的情况并在直视下将碎石钳碎。操作简便,效果满意且安全。若碎石过程中不慎夹伤黏膜或结石刺破黏膜血管,有可能导致膀胱出血。因此,碎石前必须充盈膀胱,使黏膜皱褶消失,尽量避免夹到黏膜;碎石钳夹住结石后,应稍上抬离开膀胱壁,再用力钳碎结石。术后如无出血,可以不留置导尿管。如伴有出血或同时做经尿道前列腺切除手术,则需留置导尿管引流,必要时冲洗膀胱。膀胱穿通伤是较严重的并发症,由碎石钳直接戳穿或钳破膀胱壁所致。此时灌注液外渗,患者下腹部出现包块,有压痛,伴有血尿。如果膀胱为腹膜外破裂,只需留置导尿管引流膀胱进行保守治疗和观察即可;如出现明显腹胀及大量腹腔积液,说明为腹膜内破裂,需行开放手术修补膀胱。

2.经尿道液电碎石治疗

液电碎石的原理是通过置入水中的电极瞬间放电,产生电火花,生成热能制造出空化气泡,形成球形的冲击波来碎石。液电的碎石效果不如激光和气压弹道,而且其热量的非定向传播往往容易导致周围组织损伤,轰击结石时如果探头与膀胱直接接触可造成膀胱的严重损伤甚至穿孔,目前已很少使用。

3.经尿道超声碎石治疗

超声碎石是利用超声转换器,将电能转变为声波,声波沿着金属探条传至碎石探头,碎石探头产生高频震动使与其接触的结石碎裂。超声碎石常用内含管腔的碎石探头,其末端接负压泵,能抽吸进入膀胱的灌注液,吸出碎石,使视野清晰并可使超声转换器降温,碎石、抽吸和冷却同时进行。

用超声碎石,需要在膀胱镜直视下,将碎石探头紧触结石,并将结石压向膀胱壁进行碎石。注意碎石探头与结石间不能有间隙。探头不可直接接触膀胱壁,以减少其淤血和水肿。超声碎石的特点是简单、安全性高,碎石时术者能利用碎石探头将结石稳住,同时可以边碎边吸出碎石块。有些膀胱结石质地比较坚硬,单纯超声碎石效果比较差,操作时间较长,可以使用超声气压弹道联合碎石系统,能够减少碎石操作时间。

4.经尿道气压弹道碎石术

气压弹道碎石于 1990 年首先在瑞士研制成功,至今已发展到第三代,同时兼备超声碎石和气压弹道碎石的超声气压弹道碎石清石一体机。

气压弹道碎石的原理是通过压缩的空气驱动金属碎石杆,以一定的频率不断撞击结石而使之破碎。气压弹道能有效击碎各种结石,整个过程不产生热能及有害波,是一种安全、高效的碎石方法。其缺点是碎石杆容易推动结石,比较坚硬的结石,碎石速度比较慢,结石碎片较大。碎石后需要用冲洗器冲洗或用取石钳将结石碎片取出膀胱。使用超声气压弹道碎石清石一体机可同时进行超声碎石和气压弹道碎石,大大加快碎石和清石的速度,有效缩短手术时间。

5.经尿道激光碎石治疗

激光碎石是目前治疗膀胱结石的首选方法,目前常用的激光有钕-钇铝石榴石(Nd:YAG)激光、Nd:YAG 双频激光和钬-钇铝石榴石(Ho:YAG)激光,使用最多的是钬激光。

钬激光是一种脉冲式近红外线激光,波长为 2 140 nm,组织穿透深度不超过 0.5 mm,对周围组织热损伤极小。有直射及侧射光纤,365 μm 的光纤主要用于半硬式内镜,220 μm 的光纤用于软镜。钬激光能够粉碎各种成分的结石,功率越大,碎石速度越快,但需要注意大功率钬激光对组织有切开作用,碎石时不要直接接触膀胱壁。钬激光还能治疗引起结石的其他疾病,如前列腺增生、尿道狭窄等。膀胱镜下激光碎石术只要视野清晰,不易伤及膀胱黏膜组织,术后无需做特殊治疗,嘱患者多饮水即可。

(四)开放手术

治疗耻骨上膀胱切开取石术不需特殊设备,简单易行,安全可靠,但随着腔内技术的发展,目前采用开放手术取石已逐渐减少,开放手术取石不应作为膀胱结石的常规治疗方法,仅适用于需要同时处理膀胱内其他病变时使用。

开放手术治疗的相对适应证:①较复杂的儿童膀胱结石;②>4 cm 的大结石;③严重的前列腺增生、尿道狭窄;④膀胱憩室内结石;⑤膀胱内围绕异物形成的大结石;⑥同时合并需开放手术的膀胱肿瘤;⑦经腔内碎石不能击碎的膀胱结石;⑧肾功能严重受损伴输尿管反流者;⑨全身情况差不能耐受长时间手术操作者。

开放手术治疗的相对禁忌证:①合并严重内科疾病者,先行导尿或耻骨上膀胱穿刺造瘘,待内科疾病好转后再行腔内或开放取石手术;②膀胱内感染严重者,先行控制感染,再行手术取石;③全身情况极差,体内重要器官有严重病变,不能耐受手术者。

(汪小军)

第四节　尿道结石

尿道结石较少见,多数来源于其上方的泌尿系统,在膀胱结石多发的地区,尿道结石也相对多见。常见于男性,女性只有在有尿道憩室、尿道异物和尿道阴道瘘等特殊情况下才出现。尿道结石分原发性和继发性两种,多见于儿童与老年人。尿道结石在发展中国家以六水磷酸镁铵和尿酸结石多见,发达国家草酸钙和胱氨酸结石多见。男性尿道结石中,结石多见于前列腺部尿道。

后尿道结石占88%,阴囊阴茎部尿道占8%,舟状窝占4%。结石容易嵌顿在前列腺尿道、尿道舟状窝或尿道外口,也可由于尿道狭窄、憩室、囊肿、异物等形成结石核心,而形成原发性尿道结石。

一、临床表现

1.排尿困难

结石突然嵌入尿道时,可发生突然尿流中断、尿线变细、分叉、无力,甚至滴沥,出现急性尿潴留。患者常能指明尿流受阻的部位,对阴茎部尿道结石,常能触及,患者主诉排尿时结石梗阻近侧隆起伴有胀痛。梗阻严重、时间长可影响肾功能。

2.疼痛

一般为钝痛,突然嵌入尿道时,可有局部剧烈疼痛或排尿时刀割样疼痛,前尿道结石疼痛常局限于结石嵌顿处,后尿道结石的疼痛常放射至会阴部或肛门,常伴有尿频尿急,有强烈尿意。

3. 感染症状

局部感染引起剧烈疼痛，可导致炎症、溃疡、脓肿或狭窄，严重者可有瘘管形成、会阴脓肿等，后尿道结石嵌顿，可引起急性附睾炎。

4. 尿道分泌物

患者常有终末或初始血尿，有时有血性分泌物，严重者可以有尿道溢血，继发感染时有脓性分泌物。

5. 尿道硬结与压痛

前尿道结石可在结石部位扪及硬结，并有压痛，后尿道结石应通过直肠指诊扪及后尿道部位的硬结。

6. 其他症状

结石长期对局部的刺激，可引起尿道炎症、狭窄、尿道周围脓肿及尿道皮肤瘘、尿道直肠瘘，甚至引起一系列上尿路损害。后尿道结石可产生性交痛及性功能障碍。

二、诊断

1. 病史及体检

患者既往可能有肾绞痛病史及尿道排出结石史。男性患者如发生排尿困难，排尿疼痛者，应考虑此病。男性前尿道结石在阴茎或会阴部可以摸到结石，后尿道结石可经直肠摸到。女性患者经阴道可摸到尿道憩室内结石。

2. 尿道探子检查

尿道能感到探子接触到结石并能感到有摩擦音。

3. X线检查

尿道造影可以发现有无尿道狭窄和尿道憩室，X线片可以证实尿道结石，并且可以发现上尿路结石。

4. 尿道镜检查

尿道镜检查可以直接观察结石及尿道并发症，同时可以处理结石。

三、鉴别诊断

1. 尿道狭窄

尿道狭窄主要症状为排尿困难，合并感染时可有尿频、尿急、尿痛，多数有原发病因，如损伤、炎症、先天性疾病等，排尿困难逐渐加重，尿流变细；而尿道结石发病一般较突然，伴有剧痛，通过X线片及尿道造影可以鉴别，但有时尿道狭窄可以合并尿道结石，需要加以注意。

2. 尿道痉挛

尿道括约肌痉挛可以有尿道疼痛和排尿困难等症状，往往由于精神紧张、局部刺激等因素引起，体检时触不到结石，尿道探子检查可正常通过尿道，X线检查无异常，可以与尿道结石相鉴别。

3. 尿道异物

根据异物的形态不同，可以引起不同程度的尿路梗阻，严重时可出现排尿困难，继发感染时，有尿路刺激症状及血尿，尿道镜检查可见异物。

四、治疗

根据尿道结石的大小、形态、部位,尿道局部病变以及有无并发症等情况而决定。有自行排石、尿道内注入麻醉润滑剂协助排石,尿道内原位或推入膀胱内行腔内碎石和开放手术切开取石等多种方法。随着腔内泌尿外科的发展,目前多采用尿道镜或输尿管镜气压弹道碎石和钬激光碎石等腔内手术的方法处理前、后尿道结石。输尿管镜直视下钬激光碎石术,具有损伤小、成功率高、并发症少的优点。开放性手术仅适用于合并有尿道憩室、尿道狭窄、脓肿、尿道瘘等尿道生殖道解剖异常的病例及医疗技术条件较差,无法实施腔内技术的地区。

1. 前尿道结石取出术

较小的继发性尿道结石,如尿道无明显病变,结石有自行排出的可能。尿道外口和舟状窝的尿道结石可用细钳夹出或用探针勾出,前尿道结石可以切开尿道外口,向尿道内灌入无菌液状石蜡,然后边切边夹,将结石取出,切忌盲目钳夹牵拉或粗暴地企图用手法挤出,否则,会造成尿道黏膜的广泛损伤,继发炎症、狭窄。位置较深者,可插入细橡胶导尿管于结石停留之处,低压注入润滑剂数毫升,排尿时可能将结石冲出。

2. 尿道镜碎石

治疗前、后尿道的结石可以原位或推至膀胱再行碎石治疗。可以使用普通膀胱尿道镜,也可以使用输尿管镜。使用钬激光、气压弹道或超声碎石都有很好的碎石效果。

3. 前尿道切开取石术

前尿道结石嵌顿严重,不能经尿道口取出,没有腔内碎石设备,可以行前尿道切开取石术。

开放手术和腔内技术治疗尿道结石术后的主要并发症是尿道狭窄,术后留置导尿管可以减少尿道狭窄的发生。

(汪小军)

第五节　尿道下裂

尿道下裂是一种常见的小儿泌尿生殖器先天性畸形,因前尿道腹侧正中融合缺陷所致尿道开口达不到阴茎头正常位置,常伴有阴茎向下弯曲畸形。

一、病因

尿道下裂的病因尚不明确。各种影响胎儿尿生殖褶融合的原因均可导致尿道下裂,约70%尿道下裂病例为特发性。先兆流产、早产儿、低体重儿中尿道下裂发病率较高,可能是尿道下裂发病的高危因素。

二、临床表现和分型

1. 临床表现

(1)尿道开口位置异常:阴茎头正常位置无尿道开口,仅见一稍有凹陷的浅窝。尿道下裂的尿道口位于阴茎头下方至会阴正中线上任何部位,越是远端者尿道口越趋向于狭窄。尿道开口异常可产生一个向阴茎腹侧下方歪斜和散开的尿流,使患者站立排尿困难,易尿湿衣裤。

（2）阴茎向下弯曲畸形：尿道下裂患者由于尿道沟融合障碍，尿道口以远的尿道海绵体、阴茎深筋膜和肉膜发育不全，造成不同程度的阴茎下弯畸形。参照 Donnahoo 无尿道下裂的阴茎下弯畸形的病因分类，对尿道下裂阴茎下弯程度进行临床分级（0～4 级）。

0 级：无阴茎下弯的尿道下裂。

1 级：皮肤拴系，即阴茎体腹侧肉膜发育异常所致皮肤与 Buck 筋膜拴系性阴茎弯曲，程度较轻，单纯性阴茎体脱套可充分纠正阴茎下弯。

2 级：肉膜、Buck 筋膜纤维化，需彻底松解尿道板旁的纤维化索状组织，才能充分纠正阴茎下弯。

3 级：在 2 级基础上，存在阴茎海绵体发育不对称、阴茎头下曲或倾斜所致阴茎下弯畸形。在阴茎体脱套和松解尿道周围纤维索组织后，残存阴茎下弯仍需通过阴茎海绵体背侧白膜紧缩术进行手术纠正。

4 级：在 3 级基础上，尿道板严重发育不良，尿道板下尿道海绵体缺失而代之纤维索条，形成尿道拴系，尿道板与阴茎海绵体构成弓弦状畸形，需离断尿道板和松解尿道后，才能充分有效地纠正阴茎下弯畸形。

（3）包皮异常：尿道下裂患者阴茎腹侧系带阙如，包皮腹侧裂开、向阴茎背侧退缩，集中在阴茎头上方呈"头巾状"堆积。

（4）其他：重度尿道下裂患者常伴发阴囊分裂、阴茎阴囊错位等。

2.分型

传统上尿道下裂按原始开口位置分为 4 型：Ⅰ 型，阴茎头型和冠状沟型；Ⅱ 型，阴茎体型；Ⅲ 型，阴茎阴囊型；Ⅳ 型，会阴型。有时，尿道下裂中阴茎下弯程度与尿道开口位置不成正比，开口在阴茎远端的尿道下裂可合并严重的下弯畸形，阴茎下弯纠正后尿道开口位置明显退缩后移，单纯根据原始尿道开口位置不能正确地评估尿道下裂的程度。Barcat 提出按阴茎下弯矫正后尿道下裂开口位置进行分型的方法，能比较客观地反映尿道下裂严重程度。

3.尿道下裂伴发畸形

尿道下裂开口位置越靠近近侧，并发其他先天性畸形的概率越高。并发畸形中，52％发生在泌尿生殖系统（如隐睾、膀胱输尿管反流、马蹄肾、肾发育不良、前列腺小囊和鞘膜积液等），23％在消化系统（如无肛和腹股沟斜疝等），14％在骨骼肌肉系统（如肢体畸形、耻骨发育不全和关节松弛症等），11％在呼吸及心血管系统（如先天性心脏病和主动脉缩窄等）。

三、诊断

尿道下裂是显性畸形，依靠病史和体格检查常可确诊，但是，部分阴茎头型尿道下裂患儿易漏诊。重度尿道下裂常伴有小阴茎、阴囊分裂和阴茎、阴囊错位等，应与两性畸形相鉴别。

采集病史时，首先注意亲属中有无泌尿生殖系统先天畸形、青春期发育异常、死产、婴儿早期死亡、性早熟、闭经和不育症等疾病史。母亲有无异常男性化性征或库欣样外观，妊娠期有无应用外源性激素史，如口服避孕药或接受辅助生殖治疗。

体格检查时，应观察患者体型、全身发育情况和有无第二性征。仔细观察外阴部形态，阴茎发育差伴阴囊分裂者，与伴有阴蒂肥大的女性外阴较难鉴别。一般说来，尿道口呈椭圆形并有两根系带者，阴蒂的可能性较大。

注意阴囊或大阴唇及腹股沟区的触诊。在阴囊或阴唇处触及的肿块绝大多数是睾丸，卵巢和索条状性腺的位置通常在腹腔内,不下降到腹股沟区。

对于尿道下裂合并双侧或单侧不可触及的隐睾者,无论外生殖器外观如何,在排除诊断前都应高度怀疑两性畸形的可能性。

新生儿外生殖器和乳晕色素过度沉着提示黑色素刺激素过度生成,脱水外貌提示盐丢失。另外,做直肠指检可了解有无子宫的存在。

影像学检查时,可经阴道或尿生殖窦注入碘油进行造影,确定有无阴道、子宫和输卵管。排尿性膀胱尿道造影也可显示尿生殖窦和阴道盲袋。超声和CT检查也可提供有无女性内生殖器的情况。

实验室检查主要测定性激素及其代谢产物。测定尿17-羟类固醇和17-酮类固醇、血17-羟孕酮、去氧皮质酮(DOC)、脱氢表雄甾酮(DHEA)和睾酮有助于CAH的诊断。对肾上腺皮质增生的新生儿,其尿17-酮类固醇可能并不高,测定血17-羟孕酮则比较可靠。睾酮与双氢睾酮的比值大于正常(正常男性为 $8\sim16$),提示 5α-还原酶缺陷引起的男性假两性畸形。当CAH检查结果阴性,又缺乏母亲妊娠期服用雄激素或患有分泌雄激素的卵巢肿瘤病史时,应高度怀疑真两性畸形。

腹腔镜检查或剖腹探查内生殖器、性腺组织学检查。探查时对性腺的肉眼观察,可大致做出判断:睾丸呈粉红色,表面光滑,质地柔软;而卵巢为浅黄色,表面有滤泡,质地稍硬,有结节感或沙粒感,对性腺质地不一致者,应怀疑卵睾,送检标本时应上中下各取一小块。

四、治疗

手术是尿道下裂的唯一治疗方法。早期手术常分两期进行,即矫正阴茎下弯和尿道成形。近年来趋向于一次性手术。尿道下裂的各种原式和改良术式多达200多种,总的手术效果仍不令人满意,手术难度较高,不同程度的尿道下裂需用不同的术式。尿道下裂的手术一般应于学龄前完成。

近年来,有主张 $8\sim18$ 个月间完成,减少对小儿心理的影响。

手术治疗的具体目标包括:①完全矫正阴茎下弯,成年后能进行正常的性生活;②修复缺失尿道,新建尿道弹性好,管径一致,今后腔内无毛发生长;③新建尿道口位于阴茎头正位,呈纵向裂隙状开口;④术后能站立排尿,尿线正常,阴茎外观满意,接近正常人。

虽然尿道下裂手术方式繁多,但基本的手术步骤包括:①阴茎体完全脱套;②下弯矫正和人工勃起;③尿道成形;④阴茎皮肤覆盖;⑤尿流改道;⑥敷料固定。目的是矫正阴茎下弯和修复尿道缺损。

(一)阴茎下弯矫正术

一般来说,大约15%的前型尿道下裂和80%的后型尿道下裂伴有阴茎下弯畸形。由于阴茎向下弯曲形成的原因不同,矫正阴茎下弯的手术方式因人而异。术中采用人工勃起的方法,可确定阴茎下弯矫正的效果。

传统上认为,由于尿道下裂开口远端的尿道板未能正常发育形成尿道,局部的皮肤、Buck筋膜、肉膜和尿道海绵体与尿道口周围粘连、纤维化,形成的纤维索带状组织,是造成阴茎下弯的主要原因。既往大多数手术方法采用切断尿道板后,阴茎体皮肤肉膜完全脱套,使阴茎伸直和尿道口后移的方法纠正阴茎下弯。

保留尿道板手术方式的成功应用,使人们对阴茎下弯和尿道板组织学认识观念发生了改变。许多尿道下裂患者的阴茎下弯是阴茎腹侧皮肤及皮下组织与尿道板及阴茎深筋膜间不正常附着所致，称为"皮肤下弯"。在完全松解阴茎腹侧皮肤及皮下组织后，阴茎下弯得到纠正。

对于阴茎腹面的肉膜和深筋膜发育异常，形成阴茎下弯的纤维化组织，需彻底松解尿道板旁海绵体表面的纤维化索状组织，有时需游离尿道下裂开口的近侧，甚至于充分游离球部尿道，才能充分纠正阴茎下弯。少数严重阴茎下弯病例即使在切断尿道板组织、松解下弯纤维组织后，仍残存有阴茎下弯。有研究表明，残存的阴茎下弯是由于阴茎背侧与腹侧海绵体发育不对称性所造成。对于阴茎脱套和尿道周围纤维组织松解后，残余下弯不超过 30°者，阴茎背侧白膜折叠术是彻底纠正阴茎向下弯曲的一种安全、可靠和有效方法。

然而，阴茎背侧白膜折叠术可造成阴茎缩短，不适用于阴茎发育短小的重度尿道下裂患者。有作者主张阴茎腹侧海绵体横向切开后，用游离皮瓣、睾丸鞘膜或小肠黏膜下脱细胞基质补片（SIS）修复白膜缺损，延长阴茎腹侧长度，从而矫正阴茎下弯。Koff 和 Eakins 采用海绵体旋转法，在阴茎体完全脱套后，从腹侧正中纵向切开隔膜，分离阴茎海绵体左右两支向背侧旋转后固定的方法，纠正阴茎海绵体发育不对称所造成的阴茎下弯。

（二）尿道成形术

阴茎下弯矫正后，修复尿道的材料可采用尿道和尿道板组织，阴茎皮肤或带血管蒂的包皮内板，游离组织如游离皮片、口腔黏膜或膀胱黏膜等。早期尿道成形手术以分期修复法为主，在第一期阴茎弯曲完全矫正后的 6 个月至 1 年左右，进行第二期尿道成形术。一期修复法（即阴茎下弯矫正和尿道成形术一次性完成的术式）已成为目前国内外治疗尿道下裂初治病例的主流方式，常用的手术方法介绍如下。

1. 保留尿道板修复尿道的手术方法

20 世纪 80 年代开始，人们逐步认识到尿道下裂手术中保留尿道板的重要性。发育不全的尿道海绵体形成了尿道板旁纤维索带，围绕尿道口向前延伸至阴茎头下面，是引起阴茎下弯的主要原因。保留尿道板的尿道成形术主要适用于无阴茎下弯或阴茎下弯经过背侧白膜折叠可矫正的尿道下裂患者。

Thiersch-Duplay 术式：尿道板是从异位尿道口向阴茎远端伸展的一片尿道黏膜。沿阴茎腹侧尿道板上做 U 形切口，近端绕过尿道外口，远端延伸至阴茎头。如果尿道板组织健康，且足够宽大，可直接将尿道板围绕支架管向前卷管缝合修复尿道。对于 3 岁以下的患者，尿道板宽度至少超过 0.8 cm，才适用 Thiersch-Duplay 术式。

Snodgrass 术式：又称为尿道板纵向切开卷管尿道成形术（TIP）。该术式是一种基于 Thiersch-Duplay 术式上的技术创新，当保留的尿道板较窄小时，将尿道板正中纵形劈开扩展后，卷管修复的尿道内腔＞10F 或 12F，使手术适应范围明显扩大，更适合婴幼儿手术。术中应用尿道板旁残存的尿道海绵体和肉膜组织或分离阴茎背侧包皮带蒂肉膜后中央开窗转移至阴茎腹侧面，加强覆盖新建尿道，可减少尿瘘并发症的发生。

Snodgrass 术式与 Thiersch-Duplay 术式一样，保留了尿道板的完整性和连续性，避免了新建尿道与原尿道之间的环状吻合口，新建尿道受到海绵体的支撑作用，不易发生扭曲，不易发生尿道狭窄。手术通过对扁平状阴茎头尿道板的纵形切开，加深了阴茎头部的尿道沟；再将纵切尿道板的两侧向腹侧方向卷管，使成形后的尿道口呈纵向裂隙状，阴茎外观更接近生理形态，有别于其他手术方式。

一般来说，Snodgrass 术式手术病例的选择，不受尿道下裂开口位置和尿道板宽度的影响,但是,对于尿道板下存在明显纤维索条组织所致严重阴茎下弯的重度尿道下裂患者,本手术方式不适用。

Mathieu 式:采用尿道板加盖翻转的尿道口基底血管皮瓣方法修复尿道下裂。该术式主要适用于前型尿道下裂,成功的关键主要在于翻转皮瓣必须有足够的血供,否则易造成术后尿瘘。

Onlay 术式:采用尿道板加盖横向裁剪带蒂包皮黏膜方法修复尿道下裂。由于应用了有血供的岛状包皮瓣,该手术后尿瘘、尿道狭窄等合并症较少,适用于中间型、后型和阴茎阴囊型尿道下裂的手术,缺点是手术操作比较复杂。

2.尿道口前移阴茎头成形术(MAGPI)

尿道口前移阴茎头成形术曾是 20 世纪 80 年代非常盛行的一种尿道下裂手术方法,适用于阴茎头型、冠状沟型尿道下裂。尿道游离延伸正位尿道口成形术修复尿道下裂是一种充分游离前尿道使之在无张力的状态下延伸至阴茎头正位尿道口的尿道成形方法,又称为 Koff 术式。该手术适用于修复尿道缺损<2 cm 的尿道下裂,术后尿瘘发生率很低,主要并发症为尿道口狭窄。

3.横行带蒂包皮内板皮尿道成形术

20 世纪 80 年代初开始,Duckett 在 Asopa 术式的基础上设计了横截获取包皮内板岛状皮瓣法修复尿道下裂,又称 Asopa-Duckett 术式。由于包皮具有取材方便,抗尿液刺激能力强,血供丰富等优点,是进行尿道成形的良好材料。Asopa-Duckett 术式适用于大部分有阴茎下弯的尿道下裂手术。

有些重度尿道下裂的尿道缺损长,带血管蒂包皮管长度不能弥补尿道时,可采用 Duckett ＋Duplay 尿道成形术。该术式的缺点是操作复杂,手术技巧要求高,需积累丰富的经验,才能获得良好的手术效果。

4.游离移植物代尿道修复尿道下裂的方法

用游离移植物修复尿道下裂,适用于多次手术失败后局部取材困难的病例。

游离包皮内板黏膜较早就被用于尿道成形术中,具有剪裁灵活、操作简便、术后阴茎外观满意等优点,适用于包皮丰富的各型尿道下裂。由于游离包皮内板黏膜缺乏足够的血液供应,容易发生新建尿道组织缺血、愈合不佳等,术后尿瘘、尿道狭窄等并发症的发生率较高。

膀胱黏膜尿道成形术采用与尿道相似的组织来源,对尿液刺激反应小,再生能力强,是一种安全可靠的组织材料。但是,膀胱黏膜尿道成形术后,暴露在尿道外口的黏膜容易出现增生、脱垂等,导致尿道外口狭窄。另外,膀胱黏膜取材也增加了对膀胱的创伤。

口腔黏膜尿道成形术具有组织来源丰富,取材方便,移植后易于成活,形成的尿道柔韧,黏膜不易挛缩,不易狭窄等优点。手术并发症低于游离皮瓣、膀胱黏膜成形尿道的方法。利用口腔黏膜进行尿道成形时,通常取材于口腔内颊和下唇部。采用 Inlay 或 Onlay 术式的成功率要高于卷管术式。

(汪小军)

第六节　输尿管损伤

输尿管是位于腹膜后间隙的细长管状器官,位置较深,受到脊柱、椎旁肌肉、腰部肌肉、腹前壁及腹腔脏器等保护,加上输尿管本身有一定的活动范围,因此外界暴力所致的输尿管损伤很少见,多为医源性损伤。损伤后易被忽视,多在出现症状时才被发现,延误诊治。

一、病因

(一)外伤性损伤

外界暴力所致输尿管损伤率约为4%。多见于枪击伤所致,偶见于锐器刺伤、从高处坠落引起输尿管撕裂,常伴有大血管或腹腔内脏器损伤。

1.开放性损伤

开放性损伤较为少见。主要是由刀伤、枪伤、刃器刺割伤引起。损伤不仅可以直接造成输尿管的穿孔、割裂或切断,而且可继发感染,导致输尿管狭窄或漏尿。

2.闭合性损伤

闭合性损伤多发生于车祸、高处坠落及极度减速事件中,损伤常造成胸腰椎错位、腰部骨折等。损伤机制有两方面:一方面由于腰椎的过度侧弯或伸展直接造成输尿管的撕脱或断裂;另一方面由于肾有一定的活动余地,可以向上移位,而相对固定的输尿管则被强制牵拉,造成输尿管的断裂,最常见的就是肾盂输尿管连接处断裂。

(二)手术损伤

医源性损伤是输尿管损伤最常见的原因,常发生在盆腔、后腹膜广泛解剖的手术,如子宫切除术、卵巢切除术、剖宫产、髂血管手术、结肠或直肠的肿瘤切除术等。临床上尤以子宫切除术和直肠癌根治术损伤输尿管最为常见。由于解剖复杂,手术野不清,匆忙止血,大块钳夹、结扎致误伤输尿管;肿瘤将输尿管推移或粘连,后腹膜纤维化等会使手术发生困难,较易误伤。损伤多发生于输尿管下段,手术时较难发现,手术后由于尿瘘继发感染造成输尿管瘘或狭窄等。

(三)腔内器械损伤

腔内器械损伤多见于泌尿外科输尿管插管及输尿管镜等操作中,如经输尿管镜逆行输尿管插管、扩张、取石、碎石、擦刷活检。妇科腹腔镜电凝伤及子宫骶骨韧带处输尿管也时有发生。最严重的器械损伤是输尿管镜操作中将输尿管撕裂甚至套脱出膀胱。当输尿管有狭窄、扭曲、粘连或炎症时,输尿管损伤更易发生。随着腔内泌尿外科的发展及输尿管镜技术的不断进步,输尿管镜引起输尿管损伤率也由7%下降至1%~5%。

(四)放射性损伤

放射性损伤见于宫颈癌、前列腺癌等盆腔脏器肿瘤放疗后,使输尿管管壁及周围组织水肿、出血、坏死,进而形成纤维瘢痕或尿瘘,造成输尿管梗阻,肾积水、肾功能损害。

(五)自发性输尿管破裂

自发性输尿管破裂较罕见,多与输尿管本身疾病有关。

二、临床表现

根据损伤的性质、类型、术中发现与否等,输尿管损伤的临床表现复杂多样,有可能出现较晚，也有可能不典型或者被其他重要脏器损伤所掩盖。常见的临床表现有如下几种。

晚，也有可能不典型或者被其他重要脏器损伤所掩盖。常见的临床表现有如下几种。

（一）血尿

血尿常见于器械损伤输尿管黏膜，可表现为镜下或肉眼血尿，一般血尿会自身缓解或消失。输尿管完全离断时，可以表现为无血尿。故损伤后血尿有无及轻重并不与输尿管损伤程度一致。

（二）尿外渗

尿外渗可发生于损伤时或损伤数日后，开放性手术所致输尿管穿孔、断裂或其他原因引起输尿管全层坏死、断离者，都会有尿液从伤口中流出。尿液流入腹腔会引起腹膜炎，出现腹膜刺激征流入后腹膜，则引起腹部、腰部或直肠周围肿胀、包块、疼痛，甚至形成积液或尿性囊肿。一旦继发感染，可出现脓毒症，如寒战、高热。

（三）尿瘘

尿瘘常发生于输尿管损伤后 2～3 周，多为术中输尿管被钳夹、结扎后局部慢性缺血性坏死，继而破裂导致尿瘘形成，瘘管形成后常难以完全愈合，尿液不断流出，最常见的是输尿管阴道瘘，少见的有输尿管皮肤瘘、输尿管腹膜瘘、输尿管直肠瘘等。

（四）无尿

如果孤立肾或双侧输尿管完全断裂或被误扎，伤后或术后会导致无尿，但要与严重外伤后所致休克、急性肾衰竭引起的无尿相鉴别。

（五）感染症状

多为继发性感染。受到创伤后的输尿管局部组织发炎、坏死、脱离、尿液外渗或漏到腹膜后组织间隙或腹腔，很快形成脓肿或腹膜炎。临床上表现为发热、腰痛、腰部肌肉紧张、肾区叩痛。尿性腹膜炎形成后则出现腹部压痛、反跳痛及胃肠道刺激症状。

（六）梗阻症状

输尿管被缝扎、结扎后可引起完全性梗阻，因肾盂压力增高，可有患侧腰部胀痛、腰肌紧张、肾区叩痛及发热等。

放射性或腔内器械操作等所致输尿管损伤，由于长期炎症、水肿、粘连、硬化等造成受损段输尿管狭窄甚至完全闭合，进而引起患侧上尿路梗阻，表现为输尿管扩张、肾积水、继发性肾感染、腰痛、肾衰竭等。

（七）合并伤表现

合并伤表现为受损器官的相应症状，严重外伤者会有休克表现。

三、诊断

输尿管损伤的早期诊断十分重要，但由于输尿管损伤后的症状和体征常受多种因素影响，如损伤的原因、性质、发现时间、单侧或双侧损伤、有无合并症等，导致误诊率达 73%。

（一）及时诊断

在处理外伤或手术中能及时发现输尿管损伤并及时处理，则效果较好，不会遗留后遗症。为及时发现或预防输尿管损伤，术中应注意以下几点。

1. 熟悉解剖

熟悉输尿管解剖位置，尤其是易发生损伤的输尿管盆腔段。术中避免过度牵拉、大块切除结扎,出血时切忌盲目钳夹或大块深部缝扎。

2.注意上段输尿管情况

术中如发现上段输尿管突然充盈扩张,触之呈囊状饱满感,应考虑下段输尿管可能被钳夹或结扎。

3.术中辨别

术中如果高度怀疑输尿管损伤时,可以通过注射亚甲蓝溶液来定位诊断。方法是将1~2 mL亚甲蓝从肾盂注入,仔细观察输尿管外是否有蓝色液体出现。注射时不宜太多太快,因为过多亚甲蓝溶液可以直接溢出或污染周围组织,影响判断。

4.术前预防

复杂手术,为预防输尿管损伤,可于术前插入输尿管导管,以便术中能辨别,但这并不绝对可靠,不能作为常规应用。

(二)病史

贯通性腹部损伤、腰椎横突骨折、严重加速或减速伤、躯体过度伸屈、腹盆腔手术及腔内泌尿外科器械操作后,如果出现伤口内流出尿液或一侧持续性腹痛、腹胀等症状时,均应警惕输尿管损伤的可能性。

(三)辅助检查

1.静脉尿路造影或肾盂穿刺造影

95%以上的输尿管损伤都可以通过静脉尿路造影确定。

(1)输尿管误扎:可显示输尿管完全梗阻或者通过率极低,因而造影剂排泄障碍,出现输尿管不显影或造影剂排泄受阻。

(2)输尿管扭曲:可以表现为单纯弯曲,也可以表现为弯曲处合并狭窄引起完全或不完全梗阻。前者造影剂可以显示扭曲部位,后者表现为病变上方输尿管扩张,造影剂排泄受阻。

(3)输尿管穿孔、撕脱、完全断裂:表现为造影剂外渗,损伤部位以上输尿管肾盂扩张。

(4)肾功能受损:静脉尿路造影显示不良,可行肾盂穿刺造影以明确诊断。

2.逆行肾盂造影

逆行肾盂造影表现为在受损段输尿管插管比较困难,通过受阻。造影剂无法显示,自破裂处流入周围组织。该检查可以明确损伤部位,了解有无尿外渗及其外渗范围,需要时可以直接留置导管引流尿液。

3.膀胱镜检查

膀胱镜不仅可以直视下了解输尿管开口损伤情况,观察有无水肿、黏膜充血,而且可以观察输尿管口有无喷尿或喷血尿,判断中上段输尿管损伤、梗阻的情况。

4.计算机断层扫描(CT)

计算机断层扫描(CT)可以较好显示输尿管的梗阻、尿外渗范围、尿瘘及肾积水等,尤其配合增强剂可以进一步提高诊断准确率。

5.B超

B超简易方便,可以初步了解患侧肾、输尿管梗阻情况,同时发现尿外渗。

6.磁共振尿路成像(MRU)

配合MR扫描诊断输尿管损伤已被广泛应用。MRU为非侵袭、无需造影剂,能在短时间内显示尿路的解剖结构。

7.放射性核素肾图

放射性核素肾图对了解患侧肾功能及病变段以上尿路梗阻情况有帮助。

(四)鉴别诊断

输尿管损伤要与输尿管结石、肿瘤、狭窄、先天性畸形、周围肿瘤压迫等相鉴别,根据病史及上述辅助检查一般较易区分。但要特别注意输尿管阴道瘘和膀胱阴道瘘的鉴别,同时应考虑到输尿管阴道瘘和膀胱阴道瘘同时存在的情况。

四、治疗

输尿管损伤的处理既要考虑输尿管损伤的部位、程度、时间及肾、膀胱情况,又要考虑患者的全身情况,了解有无严重合并伤及休克。因输尿管损伤发生的原因、部位、性质、程度,发现的时间及合并伤各不相同,故无论采用何种方法,都应力争达到恢复正常排尿通路及保护患侧肾功能的目的。

(一)治疗原则

1.患者全身情况危急、休克、脱水、失血严重或合并有其他重要器官创伤时

首先抗休克,纠正全身情况及处理其他严重的合并伤,然后处理输尿管损伤。只要病情允许,输尿管损伤应尽早修复,以利尿液通畅,保护肾功能。

2.及时诊断,及时处理

术中发现的新鲜无感染输尿管伤口,应一期修复。但要注意,如果输尿管损伤24 h以上,组织发生水肿或伤口有污染,一期修复困难时,可以先行肾造瘘术,引流外渗尿液,避免继发感染,待情况好转后再修复输尿管。

3.彻底扩创

对输尿管的创伤段应彻底扩创,未完全断裂者也应完全切除受伤段,直至输尿管两端有明显渗血为止,以避免因局部组织缺血、失活而导致吻合口破裂。扩创时应注意不能过多破坏输尿管鞘膜及周围组织。

4.修复及吻合术

应在无张力情况下进行如输尿管损伤段超过2 cm以上,不可强行吻合。

5.留置支架

管输尿管缺损超过1/3以上周径或完全离断吻合后,必须留置支架管,以保证输尿管修复部位有足够的内径和避免后期狭窄及引流尿液。

6.术后留置引流管

无论何种修复吻合术,术后都难免有不同程度的尿外渗,故术后都应留置尿外渗区域的外引流管。

(二)治疗方法

1.输尿管支架置放术

对于输尿管小穿孔、部分断裂、误扎后松解者或长轴方向输尿管壁缺损,但未影响到输尿管全周径者,可放置双J管或输尿管导管,保留2周以上,一般能自愈。

2.经皮肾穿刺造瘘术

对于输尿管损伤所致完全梗阻不能解除时,可以肾造瘘引流尿液,待情况好转后再修复输尿管,手术方法不复杂,尤其适用于危重患者。

3.输尿管成形术

对于完全断裂、坏死、缺损的输尿管损伤者或非手术治疗失败者,应尽早手术修复损伤的输尿管,恢复尿液引流通畅,保护肾功能。同时,彻底引流外渗尿液,防止感染或形成尿液囊肿。

手术中可以通过向肾盂注射亚甲蓝,观察蓝色液体流出,来寻找断裂的输尿管口。输尿管吻合时需要仔细分离输尿管并尽可能多保留输尿管周围的脂肪和纤维组织,从而尽可能保留输尿管的动脉血液供应。

(1)输尿管-肾盂吻合术:上段近肾盂处输尿管或肾盂输尿管连接处撕脱断裂者可以行输尿管-肾盂吻合术,但要保证无张力。若吻合处狭窄明显时,可以留置双J管做支架,2周后取出。近年来,腹腔镜下输尿管-肾盂吻合术取得了成功,将是一个新的治疗方式。

(2)输尿管-输尿管吻合术:若输尿管损伤范围在2 cm以内,则可以行输尿管端端吻合术。输尿管一定要游离充分,保证无张力的吻合。双J管留置2周。

(3)输尿管-膀胱吻合术:输尿管下段的损伤,如果损伤长度在3 cm之内,尽量选择输尿管-膀胱吻合术。该手术并发症少,但要保证无张力及抗反流。双J管留置时间依具体情况而定。

(4)交叉输尿管-输尿管端侧吻合术:如果一侧输尿管中端或下端损伤超过1/2,端端吻合张力过大或长度不足时,可以将损伤侧输尿管游离,跨越脊柱后与对侧输尿管行端侧吻合术。尽管该手术成功率高,但也有学者认为不适合泌尿系肿瘤和结石的患者,以免累及对侧正常输尿管,提倡输尿管替代术或自体肾移植术。

(5)输尿管替代术:如果输尿管损伤较长,一侧或双侧病变较重,无法或不适宜实施上述各种术式时,可以选择输尿管替代术。常见的替代物为回肠,也有报道应用阑尾替代输尿管取得手术成功者。近年来,组织工程学材料的不断研制与使用,极大地方便并降低了该手术的难度。

4.尿流改道术

对于放疗性输尿管损伤,由于长期放疗往往会使输尿管形成狭窄性瘢痕,输尿管周围也会纤维化或硬化且范围较大,一般手术修补输尿管困难且患者身体情况较差时,宜尽早行尿流改道术。

5.自体肾移植术

当输尿管广泛损伤,长度明显不足以完成以上手术时,可以将肾移植到髂窝中,以缩短距离。手术要将肾缝在腰肌上,注意保护输尿管营养血管及外膜。不过,需要注意的是有8%的自体移植肾者,术后出现移植肾无功能。

6.肾切除术

损伤侧输尿管所致肾严重积水或感染,肾功能严重受损或肾萎缩者,如对侧肾正常,则可施行肾切除术。另外,内脏严重损伤且累及肾无法修复者或长期输尿管瘘存在,无法重建者,也可以行肾切除术。

(汪小军)

第七节 膀胱损伤

膀胱损伤是各种暴力引起的膀胱组织结构的挫伤、裂创及挫裂创。膀胱空虚时不易受伤，充盈时伸展至下腹部，壁薄而紧贴于腹前壁，易受损伤。

一、病因

膀胱空虚时位于骨盆深处，受到周围筋膜、肌肉、骨盆及其他软组织的保护，除贯通伤或骨盆骨折外，很少为外界暴力所损伤。膀胱充盈时壁薄而紧张，高出耻骨联合变为腹膜间位器官，易受外力的损伤。

1. 外伤性损伤

（1）开放性损伤：较为少见。主要是由弹片、子弹或锐器贯通所致，常合并其他脏器损伤，如直肠、阴道损伤，形成腹壁尿瘘、膀胱直肠瘘或膀胱阴道瘘。

（2）闭合性损伤：最常见的原因为各种因素引起的骨盆骨折，如车祸、高处坠落等；其次为膀胱在充盈状态下突然遭到外来打击，如下腹部遭受撞击、摔倒等。

2. 医源性损伤

医源性损伤最常见于妇产科、下腹部手术以及某些泌尿外科手术，如膀胱镜、输尿管镜、腹腔镜检查或治疗等均可导致膀胱损伤。

对于此类膀胱损伤应重在预防，高度的责任心，对解剖关系的熟悉可有效避免此类损伤的发生。

3. 自发性破裂

病理性膀胱（如肿瘤、结核）在过度膨胀时（可由意识障碍引起，如醉酒或精神疾病），可发生破裂，称自发性破裂。较少见。

二、临床表现

轻微损伤仅出现血尿、耻骨上或下腹部疼痛等，损伤重者可出现血尿、无尿、排尿困难、腹膜炎等。依腹膜外型、腹膜内型及混合型的不同而有其特殊表现。

1. 血尿

血尿可表现为肉眼或镜下血尿，其中肉眼血尿最具有提示意义。有时伴有血凝块，大量血尿者少见。

2. 疼痛

疼痛多为下腹部或耻骨后的疼痛，伴有骨盆骨折时，疼痛较剧。腹膜外破裂时，尿外渗及血肿引起下腹部疼痛、压痛及肌紧张，直肠指检可触及肿物和触痛，可有放射痛。腹膜内破裂时，尿液流入腹腔而引起全腹疼痛、压痛及反跳痛、腹肌紧张、肠鸣音减弱或消失等急性腹膜炎症状，并有移动性浊音。

3. 无尿或排尿困难

膀胱发生破裂，尿液外渗或有血块堵塞时，表现为无尿或尿量减少。部分患者表现为排尿困难，与疼痛、恐惧或卧床排尿不习惯等有关。

4. 休克

骨盆骨折所致剧痛、大出血，膀胱破裂引起尿外渗及腹膜炎，伤势严重，常发生休克。

5.尿瘘开放性损伤

尿瘘开放性损伤可有体表伤口漏尿,如与直肠、阴道相通,则经肛门、阴道漏尿。闭合性损伤在尿外渗感染后破溃,可形成尿瘘。

三、诊断与鉴别诊断

1.病史和体检

患者下腹部或骨盆受外来暴力后,出现腹痛、血尿及排尿困难,体检发现耻骨上区压痛,直肠指检触及前壁有饱满感,提示腹膜外膀胱破裂。全腹剧痛,腹肌紧张,压痛及反跳痛,并有移动性浊音,提示腹膜内膀胱破裂。骨盆骨折引起膀胱及尿道损伤,则兼有后尿道损伤的症状和体征。

2.导尿试验

怀疑膀胱损伤时,应马上给予导尿,如尿液清亮,可初步排除膀胱损伤;膀胱损伤时,导尿管可顺利插入膀胱(尿道损伤常不易插入),仅流少量血尿或无尿流出,应行注水试验:经导尿管向膀胱内注入 $200\sim300$ mL 生理盐水,稍待片刻后抽出,如出入量相差很大,提示膀胱破裂。该方法尽管简便,但准确性差,易受干扰。

3.膀胱造影

膀胱造影是诊断膀胱破裂最有价值的方法,尤其是对于骨盆骨折合并肉眼血尿的患者。导尿成功后,经尿管注入稀释后的造影剂(如 $15\%\sim30\%$ 的复方泛影葡胺 300 mL),分别行前后位及左右斜位摄片,将造影前后 X 线比较,观察有无造影剂外溢及其部位。腹膜内破裂者,造影剂溢出至肠系膜间相对较低的位置或到达膈肌下方;腹膜外破裂者可见造影剂积聚在膀胱颈周围。需要指出的是,由于 $10\%\sim29\%$ 的患者常同时出现膀胱和尿道损伤,故在发现血尿或导尿困难时,尚应行逆行尿道造影,以排除尿道损伤。

4.CT 及 MRI

CT 及 MRI 的临床应用价值低于膀胱造影,不推荐使用。但患者合并其他损伤需行 CT 或 MRI 检查,有时可发现膀胱破口或难以解释的腹部积液,应想到膀胱破裂的可能。

5.静脉尿路造影

在考虑合并有肾或输尿管损伤时,行 IVU 检查,同时观察膀胱区有无造影剂外溢,可辅助诊断。

6.鉴别诊断

结合外伤、手术史,患者的症状,体征,膀胱造影及导尿试验的结果,一般较易诊断膀胱损伤。但应注意腹膜外型和腹膜内型膀胱破裂的鉴别,两者的严重程度及治疗方法有所不同。

四、治疗

首先应积极处理原发病及危及生命的合并症,对于膀胱损伤,应根据受伤原因(暴力伤和穿通伤)和病理损伤类型(腹膜外型膀胱破裂和腹膜内型膀胱破裂),采用不同的治疗方法。

(一)紧急处理

抗休克治疗如输液、输血、止痛及镇静。尽早使用广谱抗生素预防感染。

(二)膀胱挫伤

一般仅需非手术治疗,卧床休息,多饮水,经尿道插入导尿管持续引流尿液 $7\sim10$ d,预防性应用抗生素。

(三)膀胱破裂

膀胱破裂处理原则:完全的尿流改道;膀胱周围及其他尿外渗部位充分引流;闭合膀胱壁缺损。

1.腹膜外膀胱破裂

钝性暴力所致下腹部闭合性损伤,如患者情况较好,无合并症,可仅予以尿管引流。主张采用大口径尿管(22F),以确保充分引流。2周后拔除尿管,但拔除尿管前推荐行膀胱造影。同时应用抗生素持续至尿管拔除后3 d。

以下情况应考虑行膀胱修补术:①钝性暴力所致腹膜外破裂,有发生膀胱瘘、伤口不愈合、菌血症的潜在可能性时;②因其他脏器损伤行手术探查时,如怀疑膀胱损伤,应同时探查膀胱,发现破裂,予以修补;③骨盆骨折在行内固定时,应对破裂的膀胱同时修补,防止尿外渗,从而减少内固定器械发生感染的机会。

手术行下腹部正中切口,腹膜外显露并切开膀胱,清除外渗尿液,修补膀胱穿孔,做耻骨上膀胱造瘘。对于非手术治疗时膀胱周围血肿可以不必手术引流以防诱发感染,但要注意控制感染的发生。

2.腹膜内膀胱破裂

大多数腹膜内膀胱破裂其裂口往往比膀胱造影所见要大得多,常需手术修补,探查切口可取下腹部正中切口,同时对腹腔内其他脏器进行探查,并注意是否有腹膜外膀胱破裂。术中发现破裂,应用可吸收线分层修补腹膜和膀胱壁,并在膀胱周围放置引流管。根据情况决定是单纯行留置导尿,还是加行耻骨上膀胱高位造瘘,但最近观点认为后者并不优于单独留置导尿。若发生膀胱颈撕裂,须用可吸收线准确修复,以免术后发生尿失禁。术中应同时检查有无输尿管、直肠或阴道损伤,若发现及时处理。术后应用足量抗生素。少数腹膜内膀胱破裂裂口较小或患者病情不允许,可暂时行尿管引流,根据病情决定下一步是否行手术探查或修补。

(四)膀胱穿通伤

应立即开腹探查,是因为腹膜内脏器受伤的可能性很大,其主要目的是探查修补受损脏器,取出异物。发现膀胱破裂,分层修补;同时观察有无三角区、膀胱颈部或输尿管、直肠或阴道损伤,视伤情相应处理。

对于膀胱周围的血肿,应予以清除以防脓肿形成。置入一根耻骨上造瘘管,并从腹壁另外戳洞引出(勿从伤口引出)。术后应用抗生素。

(五)并发症处理

早期而恰当的手术治疗以及抗生素的应用大大减少了并发症。大多数严重并发症是由于漏诊或尿液外漏未得到及时处理,从而导致广泛的盆腔和腹腔脓肿形成;较轻的并发症有耻骨上造瘘管脱出、造瘘管周围及伤口漏尿、膀胱痉挛等。盆腔积液或脓肿可以通过超声定位穿刺引流,必要时可向脓腔内注射广谱抗生素;造瘘管位置可通过膀胱造影或膀胱镜检查后调整;膀胱痉挛一般通过口服药物控制即可。

另外需注意,盆腔血肿宜尽量避免切开,以免发生大出血并招致感染。若出血不止,用纱布填塞止血,24 h后再取出。出血难以控制可以行选择性盆腔血管栓塞术。

(汪小军)

第八节　尿道损伤

尿道损伤为泌尿系统最常见的损伤,多见于 15～25 岁青壮年男性,90％以上是骨盆骨折或骑跨伤等闭合性损伤引起,开放性损伤少见。男性尿道以尿生殖膈为界,分为前、后两段。前尿道包括球部和阴茎部,后尿道包括前列腺部和膜部。球部和膜部损伤常见。男性尿道损伤是泌尿科常见的急症,早期处理不当,会产生尿道狭窄、尿失禁、尿瘘、勃起功能障碍等并发症,尿道损伤的初步处理取决于尿道损伤的程度、部位、患者的血流动力学是否稳定和相关的损伤情况。本节重点介绍后尿道损伤。

后尿道损伤是下尿路最严重的一种损伤,80％～90％的患者由骨盆骨折引起,多发生于尿道膜部。

一、病因

1.尿道外暴力闭合性损伤

此类损伤最多见,主要是骨盆骨折。4％～14％的骨盆骨折伴有后尿道损伤,80％～90％的后尿道损伤伴有骨盆骨折。后尿道损伤中 65％是完全断裂,另外 10％～17％的后尿道损伤患者同时有膀胱损伤。

骨盆骨折的常见原因是交通事故、高处坠落和挤压伤,损伤部位在后尿道,常伴其他脏器的严重创伤。尿道有两处较为固定,一是膜部尿道通过尿生殖膈固定于坐骨耻骨支,另一处是前列腺部尿道通过耻骨前列腺韧带固定于耻骨联合。骨盆骨折时,骨盆变形,前列腺移位,前列腺从尿生殖膈处被撕离时,膜部尿道被牵拉伸长,耻骨前列腺韧带撕裂时更甚,最终使尿道前列腺部和膜部交界处部分或全部撕断,全部撕断后前列腺向上后方移位。

膀胱颈部、前列腺部尿道损伤通常仅发生于儿童。女性尿道短,活动度大,无耻骨韧带的固定,所以骨盆骨折损伤女性尿道极少见,约占骨盆骨折的 1％以下。女性尿道损伤机制通常由骨盆骨折碎片刺伤引起,而非男性那样的牵拉撕裂伤。

2.尿道内暴力损伤

尿道内暴力损伤多为医源性损伤,特别是尿道内有病变、尤其是尿道狭窄梗阻时,更易发生。由于经尿道手术或操作的增多,近年此类损伤有增加趋势。大部分是尿道内的器械操作损伤,损伤程度和范围不一,可仅为黏膜挫伤,亦可穿破尿道甚至穿入直肠。

有的尿道损伤当时未发现,过一段时间后直接表现为尿道狭窄,尿道内异物也会引起尿道黏膜损伤。

3.尿道外暴力开放性损伤

枪伤和刺伤等穿透性损伤引起,但少见,偶可见于牲畜咬伤、牛角刺伤,往往伤情重,合并伤多,治疗较为困难。妇科或会阴手术有损伤尿道的可能,如经阴道无张力尿道中段悬吊术可在术中或术后损伤尿道。孕妇第二产程延长时,尿道和膀胱颈部也有可能受压引起缺血性损伤。

4.非暴力性尿道损伤

非暴力性尿道损伤较为少见,常见原因有化学药物烧伤、热灼伤、放射线损伤等。体外循环的心脏手术患者有出现尿道缺血和发生尿道狭窄的可能,胰腺或胰肾联合移植胰液从尿液引流者,由于胰酶的作用有出现尿道黏膜损伤甚至尿道断裂的报道。

二、临床表现

1.休克

骨盆骨折所致后尿道损伤常合并其他内脏损伤,一般较严重。骨盆骨折、后尿道损伤、前列腺静脉丛撕裂及盆腔内血管损伤等,均可导致大量出血,引起创伤性、失血性休克。

2.尿道滴血及血尿

尿道滴血及血尿为后尿道损伤最常见症状,多表现为尿初及终末血尿或小便终末滴血。尿道滴血及血尿程度与后尿道损伤严重程度不相一致,有时尿道部分断裂时血尿比完全断裂还要严重。尿道滴血或血尿常因导尿失败或用力排尿而加重。

3.疼痛

后尿道损伤疼痛可放射至肛门周围、耻骨区及下腹部,直肠指检有明显压痛,骨盆骨折者骨盆有叩压痛及牵引痛,站立或抬举下肢时疼痛加重,耻骨联合骨折者耻骨联合处变软,有明显压痛、肿胀。

4.排尿困难及尿潴留

轻度挫伤可无排尿困难,严重挫伤或尿道破裂者,因局部水肿或外括约肌痉挛而发生排尿困难,有时在数次排尿后出现完全尿潴留,尿道断裂者因尿道已完全失去连续性而完全不能排尿,膀胱充盈,有强烈尿意,下腹部膨隆。

5.血肿及瘀斑

伤处皮下见瘀斑。后尿道损伤血肿一般位于耻骨后膀胱及前列腺周围,严重者引起下腹部腹膜外血肿而隆起,有尿生殖膈破裂者血肿可蔓延至会阴、阴囊部。

6.尿外渗

尿外渗的程度取决于尿道损伤的程度及伤后是否频繁排尿。伤前膀胱充盈者尿道破裂或断裂且伤后频繁排尿者尿外渗出现较早且较广泛。一般伤后尿道外括约肌痉挛,数小时内不发生尿外渗,多在 12 h 后仍未解除尿潴留者才出现尿外渗。盆腔内尿外渗可出现直肠刺激症状和下腹部腹膜刺激症状。尿外渗未及时处理或继发感染,导致局部组织坏死、化脓,出现全身中毒症状甚至全身感染,局部坏死后可能出现尿瘘。

三、诊断

后尿道损伤的诊断应根据外伤史、临床表现、直肠指检、导尿检查、尿道造影或其他 X 线检查等明确诊断,确定尿道损伤的部位、程度和其他合并伤等。

1.外伤史和临床表现

尿道内操作或检查后出现尿道出血、排尿困难、尿潴留等首先要想到尿道损伤。骨盆骨折患者都应怀疑有后尿道损伤,有下列情况者更要高度怀疑有后尿道损伤:尿道外口滴血,排尿困难或不能排尿,膀胱区充盈,血尿外渗部位常在耻骨膀胱周围,体表青紫肿胀可不明显,有时见会阴部典型的蝶形肿胀。

2.直肠指诊

在尿道损伤的诊断中具有重要意义,可以判断后尿道损伤的程度以及是否合并直肠肛门损伤。后尿道损伤时前列腺位置升高,有浮动感。指套有血迹或有血性液体溢出,提示直肠有损伤或膀胱尿道直肠间有贯通伤。骨折导致耻骨或坐骨支移位,有时在直肠指诊时可触及。

3.尿道造影

怀疑后尿道损伤时逆行尿道造影是首选的诊断方法。逆行尿道造影可以清晰和确切地显示后尿道损伤部位、程度和各种可能的并发症,是一种最为可靠的诊断方法。摄片时应首先摄取骨盆平片,了解是否有骨盆骨折及是否为稳定骨折,有无骨折碎片和异物残留,12~14号Foley尿管气囊置于舟状窝并注水1~3 mL,然后患者置25°~35°斜位,应用水溶性造影剂,在荧光透视下用60%碘剂20~30 mL注入尿道,在尿道充盈状态下行连续动态摄片,无法进行实时动态摄片时应进行分次摄片,每次注入60%碘剂10 mL,在急症抢救室也能进行。同时行耻骨上膀胱造影和逆行尿道造影(up-and-downogram)可精确了解尿道损伤的位置、严重性和长度。若进行延迟修补术,应在伤后1周内进行;若进行晚期修复手术,应在伤后3个月以上进行。

4.导尿检查

后尿道挫伤或较小的破裂患者有可能置入导尿管,但要有经验的泌尿外科专科医师进行,仔细轻柔地试放导尿管,如果置入尿管较为困难,应该马上终止,在确定已放入膀胱前不能充盈气囊,一旦置入不可轻易拔出,导尿管应至少留置7~14 d,拔除导尿管后常规做一次膀胱尿道造影。能顺利置入导尿管者,拔管后仍有出现尿道狭窄的可能,要密切随访,轻度的狭窄可以通过定期尿道扩张达到治疗目的。另有许多学者认为,诊断性导尿有可能使部分尿道裂伤成为完全裂伤,加重出血并诱发感染,还有可能使导尿管从断裂处穿出,而误认为放入膀胱并充盈气囊导致进一步加重损伤,因此,在诊断不明时不宜采用。

5.超声检查

超声在尿道损伤的急症诊治工作中不是常规检查方法,仅用于评价盆腔内血肿范围、膀胱的位置高低和膀胱是否充盈等情况。特别是在进行耻骨上膀胱穿刺造瘘前,了解膀胱充盈度和位置有较大价值。近年报道超声在了解尿道周围和尿道海绵体纤维化方面有潜在优势。

6.膀胱尿道镜检查

膀胱尿道镜检查是诊断后尿道损伤最为直观的方法,单纯的急症诊断性膀胱尿道镜检查尽量不做,应由经验丰富的泌尿外科医师进行,同时做好内窥镜下尿道会师术的准备,用比膀胱镜细的输尿管镜检查尿道更有优势。女性尿道短不适合尿道造影检查,尿道镜检查是诊断女性尿道损伤的有效方法。后期进行后尿道修复性成形手术前怀疑有膀胱颈部功能异常可通过膀胱造瘘口检查膀胱颈部和后尿道有很大的价值,通过膀胱造瘘口仔细观察膀胱颈部的完整性和功能,但有时膀胱颈部的外形完整性与功能不一定完全一致。

7.CT和MRI检查

CT和MRI检查在诊断尿道损伤本身的意义不大,但可详细了解骨盆骨折、阴茎海绵体、膀胱、肾及其他腹内脏器的损伤。

四、治疗

后尿道损伤的治疗应根据患者的全身情况,受伤时间,尿道损伤的部位,严重程度以及合并伤的情况等,综合考虑制定治疗方案,应优先处理威胁生命的严重出血和其他脏器损伤。

(一)全身治疗

1.防治休克

及时建立输液通道,纠正低血容量,补充全血和其他血液代用品,受伤早期休克主要是严重创伤出血或其他内脏损伤所致。

2.防治感染

全身应用抗菌药物,时间长者根据尿及分泌物培养结果选用最有效的抗菌药物。

3.预防创伤后并发症

预防肺部感染、肺不张,保持大便通畅,避免腹压升高引起继发性出血,对于骨盆骨折或其他肢体骨折卧床较久的患者,注意改变体位,避免发生压疮和泌尿系结石。

(二)损伤尿道的局部治疗

原则是恢复尿道的连续性,引流膀胱尿液,引流尿外渗。在损伤期内的患者应设法积极恢复尿道连续性。后尿道破裂或断裂应根据伤情及医疗条件,有可能时争取解剖复位。炎症期(闭合性尿道损伤 72 h 后和开放性尿道损伤 48 h 后)的患者仅行耻骨上膀胱造瘘和尿外渗切开引流,待炎症消退后再行尿道手术。

1.后尿道挫伤的治疗

轻微挫伤、出血不多、排尿通畅者仅需以抗生素预防感染。出血较多者,局部加压与冷敷,排尿困难或尿潴留者保留导尿 3～7 d。试插导尿管失败者,可行单纯耻骨上膀胱造瘘,1 周左右即可痊愈。

2.后尿道裂伤的治疗

试插导尿管成功者留置 2～4 周,不能插入导尿管者行耻骨上膀胱造瘘,经 2～3 周试排尿和行排泄性膀胱尿道造影,若排尿通畅无尿外渗可拔除膀胱造瘘管,尿道会师术也可以用于治疗后尿道破裂,尿道会师法置入一 18～20 号气囊导尿管,气囊充水 25～30 mL,稍加牵引,使前列腺向尿生殖膈靠拢,一般牵引 5～7 d。导尿管留置 3～4 周。以后根据排尿情况进行尿道扩张。

3.后尿道断裂的治疗

后尿道断裂患者多系骨盆骨折引起,一般伤情重,休克发生率高,且尿道完全断离,有分离和移位,使其处理比其他尿道损伤复杂得多。目前对后尿道断裂伤的局部治疗有 3 种观点。

(1)急诊开放性吻合手术:20 世纪 20 年代至 60 年代、70 年代,急诊手术行尿道修补、端端吻合术是国外治疗后尿道断裂最流行的方式。但这种手术的术后狭窄、再缩窄、尿失禁和勃起功能障碍发生率高,损伤时尿道周围组织血肿和水肿,组织结构层次不清,判别困难,尿道断端游离困难影响两断端的正确对位。目前认为,急诊后尿道吻合术仅在下列情况下进行:①有开放性伤口;②合并有骨盆内血管损伤需要开放手术;③合并的骨折或骨折引起的出血等情况需手术处理者;④合并有膀胱破裂;⑤合并直肠损伤。

(2)膀胱造瘘,二期尿道修复:20 世纪 60 年代以后,耻骨上膀胱穿刺或开放造瘘,经 3～6 个月再行后尿道修复成形术成为国外后尿道断裂治疗较为流行的治疗方法。

耻骨上膀胱穿刺造瘘是尿液改道引流的简单易行的方法,若耻骨上膀胱是否充盈不能扪清,膀胱穿刺造瘘术可在 B 超引导下进行,开放性耻骨上膀胱造瘘术只在膀胱空虚、合并有膀胱破裂或膀胱颈部损伤时进行,开放手术时应避免进入耻骨后膀胱前间隙,从膀胱顶部切开膀胱,在膀胱腔内探查有无膀胱或膀胱颈部裂伤,若有也应从膀胱内部用可吸收线加以修补,4 周后先行排尿性膀胱尿道顺行造影,若尿道通畅可试夹管,排尿正常可安全拔除造瘘管。否则 3 个月后行后尿道瘢痕切除成形术。患者伤后 3～6 个月拟行二期手术时尿道狭窄长度可以通过静脉尿路造影、逆行性尿路造影及 MRI、超声检查做出诊断。后尿道瘢痕切除再吻合手术采用经会阴的倒"人"字形切口。后尿道修复成形手术的原则是瘢痕切除彻底；黏膜对黏膜缝合；吻合口血供良好；缝合处组织健康不被缝线切割；熟练的手术技巧。

这种手术的主要优点是避免了急诊手术带来的进一步打击以及手术所致的外源性感染和可能造成的尿道及血管神经的进一步损伤，尿失禁、勃起功能障碍等其他并发症也明显低于一期吻合。但其缺点依然显著，包括需要长期的膀胱造瘘并可进一步导致尿道感染；几乎所有的患者都会发生尿道狭窄；许多伤者尿道畸形严重，二期手术困难。因此，一期手术端端吻合仍被推荐用于治疗存在有后尿道完全断裂并与前列腺部分离、严重的膀胱颈裂伤和合并有盆腔内大血管破裂等情况。

（3）窥视下尿道内会师术：随着内镜技术的进步，运用导丝引导置入导尿管治疗后尿道断裂成为一种新的手术方式，后尿道断裂甚至前尿道断裂都可试用，内镜下会师可能减少缺损的距离，一般用输尿管镜可以直接在断裂处找到近端，先放入导丝或输尿管导管，然后沿着导丝或输尿管导管置入 F18～F20 号三腔导尿管，如在断裂处找不到尿道近端，行耻骨上膀胱穿刺造瘘置入软性膀胱镜或输尿管镜从后尿道插入导丝或输尿管导管，引导尿道内置入的膀胱镜或输尿管镜进入膀胱或直接拉出导丝或输尿管导管引导置入导尿管。内镜窥视下尿道内会师术须由经验丰富的泌尿外科专科医师进行，否则有潜在的并发症，远期通畅率比急症膀胱造瘘 3 个月后再行后尿道成形修复手术低，尿道会师术后总的术后勃起功能障碍、再狭窄和尿失禁发生率分别为 35％、60％和 5％。目前耻骨上膀胱造瘘，待 3 个月后再行后尿道修复成形术仍是大部分泌尿外科医师治疗后尿道断裂的首选方法。

（王军浩）

第九节　睾丸损伤

睾丸损伤是泌尿外科急诊，多发生于青少年，单纯睾丸损伤较少危及生命，但容易因合并其他脏器损伤而被忽视或延误诊治，以致睾丸萎缩或睾丸切除而影响男性性功能。因此，应重视对睾丸损伤的认识，超声检查是判断睾丸损伤程度及病情变化的重要方法，积极早期手术探查可最大限度保留睾丸组织，减少并发症发生。

一、病因和分类

由于阴囊皮肤弹性好，活动度大，睾丸白膜坚韧，因而单纯睾丸损伤的机会较少，往往伴有附睾、精索及鞘膜组织损伤。直接暴力损伤是常见原因，如踢伤、撞伤、挤压伤、骑跨伤、交通伤、刀刺伤等。

按有无皮肤损伤，睾丸损伤可以分为闭合性损伤和开放性损伤两大类。按损伤程度可分为睾丸挫伤、睾丸血肿、睾丸破裂（包括粉碎伤）、外伤性睾丸脱位、外伤性睾丸扭转等。下面主要叙述常见的睾丸挫伤、睾丸破裂和外伤性睾丸脱位。

二、临床表现

睾丸损伤因其受伤方式和损伤类型不同而各有特点，主要的临床表现包括阴囊剧烈疼痛、肿胀、瘀斑，伴恶心、呕吐甚至休克。

1.睾丸挫伤

(1)症状:受伤后患者感到阴囊局部疼痛,疼痛可放射到大腿根部、下腹、腰部或上腹部,可发生痛性休克。偶尔疼痛并不严重,而以局部肿胀或阴囊胀痛为主,伴有恶心或剧烈呕吐。

(2)体征:阴囊肿大,阴囊皮肤有瘀斑。睾丸肿胀明显,触之有剧烈疼痛,疼痛向下腹部和腹部放射。因睾丸白膜的限制,触诊时睾丸质硬。

2.睾丸破裂

(1)症状:受伤后睾丸疼痛剧烈,疼痛向同侧大腿根部、下腹部等处放射,可伴有恶心、呕吐,甚至发生昏厥或休克。若阴囊皮肤肉膜裂伤,睾丸白膜破裂,睾丸组织外露、出血。

(2)体征:阴囊局部肿胀,压痛明显,睾丸界限不清,常伴有阴囊皮肤瘀斑、阴囊血肿、阴囊穿刺可抽出不凝固血液。睾丸破裂应与睾丸扭转、睾丸挫伤和阴囊血肿相鉴别。

3.外伤性睾丸脱位

(1)症状:一般是在会阴部钝性损伤后出现会阴部剧痛,伴恶心、呕吐。

(2)体征:检查发现阴囊空虚,常在腹股沟区、下腹部、耻骨前、阴茎根部、大腿内侧、会阴部等处触及脱位睾丸,触之疼痛。此时应与隐睾鉴别,后者往往有明确病史。偶尔伤处血肿误认为是睾丸脱位,但阴囊内有睾丸存在。

三、诊断

通过病史询问,详细体格检查,单纯睾丸损伤诊断并不困难,但睾丸损伤常合并有阴囊血肿、阴囊损伤,致使物理检查有时难以奏效,有时即使受伤后立即就诊,虽有睾丸白膜的破裂而睾丸内容物未突出,睾丸触诊仅,疼痛反应而外形正常,此时单靠物理检查对病情往往不能做出正确判断,需借助一定的辅助检查。彩色超声检查是最常用、最重要的辅助检查,有些复杂的睾丸损伤还需借助 CT 确诊。

1.彩色超声检查

在睾丸损伤的诊断中具有重要的地位,超声检查可准确判断是否为单纯阴囊血肿,睾丸破裂,睾丸白膜是否完整,有无睾丸组织突出白膜外,并且能够准确鉴别睾丸破裂与睾丸挫伤以及睾丸内血肿的存在,因而可为手术探查提供客观的检查依据。彩色超声检查主要有以下表现。

(1)睾丸挫伤:睾丸外伤后,由于受伤血管痉挛,组织水肿,特别是坚韧白膜的压迫等因素,彩色多普勒超声检查提示睾丸血供减少是本病的特征表现。

(2)睾丸破裂:受损睾丸无固定形态,内部回声不均,睾丸白膜线连续性中断,其裂口深入睾丸实质深部,部分睾丸完全断离。残存睾丸实质内部彩色血流分布稀少,走行紊乱,阻力指数明显高于健侧。

(3)外伤性睾丸脱位:患侧阴囊内空虚,于腹股沟管外环口外上方软组织内探及脱位睾丸回声。其轮廓清晰完整,但内部回声不均匀,血流分布稀少。

超声诊断睾丸损伤的准确率为 90%,对睾丸破裂诊断的准确率可达 95% 以上。但是超声检查也有一定的局限性,比如:难以准确判断精索和附睾是否损伤;有时睾丸挫伤与睾丸破裂区别困难,可能将睾丸血肿误诊为睾丸破裂;有较大血肿,特别是睾丸周围有血凝块形成时,会干扰超声图像,增加诊断上的难度,因而应特别强调伤后早期超声检查的重要性。另外,因超声检查无创、安全、经济,对单纯阴囊血肿、睾丸实质小血肿、睾丸挫伤等,在超声监测(反复动态观察)下进行非手术治疗也更为安全可靠。

2.CT检查

对于超声检查不能明确诊断的睾丸损伤,或怀疑有合并有其他脏器损伤,或晚期(3个月后)睾丸血肿与睾丸肿瘤难以鉴别时,可行CT薄层扫描明确诊断,但CT属放射线检查,可造成生精功能受损,应尽量避免使用。CT检查的特点主要有以下几点。

(1)睾丸挫伤:睾丸白膜完整,睾丸实质因受到打击或挤压而挫伤,CT上显示睾丸增大,密度增高,睾丸实质内血肿表现为类圆形低密度影,常伴有鞘膜积血或鞘膜积液。

(2)睾丸破裂:睾丸失去正常的卵圆形结构,白膜连续性中断,睾丸组织突出或睾丸断片分离,睾丸实质中散在分布不规则的低密度影。如为睾丸广泛裂伤,形成多发断片,则漂浮于大量阴囊血肿中。

(3)外伤性睾丸脱位:患侧阴囊内空虚,于阴茎根部、腹股沟管、下腹部等处的软组织中可探及脱位睾丸。其轮廓清晰完整,但内部密度不均匀。

四、治疗

睾丸损伤的治疗原则首先是镇静止痛,减轻睾丸张力和控制出血,积极早期手术探查可最大限度地保留睾丸组织,甚至保留睾丸白膜可能也有内分泌功能。

避免出现睾丸慢性疼痛、睾丸萎缩、睾丸血肿继发感染等导致睾丸切除,甚至影响健侧睾丸,出现精液异常和性功能障碍。

1.非手术治疗

对于睾丸轻度挫伤或血肿<1/3者,可在超声动态检测下进行非手术治疗。包括卧床休息,抬高阴囊,早期冷敷,48 h后热敷,抗生素预防感染等。非手术治疗过程中,一旦病情加重时,则应立即手术探查。

2.手术治疗

(1)早期手术探查的指征:①阴囊内血肿>6 cm者;②鞘膜腔中等量以上积血;③睾丸破裂;④睾丸有大于其容积1/3的血肿;⑤睾丸体积大、张力高、血流下降;⑥外伤性睾丸扭转;⑦外伤性睾丸脱位;⑧临床和影像学检查不能明确睾丸损伤者;⑨开放性睾丸损伤;⑩非手术治疗超声监测睾丸内血肿持续增大者。

(2)手术治疗方法:应根据不同的损伤类型采取相应的手术处理,包括睾丸白膜切开血肿清除术、睾丸白膜裂口修补术、睾丸白膜切开减压术、阴囊鞘膜切开引流术、睾丸复位术、睾丸部分切除术、睾丸切除术等。

(3)睾丸破裂治疗:睾丸破裂诊断明确后应立即手术治疗。手术效果取决于是否尽早进行手术,72 h内手术探查可以提高睾丸的保存率,时间拖得愈长,手术后感染机会就愈大,睾丸功能的恢复就愈差。

在睾丸破裂诊断可疑时,亦应尽早进行手术探查,即使术中未发现睾丸破裂,也可同时进行血肿清除及时引流,预防感染。术后托起阴囊,继续应用抗生素治疗。

手术时可取阴囊切口,清除血肿,对破裂的睾丸用可吸收缝线间断缝合睾丸白膜。对突出白膜外的睾丸组织应切除后再缝合。在睾丸肿胀严重时,可在睾丸其他部位切开减张后缝合裂口。缝合张力过大时可引起睾丸缺血而致睾丸萎缩。睾丸鞘膜内放置引流皮片。

(4)外伤性睾丸脱位的治疗:睾丸脱位应尽早行睾丸复位,恢复睾丸的血液循环。对浅部脱位者可采取闭合手法复位;对深部脱位者,则手术复位,复位时应注意精索的位置,并做睾丸固定。对受伤当时未做出睾丸脱位诊断的晚期就诊者,外环达阴囊的通道已闭合消失,则需游离精索,使精索达到足够长度,重新建立到达阴囊底部的通道,并做睾丸固定。术后应定期随访,了解患者的睾丸情况。

睾丸脱位的同时可发生睾丸扭转或睾丸破裂,伤后常致睾丸萎缩,甚至有恶变的报道,必须引起重视。

临床上创伤性睾丸脱位常漏诊、误诊,主要有以下原因:①本病少见,临床医生对其认识不足,尤其非泌尿外科医生只注意了其他严重复合伤,往往不会仔细检查阴囊、睾丸情况;②伤后阴囊血肿致睾丸触诊不清。

因此,对于有会阴部损伤或骨盆骨折者,尤其伴有会阴部剧烈疼痛、恶心、阴囊淤血肿胀而无尿道损伤时,应考虑创伤性睾丸脱位的可能,仔细检查阴囊。不能明确诊断者,可借助 B 超检查确诊,必要时 CT、放射性核素扫描检查。

(汪小军)

第十节　阴茎畸形

一、包茎、包皮过长

包皮覆盖于全部阴茎头与尿道外口,包皮、阴茎头表面脱落的细胞、分泌的黏液以及细菌、尿液等共同形成包皮下白膜样物质,称为包皮垢。如果包皮能向上翻转而露出阴茎头则称为包皮过长;如果包皮外口狭小,不能翻转露出全部阴茎头则称为包茎。包茎可分为先天性(生理性)和后天性(病理性)两种。

1. 病因学

由于包皮和阴茎头之间存在天然的粘连,故大多数新生儿存在生理性包茎。3～4 岁时,随着阴茎的生长和包皮下包皮垢的堆积以及间歇性阴茎勃起,可以促使包皮和阴茎头逐渐分离,包皮向上退缩。到 3 岁时,90％的包茎患儿可以自愈。

阴茎头包皮炎及包皮阴茎头损伤均可以导致后天性包茎,常有包皮口瘢痕挛缩,导致尿道口狭窄,此类包茎一般不会自愈。

2. 诊断

包皮过长者,阴茎在疲软状态下,阴茎头被包皮完全包裹,勃起时仍不能露出阴茎头,但能手法翻开包皮,露出阴茎头;若包皮口狭窄,无法手法翻开包皮显露阴茎头者,可诊断为包茎。包皮过长需要与隐匿性阴茎相鉴别。

包茎患者有大量包皮垢堆积于包皮下冠状沟处,甚至部分患者可以看见或扪及包皮下肿块样包皮垢。包皮垢可以引起包皮龟头炎、包皮结石等,并且可能增加阴茎癌的发病率。包皮龟头炎可以造成阴茎痛痒,患儿经常会用手挤压阴茎。

包皮过紧或包茎患者包皮上翻至阴茎头后方,如果未及时复位,包皮缩窄环阻碍静脉、淋巴管回流,引起阴茎水肿,包皮水肿也使得缩窄环越来越紧,最终导致嵌顿性包茎。水肿的包皮上翻于阴茎头后方,并可见狭窄环,阴茎头呈暗紫色。嵌顿时间过长,包皮、阴茎头将出现缺血性坏死。

3. 治疗

由于生理性包茎的存在,婴幼儿期的包茎如无症状,可以采取观察等待治疗方法。对于有症状的患儿,可以考虑试行上翻包皮,显露龟头,清除包皮垢。对于部分有粘连的患儿,不提倡强行翻转包皮,因为有重新粘连以及继发性包茎可能。

较早行包皮环切术,可能对预防阴茎癌和降低 HIV 感染有一定作用。但是,对于包皮环切术的时机目前仍有争议。一般认为,学龄前儿童有包茎、包皮口有纤维狭窄环、反复发作包皮龟头炎者应行包皮环切术。嵌顿性包茎经复位后水肿消退者,可择期行包皮环切术。反复发作包皮龟头炎须待炎症消退后再择期手术。对于包皮过长,龟头过于敏感,导致早泄的年轻患者,也可以行包皮环切术。

除了经典的包皮环切术,也可行包皮环扎器环扎术。与传统术式相比,该方法具有手术时间短、出血少、瘢痕小、无术后出血、无需术后拆线等优点,但仍处于改进推广阶段。

嵌顿性包茎是泌尿外科急症之一,应及时行手法复位。手法复位失败或嵌顿时间长者,应及时行包皮背侧切开术。若包皮已经出现破溃或条件允许,可急诊行包皮环切术。

二、隐匿性阴茎

1. 病因学

阴茎肉膜层由腹壁浅筋膜浅层和深层在会阴部融合形成,是一层富有弹性的结构,能使阴茎皮肤自由滑动。阴茎肉膜层发育不良,弹性变差,将阴茎束缚在耻骨联合下方;肉膜层中有纤维束带直接附着于阴茎体部和颈部;腹壁脂肪层下移、肉膜层下脂肪异常堆积等多个因素共同导致了隐匿性阴茎。

2. 诊断

阴茎外观短小,包皮口与阴茎根距离短,包皮如鸟嘴般包住阴茎,包皮背侧短、腹侧长,内板多、外板少。阴茎体本身发育正常,用手向阴茎根部推挤包皮可见正常阴茎体,松开后阴茎体迅速回缩。隐匿性阴茎的诊断需与阴茎短小或因巨大的睾丸鞘膜积液、腹股沟斜疝等引起的继发隐匿性阴茎相鉴别,亦需要与包皮过长鉴别。

3. 治疗

治疗主要包括观察等待和手术矫正。肥胖儿隐匿性阴茎经减肥可明显改善。12～14 岁过后,儿童体内雄激素水平逐渐提高,阴茎发育较快,阴茎外观变化也较大,加之会阴部脂肪的重新分布,绝大多数小儿隐匿性阴茎会随着年龄的增加而自愈。对于青春期以后仍无明显好转的隐匿性阴茎,可以行手术矫正。手术中主要切除阴茎肉膜层中束缚阴茎的纤维束带组织以及肥厚的阴阜脂肪垫,使阴茎完全松解并充分伸直,并将阴茎皮肤和筋膜固定在阴茎上,以防退缩。

(张熠鹏)

第七章 骨科疾病

第一节 肩胛骨骨折

肩胛骨是一扁而宽的不规则骨,周围有较厚的肌肉包裹而不易骨折,肩胛骨骨折(scapular fracture)发病率约占全身骨折的0.2%。若其一旦发生骨折,易同时伴发肋骨骨折,甚至血气胸等严重损伤,在诊治时需注意,并按病情的轻重缓急进行处理。25%的肩胛骨骨折合并同侧锁骨骨折或肩锁关节脱位,称为浮肩损伤。

按骨折部位不同,一般分为以下类型。

一、肩胛体骨折

(一)致伤机制

肩胛体骨折(scapular body fracture)多由仰位跌倒或来自侧后方的直接暴力所致。暴力多较强,以肩胛体下部多见,可合并有肋骨骨折,甚至伴有胸部并发症。

(二)临床表现

1.疼痛

疼痛限于肩胛部,肩关节活动时尤为明显,其压痛部位与骨折线多相一致。

2.肿胀

需要双侧对比才能发现,程度根据骨折类型而定。粉碎性骨折者因出血多,肿胀明显易见,甚至皮下可有瘀斑出现。而一般的裂缝骨折则多无肿胀。

3.关节活动受限

患侧肩关节活动范围受限,并伴有剧痛而拒绝活动,尤其是外展时。

4.肌肉痉挛

肌肉痉挛包括冈上肌、冈下肌及肩胛下肌等因骨折及血肿刺激而出现持续性收缩样改变,甚至可出现假性肩袖损伤的症状。

(三)诊断

1.外伤史

主要了解暴力的方向及强度。

2.X线片

一般拍摄前后位、侧位及切线位。拍片时将患肢外展,可获得更清晰的影像。

3.其他

诊断困难者可借助于CT扫描,并注意有无胸部损伤。

(四)治疗

1.无移位

一般采用非手术疗法,包括患侧上肢吊带固定,早期冷敷或冰敷,后期热敷、理疗等。制动时间以 3 周为宜,可较早地开始肩部功能活动。

2.有移位

利用上肢的外展或内收来观察骨折端的对位情况,多采用外展架或卧床牵引将肢体置于理想对位状态固定。需要手术复位及固定者仅为个别病例。

(五)预后

肩胛骨骨折一般预后良好,即使骨块有明显移位而畸形愈合的,也多无影响。除非错位骨压迫胸廓引起症状时才考虑手术治疗。

二、肩胛颈骨折

(一)致伤机制

肩胛颈骨折(scapular neck fracture)主要由作用于手掌、肘部的传导暴力所引起,但也见于外力撞击肩部的直接暴力所致。前者的远端骨片多呈一完整的块状,明显移位少见;后者多伴有肩胛盂骨折,且骨折块可呈粉碎状。

(二)临床表现

1.疼痛

疼痛局限于肩部,肩关节活动时疼痛加重。压痛点多呈环状,并与骨折线相一致。

2.肿胀

肿胀见于有移位骨折,呈"方肩"样外形,锁骨下窝可完全消失,无移位骨折变形不明显。

3.活动受限

一般均较明显,尤其是有移位骨折活动受限更严重。如将肩胛骨下角固定活动肩关节时除剧痛外,还可闻及骨擦音;对一般病例无须此种检查。

(三)诊断

1.外伤史

一般均较明确。

2.临床症状特点

以肩部症状为主。

3.X 线片

能够较容易地显示骨折线及其移位情况。伴有胸部伤,或 X 线片显示不清的,可行 CT 扫描检查。

(四)治疗

1.无移位

上肢吊固定 3~5 周。X 线片证明骨折已临床愈合日 1 可逐渐开始功能锻炼。

2.有移位

闭合复位后行外展架固定。年龄超过 55 岁者,可卧床牵引以维持骨折对位,一般无须手术治疗。对于移位超过 1 cm 及旋转超过 40°者,保守治疗效果较差,可通过后方 Judet 入路行切开复位重建钢板内固定术。术中可在冈下肌和小圆肌间进入,显露肩胛骨外侧缘、肩胛颈及肩关节后方。术中需防止肩胛上神经损伤。

(五)预后

肩胛颈骨折患者预后一般均良好。

三、肩胛盂骨折

（一）致伤机制及分型

肩胛盂骨折（fractures of the glenoid）多由来自肩部的直接传导暴力，通过肱骨头作用于肩胛盂引起。视暴力强度与方向的不同，骨折片的形态及移位程度可有显著性差异，可能伴有肩关节脱位（多为一过性）及肱骨颈骨折等。骨折形态以盂缘撕脱及压缩性骨折为多见，也可遇到粉碎性骨折。

常采用 Ideberg-Gross 分型。

1. Ⅰ型

关节盂缘骨折，又分为ⅠA型：前方关节盂缘骨折，ⅠB型：后方关节盂缘骨折。

2. Ⅱ型

关节盂横断骨折，骨折线分为横形或斜形，累及关节盂下方。

3. Ⅲ型

关节盂上方骨折，骨折线向内上达到喙突基底，常合并肩峰骨折、锁骨骨折及肩锁关节脱位等肩关节上方悬吊复合体（superior shoulder suspensory complex，SSSC）的损伤。

4. Ⅳ型

关节盂横断骨折，骨折线向内到达肩胛骨内缘。

5. Ⅴ型

Ⅴ型伴Ⅱ、Ⅲ型或同时伴Ⅱ和Ⅲ型。

6. Ⅵ型

整个关节盂的粉碎性骨折，伴或不伴肱骨头半脱位。

（二）临床表现

由于骨折的程度及类型不同，症状差别也较大，基本症状与肩胛颈骨折相似。

（三）诊断

除外伤史及临床症状外，主要依据X线片进行诊断及鉴别诊断。X线投照方向除常规的前后位及侧位外，应加拍腋窝位，以判定肩盂的前缘、后缘有无撕脱性骨折。CT平扫或三维重建有助于判断骨折的移位程度。

（四）治疗

肩胛盂骨折是肩胛骨骨折中在处理上最为复杂的一种。依据骨折类型的不同，治疗方法有明显的差异。

1. 非手术治疗

适用于高龄患者，可行牵引疗法，并在牵引下进行关节活动。牵引持续时间一般为3～5周，不宜超过6周。Ⅵ型骨折应采用非手术治疗。

2. 手术治疗

手术治疗目的在于恢复关节面平整，避免创伤性关节炎，防止肩关节不稳定。对关节盂移位大于2 mm、肱骨头存在持续半脱位或不稳定者，合并SSSC损伤者可行手术切开复位内固定术。

根据不同的骨折类型，选择前方及后方入路，用拉力螺钉固定骨折。关节内不可遗留任何骨片，以防继发损伤性关节炎。关节囊撕裂者应进行修复。术后患肢以外展架固定。

3.畸形愈合

以功能锻炼疗法为主。畸形严重已影响关节功能及疼痛明显的,可行关节盂修整术或假体置换术。

(五)预后

肩胛盂骨折患者一般预后较佳,只有关节面恢复不良而影响肩关节活动的,多需采取手术等补救性措施。

四、肩峰骨折

因该骨块坚硬且骨突短而不易骨折,故肩峰骨折(acromion fracture)较少见。

(一)致伤机制

主要有以下两种机制。

1.直接暴力

即来自肩峰上方垂直向下的外力,骨折线多位于肩锁关节外侧。

2.间接传导暴力

当肩外展或内收位时跌倒,因肱骨大结节的杠杆顶撬作用而引起骨折,骨折线多位于肩峰基底部。

(二)临床表现

1.疼痛

局部疼痛明显。

2.肿胀

其解剖部位浅表,故局部肿胀显而易见,多伴有皮下淤血或血肿形成。

3.活动受限

外展及上举动作受限,无移位骨折者较轻,合并肩锁关节脱位或锁骨骨折者较明显。

4.其他

除注意有无伴发骨折外,应注意有无臂丛神经损伤。

(三)诊断依据

1.外伤史

注意外力的方向。

2.临床表现

以肩峰局部为明显。

3.X线片

均应拍摄前后位、斜位及腋窝位,可较全面地了解骨折的类型及特点;在阅片时应注意与不闭合的肩峰骨骺相鉴别。

(四)治疗

视骨折类型及并发伤的不同而酌情采取相应的措施。

1.无移位

将患肢用三角巾或一般吊带制动即可。

2.手法复位

手法复位指通过将患肢屈肘、贴胸后,由肘部向上加压可达复位目的的,可采用肩-肘-胸石膏固定；一般持续固定 4～6 周。

3.开放复位内固定术

手法复位失败的，可行开放复位张力带固定；一般情况下不宜采用单纯克氏针固定，以防其滑动移位至其他部位。

（五）预后

肩峰骨折患者一般预后良好。如复位不良可引起肩关节外展受限及肩关节周围炎等后果。

五、喙突骨折

喙突骨折（coracoid fracture）相当少见，主因其位置深在，且易漏诊。

（一）致伤机制

1.直接暴力

多因严重暴力所致，一般与其他损伤伴发。

2.间接暴力

当肩关节前脱位时，因肱骨头撞击及杠杆作用所致。

3.肌肉韧带撕脱暴力

肩锁关节脱位时，喙肱肌和肱二头肌短头猛烈收缩或喙锁韧带牵拉，可引起喙突撕脱性骨折，此时骨折片多伴有明显移位。

（二）临床表现

因解剖部位深在，主要表现为局部疼痛和屈肘、肩内收及深呼吸时肌肉收缩的牵拉痛。个别病例可合并臂丛神经受压症状。

（三）诊断

除外伤史及临床表现外，主要依据 X 线片检查，拍摄前后位、斜位及腋窝位。

（四）治疗

无移位及可复位者，可行非手术疗法；移位明显或伴有臂丛神经症状者，宜行探查术、开放复位及内固定术；晚期病例有症状者，也可行喙突切除及联合肌腱固定术。

六、肩胛冈骨折

肩胛冈骨折多与肩胛体部骨折同时发生，少有单发。诊断及治疗与体部骨折相似。

七、浮肩

有 25% 的肩胛骨骨折合并同侧锁骨骨折或肩锁关节脱位，称为浮肩损伤（floating shoulder injury，FSI）。如治疗不当，可致肩关节功能障碍。

（一）致伤机制

Gross 提出了肩关节上方悬吊复合体（SSSC）的概念，指出其是维持肩关节稳定的重要结构，并解释了其病理意义。SSSC 由锁骨外侧端、肩锁关节及其韧带、肩峰、肩胛盂、喙突及喙锁韧带所组成的环形结构。上方支柱为锁骨中段，下方支柱为肩胛体外侧部和肩胛冈。SSSC一处骨折或韧带损伤时，对其稳定性影响较小，不发生明显的骨折移位或脱位；有 2 处或 2 处以上部位损伤时，才会造成不稳定，形成浮肩，并有手术指征。了解 SSSC 的构成有助于浮肩治疗方案的选择。浮肩中肩胛带由于失去锁骨的骨性支撑悬吊作用,使得肩胛颈骨折移位和不稳定,其移位程度主要取决于同侧锁骨骨折或肩锁关节脱位。当肩关节悬吊的稳定性受到严重破坏时,局部肌肉的拉力和患肢重量将使骨折远端向前、下、内侧旋转移位。这种三维方向的移位可使肩峰及盂肱关节周围肌群的起止关系和结构长度发生改变,造成肩胛带严重短缩,从而导致肩关节外展乏力、活动度下降等功能障碍。

(二)诊断

通过 X 线片,诊断一般并不困难。为了判断损伤程度,除常规前后位外,还应通过肩胛骨外侧穿胸投照侧位。如怀疑肩锁关节损伤,有时还须加拍 45°斜位片。CT 扫描对准确判断损伤的程度很有价值。

(三)治疗

为恢复肩关节的动力平衡,首先需恢复锁骨的完整性和稳定性。

1.非手术治疗

适用于肩胛颈骨折移位小于 5 mm 者,非手术治疗疗效等于或优于手术治疗且无并发症的风险。患肢制动,8 周后开始功能锻炼。

2.切开复位内固定术

适用于肩胛颈骨折移位大于 5 mm 或非手术治疗中继发骨折移位者。通常对锁骨进行切开复位内固定术即可。通过完整的喙锁韧带和喙肩韧带的牵拉来达到肩胛颈骨折复位,也可同时进行肩胛颈和锁骨骨折钢板内固定术。肩胛颈部切开复位钢板内固定须防止伤及肩关节囊、旋肩胛肌,特别是小圆肌,以免削弱肩关节的活动范围,尤其是外旋功能。术后患者早期行功能锻炼,最大限度地避免创伤及手术后"冻结肩"的发生。

(吕 青)

第二节 锁骨骨折

锁骨为长管状骨,呈"S"形架于胸骨柄与肩胛骨之间,成为连接上肢与躯干之间唯一的骨性支架。因其较细及其所处解剖地位特殊,易受外力作用而引起骨折,属于门急诊常见的损伤之一,约占全身骨折的 5%;幼儿更为多见。通常将锁骨骨折(clavicle fracture)分为远端(外侧端)、中段及内侧端骨折。因锁骨远端和内侧端骨折的治疗有其特殊性,以下将进行分述。

一、致伤机制

多见于平地跌倒手掌或肩肘部着地的间接传导暴力所致,直接撞击等暴力则较少见。骨折部位好发于锁骨的中外 1/3 处,斜形多见。直接暴力所致者,多属粉碎性骨折,其部位偏中段。幼儿骨折时,因暴力多较轻、小儿骨膜较厚,常以无移位或轻度成角畸形多见。产伤所致锁骨骨折也可遇到,多无明显移位。成人锁骨骨折的典型移位,内侧断端因受胸锁乳突肌作用向上后方移位,外侧端则因骨折断端本身的重力影响而向下移位。由于胸大肌的收缩,断端同时出现短缩重叠移位。个别病例骨折端可刺破皮肤形成开放性骨折,并有可能伴有血管神经损伤,主要是下方的臂丛神经及锁骨下动、静脉,应注意检查,以防引起严重后果。直接暴力所致者还应注意有无肋骨骨折及其他胸部损伤。

二、临床表现

(一)疼痛

多较明显,幼儿跌倒后啼哭不止,患肢拒动。切勿忘记脱衣检查肩部,否则易漏诊,年轻医师在冬夜值班时尤应注意。

(二)肿胀与畸形

除不完全骨折外,畸形及肿胀多较明显。因其浅在,易于检查发现及判断。

(三)压痛及传导叩痛

对小儿青枝骨折,可以通过对锁骨触诊压痛的部位来判断,并结合传导叩痛的部位加以对照。

(四)功能受限

骨折后患侧上肢运动明显受限,特别是上举及外展时因骨折端的疼痛而中止。

(五)其他

注意上肢神经功能及桡动脉搏动,异常者应与健侧对比观察,以判定有无神经血管损伤;对直接暴力所致者,应对胸部认真检查,以除外肋骨骨折及胸腔损伤。

三、诊断

(一)外伤史

多较明确。

(二)临床表现

如前所述,应注意明确有无伴发伤。

(三)X 线片

不仅可明确诊断,还有利于对骨折类型及移位程度的判断;有伴发伤者,可酌情行 CT 或 MR 检查。

四、治疗

根据骨折类型、移位程度酌情选择相应疗法。

(一)青枝骨折

无移位者以"8"字绷带固定即可,有成角畸形的,复位后仍以"8"字绷带维持对位。有再移位倾向较大的儿童,则以"8"字石膏为宜。

(二)成年人无移位骨折

以"8"字石膏绷带固定 6～8 周,并注意对石膏塑形以防止发生移位。

(三)有移位骨折

均应在局部麻醉下先行手法复位,之后再施以"8"字石膏固定,操作要领如下:患者端坐、双手叉腰挺胸、仰首及双肩后伸。术者立于患者后方,双手持住患者双肩前外侧处(或双肘外侧)朝上后方用力,使其仰伸挺胸;同时用膝前部抵于患者下胸段后方形成支点,这样可使骨折获得较理想的复位。在此基础上再行"8"字石膏绷带固定。为避免腋部血管及神经受压,在绕缠石膏绷带全过程中,助手应在蹲位状态下用双手中、示指呈交叉状置于患者双侧腋窝处。石膏绷带通过助手双手中、示指绕缠,并持续至石膏绷带成形为止。在一般情况下,锁骨骨折并不要求完全达到解剖对位,只要不是非常严重的移位,骨折愈合后均可获得良好的功能。

(四)开放复位及内固定

1.手术适应证

主要用于以下几种病例。

(1)有神经血管受压症状,经一般处理无明显改善或加重。

(2)手法复位失败的严重畸形。

(3)因职业关系,如演员、模特儿及其他舞台表演者,需双肩外形对称美观者,可放宽手术标准。

(4)其他,包括合并胸部损伤、骨折端不愈合或晚期畸形影响功能或职业者等。

2.手术病例选择

(1)中段骨折钢板固定目前应用最广泛,适用于中段各类型骨折,可选用锁骨重建钢板或锁定钢板内固定,钢板置于锁骨上方或前方。钢板置于锁骨上方时钻孔及拧入螺钉时应小心,防止过深伤及锁骨下静脉及胸腔内容物。

(2)髓内固定适用于中段横断骨折,多用带螺纹钢针或尾端带加压螺纹帽的钛弹性髓内钉经皮固定骨折,以防术后钢针滑移,半数患者可闭合复位内固定。现已较少用克氏针固定锁骨中段骨折,因为其易滑移,向外侧移位可致骨折端松动、皮下滑囊形成。文献曾有克氏针术后移位刺伤脊髓神经、滑入胸腔的报道。

(3)MIPO 技术即经皮微创接骨术(minimal invasive percutaneous osteosynthesis,MIPO),考虑肩颈部美观因素,通过小切口经皮下插入锁定钢板进行内固定。

3.术后处理

患肩以三角巾或外展架(用于固定时间长者)制动,并加强功能锻炼。

五、预后

除波及肩锁或胸锁关节及神经血管或胸腔受损外,绝大多数锁骨骨折患者预后均佳。一般畸形及新生的骨痂多可自行改造。

(吕 青)

第三节 锁骨两端骨折

一、锁骨远端骨折

锁骨远端骨折与锁骨中段骨折不同,由于涉及肩锁关节,治疗有其特殊性。

(一)分类及病理

最常用为 Neer 分型。

1.Neer I 型

附着于骨折近端的喙锁韧带保持完整。

2. Neer Ⅱ 型

附着于骨折远端的喙锁韧带与近折端断裂分离，又分为两个亚型。

(1)ⅡA 型：锥状韧带和斜方韧带都保持完整，且两者均位于远端骨折块，骨折常在锁骨中远 1/3 交界处产生一短斜形骨折线。

(2)ⅡB 型：锥状韧带断裂，斜方韧带附着于远端骨折块保持完整，骨折线常在锥状韧带断裂和斜方韧带附着之间，较ⅡA 型更垂直锁骨，也位于锁骨更远端。

3. Neer Ⅲ 型

骨折累及肩锁关节面。

由于喙锁韧带无损伤，Neer Ⅰ 型和Ⅲ型属稳定型骨折。Ⅱ型骨折由于失去喙锁韧带对骨折近端的牵拉，骨折不稳定，易移位，非手术治疗不愈合率为 30%，需二期切除锁骨远端以解除疼痛。

4. Ⅳ 型

Craig 在此基础上又增加了Ⅳ型-儿童远端骨折伴骨膜脱套伤，骨折内侧端从骨膜袖脱出并骑跨重叠，骨膜袖中会填充新骨，锁骨重塑形。

5. Ⅴ 型

锁骨远端粉碎性骨折，喙锁韧带与远、近骨折端均不相连，而与粉碎性骨折块相连，较Ⅱ型更不稳定、不愈合率更高。

(二)诊断

除常规前后位及侧位 X 线片外，还需要判断有无合并韧带损伤。Neer 建议在摄前后位片时必须包括双侧肩关节，每侧腕关节悬吊 5 kg 重物，如锁骨近端与喙突间距增大，提示有附着于骨折近端的韧带损伤。X 线片不能确诊时，可用 CT 扫描进一步明确诊断。

(三)治疗

根据骨折类型选用相应的治疗方案。

1. 非手术治疗

非手术治疗适用于稳定的 Neer Ⅰ 型和Ⅲ型骨折，包括手法复位、肩肘吊带或肩胸石膏固定 6 周。去除固定后行肩部理疗及功能锻炼。对于儿童的Ⅳ型骨折，因儿童锁骨外侧端骨膜鞘大多完整，愈合和塑形能力很强，非手术治疗效果满意，复位后用"8"字带固定 3～4 周。

2. 手术治疗

手术治疗主要用于不稳定的 Neer Ⅱ 型骨折和Ⅴ型骨折，非手术治疗后出现肩锁关节创伤性关节炎的Ⅲ型骨折。手术技术分为四大类。

(1)单纯骨折固定技术：采用克氏针张力带、小 T 钢板及锁骨钩钢板固定骨折。术中一般不修复或重建喙锁韧带，骨折愈合即可维持肩锁关节稳定。

(2)喙突锁骨间固定：将骨折近端与喙突坚固固定，从而起到骨折复位作用，可用螺钉、钢丝张力带、微型骨描等固定，一般不修复或重建喙锁韧带。

(3)喙锁韧带动力性重建：行喙突尖移位重建喙锁韧带(Dewar 手术)，或术中发现锁骨远端骨折块较小且粉碎严重而无法保留时，可一期行 Weaver-Dunn 手术，即切除锁骨远端并将联合腱外侧 1/2 部分进行喙锁韧带重建。

(4)锁骨外端切除术：多用于骨不连或后期合并创伤性关节炎的Ⅲ型骨折。切除锁骨远端 1.5 cm 以内对肩锁关节的稳定性无明显影响。

(四)预后

手术和非手术效果均较好,但非手术治疗所致骨折畸形愈合及不愈合率较高。

二、锁骨内侧端骨折

锁骨内侧骨折是由间接暴力作用于锁骨外侧而导致的内侧骨折。如肋锁韧带完整并与锁骨骨折外端相连,骨折移位程度轻或无移位。在常规 X 线前后位片上,锁骨内侧与肋骨、椎体及纵隔影重叠,常与胸锁关节相混淆。锁骨内侧端骨折易漏诊,尤其是儿童锁骨内侧骨骺损伤,CT 扫描有助于诊断。多数患者进行上肢悬吊即可,若合并血管神经损伤行探查时,骨折处应行内固定,以解除血管神经压迫。对锁骨内侧端骨折多数不建议用金属针固定,因若针游走,可出现严重后果。

(吕　青)

第四节　　肱骨近端骨折

肱骨近端骨折(proximal humerus fracture)多发于老年患者,骨质疏松是骨折多发的主要原因。年轻患者多因高能量创伤所致。目前最为常用的为 Neer 分型,将肱骨近端骨折分为 4 个主要骨折块:关节部或解剖颈、大结节、小结节、骨干或外科颈。并据此将移位的骨折分为 2 部分、3 部分及 4 部分骨折。此外,常用的还有 AO 分类,基于损伤和肱骨头缺血性坏死的危险性,将骨折分为 A(关节外 1 处骨折)、B(关节外 2 处骨折)及 C(关节内骨折)三大类,每类有 3 个亚型,分类较为复杂。以下仍结合传统分类进行分述。

一、肱骨大结节骨折

根据骨折的移位情况,肱骨大结节骨折(greater tuberosity fracture of the humerus)可分 3 种类型,少数为单独发生,大多系肩关节前脱位时并发,因此,对其诊断应从关节脱位角度加以注意。

(一)致伤机制

(1)直接暴力指平地跌倒肩部着地、重物直接撞击,或肩关节前脱位时大结节碰击肩峰等。骨折以粉碎型居多,但少有移位者。

(2)间接暴力指跌倒时由于上肢处于外展外旋位,致使冈上肌和冈下肌突然收缩,以致大结节被撕脱形成伴有移位,和暴力较小相比,骨折可无明显移位。

(二)临床表现

如伴有肩关节脱位、还未复位的,则主要表现为肩关节脱位的症状与体征,可参见有关章节。已复位或未发生肩关节脱位的,则主要有以下几种表现。

1.疼痛

于肩峰下方有痛感及压痛,但无明显传导叩痛。

2.肿胀

由于骨折局部出血及创伤性反应,显示肩峰下方肿胀。

3.活动受限

肩关节活动受限，尤以外展外旋时最为明显。

（三）诊断

主要依据：外伤史、临床表现和 X 线片检查（可显示骨折线及移位情况）。

（四）治疗

根据损伤机制及骨折移位情况不同，其治疗方法可酌情掌握。

1.无移位

上肢悬吊制动 3～4 周，而后逐渐功能锻炼。

2.有移位

先施以手法复位，在局部麻醉下将患肢外展，压迫骨折片还纳至原位，之后在外展位上用外展架固定。固定 4 周后，患肢在外展架上功能活动 7～10 d，再拆除外展架让肩关节充分活动。手法复位失败的年轻患者大结节移位大于 5 mm，老年患者大于 10 mm，可在臂丛麻醉下行开放复位及内固定术。

（五）预后

肱骨近端骨折患者预后一般良好。

二、肱骨小结节撕脱骨折

除与肩关节脱位及肱骨近端粉碎性骨折伴发外，单独发生肱骨小结节骨折（lesser tuberosity fracture of the humerus）者罕见。

（一）发生机制

由肩胛下肌突然猛烈收缩牵拉所致，并向喙突下方移位。

（二）临床表现

主要表现为局部疼痛、压痛、肿胀及上肢外旋活动受限等，移位明显的可于喙突下方触及骨折片。

（三）诊断

除外伤史及临床症状外，主要依据 X 线片进行诊断。

（四）治疗

1.无移位

上肢悬吊固定经 3～4 周即开始功能锻炼。

2.有移位

将上肢内收、内旋位制动多可自行复位，然后用三角巾及绷带固定 4 周左右，复位失败且移位严重者，可行开放复位及内固定术。

3.合并其他骨折及脱位

将原骨折或脱位复位后，多可随之自行复位。

三、肱骨头骨折

临床上肱骨头骨折（humeral head fracture）较为少见，但其治疗甚为复杂。

（一）致伤机制

致伤机制与直接暴力所致的肱骨大结节骨折发生机制相似，即来自侧方的暴力太猛，可同时引起大结节及肱骨头骨折；或是此暴力未造成大结节骨折，而是继续向内传导以致引起肱骨头骨折。前者骨折多属粉碎状，而后者则以嵌压型多见。

（二）临床表现

因属于关节内骨折，临床症状与前两者略有不同。

1. 肿胀

肩关节弥散性肿胀，范围较大，主要由于局部创伤反应及骨折端出血积于肩关节腔内所致，嵌入型则出血少，因而局部肿胀也轻。

2. 疼痛

及传导叩痛除局部疼痛及压痛外，叩击肘部可出现肩部的传导痛。

3. 活动受限

活动范围明显受限，粉碎性骨折患者受限更严重，骨折嵌入较多、骨折端相对较为稳定的，受限则较轻。

（三）诊断

依据外伤史、临床症状及 X 线片诊断多无困难，X 线片应包括止侧位，用来判定骨折端的移位情况。

（四）治疗

根据骨折类型及年龄等因素不同，对其治疗要求也有所差异。

1. 嵌入型

无移位的仅以三角巾悬吊固定 4 周左右。有成角移位的应先行复位，青壮年患者以固定于外展架上为宜。

2. 粉碎型

手法复位后外展架固定 4～5 周。手法复位失败时可将患肢置于外展位牵引 3～4 周，并及早开始功能活动。也可行开放复位及内固定术，内固定物切勿突出到关节腔内，以防继发创伤性关节炎。

开放复位后仍无法维持对位或关节面严重缺损（缺损面积超过 50%）的，可采取人肱骨头置换术，更加适用于年龄 60 岁以上的老年患者。

3. 游离骨片者

手法复位一般难以还纳，可行开放复位；对难以还纳者，可将其摘除。

4. 晚期病例

对于晚期病例应以补救性手术为主，包括关节面修整术、肱二头肌腱的腱沟修整术、关节内游离体摘除术、肩关节成形术及人工肩关节置换术等。

四、肱骨近端骨骺分离

肱骨近端骨骺分离（separation of the proximal humeral epiphysis）在骨骺闭合前均可发生，但以 10～14 岁学龄儿童多见，易影响到肱骨的发育，应引起重视。

（一）致伤机制

肱骨近端骨骺一般于 18 岁前后闭合，在闭合前该处解剖学结构较为薄弱，可因作用于肩部的直接暴力，或通过肘、手部向上传导的间接暴力而使骨骺分离。外力作用较小时，仅使损伤，断端并无移位；作用力大时，则骨骺呈分离状且常有 1 个三角形骨片撕下。根据骨骺端的错位情况可分为稳定型弓不稳定型,前者则指骨骺端无移位或移位程度较轻者;后者指向前成角大于 30°,且前后移位超过横断面 1/4 者,此多见于年龄较大的青少年。

(二)临床表现

肱骨近端骨骺分离与一般肱骨外科颈骨折相似,患者年龄多在 18 岁以下,为骨骺发育期,个别病例可达 20 岁。

(三)诊断

主要根据外伤史、患者年龄、临床症状及 X 线片所见等进行诊断。无移位的则依据于骨骺线处的环状压痛、传导叩痛及软组织肿胀阴影等。

(四)治疗

根据骨骺移位及复位情况而酌情灵活掌握。

1. 无移位

一般悬吊固定 3～4 周即可。

2. 有移位

先行手法复位。多需在外展、外旋及前屈位状态下将骨骺远折端还纳原位,之后以外展架固定 4～6 周。手法复位失败而骨骺端移位明显(横向移位超过该处直径 1/4 时),且不稳定型者则需开放复位,之后用损伤较小的克氏针 2～3 根交叉固定,并辅助上肢外展架固定,术后 3 周拔除。

(五)预后

肱骨近端骨骺分离患者一般预后良好。错位明显,或外伤时骨骺损伤严重的,则有可能出现骨骺发育性畸形,主要表现为上臂缩短(多在 3 cm 以内)及肱骨内翻畸形,但在发育成人后大多被塑形改造而消失。

五、肱骨外科颈骨折

肱骨外科颈骨折(surgical neck fracture of the humerus)较为多见,占全身骨折的 1% 左右,多发于中老年患者。该年龄的患者此处骨质大多较为疏松、脆弱,易因轻微外力而引起骨折。

(一)致伤机制及分型

因肱骨骨质较薄,较易发生骨折。根据外伤时机制不同,所造成的骨折类型各异;临床上多将其分为外展型及内收型两类,实际上还有其他类型,如粉碎型等。Neer 分型也较为常用。

1. 外展型

跌倒时患肢呈外展状着地,由于应力作用于骨质较疏松的外科颈部而引起骨折。骨折远侧端全部、大部或部分骨质嵌插于骨折的近侧端内。多伴有骨折端向内成角畸形,临床上最为多见。

2. 内收型

内收型指跌倒时上肢在内收位着地时所发生的骨折,在日常生活中此种现象较少遇到。在发生机制上,患者多处于前进状态下跌倒,以致手掌或肘部由开始的外展变成内收状着地,且身体多向患侧倾斜,患侧肩部随之着地。因此,其在手掌及肘部着地,或肩部着地的任何一种外伤机制中发生骨折。此时骨折远端呈内收状,而肱骨近端则呈外展外旋状,以致形成向前、向外的成角畸形。了解这一特点,将有助于骨折的复位。

3.粉碎型

粉碎型更为少见,由外来暴力直接打击所致,移位方向主要取决于暴力方向及肌肉的牵拉力。此型在治疗上多较复杂,且预后不如前两者为佳。

(二)临床表现

肱骨外科颈骨折与其他肩部骨折的临床表现大致相似,但其症状多较严重。

1.肿胀

因骨折位于关节外,局部肿胀较为明显,内收型及粉碎性骨折患者更为严重。可有皮下淤血等。

2.疼痛

外展型者较轻,其余二型多较明显,活动上肢时更为严重,同时伴有环状压痛及传导叩痛。

3.活动受限

内收型和粉碎型患者最为严重。

4.其他

应注意有无神经血管受压或受刺激症状;错位明显者患肢可出现短缩及成角畸形。

(三)诊断

1.外伤史

多较明确,且好发于老年患者。

2.临床表现

均较明显,易于检查。

3.X 线片

检查需拍摄正位及侧位片,并以此决定分型及治疗方法的选择。

(四)治疗

1.外展型

多属稳定型,成角畸形可在固定的同时予以矫正,一般多不用另行复位。

(1)中老年患者:指 60 岁以上的年迈者,可用三角巾悬吊固定 4 周左右,等到骨折端临床愈合后,早期功能活动。

(2)青壮年:指全身情况较好的青壮年患者,应予以外展架固定,并在石膏塑形时注意纠正其成角畸形。

2.内收型

在治疗上多较困难,移位明显的高龄者更为明显,常成为临床治疗中的难题。

(1)年迈、体弱及全身情况欠佳者:局部麻醉下手法复位,之后以三角巾制动,或对肩部宽胶布及绷带固定。这类病例以预防肺部并发症及早期功能活动为主。

(2)骨折端轻度移位者:局部麻醉后将患肢外展、外旋位置于外展架上(外展 60°～90°,前屈 45°),在给上肢石膏塑形时或塑形前施以手法复位,主要纠正向外及向前的成角畸形。操作时可让助手稍许牵引患肢,术者一手在骨折端的前上方向后下方加压,另一手掌于时后部向前加压,这样多可获得较理想的复位。X 线片或透视证实对位满意后,将患肢再固定于外展架上。

(3)骨折端明显移位者:需将患肢置于上肢螺旋牵引架上,一般多采取尺骨鹰嘴骨牵引,或牵引带牵引,在臂丛麻醉或全身麻醉下先行手法复位,即将上肢外展、外旋。并用上肢过肩石膏固定,方法与前述相似。X线片证明对位满意后再以外展架固定,并注意石膏塑形。

(4)手法复位失败者

牵引疗法:即尺骨鹰嘴克氏针牵引,患肢置于外展 60°～90°,前屈 30°～45°位持续牵引 3～5 d。拍片显示已复位者,按 2 法处理。复位欠佳者,应按 3 法再次手法复位及外展架固定。此时因局部肿胀已消退,复位一般较为容易。对位仍不佳者,则行开放复位和内固定术。

开放复位和内固定术:用于复位不佳的青壮年及对上肢功能要求较高者,可行切开复位及内固定术,目前多选用肱骨近端锁定钢板或支撑钢板内固定,以往多选用多根克氏针交叉内固定、骑缝钉及螺纹钉内固定术等,操作时不能让内固定物进入关节,内固定不确实者应加用外展架外固定。

肱骨颈粉碎性骨折:由于复位及内固定均较困难,非手术治疗时宜行牵引疗法。在尺骨鹰嘴克氏针牵引下,肩外展及上臂中立位持续牵引 3～4 周,而后更换三角巾或外展架固定,并逐渐开始功能活动。牵引重量以 2～3 kg 为宜,切勿过重。在牵引过程中可拍片观察。对于老年患者,若能耐受手术,首选切开复位肱骨近端锁定钢板内固定术,也可一期行人工肩关节置换术。

合并大结节撕脱者:在按前述诸法治疗过程中多可自行复位,一般无须特殊处理。不能复位者可行钢丝及螺丝钉内固定术。采用肱骨近端锁定钢板内固定时,复位后用钢板的近端压住大结节维持复位,并用螺钉固定。

(五)预后

肱骨外科颈骨折一般预后良好,肩关节大部功能可获恢复。老年粉碎型、有肱骨头缺血性坏死及严重移位而又复位不佳的骨折,预后欠佳。

六、肱骨近端骨折的手术治疗

(一)开放复位内固定术

1.手术适应证

适用于手法复位失败及移位严重,以及对上肢要求较高者。实际上,近年由于内固定设计及手术技术的进步,加上内固定后肩关节可以早期功能锻炼,开放复位内固定术的手术适应证已大为拓宽,这是目前骨折治疗的趋势。对于具体病例可参照 AO 手术指征,即切开复位内固定患者主要包括年轻患者,或者活动量较大的老年患者,合并下列至少一种骨折情况:结节移位超过 5 mm;骨干骨折块移位超过 20 mm;肱骨头骨折成角大于 45°。

决定是否手术时,患者的功能期望是非常重要的考虑因素。年轻患者希望重新达到受伤前的水平,活动量较大的老年患者希望能继续进行伤前的体育活动,其他患者则希望能恢复正常的日常生活。

2.手术方法

(1)胸大肌三角肌入路。切口起自喙突,向肱骨的 7 角肌方向延伸,在三角肌和胸大肌间隙进入,保护头静脉。将三角肌拉向外侧,切开喙肱筋膜,即可显露骨折端,手术中需注意结节间沟和肱二头肌长头腱的位置,是辨认各骨折块和复位情况的参考标志。

(2)经三角肌外侧入路。用于单独的大、小结节骨折及肩袖损伤。切口起自肩峰前外侧角的远端,向下不超过 5 cm(为防止腋神经损伤),沿三角肌前束和中间束分离达到 7 角肌下滑囊。

3.内固定方法及种类

(1)肱骨近端锁定钢板内固定。肱骨近端锁定钢板内固定是目前最新的内固定器材,锁定钢板为解剖型设计,有独特的成角稳定性,并有缝合肩袖的小孔设计,尤其适用于骨骼粉碎严重及肱骨近端骨质疏松患者。

(2)MIPO技术。即经皮微创接骨术(minimal invasive percutaneous osteosynthesis, MIPO)。通过外侧横形小切口经三角肌插入锁定钢板,通过间接复位方法完成骨折内固定。可降低出血量,减少软组织剥离,保护肱骨头血运,有利于肩关节功能恢复,降低骨不连及肱骨头坏死等并发症。

(3)髓内钉。主要用于外科颈及干骺端多段骨折,而大小结节完整者,也可用于病理性骨折固定。

(4)其他。常用的还有支撑钢板及螺钉,以三叶草钢板首选。较陈旧的内固定,如多根克氏针交叉内固定、骑缝钉现已基本不用。

(二)肱骨近端粉碎性骨折的手术治疗

主要指Neer分类中的三部分和四部分骨折,或AO分型中$C_1 \sim C_3$骨折,应首选切开复位内固定术进行肱骨近端重建。考虑到术中肱骨头不能重建、术后有复位丢失及肱骨头缺血性坏死等因素,老年患者也可一期行半肩关节置换术。

(吕　青)

第五节　肱骨干骨折

一、肱骨干骨折的概述

(一)解剖特点

肱骨干上方为圆柱状,中段以下则近似三角形;近髁上部又呈扁形。于肱骨中上1/3、三角肌附着点以下,为桡神经沟部位,有桡神经和肱深动脉绕过该沟向下走行。

肱骨干骨折(humeral shaft fracture)时与骨折端移位有关的肌群主要有胸大肌、三角肌、肱二头肌、肱二头肌、背阔肌、大圆肌和喙肱肌等。因此,在主要肌群附着点的上或下的骨折,其移位方向可以截然不同,对手法复位的成败至关重要。

(二)发病率

肱骨干骨折多见于青壮年患者,发病率占全身骨折的1%～1.5%。除交通、工矿事故外,以运动训练伤多见。

(三)骨折范围

肱骨干的解剖范围指肱骨外科颈远端1 cm以下,相当于胸大肌起点上方,下端至肱骨髁部上方2 cm以上的骨干。

二、致伤机制

主要由以下三种暴力所致。

(一)直接暴力

常发生于交通、工矿或工伤事故。由外来暴力直接作用于肱骨干局部,包括重物撞击、压砸等,以致在受力处常有 1 个三角形骨块(底部在受力侧,尖部在对应处)。在战争情况下则以火器伤所致的开放性骨折多见,骨折多呈粉碎状。

(二)间接暴力

跌倒时因手掌或肘部着地导致。由于身体多伴有旋转或因附着肌肉的不对称收缩,骨折线多呈螺旋形或斜形,多是生活伤,家庭、学校多发场所。

(三)旋转暴力

主要因为肌肉收缩所致,又称为肌肉收缩暴力,以军事或体育训练的投掷骨折及掰手腕所引起的骨折最为典型。发于肱骨干的中下 1/3 处,其主要由于肌肉突然收缩,引起肱骨轴向受力,骨折线多呈螺旋形,并伴有不同程度的移位。

三、骨折断端的移位

除取决于暴力的方向及骨骼本身的重力外,肌肉的收缩更具有直接关系。因此,在骨折复位前必须全面了解,并注意有无桡神经的损伤。

(一)骨折线位于三角肌附着点以上

近侧端受胸大肌、背阔肌及大圆肌作用而向内移位,呈内收状;远端则因三角肌收缩而向外上方移位,并同时受纵向肌群的作用而出现短缩。

(二)骨折线位于三角肌肱骨附着点以下

骨折近端受三角肌及喙肱肌的作用而向前、向外移位,远侧端因纵向肌群作用而产生向上的移位。

(三)骨折线位于肱骨干下 1/3

两端肌肉拉力基本平衡,其移位方向及程度主要取决于外力方向、强度、肢体所处位置及骨骼的重力等。此处骨折易合并桡神经损伤,尤其是投掷骨折,桡神经有可能被嵌挟于骨折断端之间,加上受伤时的肢体向远端牵拉,从而加重桡神经损伤的程度;但完全断裂者十分少见。

以上是典型移位情况,但大型机器损伤所引起的碾轧伤,由于肌肉组织的毁灭、断裂,其骨折端移位多不典型,甚至可无移位。

四、骨折的分类及分型

根据分类要求不同,可有多种分类及分型。

(一)按骨折部位分类

一般分为肱骨干上 1/3 骨折、中上 1/3 骨折、中 1/3 骨折、中下 1/3 骨折及下 1/3 骨折 5 种。

(二)按骨折部位是否与外界交通

可分为开放性骨折及闭合性骨折两大类。

(三)按骨折线状态

一般分为横形、斜形、螺旋形及粉碎形 4 种。

(四)Muller 分类

属 AO 治疗方法选择的分类标准,一般将其分为 A、B、C 三种类型。

A. 简单骨折:包括螺旋形、斜形和横形 3 种亚型。

B. 楔形骨折:包括螺旋楔形骨折、斜形楔形骨折和横形碎裂楔形骨折 3 种亚型。

C. 复杂骨折:有螺旋粉碎性骨折、多段骨折及不规则骨折 3 种。

这种分类便于 AO 钢板内固定的选择。但作者认为,对肱骨干骨折髓内钉更为适用。因此,此种分型仅有相对意义。

五、骨折的诊断

肱骨干骨折的诊断一般均无困难,主要依据。

(一)外伤史

均较明确。

(二)临床表现

1. 疼痛

表现为局部疼痛、环状压痛及传导叩痛等,一般均较明显。

2. 肿胀

完全骨折、尤以粉碎型者局部出血可多达 200 mL 以上,并因创伤性反应,局部肿胀明显。

3. 畸形

在创伤后,患者多先发现上臂出现成角及短缩畸形,除不完全骨折外,一般多较明显。

4. 异常活动

在伤后立即出现,患者可听到骨摩擦音,就诊检查时无须重复检查,以免增加患者痛苦。

5. 功能受限

较明显,且患者多采取用健手扶托患肢的被迫体位。

6. 并发症

骨折线多波及桡神经沟,桡神经干紧贴骨面走行,甚易被挤压或刺伤;周围血管也有可能被损伤。因此在临床检查及诊断时务必对肢体远端的感觉、运动及桡动脉搏动等加以检查,并与对侧对比观察;凡有此并发症时,应在诊断时注明。

(三)影像学检查

正侧位 X 线片可明确显示骨折的确切部位及骨折特点。

六、骨折的治疗

根据骨折部位、类型及患者全身具体情况等不同,可酌情灵活掌握。

(一)青枝骨折及不完全骨折

仅用上肢石膏托、中医夹板+三角巾或充气性夹板固定均可。

(二)一般移位的骨折

指小于 30°成角移位,不超过横断面 1/3 的侧向移位,以及斜形或螺旋形骨折、短缩移位在 2 cm 以内者,可按以下程序处理。

1. 复位

局部麻醉或臂丛麻醉下,采取徒手操作即可,无须特殊设备或骨牵引。

2. 固定

上肢悬垂石膏固定方便、易行。固定 5 d 左右、当石膏松动时,可更换石膏,而后持续

4～6周后酌情拆除。

3.功能锻炼

在石膏固定期间即开始做肩及手部的功能活动,拆除石膏后应加强肘部的功能锻炼,以防僵硬。

(三)明显移位的骨折

明显移位的骨折指骨折端移位程度超过前者,骨折大多发生在肱骨中上 1/3 者,可酌情选择以下疗法。

1.尺骨鹰嘴牵引+外固定

对移位明显的年迈者,可通过尺骨鹰嘴克氏针,患肢 0°外展位持续骨牵引,使骨折端达到复位。持续 2～3 周,局部较为稳定后再更换上肢悬吊石膏固定,并开始肩、手部早期功能活动。

2.手法复位+外展架固定

对青壮年,尤其是骨折线位于三角肌附着点以下的,可利用上肢螺旋牵引架及尺骨鹰嘴骨牵引施以手法复位,并以上肢石膏加压塑形,经 X 线片检查对位满意后行上肢外展架固定。5周后酌情拆除上肢石膏,先在外展架上活动,经 1～2 周再拆除外展架。复位失败者,可行开放复位+内固定术,术后也可在外展架上持续牵引。

3.骨外固定架复位及固定

多用于开放性骨折伴有明显移位者,可于清创术后采用 Hoffinann 架或其他形式的外固定架进行复位及固定。在穿针时应避开神经及血管,一般多在上臂的前外侧处进针,以免误伤。

4.开放复位+内固定

对闭合复位失败的,原则上均应考虑开放复位及内固定术,尤其是年龄较小及伴有桡神经受压症状需做神经探查者。复位后可根据骨折端的形态、部位及术者的习惯等来选用相应的内固定物。目前以交锁髓内钉最为常用,"V"形钉及 Ender 钉等髓内固定方式已较少使用(术式见后);也可用钢板固定,但有骨折愈合不良,术中有时需显露桡神经,二次手术取出内固定时易损伤桡神经。

(1)手术适应证

绝对适应证:包括开放性骨折、漂浮肩或漂浮肘、血管损伤、双侧肱骨骨折及继发性桡神经损伤。

相对适应证:包括节段骨折、保守治疗失败、横形骨折、肥胖、病理性骨折、骨折不愈合、神经系统功能障碍(帕金森病)、臂丛损伤及原发性桡神经损伤。

(2)内固定选择

1)髓内钉:肱骨干骨折一般首选髓内钉固定,包括交锁髓内钉和普通髓内钉。交锁髓内钉目前应用最为广泛,有助于避免术后继发骨折端旋转移位;普通髓内钉临床应用逐渐减少,如"V"形钉、Ender 钉和膨胀钉。

术前准备:除常规准备外,主要是根据肱骨髓腔的粗细,选择及准备相应规格的髓内钉或其他内固定物。根据患者健侧肱骨正侧位摄片,选择相应直径和长度的髓内钉。

麻醉:臂丛较为多见,也可选用全身麻醉。

体位:仰卧位,将患肢置于胸前即可。

肩部切口:将上臂内收内旋、在肩峰下缘肱骨大结节部的皮肤上做一个纵形小切口,分开三角肌,显露大结节,并在大结节部凿1个小骨孔。

复位:复位技术包括闭合复位和切开复位,闭合复位优势在于保护骨折端血运,应优先予以考虑。但当骨折复位不充分,尤其对于斜形或螺旋形骨折,髓内钉固定可能导致骨折端接触减少或骨缺损,增加骨不连风险。一般以骨折部位为中心做上臂前外侧切口,长度为6～8 cm。沿肱二头肌与肱三头肌间隙纵向分开即显露骨折断端,保护桡神经干,清除局部凝血块及嵌压坏死的软组织,将骨折复位(或试复位)。

顺行髓内钉内固定术:酌情选用相应的内固定物。

A.一般髓内钉:多选用"V"形钉或Ender钉,其操作步骤如下。a.肩部切口,将上臂内收内旋、在肩峰下缘肱骨大结节部的皮肤上做一个纵形小切口,分开三角肌,显露大结节,并在大结节部凿一个小骨孔。b.打入髓内钉,将选好的髓内钉沿肱骨干的纵轴方向,从骨孔打入近侧骨折端,使露出骨折端外的钉尖不超过0.5 cm,以利于复位。c.将髓内钉穿过骨折端、固定,在前者基础上,用手法或用持骨器使骨折端准确对位,继续将髓内钉逐渐打入远侧骨折端内,直到仅有钉眼部分露在骨孔外为止。髓内钉固定后必须使骨折端紧密接触,以利于愈合。

B.交锁髓内钉:可按前法相似操作。但闭合操作要求在C形臂X线机透视下,直接从肩峰切口,通过大结节插入。目前所用为RT(Russel-Taylor)型肱骨髓内钉,其直径分为7 mm、8 mm和9 mm,近端直径为9 mm;其中直径为7 mm的实心髓内钉,另两种为空心髓内钉。髓内钉的近端和远端均使用4 mm全螺纹自攻型螺钉交锁;要求螺钉穿透对侧皮质,以防止髓内钉旋转。此外,RT肱骨交锁髓内钉配有一独特的近端交锁螺钉导向器(近端瞄准器及引导器),使得近端交锁螺钉能够准确锁定髓内钉。由于具备以上设计特点,RT肱骨髓内钉可适用于肱骨干横形或粉碎性骨折、骨不连及病理性骨折。操作步骤包括:a.插入髓内钉,以大结节顶部内侧为髓内钉插入口,将曲柄锥准确插入至肱骨外科颈内,并经透视根据定位证实。b.导针的插入,拔出曲柄锥,插入直径为2.0 mm球型髓腔锉导针,使导针通过骨折近、远端髓腔直至鹰嘴窝上1～2 cm,经透视证实导针位于肱骨髓腔内。c.扩髓,沿导针插入球型髓腔锉,其直径为首先采用直径为6.0 mm球型髓腔锉开始扩髓.,每次递增直径0.5 mm,扩髓至理想直径,即大于所选髓内钉直径为0.5～1.0 mm,切忌将大于髓腔锉直径的髓内钉插入髓腔内。d.髓内钉插入,将近端瞄准器及引导器连接于髓内钉近端,在引导器近端套入髓内钉敲打器。沿导针缓慢插入直径为8 mm或9 mm髓内钉(直径为7 mm髓内钉系实心髓内钉,需拔出导针后方可插入)。术中应注意保持髓内钉近端弧朝向外侧,髓内钉远端位于鹰嘴窝上方1.5～2 cm,髓内钉近端置于大结节皮质下0.5 mm。e.近端交锁,髓内钉近端椭圆形槽孔呈内外方向,通常使用直径为4.0 mm自攻型交锁螺钉,2.7 mm钻头,8.0 mm钻头套筒,钻头经近端瞄准器及椭圆形槽孔穿透至对侧皮质,可在20°范围内调整钻头方向,沿钻孔攻入交锁螺钉。f.远端交锁,髓内钉远端椭圆形槽孔呈前后方向,需在透视下寻找髓内钉远端椭圆形槽孔,使用2.7 mm钻头经远端椭圆形槽孔穿透至对侧皮质,沿钻孔攻入交锁螺钉。

逆行交锁髓内钉固定术:采用逆行交锁髓内钉固定时,患者取俯卧位,在肱骨远端背侧自鹰嘴尖起向上做1个长约为8 cm的切口,肱骨髁上区域的背侧皮质可以通过劈肱三头肌入路显露。进针点位于鹰嘴窝附近,并依次使用3.2 cm与4.5 cm的钻头进行开孔,然后用逐渐加粗的扩髓钻进行扩髓,避免发生髁上骨折。应轻柔插入髓内钉,并保证钉头少许插入肱骨头。

2)钛板:应用钢板对医师的技术及经验要求较高。使用钢板可以降低肩、肘关节僵硬的发病率。钢板仍是肱骨骨折畸形矫正及骨折不愈合治疗的理想方法。

钢板种类：目前多应用各型 AO 钢板。限制接触型动力加压钢板多用于中段骨折。重建钢板可以塑形，应用于肱骨远侧 1/3 骨折。锁定加压钢板因有独特锁钉设计和良好的稳定性，适用于粉碎性骨折及骨质疏松骨折。

手术入路：①前外侧入路，可显露肱骨全长，显露中 1/3 骨折时劈开肱肌以保护桡神经，延伸到下段时必须于肱肌和肱桡肌间显露桡神经，钢板置于前方或外侧。②后侧入路，多用于肱骨远端 1/3 骨折显露，切口起自鹰嘴，沿后正中线向近端延伸，在肱一头肌外侧头和长头分离显露骨折和桡神经，钢板置于肱骨背侧面。

手术需注意问题：骨折两端必须各用 3～4 枚螺钉固定，确实加压固定骨折端，尽量不剥离骨膜；最重要的是保护桡神经，做到不损伤或被压于钢板下。

微创经皮内固定技术（minimally invasive percutaneous osteosynthesis, MIPO）：锁定加压钛板经肱骨前侧入路 MIPO 技术，经皮肌肉隧道插入锁定加压钢板，通过间接复位并对骨折端进行桥接固定，适用于粉碎性、多段或骨质较差的骨折，可保护骨折端血运，骨折断端稳定性好，可提高骨折愈合率。但应注意肱骨中下段处桡神经卡压风险。

(四)并发症及其治疗

1. 桡神经损伤

约占肱骨干骨折的 8%，以肱骨中下 1/3 为多发，处理原则如下。

(1)仅有一般桡神经刺激症状：依据骨折移位情况按前述的原则进行处理，对桡神经症状进行观察，大多可自行恢复。

(2)有桡神经损伤症状：应及早行手术探查。术中显示断裂者，予以吻合，包括鞘内断裂的病例；有神经干挫伤的，可酌情切开外膜及束膜进行减压。

(3)疑有桡神经嵌于骨折端：在手法复位时必须小心，应尽量利用牵引使骨折复位，桡神经也随之回归原位；因骨折端十分锐利，易加重桡神经损伤，因此切忌粗暴手法。

(4)陈旧性桡神经损伤：对完全性损伤应行探查＋松解吻合术。失败者可行腕部肌肉转移术来改善手腕部功能，效果也多满意。不完全性损伤者，可行探查＋松解性手术，术中显示部分断裂者，也应行吻合术。

2. 血管损伤

骨折合并血管损伤是创伤外科的一种紧急情况，必须进行急救，以便迅速恢复血液供应，在止血的同时应准备手术。对开放骨折应行内固定后对血管损伤予以修复。

血管造影对于判断肱骨骨折损伤血管的部位及程度是一种有价值的辅助诊断手段。动脉损伤修复的方法可根据损伤的部位和类型而异。动脉壁裂伤、洁净而裂口较小者可行侧壁缝合术，完全断裂者则需吻合或行血管移植。

3. 延迟愈合或不愈合

肱骨干骨折的正常修复过程因各种因素受到影响时，骨折正常的愈合时间则被延长，甚至完全停止，从而引起骨折延迟愈合或不愈合。时间上二者难以绝对界定，一般认为超过 4 个月为延迟愈合，超过 8 个月为不愈合。导致骨不连的有以下因素。

(1)局部因素

1)骨折节段的血供：肱骨干骨折以中段最多，又以中下 1/3 骨折不愈合率为最高。主要是由于肱骨中下 1/3 交界处骨折时易导致骨营养动脉的损伤。该动脉大多数只有一支，直接由肱动脉分出,通常在肱骨中下 1/3 交界处或中点附近的前内侧进入骨内,并在骨皮质内下行,至髓腔内分出上行支和下行支一旦损伤易导致延迟愈合或不愈合。

2)骨折类型:粉碎性骨折易于发生迟延愈合和不愈合,也因碎骨块缺乏血供所致。

3)开放骨折:除骨折断端由内刺出者外,开放骨折多为直接暴力致伤,软组织损伤严重,骨折类型也多为粉碎型,易发生感染而影响骨折的正常愈合。

4)骨缺损及感染:也是造成骨不连的重要原因。

(2)医源性因素

1)反复多次或粗暴的手法复位:不仅可以加重软组织损伤及血管损伤,还会加重骨折端血供障碍,影响骨折正常愈合。

2)外固定不确实:包括外固定时间不足、范围不够、不能维持骨折端稳定,过度牵引造成断端分离等。

3)手术治疗的干扰:骨折本身有损伤骨营养动脉的可能性,而手术切开复位又进一步增加了可能损伤的机会。术中骨膜剥离使本来已缺血的骨端又失去了由骨膜而来的血运。手术内固定使骨端达到良好的复位及稳定的作用,同时破坏了骨端的正常血液循环而影响愈合。未植骨修复内固定术中残留的骨缺损也是重要原因之一。

4)内固定不确实:包括内固定器材选用不当及固定技术不合理。内固定器材都必须确实稳定骨折断端,如内固定后骨折端不稳定,易发生骨不连。使用钢板螺丝钉内固定时,骨折两端各至少固定 3 枚螺钉,方能起到稳固固定。过细的髓内钉与髓腔接触面较少,内固定术后骨折端不稳定,易发生骨不连。

5)过度运动:过早恢复工作对于重体力劳动者,容易导致骨不连,可致内固定疲劳断裂,在残留骨缺损情况更易发生。

(3)肱骨骨不连:分为肥大性骨不连和萎缩性骨不连两大类。前者血供较好,为断端不稳定所致;后者血供差,往往有骨缺损。对骨不连及延迟愈合的病例,如非手术疗法无效,则应从病因角度酌情选择相应的术式治疗的。

手术基本原则:①稳定的内固定;②保证骨折端良好的血运;③清除骨不连处硬化骨及瘢痕组织;有效植骨。

具体式式:①交锁髓内钉;②加压钛板＋植骨;③锁定加压钢板＋植骨该钢板稳定性好,并可保护骨折端血运,应优先选择的。对于内固定术后的骨不连,需考虑更换内固定种类,使骨折端达到确实稳定,促进骨折愈合。

4.晚期并发症

主要包括肩、肘关节僵硬,活动受限,老年患者发病率更高。合并肘部损伤情况下可发生骨化肌炎。应在医师指导下进行早期的功能锻炼,改善肩、肘关节功能。

(刘庆国)

第八章 皮肤病

第一节 皮肤的结构

皮肤覆盖于体表,是面积最大的器官,借皮下组织与深层的结构相连,具有保护、修复、排泄、吸收、感受刺激、调节体温等功能。

一、皮肤的结构

皮肤由表皮和真皮组成。

(一)表皮

由角化的复层扁平上皮构成,位于皮肤的浅层。在表皮中没有血管,其营养供应和物质代谢是通过组织液经细胞间隙来进行的。

因功能不同,表皮在全身各部位的厚薄不一,由表面到基底分为 5 层,即角质层、透明层、颗粒层、棘层和基底层。

1.角质层

由数层或数十层扁平的角质细胞组成。在正常情况下,基底层细胞不断分裂增殖,新细胞逐渐向浅层推进,并依次转化为浅层的细胞,最后形成角质细胞。角质细胞内充满角质蛋白,具有抗摩擦及抗酸碱的能力,为皮肤重要的保护层,角质层表浅的细胞连接疏松,最后成片脱落,形成皮屑。基底层细胞不断增殖,角质层细胞不断脱落,两者保持动态平衡,从而维持表皮的一定厚度。

2.透明层

由数层扁平的细胞组成,细胞界限不清,胞质呈均质透明状。

3.颗粒层

由 2~3 层梭形细胞组成,细胞核和细胞器已经退化,细胞质内含透明角质颗粒。

4.棘层

由 4~10 层多边形细胞组成,细胞表面有棘状突起,与相邻的细胞嵌合在一起,增加表皮的韧性。

5.基底层

位于最深层,细胞呈低柱状,有较强的分裂增殖能力。在皮肤的创伤愈合中,基底细胞具有重要的再生修复作用。基底层细胞之间还散在分布有黑色素细胞,具有抵御日光中紫外线辐射的能力。皮肤的色泽主要和黑色素的含量有关。

(二)真皮

位于表皮深面,由致密结缔组织构成,可分为乳头层和网状层。

1.乳头层(papillary layer)

呈乳头状凸向表皮深面,作用是使表皮与真皮的接触面扩大,连接牢固,同时有利于表皮从真皮组织内获取营养。真皮内含有丰富的毛细血管和感受器,如游离神经末梢和触觉小体等。真皮乳头在手掌和足底最明显,在人类手指末节掌侧的皮肤表面形成指纹。指纹的形状因人而异,终身不变,在人类学和法医学等方面具有重要意义。

2. 网状层(reticular layer)

与乳头层无明显分界,位于乳头层深面,较厚,由致密结缔组织构成,结缔组织纤维交织成网,使皮肤具有很大的韧性和弹性。在网状层内含有较大的血管、淋巴管以及毛囊、汗腺、皮脂腺及环层小体等,神经及神经末梢也很丰富。皮内注射要将药物注射入真皮内,使药物的吸收较慢。

(三)皮下组织

即浅筋膜,不属于皮肤。由疏松结缔组织和脂肪组织组成,较多的血管、淋巴管和皮神经,其中脂肪组织的含量因年龄、性别和部位的不同而异。皮下组织具有保温、储存能量、缓冲外力等作用。临床常进行皮下注射,即药物注入皮下组织。

二、皮肤的附属器

皮肤的附属器包括毛发、皮脂腺、汗腺和指(趾)甲。

(一)毛发

人体皮肤除手掌和足底等处外,均分布有毛发。毛发分毛干和毛根两部分。毛干露于皮肤外面;毛根埋于皮肤内,周围包有毛囊。毛根和毛囊末端膨大形成毛乳头,对毛的生长具有诱导、营养等作用,如果毛乳头被破坏或退化,毛发即停止生长并脱落。毛发斜长在皮肤内,在毛发与皮肤表面呈钝角一侧的真皮内,有一斜行的平滑肌束,称为立毛肌。立毛肌受交感神经支配,收缩时可使毛发竖立。

(二)皮脂腺

位于毛囊与立毛肌之间,为分支泡状腺,多开口于毛囊上段。皮脂对皮肤和毛发具有润滑作用,立毛肌收缩时有助于皮脂排出。皮脂腺的分泌活动受雄激素和肾上腺皮质激素的调控,青春期分泌最活跃,若分泌过多,腺体开口阻塞时,可形成粉刺。

(三)汗腺

为单管状腺。导管蜿蜒向上,开口于表皮。汗腺有湿润皮肤和调节体温的作用。汗腺分布广泛,其中以手掌和足底的汗腺最为发达。另外,分布于腋窝、会阴及肛门等处的汗腺为大汗腺,其分泌物易被细菌分解产生特殊的臭气,俗称狐臭(body odour)。大汗腺在青春期较发达,以后逐渐退化。

(四)指(趾)甲

位于手指和足趾远端的背侧面,为皮肤的角化物。其前部露在外面,称为甲体(body of nail);后部埋于皮内,称为甲根(nail root)。甲根深部的细胞具有分裂增殖能力,为甲的生长点。

(叶莉华)

第二节　皮肤的生理功能

皮肤覆盖于体表,所以是人体最大的器官。皮肤具有许多功能,如屏障、吸收、感觉、分泌和排泄、体温调节、物质代谢等;同时还是一个重要的免疫器官,分泌多种免疫分子,参与机体的各种免疫反应并发挥免疫监视作用。

一、皮肤的防护功能

皮肤具有双向屏障作用,一方面可保护体内各种器官和组织免受外界环境中不良因素的损害,另一方面可防止体内水分、电解质和营养物质等的流失。

(一)防护机械性损伤

皮肤的屏障功能主要是角质层。表皮角质层致密而柔韧,在防护中起重要作用,经常受摩擦和压迫的部位(如掌跖)可增强对机械性损伤的耐受性;真皮内的胶原纤维、网状纤维和弹力纤维交织成网,不但增强了皮肤的抗压力,而且使皮肤具有一定的弹性和韧性;皮下的脂肪具有软垫、缓冲作用,能抵抗挤压和冲撞,保护皮肤深部器官免受外力损害。皮肤的创伤通过再生而修复,保持皮肤的完整性。

(二)防护物理性损伤

皮肤对电损伤的防护主要由角质层完成。皮肤角质层的含水量多,电阻减小,导电性增加,易发生电击伤,皮肤对光线有吸收能力。皮肤各层吸收光有明显的选择性,如角质层能反射光线和吸收大量短波紫外线(波长为 180～280 nm),棘层和基底层则吸收长波紫外线(波长为 320～400 nm),其中黑素细胞对紫外线的吸收最强。紫外线照射后,黑素细胞可产生更多的黑素颗粒,并输送至角质形成细胞,使皮肤对紫外线的防护能力增强。有色人种对日光照射的耐受性比白种人高。

(三)防护化学性刺激

皮肤的角质层是防护化学刺激进入人体的第一道防线,角质层细胞具有完整的脂质膜,胞浆富含角蛋白,细胞间有丰富的酸性糖胺聚糖,具有抗弱酸、弱碱的作用。但这种屏障能力是相对的,有些化学物质仍可通过皮肤进入体内。正常皮肤的表面含有一层脂膜。一般偏酸性(pH 5.5～7.0),对碱性物质可起到一定的缓冲作用,称为碱中和作用。不同部位皮肤的 pH 不同,所以皮肤对 pH 为 4.2～6.0 的酸性物质也有一定的缓冲能力,称为酸中和作用。

(四)防御生物性损伤

致密的角质层和角质形成细胞间通过桥粒结构互相镶嵌状排列,能机械地防护一些微生物的入侵。角质层细胞生理性脱落可清除寄居于皮肤表面的微生物;皮肤表面的 pH 值偏酸性以及角质层较少的含水量不利于某些微生物的生长。皮脂中的游离脂肪酸对寄生菌的生长起到很好的抑制作用。青春期后,皮脂腺分泌某些不饱和脂肪酸,如十一烯酸增多,可抑制真菌的繁殖,所以,头部白癣到青春期后会自愈。

(五)防止液体过度丢失

致密的角质层、皮肤多层的结构和表面的脂质膜可防止体液过度蒸发。成人 24 h 通过皮肤丢失的水分为 240～480 mL(即不显性出汗),如果角质层全部丧失,水分经皮肤外渗丢失将增加 10 倍或者更多。

二、皮肤的吸收功能

(一)吸收途径

皮肤具有吸收外界物质的能力,经皮吸收也是皮肤局部外用药物治疗的理论基础。皮肤主要通过 3 种途径进行吸收:①角质层(主要途径);②毛囊、皮脂腺;③汗管。

(二)影响皮肤吸收功能的因素

1. 皮肤的结构和部位

皮肤的吸收能力与角质层的厚薄、完整性及其通透性有关,不同部位皮肤的角质层厚薄不同,因而吸收能力也存在差异,一般吸收能力强弱依次是阴囊＞前额＞大腿屈侧＞上臂屈侧＞前臂＞掌跖。皮肤损伤导致的角质层破坏可使损伤部位皮肤的吸收功能大大增强,因此皮肤损伤面积较大时,局部药物治疗时应注意药物过量吸收所引起的不良反应,黏膜无角质层,吸收能力较强。

2. 角质层的水合程度

皮肤角质层的水合程度越高,皮肤的吸收能力就越强。局部用药后用塑料薄膜封包后,吸收系数会高出 100 倍,就是由于封包阻止了局部汗液和水分的蒸发,角质层水合程度提高的结果,临床上常用此法提高局部用药的疗效,但也增加了中毒的可能性。

3. 被吸收物质的理化性质

水溶性物质不易被吸收,而脂溶性物质吸收良好(如脂溶性维生素和脂溶性激素),油脂类物质也吸收良好。主要吸收途径为毛囊和皮脂腺,吸收强弱顺序为羊毛脂＞凡士林＞植物油＞液体石蜡。皮肤不仅吸收少量阴离子,还可吸收一些阳离子。此外皮肤尚能吸收多种重金属(如汞、铅、砷、铜等)及其盐类。物质的分子量与通透率之间无明显关系。物质浓度与皮肤吸收率成正比,但某些物质(如石炭酸)高浓度时可引起角蛋白凝固,反而使皮肤通透性降低,导致吸收不良。剂型对物质吸收亦有明显影响,如软膏和硬膏可促进吸收,霜剂次之,粉剂和水溶液中的药物很难吸收。加入有机溶媒可显著提高脂溶性和水溶性药物的吸收。

4. 外界环境因素

环境温度升高可使皮肤的血流速度增加、血管扩张,从而使皮肤吸收能力提高。环境湿度也可影响皮肤对水分的吸收,当环境湿度增大时,角质层水合程度增加,使皮肤对水分的吸收增强,反之则减弱。

三、皮肤的分泌与排泄功能

皮肤的分泌和排泄功能主要通过皮脂腺和汗腺完成。

(一)小汗腺的分泌和排泄

1. 小汗腺的分布

小汗腺几乎遍布全身,总数 160 万～400 万个,分布状况与部位有关,掌跖部最多而背部最少。

2. 小汗腺的分泌和排泄机制

小汗腺周围有丰富的节后无髓鞘交感神经纤维,神经介质主要是乙酰胆碱,小汗腺腺体的透明细胞在其作用下分泌类似血浆的超滤液,后者经过导管对 Na^+ 重吸收形成低渗性汗液并排出体外。

3.影响小汗腺分泌的因素

小汗腺的分泌受到体内外温度、精神因素和饮食的影响。外界温度高于31℃时全身皮肤均可见出汗,称为显性出汗;温度低于31℃时无出汗的感觉,但显微镜下可见皮肤表面出现汗珠,称为不显性出汗;精神紧张、情绪激动等大脑皮质兴奋时,可引起掌跖、前额等部位出汗,称为精神性出汗;口腔黏膜、舌背等处分布有丰富的神经末梢和味觉感受器,进食(尤其是辛辣、热烫食物)可使口周、鼻、面、颈、背等处出汗,称为味觉性出汗。

4.汗液的成分

正常情况下小汗腺分泌的汗液无色透明,呈酸性(pH 4.5～5.5),大量出汗时汗液碱性增强(pH 7.0左右),汗液中水分占99%,固体成分仅占1.0%,后者包括无机离子、乳酸、尿素等。

5.排汗的作用

小汗腺的分泌对维持体内电解质平衡非常重要;另外出汗时可带走大量的热量,对于人体适应高温环境极为重要。汗液可使皮肤表面偏酸性,可抑制某些细菌的生长。部分药物如灰黄霉素、酮康唑可通过汗液分泌,发挥局部抗真菌作用。

(二)顶泌汗腺的分泌和排泄

1.顶泌汗腺的分泌和排泄

顶泌汗腺的分泌在青春期后增强,并受情绪影响,感情冲动时其分泌和排泄增加。局部或系统应用肾上腺素能类药物也可使顶泌汗腺的分泌和排泄增加,其机制目前尚不清楚。

2.汗液的成分

新分泌的顶泌汗腺液是一种黏稠的奶样无味液体,细菌酵解可使之产生臭味;有些人的顶泌汗腺可分泌一些有色物质,呈黄色、绿色、红色或黑色,使局部皮肤或衣服染色,称为色汗症。

(三)皮脂腺的分泌和排泄

1.皮脂腺的分泌和排泄

皮脂腺是全浆分泌,即整个皮脂腺细胞破裂,胞内物全部排入管腔,进而分布于皮肤表面,形成皮脂膜。

2.分泌物成分

皮脂是多种脂类的混合物,其中主要含有角鲨烯、蜡脂、三酰甘油及胆固醇脂等。

3.影响皮脂腺分泌的因素

皮脂腺的分泌受各种激素(如雄激素、孕激素、雌激素、肾上腺皮质激素、垂体激素等)的调节,其中雄激素可加快皮脂腺细胞的分裂,使其体积增大,皮脂合成增加;雌激素可抑制内源性雄激素产生或直接作用于皮脂腺,减少皮脂分泌。禁食可使皮脂分泌减少及皮脂成分改变,其中蜡脂和三酰甘油显著减少。此外,药物13-顺维A酸等可抑制皮脂分泌,可用于治疗痤疮。皮脂腺的分泌活动受人种、年龄、性别、营养、气候及皮肤部位等因素影响。

四、皮肤的感觉功能

皮肤的感觉可以分为两大类:一类是单一感觉,皮肤内多种感觉神经末梢和特殊感受器感受体内外单一性刺激,转换成一定的动作电位,并沿相应的神经纤维传入中枢,产生不同性质的感觉,如触觉、痛觉、压觉、冷觉和温觉;另一类是复合感觉,皮肤中不同类型的感觉神经末梢或感受器共同感受的刺激传入中枢后,由大脑综合分析形成的感觉,如干、湿、糙、硬、软、光滑等;痒觉又称瘙痒,是一种引起搔抓欲望的不愉快的感觉,一般认为痒觉与痛觉关系密切,很可能是由同一神经传导,属于皮肤黏膜的一种特有感觉,其产生机制尚不清楚,组织学至今未发现特殊的痒觉感受器。中枢神经系统的功能状态对痒觉也有一定的影响,如精神安定或转移注意力可使瘙痒减轻。此外皮肤还有形体觉、两点辨别觉和定位觉等。

五、皮肤的体温调节功能

皮肤有感受外界环境温度变化的功能。体外冷热刺激经温度感受器传入体温调节中枢,然后通过交感神经调节皮肤血管的收缩或扩张、排汗反应等对体温进行调节。

皮肤表面积很大,成人标准体表面积为 $1.73m^2$,而且具有丰富的动静脉吻合结构,为体温调节提供有利条件。热应激时动静脉吻合开启,皮肤血流量增加而随之散热增强。冷应激时交感神经功能加强,血管收缩,皮肤内动静脉吻合关闭,血流量显著减少,皮肤散热减少;此外,四肢大动脉可通过调节浅静脉和深静脉的血液回流量调节体温。体温下降时,血液主要通过深静脉回流以减少皮肤散热;体温升高时,主要通过浅静脉回流使散热量增加。

体表散热主要通过皮肤表面的热辐射、对流、传导和汗液蒸发等方式实现。皮肤含有丰富的小汗腺,汗液蒸发可带走很多热量,每蒸发 1 g 水可带走 2436 J 热量。因此在环境温度过高时,汗液蒸发是机体散热的主要途径。

六、皮肤的代谢功能

皮肤与整个机体密切相关,因此具有复杂的代谢功能。

(一)水、电解质代谢

皮肤是人体内一个重要的储水库,皮肤含水量占人体水分的 18%～20%,大部分水分主要分布于真皮内。一般情况下,儿童皮肤含水量更高些,女性略高于男性。皮肤的水分受人体全身代谢的影响,当机体脱水时,皮肤可提供其水分总量的 5%～7%进入循环系统以维持血容量的稳定。皮肤中含有各种电解质,主要储存于皮下组织中,其中 Na^+、Cl^- 是含量最多的无机盐,主要存在于细胞间液中,对维持渗透压和酸碱平衡有重要作用。K^+ 可调节细胞内渗透压和酸碱平衡;Ca^{2+} 对维持细胞膜的通透性和细胞间的黏着有一定的作用;Mg^{2+} 与某些酶的激活有关;Zn^{2+} 与蛋白质、糖类、脂类等代谢有关;Cu^{2+} 在皮肤中的含量很少,但在黑色素形成、角蛋白形成中起重要作用。

(二)糖代谢

皮肤中糖类物质主要为葡萄糖、糖原和黏多糖等。此外,皮肤中的葡萄糖可作为黏多糖、糖原、蛋白质和核酸等物质合成的底物。人体表皮细胞具有合成糖原的能力,主要通过单糖缩合及糖醛途径合成,糖原分解主要受环磷酸腺苷系统的控制。皮肤内黏多糖主要成分为透明质酸和硫酸软骨素,多与蛋白结合形成蛋白多糖,对真皮、皮下组织起固定作用。黏多糖的合成、降解主要通过酶催化完成,但某些非酶类物质也可降解透明质酸。此外,某些内分泌因素也可影响黏多糖代谢。

(三)蛋白质代谢

皮肤蛋白质一般分为两种,即纤维性蛋白质和非纤维性蛋白质。纤维性蛋白质主要包括角蛋白、胶原蛋白和弹性蛋白。一般认为角蛋白至少有 30 多种,包括 20 种上皮蛋白和 10 种毛发角蛋白。角蛋白是角质形成细胞和毛发上皮细胞增生、分化的最终产物,也是二者的主要构成成分;胶原蛋白是由皮肤内成纤维细胞合成并分泌的,是真皮纤维和基膜带的主要成分之一;弹性蛋白是弹力纤维的主要成分。皮肤内非纤维性蛋白常与黏多糖类物质结合成黏蛋白,主要分布在真皮基质和基膜带。多种细胞内的核蛋白和细胞外各种酶,均属于非纤维蛋白质。

(四)脂类代谢

皮肤中的脂类包括脂肪和类脂质(磷脂、糖脂、胆固醇和固醇脂)。脂肪主要存在于皮下组织,并通过 α-氧化提供能量,可为机体储存能量。类脂质是生物膜的主要结构成分。表皮中最丰富的必需脂肪酸是亚油酸和花生四烯酸。花生四烯酸不仅是合成前列腺素的前体物质,而且经日光照射后能合成维生素 D,可预防佝偻病的发生。皮肤脂类代谢可受血液脂类代谢异常的影响。

(五)黑素代谢

黑素细胞起源于外胚层神经嵴,在胚胎期 3 个月左右移至基底层细胞间,约占基底层细胞的 10%。毛囊和黏膜等也有黑素细胞。黑素分为真黑素和褐黑素两种。黑素的生成与酪氨酸酶、酪氨酸和分子氧的浓度有关,其形成受下列因素的影响。

1. 多巴

多巴是酪氨酸—酪氨酸酶的催化剂,能加速其反应。

2. 巯基

表皮中的巯基(-SH)能与酪氨酸酶中的铜离子结合而产生抑制作用。

3. 微量元素

在黑素代谢中主要起辅酶作用,其中以铜离子和锌离子较为重要。

4. 内分泌因素

内分泌的影响比较复杂,黑素细胞刺激素(MSH)对黑素有直接显著的影响,它能使血清铜含量增加及使皮肤内巯基含量减少,故能使黑色素形成增多。肾上腺皮质激素在正常情况下,通过抑制垂体分泌 MsH 而影响黑色素形成。另外,性激素特别是雌激素、甲状腺素也能影响黑素的合成。

七、皮肤的免疫功能

皮肤免疫系统包括免疫活性细胞和免疫分子两大类。

(一)皮肤免疫系统的细胞成分

1. 淋巴细胞

淋巴细胞是最重要的免疫细胞,皮肤内的淋巴细胞主要为 T 淋巴细胞,具有亲表皮特性,并能够在血液循环和皮肤之间进行再循环,传递不同的信息,介导免疫反应。根据淋巴细胞的个体发育、表面分子及功能的不同,分为 B 细胞、T 细胞与自然杀伤细胞(NK 细胞)。NK 细胞具有非特异杀伤功能。

2. 朗格汉斯细胞

朗格汉斯细胞是表皮内主要的抗原提呈细胞,对启动皮肤免疫反应起着至关重要的作用。朗格汉斯细胞还能分泌许多 T 淋巴细胞反应过程中所需的细胞因子,并可控制 T 淋巴细胞的增殖和迁移。

3. 树突状细胞

树突状细胞是免疫反应诱导期的主要抗原提呈细胞(APC)。主要功能是摄取及处理抗原,呈递抗原给淋巴细胞而将其激活。

4.角质形成细胞

角质形成细胞能表达 MHCⅡ类抗原,在 T 淋巴细胞介导的免疫反应中起调节作用。角质形成细胞能分泌多种细胞因子,参与及调节皮肤的免疫反应。此外,角质形成细胞可吞噬并粗加工抗原物质,有利于朗格汉斯细胞对抗原的摄取和呈递。

5.粒细胞

粒细胞包括中性粒细胞、嗜酸性粒细胞、嗜碱性粒细胞与肥大细胞。这些白细胞通常称为炎性细胞,因为它们在炎症与天然免疫中发挥清除微生物与坏死组织的重要作用。

(二)皮肤免疫系统的分子成分

1.细胞因子

皮肤内的多种细胞均可在适宜条件下(如抗原、紫外线、细菌产物以及物理创伤等)合成和分泌多种细胞因子。如白介素、干扰素、生长因子等。细胞因子不仅在细胞分化、增殖、活化等方面起很大作用,而且对维持皮肤免疫系统的稳定状态非常重要。细胞因子不仅可在局部发挥作用,而且可通过激素样方式作用于全身。

2.免疫球蛋白

皮肤表面存在分泌型 IgA,通过阻碍黏附、溶解、调理吞噬、中和等方式在皮肤局部参与抗感染和抗免疫作用。

3.黏附分子

黏附分子是介导细胞与细胞间或细胞与基质间相互接触或结合的一类分子。黏附分子大多为糖蛋白,少数为糖脂,按其结构特点可分为 4 类:整合素家族、免疫球蛋白超家族、选择素家族和钙黏素家族。在某些病理状态下,黏附分子表达增加,可使血清中可溶性黏附分子(如可溶性 E-选择素、P-选择素、VCAM-1 和 ICAM-1 等)水平显著升高,可作为监测某些疾病的指标。

4.其他分子

皮肤内神经末梢受外界刺激后可产生感觉神经肽,对中性粒细胞、巨噬细胞有趋化作用;补体通过溶解靶细胞、免疫黏附、促进介质释放等参与免疫反应;黏附分子可介导细胞与基质间或细胞与细胞间的相互连接,后者是完成许多生物学过程的先决条件。

总而言之,皮肤是人体免疫系统的重要组成部分,皮肤免疫反应的启动阶段(致敏期)及效应阶段(激发期)均需要多种细胞和细胞因子的参与。皮肤的各种免疫细胞和免疫分子共同组成一个复杂的系统,并与体内其他免疫系统相互作用,一起维持着皮肤微环境和机体内环境的稳定。

(叶莉华)

第三节 单纯疱疹

单纯疱疹(herpes simplex)由单纯疱疹病毒(herpes simplex virus,HSV)感染所致,以簇集性水疱为特征,临床十分常见。本病有自限性,但易复发。

一、病因

HSV 属疱疹病毒科 α 亚科。依据抗原性不同分为 Ⅰ 型(HSV-Ⅰ)和 Ⅱ 型(HSV-Ⅱ),两型均含脂质包裹的双链 DNA,外有包膜,形成直径为 $150\sim200$ nm 的砖形结构。HSV 可存在于感染者的疱液、口鼻和生殖道分泌物中。HSV 对外界抵抗力不强,56 ℃加热 30 min、紫外线照射 5 min 或乙醚等脂溶剂均可使之灭活。

病毒颗粒中病毒蛋白至少由 30 种多肽组成,其中位于包膜的多肽有 gB、gC、gD、gE、gG、gH、gI、gK、gL 和 gM 等。它们与病毒的吸附、入侵和刺激机体产生特异性免疫应答有关。其中 gB 和 gD 与病毒吸附于宿主细胞有关,gD 可诱导机体产生保护性抗体,gG 是型特异性蛋白,诱导产生的抗体可以用于检测并区分 HSV-Ⅰ 和 HSV-Ⅱ 感染。

两型病毒基因组在核苷酸序列、框架结构、编码蛋白及功能上存在较大的同源性,故感染后可产生交叉保护性免疫。

二、临床表现

原发感染,指最初 HSV 感染发生在体内缺乏 HSV 抗体的个体,潜伏期为 $2\sim12$ d,平均为 6 d。单纯疱疹易复发且有在同一部位或区域多次复发的倾向,称为复发性单纯疱疹,HSV-Ⅱ复发率比 HSV-Ⅰ高,口唇复发率为 $30\%\sim50\%$,在生殖器可高达 95%。大多数原发感染缺乏临床症状,当第一次出现临床症状时常是首次复发,临床上一般将第一次发作称为初发感染。

(一)皮肤黏膜型

1. 口唇疱疹(orolabial herpes)

口唇疱疹是临床最常见的一型,绝大多数为复发感染。95% 以上由 HSV-Ⅰ 感染所致。初起局部先有灼热、瘙痒及潮红,一般无全身症状,经 $1\sim2$ h 局部出现密集成群针头大小水疱,破溃后糜烂、渗液,逐渐干燥结痂,不合并感染情况下病程为 $7\sim10$ d,愈后局部可留有暂时性色素沉着。皮损好发于皮肤黏膜交界处,如口角、唇缘。偶可在口腔内复发,常固定于齿龈或硬腭黏膜部位。

口唇疱疹常常发生于感冒或发热后,又称感冒疮(cold sore)或"热病性疱疹"(fever blister),此外紫外线辐射也是口唇疱疹复发的诱因。

2. 颜面疱疹(herpes facialis)

HSV 复发部位除口唇以外,可以发生在颊部、眼睑、耳垂等处,表现同口唇疱疹,但通常皮损面积较大,可固定于同一部位,容易误诊为蜂窝织炎或大疱性脓疱疮等。

3. 疱疹性龈口炎(herpes gingivostomatitis)

本型较常见,多由 HSV-Ⅰ 引起,见于 $1\sim5$ 岁儿童,好发于口腔、牙龈、舌、硬腭、咽等部位。表现为迅速发生的群集性小水疱,很快破溃形成浅溃疡。疼痛明显,可伴发热、咽痛及局部淋巴结肿大。有自限性,病程为 $1\sim2$ 周。

4. 接种性疱疹(inoculation herpes)

皮损限于接触部位,表现为群集性水疱。发生于手指者表现为位置较深的疼痛性水疱,称疱疹性瘭疽(herpetic whitlow)。发生于对抗性运动(如摔跤)时皮肤接触感染引起的水疱,称为格斗性疱疹(herpes gladiatorum)。

5.疱疹性角膜结膜炎(herpetic keratoconjuctivitis)

角膜可形成树枝状或深在圆板状溃疡,重者可发生角膜穿孔并致失明,伴有结膜充血和水肿、眼睑水疱和耳前淋巴结肿大,易复发。

6.生殖器疱疹(genital herpes)

生殖器疱疹多为 HSV-Ⅱ所致,或 HSV-Ⅰ 和 HSV-Ⅱ 混合感染,以复发感染为主。复发性生殖器疱疹通常皮损范围较为局限,水疱较小,局部症状较轻,病程为 1 周左右。一种由 HSV-Ⅱ型感染,发生于成人的复发性疱疹,好发于臀部及下肢,女性多于男性,曾经称为疱疹病毒Ⅱ型感染症,实际上是发生在生殖器外的复发性生殖器疱疹,又称生殖器外疱疹(extra-genital herpes)。皮损表现为红斑基础上,发生细小的群集性水疱,易形成脓疱,在同一部位或相邻部位反复发作。部分皮损呈带状分布,容易误诊为复发性带状疱疹。发作时或发作间歇期生殖道分泌物可检出 HSV-Ⅱ型。

(二)系统型

1.新生儿单纯疱疹(neonatal herpes simplex)

因母亲患生殖器疱疹,经产道感染新生儿,多由 HSV-Ⅱ 型所致,以早产儿和缺乏获得性母体抗 HSV IgG 的新生儿为主。一般出生后 4～6 d 发病,表现为喂养困难、高热、肝脾大和黄疸,皮肤、口腔黏膜、结膜可出现水疱、糜烂,严重者可伴有意识障碍。可分为皮肤-眼-口腔局限型、中枢神经系统型和播散型,后两型病情凶险,病死率高达 15%～50%。

2.播散性单纯疱疹(disseminated herpes simplex)

播散性单纯疱疹又称系统性单纯疱疹,多发生于营养不良、淋巴瘤、特应性皮炎、使用免疫抑制剂等患者。本症多伴有高热,甚至惊厥,发生病毒血症后引起广泛内脏受损,包括疱疹性肝炎、脑炎、胃肠炎等,可以伴有或不伴有皮肤黏膜损害。皮肤黏膜表现为广泛性水疱,水疱顶端有脐窝状凹陷。

三、诊断和鉴别诊断

根据好发于皮肤黏膜交界处的簇集性水疱及易复发等特点,一般可做出诊断,必要时结合实验室检查,包括组织病理。皮损处刮片作细胞学检查(Tzanck 涂片)见多核巨细胞和核内嗜酸性包涵体,可快速诊断;用免疫荧光法和 PCR 分别检测疱液中病毒抗原和 DNA,有助于明确诊断;病毒培养鉴定是诊断的金标准;血清 HSV 抗体检测对确诊价值有限,可用于流行病学调查。本病应与带状疱疹、脓疱疮、手足口病等鉴别。

四、治疗

治疗原则为缩短病程、预防继发细菌感染和全身播散、减少复发频率和疾病传播。

(一)系统药物治疗

阿昔洛韦及其衍生物是抗 HSV 最有效的药物。

(1)皮肤黏膜型:阿昔洛韦每次 200 mg,每日 5 次,或每次 400 mg,每日 3 次口服;或伐昔洛韦每次 1000 mg,每日 2 次口服;或泛昔洛韦每次 250 mg,每日 3 次口服。原发感染疗程为 7～10 d,复发感染通常 5 d 为一个疗程。

对于 1 年复发 6 次以上生殖器疱疹患者,为减少复发次数,减少无症状性排病毒,可采用每日抑制疗法,即阿昔洛韦每次 400 mg,每日 3 次口服,或伐昔洛韦每次 500 mg,每日 1 次口服;或泛昔洛韦每次 250 mg,每日 2 次口服。一般需连续口服 6 个月以上。

(2)系统型:感染全身症状严重或皮损广泛患者,可给予阿昔洛韦 5 mg/(kg·d),分 3 次静脉滴注。疗程一般为 14~21 d。阿昔洛韦耐药时可改用膦甲酸(foscarnet),40 mg/kg,每8~12 h 静脉滴注一次,连用 14 d。

(二)外用药物治疗

外用药物治疗以收敛、干燥和防止继发细菌感染为主。可选用 3% 阿昔洛韦软膏、1% 喷昔洛韦乳膏或硫黄炉甘石洗剂;继发感染时可用 0.5% 新霉素霜、莫匹罗星软膏;对疱疹性龈口炎应保持口腔清洁,用 1∶1 000 苯扎溴铵溶液含漱。阿昔洛韦耐药的患者可选用 1% 西多福韦(cidofovir)软膏代替。

(叶莉华)

第四节　带状疱疹

带状疱疹是由水痘带状疱疹病毒引起的急性炎症性皮肤病,中医称为"缠腰火龙""缠腰火丹",民间俗称"蛇丹""蜘蛛疮"。本病临床上较为常见,成人多见,也是老年人好发的疾病之一。

一、病因

带状疱疹是为水痘—带状疱疹病毒引起,与水痘为同一病毒。此病毒呈砖形,有立体对称的衣壳,内含双链 DNA 分子。VZV 对体外环境的抵抗力较弱,在干燥的痂内很快失去活性。人是水痘—带状疱疹病毒的唯一宿主,在无免疫力或免疫力低下的人群尤其是儿童初次感染此病毒后,病毒经呼吸道黏膜进入血液形成病毒血症,临床上表现为水痘或隐性感染。以后病毒进入皮肤感觉神经末梢,并可长期潜伏在脊髓后根神经节或者脑神经感觉神经节内。大多数人携带病毒终生不发病。在各种诱因如劳累、紧张等因素导致机体免疫力下降时,潜伏病毒被激活,沿感觉神经轴索下行到达该神经所支配区域的皮肤内复制并产生水疱,使受累的皮肤及神经发生炎症、坏死,并产生神经痛。本病愈后机体可获得较低的特异性抗体,因此有一定的免疫力,但是仍可再发。

一般来说引起机体免疫力降低的因素均可诱发带状疱疹的发生,如创伤、劳累、紧张、恶性肿瘤、肿瘤患者化疗或病后虚弱等。老年人发生的严重的带状疱疹尤其频发带状疱疹应该警惕潜在的免疫缺陷性疾病或内脏恶性肿瘤的可能性。

二、临床表现

本病好发于春秋季节。发疹前可有一定的前驱症状如轻度乏力、低热、食欲缺乏、全身不适等全身症状。患处皮肤可有自觉灼热感或神经痛,触之有明显的痛觉敏感,也可无前驱症状即发疹。

带状疱疹典型的皮损为在红斑的基础上出现粟粒至黄豆大小水疱,成簇分布,一般不融合,疱壁紧张发亮,疱液澄清,周围常有红晕;早期也可为丘疹或丘疱疹;皮损沿某一周围神经区域呈带状排列,多发生在身体的一侧,一般不超过人体正中线。有时也可超过中线少许,可能与对侧神经小的分支受累有关。带状疱疹的好发部位为肋间神经(占53%)、颈神经(20%)、三叉神经(15%)及腰骶部神经(11%)。一般只累及单侧神经,双侧受累相对少见。

临床上一些带状疱疹患者可出现特殊的表现。①眼带状疱疹:系病毒侵犯三叉神经眼支所致,多见于老年人,表现单侧眼睑肿胀,结膜充血,疼痛常较为剧烈,常伴同侧头部疼痛,可累及角膜形成溃疡性角膜炎。②耳带状疱疹:系病毒侵犯面神经及听神经所致,表现为外耳道疱疹及外耳道疼痛。膝状神经节受累同时侵犯面神经时,可出现面瘫、耳痛及外耳道疱疹三联征,称为Ramsay-Hunt综合征。③顿挫型带状疱疹:仅有皮肤神经痛而不出现水疱等皮疹。④不全型带状疱疹:仅出现红斑、丘疹而不发生水疱。⑤疱疹病毒由脊髓处的神经根向上侵犯中枢神经系统,即人体的大脑实质和脑膜时,就会发生病毒性脑炎和脑膜炎。⑥疱疹病毒由脊髓处的神经根侵犯内脏神经纤维时,可引起急性胃肠炎、膀胱炎,表现为腹部绞痛、排尿困难、尿潴留等。⑦播散型带状疱疹:病毒偶可经血液播散产生广泛性水痘样疹。另外还有大疱型、出血性、坏疽型等表现的带状疱疹。

神经痛为带状疱疹的主要症状,可在发病前出现,也可在出疹后发生,也可与皮疹同时出现。在发疹前出现疼痛临床上容易误诊为其他疾病。如发生在胸部的带状疱疹疼痛容易误诊为心绞痛、肋间神经痛等疾病;发生在腹部的带状疱疹疼痛容易误诊为胆石症、胆囊炎、阑尾炎等疾病。带状疱疹的疼痛可为钝痛,也可为抽搐痛、跳痛,常伴有烧灼感。疼痛多为阵发性,也可为持续性疼痛。一般来说年轻患者疼痛较轻,老年以及体弱者患者疼痛常较为剧烈。某些患者皮疹消退后神经痛仍可持续数月或数年,称为带状疱疹后遗神经痛。

带状疱疹的病程一般为2～3周,老年人为3～4周,水疱干涸、结痂脱落后留有淡红斑或色素沉着。水疱结痂脱落后皮肤不适感可持续数周或数月。

三、诊断与鉴别诊断

根据成簇水疱,沿一侧周围神经呈带状分布,常伴有明显神经痛,临床上不难诊断。在带状疱疹前驱期及无皮疹性带状疱疹,有时易误诊为肋间神经痛、心绞痛、胸膜炎或急腹症等,应该注意鉴别。

一般来说带状疱疹疼痛主要为皮肤疼痛,多为针刺样或抽搐样疼痛,常伴有皮肤麻木,容易与内脏疾病鉴别。本病有时需与单纯疱疹进行鉴别,后者好发于皮肤与黏膜交接处如口唇及面部,分布无一定规律,水疱较小易破,发病面积较小,疼痛也不显著,常易复发。

四、治疗

本病的治疗原则包括抗疱疹病毒、止痛、营养神经及防止继发细菌感染。

(一)抗病毒

选择下列抗病毒药物之一:①阿昔洛韦,200 mg,口服,5次/日或者5～10 mg/(kg·d)静脉滴注,疗程为7～10 d。②泛昔洛韦片,250 mg,口服,3次/日,疗程为7 d。③溴夫定,125 mg,口服,1次/日,疗程7 d。应用阿昔洛韦、泛昔洛韦等鸟苷类抗病毒药物时应该注意患者的肾功能。患者肾功能异常时应该慎用此类药物,可选用溴夫定口服。

(二)局部治疗

可外用1%～5%阿昔洛韦或1%喷昔洛韦软膏。如果有细菌感染可外用抗生素软膏。

（三）营养神经

口服或肌内注射 B 族维生素，如维生素 B_1 及 B_{12}。

（四）止痛

首先选择口服索米痛片等 NSAIDs 类镇痛药物。如疗效欠佳，可选择其他类药物如抗抑郁药如阿米替林，抗惊厥药如卡马西平；麻醉性镇痛药即以吗啡为代表的镇痛药物。

（五）中医治疗

（1）热盛证：证见皮肤潮红，疱壁紧张，疼痛剧烈，伴有口苦咽干，烦躁易怒，小便黄，大便干，舌质红，苔黄，脉弦滑。治宜清泻肝胆实火法，方选龙胆泻肝汤加减。亦可服用成药龙胆泻肝丸。

（2）湿盛证：证见皮肤淡红，疱壁松弛，疼痛较轻，食欲缺乏或腹胀，大便溏，舌质淡，苔白厚或白腻，脉沉缓。治宜健脾除湿法。方选除湿胃苓汤加减。

（3）若皮疹消退后局部疼痛不止者，属气滞血瘀，治宜疏肝理气，活血止痛法，方选柴胡疏肝饮加减。

（4）中医针灸疗法有消炎止痛作用，对后遗神经痛亦有一定疗效。

（5）也可应用中成药如龙胆泻肝丸、清开灵注射液等。

（六）其他治疗

某些患者在皮损完全消失后，仍遗留有神经痛，这时可采取针灸、物理治疗等方法缓解疼痛。

（叶莉华）

第五节　荨麻疹

荨麻疹（nettle-rash）是由多种因素引起皮肤黏膜小血管扩张、通透性增高而出现的局限性水肿反应。其表现为风团、瘙痒。中医称"隐疹"，俗称"风疹块"。

一、病因

发病机制较为复杂，引起荨麻疹的原因甚多。急性荨麻疹多数可找到原因，慢性荨麻疹的原因很难确定，常见原因如下。

（一）药物

许多药物均可以引起荨麻疹，主要药物有青霉素、链霉素、血清制品、生物制品、痢特灵、水杨酸类药物等。药物引起的荨麻疹大多属 I 型变态反应，主要抗体为 IgE。临床上多表现为急性荨麻疹，伴有发热等全身症状。

（二）感染

感染也是引起荨麻疹的常见原因，感染的种类包括细菌感染、真菌感染、病毒感染、寄生虫感染等。临床上易并发荨麻疹的感染性疾病有疖、脓疱疮、急性血吸虫病、急性钩虫感染等。一般急性荨麻疹常合并急性化脓性感染；慢性荨麻疹常伴有胆囊炎、鼻窦炎、病毒性肝炎等慢性或隐性感染病灶。近年研究表明胃肠道幽门螺杆菌感染与慢性荨麻疹之间存在一定关系。

(三)食物

因食物过敏引起荨麻疹是临床常见的原因,所谓"蛋白胨性荨麻疹",大多由食物,特别是动物性食品如鱼、虾、螃蟹、蚌类、肉类食品中所含的蛋白胨或其他蛋白质成分被吸收,而引起的变态反应。

但部分敏感性体质的患者可能对多种食物过敏如桃子、芒果等。食品添加剂中的色素、香料及防腐剂也是常见的过敏物质。

(四)环境因素

许多物理性环境因素可引起本病或激发本病。如寒冷、冷风、冷水可引起寒冷性荨麻疹;过热后可以引起热荨麻疹;运动后诱发胆碱性荨麻疹,日光照射后可引起日光性荨麻疹;机械性刺激可引起皮肤划痕症、压力性荨麻疹、接触性荨麻疹等。

(五)作为系统性疾病的一种表现

某些系统性疾病尤其是自身免疫性疾病可以伴发荨麻疹。有人指出甲状腺自身免疫性疾病患者伴荨麻疹的机会较多,有人观察 140 例慢性荨麻疹患者,约 12％伴有甲状腺自身免疫疾病,其中 88％为女性,而这些患者大多无相关的临床症状,甲状腺功能也可正常,仅通过测定甲状腺微粒体抗体才能发现。

(六)遗传因素

某些类型的荨麻疹如家族性冷性荨麻疹、遗传性家族性荨麻疹综合征等,均与遗传有密切关系。

(七)自身抗体

部分慢性荨麻疹的发生与血清中存在抗 IgE 受体 $Fc\varepsilon RI\alpha$,链的自身抗体 IgG 有关。有人观察 107 例慢性荨麻疹患者发现其中 31％的患者存在功能性抗 IgE 受体的自身抗体。其可能的发病机制是抗 IgE 受体 $Fc\varepsilon RI\alpha$ 链的自身抗体 IgG 与肥大细胞及嗜碱粒细胞表面的高亲和力 IgE 受体 $Fc\varepsilon RI$ 的 α 链结合而发生持续的炎性刺激,继而活化补体,产生补体活化产物 Csa,导致肥大细胞脱颗粒而释放组胺。

二、临床表现

基本损害为皮肤出现风团,发作常很突然,发展较快。短时间内皮肤出现多处风团,逐渐扩大,并可互相融合成巨片状皮疹。境界一般清楚,皮疹稍高起,呈正常肤色或淡红色或鲜红色或苍白色。毛孔扩大、下凹,皮肤增厚,自觉有程度不等的瘙痒,大多瘙痒剧烈。皮疹可以自然消退,风团持续时间短者几分钟,长则数小时,极少有超过 24 h 以上不退者。但容易复发,一批消退之后,另一批又起。患者可伴有血管性水肿,水肿部位境界不清楚。某些结缔组织疏松的部位,如眼睑、颈部、下颌、手背、足背、口唇,水肿更为明显。临床上常见的有下列几种类型。

(一)急性荨麻疹

本病发病急,发作突然,皮疹数量较多,面积比较广泛,风团常为大片状。病程不超过 6 周,易反复发作。

严重时可伴有全身症状,如头痛、发热、全身无力、疲劳等,合并血管性水肿的机会较多。如果伴有消化道黏膜病变,可致腹痛、腹泻、便秘、恶心、呕吐,严重者可引起腹绞痛。伴有呼吸道黏膜病变者可致胸闷、窘迫感、呼吸困难,甚至青紫。

（二）慢性荨麻疹

风团反复发作，病程超过 6 周，有的病程可达数月，甚至数年。发作一般较轻，皮疹数量少，有时仅少数风团，呈一过性而不引起患者的症状，常在晚上发作。伴皮肤划痕症的机会比较多，伴腹部症状和呼吸道症状的机会相对较少。

（三）物理性荨麻疹

物理性荨麻疹包括了由各种物理因素引起的荨麻疹，根据各自不同的特点，又可进一步分为下列类型。

1. 皮肤划痕症

皮肤划痕症很常见，据估计，发病率约为人群的 5%，摩擦、划刺或击打皮肤，均可引起风团发作。起病突然，青年人较多见，反复发作，病程可长达数月甚至数年。病因大多不明，病毒感染、药物和环境因素均可导致发病。发作程度不等，有的轻，有的重，伴瘙痒。发疹一般仅限于刺激、搔抓或摩擦的部位。

2. 迟发性皮肤划痕症

临床表现与皮肤划痕症相似，但在刺激后 1～6 h 才出现风团，且风团可持续 24～48 h。

3. 压力性荨麻疹

皮肤经受压力刺激后 4～6 h 发生深在性水肿，持续 8～72 h，伴痒感、烧灼或疼痛是本型的特点。多发生于青年人，慢性经过，平均病期可长达 9 年。并有全身症状如全身不适、疲劳、发热、发冷、头痛、全身关节痛等，可与慢性荨麻疹、血管性水肿同时存在。好发部位为手、足、颈、躯干、臀部和面部。

4. 胆碱能性荨麻疹

皮疹特点为风团样小丘疹，大小为 2～4 mm，周围绕以轻度到明显的红斑。好发年龄为 10～30 岁，大多在运动时或运动后不久发生，伴有痒感、刺感、灼感、热感或皮肤刺激感，遇热或情绪紧张后亦可诱发此病，皮疹持续数分钟到数小时，一般持续 0.5 h 左右。有时风团可以互相融合成大片皮疹，全身症状轻或不明显，偶尔可引起血管性水肿、低血压、眩晕和消化道症状。此型可用实验诊断方法证实，即皮内注射 100 U 生理盐水稀释的乙酰甲胆碱，约有 1/3 的患者可诱发风团。

5. 寒冷性荨麻疹

寒冷性荨麻疹可分为家族性和获得性两种。前者较为罕见，为常染色体显性遗传；后者较为常见，多见于 18～25 岁青年。本型荨麻疹常与皮肤划痕症伴存。患者常在气温骤降时或接触冷水之后发生，皮疹广泛或伴有血管性水肿者，可能引起严重的全身症状。本病原因不明，有些患者在感染、服药或情绪紧张后引起发作。用寒冷进行激发后，可在血清中检测出肥大细胞释放的介质如组胺、酸性和中性趋化因子、血小板激活因子、前列腺素 D_2 等，但无补体被激活的证据。

6. 日光性荨麻疹

暴露在日光下可引起本病发作，经 1 h 左右可以消退。本病应与多形性日光疹区别，后者很少有风团样皮疹且一般发生于暴露在日光下数小时之后，病程较长，皮疹持续数天才退。

7. 接触性荨麻疹

其特点是皮肤接触某些物质后 0.5～1 h 引起风团和红斑，发作可为局限性荨麻疹、系统性荨麻疹、荨麻疹伴有哮喘，或荨麻疹伴有其他变态反应。有人将接触性荨麻疹的病因分为免疫性机制和非免疫性机制 2 类。非免疫性是由于原发性刺激物直接作用肥大细胞释放组胺等物质而引起,几乎所有接触者均发病,不需物质致敏。而免疫性属 I 型变态反应,可检出特异性 IgE 抗体。

(四)荨麻疹性血管炎

其临床经过为慢性荨麻疹,在病理上表现为血管炎,可能是由于免疫复合物沉积在血管壁所致。许多患者可伴有程度不同的全身症状和体征,严重者可伴有血管性水肿、紫癜和多形性红斑样皮疹,全身症状包括关节痛、发热、腹痛、虹膜炎、肾病以及肺部病变等。临床表现为慢性荨麻疹,皮疹一般在 24 h 内可消退,但易彼伏此起。荨麻疹和荨麻疹血管炎可伴存,有血管炎改变的荨麻疹可持续 1～3 d,并残留紫癜、脱屑和色素沉着等改变。自觉烧灼感或疼痛,一般不痒。皮肤活检为坏死性血管炎改变,小血管壁可见白细胞碎裂及纤维素样物质沉积。实验室检查:血沉增快,严重患者可伴有低补体血症,包括 CH_{50}、C_{14}、C_4 和 C_2 减少,直接免疫荧光检查在血管壁上可见免疫球蛋白和补体的沉积。

(五)自身免疫性荨麻疹

临床表现为慢性荨麻疹,但可能临床症状更为明显。组织病理与一般慢性荨麻疹无明显区别,但患者血清中常存在抗 IgE 受体 FcεRIα 链的自身抗体 IgG,自体血清皮肤试验(在患者真皮下注射自身血清时立即发生风团或红晕样反应,类似于自然发生的荨麻疹)阳性。患者常具有自身免疫性疾病基础,如寻常型天疱疮、皮肌炎、系统性红斑狼疮等。

三、诊断及鉴别诊断

本病根据临床上出现风团样皮疹,即可确诊。诊断一般不困难,但引起荨麻疹的原因比较复杂,确定引起荨麻疹的原因常很困难,因此,必须通过详细采取病史,详细体格检查,以及有关的实验室检查确诊。

(一)病史

应注意发疹与药物、食物、日光、寒冷及外界环境因素的关系,了解在什么情况发作,哪些因素可使症状加重,发作的规律,临床经过,治疗效果等。

(二)体格检查

要注意身体内有无感染病灶,包括寄生虫感染、真菌感染、细菌感染等,以及感染病灶与本病有无联系,治疗这些感染病灶后,症状是否相应缓解。

(三)实验室检查

血常规、血沉、血清补体、大便找寄生虫卵,寒冷性荨麻疹最好测血冷球蛋白、冷纤维蛋白原、冷溶血素等。

四、治疗

由于荨麻疹的原因各异,治疗效果也不一样,有的容易治愈,有的很难治疗。治疗具体措施如下。

(一)去除病因

对每位患者都应力求找到引起发作的原因,并加以避免。如果是感染引起者,应积极治疗感染病灶。药物引起者应停用过敏药物;食物过敏引起者,找出过敏食物后,不要再吃这种食物。

(二)避免诱发因素

如寒冷性荨麻疹应注意保暖,乙酰胆碱性荨麻疹减少运动、出汗及情绪波动,接触性荨麻疹减少接触的机会等。

(三)抗组胺类药物

抗组胺类药物是治疗各型荨麻疹最常用的药物。大多数患者经抗组胺药物治疗后即可获得满意的疗效,少数患者较为顽固。对顽固难治性荨麻疹可以增大剂量或联合用药。

1. H_1 受体阻滞药

H_1 受体阻滞药具有较强的抗组胺和抗其他炎症介质的作用,治疗各型荨麻疹都有较好的效果。常用的 H_1 受体阻滞药有苯海拉明、赛庚啶、扑尔敏等,阿伐斯汀、西替利嗪、咪唑斯汀、氯雷他定、依巴斯汀(10 mg/d)、氮卓斯汀(4 mg/d)、地氯雷他定(5 mg/d)等;单独治疗无效时,可以选择两种不同类型的 H_1 受体阻滞药合用或与 H_1 受体阻滞药联合应用,常用的 H_2 受体阻滞药有西咪替丁、雷尼替丁、法莫替丁等。有人报道,H_1 和 H_2 受体阻滞药联合应用有协同作用,能增加 H_1 拮抗剂的作用。H_2 受体阻滞药单独使用时效果不佳。如果采用两种以上的抗组胺药都是 H_1 受体阻滞药,则应选用两者在结构上不同的药物,或一种作用强的抗组胺药物与一种作用较弱的抗组胺药物联合使用,或一种有思睡、镇静作用的抗组胺药物与一种没有思睡作用的抗组胺药如咪唑司丁、西替利嗪等联合应用。

安他乐具有较强的抗组胺、抗胆碱和镇静作用,止痒效果也很好。用于急、慢性荨麻疹和寒冷性荨麻疹均有效。剂量因人而异。且个体差别颇大,成人始量为每次 25 mg,3 或 4 次/日,并可逐步调整到每次:50～100 mg,3 或 4 次/日。若单独使用无效时,可考虑与其他药物合并使用。

2. 多塞平

多塞平是一种三环类抗抑郁药,主要用于治疗忧郁和焦虑性神经官能症,本药也具有很强的抗 H_1 和 H_2 受体作用。有文献报道作为 H_1 拮抗剂,多塞平比苯海拉明的作用强 700 倍以上,比安他乐强 50 倍。作为 H_2 拮抗剂比西咪替丁强 6 倍,剂量为每次 25 mg,3 次/日。对慢性荨麻疹效果尤佳,且不良反应较小。对传统使用的抗组胺药物无效的荨麻疹患者,多塞平是较好的选用药物。

(四)抑制肥大细胞脱颗粒作用,减少组胺释放的药物

1. 硫酸间羟异丁肾上腺素

硫酸间羟异丁肾上腺素为 β_2-肾上腺受体促进剂,在体内能增加 cAMP 的浓度,从而抑制肥大细胞脱颗粒。剂量为每次 2.5～5 mg,每日 3 次,亦可皮下注射,成人每次 0.25～0.5 mg。

2. 酮替酚(ketotifen)

每次最大剂量为 1 mg,每日 3 次。通过增加体内 cAMP 的浓度,抑制肥大细胞脱颗粒,阻止炎症介质(如组胺、慢反应物质等)的释放。其抑制作用较色甘酸钠强而快,并可口服。

3. 色甘酸钠(cromoglycate)

色甘酸钠能阻断抗原-抗体的结合,抑制炎症介质的释放。成人每次 20 mg,3 次/日吸入。若与糖皮质激素联合作用,可减少后者的用量,并增强疗效。

4. 曲尼司特(tranilast)

每次 100 mg,每日 3 次。通过稳定肥大细胞膜而减少组胺的释放。

(五)糖皮质激素

糖皮质激素具有较强的抗感染、抗过敏作用。能稳定肥大细胞膜和溶酶体膜,抑制炎症介质和溶酶体酶的释放;能收缩血管,减少渗出。对荨麻疹的疗效很好,特别适用于急性荨麻疹、血清病性荨麻疹、压力性荨麻疹。某些严重类型伴有明显全身症状的荨麻疹,如高热、皮疹广泛、腹绞痛、低血容量和低血压、心脏损害、中枢神经症状、喉部及呼吸道阻塞症状等,更应使用糖皮质激素。由于糖皮质激素有一定的不良反应,停药后易反跳,因此,轻型患者用一般抗组胺药物能控制者,不一定都使用此类药物。常用药物和剂量如下:①泼尼松 40~80 mg/d,分 3 或 4 次口服。②曲安西龙:每日 12~16 mg,口服。③地塞米松 6~9 mg/d,分 3 或 4 次口服。④得宝松 1 mL,肌内注射,每月 1 次,病情控制后改为口服制剂。紧急情况下,采用氢化可的松 200~400 mg、地塞米松 5~20 mg 或甲泼尼龙 40~120 mg 静脉滴注。

(六)免疫抑制剂

当慢性荨麻疹患者具有自身免疫基础,病情反复,上述治疗不能取得满意疗效时,可应用免疫抑制剂,环孢素具有较好的疗效,硫唑嘌呤、环磷酰胺、甲氨蝶呤及免疫球蛋白等均可试用,雷公藤也具有一定疗效。

(七)非特异性抗过敏疗法及其他疗法

10%葡萄糖酸钙注射液 10 mL,1 次/日,静脉注射;普鲁卡因静脉滴注,每次用量 0.25~0.5 g 加入 5%葡萄糖注射液 500 mL 中;10%硫代硫酸钠 10 mL,1 次/日,静脉注射,自血疗法或组织疗法;组胺球蛋白肌内注射或穴位注射;抗血纤溶芳酸 0.25~0.5 g/次,3 次/日,口服或每次 0.25~0.5 g,用 5%的葡萄糖液稀释后,静脉滴注;6-氨基己酸,每次 2 g,口服或每次4~6 g加 5%葡萄糖液中静脉滴注;利血平 0.25 mg/d,每日 3 次,口服,氨茶碱 0.1~0.2 g,3 次/日,口服;转移因子 1 U 上臂内侧皮下注射,每周 2 次,共 6~10 次,对慢性荨麻疹有一定疗效。卡介菌多糖核酸 1 mg,肌内注射,隔日 1 次。上述药物单独使用效果一般不理想,通常与抗组胺类药物联合使用,以增强效果,减少复发机会。

(八)某些特殊情况的处理

如荨麻疹因感染引起者,应根据感染的情况,选用适当的抗感染药物进行治疗。

1.对寒冷性荨麻疹

抗组胺药物中以赛庚啶、多塞平、酮替芬、羟嗪、咪唑司丁疗效较好;可联合应用维生素E100~200 mg,3 次/日;桂利嗪 25 mg,每日 3 次及 H_2 受体阻滞药。阿扎他啶(azatadine),1 mg,每日 3 次通过抗组胺、抗胆碱、抗 5-羟色胺作用,对寒冷性荨麻疹效果较好。还需:①保护自己,避免骤冷影响。②抗组胺药物中,选用赛庚啶、多塞平、酮替芬。③通过逐渐适应低温环境和冷水进行脱过敏。

2.对日光性荨麻疹

除采用抗组胺药物羟嗪、氯苯那敏外,还可:①服用氯喹 125~250 mg/d、羟氯喹 100~200 mg/d,沙利度胺 25~50 mg/d。②试服高氯环秦(homochlorcyclinzine)30 mg/d。③反复照射日光或人工光,从小剂量开始,逐渐增加照射剂量,通过此法进行脱过敏。④涂用遮光剂。⑤避免服光敏药物与食物。

3.对胆碱能性荨麻疹

(1)首选具有抗胆碱能作用的 H_1 受体阻滞药如美喹他嗪 5 mg,每日 2 次或 10 mg,睡前服用；也可应用山莨菪碱 10 mg，每日 2 次或 3 次。

（2）还原型谷胱甘肽（reduced glutathione）具有一定疗效，其机制可能是通过激活胆碱酯酶水解乙酰胆碱。

（3）要适当限制强烈的运动。

（4）通过逐渐增加水温和运动量，有可能增加耐受而达到脱敏目的。

（5）有人报道使用特非拉丁和甲磺酸波尔啶（抗胆碱药物）联合应用效果很好。

（叶莉华）

第六节　湿　疹

湿疹（eczema）是由多种内外因素引起的皮肤炎症反应性疾病，以红斑、丘疹、鳞屑、瘙痒为主要临床表现，急性期具有渗出倾向，常反复发作。组织病理表现为表皮细胞间水肿，棘层不同程度的肥厚及真皮浅层周围淋巴细胞浸润。"湿疹"和"皮炎"通常被看作同义词，有些学者习惯用"皮炎"一词来概括所有类型的皮肤炎症，即湿疹是皮炎，但病因已经清楚的皮炎应从湿疹中独立出来，如接触性皮炎、日光性皮炎等，而将病因仍然不清的一些炎症性皮肤病仍然归属于湿疹。随着检测手段的提高，越来越多曾经所谓"湿疹"的炎症性皮肤病的病因被逐渐弄清并被命名为相应的皮炎，所以湿疹的范围在逐渐地缩小。目前许多皮肤病学者认为湿疹应属于接触性皮炎，认为曾经称为皮炎/湿疹的一类疾病中，大多可归属于接触性皮炎和异位性皮炎。理由如下：慢性接触性皮炎与湿疹在临床上不易区别，组织学改变相似，发病机制均可用Ⅳ型变态反应解释，部分原来病因不明的所谓湿疹，随着医学的发展已逐渐发现致病的接触物而被列入接触性皮炎中。尽管如此，湿疹在临床上仍然十分常见，由于病因的复杂性，很多情况下仍然难与接触性皮炎、异位性皮炎截然分开。

一、病因

湿疹为一种过敏性疾病，属于Ⅳ型变态反应，引起湿疹的原因甚多，包括内在因素和外在因素。内在因素如消化系统功能失调、神经精神因素、体内存在慢性病灶、内分泌功能失调等。外在因素如气候条件（冷、热、潮湿、干燥）、生活环境、日常用品、饮食习惯等。湿疹患者大多数找不到确切病因，上述因素经常作为一种诱因，使症状加重或反复发作。部分患者有一定的遗传倾向，湿疹患者本人及家族成员中患其他过敏性疾病的机会明显增多。

二、临床表现

湿疹在临床上表现为多形性皮疹，有红斑、丘疹、水疱、渗液、结痂、浸润、皲裂等。易反复发作，分布一般对称，自觉瘙痒明显。

（一）按病情分

习惯上按病情分为急性、亚急性和慢性湿疹。

1. 急性湿疹

急性湿疹起病急，发展快，皮疹广泛而对称。皮损以红斑、丘疹、水疱为主，境界一般不清楚。水疱抓破后,形成糜烂面,并有明显的渗液。若伴有感染,炎症更为明显,创面有大量脓性分泌物,或有脓痂,痂下为脓液积聚。浅表的化脓性感染又可作为一个新的刺激,使皮疹范围进一步扩大。

此外,还可合并毛囊炎、疖、丹毒、淋巴管炎和淋巴结炎等。自觉症状为急剧瘙痒,常以搔抓、开水或盐水烫洗以求止痒,其结果因刺激皮肤,使症状进一步加重。

2.亚急性湿疹

亚急性湿疹可由急性湿疹治疗不当而来,亦可初发即为亚急性湿疹,皮损以丘疹、鳞屑、结痂为主,仅有少数丘疱疹、小水疱及糜烂,亦可有轻度浸润。自觉症状为剧痒,有时因搔抓、剥蚀或皲裂而引起疼痛。搔抓、烫洗、饮酒、化纤皮毛织品的刺激可使亚急性湿疹呈急性发作,症状进一步加重。

3.慢性湿疹

因急性湿疹或亚急性湿疹反复发作,经久不愈,形成慢性湿疹;亦可开始发病即表现为慢性湿疹,而无急性或亚急性经过。皮损为淡红色浸润性斑片,明显肥厚,皮沟和皮野均扩大,呈革样化。皮肤粗糙、干燥、鳞屑较多。边界一般清楚,病变大多局限。分布对称,或不对称。有时斑块边缘有正常皮色或红色丘疹。

皮疹可发生在全身任何部分,但常见于颈部、手足部、四肢屈侧、会阴部、肛门周围。痒是突出的症状,长期不愈,加上搔抓等刺激,可引起表皮剥蚀、色素沉着或色素减退。病程因刺激而有反复,有时可引起亚急性,甚至急性湿疹发作。慢性湿疹常因皮肤干燥、弹性减低而致皮肤皲裂,特别是手足部皲裂更为明显,伴有剧痛。

(二)按部位分

湿疹除按临床经过分为急性、亚急性和慢性外,还存在一些特殊部位和特殊类型的湿疹,它们既有湿疹的共同规律,也有其特殊表现。按部位可分为下列几类。

1.乳房湿疹

乳房是湿疹的好发部位,多见于哺乳期,因婴儿吸吮刺激而引起。主要是在乳头及乳晕部,为亚急性或慢性经过,该处皮肤粗糙、浸润、肥厚,有小丘疹,境界一般清楚,易形成皲裂,哺乳时常引起裂口处疼痛。哺乳期内,湿疹常经久不愈。停止哺乳及除去刺激后,皮疹大多可自然恢复。经久不愈的乳房湿疹,应注意和乳房湿疹样癌进行区别。

2.阴囊湿疹及女阴湿疹

会阴部潮湿、多汗,分泌物和排泄物不易除去,积聚在局部形成对皮肤的刺激;不清洁的衬裤或着化纤、皮毛织品,亦对皮肤有刺激;女性白带也是会阴湿疹的重要原因。皮损可为急性、亚急性或慢性。急性期以红斑、丘疹、糜烂、渗液为主。由于会阴部皮肤较薄嫩,加上潮湿、摩擦,容易形成糜烂面,经常搔抓也是引起糜烂的原因。慢性阶段表现为浸润性斑片,肥厚,表面粗糙,境界一般清楚,可伴有色素沉着或色素减退。

3.手足部湿疹

手足部湿疹十分常见,这与两手经常接触各种物理、化学、生物的刺激物质有关,因此,手足部发生湿疹的机会较多。

患病后,两手又不能脱离接触,在经常性的刺激下,致使皮疹经久不愈。足部因受鞋袜的刺激,也是湿疹的好发部位,特别是夏季着塑料凉鞋,是引起湿疹或使湿疹症状加重的原因。足癣作为一个病灶刺激,也是引起湿疹样改变的重要原因。

(三)特殊类型的湿疹

1. 瘀积性湿疹

瘀积性湿疹多见于 40 岁以上、从事体力劳动和站立职业者。下肢静脉曲张是本病的主要原因。由于静脉曲张，下肢血液郁积，循环不良，致使皮肤发生瘀点、瘀斑、色素沉着、红斑、丘疹、浸润性改变，由于血循环不良，皮肤在外伤、搔抓后，可引起糜烂、渗液，甚至发生溃疡，且经久不愈。皮疹多发生在小腿的下 1/3 及踝关节以上，并伴有患侧下肢静脉明显曲张。

2. 婴儿湿疹

婴儿湿疹多发生在出生后 2 个月至 2 岁。在婴儿的头部和面部，呈急性或亚急性改变，为红斑、丘疹、鳞屑、结痂。在头部可形成厚痂，痂下可以积脓、积液，有时呈脂溢性痂。面部皮疹广泛对称，常有糜烂、渗液，有时皮疹可以波及颈、胸、上肢，甚至全身。容易反复发作，症状时轻时重。近来有人认为婴儿湿疹与遗传素质有关，是异位性皮炎在婴儿期的表现。

3. 自身敏感性湿疹

自身敏感性湿疹为湿疹的一种特殊类型，指身体内部存在着某种病灶，可产生和释放致敏物质，引起全身湿疹样改变。或者患者原有皮肤局限性湿疹病变，因奇痒搔抓或局部用药等的刺激，而使湿疹急性化，并形成具有抗原性的物质。吸收后，引起全身变态反应，患者除原有皮疹外，其他部位发生许多红斑、丘疹、丘疱疹，甚至糜烂、渗液。分布广泛，对称，奇痒。皮疹与局部病灶有一致关系，随着局部病灶的改善或恶化，皮疹也相应减轻或加剧。

4. 传染性湿疹样皮炎

当体内存在感染病灶，如化脓性中耳炎、化脓性鼻窦炎、疖、痈、瘘管、窦道，不断有脓性分泌物从病灶部位溢出，并刺激周围皮肤引起湿疹样改变。临床上可见脓汁刺激部位及其邻近部位的皮肤上有红斑、丘疹、糜烂、渗液、结脓痂。病损比较局限，仅限于病灶周围，亦有扩散到远隔部位者。

三、诊断及鉴别诊断

根据病史及临床表现，诊断一般不难。本病特点为皮疹对称、广泛，呈多形性改变。急性期以红斑、丘疹、水疱、糜烂、渗液为主；亚急性期以浸润性红色斑片和丘疹为主；慢性期为肥厚性苔藓样病变，瘙痒明显，反复发作。临床上，本病须与接触性皮炎、脂溢性皮炎、日光性皮炎、异位性皮炎等进行鉴别。

四、治疗

(一)全身治疗

1. 抗组胺类药物

湿疹以 IV 型变态反应为主，抗组胺类药物不能完全拮抗体内的炎症介质。但适当使用抗组胺类药物是有好处的，特别是早期应用，效果更好。常用的有：①第 1 代 H_1 受体阻滞药，如苯海拉明 25 mg，3 次/日口服；赛庚啶 2～4 mg，3 次/日；安他乐(atarax)25 mg，3 次/日；氯苯那敏 4 mg，3 次/日；酮替芬 1 mg，2 次/日等；第 2 代 H_1 受体阻滞药如：阿伐斯汀，8 mg，3 次/日；曲尼司特，100 mg，3 次/日；西替利嗪，10 mg，1 次/日；咪唑斯汀 10 mg，1 次/日；氯雷他定 10 mg，1 次/日；依巴斯汀，10 mg，1 次/日；地氯雷他定，5 mg，1 次/日等。②H_2 受体阻滞药如西咪替丁，200 mg，3 次/日；雷尼替丁，150 mg，2 次/日；等。各种 H_1 受体和 H_2 受体阻滞药都可应用,可选用两种不同类型的药物联合或交替使用。多数情况下,抗组胺药物对疾病的过程没有明显的影响,但能缓解瘙痒,减少因搔抓而造成的刺激。第 1 代 H_1 受体阻滞药的镇静作用,还可以改善患者的睡眠。

2.糖皮质激素

(1)适应证:①急性进行性湿疹。②全身泛发性湿疹。③渗出明显的湿疹。轻度湿疹或局限性湿疹一般不须全身使用。

(2)使用原则:糖皮质激素一旦应用,原则上应在病情控制后逐渐减量停药。由于湿疹复发倾向明显,过早停药容易复发,因此,口服时间应适当延长。一般情况下,3 d 左右可以控制发展,5～7 d 可以明显缓解症状,甚至消退。然后,隔日给药,或逐渐递减每日用量,直至停药之后症状不反跳为止。糖皮质激素的每日用量及疗程要视具体情况而定,要恰到好处,切忌滥用。

使用时应遵循下列原则:①适应证选择恰当,以急性渗出型、泛发性为主。②剂量应适中,过大不良反应相对较多,过小不易控制病情。③疗程应足够,停药不要过早,减量不宜过快,最好逐渐递减,以防停药后症状反跳。④和外用药、湿敷等措施联合使用,可以提高疗效。

(3)常用激素及剂量:①泼尼松,每日 30～40 mg,口服。皮疹广泛而严重者,可增加至每日 60～80 mg。②地塞米松,每日 4.5～6 mg,口服,皮疹广泛而严重者,可增至每日 6～9 mg。也可 5 mg 稀释后缓慢静脉滴注,效果更好。③曲安西龙,每日 12～16 mg,口服。④得宝松 1 mL(含倍他米松磷酸二钠盐 2 mg,倍他米松二丙酸酯 5 mg),肌内注射,每月 1 次,病情控制后改为口服制剂。

3.抗生素

湿疹伴有浅表性继发感染,表面有脓性分泌物、脓痂,或有毛囊炎、疖、丹毒等情况者,应使用抗生素。湿疹患者皮肤的屏障、保护功能及抗感染的能力均受影响,寄生在皮肤的菌群,特别是金黄色葡萄球菌可乘机繁殖,由寄生性变成致病性,甚至可以作为病原菌或过敏原存在,而加重病情。这种情况下,适当使用抗生素是有好处的。可选用红霉素、罗红霉素、头孢氨苄、双氯西林、苯唑西林等。局部使用抗生素的效果一般不及全身使用。

4.其他疗法

5%溴化钙注射液 10 mL,静脉注射,1 次/日;10%葡萄糖酸钙注射液 10 mL,静脉注射,1 次/日;硫代硫酸钠 0.64 g 溶于 10 mL 生理盐水静脉注射,1 次/日;普鲁卡因 0.3～0.6 g 加入 5%葡萄糖注射液 500 mL 中静脉滴注,1 次/日。维生素 C、B 等有时亦有好处,但一般情况下,只能作为辅助性治疗,和其他抗过敏措施联合应用。

(二)局部治疗

本病可参考外用药的基本原则进行治疗,用药时必须结合患者的具体情况,如病程阶段(急性期、亚急性期、慢性期)、面积大小、患病部位、患者年龄(如成人、小儿)、局部有无感染等,选择适当的剂型和药物。

外用糖皮质激素的种类甚多,各种糖皮质激素的抗感染、抗过敏作用有强有弱,常用的糖皮质激素有:17α-丁酸氢化可的松霜、氟轻松霜、曲安奈德霜、氯氟舒松霜、倍他米松霜等,还有一些含有抗真菌、抗细菌和止痒成分的复方制剂如皮康霜、派瑞松、荷洛松、复方康纳乐霜等。

非糖皮质激素的外用药近来发展较多,如氟芬那酸丁酯软膏、他克莫司软膏、艾迪特软膏、可润软膏等,可部分替代糖皮质激素外用。

1.急性期

以洗剂为主,可选用炉甘石洗剂、酚炉甘石洗剂、振荡洗剂等。急性期伴有明显渗液者,以湿敷为主,用冷湿敷,常用湿敷液有 3‰硼酸溶液、1∶10 000 高锰酸钾液、生理盐水等。脓性分泌物较多者可用 0.2‰呋喃西林溶液或 0.1‰依沙吖啶溶液湿敷。湿敷时间 1～3 d,待渗出停止后,视情改用其他外用药物。渗出特别明显者,湿敷同时配合全身使用糖皮质激素,效果更好。

2.亚急性期

最好选用糖皮质激素霜剂,如曲安奈德霜、皮炎平霜、氟轻松霜等。含焦油成分的糊剂,对亚急性湿疹的效果也较好,常用的焦油制剂有黑豆油糊剂、糠馏油糊剂、煤焦油糊剂等。

3.慢性湿疹

使用糖皮质激素霜剂,有止痒、消炎作用,但对肥厚浸润性病变效果一般不佳。松馏油软膏或黑豆馏油软膏的作用较强,采用封包法,有时能促进吸收,增强疗效。对慢性局限性肥厚性病变,外用药治疗无效的情况下,亦可考虑下列治疗方法:①曲安奈德或泼尼松龙用生理盐水或普鲁卡因稀释后,做皮损内局部注射,每周 1 或 2 次。②冷冻治疗:用喷射法或接触法均可,以局部发生轻度红肿反应为度,每 1～2 周 1 次。③浅层 X 线放射治疗。④核素^{32}P 或^{90}锶局部敷贴治疗。

(三)特殊类型湿疹的治疗

(1)阴囊湿疹及肛周湿疹常与内裤刺激、潮湿多汗、走路摩擦等因素有关,在治疗期间,应尽量休息,少走路,保持局部清洁,着纯棉内裤,减少对局部的刺激。近年来有人用微波治疗肛周湿疹具有较好的疗效。

(2)女阴湿疹常由于白带及阴道分泌物刺激而引起,在治疗湿疹的同时,应对白带增多的原因进行检查,并积极治疗。保持会阴部清洁,如有阴道真菌和滴虫感染者,可用洁尔阴每日冲洗 1 次,制霉菌素阴道内栓入和甲硝唑每次 0.2 g,每日 3 次,口服。

(3)手部湿疹常与接触刺激物质有关,在治疗期间应保护两手,尽量少接触酸、碱、洗涤剂、皂类等,以及其他对手具有刺激的物质,并用糖皮质激素霜或保护性油膏外涂。

(4)足部湿疹要注意是否因塑料鞋、化纤袜等过敏引起,有无合并足癣。足部湿疹常与真菌感染和细菌感染同时存在,这种情况下,在治疗湿疹的同时,亦应给予抗真菌和抗细菌治疗。

(5)瘀积性湿疹与下肢静脉曲张引起的血液循环不良密切相关,在进行治疗的过程中,还应减少站立、抬高患肢、改善血液循环。湿疹治愈后,应争取手术治疗静脉曲张,以减少复发机会。

(6)自身敏感性湿疹与体内病灶有关,在治疗湿疹的同时,应积极寻找原发病灶,并进行治疗。原发病灶消除后,皮损复发的机会将大为减少。

(7)传染性湿疹样皮炎是由于病灶部位溢出的脓性分泌物刺激和过敏而引起的,与感染病灶有关。因此,在治疗湿疹病变的同时,应积极治疗感染病灶,如化脓性中耳炎、疖、痈等,包括全身使用抗生素和局部抗感染。一旦感染得到控制,将可加速皮损的治愈过程。

(叶莉华)

第七节 接触性皮炎

接触性皮炎(contact dermatitis)是由于皮肤或黏膜接触外源性物质后,在接触部位所发生的急性或慢性炎症反应。其病因有动物性如动物毒毛,动物的毒素等;植物性如生漆,荨麻、补骨脂等;化学性如化妆品、镍、铬、塑料、香料、杀虫剂、染料等。其发病机制有原发性刺激和变态反应。其临床特点为在接触部位发生边缘鲜明的损害,有红斑、丘疹、水疱、大疱,甚至表皮松解及坏死,形态比较一致,去除病因和做适当处理可以速愈。

一、病因

接触性皮炎是通过接触外界刺激物引起的炎症性皮肤病,外界物质引起的接触性皮炎可以通过原发性刺激或变态反应两种机制起作用。

(一)原发性刺激

任何对皮肤具有较强刺激作用的物质与皮肤接触后均可引起接触性皮炎,如强酸、强碱以及一切对皮肤具有刺激、腐蚀作用的动物性、植物性、化学性成分均可引起。原发性刺激一般具有下列特点。

(1)作用物质的浓度较高,刺激性较强。

(2)任何人接触该物质后均可引起接触性皮炎。

(3)潜伏期短,第 1 次接触该物质后,短时间内即可发疹。

(4)临床症状的轻重与接触物质的量和接触时间的长短密切相关。

(5)除去刺激物后,症状即见减轻。

(二)变态反应

变态反应指所接触的物质本身对皮肤无刺激或刺激作用很弱,一般情况下不会引起皮肤损伤;但对具有过敏体质的患者,这种物质作为一种抗原性物质,通过变态反应机制引起接触性皮炎,其特点主要有以下几点。

(1)所接触的物质一般不具有刺激性或刺激性很弱。

(2)具有过敏体质的人容易患病。

(3)潜伏期较长,经多次反复接触之后才能引起接触性皮炎。

(4)临床症状的轻重与接触物质的剂量及接触时间的长短不成比例关系。

(5)除去接触物后,症状仍可反复。

变态反应性接触性皮炎属Ⅳ型迟发超敏性变态反应,抗原物质大多为半抗原,进入体内后与人体蛋白结合成为全抗原,在机体内使 T 淋巴细胞致敏、活化,机体致敏后,再次接触抗原物质时,通过释放的淋巴因子介导引起接触性皮炎。

二、临床表现

依据发病机制和临床表现可分为刺激性接触性皮炎和变态反应性接触性皮炎。

(一)刺激性接触性皮炎

接触物本身对皮肤具有直接的刺激作用,任何人接触后均可发生。刺激性接触性皮炎又分为急性刺激性和累积性刺激性两种。皮肤强刺激剂如强酸强碱、芥子气、卤化物等皮肤接触后很快发病;皮肤弱刺激剂如去污剂、肥皂、洗涤剂等需反复接触后才发病。其病情严重程度与该物质化学性质、浓度及接触时间成正比。

皮肤接触强刺激剂后,迅速出现红斑、水疱、大疱、糜烂甚至坏死、溃疡;皮肤反复接触弱刺激性物质可出现红斑、鳞屑、皮肤干燥或皲裂等,也可呈湿疹样改变。皮损境界较清,形状与接触物范围一致,分布不一定对称、皮损好发于暴露部位,手最常受累,患者自觉瘙痒、烧灼或疼痛感。

（二）变态反应性接触性皮炎

变态反应性接触性皮炎是机体通过接触过敏原而产生特异性细胞介导的过敏性皮炎。发病机制为Ⅳ型变态反应。所接触的物质本身无刺激性,接触的人群仅少数具有特异性过敏素质的人发病。初次接触后不立即发病,需要 $4\sim20$ d 潜伏期(一般为 $7\sim8$ d),使机体先致敏,再次接触该变应原后可在 $12\sim46$ h 发生皮炎。常发生在过敏原直接接触的皮肤部位和远离部位,也可在接触过敏原多年无症状后发生,常表现为急性、亚急性或慢性皮炎-皮损为红斑、丘疹、水疱或大疱、糜烂、渗出,结痂。慢性期则为暗红斑,皮肤增厚、苔藓样变、皲裂。皮损境界清楚。好发于暴露部位。接触物为粉尘、气体或机体高度敏感时,皮损可泛发而无一定的鲜明界线。自觉瘙痒、烧灼感或胀痛感,严重病例可有全身反应,如发热、畏寒、头痛、恶心等。

接触性皮炎的病程有自限性,去除接触物并积极处理后一般于 $1\sim2$ 周痊愈,但再接触过敏原可再发。

三、诊断及鉴别诊断

接触性皮炎常有明确的接触史,发生在暴露部位,发疹部位与接触部位基本一致,皮疹多为急性改变,以红斑、水肿、水疱为主,除去病因后,皮疹能很快消退。具有以上特点者,诊断一般不困难,但有时需与湿疹、脂溢性皮炎、神经性皮炎等进行鉴别。

如果接触史不明确,或接触的物质种类比较多,难以肯定是哪一种引起时,可进行皮肤斑贴试验。斑贴试验对寻找过敏物有一定的帮助,可以作为诊断时的参考,但有时也会出现假阳性或假阴性。

四、治疗

应细致询问病史,找出致敏物和刺激物,当病因去除后,再给以适当处理,则能迅速痊愈。治疗中避免接触一切外来刺激性、易致敏物质,以免加重病情。

（一）全身治疗

1. 抗组胺类药物

如第一代抗组胺药物:苯海拉明、扑尔敏、赛庚啶、酮替芬、安泰乐等。可选其中一种口服,有较好的止痒效果。用法和用量:苯海拉明每次 $25\sim50$ mg,每日 3 次,口服;儿童用量 $1\sim2$ mg/(kg·d),分 $3\sim4$ 次服;苯海拉明针剂 20 mg 肌内注射,每日 1 次;扑尔敏每次 4 mg,每日 3 次,口服,10 mg 肌内注射每日 1 次;小儿 0.35 mg/(kg·d),分 $3\sim4$ 次服;赛庚啶成人 $2\sim4$ mg 每日 3 次,口服;酮替芬成人每次 1 mg,每日 2 次,口服;安泰乐每次 $25\sim50$ mg,每日 3 次,6 岁以上儿童剂量为 $25\sim50$ mg/d,分 $3\sim4$ 次服用,6 岁以下儿童慎用,孕妇及婴儿忌用。

还可选用非镇静作用第二代抗组胺药,如仙特敏、开瑞坦、特非那定、阿司咪挫(息斯敏)

等。用法和用量:仙特敏(西替利嗪),成人口服每次 10 mg,每日 1 次。开瑞坦(氯雷他定),成人口服每次10 mg,每日 1 次;2～12 岁儿童,体重超过 30 kg,10 mg,每日 1 次;≤30 kg,5 mg,每日 1 次,特非那定,成人口服每次 60 mg,每日 2 次。此类药物的作用机制,与组胺竞争靶细胞膜上的受体,使组胺不能发挥其致病作用,它本身并不能中和或破坏组胺,也无减少组胺释放的作用。

不良反应:①第一代抗组胺药物有镇静、嗜睡作用,故驾驶员、高空作业者、机器操作工人禁用。②老年人、青光眼和尿潴留患者不宜用兼有抗胆碱作用的抗组胺药,如赛庚啶等。③某些抗组胺药如安泰乐可引起畸胎,故孕妇禁用。④应用酮替芬、异丙嗪者,在服药期应定期检查肝功能。⑤长期服用本药可引起食欲增进和体重增加,以酮替芬尤为常见。⑥心脏毒性作用,第二代抗组胺药如特非那定、阿司咪唑(息斯敏)等可诱发心律失常,包括 Q-T 间期延长、T 波改变、出现 U 波、房室传导阻滞、束支传导阻滞、室性期前收缩尖端扭转性心动过速(TDP)、心室颤动,偶可引起死亡。

注意事项:①本类药物长期应用可产生耐药性,常需要更换使用。②服药时勿同时应用可引起组胺非特异性释放的药物,如多黏菌素、金霉素、肼屈嗪及维生素 B_1 等。③应用特非那定和阿司咪唑时,勿同时服用大环酯类抗生素、酮康唑、伊曲康唑、西咪替丁,以免增加心脏毒性作用。④需长期用药者,见效后可逐渐减量维持,症状完全控制后应再服一段时间,以减少复发。

2.维生素 C

维生素 C 常与抗组胺类药联合应用。用法和用量:口服每次 0.1～0.3 g,每日 3 次;静推 1 g,每日 1 次;静脉滴注每次 1～3 g,每日 1 次。

作用:在细胞氧化还原反应中发挥传递氧的作用,可促进结缔组织中间质的形成,抑制透明质酸酶和溶纤维蛋白酶,保持细胞间质的完整性,从而增强毛细血管壁的致密度,减低其通透性,亦有拮抗组胺和缓激肽的作用,故能增强抗组胺药的治疗效果。

不良反应:维生素 C 毒性虽低,但大剂量口服可引起恶心、呕吐、腹痛、腹泻,长期大剂量静脉注射可发生血栓形成。

注意事项:维生素 C 与维生素 B_2 或复方维生素 B 或维生素 K 并用后,可导致维生素 C 和其他三种药的作用减弱或消失;维生素 C 不能与多种抗生素配伍应用,如四环素类、乳糖红霉素、两性霉素 B、氯霉素、青霉素、庆大霉素等;磺胺类药与大剂量维生素 C 合用也可引起结晶尿,造成肾损害。

3.钙剂

钙剂常与抗组胺 H_1 受体药物联合应用,可增强疗效。用法和用量:10％葡萄糖酸钙 10 mL加 10％或 50％葡萄糖 10～20 mL 缓慢静脉注射,每日 1 次,5～10 次为 1 个疗程。

作用:钙剂是一种非特异性抗过敏药,能降低毛细血管通透性,增加血管壁致密度,对中枢神经有轻度抑制作用,故具有消炎、抗渗出、止痒、消肿等作用。

不良反应及注意事项:注射时必须缓慢,以免兴奋心肌引起心律失常导致心搏骤停;注射时勿漏出血管外以免造成疼痛或组织坏死;服用洋地黄等强心苷和在停药 2 周内禁用。

4.硫代硫酸钠(大苏打)

用法和用量:硫代硫酸钠干粉针剂(0.64 g)溶于 10 mL 注射用水中,静脉注射,每日 1 次,10 次为 1 个疗程。

不良反应及注意事项：本药宜单独注射，不宜加混其他药物，静脉注射可有头晕、乏力、恶心和呕吐等反应，因此静脉注射速度不宜太快，以免引起血压下降。

5.类固醇皮质激素

急性严重或泛发性变态反应性接触性皮炎患者，应短期应用类固醇皮质口服或静脉注射。用法和用量：成人用泼尼松 30～40 mg/d 分次服，或用氢化可的松 150～200 mg 或地塞米松 5～10 mg 加入 5％～10％的葡萄糖溶液 500 mL 中静脉滴注，每日 1 次，病情控制后，逐渐减量，在 1～2 周停药。

作用：类固醇皮质激素对人体的作用与剂量有关，临床上主要利用它的超生理剂量抗感染、抗过敏、抗纤维化、抑制免疫、抗毒素和抗休克等药理作用来治疗皮肤病。

不良反应：有皮肤萎缩、多毛、血栓形成、出血倾向、骨质疏松、高血糖，诱发和加重溃疡病、神经精神症状、青光眼等。长期大剂量应用者易发生以上不良反应。

禁忌证：严重精神病、肾上腺皮质功能亢进症、活动性溃疡病、活动性肺结核、中等度以上的糖尿病、严重高血压、妊娠早期和产褥期。

注意事项：长期治疗者需限制钠摄入，加用制酸剂，补充钙、钾，定期应用蛋白同化激素，警惕感染、糖尿病、高血压、白内障等的发生，有酒精过敏者忌用氢化可的松针剂。

6.继发感染者

对于继发感染者应同时应用有效抗生素内服或肌内注射。

（二）局部治疗

根据病因及皮损特点选择适当的剂型和药物。

1.急性期

轻度红肿、丘疹、水疱而无渗液时，选择炉甘石洗剂外涂，每 2 h 一次。作用：洗剂外用于皮肤后溶液很快挥发，留下粉剂均匀地黏着在皮肤表面，因此具有散热、止痒、收敛、干燥和消炎作用。

不良反应及注意事项：对皮肤干燥的患者，只能短期使用，否则会使皮肤更加干燥；不宜应用于毛发部位；不能用于有明显渗出的皮损，因为渗出物与洗剂中的粉末混合，干燥后结成痂壳，既能增加局部充血和温度，又能掩藏细菌，使细菌有良好的繁殖及生存的环境，增加继发感染的机会。也可外用类固醇皮质激素霜剂，如 0.1％泼尼松冷霜，0.1％曲安西尼（去炎松）冷霜等。

急性皮炎有明显的渗液者，应用溶液开放性湿敷。常用湿敷溶液有 3％硼酸液、生理盐水、庆大霉素生理盐水（40 万 U：500 mL），地塞米松生理盐水（10 mg：500 mL）。作用：可使皮肤血管收缩、血行减慢、新陈代谢减低，达到止痒、消炎，清洁皮损及抑制渗出的作用。

注意事项：湿敷的溶液应新鲜配制；湿敷垫应用 4～6 层医用纱布制成；湿敷时应尽量掌握无菌操作原则；湿敷的面积不能超过全身总面积的 1/3，如果面积太大，要注意保温；湿敷垫要保持湿润。

2.亚急性期

红肿、水疱及渗出明显减轻时，采用氧化锌糊剂包敷，每日 1 次，或外涂 2～3 次/日；类固醇皮质激素乳剂也可选用。

3.慢性期

一般选用类固醇皮质激素软膏或霜剂外用，常用的有 0.1％泼尼松冷霜、1％氢化可的松软膏、皮炎平霜、氟轻松霜、恩肤霜、卤美他松霜等,2～3 次/日。软膏能软化痂皮,去除鳞屑,增强药物渗透性及黏着性,使软膏中药物容易被吸收,作用渗入持久。

不良反应及注意事项:皮质激素长期外用,可引起皮肤萎缩、色素障碍、感染等;为了减少不良反应的发生,开始用中高效激素制剂,炎症减轻后改用低效激素制剂,或改为非激素类抗感染制剂如艾迪特膏、黑豆馏油软膏;对面部、皮肤薄嫩部位及小儿,应选择低效药或非激素类抗感染制剂。

(三)中医疗法

若红肿、水疱、糜烂、渗液者,应清热、利湿、解毒,方用化斑解毒汤加减,生石膏(先煎)30 g,生地 15 g,知母 10 g,玄参 10 g,大青叶 10 g,苦参 10 g,金银花 10 g,栀子 10 g,公英 30 g,生甘草 6 g。若久而不清,反复发作,皮损呈慢性干燥者,则治以清热祛风、养阴润燥,用消风散加减。外用可用洁尔阴洗液、紫草油(紫草、白芷、金银藤各 250 g,冰片 2.8 g,花生油 400 g,蜂蜡 62 g)等。

(叶莉华)

第八节　皮肌炎与多发性肌炎

皮肌炎(dermatomyositis,DM)和多发性肌炎(polymyositis,PM)是一组异质性基因决定皮肤和骨骼肌为靶点的自身免疫性疾病,表现具有特征性皮疹的以皮肤及横纹肌的炎症,20%～25%患者合并恶性肿瘤。皮肌炎特征性损害为以眼睑为中心的眶周水肿性紫蓝色红斑,Gottron 征或 Gottron 丘疹,伴有多发性肌炎和血管炎。

一、病因

本病是遗传易感个体,在感染、肿瘤等因素的影响下免疫介导的疾病。患者 HLA-B8、DR3 频率高,Jo-1 抗体与 HLA-DR3 密切关联。肌肉检出肠道基因组,而柯萨奇 B1 病毒注入 Swiss 小鼠可出现皮肌炎。

体液免疫和补体沉积介导的血管病变是肌肉损害的主要病因,细胞介导的细胞毒作用是致肌肉病变的原因。有 Jo-1 疹,消退后发生萎缩、毛细血管抗体、CIC,并发囊性肿瘤,肿瘤组织为抗原与患者肌纤维、交叉抗原性,与相应抗体发生抗原-抗体反应。以上作用产生皮炎和肌炎病变及症状。肌纤维变性,再生、坏死,吞噬和 CD8＋单核细胞浸润,横纹肌血管壁 IgG、IgM 和 C_3 沉积。

二、临床表现

(一)早期症状

多数慢性起病,少数呈急性或亚急性,部分有前驱症状,如不规则发热、Raynaud 现象、倦怠、乏力、头痛和关节痛等,儿童患者发病前有上呼吸道感染史。

(二)皮肤症状

(1)Gottron 征:常见的特征性损害是在肘、膝、掌指及指关节伸面发生紫红色斑疹,表面干燥有糠状鳞屑,称为 Gottron 征。指关节伸面发生紫红色扁平丘疹,覆有细小鳞屑,称为 Gottron 血管扩张和色素减退,但仅见于 1/3 的患者,一般都发生在疾病后期。

（2）眶周紫红色斑:又称向阳性紫红斑,特征性皮损是以上眼睑为中心的紫红色水肿性斑片。

（3）甲周毛细血管扩张:甲皱襞发生暗红斑及瘀点,且变粗厚,也具有诊断价值。

（4）暴露区皮损:上胸部 V 形区红斑亦较常见。

（5）血管萎缩性皮肤异色病:慢性病例可发生广泛性红斑及丘疹,表面干燥有糠状鳞屑,并可见点状角化及斑点状色素沉着和脱失,轻度萎缩,毛细血管扩张,称为异色性皮肌炎（poikilodermatomyositis）。

（6）机械手（mechanic's hand）/手指粗糙:患者双手外侧和掌面皮肤出现的黑色或污染样横线,类似手工劳动者手而得名,有角化、裂纹、脱屑。此征出现在约 1/3 的 DM 患者。

（7）钙化:在 4% 的幼年型 DM 出现肩、肘、大腿、脊柱部位的皮下钙化点或块。沿着深层筋膜的钙化更为多见。钙化使局部软组织出现发木或发硬的浸润感,严重者影响该肢体的活动。钙化表面皮肤可出现溃疡和窦道,钙化物质由此流出,也可继发感染。

（8）其他皮损:还可发生多形性红斑、水疱、风团及结节性红斑等损害,也可发生光敏现象。部分患者有痒感,有的甚至很剧烈。约 30% 的患者有雷诺现象。晚期可发生皮肤硬化。幼年皮肌炎并不少见,特点是皮肤或皮下组织发生钙质沉着,但预后较好。

（三）肌肉症状

可与皮损同时出现,也可早于或晚于皮损发生。主要侵犯横纹肌,但心肌和平滑肌也可受累,最易受累的是四肢近端肌肉,如上肢三角肌及股四头肌等。患者先感到下肢肌无力,蹲下后站立困难,以后上肢抬举也困难,伴肌群疼痛及压痛。颈部肌肉受累发生抬头困难,咽喉及食管肌肉受累发生吞咽困难,膈肌及呼吸肌和心肌受累发生呼吸困难,眼肌受累发生复视,心悸、心律不齐甚至心力衰竭,晚期发生肌肉变性硬化萎缩。部分患者可无皮肤症状仅有肌肉症状,称为多发性肌炎（PM）。

（四）其他系统受累

发展其他系统,如消化系统、肺、心脏、肾脏,关节肿胀,疼痛,肝大,心功能异常,心肌胸膜炎及间质性肺炎,轻度肾脏损害等,严重内脏并发症为本病死亡的主要原因。

（五）多肌炎/皮肌炎与肿瘤

成人多肌炎或皮肌炎患者中,约 20% 还患有癌症。恶性肿瘤以发生于乳腺、鼻咽、肺、胃肠道、卵巢、子宫颈及前列腺者居多。间质性肺病和伴有各种结缔组织病的患者中,肿瘤较为少见。恶性肿瘤可与本病同时发生,或晚于本病发生。部分病例恶性肿瘤经治疗和控制后,皮肌炎症状也相应改善。

（六）儿童皮肌炎/多发性肌炎

它与成人皮肌炎相似,只是血管受累更为突出。发热、消瘦和皮下钙化较为常见,消化道可能发生出血和穿孔。患者预后相对较好,偶有自然缓解的病例。

（七）合并其他结缔组织病

约 20% 患者可伴有其他结缔组织病,如系统性红斑狼疮、系统性硬皮病、干燥综合征等。最常见的伴发疾病是系统性红斑狼疮,其他如硬皮病、类风湿关节炎、结节性多动脉炎、巨细胞动脉炎、自体免疫甲状腺病、胰岛素依赖型糖尿病、疱疹样皮炎、重症肌无力、原发性胆汁性肝硬化等亦有报道。

三、诊断与鉴别诊断

(一)诊断

1.皮肌炎/多发性肌炎诊断标准

(1)肢带肌(肩胛带和四肢近端肌)和颈前屈肌对称性软弱无力,有时尚有吞咽困难或呼吸肌无力。

(2)肌肉活检可见受累的肌肉变性、坏死、再生、吞噬作用和单个核细胞浸润表现。

(3)血清中骨骼肌酶增高,尤其是肌酸激酶、转氨酶、乳酸脱氢酶和醛缩酶。

(4)肌电图为肌源性损害表现。

(5)皮肌炎的典型皮疹。眼眶周围水肿伴眼睑紫红斑,指关节伸侧红斑、丘疹、甲周毛细血管扩张;肘、膝关节伸侧,上胸 V 形区鳞屑性红斑和面部皮肤异色病样改变。

诊断结果如下。

(1)确诊为皮肌炎:具有上述 1~4 条中的 3 或 4 点,同时符合第 5 条。

(2)确诊为多发性肌炎:具有上述 1~4 条中的 4 点,无皮疹。

(3)可能为皮肌炎:具有上述 1~4 条中的 2 点,同时符合第 5 条。

(4)可能为多发性肌炎:具有上述 1~4 条中的 3 点,无皮疹。

2.无肌病性皮肌炎诊断标准

(1)患者必须有 Gottron 丘疹。如患者没有 Gottron 丘疹,但指关节局部有紫色的红斑并伴有眶周的水肿性淡紫色斑疹。

(2)皮损活检 HE 染色结果与皮肌炎的皮损一致。

(3)在患者有皮肤损害后 2 年内临床上没有任何近端肌受累的表现。

(4)在病程的最初 2 年内临床上没有任何近端肌受累的表现。

(二)鉴别诊断

1.皮肤症状

日光性皮炎、接触性皮炎、丹毒、晒斑、脂溢性皮炎、光线性网织细胞增生症。

2.肌肉症状

急性旋毛虫病、包涵体性肌炎、药物性肌病、风湿性多肌痛、纤维肌痛综合征、重症肌无力、吉兰-巴雷综合征、营养代谢性肌病、先天性肌病、癔症、内分泌异常性肌病。

3.其他器官症状

各种肺炎、心肌炎、心包炎、关节炎、胃炎、食管疾病等。

4.疾病整体鉴别

系统性红斑狼疮、系统性硬皮病、混合性结缔组织病、类风湿关节炎。

四、治疗

PM/DM 自使用糖皮质激素药物治疗预后明显改善,5 年病死率下降至 15%~28%,但仍有相当病例常规治疗无效。死因主要是合并恶性肿瘤,严重内脏并发症及糖皮质激素使用不当。

(1)急性期应卧床休息,病情不重者应适当活动,给予高维生素及高蛋白饮食,40 岁以上的患者应反复详细检查有无恶性肿瘤,并及时治疗处理。目前药物治疗包括糖皮质激素、氯喹、羟氯喹、蛋白同化剂、转移因子、胸腺素、中医中药。危重者大剂量甲泼尼松冲击,大剂量静脉滴注免疫球蛋白、血浆置换,近来报道应用自体外周血干细胞移植治疗。

(2)糖皮质激素:常用的为泼尼松。每日 1 mg/kg,分 3 次口服。一般需要治疗 2～3 个月后或血清酶下降至正常,肌力明显恢复或接近正常时才开始减量,视病情 2～3 周减 1 次,最后以每日 15 mg 左右的剂量维持治疗 1 年以上,维持治疗期间应定期做临床及血清酶检查。对常规激素治疗效果不佳者,可用大剂量冲击疗法。地塞米松及曲安西龙等含氟的激素容易引起激素性肌病,应避免使用。整个用药过程可能要持续到 2 年。只有在病情控制极佳的情况下,才可改变为隔日疗法。类固醇治疗失败,可能由于始量不足,抽减过快,诊断不准确,或伴有癌症、病变顽固,或同时伴有类固醇肌病。增加类固醇量可使肌力改善,提示为活动性病变;如用量较低肌力即获改善,则提示类固醇肌病。

(3)幼儿皮肌炎患者在使用皮质激素时应配合抗生素治疗。

(4)免疫抑制药对皮肌炎有效,多与糖皮质激素联用,也可单独使用。具体应用为:①硫唑嘌呤:常用剂量为每日 2～3 mg/kg,每日用量不超过 150 mg。其与泼尼松合用后疗效优于单用泼尼松。②甲氨蝶呤:常规用法为每周给药 1 次,口服 5～15 mg 或静脉注射 15～50 mg。③羟基氯喹:对皮肌炎的皮损有效。④CTX:静脉应用环磷酰胺同时口服泼尼松对儿童皮肌炎及少数成年人病例效果较好。⑤环孢素:对其他治疗不敏感的儿童皮肌炎患者使用小剂量环孢素(每日 2.5～7.5 mg/kg)疗效确切并且安全。

(5)静脉滴注免疫球蛋白,用于顽固性病例,每日 0.4 g/kg,连用 3～5 d,必要时 2～4 周,重复 1 次。

(6)皮疹治疗:可选用羟氯喹/氯喹,局部可用糖皮质激素或用遮光剂。

(7)可同时给予维生素 E 及蛋白同化剂,如苯丙酸诺龙 25 mg 肌内注射,每周 2 次,或口服司坦唑醇,2 次/天,每次 5 mg。

(8)血浆置换疗法。

(9)PM/DM 新的治疗如下:①来氟米特,新型免疫抑制药,小剂量 20 mg/d,治疗无效的患者有效。②罗美华(Rituximab),是针对 CD20$^+$B 细胞单克隆抗体,改善难治性 DM 患者肌力,肌肉外症状。③抗 TNF-α 药物英夫利西单抗(Infliximab)和依那西普(Etamerecpt)治疗难治性 PM/DM 有效。④自体外周血干细胞移植也试用 PM/DM 治疗。

(10)中医中药,如昆明山海棠及雷公藤等。急性期可清热解毒、利湿消肿,方用犀角地黄汤;缓解期可养血益气、双补脾肾,方用十全大补汤。

(叶莉华)

第九节 红皮病

红皮病(erythroderma)是一种严重的皮肤疾病,指全身或躯体 90％以上皮肤潮红,可同时伴有皮肤肿胀、脱屑、发热等症状。红皮病的形成往往与药物过敏、红斑鳞屑性疾病、恶性肿瘤等有关,由于红皮病常有明显脱屑,故又称为剥脱性皮炎(exfoliative dermatitis)。国内缺乏该病流行病学调查资料,荷兰资料显示年发病率约为 0.9/10 万。红皮病以男性多见,男、女性之比为(2～4):1。可发病于任何年龄,但初发年龄绝大多数为 40 岁以上。近年来根据华西医院皮肤性病科住院患者的资料分析,红皮病患者有增多趋势,部分患者反复发作,多次住院治疗。

一、病因

(1)药物过敏:抗生素,如青霉素、磺胺类、阿莫西林、万古霉素、米诺环素等;其他常见的药物为卡马西平、别嘌醇、苯巴比妥。

(2)恶性肿瘤:Sézary 综合征和蕈样肉芽肿等 T 细胞淋巴瘤、T 细胞白血病可引发红皮病,此外前列腺癌、肺癌、甲状腺癌等也可引发该病。

(3)变态反应性或红斑鳞屑性皮肤病如湿疹、寻常型银屑病系统使用糖皮质激素后撤药可引发红皮病,毛发红糠疹在使用维 A 酸治疗过程中亦可出现红皮病。此外,临床工作中我们发现,落叶性天疱疮及副肿瘤天疱疮可表现为红皮病样,一些皮肌炎的患者也可表现为红皮病。文献报道中鱼鳞病、疥疮、扁平苔藓也是红皮病的病因。

(4)一些患者虽经详细询问病史及系统检查,仍无法找到致病原因,称特发性红皮病。

二、临床表现

1.皮肤损害

皮肤弥漫性潮红、肿胀、脱屑,急性期颜色鲜红,慢性期为暗红色。全身可有细小糠状脱屑,手足部可有手套、袜套状脱屑。慢性期患者皮肤常增生、苔藓化;手足部位还可见到明显皲裂。

2.黏膜损害

常见为口腔糜烂、溃疡;眼睑外翻;外阴糜烂。

3.毛发、甲

脱发;甲萎缩、增生,甚至脱落。

4.淋巴结肿大

多数患者有不同程度的淋巴结肿大,腹股沟和腋窝出现的概率最大,其次为颈部,CT 检查可发现部分患者同时出现胸腔及腹腔淋巴瘤亦有明显肿大。

5.肝脾大

近半数患者合并肝脾大,其中多与药物过敏相关;如肝脾明显肿大,则往往与恶性肿瘤相关。

6.发热

多数患者病程中出现发热,一般 38 ℃～39 ℃,发热原因多种多样:毒素吸收、皮肤散热功能失常、伴发感染、药物过敏等。部分患者同时伴有寒战。

7.低蛋白血症

较为常见,主要原因为摄入减少、使用糖皮质激素后分解代谢增加、皮肤脱屑丢失蛋白、组织水肿稀释作用、肝功能障碍。

8.内分泌改变

男性睾丸萎缩、乳房发育;女性月经不调及乳房组织增生。

9.低体温

较罕见,可与发热交替出现,可能原因:皮肤血管扩张,热量散失。低体温可导致低血压、心率缓慢、心室颤动,甚至直接导致患者死亡。

10.病程特点

药物诱发者,往往起病急骤,病程短,停用致敏药物后,若无基础疾病如肝肾功能严重受损,治疗及时,效果较好,数周可病情明显缓解。其他原因引起者往往迁延不愈,甚至反复加重。

三、辅助检查

根据患者具体情况,可选择皮肤及淋巴结病理活检了解有无血液系统肿瘤,胸片及 B 超检查了解有无内脏肿瘤,必要时查胸腹部 CT。

四、治疗

红皮病治疗困难,不仅涉及皮肤科相关处理,重症患者更需要内科相关治疗,诸如合理选择抗生素(抗细菌及抗真菌)、低蛋白血症处理、肾功能不全处理、肝功能严重受损等,故应根据实际情况,及时请相关临床科室协助处理。

红皮病是一组有相似临床表现,但病因、病程、转归迥异的疾病,药物选择有很大差异。

1.药物性红皮病

首选糖皮质激素静脉滴注,该药往往不可替代,应早期足量使用。糖皮质激素使用期间应密切观察其可能导致的不良反应,最常见为血糖、血压升高,低钾血症,最危险不良反应为继发感染,特别是肺部感染。其他不良反应如:骨质疏松、乏力、水钠潴留、夜间入睡困难等。故定期监测血糖、血压、加用抑酸剂、补钾、补钙为常用的辅助治疗手段。

对于基础情况较差的患者,还应重视营养支持,如静脉补充清蛋白,复方氨基酸注射液等。口周、眼周及外阴等腔口部位的护理也很重要,口腔糜烂可用聚维酮碘加生理盐水 1∶20 漱口,每日 3 次,眼部护理可请眼科协助指导处理。外阴糜烂可用聚维酮碘加生理盐水 1∶20 间断湿敷,及聚维酮碘加温开水坐浴。

红皮病患者合并感染需使用抗生素,但选择类型时,往往存在治疗矛盾,例如:细菌药敏结果示头孢哌酮为唯一敏感的抗生素,但是患者不能排除头孢类过敏的情况,而且全身皮肤潮红,药物皮试结果较难判定。此外较少引起药物过敏的克林霉素容易导致药物性肝炎;阿米卡星较少过敏,但有肾毒性。许多红皮病患者入院时即有明显肝肾功能不全,加上发病前同时使用多种抗生素,诱发药疹的药物不清楚,肺部同时合并感染。这类患者治疗相当棘手,病死率高,我科根据药敏结果使用的抗生素有万古霉素、亚胺培南等。

2.红皮病型银屑病

首选甲氨蝶呤为主要治疗手段,常用剂量为每周 15 mg,严重患者可以增量至每周25 mg,服用方法可采用每 12 h 5 mg,连续 3 次,服完后可服用叶酸 10 mg 一次顿服,用药初期每周监测血常规及肝功,此后可视情况数周监测 1 次。必要时做肺部薄层 CT 扫描了解有无肺间质纤维化。外用药物可使用 5% 复方松馏油软膏封包,每日 1 次。患者往往伴有瘙痒,可使用维生素 C 3 g 及 10% 葡萄糖酸钙 20 mL 静脉滴注,同时可使用抗组胺药物,如氯雷他定、酮替芬等。近年来复方甘草酸苷广泛应用于皮肤疾病的治疗中,对红皮病也有一定效果,可使用每日40 mL,使用期间应注意该药物有升高血压、血糖,组织水肿等类激素的不良反应。

3.恶性淋巴瘤伴发红皮病

积极治疗原发疾病,皮肤科无特殊处理。

4.特发性红皮病

这类红皮病治疗困难,治疗原则存在争议,有观点认为应严格限制糖皮质激素的系统使用,但另有观点认为糖皮质激素是唯一有效药物。

(叶莉华)

第十节　寻常痤疮

痤疮是一种由毛囊皮脂腺引发的慢性炎症性皮肤病。其显著特征是丘疹的顶端呈刺状,并能挤出白色的碎米状粉汁。多发于青春期及中年女性。面部、前胸和后背这些油脂分泌过多的地方,痤疮的发生率较高。初期的皮损表现为与毛囊一样的圆锥状丘疹,其顶部为黄白色,由毛囊内皮脂和毛囊中脱落的角化细胞组成。由于黑色素的沉积,其顶部形成了黑头粉刺,用手可以挤出头部是黑色的,而下方则是白色的半透明脂栓。严重时成脓肿并向周围蔓延。当症状稍微加重时,黑头可能会转化为炎症性丘疹,并在其顶部形成从米粒到绿豆大小的脓疱。如果炎症持续恶化,可能会形成各种大小的暗红色结节或囊肿,挤压时会有波动感,破裂后通常会形成窦道和瘢痕。通常以粉刺、炎症性丘疹和脓疱是最为常见,但在少数严重的情况下,也会出现结节、囊肿和脓肿。皮损通常不会引起明显的不适感,但炎症可能会伴随着疼痛。

在中医中,痤疮也被称作"粉刺""面疮""肺风粉刺"或"酒刺"。尽管痤疮不会对生命构成威胁,但由于其病程发展缓慢,容易反复出现,这不仅严重损害了人们的外观,还对人们的心理健康和生活质量产生了不小的负面影响。随着医学技术的不断发展及社会文明进步,越来越多的人开始重视并尝试通过治疗来改善痤疮。研究显示,患有重度痤疮的人可能还会受到抑郁症的困扰。因此,如何治疗痤疮一直是皮肤科的研究重点。本节将深入探讨该疾病的分级、病因病机、治法方药,以及鉴别诊断等方面。

一、寻常痤疮的严重程度分类

痤疮的皮损严重程度分级方法有很多,目前常用国际改良分级法。

(1)轻度(Ⅰ°):以粉刺为主,少量丘疹和脓疱,总病灶数少于 30 个。

(2)中度(Ⅱ°):有粉刺,中等数量的丘疹和脓疱,总病灶数为 31～50 个。

(3)中度(Ⅲ°):大量丘疹和脓疱,偶见大的炎性皮损,分布广泛,总病灶数为 51～100 个,结节少于 3 个。

(4)重度(Ⅳ°):结节性、囊肿性或聚合性痤疮,伴疼痛并形成囊肿,易形成瘢痕,发生在上身部。病灶数多于 100 个,结节或囊肿多于 3 个。

二、病因病机

1.中医病因病机

《素问》云:"汗出见湿,乃生痤痱。高粱之变,足生大丁。受如持虚,劳汗当风,寒薄为皶,郁乃痤。"这句话应该是对痤疮病因病机及症状的最早描述,其中"郁乃痤"是对病因病机的最经典概括。明代申斗垣《外科启玄》称此证为"粉花疮""粉刺",曰:"妇女面生窠瘘作痒,名曰粉花疮。乃肺受风热或绞面感风,致生粉刺,盖受湿热也。"明代陈实功《外科正宗》载:"肺风、粉刺、酒皶鼻三名同种,粉刺属肺,鼻属脾,总皆血热郁滞不散。所谓有诸内、形诸外,宜真君妙贴散加白附子敷之,内服枇杷叶丸、黄芩清肺饮。"清代吴谦《医宗金鉴·外科心法要诀·肺风粉刺》亦称痤疮为"粉刺",认为乃肺经风热所致,云:"此证由肺经血热而成,每发于面鼻,起碎疙瘩,形如黍屑,色赤肿痛,破出白粉刺,日久皆成白屑,形如黍米白屑,宜内服清肺饮,外敷颠倒散。"现在中医认为本病以肺经风热、胃肠湿热、冲任失调、肾阴亏虚、痰湿瘀滞等有关。

(1)肺经风热:由于素体阳热偏盛,血液随热流动,导致血热外壅,气血不畅,阻滞于肌肤,从而引发皮疹。

(2)肠胃湿热:由于过度食用辛辣油腻食物,导致脾胃生湿生热,结于肠中不能下达,循经上熏,在面部形成皮疹。

(3)痰湿瘀滞:由于患者脾虚、运化功能失调,导致体内水湿停滞,日久成痰;或者是由于湿郁化热,湿热携痰,凝滞肌肤而发;或是由于过度摄入寒凉食物,导致体内产生痰湿。

(4)冲任失调:这种状况在女性患者中较为常见,因其先天不足或后天失养。情绪低落,肝气郁结或脏腑功能紊乱,导致其冲任二脉得不到足够的营养,经血失衡,郁而化热,淫于肌肤。

(5)肾阴亏虚:由于长时间的疾病导致身体虚弱,损伤阴液,这种肾阴的不足使得肾的阴阳平衡被打破,从而使虚火循经上蒸而发于肌肤。

2.西医的病因和病理机制

从西医的角度看,该疾病的发生与众多因素相关,包括内分泌失衡(性激素水平)、痤疮丙酸杆菌增殖、毛囊皮脂腺导管的角化异常及免疫因素等。另外,遗传因素、居住环境、日常作息、心理压力以及不恰当的化妆品使用等因素也可能是痤疮发生的诱因。

(1)内分泌失衡:在痤疮形成的病因和病理机制中,内分泌的不平衡扮演了关键角色,特别是雄激素。在疾病的发展过程中,雄性激素会对皮肤功能产生影响,如毛囊皮脂单位的增长与分泌。也就是说睾酮转变为更具效力的二氢睾酮(DHT),皮脂腺的分泌直接受二氢睾酮(DHT)的支配开始异常增生和分泌。

(2)毛囊皮脂腺导管的角化异常:毛囊皮脂腺导管的角化异常是痤疮形成的关键因素之一。皮脂的生成量上升,在卵泡内部,角质形成细胞的增长速度加快,但脱落的速度却减缓,这导致皮脂腺受到阻塞。随着毛囊内部空间的逐渐扩大,毛囊角质形成细胞持续增长并逐渐粘连,与此同时,细菌充斥着腔隙,皮脂腺腺泡开始逐渐萎缩,毛囊上皮细胞过度增长导致毛囊开口缩小,从而引发毛囊皮脂腺导管的角化异常。

(3)微生物对痤疮的影响:尽管痤疮并非感染性疾病,但微生物确实在痤疮的形成中起到了关键作用。人体的皮肤表层存在多种微生物,例如痤疮丙酸杆菌、葡萄球菌和马拉色菌。在这些微生物中,丙酸杆菌的重要性最高,其后是葡萄球菌。痤疮丙酸杆菌与痤疮的发生密切相关,它在促进炎症介质的释放方面发挥特定的作用。

(4)免疫因素:在免疫学领域,痤疮的病因和病理机制中,研究指出免疫系统的失衡是一个核心因素,其中涵盖了特异性免疫和非特异性免疫等多个方面。痤疮丙酸杆菌与TOLL受体的结合导致了一系列的炎症反应,这是青少年痤疮的发病原因。

(5)其他可能导致痤疮的因素包括:遗传背景、居住环境、心理压力、不健康的饮食习惯、不恰当的化妆品使用以及与化学物质的接触。这些因素不仅可能导致痤疮的出现,还有可能使痤疮的症状变得更为严重,但关于这些因素的研究资料还相对较少。

三、鉴别诊断

这种疾病经常与酒渣鼻、颜面播散性粟粒狼疮和皮脂腺瘤进行区分。

1.酒渣鼻

主要出现在中年人群中,其皮肤损伤通常集中在鼻尖、鼻周和面颊区域,并在某些局部区域常常伴随着毛细血管的扩张,最终在晚期会形成鼻赘。

2.颜面播散性粟粒狼疮

皮损主要集中在下眼睑和鼻周区域,这些皮损通常表现为扁平或半球形的丘疹或小结节,颜色为暗红色或褐色,触感柔软。当使用玻片对典型的皮肤损伤进行按压时,可以观察到苹果酱的小点。

3.皮脂腺瘤

在结节性硬化症中,面部皮脂腺瘤主要集中在鼻周区域,通常在儿童时期就会出现。皮肤损伤主要表现为伴随毛细血管扩张的丘疹。这些丘疹呈集群状分布,没有炎症反应,但常常会伴随癫痫、鲨鱼皮斑、叶状白斑和甲周纤维瘤等症状。

四、治法方药

1.中医分型及中医内治法

痤疮主要治疗方法是以清热祛湿为基本治疗原则,配合化痰散结、活血化瘀等法。

(1)肺经风热证:治疗时应着重疏风清肺。该证症状表现为丘疹呈红色,可能伴有小脓头或黑头、白头粉刺,可以挤出黄白色的脂栓,并伴有皮肤油腻。部分患者还可能伴有轻微的皮肤瘙痒或疼痛、脓包,同时口渴欲饮,大便秘结、小便短赤,舌红苔黄腻、脉弦滑。

方用枇杷清肺饮。对于脓疱严重的患者,可以加入白花蛇舌草和紫花地丁进行治疗;对于经前痤疮加重的患者,可以加香附、益母草和当归。

(2)肠胃湿热证:治当清热除湿解毒。该证症状表现为面部、胸部和背部出现零星或泛化的粉刺、炎症性丘疹、脓疱和囊肿。皮肤出现红肿和疼痛,口腔周围有大小类似针头或黄豆的丘疹,顶部有黑头,可以挤出粉刺,脸部皮肤油腻,伴有口臭、便秘、尿黄,舌红,苔黄腻,脉滑数。

方用茵陈蒿汤的加减。如果感到腹部不适和胀满,可以加生山楂和枳实来缓解;对于脓疱严重的患者,可以增加野菊花和金银花的使用。

(3)痰湿瘀滞证:治当除湿化痰、活血散结。病症表现为暗红色的皮疹,皮损主要表现为结节、脓疱和囊肿等,病程持续时间长且治疗困难。伴随着食欲减退、腹部胀满等全身性的不适症状。舌暗红,苔黄腻,脉弦滑。

方用二陈汤合桃红四物汤加减。伴有囊肿难消者,可以加三棱、莪术和昆布。伴有痛经症状的人,可以加益母草和泽兰等。

(4)冲任失调证:治当调理冲任、养阴清热为主。症状表现为皮疹经久不愈,月经前或月经期间皮疹加重,而月经后皮疹则有所减轻。伴随着心情烦躁、月经失调、月经流量减少以及经期腹痛等多种症状。舌红,苔薄黄,脉弦细或弦数。

方用柴胡疏肝散加减。如果月经流量偏少,可以考虑添加熟地和红花;若乳房感到胀痛,可以加香附、枳壳和佛手;若大便干燥,可以加生地和麻仁。

(5)肾阴亏虚证,治当滋阴降火。症状表现为头部和面部出现丘疹,并伴有色素沉淀。全身症状包括腰膝酸软、手脚心热、喉咙干燥、口渴唇干、心情烦躁、夜不能寐、舌红、苔少、脉沉细。

方用知柏地黄丸,可以适当增加玄参、麦冬、白花蛇舌草、鹿衔草、山茱萸等药材,主要目的是通过养阴液来平衡阴阳,从而降低病情复发的可能性。

2.中医外治法

(1)外洗或外敷:对于面部有大量丘疹和脓疱的人,可以选择使用黄芩、黄连、大黄、凌霄花、蒲公英等煎水进行外敷或清洗,每天建议使用2~3次。

(2)外搽:皮肤油腻者,可以使用茶调颠倒散进行外敷,建议每天两次或每晚一次,并在第二天清晨清洗干净。若面部出现脓肿、囊肿或结节的患者,建议外部涂抹金黄膏,每天两次。

(3)火针治法:在进行消毒之后,迅速用被烧红的火针刺向皮疹,并轻微挤压,确保皮损内的脓栓和脓血被彻底清除。通常每隔一周进行一次治疗。手术后的24 h内确保皮肤受损区域保持干爽。

(4)中药面膜疗法:主要针对炎症引起的皮疹和粉刺,推荐使用如黄芩、大黄、黄连、连翘等具有清热解毒效果的药物。以暗红斑为主的,选用桃仁、赤芍、冬瓜仁等具有凉血和化瘀效果的药物进行研磨,再与蜂蜜混合后涂抹在面部,待药膜完全干燥后取出。可以选择在中医草药上敷医用石膏,等待石膏完全冷却后,再取下面膜并清洁脸部。通常情况下,每周进行一次治疗。

(5)针灸疗法,推荐使用支沟、曲池、丰隆、内庭和阿是穴等穴位。对于实证的施泻法,虚实夹杂证的施平补平泻法,以得气为标准。每周进行两次。也可以选择在足三里穴位使用丹参注射液进行注射。

(6)中药熏蒸方法:根据皮疹的表现,选择黄芩、大黄、黄连、蒲公英等具有清热解毒功效的中药进行熏蒸,建议每周进行1~2次。

3.西医治疗方法

(1)外用药物治疗:局部应用抗生素是通过药物在毛囊中的累积来实现其抗感染和抗菌效果的。目前,克林霉素和红霉素是最常被使用的抗生素。

维A酸不仅可以作为治疗轻度粉刺的单一药物,还可以与其他的外用或口服药物结合,用于治疗中度到重度的痤疮,同时也可以作为维持治疗的外用药物。阿达帕林、维A酸和他扎罗汀是三种主要用于治疗痤疮的维A酸类药物,它们在治疗效果和耐受性上存在差异,其中阿达帕林的耐受性最为出色,而他扎罗汀的效果最为显著。

(2)口服药物治疗:对于中度、重度或难以通过局部治疗得到治愈的炎症性痤疮,口服抗生素是一个可行的治疗选择。目前,米诺环素和多西环素被广泛认为是最常见的抗生素。

口服的维A酸类药物不仅适用于治疗难以治愈的痤疮,还被推荐用于治疗导致瘢痕形成或引发严重社会心理问题的痤疮。

(3)物理疗法:对于那些认为传统治疗方法无效或无法忍受的患者,物理疗法是一个可考虑的选择。治疗痤疮炎症性皮损时,经常使用多种近红外波长的激光,如1 320 nm激光、1 450 nm激光和1 550 nm激光。根据皮损的炎症程度,选择合适的能量密度和脉宽进行4~8个治疗周期,每次治疗间隔为2~4周。强脉冲光和脉冲染料激光可以使炎症性痤疮晚期的红色痕迹得到消除。非剥脱性点阵激光(包括1 440 nm激光、1 540 nm激光和1 550 nm激光)以及剥脱性点阵激光(2 940 nm 激光、10 600 nm 激光)在一定程度上对痤疮瘢痕的治疗有所改善。在临床实践中,推荐采用小光斑、低能量以及低点阵密度的多次治疗方法。结合红蓝光的照射,炎症得到了有效的缓解。对于萎缩性瘢痕,可以采用铒激光或超脉冲二氧化碳激光进行磨削处理。

(4)联合疗法:对于轻度痤疮的联合治疗,通常是外用维 A 酸与克林霉素或过氧化苯酰的联合使用,而对于中度和重度的患者,则是外用维 A 酸与口服抗生素的联合使用。

五、小结

寻常痤疮病因其病机复杂,与多种因素有关,各种因素相互影响形成了痤疮的发病机制。中医对痤疮有着几千年的研究基础,许多医家对痤疮都有其各自的见解,这丰富了中医对痤疮的认识,但分型标准的不一致给痤疮系统性的研究带来了不便。西医对痤疮的研究深入,对其发病机制进行了多方面研究,但是,很多具体机制尚未清楚,有些机制仍需重新评估,还有些进一步研究将是必不可少的。

中医治疗痤疮有其独特的优势,在临床中,中西医结合的治疗方法也得到越来越多的人的青睐。相信随着对寻常痤疮进一步深入的研究,在中西医的共同努力下,未来一定会有更多有效性高、安全性好的治疗方法,实现对寻常痤疮的精细化、个体化的治疗。

(郭雅玲)

第九章　中医皮肤病

第一节　银屑病概述

一、银屑病的病名来历

古籍中有关"白疕"的描述与银屑病的典型临床表现最为接近,首都医科大学附属北京中医医院以赵炳南老先生为首的中医皮外科专家自20世纪50年代起将银屑病(牛皮癣)称为白疕风、白疕,此后,白疕作为中医病名相当于银屑病逐渐被国内中医界所认可,并于1994年被国家中医药管理局发布的《中华人民共和国中医药行业标准》所采纳。此外,与银屑病临床表现相似的疾病还有粟疮、银钱疯、牛皮癣、干癣、松皮癣、白癣等。

"白疕"一词较早见于《证治准绳》:"遍身起如风疹、疥、丹之状,其色白不痛,但瘙痒,抓之起白疕,名曰蛇虱。"根据文义,白疕大约相当于白疕。在《外科大成》中白疕作为病名和症状同时使用:"白疕肤如疹疥,色白而痒,搔起白疕,俗呼蛇风。"白疕单独作为病名使用开始于《医宗金鉴·外科心法要诀》:"白疕之形如疹疥,色白而痒多不快,固由风邪客皮肤,亦由血燥难荣外。"后被《疡医大全》《彤园医书·外科图形脉证》《急救广生集》《验方新编》《外科证治全书》和《外科备要》所沿用。

"粟疮"见于《外科心法要诀》卷十三:"(粟疮)形如粟粒,其色红,搔之愈痒,久而不瘥,亦能消耗血液,肤如蛇皮。"此后,《彤园医书·外科图形脉证》和《外科备要》均有类似记载。

"银钱疯"见于《疯门全书·麻疯三十六种辨症图说》:"银钱疯,块如钱大。内红外白,刺之无血。白色如银,先发于身,后上面部,隐隐在内。"

"牛皮癣"较早见于《圣济总录》卷一百三十七:"于诸癣中,最为席厚邪毒之甚者,俗谓之牛皮癣。""干癣"较早见于《诸病源候论·卷五十六·治干癣诸方》:"干癣,但有匡郭,皮枯索,痒,搔之白屑出是也。"此后,《外台秘要》《太平圣惠方》《普济方》《外科心法要诀》和《外科备要》所论"干癣"与《诸病源候论》同。

"松皮癣"见于《外科心法要诀》卷十四:"松皮癣,状如苍松之皮,红白斑点相连,时时作痒。"为《外科证治全书》《彤园医书·外科图形脉证》《外科备要》引用。"白癣"出自《疡医证治准绳》卷五:"又有白癣,其状白色而痒。"

二、银屑病的病因病机

大多数古代医家认为银屑病与风、热、湿等外感邪气有关,久则化为虫邪、毒邪,如《医宗金鉴·外科心法要诀》:"此证(干癣、牛皮癣、松皮癣)总由风热湿邪,侵袭皮肤,郁久风盛,则化为虫,是以瘙痒之无休也。"《圣济总录》:"于诸癣中,最为席厚邪毒之甚者,俗谓之牛皮癣。"

外感邪气主要与人体血分相互作用而致本病,如《诸病源候论》:"干癣……皆是风湿邪气,客于腠理,复值寒湿,与血气相搏所生。"《医宗金鉴·外科心法要诀》指出风邪可致血燥,不能濡润肌肤而发病,如"白疕……固由风邪客皮肤,亦由血燥难荣外"。《证治准绳》:"又有白癣……此由腠理虚而受风,风与气并,血涩而不能荣肌肉故也。"

此外,亦有医家认为本病是由于心火内郁和风邪的相互作用而发病,日久则耗伤血液,如《医宗金鉴·外科心法要诀》论粟疮:"凡诸疮作痒,皆属心火,火邪内郁,表虚之人,感受风邪,袭入皮肤,风遇火化作痒……久而不瘥,亦能消耗血液。"

三、银屑病的辨证论治

唐代孙思邈所著的《备急千金要方》中首次提到用灸法来治疗"癣",王焘所著的《外台秘要》对银屑病的治法论述较多,很重视"湿邪""虫邪"在"干湿癣"中的作用,注重"燥湿杀虫",总结了很多治疗"干湿癣"的外用方剂。《外科正宗》首次提出内服消风散与外用土槿皮散联合用药,开创了内服、外用药物的先河。《外科大成》并提出"养血疏风"等治法,以"搜风顺气丸""神应养真丹"治之。并且该书对砭法治"癣"很重视,"发痒时,用针刺百余下,出尽毒血,随用盐汤浸洗,内服表散之药,出汗除根,经云,湿淫于内,其血不可不砭"。这对现在治疗银屑病都有一定的借鉴意义。《医宗金鉴》主张发散风热、清热燥湿,初服防风通圣散,次服搜风顺气丸。

虽然古籍中对本病治疗的记载多是辨病论治,而不是辨证论治,但是本病内治法和外治法有以下两个特点:①根据病期不同选用不同的内治方药:"初服防风通圣散,次服搜风顺气丸";②根据病情轻重,选择不同外用药:"重者洗以海艾汤,常搽一扫光"。

(贾　敏)

第二节　银屑病的病机理论

一、银屑病"血分蕴毒"的病机理论

本病的辨证论治主要围绕凉血解毒、活血化瘀、养血解毒来进行。本病中医治疗的中心思想是从"血"论治。治疗常以理血药为主,凡是能调理血分,治疗血分病症的药物称之为"理血药",包括凉血、养血及活血类中药,其中凉血类中药又分为清热凉血药和凉血止血药,其中常用的清热凉血类中药主要有紫草、赤白芍、茜草、生地黄、牡丹皮、玄参、水牛角等,常用的凉血止血类中药主要有小蓟、大蓟、地榆、槐花、侧柏叶、白茅根、苎麻根、羊蹄等;常用的养血类中药有鸡血藤、首乌藤、当归、熟地黄、白芍、阿胶、何首乌、龙眼肉、大枣等。

结合临床,将活血化瘀药分为活血药、破血药。活血类药物具有活血、行血、通瘀作用,包括川芎、乳香、没药、延胡索、郁金、姜黄、丹参、虎杖、益母草、鸡血藤、当归、桃仁、红花、五灵脂、牛膝、穿山甲、泽兰、凌霄花、自然铜、血竭、王不留行、苏木、赤芍、生蒲黄、三七、山楂等;破血类药物破血消瘀作用峻猛,包括三棱、莪术、虻虫、水蛭、蛴螬、斑蝥、刘寄奴、干漆等。

在众多理血药中,目前银屑病临床应用及研究最多的有紫草、赤白芍、鸡血藤、牡丹皮、莪术、丹参等。

1. 紫草

紫草,最早记载于《本草纲目》,其味甘、咸,性寒,入心、肝经,具有清热、凉血活血、解毒透疹的功效。紫草的药用部位是干燥根部,临床常用中药,可制成多种剂型,广泛应用于治疗皮肤病。目前报道紫草的化学成分有紫草萘醌类、单萜苯醌类及苯酚类、生物碱类、酚酸类等多种具有生物活性的化合物。药理研究表明其具有抗菌、抗感染、抗癌、避孕、抗免疫低下、降血糖、保肝护肝等多种作用。

紫草在银屑病内治及外治中起重要作用，紫草汤治疗寻常型银屑病，以紫草为君药，总有效率达 85.71%。紫草乳膏外用治疗寻常型银屑病，总有效率达 75.86%，同时发现紫草乳膏可以更好地改善银屑病患者皮损处的干燥、脱屑、瘙痒等症状。

紫草中的有效成分萘醌类化合物分为 2 种光学异构体：R-型（命名为紫草素类，shikonin）及 S-型（命名为阿卡宁类，alkannin）。研究发现紫草素可明显改善银屑病样皮损及其病理变化，并降低血清中 Th17 细胞相关因子白介素（IL）-17A、IL-17F、肿瘤坏死因子（TNF-α）、IL-6、IL-22 等的水平。紫草素可以抑制 IL-17A 诱导的 HaCaT 细胞增殖和相关细胞因子的分泌，同时降低趋化因子募集白细胞，起到治疗银屑病的目的。紫草素可以通过 NF-κB 信号通路抑制 TNF-α 诱导的 HaCat 细胞增殖，将 TNF-α 诱导的 HaCat 细胞阻滞在 G0/G1 期。紫草素可以抑制人外周血单核细胞来源的树突状细胞表型 CD80 及 CD86 的表达，同时抑制树突状细胞促淋巴细胞增殖的能力及 LPS 和 INF-γ 联合诱导的树突状细胞 IL-23 的分泌。同时发现，凉血中药紫草的主要成分紫草素及阿卡宁通过抑制树突状细胞成熟，降低其细胞表面成熟分子标志的表达，抑制其分泌 IL-6、IL-23，干预树突状细胞的功能，从而改善 TLR7、8 激动剂咪喹莫特诱导的银屑病样小鼠皮损，发挥治疗银屑病的作用。对于中药紫草的研究仍然在不断完善，还需要我们后续总结。

2.芍药

芍药，又分为白芍和赤芍。古籍中记载赤芍主要侧重于清热凉血、散瘀止痛、活血化瘀；而白芍则能滋阴平肝、养血调经、止痛、止汗。赤芍和白芍化学成分相似，主要成分为单萜类化合物，其成分中主要含有芍药苷、芍药内酯苷、羟基芍药苷等。其中，芍药苷为赤芍和白芍的共有成分。药理研究发现，两者均具有活血化瘀、抗感染、补血的药理作用，而赤芍的抗感染作用优于白芍，白芍的抗血小板聚集作用优于赤芍。

赤芍主要用于治疗寻常型银屑病血热证，白芍主要用于治疗血燥证。大量文献报道，凉血解毒方（生槐花、紫草、赤芍等）用于治疗寻常型银屑病的血热证，并且发现其作用机制是通过抑制 Th17 细胞的活化，下调外周血中 IL-17A、IL-17F、IL-21、IL-22mRNA 的水平。临床中采用凉血解毒饮（生地黄、紫草、玄参、丹参、赤芍等）治疗血热型银屑病患者，结果治疗组疗效明显优于对照组。

芍药苷是芍药的提取物，具有免疫调节、抗感染、神经保护和诱导细胞凋亡等作用，其作用机制是通过干预 NF-κB、p-Akt 和 STAT3 信号通路从而下调 IL-1β、IL-6、TNF-α、INF-γ 等细胞因子的分泌，诱导 T 细胞分化和细胞凋亡。在动物及体外实验中发现，芍药苷可能抑制 Stat3 信号通路，抑制 Th17 类细胞因子的分泌，起到明显改善咪喹莫特诱导的银屑病样小鼠的皮损症状，减轻皮损中炎症细胞的浸润和异常增生的作用。有研究证实，芍药苷可以上调 HaCaT 细胞银屑病模型 SOCSA 基因表达水平，下调 IL-1α、IL-1β、IL-6、IL-8 的表达水平。

白芍总苷胶囊（TGP）是中药白芍中提取的复合制剂，芍药苷占总苷量的 90%，是白芍的主要有效成分，其主要药理作用有抗感染、调节免疫功能、影响细胞增殖等作用。TGP 治疗银屑病是通过活化 HaCaT 细胞 p38 MAPK 信号途径抑制 HaCaT 细胞的增殖、VEGF、IL-23mRNA 和蛋白的表达。TGP 作用于 Th17 细胞，从而降低银屑病皮损中 IL-17 的含量，达到治疗寻常型银屑病的目的。临床中采用 TGP 联合窄谱中波紫外线（NB-UVB）治疗寻常型银屑病，发现其作用机制可能是通过抑制患者外周血中 Th17、Th22 细胞，从而降低血清中 IL-17A、IL-22 水平。

3.鸡血藤

鸡血藤又名血风藤、活血藤、红藤，为植物密花豆的干燥藤茎。鸡血藤始载于《本草纲目拾遗》，是一种沿用千年的活血化瘀中药。其性温，味苦、甘，归肝、肾经，具有活血补血、调经止痛、舒筋活络之功效。鸡血藤其主要的化合物结构类型主要有黄酮类、萜类、甾醇类、蒽醌类、内酯类、苷类及其他类型化合物。药理研究证实，鸡血藤具有补血、改善造血系统、降血脂、降血压、抗血栓形成的功效，同时还具有抗肿瘤、调节免疫、抗病毒、抗氧化以及促进肝细胞再生等多种药理作用。

鸡血藤属于活血补血类药物，以其为君药治疗静止期及消退期银屑病 37 例，均取得满意效果。近几年发现养血解毒方（土茯苓、鸡血藤、当归等）通过抑制 Th17 细胞的表达及 Stat3 通路的活化，降低 IL-17 类细胞因子对靶细胞的诱导作用，抑制 stat3 和 Jak3 的磷酸化，从而改善咪喹莫特诱导小鼠银屑病样皮损的形态。银屑病恢复期多见血虚风燥证，而研究证实鸡血藤有促进骨髓造血系统恢复的作用，鸡血藤及其主要成分在银屑病治疗中的作用机制还需要我们继续研究。

4.牡丹皮

牡丹皮，又名丹皮、粉丹皮、条丹皮、木芍药，为毛茛科芍药属植物牡丹的根皮。性微寒，味苦、辛。归心、肝、肾经。具有清热凉血、活血化瘀、退虚热等功效。中药牡丹皮中主要含有单萜及其苷类、酚及酚苷类、三萜及其苷类及挥发油类等成分。药理研究证实，牡丹皮具有抗动脉粥样硬化、抗肿瘤、增强免疫力、抑菌、抗感染等作用。

临床应用凉血消银汤（金银花、土茯苓、生地黄、赤芍、牡丹皮等）联合复方黄连油膏治疗寻常型银屑病血热证，其愈显率和总有效率均高于对照组。临床中采用清热活血解毒汤（牡丹皮、水牛角、蒲公英、紫草、丹参等）水煎服加外用药洗癣方治疗本病，痊愈率 53.33%，总有效率 91.67%。

丹皮酚，又称牡丹酚，是从牡丹皮中分离得到的生物活性物质。药理学证实其具有显著改善血液流变学、降脂质、抗肿瘤、抗感染、镇痛等药理活性。丹皮酚可以干预 MAPK/ERK 和 P38 信号转导通路，以及抑制 APKs/NF-κB 通路，扰乱 IL-6 介导的 STAT3 通路，下调 TNF-α、IL-6、IL-10 等细胞因子，起到治疗银屑病的作用。同时发现，其对 HaCaT 细胞银屑病模型炎症因子有一定抑制作用。研究推断丹皮酚对银屑病治疗有效，在银屑病中具体作用靶点需要我们进一步研究。

5.莪术

莪术，又称蓬药、莪茂、青姜、黑心姜、姜黄。首载于《药性论》，其性温，味辛、苦，归肝、脾经，具有行气破血、消积止痛之功效。药理研究表明其具有较好的抗肿瘤、抗血栓、抗感染、抗银屑病、抗纤维组织增生等药理作用。

文献记载医者利用莪术油霜剂外用及自拟方"莪术乌梅汤"治疗银屑病，疗效显著。近年来有研究报道，复方莪术油乳膏（主要成分为维 A 酸和莪术油）治疗银屑病样动物模型，发现其疗效明显优于 0.1% MTX 乳膏及单用维 A 酸乳膏和莪术油乳膏。早前发现莪术油治疗寻常型进行期银屑病患者取得良好效果。研究人员通过莪术提取物乳膏外用治疗银屑病样动物模型实验发现，其改善银屑病的症状可能是通过调控 IL-2、IL-6、IFN-γ、TNF-α 等细胞因子的分泌。提示中药莪术及其主要有效成分在治疗银屑病方面具有较为广阔的临床应用前景。

6. 丹参

丹参，又名紫丹参，为唇形科鼠尾草植物丹参的干燥根及根茎。丹参作为活血化瘀中药，其味苦，性微寒，归心、肝经，具有活血调经、祛瘀止痛、凉血消痈、清心除烦、养血安神等功效。《妇人明理论》记载"一味丹参，功同四物"的说法，即"补血生血，功过归地；调血敛血，力堪芍药；逐瘀生新，性倍川芎"。从而得出，丹参活血化瘀的功效主要是通过"养血"的作用来达到的。属于养血活血类药物，其主要化学成分为脂溶性的二萜醌类化合物（丹参酮、丹参酮ⅡA、丹参酮ⅡB）和水溶性的酚酸类化合物。药理研究证实，丹参具有抗菌消炎、抗肿瘤、抗雄性激素、抗纤维化、抑制皮脂腺增生、促进组织修复和再生等多种药理活性。

通过系统评价丹参制剂治疗银屑病的临床疗效发现，丹参制剂组的有效率与西药抗生素组相似。研究者发现丹参祛瘀洗剂药浴联合注射用丹参静脉滴注，治疗泛发性斑块型银屑病与阿维A胶囊临床疗效相当，且起效快。近年来有研究报道复方丹参注射液（每1mL含丹参、降香各1g）分别联合雷公藤多苷片、复方甘草酸苷治疗寻常型银屑病有效，且疗效明显优于单用复方丹参注射液或雷公藤或复方甘草酸苷，且不良反应少。

丹参酮（tnshinone）有较强的生理活性，是中药丹参的脂溶性成分之一，其具有扩张血管、改善微循环、抗菌消炎、免疫调节、天然抗氧化及抗肿瘤等多方面的作用。研究人员发现丹参酮可以明显改善点滴型银屑病症状，疗效与复方青黛丸相似，且发现丹参酮联合阿维A治疗寻常型银屑病疗效显著。临床上采用丹参酮胶囊联合复方甘草酸苷片治疗点滴型银屑病，疗效确切。亦有人通过丹参酮联合氧化苦参碱干预银屑病样动物模型实验证实，其治疗银屑病的作用机制是通过抑制HaCaT细胞增殖和阴道上皮细胞分裂，促进颗粒层形成。综上所述，活血药丹参为临床中治疗银屑病的有效中药，其具体作用机制有待我们进一步研究探讨，为临床用药提供更安全可靠的基础证据。

7. 乳香

乳香，为橄榄科植物乳香树及同属植物树皮渗出的树脂，分为索马里乳香和埃塞俄比亚乳香，每种乳香又分为乳香珠和原乳香。其性温，味辛、苦，归心、肝、脾经，具有活血行气止痛、消肿生肌的功效。《名医别录》里记载乳香具有"疗风水毒肿，去恶气"，"疗风瘾疹痒毒"的作用；《本草纲目》中记载乳香可以"消痈疽诸毒，托里护心，活血定痛，治妇人难产，折伤"。又有《本草汇言》提到："乳香，活血祛风，舒筋止痛之药也……取其香辛走散，散血排脓，通气化滞为专功也。"

关于乳香的药用功能，陶弘景整理的《名医别录》云："熏陆香、鸡舌香、藿香、詹糖香、枫香并微温，悉治风水毒肿，去恶气。熏陆、詹糖伏尸。"熏陆治疗"伏尸"，是指能够治疗隐藏在人五脏内的积年病根。现代研究证实乳香具有消毒杀菌功能，在治疗毒肿过程中发挥抗感染作用。乳香具有活血、消肿、破瘀的功能，外伤感染后外敷伤口可以消炎，"疗诸疮令内消"，内服能够抑制感染，并且减少外伤死亡和提高伤口愈合的速度；且尚志钧先生在注释中认为，古方"仙方活命饮"的主要成分之一是乳香，它是治疗外伤肿疡重要的药方，乳香既有消肿作用，又有活血功能，且现代研究证实其具有抗感染作用，最终使得诸疮的伤口生肌。近几年有文献报道利用十味乳香涂剂治疗红皮病型银屑病，总有效率达到86.7%，效果显著。中药乳香为临床中治疗银屑病有效药物，现代药理研究表明，乳香中的乳香酸类化合物具有抗感染作用和对肿瘤细胞有抗增殖、分化诱导和凋亡诱导作用，其主要成分分别鉴定为α-香树素（α-amyrin）、β-乳香酸(β-boswellic acid)、乙酰 11α-甲氧基-β-乳香酸(acetyl 11α-methoxy-β-boswellic acid)、11-羰基-β-乳香酸(11-keto-β-boswellic acid)等。其中 11-羰基-β-乙酰乳香酸(AKBA)活性最强,是研究较为广泛的化合物,文献报道其发挥抗感染作用是通过抑制 5-脂氧合酶的活性,减少炎症因子白三烯的合成。

二、银屑病"燥湿互化"的病机理论

近年来,中医药辨证治疗银屑病取得了较大的进展,各医家基本对银屑病"辨血为主、从血论治"达成共识,银屑病的证型主要以血燥证、血热证为主。血热、血燥的产生与外感六淫、内伤七情关系密切,各类因素引起"燥"与"热"这两种致病因素的过剩,进而煎灼血液,造成津亏血燥,失于濡养,导致皮肤干燥鳞屑,由此可见,血与津液的关系在血分辨证中至关重要。气血津液辨证作为银屑病的主要辨证体系,各医家都意识到了银屑病在血分的基本病机,然而从津液的角度来说,"燥"与"湿"的关系在银屑病中的作用不可忽视。湿邪,作为外感六淫之一,与燥邪对立存在。湿邪为病,易阻滞气机,引起津液不能正常敷布,从而产生燥象,且由于湿邪为病缠绵难愈,这与银屑病致病特点相吻合,故越来越多的医家更加重视湿邪在银屑病发病中的重要作用。"夫燥郁则不能行水而又夹湿,湿郁则不能布精而又化燥",燥与湿相互影响,从而使银屑病形成了血分为病、内湿外燥、燥湿互化的病理特点。

(一)银屑病的"燥"与"湿"

银屑病中医学记载为"白疕""松皮癣""干癣""风癣"。赵炳南先生认为与"白疕"更贴近。《外科证治全书》记载:"白疕(疕风)皮肤燥痒,起如疹疥而色白,搔之屑起。"《外科大成》云:"白疕肤如疹疥,色白而痒,搔起白屑,俗称蛇虱,由风邪客于皮肤,血燥不能荣养所致。"文献多次提到本病为血燥之病,燥邪与湿邪性质对立且共存,现就燥与湿在银屑病中的关系分析如下。

1. 银屑病与"燥"

银屑病是临床上常见、难治的皮肤病之一,临床表现以红斑、鳞屑为主。刘完素《素问玄机原病式》说:"诸涩枯涸,干劲皴揭,皆属于燥。"《外科证治全书》指出,白疕"因岁金太过,至秋深燥金用事,乃得此证,多患于血虚体瘦之人",明确了燥邪在银屑病发病中的重要作用。燥邪为一种以干燥为特点的致病因素,其致病特点为"燥性干涩,易伤津液"。《素问》曰"燥胜则干",故燥邪伤人,最易损伤人体之津液,从而导致阴津亏虚,机体缺乏滋润之病变。同时,"内燥"又是一种内生病机,是机体津液不足,机体各部组织器官和孔窍失其濡润,从而产生干燥枯涩的病理状态,其在皮肤表现为皮肤干燥或肌肤甲错,或落皮屑。根据鳞屑的临床表现,银屑病的发病与"燥"密切相关。

《外科大成》提出白疕由"风邪客于皮肤,血燥不能荣养所致",由此可看出,"血燥"与银屑病有重要关系。血燥就是血中之燥,从实际临床含义来说,根据津血同源的理论,血燥泛指人体中津液、血液之干燥、枯涩,即津血之燥。引起血燥的原因包括外邪、血虚、血瘀。血燥多由病久耗伤阴血,或风邪燥热久羁、阴血内耗、夺津灼液血燥致难荣于外所致。表现为人体津液、血液干燥、枯涩。而津血分布全身,内输于脏腑、外达于肌肤,因而五脏之燥、皮肤黏膜毛发爪甲之燥统称血燥。银屑病皮肤表现为红斑、干燥不泽、起皮脱屑、皲裂、粗糙等血燥症状。秦万章认为,银屑病以血燥证为本。李寿甫等将银屑病分为肺经风热型、心经血热型、脾胃湿热型、肝血虚损型、肾经瘀热型五型,其中热易伤津,津伤化燥,与五脏均有关。六淫之邪皆可成燥,提示银屑病正气不足,加上感受风、热、湿等邪气,六淫成燥均可致病。综上,银屑病存在明显燥象,在血分辨证纲领下,加上从其他辨证入手分析银屑病的血燥证,可全面阐释血燥证的形成、特征等。

2.银屑病与"湿"

银屑病虽然表现出皮肤干燥、鳞屑等燥象,但随着对湿邪认识的加深及实践经验的积累,医家开始重视银屑病发病过程中湿邪的作用。银屑病的发病不仅与燥息息相关且与湿有密切关系,湿邪在银屑病发病中也起着重要作用。古籍中少有银屑病发病因"湿"的叙述。湿在自然界中是六气之一,在人体内为津液所化,所以湿邪致病广泛存在。"湿性黏滞",湿邪为病,病程缠绵;易阻滞气机,湿邪阻碍津液正常敷布,亦产生燥象。银屑病特点与湿邪致病特点颇为吻合。《中医外科学》中银屑病五型论治中有湿毒蕴阻证。刘朝霞等提出新疆地区银屑病有西北燥证的特点,并具燥湿主从兼化的特征。高如宏认为,血燥证为湿毒蕴阻,气血不荣肌肤,肌肤失养所致。

不同来源的内湿之邪也可导致或促进银屑病的发病。血燥型银屑病,燥邪在外,阻碍水液的正常输布,内在水液聚集,形成内湿;水湿阻碍水液向外输布,使皮肤得不到足够濡养,加重燥证,长此以往使外燥更燥、内湿加重,形成恶性燥湿互化,加重银屑病的病情。

除此之外,对银屑病患者的体质进行调查发现,有三分之一乃至半数以湿邪为发病的基础和主要矛盾,有近半数可辨证为脾虚湿盛,而湿邪甚至可以涉及所有证型。

3.银屑病与"燥湿互化"

银屑病既具燥象、又具湿象,二者不但共存,且互为因果、相互化生。石寿棠提出"燥郁则不能行水而又化湿,湿郁则不能布津而又化燥",认为燥与湿并非孤立存在,而是在一定条件下相互转化,形成恶性循环。同时,燥湿转化与体质有关,燥湿互化并非燥尽化湿、湿尽化燥,而是燥未尽或燥仍盛,或湿已生、湿未尽或仍盛,实质仍为燥湿同病,只是表现或以燥象为主,或以湿象为主,或燥湿病重。《伤寒杂病论》明确提出,燥证具有"津液敷布障碍"的特点,提出内外之邪壅塞气机,致内湿结聚,津液敷布异常,是燥证的主要原因。这符合《素问·六元正纪大论》中"燥极而泽"之论。赵炳南认可银屑病血燥证热盛伤阴、津亏血燥的观点,同时认为皮肤干燥、脱屑、瘙痒是内湿的外在表现,甚至皮肤干燥、肥厚增生而明显瘙痒的皮损属于顽湿聚结,具有"散者一尺,聚者一寸"的特点。《医原》对此做了很好的描述:"往往始也病湿,继则湿也化燥……往往始也病燥,继则燥又夹湿。"

综上所述,燥与湿是银屑病发病的重要基础。银屑病发病无论病因如何,邪气皆可引起皮之络脉气机郁滞,气不行则津聚湿阻,水湿内聚。同时,津液停聚,不能润养肌肤腠理,燥邪内生,二者相互转化,因此,燥湿互化贯穿银屑病的整个过程,是银屑病反复迁延的重要因素。

(二)燥湿与血分辨证的关系

中医认为,血和津液都来源于水谷精气,并可相互化生,两者关系密切,盛则同盛,衰则同衰。根据中医"津血同源"的理论,银屑病血分为病不能脱离津液辨证而独立存在,血分异常则津液不能正常敷布而出现了"燥"与"湿",其与血分辨证一起组成了银屑病的辨治体系,而燥、湿与血分辨证又存在着密切联系。

1."燥"与血分辨证

(1)银屑病具燥象,病位在血分:《外科正宗》认为"顽癣,乃风、热、湿、虫四者为患",指出了六淫中风、热、湿为患的病因。而六淫之邪皆可成燥,在感受风、寒、暑、湿、燥、火不正之气,加之银屑病患者机体正气不足,六淫成燥入血均可致病。银屑病的临床表现具备燥象,而其病位在血分,现代医家常常将"燥"与血分作为银屑病的主要病机。王玉玺教授认为风邪化燥为银屑病致病的关键因素,基本病机是营卫瘀滞,风盛血燥。欧阳卫权等则认为外感燥、寒之邪郁而化热是本病发生的主因。由此可见,燥邪导致银屑病是建立在病位在血分这一基础之上的,在银屑病的发生发展过程中,基于血分辨证的燥邪致病理论起着重要的指导作用。

(2)银屑病血分为病,易致燥证:银屑病的病症分期与中医证型有着密切关系,研究表明,银屑病进行期以血热证为主,消退期以血燥证为主。银屑病发病之初,津液耗伤尚轻,此时疾病表现为皮损的快速出现、皮损色红,其病机以血热为主。银屑病消退过程中,邪热渐退,而与热邪消退相伴随的是津血的耗损,从而形成了以津亏为主的血燥证,临床表现为斑片状鳞屑、皮肤颜色较淡、鳞屑虽多但较薄。朱仁康教授将银屑病分为血热风燥、血虚风燥。故血分为病,津液代谢失常,而出现了燥邪,是银屑病的发病机制之一。银屑病不同分期的发展变化,与津液的动态变化密切相关,故银屑病出现燥证是在气血津液理论指导下的辨证思路。

在中医气血津液理论的指导下,银屑病津液辨证与血分辨证早已融为一体,故有银屑病为血燥病之说。秦万章指出,血燥证为一个独立的证,有其特有的症状和体征,其具有血液、津液功能之紊乱,又有血液、津液物质基础之改变,邪、虚、瘀这三种致病因素皆可导致血燥的产生。血燥多由病久耗伤阴血,或风邪燥热久羁、阴血内耗、夺津灼液而致津血难荣于外所致。表现为人体津液、血液干燥、枯涩。而津血分布全身,内输于脏腑、外达于肌肤,因而五脏之燥、皮肤黏膜毛发爪甲之燥统称血燥。

银屑病皮肤表现为红斑、干燥不泽、起皮脱屑、皲裂、粗糙等血燥症状。所以燥与血分关系紧密,现代医家根据"燥"与血分辨证的密切关系,在银屑病的辨证治疗中,常常从血分入手,治疗燥象。

2."湿"与血分辨证

(1)血燥易生湿:《素问·六元正纪大论》曰:"燥极而泽。"银屑病表现出皮肤干燥、鳞屑一派燥象,但其无论病因如何,邪气皆可引起皮之络脉的气机郁滞,气不行则津聚湿阻,水湿内聚则变生湿邪,形成了血燥生湿的病机。湿邪阻滞气机,水液失于正常输布,从而加重了皮肤干燥,而由于湿邪的存在,其皮损又呈现出黏腻、不易脱落的特性。

(2)湿易助血燥:张仲景在《伤寒杂病论》中明确提出燥证具有"津液敷布障碍"的病理特点,提出内外之邪壅塞气机,致内湿聚结,津液敷布异常,是燥证的主要原因。王莒生认为,银屑病静止期的皮肤干燥瘙痒、增生肥厚,是顽湿聚结,阻滞气机,精微气血不能濡养肌肤的表现。王玉玺认为,湿邪所致的银屑病根据不同的体质而有热化、寒化、毒化、燥化之分,若脾虚湿盛,湿久化燥,而成干燥角化型银屑病。

湿邪导致燥邪的出现,病位在血分,津液敷布障碍而致血分有燥,形成了湿助血燥的银屑病病机。血燥型银屑病,燥邪在外,阻碍水液的正常输布,内在水液集聚,形成内湿;水湿阻碍水液向外输布,使皮肤得不到足够濡养,加重燥证,长此以往使外燥更燥、内湿加重,形成恶性燥湿互化,加重银屑病的病情。因此,躁郁生湿,湿阻血燥,燥湿互化贯穿银屑病的整个发展过程,成为致病的重要病因病机。

(三)"燥湿互化"在银屑病治疗中的应用

银屑病为血燥之病,故治疗多应用润燥法,其理论源于《素问·至真要大论》"燥者濡之",同时燥湿互化在其发病过程中起关键作用,故现代医家治疗血燥之时,常常结合祛湿之法,以改善津液代谢障碍,达到燥去血宁之效。

1. 从燥论治,兼以治湿

(1)养血润燥:张秉成曰:"夫人之所赖以生者,血与气耳。"血是人体生命活动的物质基础。血虚,则内不能润养五脏六腑,外不能荣华毛发皮肤。《证治汇补》曰:"血燥由心血失散,故头多白屑,发脱须落……此皆燥之因也。"故《简明中医皮肤病学》指出,血燥证辨证属于阴血不足,肌肤失养,其治法为养血滋阴润肤。

血燥证是银屑病恢复期的主要证型,其症见:病程较久,皮疹色淡,原有皮损部分消退。舌淡红,苔少,脉缓或沉细。赵炳南针对银屑病血燥证,运用养血润燥兼以解毒的方法治疗。方用白疕2号方,其药物组成为鸡血藤、土茯苓、当归、生地黄、威灵仙、山药、蜂房。其中,当归、鸡血藤养血活血润燥,同时辅以生地黄、山药滋阴清热。北京中医医院根据此方,进行优化,形成养血解毒汤,由鸡血藤、当归、丹参、天冬、麦冬、生地黄、土茯苓、蜂房,在原方基础之上,加重滋阴润燥之功。朱仁康结合抗癌药物治疗银屑病现代研究的报道,基于中医理论辨证处方,应用养血润燥法治疗血虚风燥型银屑病,应用克银四号方:生地黄、玄参、丹参、麻仁、北豆根、苦参。其中,生地黄、麻仁养血润燥,丹参养血活血,体现了基于血分的润燥法治疗银屑病的理论,即养血润燥法。从以上经验方中,可以看出以上医家在养血润燥的基础上,应用了土茯苓、苦参等燥湿之药,于润燥之中利湿,体现了银屑病燥湿互化的病理机制。

(2)凉血润燥:《血证论》云:"血由火生,补血而不清火,则火终亢而不能生血,故滋血必用清火诸药。"凡血热生风,必使其化燥,内耗阴血,外伤肌腠,故治疗血热之证时,除了凉血之外,还需润燥。

血热证为银屑病进行期的主要证型,其症见:皮疹发生及发展比较迅速,泛发潮红,新生皮疹不断出现,鳞屑较多,剥离后筛状出血点,瘙痒明显,常伴有口干舌燥、大便秘结、小便短赤等。舌红绛,苔薄白或微黄,脉弦滑或数。赵炳南应用凉血活血润燥的白疕1号方治疗,其药物组成为生槐花、紫草、赤芍、白茅根、生地黄、丹参、鸡血藤。其中,生槐花、白茅根、生地黄清热凉血,赤芍、紫草、丹参、鸡血藤凉血活血,同时生地黄、赤芍兼具养血润燥之功。金起凤运用消银一号方治疗,其药物组成为水牛角粉、生地黄、牡丹皮、赤芍、板蓝根、草河车、蒲公英、白鲜皮、苦参、土茯苓、生甘草。其中,水牛角、板蓝根清热凉血,牡丹皮、赤芍凉血润燥,同时加入苦参、土茯苓以清热利湿,也体现了燥湿互化在银屑病治疗中的应用。

(3)滋阴润燥:针对银屑病病程持久,伤阴耗血者,常常采用滋阴润燥法治疗。该证皮肤干燥明显,鳞屑较多,甚则粗糙皲裂,毛发焦枯,眼、口、鼻等处干涩不适,时有瘙痒,夜间尤甚,小便黄,舌质红而少津,脉细数。对于该证型,徐宜厚应用滋阴润燥、养血活血之法治疗,方用养血润肤饮,药物组成为熟地黄、生地黄、天冬、麦冬、何首乌、钩藤、玄参、当归、沙参、石斛、天花粉、白芍。其中,熟地黄、何首乌、沙参、天冬、麦冬滋阴润燥,同时辅以养血活血。门纯德应用滋阴润燥法治疗肝肾阴虚型银屑病,方用一贯煎加萆薢、蒺藜、白芍、麻黄。除此之外,当银屑病处于其他证型阶段且出现阴伤之象时,常加入知母、黄柏、五味子等养阴润燥。

综上可见,银屑病进行期的血热证及静止期的血燥证,或病程较长的阴虚证,其治疗总的原则皆为润燥,而无论是养血润燥还是凉血润燥,其治疗均是在血分的基础之上,故银屑病从燥论治是在气血津液理论指导下的治法,进一步体现了银屑病燥湿互化与血分辨证的密切关系。

2. 从湿论治,兼以治燥

"善治湿者,当治皮肤病之半",历代著名医家将该原则恰当地运用到了银屑病治疗过程中。《赵炳南临床经验集》所载的 11 例银屑病医案中,7 例兼顾了除湿,分别是:清热凉血祛湿,清热凉血利湿,养血润肤、健脾除湿,清热解毒除湿佐以调和气血,温中燥湿、养血润肤佐以解毒,清热利湿、凉血活血等,收效良好。银屑病的病机是内湿、外燥,燥湿共存、燥湿互化,这也是银屑病不断恶化、难以治愈的原因之一。刘完素提出治疗燥证时除清热养阴外,配合使用白术、泽泻、茯苓、滑石一类药物,淡渗利湿,给邪出路,所谓邪去则气畅而津液自复。此理论适合于银屑病的治疗,故临床过程中,将燥湿互化与血分辨证相结合,根据燥与湿的偏向进行立法处方,有助于银屑病的中医个体化诊疗。

(贾 敏)

第三节　银屑病的临床表现

　　银屑病的临床病状各种各样,分布的部位很广泛,病情的轻重差别也很大。轻的银屑病患者可以只在身体的某一部位有一小点红斑鳞屑,若不治疗,皮肤损害过一段时间也可能自行消退。寻常型银屑病皮疹一般发生在头皮、躯干、四肢的伸侧,为散在分布的红丘疹或红斑,表面有较厚的银白色鳞屑。

　　严重的银屑病患者可以全身泛发,全身皮肤发红,上面覆盖皮屑,称为红皮病型银屑病;个别银屑病患者可以发展为全身皮肤出现密集的小脓包,同时体温升高,全身不舒服,称为脓疱型银屑病。另外一种情况是银屑病患者除了身上皮肤有损害外,还有手和足的关节肿胀、疼痛,称为关节型银屑病。

　　银屑病是丘疹鳞屑性皮肤病的代表病,它的基本损害以丘疹、鳞屑为主。根据银屑病的临床特征,一般可分为寻常型、脓疱型、关节病型及红皮病型 4 种类型。其中寻常型最为常见,其皮肤损害也较为典型。

一、寻常型银屑病

(一)皮肤损害

　　病起一般为炎性红色丘疹,粟粒至绿豆大,继而逐渐扩大或融合成为棕红色斑块,边界清楚,周围有炎性红晕,基底浸润明显,表面覆盖多层干燥的银白色鳞屑;轻轻刮除表面鳞屑,则露出一层淡红发亮的半透明薄膜,这是表皮内棘细胞层,称薄膜现象;再刮除薄膜,即达到真皮乳头层的顶部,此处的毛细血管被刮破,则出现小出血点,称点状出血现象。因此银白色鳞屑、薄膜现象、点状出血被看作是银屑病的三大临床特色,也有人称为“牛皮癣”的三步曲。

(二)同形反应

　　是银屑病特征性表现之一。其主要特征如下。

　　(1)反应继发于单纯刺激、注射、外伤、X 线、疫苗注射、日晒或原先存在的皮肤病上发生。

　　(2)损伤必须累及真皮乳头层,若仅损伤表皮,一般不引起此种反应,呈现“全或无”现象。

　　(3)几乎发生于 50％的患者,但不是全部患者,多在进行期出现。

　　(4)多在受损后 8～10 d 出现,常先于银屑病皮肤损害发生。

　　(5)同形反应可作为促进银屑病发展的因素。

（三）皮肤损伤后可诱发银屑病

病变活动期发生率较高。因此抓痕或手术切除出现条状鳞屑性损害，应想到银屑病的可能。

（四）甲病变

甲病变是银屑病的常见表现，发生率为 10%～50%。仅有甲病变而无其他部位银屑病损害者极为罕见，指甲病多于趾甲者。特有的指甲病变，包括指甲压迹、变色、甲剥离、指甲角化过度以及甲变形。指甲压迹是银屑病最常见的甲损害，由甲表面小的散在孔样凹陷组成，名为顶针样凹陷。甲板循环区像油滴样变色，常在甲下皮中见到。指甲变薄、变脆，甲末端边缘与甲床分离，或变厚带有碎屑，拍片也能看到甲嵴、突起，甚至畸形；银屑病甲可继发酵母菌及细菌感染，甲剥离处常有念珠菌及铜绿假单胞菌（绿脓杆菌）生长。后者可引起甲变绿色及加重甲剥离，但皮肤癣菌感染者少见。

（五）皮肤损害

形态表现多样性。如损害为粟粒至绿豆大小的丘疹，呈点滴状散布全身者，称滴状银屑病或点状银屑病；如损害较大，呈圆形，状如硬币者，称钱币状银屑病；如损害不断扩大，互相融合，形成地图状者，称地图状银屑病；如损害逐步扩大而中央消退或环状迂回弯曲形如脑回者，称环状银屑病或回状银屑病；如损害分布呈带状或蜿蜒如蛇形者，称带状银屑病或蛇形状银屑病；如损害数目较多，分布范围较广，甚至累及全身者，称泛发性银屑病；如发生于头皮、眉和耳部，并具有脂溢性皮炎和本病特征者，称脂溢性皮炎样银屑病；有少数患者皮损有糜烂及渗出，如湿润性湿疹状，干燥后形成污褐色鳞屑痂，并重叠堆积，状如蛎壳者，称蛎壳状银屑病；有些患者的皮肤损害倾向于苔藓样改变而类似扁平苔藓者，称扁平苔藓样银屑病；有些由于因反复发作并经过多种治疗，皮肤损害呈肥厚性、暗红色，鳞屑少而薄，并互相融合为片状损害，呈皮革状或苔藓样改变，如发生于胫前者，像慢性湿疹，此称慢性肥厚性银屑病；少数患者皮肤损害表面形成扁平赘疣状者，称疣状银屑病。尚有泛发性银屑病，皮肤损害数量较多，分布范围广泛，甚或累及全身。毛囊性银屑病，损害发生于毛囊部位，成人型主要见于女性，毛囊性损害是泛发性银屑病的一部分，对称分布于腹部；儿童型的毛囊性损害聚合成非对称性斑状，如发生于躯干及腋窝，可与毛发红糠疹混淆。匐行性银屑病，皮肤损害不断向周围扩展，呈匐行状；反向银屑病或曲侧银屑病，稳定性银屑病可局限于大的皮肤皱褶部位，如腋窝、生殖器、股部和颈部，皮损为边界清楚的红斑，有光泽，但缺乏鳞屑，由于患部潮湿多汗及摩擦，皮损表面湿润而呈湿疹样变化。

（六）发病部位

银屑病损害可发生于全身各处，但以头皮及四肢伸面为多见。指（趾）甲和黏膜亦可被侵害。通常掌跖亦有累及者，常对称分布，亦有少数只局限于某一部位者，由于损害所在部位不同，临床表现又各有其特点。

1. 头皮银屑病

可以单独见于头皮，但大多数同时见于躯干及四肢等处。皮肤损害边界清楚，被覆鳞屑性红斑，有时融合成片，甚至满布头皮。鳞屑表面由于皮脂及灰尘相互混杂而呈污黄或灰黄色，但剥离后其间仍为银白色，皮肤损害处毛发由于厚积的鳞屑紧缩而成束状，犹如毛笔，但毛发正常，无折断脱发。

2.颜面银屑病

在急性进行期,局部常可出现银屑病皮肤损害,大多呈点滴状或指甲大小浸润性红色丘疹或红斑,鳞屑较薄,散在分布,或呈脂溢性皮炎样,偶可分布如蝶形,类似红斑狼疮。

3.掌跖银屑病

一般少见,可与身体其他部位同时发生。亦可单独见于掌跖。皮肤损害为境界明显的角化斑片,其中央较厚,边缘较薄,斑上可有点状白色鳞屑或点状凹陷。皮肤损害与局部物理性或化学性损伤有关。有时可因皮肤损害较厚而引起皲裂。

4.黏膜银屑病

临床上比较少见,常发生于龟头和包皮内面,亦可发生于口腔及眼结膜等处,尚有报道见于尿道、膀胱等部位。发生于龟头和包皮内面者为边界清楚的光滑干燥性红斑,刮之有白色鳞屑。发生于口腔者以颊黏膜为多见,亦可见于舌、硬腭、齿龈等处,损害多为乳白色、白色或灰黄色的丘疹或肥厚斑片,周围红晕,基底浸润,表面呈浸渍状,剥离后见有点状出血,露出鲜红色糜烂面。黏膜银屑病可单发,但大多在身体他处可见有银屑病样损害。

5.指(趾)甲银屑病

约有50%的银屑病患者具有指(趾)甲损害,特别是脓疱型银屑病患者,几乎均伴有指(趾)甲损害。最常见的损害是甲板上有点状凹陷,甲板不平,同时失去光泽,有时甲板可出现纵脊、横沟、混浊、肥厚、游离端与甲床剥离或整个甲板畸形或阙如,有时呈甲癣样改变。

(七)病程

本病病程较长,经过缓慢,可持续数年或数十年,甚至于有迁延终身者,易反复发作,亦有少数治愈后而不复发者。大部分患者到冬季症状加重或复发。至春夏季节减轻或消失,称为冬季型银屑病。另有少数患者的症状在夏季加重,而在冬季减轻或消失,称为夏季型银屑病,更有少数患者因经过多种药物治疗或病程较久,一年四季均发病,只不过是轻重程度不同而已。

(八)患者的自觉症状

可以有不同程度的瘙痒,一般全身情况不受影响。

二、脓疱型银屑病

脓疱型银屑病一般可分为下列几种类型。

(一)泛发性脓疱型银屑病

似为一种独特的急性银屑病,局部刺激、妊娠、口服避孕药、感染、低白蛋白血症、低钙血症和停用类固醇糖皮质激素均为促发因素。

患者突然发生持续数天的发热(39℃~40℃或以上)、全身不适和关节肿胀。随后突然出现泛发性黄白色或浅在的无菌小脓疱,密集、针头至粟粒大小,数日或数周内弥漫性分布于躯干、四肢(包括掌跖及甲床),面部亦累及。脓疱一般位于明显发红的皮肤上,开始为小片状,以后融合成"脓湖";围绕脓疱的红斑常扩展、融合,可导致红皮病样改变。除了甲母质脓疱形成和甲完全丧失之外,病程较长者可出现指尖萎缩。其他全身症状包括体重减轻、肌无力、白细胞增多、低钙血症和血沉增快等。患者可出现严重的系统性病变,如充血性心力衰竭和继发性感染等。短期发热和脓疱形成呈周期性发作,一般治疗难以奏效,可持续数月或更长时间,但皮肤损害亦可自行消退。反复性大,常可并发肝、肾等系统损害,亦可因继发感染,电解质紊乱或器官功能衰竭而危及生命。

（二）环状脓疱型银屑病

皮肤损害可在脓疱型银屑病发作时出现或在泛发性脓疱型银屑病的病程中发生，倾向于扩展和形成扩大的环，环形红斑上出现脓疱为其主要特征，有时酷似离心性环形红斑。

（三）局限性脓疱型银屑病

本型银屑病缺乏全身症状，包括掌跖脓疱型银屑病和连续性肢端性皮炎。

1. 掌跖脓疱型银屑病

皮肤损害只限于手足部，多发生于掌跖，也可扩展到指（趾）前侧，常对称发生。损害为对称性红斑。斑上出现许多针头至粟粒大小的脓疱，疱壁不易破裂。经1～2周即可自行干涸，结褐痂，痂脱落后，可出现小片鳞屑。剥除后可出现小出血。以后又可在鳞屑下出现成群的小脓包，此时在同一块斑上可见脓疱和结痂。局部有疼痛和瘙痒。本病可伴低热、头痛、食欲缺乏及全身不适等症状，指（趾）甲亦常被侵犯产生变形、混浊和肥厚，并有不规则的嵴状隆起，严重者甲下可有脓液积聚，常伴有沟状舌。其病情顽固，反复发作，对一般治疗反应不佳。

2. 连续性肢端皮炎

本病又名固定性肢端皮炎、匐行性皮炎。常在创伤或局部感染后发病。可能是银屑病另一种变型，它是一慢性、复发性、无菌性脓疱性皮肤病，如发生于指趾，常在外伤后发病，早期表现为化脓性甲沟炎，日后逐渐扩大，出现群集小脓疱。脓疱数日后干燥形成黄色痂，以后逐渐脱落，下面为红色糜烂，或有光泽的红斑。新脓疱此起彼伏，绵延不断。皮肤损害一般初发于指（趾）一侧，然后波及对侧，逐渐蔓延，侵犯整个指趾，掌背及足背。个别患者可先起小疱，以后变成脓疱，或者小疱及脓疱同时发生，不久后患者皮下组织萎缩，指趾尖变细，或末节缺失，血管萎缩，骨纤维化等异常改变。甲板失去光泽，呈灰白色、污秽色，有纵横沟。病变持续或较重时则指（趾）甲脱落，甲板下可以红肿糜烂，反复出现小脓疱，可以侵犯舌背、口腔、鼻腔、尿道、女阴等处黏膜，发生红斑、脓疱、白色假膜、皲裂、沟纹舌。自觉灼痛，灼热感，轻度瘙痒，陈旧萎缩性病灶有紧缩感。如发生弯曲挛缩，在伸展活动时有抽痛。局限型一般没有全身症状，但有时合并有化脓性病变，此时可有全身症状。个别人发生红皮病，最后因并发症而死亡。

（四）斑疹样脓疱病

本病是一种伴发妊娠的脓疱型银屑病，皮疹常发于腹股沟、腋窝、乳房下、脐部等处，以后泛发全身，早期皮肤上出现红斑，表面很快发生针头大或绿豆大小脓疱，向周围扩展，排列成环形、多环形。有时互相融合形成脓湖。数日后脓疱干燥形成暗褐色痂，周围又有新脓疱。在摩擦部位糜烂面肉芽增殖，类似增殖型天疱疮。皮肤损害消退后留下棕红色色素沉着。可侵犯舌颊黏膜，甚至可波及生殖器、食管、肠黏膜，常有甲部病变，毛发脱落。

皮肤损害除轻度瘙痒外，可有灼热、痛感，多伴有高热、畏寒、呕吐、腹泻等全身症状，病情严重时可伴有肾炎、谵妄、昏迷、呼吸困难；常出现骨质软化及手足抽搐；血钙常较正常为低。本病急性起病，呈慢性经过，反复发作，预后不良。

三、红皮病型银屑病

它是一种泛发性银屑病。常因银屑病在急性进行期中的某些刺激因素，如用刺激性较强的或不适当的药物等引起。可累及所有的部位，包括面、手、足、甲、躯干和四肢。银屑病的所有症状均可出现，但以红斑最为明显，鳞屑形成一般比寻常型银屑病轻微。但可突然发病或由慢性银屑病发展而成。后者常系局部治疗不耐受所致，常有边界清楚的小片正常皮肤存在。泛发性脓疱型银屑病可转化为红皮病，脓疱减少或消失，此型具有脓疱型银屑病的全部病症，可伴有全身症状，如发热、不适、严重的甲营养不良、经常复发和较高的病死率。病情顽固不易治愈。

四、关节病型银屑病

又名银屑病性关节炎，除有银屑病损害外，患者还发生类风湿关节炎症状，且与皮肤症状同时加重或减轻，多数病例常继发于银屑病之后，或银屑病多次发病后，症状恶化而发生关节改变，或与脓疱型银屑病或红皮病型银屑病并发。同时发生于大小关节，亦可见于脊柱，但以手、腕及足等小关节为多见，尤以指（趾）关节末端受累更为普遍。

关节炎性银屑病精确发生率不详，估计 5％～10％ 的银屑病是关节炎性银屑病，依照皮肤变化，关节炎可在先或伴随关节炎性银屑病。一般分为五型：

(1)不对称性(60％～70％)。

(2)对称的关节炎(15％)。

(3)末端指（趾）关节病(50％)。

(4)破坏性关节炎(5％)。

(5)中轴关节炎(5％)。

不对称关节炎是关节炎性银屑病最常见的类型。通常包括一个或多个指或趾关节，这型关节炎的表现类似于亚急性痛风，而且由于近侧末端指或趾关节及屈肌鞘受累，指或趾呈"腊肠样"肿胀。对称性关节炎像风湿性关节炎，但类风湿因子验证阴性，而且临床症状比类风湿关节炎轻。手足末端指（趾）关节病是银屑病关节炎最特殊的表现。破坏性关节炎（残毁性关节炎）是严重关节变形，以手指和足趾关节为主的关节炎，手足小骨粗大，骨质溶解导致轻度短缩骨折，严重病例指（趾）套筒改变导致"道具杯"畸形。中轴关节炎，类似特发性关节炎或强直性脊椎炎，能自己发现或带有周围关节病。有的患者血沉可增快，并可伴有发热等全身症状，皮疹往往为急性进行状态，多半为广泛分布的蛎壳状银屑病，病程慢性，经年累月不易治愈。

五、其他亚型银屑病

（一）脂溢性银屑病

皮肤损害像脂溢性皮炎，呈黄红色，边界不清，上覆油腻性鳞屑，常位于皮脂溢出部位。脂溢性银屑病可伴有或不伴有寻常型银屑病，有时可发展为典型的银屑病。

（二）湿疹样银屑病

介于湿疹和银屑病之间的疾病称为湿疹样银屑病，表现为钱币状湿疹或慢性手部皮炎，数年后发展成典型的银屑病；或是银屑病患者身上同时有湿疹样损害。

（三）光敏性银屑病

在夏季或日晒后发病或皮肤损害加重，称为光敏性银屑病，占银屑病的 5.5％～20％。光敏性银屑病可在发病时即有光敏性，但大多数是患银屑病数年后产生，早春发病，夏季最重，冬季改善或消退。皮肤损害位于面部、手指、前臂及小腿等暴露部位，衣服遮盖处亦可常见皮肤病中西医临床综合诊治有少数损害。约 30％ 患者有"硬化"现象。由于皮肤对春季的光防护能力较差而发病，随着时间推移至夏季，皮肤的光防护能力逐渐增强，皮肤损害消退。避免日晒、使用遮光剂、口服氯喹及糖类固醇皮质激素常能控制病情。

(四)尿布银屑病

皮肤念珠菌感染曾被认为是致病因素。目前一般认为系尿中尿素分解时产生的氨类引起的变态反应。12％～55％病例有银屑病家族史。多见于婴儿臀部及腹部首先发疹,为暗红或褐红色斑块,上覆银白色细薄鳞屑,周围有银屑病样丘疹损害,可蔓延至躯干和四肢近端。如经适当治疗,在1～10周可痊愈,愈后一般不复发,但有少数病例可在本病的基础上发展成脂溢性皮炎。异位性皮炎及银屑病。

(五)毛囊型银屑病

毛囊型银屑病是银屑病的一种特殊表现,一般呈急性期银屑病的表现,或发生单一的毛囊性丘疹。炎症明显:Auspitz征(＋＋)、皮疹主要分布于四肢伸侧及胸背部。组织病理学显示毛囊口及周围角化过度伴角化不全,角层内Munro微脓肿,颗粒层消失,棘层增生,真皮乳头毛细血管扩张充血,周围轻度单个核白细胞浸润。

六、银屑病伴发病

(一)关节炎

多见于关节型银屑病,银屑病患者的关节炎发病率约3倍于普通人群,关节炎可在银屑病之前或之后发生,目前尚未明了的是银屑病促进关节炎发生抑或关节炎促发银屑病。

(二)炎性肠病

溃疡性结肠炎较常见于银屑病患者。

(三)闭塞性血管病

有资料表明银屑病患者特别是男性患者的闭塞性血管病发病率增加,如血栓性静脉炎、心肌梗死、肺栓塞和脑血管意外。

(四)恶性肿瘤

银屑病是一种良性表皮过度增生为主的慢性易复发性皮肤病,本病的自然发生过程一般不易形成恶性肿瘤,但是在使用免疫抑制药或光化疗法治疗后,容易诱发肿瘤。20世纪50年代抗癌药物氨喋呤钠(白血宁)、甲氨蝶呤,20世纪70年代乙双吗啉等,确实陆续用来治疗银屑病,主要是抑制其上皮置换速度,对某些类型的银屑病确有疗效,但其不良反应严重,且发现以往应用过抗癌药物治疗的大批患者,复发率高,因此对此类药物用来治疗银屑病已提出疑问。近年来应用非抗癌药物如维A酸、维生素D及其衍化物和多种中药复方制剂治疗银屑病肯定有效,故在治疗上已不再单纯寄望于抗癌药物。

(五)贝赫切特综合征

贝赫切特综合征是全身性疾病,除口、阴部、眼三联征外,可以侵犯多系统多脏器及组织、皮肤。有报道贝赫切特综合征与银屑病并发1例,提示这两种疾病可能具备共同的致病因子。

(六)结节性红斑

结节性红斑是一种病因复杂的皮肤病,有人认为是机体对某些病原微生物抗原的一种迟发性过敏反应,也有人认为是一种免疫复合物疾病。有人报道结节性红斑伴发银屑病者,是否两病的发病机制都与自身免疫、血液循环障碍有联系,尚待进一步证实。

(贾　敏)

第四节　银屑病的诊断及鉴别诊断

一、诊断要点

（一）寻常型银屑病

1.临床特点

（1）典型皮损：边界清，形态大小不一的红斑，稍有浸润增厚，红斑表面上覆多层银白色鳞屑，刮除鳞屑，见一层淡红半透明薄膜，即"薄膜现象"，再刮除薄膜，可见小出血点，称"点状出血现象"。进行期，常在外伤或针孔处出现新皮损，称"同形反应"。

（2）头皮皮损出现点状凹陷似顶针样，变形、肥厚，失去光泽。皮肤皱襞部位易造成浸渍皲裂。

（3）皮损以头皮、躯干及四肢伸侧为主，黏膜如口腔、龟头损害较轻。

（4）初发多为青壮年，病程慢性，有一定季节性，冬重夏轻，可反复发生，亦有终生不愈者。

2.病程分三期

（1）进行期：急性发作阶段，伴"同形反应"。

（2）静止期：皮损稳定，旧疹不消，无新发疹。

（3）退行期：皮损减少，变薄，逐渐消退，留色素减退或色素沉着斑。

3.组织病理改变

主要为显著角化不全，可见 Munro 脓肿，颗粒层变薄或消失，棘层肥厚，表皮突延长，深入真皮。真皮乳头呈杵状向表皮内上伸，真皮浅层血管周围淋巴细胞浸润。

（二）脓疱型银屑病

1.临床特点

（1）皮损特点：在寻常型银屑病基础上出现浅表的无菌性脓疱，可融合成"脓湖"。

（2）皮损可泛发全身亦可局限于掌跖，口腔黏膜亦可累及，常见沟纹舌。

（3）伴发热，寒战，关节肿胀等全身症状。

（4）实验室检查：白细胞增高，血沉增快，可有低蛋白血症及低钙血症。

2.组织病理改变

表皮内海绵状脓疱，疱内多数为中性粒细胞。脓疱多位于棘细胞上层，真皮浅层血管扩张，周围有淋巴细胞和组织细胞及少量中性粒细胞浸润。

（三）关节病型银屑病

（1）典型的关节改变，多侵犯远端指（趾）间关节，常不对称，发生类风湿关节炎样损害，关节红肿、疼痛、变形及功能障碍。

（2）常与寻常型银屑病或脓疱型银屑病同时存在，多见于男性，病程迁延，关节炎随银屑病皮损的轻重而变化。

（3）实验室检查：类风湿因子阴性，血沉增快，X线检查见类似风湿关节炎的骨关节破坏。

（四）红皮病型银屑病

（1）银屑病活动期治疗方法不当或脓疱型消退过程中可转为本型。

（2）表现全身皮肤弥漫性潮红、肿胀和脱屑，在潮红斑浸润中，可见片状正常"皮岛"为本病特点之一。

(3)伴发热、畏寒、头痛及关节痛等不适,浅表淋巴结肿大。血白细胞可升高。

(4)本型病情顽固,愈后易复发。治愈后只见典型的银屑病损害。

二、鉴别诊断

根据本病的临床表现、皮疹特点及好发部位、发病与季节的关系等,一般诊断不难,但有时需要与下列疾病鉴别。

(一)银屑病与慢性湿疹

银屑病发病以青壮年为主,常伴银屑病家族遗传史。全身均可发病,以头皮、四肢伸侧较为常见,多在冬季加重。典型表现为边界清楚、形状大小不一的红斑,周围有炎性红晕,稍有浸润增厚,表面覆盖多层银白色鳞屑,鳞屑易于刮脱,刮净后为淡红发亮的半透明薄膜,刮破薄膜可见小出血点。

慢性湿疹常由急性、亚急性湿疹反复发作,经久不愈转变而来。追问病史,大多数患者先有粟粒大小、密集成片的丘疹、丘疱疹,或小水疱形成的斑片,基底潮红,抓破后有点状渗液及小糜烂面,由于反复搔抓刺激,皮损出现肥厚、苔藓化表现。

银屑病和慢性湿疹都是慢性病,常常反复发作,很难治愈。发生于头皮、面部、小腿、前臂伸侧及骶尾部的肥厚性银屑病、脂溢性皮炎样银屑病、湿疹样银屑病需与慢性湿疹相鉴别。

鉴别要点如下。

(1)慢性湿疹患者常有过敏体质,常伴荨麻疹、哮喘、过敏性鼻炎等过敏性疾病史,而银屑病无此特点。

(2)慢性湿疹有急性、亚急性、慢性期交替出现的特点,周期性发作,处于急性期时有明显的渗出倾向,而银屑病通常无此特点。

(3)慢性湿疹伴有色素沉着,其鳞屑不呈银白色。

(4)慢性湿疹常无系统损害表现,而银屑病有时可累及指(趾)甲和关节等处。

(5)慢性湿疹可伴血嗜酸性粒细胞和(或)IgE 水平增高,而银屑病则很少出现。

(二)银屑病与神经性皮炎

神经性皮炎是以阵发性皮肤瘙痒和皮肤苔藓化为特征的慢性皮肤病。多见于成年人,儿童一般不发病。目前认为精神因素是发生本病的主要诱因,如情绪波动、精神过度紧张、焦虑不安等均可使病情加重和反复。其次,局部刺激如衣领摩擦、化学物质刺激、反复搔抓等均可诱发本病的发生。本病初发时仅有瘙痒感,而无原发皮损,由于搔抓及摩擦,皮肤逐渐出现粟粒至绿豆大小的扁平丘疹,圆形或多角形,坚硬而有光泽,呈淡红色或正常皮色,散在分布。因有阵发性剧痒,患者经常搔抓,丘疹逐渐增多,日久则融合成片,肥厚、苔藓样变。发生于颈项部、肘部、腰骶部的肥厚性银屑病需与神经性皮炎相鉴别,两者鉴别要点如下。

(1)神经性皮炎多见于成人,无遗传史。银屑病可见于各个年龄段,并常伴有家族遗传史。

(2)神经性皮炎常伴紧张、焦虑、脾气急躁、睡眠差等特征,发病与季节、饮食无关。而银屑病发病有一定季节性特征,常冬重夏轻。

(3)神经性皮炎好发于易摩擦、搔抓部位,反复刺激后局部起疹,可局限发病或泛发。银屑病常对称泛发,不局限于摩擦部位。

(4)神经性皮炎的特征性皮疹为苔藓样变,皮肤浸润肥厚,嵴沟明显,表面附少量鳞屑,伴有抓痕、血痂。而银屑病表现为银白色鳞屑性红斑样损害。

(5)神经性皮炎除皮肤症状外无系统受累表现,而银屑病有时可累及黏膜、指(趾)甲、关节等处,并可引起系统损害表现。

(三)银屑病与痒疹

痒疹以成年人多见,损害初起为淡红色或红色丘疹,很快变成为圆顶形坚实结节,由豌豆到指甲大小,一般呈灰褐色或红褐色。损害表面角化、粗糙,呈疣状,触之有坚实感。自觉剧烈瘙痒,可自行消退并遗留色素沉着或瘢痕,也可因搔抓致结节顶部出现血痂、抓痕和苔藓样变。损害常发生在四肢,尤其以小腿伸侧多见,也可以发生背部或其他部位。发生于四肢伸侧的疣状银屑病、蛎壳状银屑病需与结节性痒疹相鉴别。鉴别要点如下。

(1)痒疹好发于成年女性,无家族遗传史。银屑病发病以青壮年为主,常伴家族遗传史。

(2)痒疹发病与季节无关,常有反复搔抓史。而银屑病发病有明显的季节特征,常冬重夏轻。

(3)痒疹主要分布于四肢,以小腿伸侧为多。银屑病好发于头皮、躯干及四肢伸侧,部分病患可累及黏膜。

(4)痒疹的典型皮损为结节,表面粗糙,红褐色或黑褐色,触之有坚实感而银屑病为银白色鳞屑性红斑样损害。

(5)痒疹除皮肤症状外无系统受累表现,而银屑病有时可累及指(趾)甲关节等处,并可引起系统损害表现。

(6)痒疹可伴血嗜酸性粒细胞和(或)IgE 水平增高,而银屑病很少出现。

(四)银屑病与药疹

药疹是指药物通过注射、内服、吸入等途径进入人体后引起的皮肤、黏膜反应。药疹临床类型复杂,呈多种多样,可类似其他皮肤病和发疹性传染病,但基本特点是发病突然,一般均对称分布(固定型药疹除外),泛发全身或偶仅限于局部,损害多形,可表现为弥漫性水肿性红斑、斑丘疹、水疱、大疱、糜烂等,常伴瘙痒,可累及黏膜及内脏系统。临床上按皮损形态可分为十几种亚型。银屑病与药疹表现都呈多样性。应注意湿疹样银屑病应与湿疹样型药疹相鉴别;扁平苔藓样银屑病需与苔藓样药疹相鉴别;钱币状银屑病需与多形红斑型药疹相鉴别;脓疱型银屑病需与急性泛发性发疹性脓疱病型药疹相鉴别;红皮病型银屑病需与红皮病型药疹相鉴别等。它们共同的鉴别要点如下。

(1)银屑病发病多见于青壮年,常有家族史。药疹可发于任何年龄段,成人与儿童均可发病,与家族遗传史无关。

(2)银屑病的发生与季节有一定关系,常冬重夏轻。药疹的发病与此无关,但发病前有明确的用药史。

(3)银屑病好发于头皮、躯干及四肢的伸侧,特征性皮疹为银白色鳞屑性红斑样损害,少数情况下可累及黏膜。药疹通常泛发全身,表现为红斑、丘疹鳞屑、水疱、脓疱及糜烂、渗出等损害,常常侵犯口唇及外阴等黏膜部位。

(4)两种疾病都能引起系统损害,但药疹更易出现明显的全身症状,如恶寒、高热、头痛、食欲减退、淋巴结肿大、腹痛、腹泻、恶心、呕吐等。

(5)实验室检查银屑病通常无异常,而药疹可表现为外周血白细胞总数增多,嗜酸性粒细胞增多,肝肾功能及电解质异常等。

（五）头皮银屑病与头皮脂溢性皮炎

头皮是银屑病的好发部位，皮损可以单独发生在头皮，也可合并其他部位。据统计，寻常型银屑病初发于头皮者占 46.9%，而整个病程中有头皮受累的可达 65.7%。头皮处的银屑病一般表现为边界清楚的、覆盖厚鳞屑的斑块，常常沿着发际分布，又因鳞屑与头皮的皮脂相互交杂，呈现灰白色。由于增厚鳞屑紧缩，头发可以成束状犹如毛笔，称为"束状发"，但一般不引起脱发。这种"束状发"的表现是头皮银屑病的一个重要特征。

头皮脂溢性皮炎开始为头皮轻度潮红斑片，上面覆盖灰白色糠状鳞屑，伴轻度瘙痒，皮疹扩展，可见油腻性鳞屑性地图状斑片，呈大块弥漫状，如繁星点点散布于头皮或发际，用手搔抓，则鳞屑纷纷落下。发生在头皮的银屑病与脂溢性皮炎鉴别要点如下。

（1）头皮银屑病可发于不同年龄段，常冬重夏轻，常伴有家族史。头皮脂溢性皮炎常见于青壮年及新生儿，发病与遗传及季节无明显关联。

（2）头皮银屑病可单见于头皮，但大多数情况下躯干、四肢等处可见到典型银屑病的损害。头皮脂溢性皮炎可仅单发生或同时见于面部、前胸等皮脂腺丰富区域。

（3）头皮脂溢性皮炎的皮损边界不清，表现为灰白色糠秕状或油腻性鳞屑性厚痂，基底部浸润较轻，鳞屑少而薄，呈油腻性，带黄色，刮除后无点状出血。而头皮银屑病皮损边界清楚，呈点滴状或斑片状，其上覆有白色厚鳞屑，厚痂也非油腻性。

（4）头皮脂溢性皮炎无束状发，常伴脱发。而头皮银屑病往往呈特征性的"束状发"，白色鳞屑与头皮结合紧密，强行剥离鳞屑可见点状出血，无明显脱发。

（六）头皮银屑病与头癣

头癣是皮肤癣菌引起的头发和头皮的浅部真菌感染，好发于儿童，传染性较强。按照头癣的症状不同，可分为黄癣、白癣和黑点癣。其中最常见的是黄癣，俗称"秃疮"或"癞痢头"。典型皮损为早期毛根处形成针头或绿豆大小丘疱疹，继而变为脓疱，脓疱干燥后形成硫黄色干痂。皮损扩大，痂皮融合变厚，边缘翘起，中央黏着于头皮而略凹陷，中心可有毛发贯穿，愈后形成萎缩性瘢痕；病发参差不齐，干涸无光泽，遗留永久性秃发。头皮银屑病与头癣鉴别要点如下。

（1）头皮银屑病可发于不同年龄段，多见于青壮年。而头癣多见于儿童及成人。

（2）头皮银屑病常常冬重夏轻，常伴家族史。头癣无此特点，但有与头癣患者或动物密切接触史。

（3）头皮银屑病可合并躯干、四肢等处出现典型银屑病的损害。头癣可合并身体其他部位出现体癣、甲癣等。

（4）头皮银屑病常累及发际线，皮损为银白色鳞屑性斑块，边界清楚，头发可呈特征性的"束状发"，不易拔除，无折断。头癣的病发干燥无光，易折断并有脱发，部分病程较长的头癣患者可形成瘢痕，遗留永久性秃发。

（5）取病发真菌镜检＋培养头皮银屑病呈阴性反应；头癣则可见到发内及发外孢子及菌丝，真菌培养阳性。

（6）病变区滤过紫外线灯检查头皮银屑病呈阴性反应，头癣可见到暗绿色或亮绿色荧光。

（七）银屑病与玫瑰糠疹

玫瑰糠疹多发于青年人或中年人，儿童与老年人少见，无性别差异。以春秋季多发。初起损害是在胸、颈、躯干或四肢出现直径为 1～3 cm 大小的玫瑰色淡红斑或黄褐色斑片，边缘微高起,有细薄的糠秕样鳞屑,称为"母斑",数目为1～3个。之后躯干与四肢近侧端相继有泛发性成批的皮损出现,常对称分布,皮损较母斑为小,形态与母斑基本相同,称为"子斑"。斑片大小不一,常呈椭圆形,中间有细碎的鳞屑,皮损的长轴与皮纹一致。伴轻度瘙痒或者无痒感。点滴状银屑病、钱币状银屑病、地图状银屑病需与玫瑰糠疹相鉴别。其鉴别要点如下。

(1)银屑病可发于不同年龄段,多见于青壮年。而玫瑰糠疹易发病于少年及青年人。

(2)银屑病多冬重夏轻,易反复发作,并常伴家族遗传史。而玫瑰糠疹常在春秋季好发,起病前可有上呼吸道感染的前驱症状,病程呈自限性,不易复发,与家族史无关。

(3)银屑病好发于躯干及四肢伸侧,为银白色鳞屑性丘疹及斑丘疹,皮疹瘙痒明显。而玫瑰糠疹常好发于躯干和四肢近端,通常不累及头部。皮损多为泛发性圆形或椭圆形小斑片,中央色泽鲜艳呈橙红色,边缘微隆起呈淡红色,境界清楚,上覆糠秕样细薄鳞屑,常可见"母斑"和"子斑",且皮损长轴与皮纹平行。皮疹多轻度瘙痒或者无痒感。

(八)银屑病与二期梅毒

二期梅毒疹多以自觉症状轻微、分布广而稠密、对称性发疹为特点。其主要类型有:①斑疹型梅毒疹:最为多见,主要分布在躯干和四肢近端内侧,大小不等,常呈圆形、椭圆形,呈铜红色或暗红色。②丘疹型梅毒疹:一般为直径2～5 cm的小丘疹,丘疹初为铜红色,后转呈褐色。一般基质坚硬,表面可有少量鳞屑,此类疹型内含梅毒螺旋体,传染性很强。③脓疱型梅毒疹:初为斑疹,以后隆起,顶部生小脓疱。分布较广,此类患者一般营养较差。

二期梅毒疹是皮肤病里的"模仿大师",临床上特别容易和其他皮肤病相混淆,银屑病与二期梅毒疹的鉴别要点如下。

(1)银屑病可发生于不同年龄段。二期梅毒疹多见于性活跃的青中年男女。

(2)银屑病易反复发作,常有家族史,与季节、饮食、精神等因素有关。而二期梅毒发病与不洁性接触史、输血史或手术史有关。

(3)银屑病呈银白色鳞屑性红斑或丘疹,瘙痒明显。而二期梅毒常呈铜红色或暗红色斑疹,上附细糠状鳞屑,自觉症状轻。

(4)银屑病较少引起淋巴结肿大。而二期梅毒通常引起全身性淋巴结的肿大。

(5)实验室检查银屑病梅毒特异性血清学反应阴性,而二期梅毒特异性梅毒血清学反应呈阳性。

(九)银屑病与扁平苔藓

扁平苔藓是一种不明原因引起的累及皮肤、毛囊、指(趾)甲、黏膜的慢性炎症性疾病,多发于中年人,特征性皮疹表现为紫红色多角形或类圆形扁平丘疹斑块,边界清楚,表面有Wickham纹。好发于手腕、前臂、下肢远端和骶骨前区,多伴有明显瘙痒感。发生在躯干、四肢、黏膜及指(趾)甲的银屑病应注意与扁平苔藓相鉴别,二者的鉴别要点如下。

(1)银屑病可发生于任何年龄段,最常见于青壮年,无性别差异。扁平苔藓好发于30～60岁成人,女性多见。

(2)银屑病易反复发作,常伴家族史,与季节、饮食、精神等因素有关。而扁平苔藓与此类因素无明显关联。

(3)银屑病皮损为鳞屑性红斑,上覆银白色鳞屑,Auspitz征(＋)。而典型的扁平苔藓皮损为紫红色多角形或类圆形扁平丘疹,边界清楚,表面有Wickham纹。

(4)两病都可累及黏膜,银屑病黏膜受累者表现为光滑干燥性红斑,其上少许鳞屑。而扁平苔藓黏膜受累可表现为丘疹、斑块、糜烂、萎缩及大疱,其黏膜损害较银屑病更为常见及严重。

(5)银屑病甲受累表现为甲板上有点针状凹陷,还可出现纵嵴、横沟、混浊、肥厚、游离或甲板畸形。而扁平苔藓甲损害表现为甲板变薄、纵嵴、远端甲板分裂、甲溶解及甲下角化过度。

(十)银屑病与毛发红糠疹

毛发红糠疹病因尚不明确,可能与遗传因素、维生素缺乏、角化障碍、内分泌功能障碍、肝病、感染等有关。患者头皮先出现较厚的灰白色糠样鳞屑,随后面部出现黄红色干性细薄鳞屑,类似于干性脂溢性皮炎,继而可泛发全身。皮疹的临床特征为小的毛囊角化性丘疹和散在性融合成糠秕状鳞屑性棕红色斑片或斑块,对称分布。77%～97%的患者有掌趾过度角化。皮疹严重时可泛发全身,发展成干燥鳞屑性红皮病。两者的鉴别要点如下。

(1)银屑病可发生于任何年龄段,最常见于青壮年。毛发红糠疹好发于1～10岁儿童和40～50岁的成人。

(2)银屑病常随季节反复发作。而毛发红糠疹发病与季节无关。

(3)银屑病皮损为鳞屑性红斑,上覆银白色鳞屑,Auspitz征(＋),无明显毛囊性丘疹和掌跖角化。而典型的毛发红糠疹的皮损为小的毛囊角化性丘疹和散在性融合成糠秕状的鳞屑性棕红色或橘红色斑片或斑块,呈"鸡皮"样外观触摸时有粗糙或刺手感。掌跖角化明显。

(4)两病都可累及指(趾)甲和毛发。毛发红糠疹表现为指甲混浊肥厚,甲下过度角化,表面有嵴纹,但无银屑病甲的特征性点状凹陷;毛发红糠疹累及毛发时可出现弥漫性脱发,而银屑病累及毛发不会引起脱发。

(十一)银屑病甲损害与甲癣

当银屑病侵犯指(趾)甲时要注意和甲癣相鉴别,两者的鉴别要点如下。

(1)银屑病甲只出现在有银屑病史的患者身上。甲癣可出现在任何人群常合并有甲外伤史或者身体其他部位真菌感染史。

(2)银屑病甲病程缓慢,可随银屑病的好转而缓解。而甲癣不会自行缓解,呈进行性加重,若不治疗可迁延终生。

(3)银屑病甲最常见的损害是甲母质受累导致的点状凹陷,此外还可见到点状出血、甲剥离、变色和甲下角化过度等。而甲癣感染常始于甲的前缘或侧缘,常伴有邻近皮肤的感染。甲板的破坏以角化增生为主,表现为甲的色泽改变、质地松软、厚度增加,有时可见甲板与甲床分离。

(4)银屑病甲通常会累及多个指甲,并呈对称分布。而甲癣常是单个甲先受累,其他邻近甲可以正常。

(5)病甲真菌涂片及培养银屑病甲呈阴性反应,而甲癣可找到真菌菌丝及孢子,培养呈阳性。

(十二)银屑病与副银屑病

副银屑病临床上与银屑病非常类似,两者的鉴别要点如下。

(1)银屑病可发生于任何年龄段,最常见于青壮年,发病无性别差异。而副银屑病多见于青年及中老年人,男性多于女性。

(2)银屑病易反复发作,常伴家族史,与季节、饮食、精神等因素有关。而副银屑病病因不清,通常与此类因素无关。

（3）银屑病好发于躯干及四肢伸侧，常累及头皮、甲及黏膜，有明显瘙痒感。而副银屑病皮疹以躯干两侧、四肢屈侧为多，一般不累及头面、甲及黏膜皮疹无明显自觉症状。

（4）银屑病通常只表现为鳞屑性红斑或丘疹，典型皮疹 Auspitz 征（＋）。而副银屑病除鳞屑性红斑或丘疹外，还可表现为丘疱疹、水疱、大疱、溃疡、坏死、结痂、凹陷性瘢痕等损害，其 Auspitz 征（－）。

（十三）银屑病关节炎和类风湿关节炎鉴别

类风湿关节炎是一种以对称性多关节炎为主要临床表现的自身免疫性疾病，以关节滑膜慢性炎症、关节的进行性破坏为特征。两个病可以通过发病情况、临床表现、实验室检查和影像学检查以资鉴别，但两者也可共存。

发病情况：银屑病关节炎男女无差异，好发年龄为 30～50 岁；而类风湿关节炎男、女性之比为 1∶3，好发年龄是 40～60 岁。

临床表现：关节炎的鉴别包括以下内容：①发病时关节分布，银屑病关节炎具有不对称性，而类风湿关节炎是对称发作的；②受累关节数，银屑病关节炎是寡关节（即少关节），而类风湿关节炎是多关节；③手足受累部位，银屑病关节炎是指（趾）远端，而类风湿关节炎是指（趾）近端；④累及区域，银屑病关节炎可以是同一根手指的全部关节，而类风湿关节炎是多个手指的同一关节（比如多个近端指关节）；⑤银屑病关节炎病变关节可以为紫色，而类风湿关节炎不会出现类似改变；⑥银屑病关节炎可以出现脊柱受累和骶髂关节炎，而类风湿关节炎很少累及脊柱，不会出现骶髂关节炎。

此外，银屑病性关节炎常有银屑病皮损和甲病变、腊肠样的指（趾）炎和起止点炎，而类风湿关节炎不伴有上述改变。

实验室检查：类风湿因子检测，类风湿关节炎患者几乎 100％出现阳性，而银屑病性关节炎仅有 2％～16％阳性。

影像学表现：银屑病性关节炎有特殊的 X 线表现，如笔帽样改变，部分患者有脊柱和骶髂关节病变。而类风湿关节炎 X 线以关节侵蚀性改变为主。两者可能共存，但是非常少见。

（贾　敏）

第五节　银屑病的中医治疗

一、治疗原则

中医治疗银屑病遵循中医药治疗的基本原则，即关注整体，辨证论治，内外结合。中医的整体观体现了天人合一的观点，在治疗银屑病时，除了要关注疾病的具体情况外，还要根据患者的地域、性别、年龄、季节、社会地位、生活环境及生活方式、情绪变化等因素，进行积极的干预调整，在关注具体的皮损同时，还要关注患者先天禀赋、气血津液、经络脏腑的病理变化，整体调理。即要达到人与自然的和谐统一，人与社会的和谐统一，人体整体的和谐统一。

辨证论治常用的治则是凉血解毒、养血解毒、活血解毒，此外根据不同的兼证还应常用祛风、除湿、润燥止痒、温经通络等治则。

外治疗法的原则是要根据具体的皮损选择相应的治法、药物、剂型,以达到凉血消斑、润燥、止痒等功效。

二、治疗特点

中医治疗银屑病更关注整体,中医认为银屑病形于外而实发于内,"没有内乱,不得外患",发病与经络的通畅与否、脏腑的盛衰、气血的充盈与否都是息息相关。而且认为疾病与自然、社会的因素息息相关,注重天人合一,所以在治疗时注意根据患者身体整体情况及不同环境、季节、体质调整药物,注意针对患者的不良情绪进行疏导,对不良的生活习惯加以告诫进行调整。所以在治疗皮损的同时,往往也改善了伴随的其他不适症状,对生活质量的改善更加明显。

中医药治疗采用的药物以天然植物为主,相对来说安全、不良反应少,中药一般使用复方,耐药及停药病情反跳发生较少。而银屑病是慢性疾病,往往需要长期用药,中医药安全性较高,具有一定优势。

三、辨证施治

寻常型银屑病的早期、进行期或急性复发,以及脓疱型和红皮病型银屑病以血热为主,可表现为风热、湿热、火毒等实证;寻常型银屑病静止期迁延日久以血瘀为多,消退期以血虚风燥证多见;关节病型银屑病常表现为风湿寒痹证或脾肾阳虚证。

1. 风热血热证(常见于寻常型进行期)

(1)证候特点:皮损不断增多,自觉瘙痒,常于夏季加重,伴有怕热,小便黄赤,大便干结。舌红,苔薄黄,脉滑数。

(2)治法:疏风消热,凉血化斑。

(3)方药:消风散合犀角地黄汤加减。基本处方:荆芥9g,防风9g,牛蒡子9g,苦参3g,知母9g,石膏12g,生地黄15g,水牛角9g,赤芍9g,牡丹皮9g,甘草9g。每日1剂,水煎服。

(4)加减:咽喉疼痛者加大青叶9g、浙贝母9g以利咽解毒;大便秘结者加大黄3g(后下)、厚朴6g,枳实6g以通腑泄热。

(5)常用中成药:复方青黛胶囊、丹清胶囊、消银颗粒、克银丸、消风止痒颗粒。

2. 血虚风燥证(常见于寻常型消退期)

(1)证候特点:病情迁延日久,皮疹有苔藓样变,皮肤干燥、肥厚。在关节伸侧可有皲裂、疼痛,可伴头晕眼花、面色㿠白,舌淡苔薄,脉濡细。

(2)治法:养血祛风润燥。

(3)方药:养血祛风润肤汤加减。基本处方:当归9g,熟地黄15g,天门冬9g,麦门冬9g,黄芩6g,生黄芪9g,桃仁3g,天花粉9g,甘草9g。每日1剂,水煎服。

(4)加减:心烦失眠者加酸枣仁12g、夜交藤9g以养心安神;口干咽燥者去生黄芪,加石膏12g(先煎)、知母6g以清热生津除烦。

(5)常用中成药:紫丹银屑胶囊、苦丹丸、润肤丸、当归饮子丸、润燥止痒胶囊、乌蛇止痒丸、湿毒清胶囊。

3. 湿热蕴结证(多见脓疱型或红皮病型)

(1)证候特点:多发于腋窝、腹股沟等皱襞部位,红斑糜烂,浸渍流滋,瘙痒,或掌跖部有脓疱,多阴雨季节加重,伴胸闷纳呆,神疲乏力,下肢沉重,或带下增多,色黄,苔薄黄腻,脉濡滑。

(2)治法:清热利湿。

(3)方药:萆薢渗湿汤加减。基本处方:萆薢9g,薏苡仁15g,黄柏6g,牡丹皮9g,泽泻9g,滑石12g,赤芍9g,车前子9g,甘草6g。每日1剂,水煎服。

(4)加减:对于皮损广泛、脓疱较多者,可加蒲公英9g、土茯苓15g、忍冬藤15g等清热解毒。

4.火毒炽盛证(多见于红皮病或脓疱型)

(1)证候特点:全身皮肤发红,或呈暗红色,甚则稍有肿胀,鳞屑较少,皮肤灼热,或密布小脓疱。伴壮热口渴,便干溲赤,舌红绛,苔薄,脉弦滑数。

(2)治法:清热解毒凉血。

(3)方药:黄连解毒汤合五味消毒饮加减。基本处方:黄连3g,黄柏6g,黄芩12g,栀子3g,蒲公英9g,金银花9g,野菊花6g,天葵子6g,紫花地丁9g,甘草6g。每日1剂,水煎服。

(4)加减:壮热、神昏、烦躁者加服安宫牛黄丸或至宝丹以通窍清热解毒;大便秘结者加大黄3g(后下)、芒硝3g(冲服)以通腑泄热。

5.血瘀证(常见于寻常型静止期迁延日久者)

(1)证候特点:病程较长,反复发作,经年不愈,皮损紫黯或色素沉着,鳞屑较厚,有的呈蛎壳状,或伴有关节活动不利,舌有瘀斑,苔薄,脉细涩。

(2)治法:活血化瘀,养血润燥。

(3)方药:桃红四物汤加减。基本处方:桃仁3g,熟地黄15g,当归9g,赤芍9g,川芎9g,丹参9g,甘草6g。每日1剂,水煎服。

(4)加减:皮损色紫黯,病情严重,血瘀较甚者酌加三棱3g、莪术3g等破血之品。

(5)常用中成药:郁金银屑片、银屑灵、大黄䗪虫丸。

6.风湿寒痹证(多见关节病型初起)

(1)证候特点:皮疹红斑不鲜,鳞屑色白较厚,抓之易脱,常冬季加重或复发,夏季减轻或消失。伴畏冷,关节酸楚或疼痛,瘙痒不甚,苔薄白,脉濡滑。

(2)治法:疏风散寒,和营通络。

(3)方药:桂枝汤加减。基本处方:桂枝9g,白芍9g,炙甘草6g,生姜3片,大枣10枚,白芷9g,白鲜皮6g,地肤子9g,当归9g。每日1剂,水煎服。

(4)加减:如有关节畸形、功能障碍者,可去白芷、牛蒡子等解表之品,加羌活9g、独活9g、桑寄生9g、桑枝9g、秦艽9g、威灵仙9g以祛除风湿,活络通经。

7.脾肾阳虚证(多见关节病型日久)

(1)证候特点:病久不愈,皮损为淡红色或黯红色浸润斑片,鳞屑干燥,关节受累日久,肿痛变形,功能障碍,爪甲增厚,灰暗无光泽;伴神疲乏力,腰膝酸软,舌质淡嫩,苔薄,脉沉细。

(2)治法:温阳化瘀,健脾补肾。

(3)方药:附子理中汤合济生肾气丸加减。基本处方:附子6g,党参9g,白术9g,干姜6g,菟丝子9g,炙甘草6g,山药15g,茯苓15g,丹参9g,黄芪15g,白花蛇舌草9g。每日1剂,水煎服。

(4)加减:脾阳虚重者加人参9g以温中回阳,补脾益气;肾阳虚重者加鹿茸3g(另炖)、巴戟天 9 g 以壮肾阳,益肾阴。

四、外治疗法

1.中药湿敷

适用于血热证,皮损色红者。选取清热凉血、燥湿解毒中药按 3%～10% 比例加水煎汤待凉,以 8 层纱布浸湿后贴敷患处,每次 20～40 min,每日 1～2 次。

2.中药浸浴

适用于血燥证、血瘀证,皮损色暗或淡,静止或趋于消退者。根据病情选用养血活血润燥止痒药物,煎汤浸浴或熏蒸,每次 20～40 min,每日或隔日 1 次,或可根据病情选用矿泉浴治疗。

可根据病情选用腿浴治疗器、智能型中药熏蒸汽自控治疗仪、熏蒸床(坐式)医用智能汽疗仪等中医诊疗设备。

3.中药软膏

根据病情选用清热解毒、润肤止痒等中药软膏外涂患处,以安抚为主,避免刺激,每日 2 次。肥厚皮损可使用封包方法。

4.体针

取大椎、曲池、合谷、血海、三阴交、陶道、肝俞、脾俞等穴位,采用泻法。留针 20～30 min,每日或隔日 1 次。或穴位注射,每日或隔日 1 次。进行期禁用,使用时注意有无同形反应。

5.拔罐、走罐

进行期禁用。适用于肌肤丰厚处,皮损肥厚、顽固经久不退者。可采用走罐疗法,拔罐时先在所拔部位的皮肤或罐口上,涂一层凡士林等润滑剂,再将罐拔住。然后医者用右手握住罐子,向上、下或左、右需要拔的部位,往返推动,至所拔部位的皮肤红润、充血,甚至瘀血时,将罐起下。每日或隔日 1 次。

6.毫针治疗

主穴:大椎、肺俞、曲池、合谷、血海、三阴交。配穴:头面部配风池、迎香,上肢配支沟,下肢配足三里、丰隆。手法:平补平泻。每 10 次为 1 个疗程。

7.艾灸疗法

将艾条一端点燃,在距离患处皮肤约 3.3 cm 左右灸局部,以灼热不痛,灸至皮肤红晕为度,每日 1～2 次,每次 15～20 min,10 次为 1 个疗程。

8.耳针治疗

主穴:肺俞、神门、内分泌;配穴:心、大肠。留针 20～30 min,隔日 1 次,10 次为 1 个疗程。

9.水针治疗

主穴:肺俞;配穴:足三里、曲池。方法:在所选穴位上常规消毒后选用适宜的注射器,准确进针至一定深度,回抽无血即可推进药液或自身血液。

10.皮肤针治疗

用右手持针柄均匀有力地弹叩皮损,先轻后重,至皮肤潮红或微量出血为度。隔日 1 次,10 次为 1 个疗程。

11.放血疗法

取患者第 1 至第 12 胸椎两侧各旁开 0.5～1.5 寸处摩擦数次,充分暴露反应点,常规消毒,以三棱针挑破皮肤,挤出血 1～2 滴,以消毒棉签擦去血液,隔日 1 次,1 周为 1 个疗程。

12.穴位注射

主穴:肺俞;配穴:曲池、足三里。常用药为当归注射液,7～10 天为 1 个疗程,疗程间隔 1 周。

13.埋线疗法

取穴以背部为主,配用四肢穴位。方法:穴位皮肤常规消毒,做普鲁卡因埋线点局麻,将三角针穿线后用热盐水清洗,第一次从大椎穴进针至第 3 胸椎棘突出针;第二次从第 4 胸椎棘突进针至第 7 胸椎棘突出针;第三次从第 9 胸椎棘突进针至第 11 胸椎棘突出针;第四次从大杼穴进针经风门、肺俞、膈俞,剪断肠线,针口消毒后用 2 cm 纱布固定。

五、银屑病的预防

1.精神心理因素

皮肤是人体内部心理活动的表达器官之一,从某种意义讲,银屑病属于皮肤心身疾病。银屑病患者的精神因素、生活质量和病情严重性之间存在密切关联。很多患者病情长久未复发,但是由于受到重大精神刺激,如亲人亡故、打仗斗殴等使患者精神紧张,继而出现失眠多梦,心烦意乱,而后燥热、瘙痒,出现银屑病皮损。

因此精神紧张是银屑病发生和加重的促发因素。银屑病患者要保持心情愉快,心态平和、遇事不急不躁。保持充足睡眠,培养健康的兴趣爱好。与家人朋友共同维护融洽的家庭气氛,和睦的夫妻、亲朋、同事、邻里关系。如遇重大生活事件,要学会疏导压力,提高心理承受能力,热爱生活,对生活充满信心。对于出现较重焦虑、抑郁症状者,要积极寻求医生帮助,接受心理治疗。

2.预防感染

大量研究显示银屑病与感染相关。其中链球菌感染不仅与急性点滴型、斑块型银屑病关系密切,与关节病型、脓疱型银屑病都有关。因此,换季时要注意保暖,多饮水,预防感染及咽炎的发生。如有咽痛或皮肤感染要及时就医。

3.避免受潮着凉

中医学认为外感风寒之邪外袭可诱发银屑病。就是说居住环境潮湿、天气寒冷易外感风寒,可使银屑病发生或加重。因此患者应尽量避免大冷大热刺激皮肤,保持居住场所通风干燥。

4.不破坏皮肤屏障功能

银屑病本身存在皮肤屏障功能明显受损,皮肤经水分丢失量增多,在治疗过程中不正确的护理方式也会对皮肤屏障造成再次损伤,且与疾病严重程度相关。因此患者应避免采用药物或其他方式过度治疗,使皮肤屏障功能遭到进一步破坏,并将屏障功能的修复作为治疗银屑病必不可少的一部分。

5.避免物理性创伤

银屑病皮损存在同形反应,因此应避免对皮肤的搔抓、磕碰、切割、烧烫等各种损伤。

(贾　敏)

第六节 银屑病临床常用方剂

一、血热内蕴证

1. 银屑汤

白花蛇舌草、大青叶、生地黄、金银花、黄芪、丹参、甘草各 9 g，当归、炒槐花、苦参各 6 g，大枣 9 g。每日 1 剂，水煎分服 2 次。加减：进行期者，加牡丹皮 9 g，黄芩、大黄各 6 g；静止期者，去黄连，加白芍、鸡血藤各 9 g；瘙痒甚者，加威灵仙 9 g；上肢甚者，加桑枝 9 g；下肢甚者，加木瓜 9 g、牛膝 9 g。

2. 清银汤

生槐花、板蓝根各 9 g，金银花、丹参各 9 g，白花蛇舌草、牡丹皮、赤芍、鸡血藤各 9 g，重楼 9 g，甘草 6 g。每日 1 剂，水煎分服 2 次。

3. 清热消银汤

白鲜皮、紫草、生地黄各 9 g，金银花(后下)、荆芥各 9 g，赤芍、白芷、防风、桑白皮各 9 g，连翘、红花各 6 g，甘草 9 g。每日 1 剂，水煎分服 2 次。加减：血热甚者，加水牛角(先煎)9 g，玄参、牡丹皮各 9 g；血虚者，加制何首乌 9 g，当归 9 g，熟地黄 15 g；血瘀者，加丹参 12 g，三棱、莪术各 6 g；湿热者，加生薏苡仁、土茯苓各 15 g，苍术 9 g；鳞屑厚不易脱落者，加丹参 9 g，黄芪 9 g，当归 9 g；痒甚者，加苦参、蒺藜各 6 g；斑块硬厚者，加海藻、昆布各 9 g。

4. 克银汤

蒺藜 9 g，白鲜皮、苦参、乌梢蛇、生地黄、丹参各 9 g，当归、紫草、赤芍、牡丹皮、荆芥、防风各 9 g，甘草 9 g。每日 1 剂，水煎分服 2 次。

5. 抗银 1 号汤

生地黄、白花蛇舌草、土茯苓各 9 g，白鲜皮 6 g，丹参、大青叶、生槐花各 6 g。牡丹皮、赤芍、紫草各 9 g，山豆根 3 g，甘草 9 g。每日 1 剂，水煎分服 2 次。

6. 土白解毒消银饮

土茯苓、白花蛇舌草、鸡血藤各 9 g，乌梅、蒲公英、野菊花各 9 g，生地黄、牡丹皮、赤芍、紫草、白鲜皮、白茅根各 9 g，黄柏 6 g，甘草 6 g。每日 1 剂，水煎分服 2 次。

7. 凉血解毒汤

水牛角(先煎)9 g，茯苓 15 g。赤芍、丹参、生地黄各 9 g，紫草 15 g，醋莪术、甘草各 9 g。每日 1 剂，水煎分服 2 次。加减：咽痛者，加金银花、山豆根、浙贝母各 9 g；瘙痒明显者，加防风 9 g；皮疹发展迅速者，加生石膏 15 g，知母 9 g；皮疹稳定，四肢伸侧皮损肥厚者，加当归、鸡血藤各 9 g；脾虚便溏者，加白术 12 g。

8. 凉心解毒重楼汤

生地黄、重楼、土茯苓、生槐花、白鲜皮各 9 g，赤芍、紫草各 9 g。每日 1 剂，水煎分服 2 次。

9. 凉血解毒紫草汤

生地黄、玄参、牡丹皮各 9 g，当归、黄柏、土茯苓、苦参、金银花、重楼、赤芍、紫草各 9 g。每日 1 剂，水煎分服 2 次。同时，以苦参、牡丹皮、重楼、土茯苓各 9 g，花椒、枯矾、红花各 6 g，加水 1 500 mL，煎取药液 1 200 mL，外洗皮损处，每日 2 次，每剂使用 3 日。

10. 凉血消风汤

生地黄 30 g，水牛角（先煎）、龙骨（先煎）各 20 g，牡丹皮 9 g，甘草 6 g。每日 1 剂，水煎分服 2 次。皮温高、色鲜红者，加黄连 3 g，黄芩、黄柏各 6 g；皮损干燥、鳞屑厚多者，酌加玄参 9 g，麦门冬、玉竹、墨旱莲、石斛各 9 g，天花粉、女贞子各 9 g；大便时干时溏、舌苔腻者，加党参、土茯苓各 9 g，白术 12 g，决明子 9 g；眠差者，加合欢皮 9 g，珍珠母（先煎）15 g；痒甚者，加蒺藜、蝉蜕各 6 g，地肤子 9 g。

11. 凉血解毒银屑汤

黄芩、生地黄各 9 g，黄芪 12 g，丹参、防己、牡丹皮各 9 g，当归、徐长卿各 6 g，苦参、山豆根各 3 g，麻黄、红花各 6 g。每日 1 剂，水煎分服 2 次。

12. 消银解毒汤

生地黄、丹参各 12 g，白花蛇舌草、紫草、当归各 9 g，防风 9 g，黄连 3 g，全蝎 3 g。每日 1 剂，水煎分服 2 次。血热毒盛者，加大青叶、生槐花各 6 g；血燥者，加玄参、土茯苓各 9 g；皮肤红肿者，加栀子 3 g、牡丹皮 6 g；脾虚者，加焦白术、茯苓各 12 g；风盛瘙痒者，加白鲜皮、苦参各 6 g。

13. 消银汤加减

当归、生地黄、白芍、川芎、丹参、牡丹皮各 9 g，桃仁、红花、郁金、羌活、紫草各 9 g，乌梢蛇、地龙各 6 g，甘草 6 g。每日 1 剂，水煎分服 2 次。血热甚者，酌加水牛角（先煎）9 g，白茅根 15 g，板蓝根、大青叶各 6 g；血虚者，酌加鸡血藤、南沙参、麦门冬各 9 g，乌梅 9 g；血瘀者，酌加白花蛇舌草 9 g，三棱、莪术、土茯苓各 6 g；湿热者，酌加薏苡仁 15 g，黄柏、苍术、金银花各 9 g。

14. 消斑汤

生石膏 12 g，生地黄 12 g，知母、炒杏仁、玄参、赤芍、牡丹皮、粳米各 9 g，炙枇杷叶、炙甘草、炙麻黄各 6 g。每日 1 剂，水煎分服 2 次。伴关节肿胀酸疼、活动受限者，加土茯苓、威灵仙各 9 g；伴弥漫性皮肤潮红、大量脱屑者，加紫草 9 g、连翘 9 g；皮损伴有大小脓疱者，去麻黄、炒杏仁，加黄芩 6 g、白茅根 15 g。

15. 消热凉血汤

生地黄、土茯苓、防风、板蓝根各 6 g，金银花 9 g，乌梅 9 g，荆芥、红花、连翘、赤芍、三棱、莪术各 6 g。每日 1 剂，水煎分服 2 次。

16. 清热凉血消银汤

土茯苓、白茅根、生槐花、鸡血藤各 6 g，板蓝根 9 g，白鲜皮、茜草、生地黄、紫草各 6 g，牡丹皮、赤芍各 9 g。每日 1 剂。水煎分服 2 次。皮损浸润深者，加薏苡仁 30 g，防己 6 g；大便燥结者，加大黄 3 g；热盛者，加龙胆 3 g，黄芩 6 g；因咽炎、扁桃体炎诱发者，加大青叶 6 g、山豆根 3 g、玄参 9 g；皮疹深红者，加莪术、红花各 6 g。

17. 犀角地黄汤加减

水牛角（先煎）9 g，白花蛇舌草、土茯苓、金银花、白茅根各 9 g，牡丹皮、赤芍、连翘、白鲜皮各 6 g，黄芩、槐花、乌梢蛇各 6 g。每日 1 剂，水煎分服 2 次。

18. 加味土槐饮

白鲜皮、板蓝根、丹参、大青叶各 6 g，土茯苓、槐花、生地黄、地肤子各 9 g，紫草、茜草、牡丹皮、苦参、蒺藜各 6 g，赤芍 6 g。每日 1 剂，水煎分服 2 次。进行期者，加水牛角（先煎）9 g，黄连 3 g；消退期者，加鸡血藤 9 g；静止期或皮疹暗红者，加三棱、莪术各 3 g；舌苔腻或鳞屑黏着者,加茵陈9 g,六一散(包煎)9 g。

19.祛银汤

板蓝根9 g,金银花、土茯苓各9 g,炒槐花、生地黄、牡丹皮、赤芍、紫草、丹参各6 g。每日1剂,水煎分服2次。

20.解毒化瘀消银汤

水牛角(先煎)、白花蛇舌草、土茯苓、板蓝根、白鲜皮各6 g,生地黄、玄参、丹参、地肤子各6 g,牡丹皮9 g,甘草6 g。每日1剂,水煎分服2次。风盛者,加防风6 g,蒺藜6 g、乌梢蛇6 g;湿盛者,加薏苡仁15 g,茵陈、泽泻各9 g;瘀血重者,加三棱、莪术各6 g;因咽炎、扁桃体炎诱发者,加金银花6 g,大青叶、山豆根各3 g。

21.解毒活血消银汤

土茯苓、金银花各9 g,生地黄30 g,白鲜皮、赤芍、白花蛇舌草、当归各9 g,紫草、乌梢蛇、川芎、蝉蜕、地肤子、甘草各6 g。每日1剂,水煎分服2次。

22.紫草地黄汤

紫草9 g,生地黄、赤芍、黄芩、荆芥、水牛角(先煎)各6 g,蝉蜕、牡丹皮各6 g,甘草6 g。每日1剂,水煎分服2次。瘙痒剧者,加白鲜皮、地肤子各6 g;气虚者,加黄芪6 g;病程较久,血瘀明显者,加丹参9 g,红花、川芎各6 g;血虚风燥者,加当归、天花粉各9 g。

23.丹槐凉血消银汤

丹参、生槐花各9 g,生地黄、金银花、白茅根、紫草、野菊花、黄芩各9 g,赤芍、麦门冬、瓜蒌各9 g,玄参、莪术、乌梢蛇、三棱各6 g,甘草3 g。每日1剂,水煎分服2次。

24.疏风清热消银汤

土茯苓9 g,生地黄、赤芍、桑白皮、槐花、紫草、重楼、板蓝根各6 g,白鲜皮、牡丹皮、山豆根各9 g,黄芩、蒺藜各3 g,甘草3 g。每日1剂,水煎分服2次。皮损色淡,鳞屑多者,酌加制何首乌、鸡血藤各9 g,熟地黄15 g,当归9 g;夹瘀皮损色暗。肥厚浸润者,加丹参9 g,红花、桃仁各6 g。

二、气滞血瘀证

1.桃红四物汤加减

益母草6 g,当归、连翘各9 g,桃仁、白术、红花、茯苓、皂角刺、莪术、露蜂房各6 g,全蝎3 g。每日7剂。水煎分服2次。风热血燥者,酌加紫草9 g,茵陈、白茅根、白花蛇舌草各9 g;痒甚者,酌加白鲜皮、乌梢蛇各6 g;血虚风燥者,酌加鸡血藤、墨旱莲、丹参、熟地黄、玄参各9 g;血瘀气滞者,酌加牡丹皮、三棱各6 g,丹参、川牛膝、生龙骨(先煎)各9 g。

2.化瘀通络汤

黄芪、丹参各12 g,金银花、紫草、鸡血藤各9 g,桃仁、红花、当归、熟地黄、蒲公英各9 g,川芎、赤芍、乌梢蛇、地龙各6 g。每日1剂,水煎分服2次。

3.活血化瘀通络汤

当归、丹参、川芎、鸡血藤、桃仁、生地黄、白芍、威灵仙各6 g,红花6 g,每日1剂,水煎分服2次。瘙痒甚者,加白芷6 g,苦参、白鲜皮各3 g;情志不舒者,加柴胡、枳壳各6 g;心烦口渴者,加栀子3 g,天花粉6 g;失眠多梦者,加柏子仁9 g,首乌藤、珍珠母(先煎)各9 g;大便秘结者,酌加生大黄、火麻仁各6 g;小便黄者,加淡竹叶、甘草梢各6 g;月经量少或夹有血块者,加益母草 6 g;年老体虚,面色白者,加黄芪 12 g;皮损肥厚浸润如皮革状者,加三棱、莪术各 6 g。

三、血虚风燥证

1.养血定风汤

鸡血藤、白芍、白鲜皮、白花蛇舌草各 6 g,当归、土茯苓、丹参、蒺藜各 6 g,白术、乌梢蛇各 6 g。每日 1 剂。水煎分服 2 次。

2.养血祛风汤

当归、生地黄各 9 g,白芍 9 g,金银花、紫草、荆芥各 6 g,蝉蜕、白鲜皮、乌梢蛇各 6 g,川芎、甘草各 6 g。每日 1 剂,水煎分服 2 次。

3.银宁汤

生地黄、熟地黄、鸡血藤各 9 g,土茯苓、丹参、白鲜皮、紫花地丁、玄参、当归、威灵仙、赤芍、连翘各 6 g。每日 1 剂,水煎分服 2 次。血燥者,加黄精、天冬各 9 g;血瘀者,加三棱、桃仁、红花各 6 g;病变以身体上部为主者,加红花、凌霄花各 9 g;病变以身体下部为主者,加板蓝根、天花粉各 9 g;风盛痒者,加白鲜皮、蒺藜各 6 g;夹湿舌质淡、舌苔白腻。皮损浸润深者,加薏苡仁、防己、茵陈各 9 g;大便燥结者,加大黄、栀子各 3 g;热盛者,加黄芪 6 g,龙胆、牡丹皮各 3 g;扁桃体炎诱发者,加大青叶、山豆根各 6 g,红花 6 g;脾虚湿盛,大便溏泻,下肢水肿者,加茯苓、白扁豆各 12 g,猪苓 9 g;阴虚血热者,加地骨皮 9 g,知母、槐花各 9 g。

4.退银汤

生地黄 30 g,当归、制何首乌、女贞子、黄精、蒺藜、麦门冬、乌梢蛇各 6 g,每日 1 剂,水煎分服 2 次。进行期者,加土茯苓、生石膏各 9 g,牡丹皮 9 g;静止期者,加桑枝 9 g,莪术、郁金各 3 g。

5.化瘀润肤消斑汤

当归 9 g,丹参、麦门冬各 9 g,生地黄、鸡血藤、玄参各 9 g,三棱、赤芍、虎杖各 9 g,紫草、白芷、天花粉各 6 g,青黛 3 g。每日 1 剂,水煎分服 2 次。

6.加味黄连解毒汤

丹参、白茅根、生槐花各 9 g,黄芩、黄柏、熟地黄、生地黄、枸杞子、茯苓、猪苓各 9 g,黄连、大黄、莪术、甘草各 9 g。每日 1 剂,水煎分服 2 次。

7.速效消银汤

土茯苓 12 g,生地黄、生何首乌、黄芪、当归、牡丹皮、紫草、黄芩、苦参、红花、水牛角(先煎)、白鲜皮、金银花、半枝莲、白花蛇舌草、乌梢蛇各 6 g。每日 1 剂,水煎分服 2 次。

四、湿热蕴积证

1.萆薢渗湿汤

蒲公英、紫花地丁、薏苡仁各 9 g,萆薢、白鲜皮、苍术、忍冬藤各 6 g,白术、黄柏、泽泻、茵陈、地肤子、牡丹皮各 9 g。每日 1 剂,水煎分服 2 次。

2.复方消银汤

土茯苓、生地黄、白茅根、板蓝根各 9 g,赤芍、紫草、当归、丹参、白鲜皮各 6 g。每日 1 剂,水煎分服 2 次。

红斑色暗者,酌加桃仁、红花、三棱、莪术各 6 g;口干渴者,加麦门冬、玄参各 6 g;大便干者,加火麻仁 6 g;痒甚者,加乌梢蛇、威灵仙各 6 g。

3.土茯苓解毒消银汤

土茯苓、生石膏各 12 g,生地黄、金银花、地骨皮、板蓝根各 9 g,防风、荆芥、生槐花、牡丹皮、紫草、苦参各 6 g,生甘草 6 g。每日 1 剂,水煎分服 2 次。

4.土茯苓青黛汤

土茯苓、地锦草各 9 g,紫草、金银花各 9 g,贯众、地骨皮各 6 g,山豆根、牡丹皮各 6 g,青黛、生甘草各 6 g,每日 1 剂,水煎分服 2 次。

5.水榆汤

茜草根、水牛角(先煎)、生地榆、滑石(包煎)各 9 g,茵陈、射干、黄芩、连翘、藿香各 6 g,石菖蒲、豆蔻、浙贝母各 6 g,薄荷 6 g。每日 1 剂,水煎分服 2 次。全身潮红伴高热者,加生石膏 12 g,炒知母 6 g;咽红肿痛或见乳蛾者,加马勃、青黛各 6 g;脓疱多者,加虎杖 6 g,紫草 9 g;关节肿痛者,加威灵仙 9 g;斑块厚或舌质暗夹瘀者,加三棱、莪术各 6 g;舌苔白厚腻者,加苍术 6 g,厚朴 6 g;舌苔黄厚腻者,加生大黄 3 g,王不留行 3 g;鳞屑多、瘙痒甚者,加乌梅、杏仁、冰糖各 6 g。

6.乌蛇搜风饮

土茯苓、苦参各 6 g,白花蛇舌草、乌梢蛇、白鲜皮各 6 g,黄芩、荆芥、防风、黄柏、甘草各 9 g。每日 1 剂,水煎分服 2 次。

风盛血燥者,酌加生地黄 12 g,羌活、独活、蝉蜕各 6 g;风湿血热者,酌加薏苡仁 15 g,地肤子 9 g,苍术、蛇床子各 6 g;风气血瘀者,酌加丹参 6 g,赤芍 9 g,紫草、桃仁、红花各 6 g;风湿热毒甚者,酌加金银花、蒲公英各 6 g,连翘 9 g,桃仁 3 g。

7.桂枝芍药知母汤

桑寄生 9 g,白芍、白术各 9 g,知母、防风、秦艽、桂枝、甘草各 9 g。每日 1 剂,水煎分服 2 次。病在上肢者,加桑枝 9 g;病在下肢者,加牛膝 9 g;关节疼痛剧者,加制乳香、制没药各 3 g;肿胀者,加防己、苍术各 6 g;关节屈伸不利者,加伸筋草、络石藤各 9 g;热盛者,加生石膏 12 g,黄柏 6 g;腰膝疼痛者,加杜仲、续断各 9 g;月经不调者,加仙茅、淫羊藿各 6 g;气虚者,加黄芪、党参各 9 g;血虚者,加当归 9 g,鸡血藤 6 g。

8.祛银汤

土茯苓 9 g,槐花、山豆根、紫草、乌梅各 9 g,威灵仙 9 g,荆芥、防风、羌活、独活、当归各 6 g。每日 1 剂,水煎分服 2 次。血热甚,皮损鲜红者,加白茅根 12 g;风盛痒甚,鳞屑较多者,加乌梢蛇、僵蚕各 6 g;风湿阻络,关节痹痛者,加秦艽、白鲜皮各 6 g;血燥伤阴,皮损干燥呈大斑块者,加丹参、女贞子各 6 g;扁桃体肿大者,加山豆根 3 g。

9.银屑消汤

当归、苦参、茯苓、泽泻、猪苓、丹参、红花、白芍、白术、白鲜皮、滑石(包煎)、蝉蜕各 6 g。每日 1 剂,将诸药水煎取汁温洗局部,每次 20 分钟以上,每日 2 次。属脓疱型重者,加皂角刺 6 g。

五、热毒入营证

1.清营汤加减

水牛角(先煎)、生石膏各 9 g,金银花、牡丹皮、板蓝根、玄参各 6,生地黄、麦门冬、白鲜皮、赤芍各 6 g,淡竹叶、连翘各 9 g。每日 1 剂,水煎分服 2 次。

2. 清热滋阴凉血汤

土茯苓 9 g，白花蛇舌草、地骨皮、生地黄、丹参、赤芍、槐花、玄参、鬼箭羽各 6 g，北沙参、麦门冬、牡丹皮、郁金、茜草、木瓜、野菊花、甘草、重楼、乌梢蛇各 6 g。每日 1 剂，水煎分服 2 次。烦躁失眠者，加首乌藤、珍珠母（先煎）各 9 g；瘙痒者，加蒺藜、白鲜皮各 6 g；头部皮损重者，加生侧柏叶 6 g；上肢皮损重者，加忍冬藤 6 g；下肢皮损重者，加川牛膝 9 g。

3. 五味消毒饮加减

生地黄 15 g，土茯苓、紫花地丁各 9 g，野菊花、蒲公英、玄参、葛根、天花粉各 9 g，板蓝根、当归各 9 g，贝母、赤芍各 9 g，甘草 6 g。每日 1 剂，水煎分服 2 次。瘙痒剧烈者，加白鲜皮 6 g；皮肤干燥脱屑多者，加鸡血藤 9 g，制何首乌 9 g；便溏、纳少者，去紫花地丁、野菊花，加山药、焦山楂各 9 g。

4. 解毒消银汤

丹参 12 g，生地黄 15 g，金银花、蒲公英、紫花地丁、紫背天葵子、野菊花、赤芍、牡丹皮、白鲜皮、地肤子、水牛角（先煎）各 6 g，连翘、紫草、玄参各 9 g。每日 1 剂。水煎分服 2 次。瘀血阻滞者，加桃仁、红花、茜草各 6 g；脾虚者，加茯苓、白术各 12 g，砂仁 6 g；血虚风燥者，加当归 9 g，威灵仙 6 g。

5. 解毒活血汤

蒲公英、板蓝根、重楼、白花蛇舌草各 9 g，三棱、莪术、龙葵各 3 g。每日 1 剂，水煎分服 2 次。

血热甚皮损鲜红者，加白茅根、生地黄各 12 g；风盛痒甚，鳞屑多者，加乌梢蛇、僵蚕各 6 g；风湿阻络，关节痹痛者，加秦艽、白鲜皮各 6 g；血燥伤阴，皮损干燥呈大斑块者，加当归、丹参、女贞子各 9 g。

6. 加味凉血消风汤

水牛角（先煎）、白花蛇舌草各 9 g、生地黄、龙骨（先煎）各 15 g，墨旱莲 9 g，牡丹皮、僵蚕、女贞子各 9 g，合欢皮 9 g，炙甘草 9 g。每日 1 剂，水煎分服 2 次。

7. 清肺凉血汤

水牛角（先煎）9 g，土茯苓 9 g，鸡血藤、紫草、丹参、白花蛇舌草各 9 g，生地黄、赤芍、金银花各 9 g，牡丹皮、当归、白鲜皮、半枝莲、乌梢蛇、甘草各 6 g。每日 1 剂，水煎分服 2 次。伴口舌干燥，口渴不欲饮者，加玄参、麦门冬各 9 g；皮疹伴出血、舌紫黯者，当归加至 9 g，加黄芪 12 g。

8. 地黄凉血清银汤

生地黄、水牛角（先煎）、白茅根、生石膏、大青叶、板蓝根各 9 g，丹参 9 g，当归、金银花、白花蛇舌草各 6 g，玄参、白芍、牛蒡子、知母、荆芥、防风各 6 g，升麻 3 g。每日 1 剂，水煎分服 2 次。大便秘结者，加大黄 3 g；咽痛者，加射干、马勃各 6 g；瘙痒难忍者，加蛇床子 6 g，地肤子 9 g；鳞屑多者，加女贞子、墨旱莲各 6 g；低热者，加鳖甲（先煎）、地骨皮各 6 g，青蒿 6 g；病久鳞屑厚、色素沉着者，加鸡血藤 9 g，莪术 6 g；皮疹与月经、妊娠有关者，加淫羊藿、锁阳、菟丝子各 9 g。

9. 凉血清银合剂

草河车 9 g，槐花、鸡血藤、土茯苓、生地黄、白茅根各 9 g，白鲜皮 6 g，赤芍、紫草、丹参、大青叶各 9 g，野菊花 6 g。每日 1 剂，水煎分服 2 次。

10.凉血汤

水牛角(先煎)9 g,黄柏6 g,薏苡仁、茯苓各15 g,紫草、黄芩各9 g,黄连、三七(研末冲服)各3 g,甘草6 g。每日1剂,水煎分服2次。

11.活血化瘀消银汤

水牛角(先煎)、生地黄、鸡血藤、土茯苓、白鲜皮、白花蛇舌草各6 g,丹参、牡丹皮、板蓝根、紫草各9 g,乌梢蛇、玄参、南沙参、赤芍各6 g。每日1剂,水煎分服2次。

六、脓毒壅盛证

1.清瘟败毒饮加减

羚羊角粉(兑服)0.3 g,水牛角(先煎)9 g,石膏12 g,连翘、蒲公英、白鲜皮各6 g,赤芍、牡丹皮、大青叶各9 g,黄连、黄芩、大黄、生甘草各3 g。每日1剂,水煎分服2次。

2.加味黄连解毒汤

土茯苓6 g,丹参、生槐花、白茅根各9 g,黄芩、黄柏、茯苓、猪苓、熟地黄、生地黄、枸杞各6 g,大黄、黄连、莪术、甘草各9 g。每日1剂,水煎分服2次。　　　　　　(贾　敏)

第十章 康复物理治疗与烧伤康复

第一节 电疗法

电疗法(electrotherapy)是利用电能治疗疾病的方法。根据电流频率的不同,可分为直流电疗法、低频电疗法、中频电疗法和高频电疗法。神经康复临床常用的电疗主要有直流电离子导入疗法、经皮电神经刺激疗法、神经肌肉电刺激疗法、功能性电刺激疗法、调制中频电疗法、超短波疗法。

一、直流电离子导入疗法

直流电离子导入疗法是利用直流电将药物离子通过皮肤和黏膜导入人体以治疗疾病的方法。

(一)治疗原理

(1)直流电的治疗作用:直流电场作用下,机体内的电解质和胶体分散体系出现相应的物理变化。

(2)根据电荷同性相斥、异性相吸的特性,将药物离子导入人体产生相应的治疗作用。

(二)仪器设备

直流电疗仪。

(三)适应证与禁忌证

1.适应证

周围神经损伤疾病、神经炎、自主神经功能紊乱、慢性炎症感染、术后粘连、血栓性静脉炎、颞颌关节功能紊乱、面瘫等。

2.禁忌证

恶性肿瘤局部、高热、昏迷、出血倾向、急性化脓性炎症、局部皮肤破损、局部金属异物、安装有心脏起搏器、孕妇腰腹部、对直流电过敏、对拟导入药物过敏等。

(四)操作程序

1.离子导入的药物需满足

(1)易溶于水。

(2)易于电解、电离。

(3)药物的有效成分及极性明确。

(4)成分纯。

(5)局部用药有效。

(6)一般不选用贵重药物。

2.操作方法

神经康复直流电药物离子导入疗法多采用衬垫法。

（1）将拟用于离子导入的药液按需要浓度调制后均匀洒在与衬垫形状和大小相同的滤纸或纱布上，再将浸有药物的滤纸或纱布平整地放在治疗部位，其上依次覆盖衬垫和电极。

（2）衬垫应使用吸水绒布，铅板电极的衬垫厚度约 1 cm，导电橡胶电极的衬垫厚 0.3～0.4 cm。衬垫的周边应比电极大 1 cm，形状相似。衬垫上的极性标志（＋）、（－）清晰。衬垫必须经过煮沸，治疗时温度不烫为宜，拧不出水即可。

（3）主电极放在治疗局部，辅助电极可对置或并置。局部或较深的部位可使用对置法：一个电极放置于病灶部位，另一个电极置于对侧。治疗部位面积较大或周围神经、肌肉的疾病适于并置法：两个电极均放置在病变侧。

（4）暴露治疗部位，选用合适的衬垫、电极及放置方式，用沙袋或绑带稳妥固定。检查仪器，确认输出插口和电极衬垫的极性。向患者交代治疗时应有的均匀针刺感，或轻微的紧束感或蚁走感。打开电源预热治疗仪，再逐渐增大电流强度。成年人治疗的电流密度为 0.05～0.10 mA/ cm^2，儿童为 0.02～0.05 mA/ cm^2。若患者伴有感觉障碍、血液循环障碍和瘢痕，不应以患者主观感觉为依据，治疗强度宜小。

（5）每次治疗 15～20 min，每日或隔日 1 次，10～20 次为一疗程。治疗结束后检查治疗部位皮肤有无异常反应。

（五）注意事项

1. 治疗前

去除治疗部位的金属物，检查治疗仪器，电极和衬垫必须均匀接触皮肤，防止电流集中于某点烧伤皮肤。

2. 治疗时

注意巡视患者，检查电流输出指针是否平稳，观察患者表情，询问主观感觉。治疗中患者不能随意挪动体位，以免电极衬垫位置变动、脱落。

3. 治疗后

治疗结束时先调节电流至零位，关闭电源后才能取下电极和衬垫。告知患者不能抓挠治疗部位，必要时可局部涂抹甘油乙醇或其他护肤剂。使用过的衬垫必须按阴、阳极性分别冲洗、煮沸消毒，清除残留的寄生离子。

二、低频电流疗法

频率 1000 Hz 以下的脉冲电流称为低频电流。应用低频电流治疗疾病的方法称为低频电流疗法。神经康复常用的低频电流疗法有：经皮电神经刺激疗法（transcutaneous electric nerve stimulation，TENS）、神经肌肉电刺激疗法（neuromuscular electrical stimulation，NEMS）和功能性电刺激疗法（functional electrical stimulation，FES）等。

（一）经皮电神经刺激疗法

TENS 是通过皮肤将特定的低频脉冲电流输入人体刺激神经达到镇痛和治疗疾病目的的一种方法，曾被称为周围神经粗纤维电刺激疗法。

1. 治疗原理

（1）根据闸门控制学说，TENS 能刺激脊髓后角的粗纤维，关闭疼痛传入的闸门。同时可能激活脑内的内源性吗啡多肽能神经元，从而产生镇痛作用。

（2）促进局部的血液循环，促进炎性物质的吸收。

(3)加速骨折愈合。

(4)降低偏瘫患者肢体的高涨状态,缓解痉挛。

2.仪器设备

经皮电神经治疗仪。

3.适应证与禁忌证

(1)适应证:各种急慢性疼痛、中枢神经系统疾病后的运动感觉功能障碍等。

(2)禁忌证:植入有心脏起搏器者、颈动脉窦及孕妇腰骶部、体腔内等部位。

4.操作程序

(1)电极放置两个电极可对置或并置于痛点、运动点等;病灶同节段的脊柱旁可沿周围神经走行并置、对置、交叉放置等。

(2)根据患者病情及个体耐受程度选择电流类型、强度和治疗时间。

(3)检查仪器安全性,启动电源,调整各项指数。治疗中巡视患者,检查电极位置是否偏移。治疗完毕,将电流输入调为0,关闭电源,从患者身上取下电极。

5.注意事项

对有感觉障碍的部位进行治疗时宜选用低电流、低强度谨慎治疗。

(二)神经肌肉电刺激疗法

NMES是应用低频脉冲电流刺激神经或肌肉使其收缩以恢复功能的方法。

1.治疗原理

(1)可刺激运动神经,激活较多肌纤维,发挥肌肉泵效应,延迟肌肉萎缩。

(2)中枢神经系统疾患后刺激瘫痪的肌肉可向中枢输入皮肤感觉、运动觉、本体觉的信息冲动,可促进运动功能的恢复。

2.仪器设备

低频脉冲电治疗仪。

3.适应证与禁忌证

(1)适应证:中枢神经系统病变后的迟缓期、下运动神经元疾病后的失神经支配、失用性肌萎缩、习惯性便秘等。

(2)禁忌证:痉挛性瘫痪、恶性肿瘤局部、高热、昏迷、出血倾向、急性化脓性炎症、局部皮肤破损、局部金属异物、植入有心脏起搏器、局部有静脉血栓、孕妇腰腹部。

4.操作程序

(1)暴露患者治疗部位,选择需进行治疗的运动点。

(2)患者应先进行强度-时间曲线检查以确定神经损害程度。曲线最低点对应的时限为脉冲前沿的宽度,曲线最低点对应的强度为电流合适强度。

(3)电流波形选择三角波与方波,电流频率为 $0.5\sim100$ Hz,波宽为 $1\sim1\,000$ ms,脉冲上升与下降时间根据病情调节,电流输出强度为 $0\sim100$ mA,每分钟调制频率为 $1\sim30$ 次。

(4)选用合适的治疗电极和衬垫并加以妥善固定。衬垫需要以温水浸湿,以拧不出水为度。

1)单极法:当刺激肌肉较小如手部小肌或需刺激整个肌群时选用。将点状电极与衬垫作为主电极放在小肌运动点上,一般接治疗仪的阴极;另一个较大电极放在肩胛部(上肢)或腰骶部(下肢),接阳极。

2)双极法:选用两个电极放置于需刺激的肌肉肌腹两端,近端电极常接阳极,远端电极常接阴极。

(5)治疗初期先刺激 3～5 min,使肌肉产生 10～15 次收缩,休息 10 min 后再进行刺激,重复 4 次。病情好转后每条肌肉每次应收缩 20～30 次,缩短休息时间,增加刺激时间,总收缩次数达 80～120 次。失神经较严重的肌肉开始时每分钟收缩 1 次,每次收缩 10～15 次。每天治疗 1～2 次,15～20 次为 1 个疗程。

5.注意事项

(1)肌肉收缩会消耗能量,可在刺激前应用短波等改善局部血液循环,加强电刺激效果。

(2)治疗过程中定期进行强度-时间曲线检查,当出现神经再生的扭结后每 2 周进行强度-时间曲线测定。

（三）功能性电刺激疗法

FES 是利用低频脉冲电流通过预设的程序刺激肌肉,诱发肌肉收缩或模拟正常的自主运动,以提高或恢复肌群功能。

1.治疗原理

低频脉冲电流按预设程序刺激目标肌群后会产生即刻的肌肉收缩,诱发产生功能性活动,从而提高运动功能。

2.仪器设备

低频脉冲治疗仪。

3.适应证与禁忌证

(1)适应证:大脑和脊髓损伤后的肢体瘫痪、吞咽障碍、构音障碍等。

(2)禁忌证:佩戴有心脏起搏器、局部有静脉血栓、对刺激不能提供感觉反馈的患者。颈动脉窦处、孕妇的躯干部位、感染部位、手术部位、恶性肿瘤、皮肤感觉缺损部位均不能放置电极。

4.操作程序

(1)仪器:至少有 2 个输出通道,可以同时或分开工作。电流波形为方波。频率范围一般为 1～100 Hz,20 Hz 以下频率引发间断收缩,频率大于 30 Hz 的电流可产生强制性收缩,常用频率为 20～50 Hz。电流脉宽一般可设定在 100～600 μs。电流强度可选择低强度(0～20 mA)或高强度(20～100 mA)。

(2)FES:必须具备通电/断电开关(on/off time)。根据具体的功能性活动选择不同的开关,也可以通过治疗师或患者控制或触发开关。

(3)治疗时间:通常可为连续性刺激 15 min、30 min 或 60 min。

5.注意事项

(1)FES 所刺激的肌肉必须在解剖和生理上具备完整的神经支配。

(2)接受 FES 治疗的患者应理解力正常,无严重的肌痉挛,治疗部位的关节无明显活动受限。

(3)根据治疗部位肌肉的大小选择合适的电极。但电极不应大于目标肌肉,避免电流扩散到其余肌肉;若电极明显小于肌肉,电流强度则可能过大。电极通常应放置在外周神经或肌肉的运动点上。

三、调制中频电疗法

应用通过低频电调制成的中频电治疗疾病的方法称为调制中频电疗法。

(一)治疗原理

调制中频电流有低频电和中频电两种电流的特点,作用较深且不产生电解产物,人体容易接受,不易产生适应性。能促进血液循环,锻炼骨骼肌,调节自主神经功能,有即时止痛效果。

(二)仪器设备

调制中频治疗仪。

(三)适应证与禁忌证

1.适应证

神经炎、失用性肌萎缩、周围神经伤病、面神经炎等。

2.禁忌证

佩戴有心脏起搏器、局部有静脉血栓、对刺激不能提供感觉反馈的患者。颈动脉窦处、孕妇的躯干部位、感染部位、手术部位、恶性肿瘤、皮肤感觉缺损部位均不能放置电极。

(四)操作程序

(1)检查治疗仪的输出是否在零位,打开电源,暴露治疗部位。

(2)选择大小适合的电极,用水沾湿电极的治疗面或加用浸湿的衬垫,将电极治疗面朝向治疗部位,以绷带或沙袋固定。

(3)根据病情选择治疗所需的电流处方。

(4)缓慢调节输出强度,逐渐增加至患者耐受度,电极下应有轻微的麻木震动感。最大电密度为 0.3 mA/ cm^2。

(5)过程中巡视患者,询问感受。若数分钟后感觉减弱时可再次加大电流强度。

(6)每次治疗 20 min,治疗完毕取下电极和衬垫,检查皮肤。

(7)每日或隔日 1 次,15~20 次为 1 个疗程。

(五)注意事项

(1)严防导线裸露部或电极直接接触皮肤。

(2)切忌在治疗途中更换电流处方。若需调整,需先将电流输出归零。

(3)电极衬垫必须均匀紧贴皮肤,防止电流集中发生意外。

(4)中频电疗仪不能和高频电疗仪在同一个房间。若在同一房间,不能同时工作。

(李明伟)

第二节　经颅磁刺激

利用脉冲磁场作用于大脑,通过改变皮层神经细胞的膜电位产生感应电流,从而影响脑内代谢及神经电生理的磁刺激技术,叫经颅磁刺激(transcranial magnetic stimulation,TMS)。

一、治疗原理

变化的磁场产生感应电场,在电导率较大的神经组织中产生感应电流。当脉冲磁场刺激到大脑皮层 2.5 cm 左右深度区域后,感应电流超过神经细胞的刺激阈值则引起暂时的大脑功能的兴奋或抑制,也可以引起长时程的皮质可塑性的调节。

二、仪器设备

经颅磁刺激治疗仪。

三、适应证与禁忌证

1.适应证

抑郁症、帕金森病、神经性疼痛、脑和脊髓损伤引起的肢体瘫痪、吞咽障碍、大小便失禁等。

2.禁忌证

颅内高压、癫痫、严重心脏病、严重躯体疾病、佩戴心脏起搏器、体内有金属植入物、脑内有永久性的血管夹、孕妇、儿童。

四、操作程序

(1)检查仪器连接是否完好。根据患者病情选择合适的体位。

(2)告知患者在治疗过程中可能会有的感觉。如果头皮有轻微疼痛或口干属正常现象。若不适感严重,患者需及时告知医生,暂停治疗。

(3)进入手动刺激界面,开始测定运动阈值。当记录到连续10次刺激运动皮层,至少连续5次引起目标肌肉收缩的最小输出强度就是该患者的阈值。

(4)利用脑电图定位法和头部定位帽辅助定位,待确定刺激部位后可在定位帽上做标记。

(5)通过支架将治疗拍放在相应的治疗部位上,给患者戴上隔音耳塞。

(6)根据患者病情选择合适的治疗强度、治疗时间。

(7)参数设定后便可进入程控刺激进行治疗。每次治疗时间为 $15\sim20$ min,每天 $1\sim$ 2 次,14 d 为 1 个疗程。

(8)治疗结束后关闭仪器。

五、注意事项

(1)应设立单独的房间并挂警示标牌,告诫此处有强磁场设备,禁止装配有心脏起搏器或电子输液装置等对磁场敏感的设备和人员进入。

(2)由于不同厂家生产的治疗仪所设置的参数可能不同,所以操作者应该经过相关的培训和学习后方能运用于临床。

(3)高频重复 TMS 研究中报告的不良反应略多,主要是癫痫和躁狂发作。除此以外还要注意 TMS 对被试者认知、情绪和行为可能发生的影响。

(李明伟)

第三节　经颅直流电刺激

经颅直流电刺激(transcranial direct current stimulation,tDCS)是一项利用恒定弱电流 $(1\sim2$ mA)调节大脑皮质神经元活动的非侵入性技术。

一、治疗原理

1.电极

经过大脑头皮输入弱电流,会提高或降低神经元细胞兴奋性,从而调节脑部功能。当电极正极靠近神经元细胞,静息膜电位去极化引发神经元放电增加;当电场方向相反,静息膜电位超机化引发神经元放电减少。

2.tDCS

可以调节突触的微环境,改变神经受体活性,引发类似于突触的长时程易化从而发挥刺激后效应。

二、仪器设备

经颅直流电刺激治疗仪。

三、适应证与禁忌证

1.适应证

各种脑损伤引起的躯体运动及感觉功能障碍、认知障碍、吞咽障碍、言语障碍、阿尔兹海默病、帕金森病、癫痫、慢性疼痛综合征等。

2.禁忌证

颅内高压、严重心脏病、严重躯体疾病。

四、操作程序

(1)检查仪器是否连接完好,确保正常工作。告知患者治疗中可能有轻微刺痛感,属正常现象。

(2)常用的电极大小面积为 $20\sim35$ cm^2,海绵衬垫与电极大小匹配,需用饱和食盐水浸泡过。

(3)根据患者临床表现,结合脑电图,可使用治疗定位帽确定治疗区域及电极正负极放置部位。将刺激电极放在治疗区域的颅骨上方,参考电极放于对侧。

(4)调节 tDCS 刺激皮质的安全参数:电流密度 0.05 mA/ cm^2,电流 $1\sim2$ mA,刺激时间 $15\sim30$ min,每天 1 次,2 周为 1 个疗程。

(5)治疗结束,取下电极片和衬垫,关闭电源。检查治疗部位皮肤,询问患者感受。

五、注意事项

(1)tDCS 只影响处于活动状态的神经元,安全性较好,但是空间分辨率不足,所以治疗区域定位以及电极尺寸的选择尤为重要。

(2)tDCS 治疗时电流强度应缓升、缓降,避免造成患者不适。

(李明伟)

第四节　间歇性压力疗法

间歇性压力疗法是采用正压循环治疗装置,在身体待治疗肢体处加以间歇性正压以治疗疾病的方法。

一、治疗原理

通过体外施加的正压提高血管、淋巴管外组织液静水压,以对抗毛细血管和组织间胶体的渗透压,从而抑制液体渗入组织间质,促使体液通过静脉及淋巴系统回流。

二、仪器设备

循环式正压治疗仪。

三、适应证与禁忌证

1.适应证

大脑或脊髓受损后肢体水肿、瘫痪肢体长时间制动、肩手综合征。

2.禁忌证

肢体(软组织或骨关节)感染、深静脉血栓形成急性期、大面积皮肤破溃、急性静脉/淋巴管炎、严重心衰、肺水肿、恶性肿瘤、骨折未愈等。

四、操作程序

(1)体位取长坐位或仰卧位。

(2)使用大小适宜的气囊,套于患肢并用拉链固定;上肢气囊需缠好胸肋带辅助固定。

(3)将导气管按正确的方向插固于气囊接口上。

(4)根据病情设定压力大小、持续时间等参数,打开电源开始治疗。

(5)治疗频率:1~2 次/日,每疗程 6~10 次。每次治疗结束后及时取下气囊,检查患者皮肤有无异常。

五、注意事项

(1)检查设备是否完好,审查患者有无禁忌证。

(2)检查患者有无尚未结痂的小创面(溃疡、压疮等),若有应加以隔离保护后再行治疗。

(3)治疗过程中应随时询问患者感觉,观察患者状况,根据情况及时调整治疗参数。

(李明伟)

第五节　烧伤后物理因子疗法

物理因子治疗是应用天然或人工物理因子作用于人体,通过神经、体液、内分泌和免疫等生理调节机制,达到保健、预防、治疗和康复目的的方法。它是医学、电学、光学、声学、磁学、机械学等诸多学科结合的治疗学科。物理因子疗法具有消炎、镇痛、镇静、兴奋、杀菌、充血、加热、治癌、调节机体各系统和器官功能等作用。在伤、残、病后若能及早应用物理因子治疗,则有助于早日康复,对预防后遗症,促进肢体功能恢复,降低致残率,提高生活质量,恢复劳动能力等方面都有着显著疗效。对于烧伤患者而言,根据不同情况及需要选择合适的物理因子治疗可以起到预防和控制感染,镇痛,刺激肉芽及上皮生长,加速创面愈合,减少瘢痕形成,防治关节挛缩,促进肢体功能恢复等作用。本章节所提供的内容回顾了其中的原理和生理效应,以及报道了在烧伤治疗中各种热、电疗模式的使用。关于更详细物理因子治疗方法,读者可查询相关的资料。

一、电疗

(一)电刺激的生理效应

1.对血流量的影响

电刺激可加快血液循环,特别是低频电刺激。短脉冲间隔对血流增加的影响比长脉冲间隔更大。这种增长可能由于肌肉泵的牵连或者受交感神经系统的影响。循环还因为受刺激的肌肉代谢加快而改善。故间歇性的、低频电刺激(即 10 Hz)已被证明能增加肌肉毛细血管密度。

2.对神经和肌肉的影响

电刺激会激发外周神经。通常情况下神经组织刺激会引起肌肉组织收缩。如果失神经肌被刺激,肌纤维膜就很可能成为电流传输的目标。健康人体中神经支配肌受电刺激后不仅力量增强,还会延缓关节周围肌萎缩。电刺激结合自主运动会进一步提高肌力。对于失神经肌而言,电刺激可以延迟肌肉萎缩,但不能根治。关于肌肉成分的生化、结构改变也已经被描述,如三磷腺苷减少和磷酸肌酸的贮存、乳酸量升高以及肌线粒体浓度升高。用电流维持关节运动或纠正痉挛是有可能实现的。其效果可能不是因为电流直接影响结缔组织,而是因为肌肉收缩的刺激。因此,烧伤瘢痕挛缩的结缔组织也许不会受电流的影响,但因烧伤瘢痕长期痉挛造成的短缩的肌肉组织会受影响。例如,刺激收缩肌的拮抗肌会产生两个结果:首先,主动肌活动对抗挛缩;其次,收缩肌群后续放松的交互抑制是可以实现的。这些反应会减少收缩肌群强制性牵拉。

3.其他影响

在伤口治疗过程中,电刺激对伤口复原过程有一定影响。已有过关于阴极电流在降低有害微生物增长速度方面影响的报道,如:铜绿色假单胞菌、金黄葡萄球菌和大肠埃希菌 B。微生物增长率下降的机制可能包括有机体稳态机制中断导致死亡或微生物酶干扰和(或)酶促过程冲突。在处理大面积烧伤创口方面电刺激可能不太实用,但对于小型的感染性烧伤伤口可能很有效。研究显示,电刺激会促使血细胞移动加快和小血管血栓形成。阳极刺激后表皮和真皮细胞移动。电刺激对疼痛感知也有影响。疼痛缓解的机制各有不同,无论这些机制是否符合生理或心理规律,电刺激在某些情况下能减轻疼痛。疼痛消退可能由于电流在促进循环、减轻水肿或刺激肌肉活动方面的作用造成。疼痛的缓解会改善关节活动,造成皮肤感觉神经纤维过度刺激,内源性多肽(如脑啡肽,β-内啡肽)间接释放,或镇痛、反刺激神经传递素(如 5-羟色胺)间接释放。疼痛缓解可能是安慰剂效应的结果。

电刺激疗法的参数包括波形、振幅、持续时间、频率、增量和衰减时间、周期以及调制方法。有些通用参数可以提高电刺激疗法的舒适度,对于烧伤患者来说提升舒适度是应该考虑的问题。电流频率是影响患者舒适度的一个因素。一般来说,电流频率越高(至少为每秒 50 个脉冲)患者感觉越舒适。另外,斜波调制法为电刺激提供更加舒适的传导方式,逐渐升高的电刺激振幅(斜波)使得神经元和肌肉收缩功能逐渐恢复,斜波的下降振幅可以使肌肉产生的力量逐渐下降。电极材料多种多样。有些电极要求使用导电的胶状物质,其他则不需要。烧伤患者使用电极时,要评估电极上的介质和黏合剂(如果有的话)对皮肤的刺激作用,同时要考虑到皮肤阻抗的变化。

(二)电刺激源

1. 经皮神经电刺激(TENS)

以一定技术参数的低频脉冲电流,经过皮肤输入人体,用于治疗急慢性疼痛的方法,称为经皮神经电刺激疗法。虽然使用 TENS 抑制疼痛的具体原因尚不知晓,但许多患者有过应用 TENS 减轻疼痛的经历。设置 TENS 装置时,脉冲频率、脉冲持续时间和振幅这些参数将决定刺激的质量和次数。电极应放置在脊柱旁或末梢神经疼痛处。结合使用植皮刀、触发器、针刺疗法等,TENS 更易取得效果。

剧烈疼痛尤其是疼痛 - 痉挛 - 疼痛的循环周期中,使用 TENS 效果明显。TENS 已经在处理急性疼痛方面展露良好的效果,如急性肌腱炎和髌骨关节痛。慢性痛患者也受益于 TENS。相对于药物治疗而言,安慰剂效应在 TENS 治疗的过程中起到重要的作用。TENS 治疗烧伤疼痛的有效性已经得到证明。有人运用耳针式 TENS 疗法,一段时间治疗后在烧伤疼痛控制方面取得部分成功案例。在烧伤治疗中主要建议在移植部位、常规切除部位、辐射性扫描仪隔离的四肢伤口以及烧伤残肢的疼痛部位使用 TENS 疗法。TENS 的治疗作用包括以下几种学说:一是闸门控制假说,它认为 TENS 是一种兴奋粗纤维的刺激,粗纤维的兴奋,关闭了疼痛传入的闸门,从而缓解了疼痛症状。电生理实验证明,频率 100 Hz 左右,波宽 0.1 ms 的方波,是兴奋粗纤维较适宜的刺激。二是内源性吗啡样物质释放假说,认为一定的低频脉冲电流刺激,可能激活了脑内的内源性吗啡多肽能神经元,引起内源性吗啡样多肽释放而产生镇痛效果。

2. 神经肌肉电刺激(NMES)

在治疗的过程中运用 NMES 可以维持肌肉质量、维持或增加关节活动范围、促进自我控制、暂时性缓解痉挛状态,起到替代矫形器的作用。烧伤治疗中,该疗法在强化或维持肌肉的力量、维持或者增加关节活动度以及促进运动控制中效果最好。NMES 已经成功运用在患者的肌肉挛缩或痉挛治疗中。使用 NMES 可以强化肌肉以便抵抗挛缩。因为活动范围和牵伸度是烧伤治疗的主要内容,在这种情况下 NMES 可能很有效。也有报道称电刺激和石膏固定组合运用有利于增加关节活动范围。目前没有研究表明 NMES 是否对皮肤瘢痕具有直接的效果。显然,关节受限越严重,越需要积极的治疗来取得良好效果。有研究在三个烧伤患者身上运用 NMES,证实了 NMES 可以增加手关节的活动度。每个患者都出现一种或更多的下述病情:①特定肌肉紧张;②无法使用指浅屈肌(FDS),或指浅屈肌与近端指间关节(PIP)无法独立,或者远端指间关节无法独立弯曲;③软组织挛缩;④手指分叉能力下降;⑤特定肌或者韧带紧张致相互封闭,导致指浅屈肌失能,使近端指间关节持续弯曲。

3. 低频高压电疗法(HVPC)

目前,有些设备和治疗方案可以运用 HVPC 疗法。HVPC 可以运用在神经肌肉刺激中,并已经在减少血流、小创伤、疼痛以及水肿的治疗中得到成功运用。此外,临床观察发现对伤疤组织使用负极 HVPC 治疗可以增加烧伤患者关节活动度。在 12 Hz 到 15 Hz 的频率范围内可以预防深静脉血栓形成。研究表明 HVPC 在肌肉泵或相应交感神经系统刺激的帮助下可以增加组织血流量。临床医师调查结果显示,血流量的增加在伤口愈合方面可能是一个重要的因素。其他伤口愈合因素包括微生物电流和极性影响、血细胞的移动以及前面提及血管血栓形成。行 HVPC 疗法增加了皮瓣的存活能力可能原因是血流量的增加。

减少水肿也可以促进伤口愈合。使用 HVPC 可以解决水肿的原因可能是因为骨骼肌泵的活化作用或负极效应使液体从该部位发生了转移。有学者运用电流的正极对一只狗的颈动脉进行实验,使得血细胞发生聚集。而运用负极则使得聚集逆转。白蛋白是血浆中主要的蛋白质,通常情况下具有负极性和亲水性。因此,如果这些细胞从一个区域排出,这个区域也会产生液体流动。同理,其他带电蛋白质和细胞移动也将引发液体流量增加。使用 HVPC 缓解短期和长期疼痛已有例证。该机制并没有很好的解释,可能包括前面提及的因素,例如增加循环或者减少水肿。

4.微电流

微电流刺激是一种较新的理疗方式。微电流中的"微"反映了电流强度。在常规电疗方式中,电流是毫安水平,而微电流则在微安(千分之一毫安)水平。微电流在感官知觉的正常水平以下产生,以低压设备中最为普遍,在高压和低压设备中均可用。微电流刺激原理类似于正常生理存在电流并可以由此引出有益的疗效。

微电流刺激的应用包括疼痛、肿胀、发炎、萎缩、伤口愈合的治疗。由于电流不产生肌肉收缩,疼痛减轻可能就会减少萎缩,从而容许甚至增加活动水平。有证据表明微电流能有效治疗骨折不愈合、肌腱损伤和皮肤溃疡。显然,负极微电流修复神经和骨骼更有效,正极微电流刺激治疗皮肤损伤更有效。没有可行的研究来论述微电流刺激的镇痛作用,但治疗后疼痛缓解是有记录的。由于没有电流刺激感,这种方法可以应用于治愈小创伤或疼痛控制的烧伤设备中,特别是儿童或害怕电刺激的患者。在可以预期广泛使用前,必须继续临床研究以确定适合于烧伤患者的应用方式。

(三)治疗计划的考虑

TENS,神经肌肉电刺激,HVPC 和微电流电刺激是烧伤患者可使用的电疗治疗选择。由于有热模式,这种设备的使用在其他诊疗中是不作为常规烧伤治疗设备的。然而,这些疗法可以为小型慢性开放性创伤的治愈或大型手术后伤口的恢复如皮瓣手术等提供解决方案,可以协助改善关节活动度,并为疼痛缓解提供替代药物治疗。Hettrick 等使用高频率(>180 Hz)短波宽(<0.15 ms)TENS 治疗烧伤患者疼痛症状,每天 1 h,1 周 7 d,持续三周的治疗效果良好。

任何电子理疗设备应谨慎使用。因为电极部位、电极黏合剂或电能传导媒介产生的热量可能在愈合的伤口部位产生皮肤过敏、皮肤感觉减退。定期维护设备,操作规范以减少在治疗过程中的发生不必要的事故。

二、超声疗法

超声波是指频率在 2 000 Hz 以上,不能引起正常人听觉反应的机械振动波。将超声波作用于人体以达到治疗目的的方法称为超声波疗法。现在理疗中常用的频率一般为 800～1 000千赫。

(一)超声的生理效应

1.机械作用

机械作用是超声波的基本的原发性作用。超声波在介质内传播过程中介质质点交替压缩与伸张形成交变声压,不仅可使介质质点受到交变压力及获得巨大加速度而剧烈运动,相互摩擦,对组织内物质和微小的细胞结构的一种"微细按摩"。这种作用可引起细胞功能的改变,引起生物体的许多反应。可以改善血液和淋巴循环,增强细胞膜的弥散过程,从而改善新陈代谢,提高组织再生能力。有人观察在超声波的机械作用下,脊髓反射幅度降低,反射的传递受抑制,神经组织的生物电活性降低,因而超声波有明显镇痛作用。超声的机械作用还能使坚硬的结缔组织延长、变软,用于治疗瘢痕、粘连等。超声波的机械作用可软化组织、增强渗透、提高代谢、促进血液循环、刺激神经系统及细胞功能,因此对治疗瘢痕有重要的意义。

2.温热作用

超声波作用于机体时可产生热,甚至有人称之为"超声透热疗法"。超声波在机体内热的形成,主要是组织吸收声能的结果。其产热有以下特点。

(1)由于人体各组织对声能的吸收量各有差异,因而产热也不同。一般超声波的热作用以骨和结缔组织最为显著,脂肪与血液为最少。

(2)超声波热作用的独特之处是除普遍吸收之外,还可选择性加热,主要是在两种不同介质的交界面上生热较多,特别是在骨膜上可产生局部高热。这在关节、韧带等运动创伤的治疗上有很大意义。

(3)超声波产生的热大部分由血液循环带走,少数由邻近组织的热传导散播,因此当超声波作用于缺少血液循环的组织时,如眼的角膜、玻璃体、睾丸等则应十分注意产生过热,以免发生损害。

3.理化作用

基于超声波的机械作用和温热作用,可继发许多物理的或化学的变化如:①氢离子浓度的改变:炎症组织中伴有酸中毒现象时,超声波可使 pH 向碱性方面变化,从而使症状减轻,有利于炎症的修复。②对酶活性的影响:超声波能使复杂的蛋白质解聚为普通的有机分子,能影响许多酶的活性。如超声作用能使关节内还原酶和水解酶活性增加,目前认为在超声治疗作用中水解酶活性的变化是起重要作用的。③近年来对超声作用机制的研究,已深入到细胞分子水平。在电镜下观察发现,细胞内超微结构中线粒体对超声波的作用最敏感。核酸也很敏感,实验发现低强度超声波作用可使细胞内胸腺核酸的含量增加,从而影响到蛋白质的合成,刺激细胞生长。④在高强度的超声作用下,组织内可形成许多高活性的自由基,它们可加速组织内氧化还原过程,加速生长过程。

(二)超声治疗的应用

临床超声是物理治疗师常用的在安全和适当的治疗范围内升高深部组织温度的方法。常规超声应用治疗设置根据治疗区域大小,以每平方厘米 0.5～2.0 W 为基数。据报道这一特殊物理疗法的有利效应增加胶原组织的伸展性,包括关节周围组织;增加或减少运动和感觉神经传导速度;增加血液循环以及增高疼痛阈值。

由于对胶原组织和疼痛的影响,超声治疗适用于创口已愈合的烧伤患者。比正常组织更致密的瘢痕组织优选超声加热。当胶原组织受超声加热时,组织温度的相对增加使胶原组织的延展性增加。超声应用可改善瘢痕组织活动范围。治疗师选用被动运动这一常见的技术来试图拉长胶原组织,从而防止或纠正痉挛。被动运动与超声设备相结合来进一步拉伸组织。在治疗过程中疼痛的减少能够增加组织延展性。超声对烧伤引起的关节失用性僵硬也有帮助。临床上常用的超声按输出方式分为两种,即连续超声波和脉冲超声波。连续超声波是指在整个治疗过程中,声头连续不断地辐射出声能作用于机体,它作用均匀,产热效应较大。脉冲超声波是指在治疗过程中间断地辐射出声能作用于机体,它的热效应较小。除超声声头外,还有为特殊治疗需要或便于操作面(如手、足、眼部及周围组织)准备的附件,如水枕、水袋、水槽、水漏斗等。

(三)超声治疗的注意事项

超声是一种安全、有效的装置,用于解决烧伤患者的运动范围受限和疼痛。朱世泽等使用超声治疗面颈部烧伤患者的瘢痕,根据创面大小选择超声波声头,脉冲波与连续波可交替使用,连续 15 min,用直接接触法,声头均匀移动。治疗剂量的强度以 0.5～1.25 W/cm 为宜,每天 1 次,10 d 为一疗程,中间休息 7～10 d,再进行第二疗程。依此进行第 3～5 个疗程治疗。超声应只用于创面已愈合或移植稳固的区域。虽然耦合剂可能不会刺激愈合皮肤,但是仍需要密切观察皮肤状态。如果发生刺激,超声治疗应该停止直到皮肤刺激得到解决。在超声处理的恢复期,应该使用另一种耦合剂。声头接触愈合皮肤的不适感是一个问题。可在水下操作超声仪器,从而减少声头和患者之间的接触。值得注意的是由于超声波大剂量使用可使骨愈合延迟,当作用于未骨化的骨骺可致骨发育不全,故幼儿骨骺处烧伤应当禁用。

三、光疗

(一)紫外线疗法

1. 紫外线的治疗作用

紫外线疗法是利用紫外线照射人体来防治疾病的一种物理治疗技术。烧伤患者使用紫外线疗法可以起到加快局部组织的血液循环,抑制细菌生长,刺激结缔组织和上皮细胞生长,可消肿止痛、预防感染、促进坏死组织脱落等作用。

(1)杀菌作用:紫外线照射感染创面,可直接杀灭病原体或改变微生物生存环境,抑制其生长繁殖。紫外线的杀菌作用与其波长有关,不同波长紫外线杀菌能力不一。300 nm 以上者几乎没有杀菌能力,300 nm 以下者随波长的缩短而杀菌力增强,250～260 nm 最强,以后又降低。且各种细菌对不同波长紫外线的敏感性有差异,金黄色葡萄球菌对 253.7 nm 紫外线最敏感。

(2)促进局部血液循环作用:紫外线照射区血管舒张,局部营养状况改善,可使炎症介质加快清除,缺氧和酸中毒情况得到缓解。紫外线引起红斑反应的因素均可使局部血液循环改善,其红斑形成曲线有两个峰值波长,分别位于 297 nm 和 250～260 nm。

(3)止痛作用:红斑量紫外线治疗有明显的镇痛效果。照射区痛阈升高,感觉时值延长,对炎症性和非炎症性疼痛均有良好的缓解作用。350 nm 的紫外线有 50% 可穿透到游离神经末梢的深部,使这些感觉神经末梢传导暂停而致痛觉减弱。

(4)消炎作用:上述杀菌作用,促进局部血液循环作用和止痛作用均有利于消炎。此外,紫外线可动员和加强机体免疫功能,如 UVB 和 UVA 可刺激单核-吞噬细胞系统激活其功能;紫外线照射后皮肤蛋白变性而导致机体补体和凝集素的增加;在各种剂量的紫外线作用下,机体调理素增加,能促进吞噬作用。

（5）促进伤口愈合作用：紫外线有促进细胞生长、分裂和增殖作用以及改善血液循环、改善组织细胞营养和再生条件的作用等，均有利于伤口的愈合。

（6）皮肤角质增厚：紫外线照射可促使皮肤角质增厚，最高增厚达 2～3 倍，从而增强皮肤的屏障作用，减少有害化学物质及过敏原渗入皮肤。此外，一定强度紫外线照射体表，可使皮肤色素沉着，角质增厚，皮肤屏障防御能力增强；也可增强体质，提高对环境变化的适应能力和对某些疾病的抵抗能力。

（7）免疫调节作用：人体皮肤受到紫外线辐射时，即使辐射剂量较低，也会改变表皮朗格汉斯细胞的形态和功能，诱生特异性抑制性 T 淋巴细胞，或是诱发机体的免疫抑制，影响角质形成细胞的免疫活性。

2.紫外线的应用与注意事项

经紫外线照射后，皮肤上出现的边界清楚，均匀的充血反应，称为红斑反应。红斑反应的等级也是紫外线剂量分级的指标。通常在烧伤 72 h 后即可开始进行紫外线治疗，对于Ⅰ度和浅Ⅱ度烧伤患者通常使用 1～2 级红斑量照射，主要作用是减少炎性渗出、减轻疼痛；深Ⅱ度和Ⅲ度烧伤患者可使用 3～4 级红斑量照射，可利于杀菌、控制感染和减轻疼痛，每日 2～3 次。根据治疗目的、部位、面积、皮肤周围情况等因素，选择不同的照射方法，包括中心重叠照射法、偏心重叠法、全身照射法、分野照射法等。郑健林等使用紫外线治疗烧伤创面，选择紫外线波长为 253.7 nm，冷光石英灯管功率 32 W，每天 2 次，共 14 d，照射时间为 30 分钟/次，照射间歇时间 12 h。结果创面愈合良好，疼痛减轻，无炎性渗出。治疗时，工作人员应穿长衣、长裤、戴护目镜。患者需戴护目镜或用罩单遮盖眼睛。用治疗巾遮盖非治疗区域的裸露皮肤。仍有渗出的伤口应先清洁，勿施任何药物。治疗后出现一定的红斑反应为正常情况，不必过分担心。但如果患者出现大面积脱屑或其他不良反应则因立即停止照射。

（二）红外线疗法

1.红外线的治疗作用

红外线治疗作用的基础是温热效应。

（1）改善局部血液循环：红外线照射时表皮及其下组织将吸收的红外线能转变为热能。热可引起血管扩张、血流加速、局部血液循环改善，物质代谢增强，组织细胞活力及再生能力提高。在治疗慢性感染性伤口时，能改善组织营养，消除肉芽水肿，促进肉芽生长，加快伤口愈合。

（2）促进肿胀消退：由于循环的改善，可加快局部渗出物吸收，从而促进肿胀的消退。

（3）降低肌张力，缓解肌痉挛。热可以使骨骼肌张力降低。

（4）镇痛：热可降低感觉神经的兴奋性，干扰痛阈，同时血液循环的改善、缺血缺氧的好转、渗出物的吸收、肿胀的消退、痉挛的缓解等，都有利于疼痛的缓解。

（5）表明干燥作用：热作用使局部温度升高，水分蒸发，对于渗出性病变使其表层组织干燥、结痂，有减少烧伤创面渗出的作用。

（6）此外，红外线提供的热能还能改善软组织的黏弹性，帮助减轻术后粘连，促进瘢痕软化，减轻瘢痕挛缩等。

2.红外线的应用与注意事项

郑健林等使用红外线治疗烧伤创面，选择红外线治疗仪功率为 250～500 W，照射强度为 32 MW/ cm²，预热后以烧伤创面的中心垂直照射距离为 30～50 mm，以局部温热、舒适感为宜,每天 2 次,30 分钟/次,照射间歇时间为 12 h,14 d 为一个疗程。红外线照射距离一般为 30 cm,选择温热感觉舒适的照射距离。注意不要使用加热灯泡直接与皮肤接触,以免烫伤。红外线的照射强度要从弱渐强地适当调节使用,避免突然过热损坏仪器灯泡或烫伤皮肤等。若要照射面部及眼部时,须闭眼,或遮盖眼睛后照射,以免损伤视网膜。老、幼、体弱及受伤严重者进行治疗,须有人在旁看护。体内有金属或电子设备的部位、皮肤有明显黑痣部位、药物及皮肤过敏者禁止照射。需特别注意的是,热作用可能会导致增生期瘢痕生长加剧,故烧伤患者需谨慎选择。

(三)激光

目前,具有潜力的低功率激光或冷激光已经被开发并应用在疼痛管理和伤口愈合上。理论上,激光治疗被认为能促进病变组织细胞返回正常生理状态。例如,在治疗无痛伤口时,激光刺激成纤维细胞,增加胶原蛋白;在治疗增生性瘢痕时,通过改变亢奋的细胞机制,导致瘢痕减少。有人认为低功率(氦氖)激光能促使开放性伤口关闭。其他报告发现它可以增加胶原蛋白的形成和血流量,增加细胞内的基质和血管生成以及减少微生物的数量并减轻疼痛。低功率激光器的一个主要优点是达到预设治疗目的时间短。

四、磁疗

磁疗是利用磁场作用于机体或穴位的外治法。其作用机制的基本点是通过磁场对机体内生物电流的分布、电荷的运行状态和生物高分子的磁矩取向等方面的影响而产生生物效应和治疗作用。

(一)磁疗的治疗作用

1.止痛作用

磁场降低了感觉神经末梢对外界刺激的反应,减少了感觉神经的传入,因而达到止痛效果。另外,在磁场作用下,机体血液循环增加,使炎症渗出物的吸收与消散加快,降低了组胺、5-羟色胺、乙酰胆碱等止痛物质的浓度,减轻了肿胀对神经末梢的压迫作用;同时,甲硫氨酸脑啡肽、精氨酸加压素等内分泌素增多,这些物质具有吗啡样物质的性质,有止痛作用。

2.镇静作用

磁场的镇静作用表现在改善睡眠,延长睡眠时间,降低肌张力,缓解肌肉痉挛,其机制与中枢神经的抑制有关。

3.消炎作用

磁场作用于人体产生血管扩张,血液循环加速,组织通透性改善。有利于炎性渗出物的吸收和消散,有利于炎症局部改善营养,增加氧供,提高局部组织的抗炎能力和修复能力。磁场能提高机体的免疫能力,如使免疫球蛋白增高,白细胞数目增多,吞噬能力增强等。因此对细菌性炎症有一定的治疗作用。

4.消肿作用

磁场作用下血液循环加快,渗出液的吸收加快。磁场改变渗透压和通透性,加速蛋白质的转移,降低组织间的胶体渗透压,从而具有很好的消肿作用。

5.促进创面愈合

在磁场作用下,血管扩张,血流加快,血液循环改善,为创面提供了更多的血液、营养物质和氧,有利于加速创面愈合。

6.软化瘢痕

磁场作用下血液循环改善,渗出物吸收和消散加速,为减少瘢痕形成创造了条件。磁场条件下,成纤维细胞内水分和盐类物质增加,分泌功能障碍,破纤维细胞内溶酶体增加,促进细胞吞噬作用,阻止了瘢痕的形成。自创面开始愈合时进行磁疗,磁场对皮肤软组织有明显的升温效应,从而可以改善局部微循环,促进水肿吸收,改善创面局部愈合环境,同时也为组织修复提供物质代谢和能量代谢所应有的保障。磁疗后组织的痛痒等不适感觉消退,意味着磁疗有消炎止痛的结果。这一疗效有利于患者局部功能锻炼,克服患者锻炼时的恐惧心理,也是解决患者愈合后伤面发痒的一种方法。对关节功能康复和瘢痕挛缩的防治起到了积极作用。

(二)磁疗的应用与注意事项

崔光怀等使用磁疗仪对 10 例选择保守治疗的手部深Ⅱ度或混合度烧伤患者的修复期烧伤创面进行磁疗,每天 2 次,共计 90～120 min,磁感应强度为 0.08T。磁疗后,受伤部位水肿迅速消退;手部各关节活动幅度增大;活动(主动或被动)时疼痛明显减轻;被磁疗部位痒感明显消退或消失。深度烧伤创面磁疗后瘢痕增生不明显,无明显的瘢痕挛缩畸形形成。治疗过程中请勿携带手机,磁卡,手表等易受磁性影响的物品,安装心脏起搏器的患者禁止治疗。

五、温热疗法和冷疗

(一)热疗

组织温度升高或降低而产生的生理变化取决于几个因素,并且不是所有的因素都能轻易被控制。一些影响组织温度波动幅度的变量包括下列几点。

(1)热能的强度。

(2)能量转移到组织的速度。

(3)组织对热能的阻抗。

(4)组织暴露于热源下的持续时间。

(5)组织暴露于热源的面积大小。

(6)血供是否充足。

1.热疗的生理效应

(1)血液循环效应:组织温度的增加促使血管舒张,并使局部血液循环加快。血管扩张可能是由于轴突或脊髓刺激,促使局部血管活性物质释放。最明显的变化发生在热源供应部位,但是远端血管也可能发生改变(血管扩张)从而保护身体的核心温度。由于热疗促使血管扩张,可能增加组织损伤和水肿,因此热疗不应该用于烧伤创面闭合之前。

(2)神经和肌肉效应:加热能够影响肌梭、腱梭功能,神经传导速度以及痛阈。Ⅱ群传入(肌梭)放电增加,使得 α 运动神经元活动增加,从而使肌肉拉伸。另有报告通过热疗,Ⅰb 群传入(腱梭)增加放电使 α 运动神经元活动下降,从而导致肌张力的增高。由于 α 运动神经元活动的不平衡性,使两种影响的综合效应最终导致肌肉松弛。γ 运动神经活动直接与纺锤体的兴奋性成比例,并且已经证明随表皮疗法而减少。烧伤影响Ⅱ群传入,但Ⅰb 传入活动和 γ 运动神经系统还没有被研究,γ 运动神经活动可能增加紧张或焦虑,而这些是烧伤患者的常见表现。

热疗缓解了疼痛。在伤口愈合的烧伤患者身上,热疗配合被动牵伸能减少疼痛。这不表示疼痛来自烧伤创面,因为损伤的部位将要应对另外一种疼痛刺激模式。烧伤患者经常处于肌肉收缩状态以防止疼痛。这种行为会导致肌肉僵硬痉挛。对烧伤患者用轻度热疗可以促进放松和减少肌肉痉挛。对于浅层热疗缓解痉挛的原理有多种解释。一种解释是,对痉挛肌进行加热会降低反射性肌肉激活,因此减少了痉挛。再者,腱梭数量的增加可能增加了放电,从而抑制肌肉痉挛。

(3)结缔组织效应:热量会影响关节僵硬的程度和胶原结构的改变。一个关节的运动阻力随着冷效应而增加,随着热效应而降低。这个变化是温度对滑膜液黏度或者滑膜结构的黏性和弹性的影响而导致的结果。当结缔组织被拉伸或加热时,这些组织的黏性大于弹性。当结缔组织被同时加热和拉伸时,这些组织的延展性更佳。这一发现对于治疗师来说特别重要,因为加热可能使瘢痕组织更容易伸展。

(4)其他影响:热治疗生理效应为图所描述的。热已经被证明有利于控制感染和改善新陈代谢。多年来热疗被用于治疗局部感染的组织,热量能促进血液循环,消除肿胀,促进炎症消散。虽然一些数据表明热治疗对淋病奈瑟球菌的革兰阴性细菌有影响,但热疗对烧伤创面上常见细菌的影响没有数据资料。因此,目前尚不推荐使用热疗来治疗烧伤相关感染。

对于热疗,普遍的观点是在创伤急性期不能使用。一些专家声称,在急性期热应用可能会增加出血和水肿。在治疗过程中,急性期内使用热疗会导致代谢加快,而这一情况是治疗人员不愿见到的。因此,在创面封闭前不建议使用热疗。

2.治疗源

(1)射频治疗:射频治疗采用热空气通过固体颗粒后产生的干热的形式。空气和颗粒呈流体状以及提供一个加热的环境。这种方式的温度通常设定在大约 48 ℃(118 华氏度),也可由操作员按情况调整。报道称射频治疗所产生的组织温度在水或者石蜡所达到的温度之上。该装置能够治疗开放性伤口,但由于热的传导以及从固体颗粒到治疗区域的对流的关系,在治疗前伤口敷料需要移除。该装置能够自动清洁,其内颗粒每 6 个月进行更换。假如烧伤患者有开放性创口,该方法就会有交叉感染的可能。虽然没有案例能直接证实射频治疗根除烧伤瘢痕,但有报道在开放性创口治疗中是无污染的。如果患者有开放性伤口,在使用射频治疗前,在伤口轻轻盖上纱布,操作人员佩戴超大的无菌手套或塑料手套。报告显示射频治疗引起组织温度增加可减少疼痛,增加运动范围,增加血流量,促进伤口愈合,减少水肿。另外,在治疗的同时身体部位可以活动。因为有这些好处,所以射频治疗是一种烧伤治疗的有效手段。

(2)石蜡:石蜡可用于已愈合或植皮烧伤创面。石蜡不应在开放性伤口上使用。在烧伤康复中,石蜡治疗可以和被动运动结合使用。除了加热对胶原组织的可能影响,石蜡的益处可能还包括石蜡中矿物油对瘢痕的软化作用。常用的石蜡疗法是手或足的浸蜡法。在关节附近包扎石蜡浸渍的纱布,以及用磷酸氢钙将石蜡固定在被拉伸的关节上,例如肘,肩,膝盖,或者颈部,可能帮助增加运动范围。理想的情况下,组织应处于最佳伸展位以获得最大疗效。按照 1磅石蜡混合 2.5 盎司矿物油的比例构成的石蜡混合物,推荐温度在 46 ℃至 50 ℃时在患者身上使用。市场上已有的用于烧伤患者的商品化预制蜡块是可用的。袁少波等在烧伤患者躯干部及四肢近端用蜡垫包,四肢远端使用浸蜡法,治疗温度为 50 ℃~55 ℃,20 分钟/次,每天1 次。

(3)热敷,加热灯和透热疗法:热敷与加热灯是温和的,也是红外热的表面形式。因为这些方式的热渗透深度浅,他们可能很少进入更深层次的瘢痕组织层。这些方式可以用在愈合组织浅层加热和协助伸展瘢痕挛缩。由于使用加热灯治疗时因保证创口表面的干燥,故此方法不适用于出血点治疗。虽然透热疗法对组织的热渗透大约为 3 cm,但是使用起来可能比较困难。当患者接受透热疗法时,必须采用舒适的体位,不允许挪动。对于大多数烧伤患者,在进行透热疗法的治疗时间内保持伸直的姿势是困难的。此外,增生性瘢痕组织接受透热治疗有受损的可能。原因是由透热产生的持续加热可能加剧瘢痕组织中炎症反应发生,并且可能会导致组织的破坏。有时这种炎症反应的发生对热疗的使用没有影响,例如超声。但尚未见透热疗法对瘢痕组织中炎症反应影响的研究。由于相关研究的不足,透热疗法不建议在烧伤患者治疗中使用。

3.热疗的使用注意事项

要实现前述临床反应,热疗时最有效的温度范围是 40 ℃～45 ℃。在 40 ℃以下只产生轻微的热效应,其对深部组织基本上不产生任何影响。温度高于这个范围则具有破坏性。热疗在一些情况中应该谨慎使用或者可能是禁忌,需要考虑的因素包括强度,作用位置(感觉减退区,生殖腺,或者发育中的胎儿),血液供应,或恶性肿瘤,出血部位。需特别注意的是,热作用可能会导致增生期瘢痕生长加剧,故烧伤者需谨慎选择。

当准备给患者使用热疗时需要考虑许多因素,包括:①疼痛的存在,开放性创口;②潜在的交叉感染;③新鲜愈合或较容易破裂的伤口;④皮肤感觉减弱;⑤患者对热治疗方式的焦虑情绪;⑥瘢痕生长情况。需经常监测热疗时的温度,从而保护患者,并且能提供在可忍受温度内最大疗效。由于皮肤移植区或者烧伤区域感觉减退,以及散热能力下降,应用热疗时应格外小心。感觉减退可能是由于烧伤后皮神经和感官受体的破坏以及再生贫乏。皮肤移植区散热的困难是由于皮肤附件的缺失,如协助温度调节的汗腺和皮脂腺。因此,针对有大片体表烧伤的患者,由于他们不能消散热量,是热疗的禁忌证。

(二)冷疗

1.冷疗的生理效应

(1)对血液流动的影响:冷疗能够控制肿胀和出血。寒冷产生反射性血管收缩,而这可能就是产生这些效应的原因。当组织暴露在寒冷环境下 15 min 内,血管通常呈现收缩状态。随着冷刺激时间的延长血管会出现继发性扩张。有几个原因造成血管舒张反应:诱导轴突反射,平滑肌活动的抑制和组织的防冻保护。因为这些可能的原因,15 min 的接触时间是冷疗消除水肿和炎症最有利的时间。

(2)对肌肉和神经的影响:等长肌力随着冷刺激而增强。15 到 45 min 的冷刺激后等长肌力有所增加。α 运动神经元刺激或者冷诱导血管扩张可能解释这个结果。研究证明冷疗后患者原已熟练掌握的运动功能下降。由于康复过程中功能锻炼的重要性,这个特殊的效果对于烧伤患者来说将不利于达到治疗目的。有髓鞘和无髓鞘神经受冷刺激后会被影响。寒冷导致神经传导速度下降,神经肌肉传导通路受损,从而使肌肉活动下降以及疼痛减小。冷疗之所以能减轻疼痛,可能是由于减少了疼痛信息向中枢神经系统传输的速率而得以实现。

2.治疗源

冰或冰袋,冷水浴以及冰按摩是降低组织温度的方法。冷治疗在烧伤康复治疗中不常用,但可能是一种有用的辅助治疗,如有时随着拉伸或者水肿而产生的关节痛。目前使用冷疗的障碍是烧伤患者可能不耐受极端寒冷。

3.冷疗的注意事项

作用时间和冷疗温度应仔细监测,以避免组织损伤。冷疗的一般禁忌证包括冷过敏综合征患者(例如雷诺现象,寒冷性荨麻疹,以及自身免疫性溶血性贫血),高血压,皮肤麻醉和循环破坏。不应在未愈合的烧伤创面使用冷疗,因为受损皮肤缺乏保护血管和神经组织。如前所述,烧伤患者失去正常的感觉,所以在治疗前应当做适当的感觉测试来判断愈合的烧伤部位对寒冷是否敏感。

(三)冷疗与热疗的选择

使用冷疗或热疗受以下因素影响,包括治疗目标,烧伤恢复程度,治疗烧伤的医疗条件,治疗部位,患者的冷或热的偏好、耐受性和可操作性(在烧伤病房,门诊或患者家中)。

六、序贯肢体加压疗法

水肿是烧伤后发生的几种并发症之一。持续水肿可导致疼痛、伤口愈合缓慢和功能障碍。末端水肿可以通过使用序贯肢体加压装置进行治疗。可用的压缩装置有两种类型:可给肢体提供均等压力的单袖套和可连续地从肢体远端到近心端提供压力的复合袖套。复合袖套也可以通过提供一个统一的或梯度压力到每个区域进行改变。这种已被成功地用于治疗淋巴水肿的设备提供了"挤压"力以除去流体。压力传递的时间比率为 3∶1(三次加压、一次维持),当袖套的压力等于或略大于患者的舒张压时是最有效的。治疗可能导致肢端麻木。如果在治疗过程中出现手足麻木刺痛,治疗应终止。

治疗后,治疗部位应进行压力耐受检测。不使用序贯肢体加压装置时,需要用其他形式的体外加压或其他治疗方法来抑制水肿。体外加压的方式包括弹性绷带,空气圆柱带和压力衣。此压力衣能提供适当的压力来控制烧伤肢体水肿。肌肉泵的恢复训练、体位保持、按摩在控制水肿方面也是重要的辅助手段。一种好的肢体水肿治疗方法,应该能缓解疼痛、促进伤口愈合,同时增加烧伤患者的关节活动度和功能。

(一)生物反馈

生物反馈在治疗中表现为使用特殊装置来关注患者刺激控制反应训练过程中的生理学变化。对于治疗师而言,最常见的反馈就是提醒患者肌肉活动状态。肌电图(EMG)生物反馈的使用可以辅助肌肉放松或再训练。该系统可提供音频、视觉反馈或多重感觉反馈,以帮助患者控制目标肌肉活动水平。电极通常被放在目标肌肉处。如果治疗目标是放松肌肉,那么患者就要接受训练减少目标肌肉活动。通常会鼓励患者提高生物反馈输入或输出信号,以显示何时能进行肌肉再训练和补充。在放松或再训练情况下进行肌群拮抗和协同训练也是有价值的。生物反馈也可通过改善关节活动度而有利于烧伤治疗。如前所述,烧伤患者对于实现正常关节活动度是有困难的。生物反馈部件设定在关节活动范围之内,可以有效鼓励患者达到或者超过该限度。其他导致烧伤患者关节活动度减小的原因可能有:体位不当造成的肌痉挛(非烧伤伴随症状)、周围神经损伤以及水肿。如果由于肌痉挛或者肌肉缺少活动造成关节活动范围受限,EMG 生物反馈可以通过影响相关肌肉来改善关节活动度。

生物反馈另一益处是疼痛控制。虽然生物反馈最常用在头疼治疗中,但也被证实适用于其他形式慢性疼痛。皮肤温度变化可以反映出血流量的变化(即皮肤温度升高表明外周血流量的增加,外周肌肉的松弛)。此外肌电活动图也是疼痛控制期间监测的参数。疼痛控制中使用生物反馈信号有可能会促进皮肤和瘢痕愈合,这是这种疗法最鼓舞人心的展望。如果可以利用生物反馈指导患者控制自身和疼痛,患者的痛苦会减少。尽管生物反馈用于治疗烧伤患者理论上来说是一种合理的方式,其临床实用性和有效性仍有待确定。

(二)高压氧治疗

高压氧疗法(HBOT)是指使用压强比标准气压高很多的氧气治疗减压症、一氧化碳中毒以及气性坏疽等问题。HBOT疗法的标准气室是树脂玻璃双壳结构,配有金属端口。无论是一体式气室还是肢体式气室在HBOT治疗中均可运用。患者肢体被放置在一个百分之百增压的气室之中。标准治疗时间为90～120 min,附加1～5 min起始压缩时间以及在治疗结束时5到15 min减压时间。有趣的是在烧伤处理中也使用HBOT来促进许多不同类型伤口的愈合。

已有报道称烧创伤治疗中使用HBOT可以减少受试者对皮肤移植的需求,缩短住院时间,减少医疗费用。值得鼓励的是该数据在治愈烧伤创口方面具有统计学意义。李永忠等采用HBOT治疗72例烧伤后行切(削)痂植皮术的患者,烧伤患者均在手术后24 h内采用HBOT治疗,压力为0.2～0.25 mPa,120 min/d,连续5～7 d,发现患者烧伤创面愈合时间缩短,瘢痕生成减少。薛忠信等同样在患者植皮术后使用HBOT,患者在0.2 MPa高压氧舱内1 h,每天1次,10 d为1个疗程,结果证实HBOT可以促进植皮成功率且高压氧治疗后愈合的创面新生上皮质量好,不易起水疱或反复破溃迁延不愈。设备的价格和体积、受过专业训练并富有HBOT治疗经验的人员以及在治疗过程中花费的时间是制约临床上使用HBOT治疗烧伤患者的因素。有些报道称HBOT具有一些并发症如中耳气压伤、挤压、近视(通常可以恢复)、幽闭恐惧症、肺部氧和一氧化碳神经系统中毒。这些并发症通常在使用肢体式HBOT时较为显著。

七、水疗法

水疗法在烧伤康复中的应用方式很多。烧伤相关的水疗主要应用在烧伤创面清洗、预防感染以及手术准备。一些烧伤护理人员用水来清除创面的敷料。水在为运动提供阻力的同时,水温的增加以及浮力可能使组织放松,从而促进主动运动。一旦患者病情稳定,水疗锻炼就可以开始。主动和被动运动与伤口护理结合进行,水疗期间进行的运动训练不能影响伤口护理。不推荐为了提高运动功能而进行额外的水疗。在美国烧伤中心常见的水疗有标准的水疗浴缸浸泡,淋浴或者喷雾。盆浴的常规方案为每次持续15～30 min,每天1～3次。在水中持续30 min以上会增加低温和电解质滤出风险。水疗可能会造成水污染,继而造成患者之间或者同一患者不同伤口之间交叉感染。浸泡前,在水中加入碘基添加剂,洗涤剂或者抗菌肥皂用来降低水污染的可能。每次盆浴后对浴盆进行严格地清洗和消毒,以减少交叉污染的概率。

(李明伟)

第十一章　外科手术麻醉

第一节　甲状腺手术麻醉

近年来甲状腺疾病发病率急速攀升,甲状腺和甲状旁腺均位于颈部,接近气道,甲状腺素和甲状旁腺素,对机体代谢、生长发育、电解质平衡、神经系统、心血管系统和消化系统等都有重要的作用。这些特点增加了手术、麻醉和围术期处理的难度。

一、甲状腺肿瘤切除手术的麻醉

甲状腺肿瘤有良性和恶性之分,良性肿瘤多为腺瘤,常发生于 40 岁以下的中青年女性,可单发或者多发,亦可恶变或并发甲亢,应及早进行手术。甲状腺癌有多种病理类型,如乳头状瘤、腺癌、未分化癌等,均需要及时进行手术。肿瘤晚期压迫呼吸道可产生严重后果,有时需要行气管切开缓解症状。

(一)病情评估

甲状腺肿瘤术前应详细检查,充分了解疾病的性质,有无相邻近组织的侵害,特别是有无呼吸道的压迫与梗阻。全面了解重要脏器的功能,如心血管系统、呼吸系统、肝肾功能、水和电解质平衡等情况。甲状腺肿瘤体位表浅,一般可通过触诊明确肿瘤的大小、硬度和活动度。对较大肿瘤则需要摄颈胸 X 线和 CT 片,以确定肿瘤的大小形态、是否位于胸骨下,以及气管受压程度和方向。术前评估呼吸困难程度与气管受压程度。如果患者静卧时有喘鸣或不能平卧,提示气管受压严重,这种患者则要做好困难气道的准备。术前是否有声音嘶哑和饮水呛咳的症状,如有可通过间接喉镜检查,以明确声带活动度和有无声带麻痹。如果颈部大静脉受压,可导致头颈静脉回流障碍,患者表现为颜面发绀、水肿,颈部、胸前浅静脉扩张,病情危重。

(二)麻醉选择

对一般甲状腺良性肿瘤,无气管受压症状的患者,可选用颈神经丛阻滞麻醉。患者术中保持清醒,通过医患对话可随时检查发声与声带情况,避免发生喉返神经损伤。但是颈神经丛阻滞有时镇痛不完善,有牵拉反应,加上头后仰和仰卧位不适,尤其是肿瘤较大时常需静脉辅助用药,为确保气道通畅,可应用喉罩通气。具有以下情况者,宜选择全身麻醉:①巨大的甲状腺肿瘤或甲状腺弥散性肿大;②有气管受压症状或呼吸困难症状者;③胸骨后甲状腺肿;④可能发生气管软化;⑤有重要脏器功能受损者及拒绝局部麻醉或不配合者。在全麻气管插管下行手术,对外科手术医师的解剖技术要求更高,以避免发生喉返神经损伤。近年喉罩麻醉的使用越来越多,应用喉罩患者可以保留自由呼吸,易于实时监测声带的功能。

(三)麻醉诱导和气管插管

术前有气管受压或气管移位征象者,气管插管可能存在一定困难。在结合症状体征和 X 线和 CT 片进行气道评估的基础上,可用全身麻醉诱导下气管插管,也可采用表面麻醉下使用纤维支气管镜清醒插管。插管体位宜选用患者自主呼吸最舒适体位。清醒插管前需给患者做好解释工作,取得患者配合,要充分做好气道的表面麻醉。如果出现声门下气管插管困难,切忌强行插管,可在助手协助下改变患者体位或更换小一号气管导管。目前随着气管插管可视化技术的发展,如光学纤维喉镜、光学电子喉镜、可视喉镜等,使得困难气道易于解决。关键在于发现困难气道、正确评估与完善的准备工作。

(四)麻醉维持和管理

局部麻醉或颈神经丛阻滞期间,呼吸道的管理特别重要,尤其是在给辅助药物时,严密监测,及时发现和处理呼吸抑制。颈神经丛阻滞时常出现显著的心动过速和血压升高。此时,如麻醉阻滞效果不全,可给予辅助镇痛药物或者改用其他麻醉方式;如麻醉效果好,则可用心血管药物控制。全身麻醉期间保持呼吸道通畅、避免缺氧和二氧化碳蓄积、监测血流动力学变化和维持循环稳定。巨大的甲状腺肿瘤切除术或颈部清扫术可发生大量出血,术前应做好准备。术中应了解气管是否软化,以防术毕拔管后气管发生塌陷。此外,术中还应根据手术操作步骤,适时监测与调整气管导管套囊的压力。以免手术牵拉压迫气管使气囊压力和摩擦增加,造成术毕气道与声门水肿,影响呼吸功能。有观察发现颈部大手术中气管导管套囊的压力与术后气道并发症呈正相关,主张将套囊压力维持在≤25 cmH$_2$O 为宜。

(五)麻醉恢复期的处理

手术结束及拔管期间可因切口渗血、敷料包扎过紧、气管软化、喉头水肿、呼吸道分泌物堵塞、喉痉挛等发生急性气道梗死,应积极预防和处理。术毕应准确判断麻醉恢复程度,待患者完全清醒,咳嗽反射、吞咽反射和肌力恢复满意,无呼吸抑制方可拔管。拔管时,备好各种抢救药物及紧急气管插管与气管切开器械,以防不测。术中发现或疑有气管软化者,宜做气管悬吊术或延长保留气管导管时间,送至 ICU 观察。

甲状腺次全切除术的其他并发症还包括喉返神经损伤和手术切除了甲状旁腺而致甲状旁腺功能低下。在术后的第 24～96 h 就会发生低钙血症的症状。喉鸣渐进造成喉痉挛可能是低钙血症抽搐的早期表现之一。在这种情况下,可静脉推注氯化钙或葡萄糖酸钙。并监测镁离子浓度,及时纠正进行。双侧喉返神经损伤是极少见的并发症。一侧神经损伤较常见,其典型表现是声音嘶哑和声带麻痹,双侧则导致失声。术中、术后返神经损伤或病变所致气管塌陷可能需要紧急再次气管插管。

二、甲状腺功能亢进症手术的麻醉

甲状腺功能亢进(hyperthyroidism)是由各种原因导致正常甲状腺素分泌的反馈机制失控,血液循环中甲状腺素异常增多而出现以全身代谢亢进为主要特征。根据引起甲状腺功能亢进的原因可分为原发性、继发性和高功能腺瘤三类。

甲状腺激素分泌过多的临床表现包括:体重减轻、燥热、肌无力、腹泻、反应过激和神经敏感。重症可以出现细震颤、眼球突出和甲状腺肿大。心脏方面表现有窦性心动过速、房颤和心力衰竭等。甲状腺功能亢进患者的血清总 T$_4$(结合和非结合)的升高,血清 T$_3$ 及游离(非结合)T$_4$ 的升高。当出现上述临床症状,同时血清 T$_3$＞230 ng/dL,T$_4$＞12 ng/dL,就可诊断为甲状腺功能亢进。甲状腺功能亢进的药物治疗包括:抑制激素合成(如丙硫氧嘧啶和甲巯咪唑);阻止激素释放(如钾和碘化钠)或改善交感神经兴奋症状(如普萘洛尔)。虽然 β 肾上腺素能受体阻滞剂不影响甲状腺功能,但却降低 T$_4$ 在外周转化为 T$_3$。放射性碘可破坏甲状腺细胞的功能,但不推荐妊娠患者使用,这可导致甲状腺功能减退。

（一）术前准备

所有择期甲状腺功能亢进症外科手术，包括甲状腺部分切除术，都应该延期直到患者经过治疗后临床症状得到控制和甲状腺功能基本正常。术前准备包括一般的甲状腺功能检查，并建议术前静息状态下心率应低于 85 次/分钟。苯二氮䓬类药物可用于术前镇静。抗甲状腺药物和 β 受体阻滞剂应该持续应用到手术当天早晨。使用丙硫氧嘧啶和甲巯咪唑进行治疗较好，因为两者的半衰期相近。如果必须进行急诊手术，可考虑应用艾司洛尔来抑制循环系统的高动力状态。如果病情严重、病程长、年老体弱的患者，则需要行较长时间的术前准备，直到基础代谢率下降，并稳定在 ±20% 以内、体重增加、血压基本正常、心率减慢至 80 次/分钟以下、脉压减小、心脏收缩期杂音消失、全身症状改善和情绪稳定，蛋白结合碘 4 h<25%，24 h<60%，甲状腺激素水平在正常范围（TSH 0～10 mU/L，T_3 1.8～2.9 nmol/L，T_4 65～156 nmol/L，FT_3 3～9 nmol/L，FT_4 9～25 nmol/L）。再考虑进行手术。

（二）麻醉选择

对于轻症甲亢患者，术前准备比较好、甲状腺较小且无气管压迫症状和能合作者，可以颈神经丛阻滞麻醉下进行手术。症状严重和甲状腺较大的患者行甲亢手术应在全身麻醉下进行，尤其是术前有精神紧张、情绪不稳定、甲亢未完全控制、胸骨后甲状腺肿和有气管压迫的患者。

（三）麻醉管理

甲状腺功能亢进患者术中应该密切监测心血管系统和体温。重症甲状腺功能亢进患者的眼球突出增加了角膜擦伤或溃疡的危险，因此患者的眼睛需很好的保护。氯胺酮、阿曲库铵、泮库溴铵、拟肾上腺素能受体激动剂和其他可刺激交感神经系统的药物应尽量避免使用，以免引起血压剧烈升高和心率增快。早年选择硫喷妥钠为诱导药物，因为在大剂量时具有抗甲状腺活性的功能；目前临床上多选用丙泊酚或依托咪酯为诱导药物。

甲状腺功能亢进的患者可能存在慢性的低血容量和血管扩张，在麻醉诱导时容易发生明显的低血压，所以麻醉诱导前需行适当的扩容处理。麻醉维持需要足够的深度，避免刺激产生心动过速、高血压和室性心律失常。肌松药的选择和使用要谨慎，因为甲状腺功能亢进可能增加肌肉疾病和重症肌无力的发生率。另外，甲状腺功能亢进不增加麻醉药的需要量。

（四）麻醉恢复期管理

甲状腺功能亢进患者术后最严重的危及生命的并发症是甲状腺危象，特别是甲状腺功能亢进患者术前准备不充分手术时发生概率大大增加。其典型症状为高热、心动过速、神志障碍和低血压。甲状腺危象通常发生在术后 6～24 h，但也可以发生在术中，需要与恶性高热、嗜铬细胞瘤及麻醉过浅等进行鉴别。与恶性高热不同的是，甲状腺危象不出现肌肉僵硬、肌酐升高和严重的代谢性与呼吸性酸中毒。治疗包括：补液和降温、输入艾司洛尔或静脉给予普萘洛尔（每次递增 0.5 mg 直到心率<100 次/分钟）、给予丙硫氧嘧啶（250～500 mg/6 h，经口或经鼻胃管），然后给予碘化钠（12 h 内静脉给予 1 g），并且纠正致病因素（如感染等）。推荐使用甲泼尼龙 80～120 mg/8 h 来预防由于肾上腺功能受抑制所引起的并发症。其他对症治疗包括吸氧、镇静、应用大量 B 族维生素和维生素 C、纠正水和电解质的失衡及补充能量等。

（夏　艳）

第二节 缩窄性心包炎手术麻醉

缩窄性心包炎是由于心包慢性炎症性病变所致的心包纤维化、增厚并逐渐挛缩、钙化,压迫心脏和大血管根部,使心脏舒张和充盈受限,血液回流受阻,心功能逐渐减退,心排出量降低而引起的心脏和全身一系列病理生理改变,从而导致全身血液循环障碍的疾病。其自然预后不良,最终因循环衰竭而死亡。治疗的唯一有效方法是确诊后尽早手术。

一、术前准备

缩窄性心包炎起病缓慢,全身情况差。心脏收缩和舒张功能严重受累,临床表现为射血分数正常,但心排血指数降低,循环时间延长,动静脉血氧分压差增大。代偿性表现为血浆容量、血细胞比容和总循环容量增加。多数伴有胸膜炎、胸腔积液,肺功能受影响,亦可累及肝脏功能。术前应根据患者的病情积极维护各脏器功能,调整内环境稳定,提高患者对麻醉和手术的耐受性,减少术中和术后并发症的发生。

针对原发感染应积极采取抗感染措施,除明确诊为非结核性心包炎之外,至少应进行系统的抗结核治疗 2 W。对大量胸腔积液、腹腔积液患者,为维护其呼吸功能,术前可适当抽排胸腔积液、腹腔积液,抽排量以患者能耐受且不剧烈影响血流动力学为原则,但绝不能因为药物治疗和反复胸腹腔穿刺能缓解症状而延误和丧失手术时机。麻醉前用药以不引起呼吸、循环抑制为前提。可在患者进入手术室后在严密监测下适度使用,常用药物有吗啡、东莨菪碱、咪达唑仑和右美托咪定等。术前常规禁食禁饮。腹内压高的腹腔积液患者,为防止误吸,可预防性给予氢离子拮抗剂,如奥美拉唑、雷尼替丁等。低流量氧疗有助于改善患者的组织代谢状况。提供高蛋白饮食、补充血浆蛋白和补充 B 族维生素、维生素 C。肝功能明显下降患者还应补充维生素 K 以改善患者的凝血功能,防止手术过程中因凝血功能低下导致异常出血。常规利尿、补钾,调整水、电解质平衡。

术前一般不用洋地黄制剂,心功能差、心率大于 100 次/分钟者仅在手术当日清晨给予小剂量洋地黄类药物,如毛花苷丙 0.2~0.4 mg,可适当控制心率,改善心功能。准备呼吸、循环辅助治疗设施,对病程长、心肌萎缩、估计术后容易发生心脏急性扩大、心力衰竭者,除药物准备外,应备好机械通气装置和心室辅助装置如主动脉内球囊反搏(IABP)等。应备妥体外循环以防术中大出血,手术前,患者的一侧腹股沟区应做消毒准备,必要时可实施股动脉、股静脉体外循环转流,以保证氧合与补充血容量。准备体外贴敷式除颤电极并连接除颤仪,防止心包剥脱完成前发生心室纤颤时无法进行胸内除颤的窘迫状态。

二、麻醉方法

无论采用何种麻醉方法,麻醉管理的目的在于避免心动过缓和心肌抑制。选择气管内插管静吸复合麻醉时,应行全面监测,包括心电图、脉搏血氧饱和度、无创动脉压、有创动脉压、呼气末二氧化碳分压、中心静脉压和体温等,估计术后可能发生低心排出量综合征的患者,建议放置肺动脉导管进行监测。缩窄性心包炎患者由于循环代偿功能已十分脆弱,必须在严密监测心电图、脉搏氧饱和度和有创动脉压下缓慢施行麻醉诱导。由于患者的循环时间延长,药物起效慢,应酌情减慢麻醉诱导注药速度,不能误以为患者耐受性好而造成药物相对过量,以致血压下降甚至循环衰竭。备好多巴胺、去氧肾上腺素和肾上腺素等急救药物,根据监测情况随时修正麻醉用药方案，避免血压下降和心动过缓。

常用麻醉诱导药物有咪达唑仑、依托咪酯、氯胺酮、苏芬太尼等。尽管氯胺酮可能增加心肌氧耗，但可以防止诱导时出现血压下降和心动过缓，而心率增快是缩窄性心包炎患者增加心排出量的唯一有效代偿因素。肌松药应选用循环影响轻微且不减慢心率的药物，如泮库溴铵、罗库溴铵等，并适当减小剂量、缓慢滴定给药。麻醉维持以采用对循环影响轻微的芬太尼、苏芬太尼和瑞芬太尼为主的静吸复合或静脉复合麻醉。对心功能较好的患者可在手术强刺激环节（如切皮、劈开胸骨或撑开肋骨）时，吸入异氟烷、七氟烷或地氟烷加深麻醉。采用对肝肾功能影响小的阿曲库铵和顺式阿曲库铵等维持肌松。

麻醉管理要点如下。①维持血流动力学稳定，严格管理输血输液速度和液体入量，以防缩窄解除后心室过度充盈膨胀，引发急性右心衰竭或全心衰竭。遵循在心包完全剥离前等量输液或输血，心包剥离后限量输液的原则。②随着心包的剥离，开始小量使用多巴胺等强心药物，并随时调整剂量，直至心包完全剥离。避免心包剥脱、心肌受压解除、腔静脉回心血量骤增引起的急性心力衰竭。③密切监测心电图，出现严重心律失常时，应及时与手术医师沟通，必要时暂停手术并积极处理。由于开胸后无法直视心脏表现，经食管超声心动图（TEE）在评估缩窄性心包炎患者血流动力学方面有非常重要的价值。④避免机械通气潮气量过大，以防回心血量进一步减少导致心排出量降低。⑤全面监测内环境，包括血气分析、血常规、电解质和尿量等。根据血气分析等监测结果及时调整内环境稳定，维持水、电解质和酸碱平衡。⑥手术结束后应保留气管插管送 ICU 机械通气，全面监测，维持正常血气水平，控制输液、输血量，持续强心、利尿，维护心功能，防治术后低心排出量综合征的发生，防止水、电解质和酸碱紊乱，并根据患者的情况合理制订镇静、镇痛方案，避免血流动力学波动。

（夏　艳）

第三节　老年患者全身麻醉的诱导

随着新一代短效、速效麻醉药的临床应用和麻醉机功能及监测技术的不断完善，全麻已逐渐成为当代老年麻醉的主要方法。像儿科患者一样，理想的老年患者的麻醉诱导和维持取决于麻醉医生对衰老所带来的解剖、生理及药理学改变的理解。然而与儿科患者比较，老年患者的变化更大，包括容易发生低血容量、低血压和低体温，肺顺应性和动脉血氧分压降低，咳嗽反射减弱，心脏功能和肾小管功能减退。因此，严重的生理改变发生率相当高，所以要求老年患者全身麻醉的诱导和维持必须十分谨慎。

全身麻醉产生中枢神经系统的暂时抑制，表现为神志和痛觉消失、遗忘、反射抑制和骨骼肌松弛。对中枢神经系统抑制的程度与血液内药物浓度有关，并且可以调节和控制。在一定药物剂量范围内，这种抑制是完全可逆的，当药物被代谢或从体内排出后，患者的神志及各种反射逐渐恢复。全麻可分为麻醉诱导、维持和复苏。

一、全麻诱导前准备

全麻诱导是麻醉过程最危险阶段之一，诱导时重点是维持呼吸道通畅及足够的通气和氧合,尽可能减轻对心血管功能的抑制。老年患者由于血管弹性改变,常合并高血压、心脑血管疾病等,诱导时药物影响及气管插管引起的应激反应,容易导致血流动力学大幅度波动。因此全麻诱导是老年患者麻醉过程中极为重要的环节,在实施麻醉诱导前必须做好全面的准备工作,包括复习病史及麻醉、手术方案,检查麻醉器械及物品的准备情况等,确保老年患者安全平稳地进行麻醉诱导。

(一)麻醉前病情评估

1. 病史

麻醉前不仅要了解外科手术相关疾病,还需全面评估各器官系统功能状况、并存疾病,询问既往病史、麻醉手术史、过敏史。尤其应关注患者是否存在哮喘、肺炎及近期有无上呼吸道感染和心脑血管病史,用药的情况及效果。

2. 体格检查

针对与麻醉实施有密切相关的系统进行,着重于检查重要脏器,尤其呼吸系统和心脑血管系统。应仔细听诊心肺,如两肺呼吸音、心脏是否存在杂音等。

3. 实验室及特殊检查

仔细评估和明确有无凝血功能障碍,是否可行椎管内阻滞,明确有无心电图异常,必要时进行 24 h 动态心电图和心超检查,肺功能检查有助于了解肺储备功能状态如何,诱导前可行血气分析。

(二)麻醉前安全核查

1. 基本情况

核对包括患者姓名、性别、年龄、体重、外科手术名称和手术侧,手术同意书和麻醉同意书是否签署。检查患者有无将义齿、助听器、人造眼球、隐形眼镜、首饰、手表、戒指等物品带入手术室,明确有无缺牙或松动牙,并做好记录。

2. 禁食禁饮的时间

核查,按照禁清液体 2 h、固体食物 8 h 执行。由于老年患者可能因帕金森病等导致胃肠蠕动减弱,应当作为饱胃患者处理。

3. 根据内科并发症和手术大小,准备相应的静脉通路和监测措施

包括双腔静脉导管、中心静脉压、动脉血压、心排血量监测等。

(三)麻醉物品及器械的准备

1. 麻醉机准备

麻醉机准备包括气源检查,确认氧及氧化亚氮气源与麻醉机连接是否正确无误,气源压力是否达到使用要求。麻醉机自检过程是否完成,确认无漏气、呼气吸气活瓣等没有问题。

2. 监测仪准备

常规监测心电图、脉搏氧饱和度、无创血压和呼气末二氧化碳浓度、尿量,条件具备应监测呼气末麻醉气体浓度和体温。必要时监测中心静脉压、动脉血压、心排血量等。

3. 保暖设施的准备

老年患者入手术室前应准备适当的保暖设备,尤其是大手术,保证各种保温装置处于良好的功能状态,如输液输血加温仪、电温毯、鼓风机等。

4. 麻醉诱导

药品和血管活性药品的准备建议常规准备麻黄碱、去氧肾上腺素、阿托品和艾司洛尔等,并按约定的浓度稀释。

5.气管插管工具

应准备齐全,包括面罩、听诊器、吸引器、口咽通气道、牙垫、喉镜(牙齿松动患者准备可视喉镜)、空针筒、气管导管和管芯等。

二、全麻诱导方法

全麻诱导的目标和实施应力求平稳,减轻气管插管时的心血管应激反应,同时防止麻醉用量过大引起严重的循环抑制和缺氧。常用的全麻药物、镇静药,如咪达唑仑、芬太尼、瑞芬太尼等,老年人对此类药物的敏感性增高,对依托咪酯、丙泊酚等需要量较青壮年减少 20%～40%,又由于个体差异大、静脉用量很难准确掌握,故一般先从小剂量开始,逐渐加大用量。也可采用静脉麻醉药与吸入麻醉药复合,相互协同减少各自的用量。肌松药有利于气管插管。防止插管时心血管反应的方法很多,完善的咽喉、气管内表面麻醉对减轻插管时心血管反应作用肯定。对快诱导或慢诱导均有利。对有高血压病史,特别是术前高血压未得到较好控制的老年患者,气管插管可致血压剧升,心率加快,除避免浅麻醉外,要及时给予降压药预防和治疗,β-受体阻滞药可改善心肌缺血也是常用的措施。老年患者多存在血容量不足、自主神经调控能力降低,全麻诱导容易引起剧烈的血压波动,应高度警惕。事实上任何一种麻醉诱导方法都没有绝对的安全性,对老年患者而言,也没有某种固定的麻醉诱导方法是最好的。选择的关键在于对每种麻醉诱导方法和所用药物的透彻了解,结合体格状况和病情加以比较,扬长避短,才有可能制订最佳的麻醉方案。实施时严密监测,细心观察,精心调控,即使十分复杂、危重的患者,往往也能取得较满意的结果。

(一)快诱导和慢诱导

快诱导和慢诱导只是一种习惯说法,在时间上没有严格界限。过去认为琥珀胆碱才能做到快诱导,但随着肌肉松弛药的发展,罗库溴铵 1.2 mg/kg、维库溴铵大于 1 mg/kg 或者顺阿曲库铵大于 0.7 mg/kg 静脉注射时均可在 60～90 s 内进行插管。快诱导指使用麻醉镇静、镇痛药和肌肉松弛药后,快速建立气道保护措施。主要使用于 ASA Ⅰ-Ⅱ 级和急诊饱胃患者。慢诱导指使用麻醉镇静、镇痛药和肌肉松弛药后,在适当长的时间内使患者平稳的建立气道保护,达到全身麻醉的状态。慢诱导摒弃了用药的"倾倒"式,患者血流动力学更加平稳,插管应激反应更小,更适用于老年患者的诱导。

(二)静脉诱导

静脉诱导较迅速,患者也较舒适,无环境污染。但麻醉深度分期不明显,对循环的干扰较大。开始诱导时,先以面罩吸入纯氧 2～3 min,增加氧储备并排出肺内的氮气。

1.单次静注

老年人循环时间较慢,静脉麻醉诱导时作用出现相对延缓,加上老年人对药物敏感性的个体差异大,诱导用药宜小剂量缓慢静注,少量递增,严密观察。切勿操之过急,导致过量而发生低血压。同时密切观察心率和血压变化。静脉诱导药的剂量:①咪达唑仑 0.05～0.06 mg/kg,丙泊酚 1～1.5 mg/kg,或依托咪酯 0.2～0.3 mg/kg 或氯胺酮 1～1.5 mg/kg。氯胺酮剂量过大也可引起低血压。据研究 BIS=50 时,对循环功能抑制程度为丙泊酚＞硫喷妥钠＞咪达唑仑＞依托咪酯。所以依托咪酯是老年患者较好的全麻诱导药;应用依托咪酯进行全麻诱导,比丙泊酚的低血压发生率明显减少。即使在心脏病患者,依托咪酯0.2～0.3 mg/kg对血流动力学和心肌功能影响也很小,这是依托咪酯最大的优点;②肌松药宜选择中短时效的顺阿曲库铵、维库溴铵和罗库溴铵;③阿片类药应根据心率和血压给药。芬太尼的剂量一般用3～5 μg/kg或者舒芬太尼0.2～0.4 μg/kg。

瑞芬太尼起效快,作用时间短,但心动过缓的发生率也很高,尤其是老年患者,用持续输注或靶控输注较好,推荐诱导剂量为0.25～0.5 μg/(kg·min)。瑞芬太尼与其他麻醉药有协同作用,硫喷妥钠、异氟烷、丙泊酚及咪达唑仑同时给药时,剂量减至75%。中枢神经系统抑制药物与瑞芬太尼也有协同作用,合用时应慎重,并酌情减量;如果同时给药时不减少剂量,在患者身上会增加与这些药物有关的不良反应发生率。用药顺序可按全麻诱导药的起效时间先后静注。

2.靶控输注

靶控输注是以药代动力学为基础,以血浆或效应室的药物浓度为指标,由计算机根据药代动力学模型自动计算并控制药物输注速度,达到需要的麻醉、镇静和镇痛深度的技术。丙泊酚是目前最常用的静脉麻醉诱导药物,具有起效快、作用时间短、苏醒迅速而安全、持续输注后很少蓄积等特点。但丙泊酚做全麻诱导时,可引起血压下降,心肌血液灌注及氧耗量下降,外周血管阻力降低,心率无明显变化。因此,老年患者麻醉诱导时丙泊酚的血浆靶浓度应该酌减。推荐使用丙泊酚靶控输注分级诱导,降低初始血浆靶浓度(如1 μg/mL),每隔1～2 min增加血浆靶浓度0.5～1.0 μg/mL,直至患者意识消失后行气管插管,诱导过程要密切观察和维持血流动力学平稳。但是,由于TCI血浆浓度与效应位浓度有一定差异,尤其是老年人TCI应该用个体化麻醉诱导方案。

(三)静吸复合诱导法

老年患者很少单纯应用吸入诱导,一般先静注小剂量丙泊酚或依托咪酯,待患者入睡后,应用对呼吸道刺激较小的七氟烷,逐渐增加吸入浓度,达到适当深度的麻醉状态,静注肌松药后行气管内插管。

三、全麻诱导管理

全麻诱导是使患者从清醒状态进入外科手术的麻醉过程。诱导时间的快慢主要由药物起效的快慢、病情、患者耐受情况等决定。诱导时保持手术室内的安静,诱导前确认患者静脉通路通畅,接好常规监测。由于老年患者自主神经系统功能调节下降,器官功能储备下降,术前禁食以及麻醉药物的心肌抑制等因素,导致诱导时老年患者血流动力学容易波动,诱导时建议监测动脉血压,必要时可行心排出量、中心静脉压监测。除特殊情况外,全麻诱导时患者的体位均为平卧位。开始诱导前,须用面罩给氧去氮。经静脉诱导时,估计患者耐受情况及按体重计算所需药物剂量。老年人一般需减少1/4～1/3的量。诱导时注意保持呼吸道的通畅,按梯次给药,达到合适的麻醉深度后,行气管插管控制气道。

四、诱导期并发症和处理

(一)反流、误吸和吸入性肺炎

预防误吸的采取措施:①减少胃内容量和提高胃液 pH;②降低胃内压,使其低于食管下端括约肌阻力;③保护气道:全麻诱导后,气道保护性反射消失或减弱,易发生气道梗阻甚至窒息。具体措施包括重建通气道、支气管冲洗、纠正低氧血症、激素、气管镜检查和吸引、抗生素及其他支持疗法。为了减少反流和误吸的可能性,手术患者常需要术前禁食,通常禁食 $6\sim8$ h,禁饮 2 h。对于超高龄患者或帕金森老年患者等胃动力差者,需高度重视,应当做饱胃处理。

(二)支气管痉挛

患者存在气道高反应性、与麻醉手术有关的神经反射、气管插管等局部刺激、应用了具有兴奋性迷走神经和增加气道分泌的麻醉药、肌松药或其他药物,促使组胺释放。其中,气管插管等局部刺激是麻醉诱导期间发生气道痉挛最常见的原因。既往有呼吸道慢性炎症、吸烟或支气管哮喘史的患者发生率较高。在麻醉诱导过程中可发生急性支气管痉挛,表现为支气管平滑肌痉挛性收缩,气道变窄,气道阻力骤然升高,呼气性呼吸困难,若没有即时解除,将引起严重缺氧和 CO_2 蓄积,并发生血流动力学的变化,甚至心律失常和心搏骤停。预防措施包括:用局麻药进行完善的咽喉部和气管表面的麻醉,阻断气道的反射,可防止因刺激气道而诱发支气管痉挛。支气管痉挛的处理包括:明确诱因、消除刺激因素;若因麻醉过浅所致,则应用吸入麻醉药加深麻醉;面罩吸氧,必要时施行辅助或控制呼吸;静脉输注类固醇皮质类药、氨茶碱等,两药同时应用可能收效更好。

(三)低血压

麻醉期间收缩压下降超过基础值的 30% 或绝对值低于 90 mmHg 者应及时处理。严重者可出现器官灌注不足,如心肌缺血、中枢神经功能障碍等。麻醉过深可导致血压下降、脉压变窄,若麻醉前已有血容量不足者,表现更为明显。应在减浅麻醉的同时补充血容量。低血压同时发生心动过缓,必要时给予阿托品治疗。

(四)脑血管意外

患者先前多存在有脑血管病,在麻醉手术过程中可能发生脑血管意外。全麻诱导过程,如发生低血压将致脑血管供血不足,可能并发缺血性卒中,如诱导期血压异常升高,也可能并发出血性卒中(如脑实质性出血和蛛网膜下腔出血)。因此,高龄(超过 65 岁)、高血压、糖尿病、血管病变、心脏疾病(冠心病和房颤等)等都是围术期发生脑血管意外的高危因素。

(程永冲)

第四节　老年全身麻醉的维持

维持适当的麻醉深度以满足手术的要求,如切皮时麻醉需加深,开、关腹膜及腹腔探查时需要良好肌松。同时,加强对患者的管理,保证循环和呼吸等生理功能的稳定。维持期基本要求有:①良好的麻醉、镇痛和肌松;②循环稳定,通气良好,氧合正常,无 CO_2 蓄积;③管理好输液、输血;④除非术后需要,尽量不用长效的麻醉药、肌松药,苏醒快速。维持药物原则上应选时效短、脏器毒性轻、麻醉深浅可调性强、术后苏醒快的药物。

一、全麻维持

全麻维持方法有全凭静脉麻醉和静吸复合麻醉,应根据手术需要和病情特点选择给药方法。

(一)静脉麻醉药维持

全凭静脉麻醉(total intravenous anesthesia,TIVA)全凭静脉麻醉有单次、连续和靶控输注三种给药方法。

1.单次给药

单纯丙泊酚易发生体动,适用于短小手术或操作,且不产生明显疼痛,如各种内镜检查、放射性诊断或治疗等麻醉。60岁以上年龄组意识消失时间短,用药量小,老年人对丙泊酚的敏感性增加,25岁、50岁、75岁意识消失EC50值分别为2.56 $\mu g/mL$、2.26 $\mu g/mL$和1.75 $\mu g/mL$,意识恢复的EC50值分别为1.76 $\mu g/mL$、1.45 $\mu g/mL$和1.11 $\mu g/mL$,老年患者对丙泊酚的催眠和EEG效应比青年人更敏感,麻醉用药量应减少。

2.连续输注

丙泊酚特点是长时间持续给药对输注时间相关半衰期影响小,输注3 h输注时间相关半衰期<25 min,长时间输注时血药浓度降低一半的时间变化不大,输注时间对术后恢复无明显影响。麻醉诱导后复合瑞芬太尼、芬太尼能抑制切皮后血压、心率变化,丙泊酚用量可分别降低32.8%、24.0%,以瑞芬太尼药效明显,而且剂量调节恰当,麻醉和血流动力学平稳。

3.靶控输注(target-controlled infusion TCI)

应用药代动力学和药效动力学原理,通过调节目标或靶位(血浆或效应部位)的药物浓度来控制或维持麻醉在适当的深度,以满足临床要求的一种静脉给药方法。TCI的发展是由于对静脉麻醉药药代动力学的深入了解以及微机技术的高度发展,使用自动麻醉药物输注装置达到预定的血浆药物浓度,1996年研制出了第一台专门给予丙泊酚的TCI装置(diprifusor),使麻醉医师较容易地随时调整静脉麻醉药的血药浓度,保证相对恒定的麻醉状态。

根据靶控目标的不同,TCI可分为:①血浆靶控输注:$t_{1/2}$ ke0小的药物宜选择血浆浓度为靶浓度;②效应室靶控输注:$t_{1/2}$ ke0大的药物宜选择效应室浓度为靶浓度。以效应室浓度为靶浓度,起效快,但是血药浓度的高峰可能会影响血流动力学。根据靶控环路的不同,TCI可分为:①开放环路:无反馈装置,由麻醉医师根据临床需要设定目标浓度;②闭合环路 CL-TCI:通过反馈信号(如BP、HR、BIS)自动调节给药系统。CL-TCI是最理想的靶控系统,它克服了个体间在药代和药效学上的差异,可以提供个体化的麻醉深度,靶控目标是患者的反应而不是确定的浓度,按患者的个体需要改变给药速度,避免了药物过量或不足,也避免了观察者的偏倚。

(二)吸入麻醉药

维持目前吸入的气体麻醉药为氧化亚氮,吸入麻醉药常用七氟醚、地氟醚和异氟烷。吸入麻醉药主要通过肺排泄,用于老年患者麻醉维持个体差异小。由于氧化亚氮的麻醉性能弱,高浓度吸入时有发生缺氧的危险,因而难以单独用于维持麻醉。吸入麻醉药的麻醉性能强,高浓度吸入可使患者意识、痛觉消失,能单独维持麻醉。吸入浓度越高,对生理的影响越严重。因此,可将氧化亚氮与吸入麻醉药合用,氧化亚氮的吸入浓度为50%~70%,吸入麻醉药的吸入浓度可根据需要调节。

肌松药可增强麻醉作用,以减轻深麻醉时对生理的影响。使用氧化亚氮时,吸入氧浓度不低于30%为安全。单用七氟醚麻醉,对于超高龄患者,为避免七氟醚代谢物对肾功能可能的损害,建议麻醉维持使用2L/min氧流量。地氟醚由于起效快,代谢快,体内蓄积少,特别适用于老年患者的麻醉维持。

(三)复合全身麻醉

根据给药的途径不同,复合麻醉可大致分为全静脉复合麻醉和静吸复合麻醉。静吸复合麻醉:全静脉麻醉的深度缺乏明显的标志,给药时机较难掌握,因此,复合吸入麻醉药以保持麻醉的稳定。可持续吸入低浓度(1%左右)吸入麻醉药,或 50%~60% 的氧化亚氮,以减少静脉麻醉药的用量。静吸复合麻醉适应范围较广,麻醉操作和管理都较容易掌握,极少发生麻醉减浅的被动局面。但如果掌握不好,也容易发生术后清醒延迟。

二、全麻维持监测要点

(一)常规监测

1.心电图

由于老年患者常合并冠心病,应监测 5 导联的心电图,Ⅱ导联的心电图有利于发现心律失常,V5 导联监测心肌缺血。

2.血压

由于老年患者血流动力学容易波动,必要时应监测有创的动脉血压以维持有效的器官灌注压。

3.脉搏氧饱和度

可早期发现低氧血症,其波形还可反映患者的循环状态。如果 SpO_2 降低,首先检查患者情况,然后再查看设备有无问题。

4. $PETCO_2$

$PETCO_2$ 是判断气管插管是否成功的金标准,同时对于判断肺通气和血流变化非常有意义。

5.听诊

两肺的听诊对于老年患者是非常重要,有助于呼吸管理。

(二)体温

所有老年患者均应监测体温。大手术患者可监测鼻咽或食管温度包括:使用变温液体加温或者加温过的液体,可使用暖风机在头端或脚端进行加温。在麻醉苏醒时,可使用暖风机对患者进行保温处理。

(三)中心静脉压和尿量

适用于老年大手术及容量变化或心功能受损的患者,指导液体治疗。

(四)麻醉深度

BIS 监测有助于指导全麻药的使用,可避免深麻醉引起低血压,也可防止浅麻醉导致的应激反应和术中知晓。应用吸入麻醉气体的老年患者,还进行麻醉气体浓度及 MAC 等监测。

(五)实验室检查

如血气、血糖、电解质和血红蛋白等。

三、全麻深度判断

由于复合麻醉技术的临床应用,尤其是强效镇痛药和肌松药的应用,对全身麻醉深度的判断带来困难,患者可无疼痛反应,肌肉也完全松弛。循环的稳定性仍为判断麻醉深浅的重要标志,循环严重抑制为麻醉过深,心率增快、血压升高多为浅麻醉的表现。吸入麻醉药的肺泡浓度达 1.3 MAC 以上时痛觉方可消失，而在 0.3 MAC 时患者即可苏醒。并根据手术刺激的强弱及时调节麻醉深度，以适应手术麻醉的需要。

目前临床上广泛采用脑电双频谱指数(BIS)来监测麻醉深度。脑电双频谱分析的回归议程将结果转换成 1～100 数值，0 等于脑电等电位，100 为完全清醒状态。BIS<60 时，对于声音完全没有反应。已经证实，应用 BIS 监测可确保患者术中无知晓，而且能减少麻醉药的用量，加速术后患者的恢复速度。

四、输液和输血管理

老年人体液总量及细胞外液量有一定缩减，有效循环量减少。老年人肾小管对 ADH 敏感性减弱，尿浓缩功能减退，尿渗压降低；同时由于垂体-肾上腺系统反应迟钝，保钠能力也较差；因此，老年人常处于循环容量不足的边缘，比较容易出现低血容量。

老年患者术前常见脱水和营养不良(发生率为 20%～40%)，尤其是慢性心肺疾病和急症手术患者，对血容量改变十分敏感而又耐受性差。所以必须加强对血容量评估，可根据心率、血压和 CVP，确定应用多少晶体或胶体液，必要时测定血红蛋白和血细胞比容。根据失血量和血红蛋白适当输血。

五、麻醉维持期并发症

(一)低氧血症

低氧血症(hypoxemia)是全身麻醉维持期间常见问题。吸空气时，SpO_2<90%，PaO_2<60 mmHg 或吸纯氧时 PaO_2<90 mmHg 即可诊断低氧血症。常见原因和处理原则如下。①麻醉机的故障、氧气供应不足可引起吸入氧浓度过低；气管内导管插入一侧支气管或脱出气管外以及呼吸道梗阻均可引起低氧血症，应及时纠正。②弥散性缺氧：多见于 N_2O 吸入麻醉，停止吸入 N2O 后应吸纯氧 5～10 min。③肺不张：因分泌物过多或通气不足等因素引起肺容量降低所致。大范围肺不张可表现顽固性低氧血症，胸片可见肺萎陷，应以纤维支气管镜吸痰，严重者应以 PEEP 治疗。④误吸：吸入物的 pH 低于 2.5，容量大于 0.4 mL/kg 者危险性明显增加。轻者对氧治疗有效，严重者应行机械通气治疗。⑤肺水肿：可发生于急性左心衰竭或肺毛细血管通透性增加。治疗包括强心、利尿、扩血管、吸氧及机械通气治疗。

麻醉期间发生呼吸道梗阻是十分危险的，应及时处理。缺氧时，因血红蛋白未能充分氧合，皮肤和黏膜有发绀表现。但在缺氧早期或严重贫血时(Hb<50g/L)，难以观察到发绀现象。二氧化碳蓄积的早期，表现为呼吸深而快，血压升高，脉搏增快，面部潮红。严重二氧化碳蓄积时常伴有缺氧，患者的神志消失，呼吸不规律，脉搏慢而弱，同时有心律失常和血压下降，最后发生呼吸、心跳停止。因此，麻醉期间必须保持呼吸道通畅，避免缺氧和二氧化碳蓄积。

(二)低血压

麻醉期间收缩压下降超过基础值的 30% 或绝对值低于 90 mmHg 者应及时处理。临床表现为少尿或代谢性酸中毒。严重者可出现器官灌注不足体征，如心肌缺血、中枢神经功能障碍等。麻醉过深可导致血压下降、脉压变窄，若麻醉前已有血容量不足者，表现更为明显。应减浅麻醉，同时补充血容量。术中失血过多可引起低血容量性休克，应监测尿量、血红蛋白及血细胞比容(HCT)，必要时监测 CVP 或 PCWP 以指导输液输血。过敏反应、肾上腺皮质功能低下及复温时，均可引起血管张力降低而导致低血压。治疗包括补充血容量，恢复血管张力(应用血管收缩药)及病因治疗。术中牵拉内脏时常可引起反射性血压下降,同时发生心动过缓。应及时解除刺激,必要时给予阿托品治疗。

(三)高血压

麻醉期间舒张压高于 100 mmHg 或收缩压高于基础值的 30%,应根据原因进行适当治疗。常见原因有:高血压、甲亢、嗜铬细胞瘤、颅内压增高等。与手术、麻醉操作有关,如探查、压迫腹主动脉、气管插管等。通气不足引起 CO_2 蓄积。药物所致血压升高。常用药物有:乌拉地尔(urapidil),每次 12.5～25 mg 静注,或 2～4 $\mu g/(kg \cdot min)$ 或硝酸甘油,10～100 $\mu g/min$ 静脉持续输注。

(四)心律失常

由于老年患者心脏传导束的退化,容易出现心律失常。窦性心动过速与高血压同时出现时,常为浅麻醉的表现,应适当加深麻醉。低血容量、贫血及缺氧时,心率增快,当针对病因进行治疗。手术牵拉内脏(如胆囊)或心眼反射时,可因迷走神经反射致心动过缓,严重者可致心搏骤停,应立即停止操作,必要时静注阿托品。发生期前收缩时,应先明确其性质并观察其对血流动力学的影响。房性期前收缩多与并存心、肺疾病有关,偶发房性期前收缩对血流动力学的影响不明显,不需要特殊处理。频发房性期前收缩有发生房颤的可能,应给予治疗。麻醉下发生的偶发室性期前收缩不需要特殊治疗。因浅麻醉或 CO_2 蓄积所致的室性期前收缩,适当加深麻醉或排出 CO_2 后多可缓解。如室性期前收缩为多源性、频发或伴有 R-on-T 现象,表明有心肌灌注不足,应积极治疗。先静注利多卡因 1～1.5 mg/kg,再以 1～4 mg/min 的速度静脉滴定。

(五)低体温

体温监测十分必要,特别是老年患者,体温调节中枢退化,保持体温的能力很差,其体温容易受麻醉及周围环境温度的影响。体温过高可使代谢增快,氧耗量增加,严重者可引起代谢性酸中毒和高热惊厥。体温降低时,患者对麻醉的耐受能力也降低,容易发生麻醉过深而引起循环抑制,麻醉后苏醒时间也延长。术中应监测中心体温,以监测鼻咽或食管或直肠温度为好。

(程永冲)

第五节 老年蛛网膜下间隙神经阻滞

一、适应证和禁忌证

(一)适应证

适应证包括:①下腹部手术,如疝修补术;②肛门及会阴部手术,如痔切除术、肛瘘切除术、直肠息肉摘除术、前庭大腺囊肿摘除术、阴茎手术等;③盆腔手术如盆底悬吊术、下尿道手术及经前列腺电切术等;④下肢手术:髋关节或膝关节置换术,股骨骨折内固定术、血管、截肢及皮肤移植手术。

(二)禁忌证

禁忌证包括:①严重低血容量的患者。此类患者在脊麻发生作用后,可能出现血压骤降甚至心搏骤停。②凝血功能异常的患者。凝血功能异常者,穿刺部位易出血,导致血肿形成及蛛网膜下腔出血,重者可致截瘫。③全身脓毒症患者(败血症、菌血症)。④穿刺部位有感染的患者。穿刺部位有炎症或感染者,脊麻有可能将致病菌带入蛛网膜下隙引起急性脑膜炎的危险。⑤颅内高压患者,理论上有导致脑干疝的危险。⑥脊椎外伤或有严重腰背痛病史者。脊椎严重畸形者也应慎用脊麻。⑦中枢神经系统疾病,特别是脊髓或脊神经根病变者,脊麻后有可能遗留长期麻痹。⑧拒绝接受此麻醉者。

二、麻醉技术

老年人脊麻常选用 $L_{3\sim4}$ 棘突间隙,也可采用 $L_{2\sim3}$。如果穿刺困难,可下移一个间隙,即取 $L_{4\sim5}$ 间隙为穿刺点。常用的定位方法是让患者侧卧,双手抱膝,背部尽量屈曲,触诊两侧髂嵴最高点,在两点之间做一假想线(即 Tuffier 线),此线和脊柱交点对应的椎体或椎间隙被认为是 L_4 或 $L_{3\sim4}$。不推荐 L_2 椎体以上间隙穿刺,以避免造成脊髓损伤等严重神经并发症。穿刺进路选择正中入路法,在所选定的棘突间隙的正中进针,穿刺针始终在脊柱的正中矢状线上,逐层进入直至脑脊液沿针孔流出。正中入路的穿刺路径是最短的。旁正中入路法穿刺点位于棘突间隙中点旁开 $1\sim1.5$ cm,向尾端下移 $1\sim1.5$ cm,稍偏向尾侧。穿刺针对准中线并稍向头侧,从棘上韧带侧方进入,最终达到蛛网膜下间隙。本法避开棘上及棘间韧带,特别适用于韧带钙化的老年患者、脊柱弯曲受限制者或棘突间隙不清楚的肥胖患者。

目前成人常用0.5%丁哌卡因 $10\sim15$ mg,或 0.5%丁卡因 $10\sim15$ mg,也可用 0.5%~0.75%罗哌卡因 15 mg。老年人脊麻用药剂量比年轻人酌减 1/2 或 1/3。脊麻的最高阻滞平面取决于局麻药在脑脊液中向头侧的扩散分布,并被神经组织吸收产生阻滞作用。有超过20 个因素可以影响脊麻的阻滞平面,其中不可控的影响因素包括脑脊液的容量和密度、性别、年龄、身高、体重及体重指数等。在可控因素中,局麻药液比重被众多临床研究者认为是比较重要的影响因素。临床麻醉中近似等比重的局麻药液更能提供比较安全合适的阻滞平面以满足外科手术的需要。年龄对脊麻平面的影响趋向于增龄导致平面偏高,尤其是使用重比重药液。在老年人的脊麻中,最好将阻滞平面控制在 T_8 以下,避免高平面和广泛围的阻滞。由于老年人存在基础交感张力偏高,心血管代偿能力差,血容量相对不足等因素,老年人脊麻并发低血压比年轻人常见并且严重得多。所以老年人脊麻应严格控制局麻药用量,用药剂量比年轻人酌减 1/2 或 1/3。为了更好地控制麻醉平面,减少局麻药剂量,减轻血流动力学波动及加快恢复,也可采用单侧脊麻。

三、麻醉管理

(一)循环管理

低血压是脊麻后最常见心血管不良反应。由于老年人心血管代偿能力下降,交感张力高,或伴有高血压,血容量不足等脊麻后血压下降比年轻人更甚。所以控制阻滞平面是预防老年人脊麻后低血压的重要手段。

阻滞前输入 $500\sim1\,000$ mL 晶体或晶胶体混合液可补充由于血管扩张导致的血容量相对不足。但要注意快速静脉输液对心功能低下者宜谨慎。低血压一旦发生可静注麻黄碱 $5\sim10$ mg,伴心动过缓时用阿托品 0.5 mg。严重低血压,必要时,静注去氧肾上腺素 $0.1\sim0.3$ mg。但使用血管活性药时应谨防矫枉过正。

（二）呼吸管理

低位脊麻对呼吸基本没有影响,当胸段脊神经阻滞可引起肋间肌麻痹,对呼吸储备减少的老年患者,其通气功能可能显著减弱,应迅速有效吸氧和有效的呼吸支持。

（三）其他

老年患者脊麻中使用麻醉性镇痛、镇静药也可造成不同程度的呼吸抑制和呼吸道梗阻(如舌根后坠),导致通气不足和缺氧。因此应该注意给药的种类、剂量及速度等。同时保证呼吸道通畅,常规监测指脉氧,并经鼻导管吸氧。另外应纠正贫血,保持血红蛋白浓度在正常水平,对提高机体携氧能力对保护呼吸功能也起重要的作用。

（程永冲）

第六节　老年硬膜外间隙神经阻滞

一、适应证和禁忌证

（一）适应证

老年患者大多合并高血压,心血管疾病,如血压控制理想,心功能在Ⅱ级以上可以酌情使用硬膜外麻醉。

包括:①下腹部及盆腔手术,如阑尾切除术、疝修补术、膀胱手术、前列腺手术、子宫及附件手术等;②肛门及会阴部手术,如痔切除术、肛瘘切除术等;③下肢手术,如骨折和脱臼复位术、截肢术等;④胸部、上腹部硬膜外阻滞对呼吸循环影响较大,对于心肺功能明显衰退的老年人影响更甚,采用时应格外慎重,目前已不主张单独应用硬膜外阻滞,可用硬膜外阻滞复合全麻,并可用于硬膜外术后镇痛,改善老年患者术后呼吸功能,减少术后低氧血症的发生,有利于康复。

（二）禁忌证

老年病患者伴发高血压、动脉硬化、糖尿病和椎管狭窄及椎间盘突出,有明显下肢疼痛与麻木,或肌力减弱,均应慎用或不用椎管内麻醉。包括:①患者拒绝硬膜外阻滞;②凝血功能异常(一般血小板不低于 $75\,000/\,mm^3$)和长期使用抗凝剂治疗的患者;③穿刺部位感染或全身性严重感染者,有可能将致病菌带入硬膜外腔;④颅高压及中枢神经疾病;⑤低血容量和心脏病变;⑥脊椎解剖异常和椎管内疾病。

二、麻醉技术

依据手术部位的不同,选择不同的穿刺间隙,一般以手术部位的中心为依据。考虑到多数老年患者麻醉覆盖平面较青壮年宽,中高位硬膜外阻滞麻醉选择穿刺点应较青壮年低 $1\sim2$ 个节段。

1. 直入法穿刺

点位于邻近两个脊椎棘突之间连线的中点,高龄患者脊柱退行性变,使椎间隙变窄,给穿刺带来困难;穿刺针损伤韧带,术后常出现穿刺部位疼痛,因此直入法不宜常规用于高龄患者。

2.旁正中法

于棘突间隙中点旁开 0.5～1 cm 进针略向正中纵线倾斜,与皮肤成 75°～80°对准棘突间孔缓慢推进,经皮肤、皮下组织、肌肉抵达黄韧带,穿破黄韧带进入硬膜外腔。本法既可避开棘上和棘间韧带,又无椎板间隙狭小之虑,提高了老年患者硬膜外穿刺成功率且从硬膜外后腔进入损伤血管的可能性减少。

3.确定穿刺针进入硬膜外间隙的方法

(1)黄韧带突破感:由于黄韧带比较坚韧及硬膜外间隙为一个潜在的间隙,硬膜外穿刺针进入黄韧带的一瞬间会有一种突破感,但老年患者韧带钙化且弹性差,这种突破感并不明显,往往只有针尖的落空感。

(2)黄韧带阻力消失:穿刺针抵达黄韧带后,用注射器抽取 2～3 mL 生理盐水并含有一个小气泡,与穿刺针连接,缓慢进针并轻推注射器,可见气泡压缩,也不能推入液体。继续进针直到阻力消失,针筒内的小气泡变形,且无阻力地推入液体,表明已进入硬膜外间隙。但禁止注入空气。

4.放置硬膜外导管

由于老年人椎管狭窄,使硬膜外导管置入难度增加,且老年人血管壁多硬化而失去弹性,脆性增大,穿刺置管应格外轻柔缓慢,但仍很难杜绝有损伤、出血,一旦出血应重视出血量多少,采取不同方法处理,如生理盐水冲洗和少许退管以避免对损伤点的继续刺激,出血多应放弃硬膜外麻醉,必要时甚至应保留导管引流,观察出血情况和静脉给止血剂,以预防硬膜外血肿所致截瘫。

三、硬膜外阻滞的实施

(一)建立有效的静脉通路和常规监测

在回抽无脑脊液或血液后,硬膜外间隙注入试验量局麻药 2～3 mL,观察 5 min 内有无脊麻征象,观察硬膜外阻滞效果及循环、呼吸变化。无脊麻征象可测试麻醉平面,根据测试平面的阻滞范围每隔 5 min 继续注入局麻药 3～5 mL,直至阻滞范围满足手术要求。老年患者硬膜外麻醉起效时间缩短,阻滞平面增宽,对局麻药的需要量减少。60～80 岁阻滞一个节段只需 1 mL,80 岁后更少,但应注意个体差异,一般采用分次少量注药,术中追加药物的间隔时间适当延长。对老年患者不主张在局麻药中加入肾上腺素,以免脊髓供血障碍出现脊髓前动脉综合征。

(二)局麻药选择

常用药物有利多卡因、罗哌卡因、丁哌卡因、丁卡因。可用一种局麻药,也可用两种局麻药混合,最常用的混合液是利多卡因(1%～1.6%)丁哌卡因(0.375%～0.5%)或丁卡因(0.15%～0.3%),以达到阻滞作用起效快、持续时间长和降低局麻药毒性的目的。

四、老年硬膜外神经阻滞的管理

(一)影响阻滞平面的因素

(1)药物容量和注射速度:容量越大,阻滞范围越广,而快速注药对扩大阻滞范围的作用有限。

(2)老年患者硬膜外间隙小,用药量需减少。而某些病理因素如脱水,血容量不足等可加速药物扩散,用药应格外谨慎。

(二)术中管理

同脊麻一样,最常见的是血压下降,呼吸抑制和恶心呕吐。因此术中应注意控制麻醉平面,考虑到老年患者生理功能减退,心血管代偿能力降低,术中要密切观察生命体征变化,预防和及时纠正低血压和呼吸抑制。老年患者术中使用镇静药、麻醉性镇痛药辅助麻醉时宜小剂量分次给药,并注意呼吸机及循环管理。老年患者循环血量较年轻人少,骨髓造血功能退化,并常有贫血对失血耐受力差,即使出血 200～300 mL,如不及时补充,往往血压下降,因此术中失血应等量补足。

五、硬膜外阻滞复合全身麻醉

冠心病、心肌缺血和心肌梗死是老年患者围术期并发症和死亡的重要原因。此外,慢性呼吸系统病变和术后急性呼衰也是老年患者围术期死亡的主要原因。由于心脏病患者进行非心脏手术和呼吸功能不全患者进行外科手术时,均适合采用硬膜外阻滞复合全麻,因此,多数老年患者也适合选用硬膜外阻滞复合全麻。

(一)优点

两种麻醉方法联合应用时各自的药量都明显减少。尤其是当吸入全麻药、静脉全麻药、麻醉性镇痛药和肌松药用量减少时,患者术后苏醒明显加快,呼吸支持时间缩短,可以达到早期拔管的目的。术后硬膜外镇痛有利于老年患者早期活动,减少术后并发症。

(二)注意事项

(1)硬膜外穿刺点的选择和硬膜外阻滞平面的调节应尽量满足外科手术镇痛的基本要求。

(2)应注意硬膜外阻滞和全身麻醉之间的配合,尤其对于老年患者既要充分发挥硬膜外阻滞的作用,同时又要避免硬膜外局麻药过量,造成阻滞平面广泛,引起严重的循环抑制。局麻药的浓度可酌情降低。胸部手术因对肌松要求较低,局麻药的浓度可进一步降低至满足镇痛要求即可。当术中出血量较大,出现循环血容量不足时,应推迟甚至避免硬膜外追加局麻药。

(3)诱导前不应注入过多的局麻药,以免诱导时发生严重的低血压。一般诱导前只给予试验剂量,确定硬膜外导管的位置即可。全麻诱导时可根据血压下降的情况静脉给予麻黄碱 0.1～0.2 mg/kg 或去氧肾上腺素 0.05～0.1 mg,全麻诱导的药量应注意个体化。

(4)局麻药的首次剂量应少于单纯硬膜外阻滞,一般比单纯硬膜外阻滞的局麻药用量减少 1/3～1/2。首次剂量(即局麻药初量)给予患者后,何时追加局麻药应根据药物的作用时效、患者对局麻药的反应和手术进程等综合判断,如选用丁哌卡因或罗哌卡因时,一般应间隔经 1～1.5 h加药,老年患者和术中有出血的患者应延长加药间隔时间,甚至完全避免加药。

(5)避免出现术中知晓,可采取以下措施:①全麻维持阶段应持续给予全麻药物,如持续吸入 N_2O 和其他挥发性吸入全麻药的混合气体或持续输注静脉全麻药等,并将吸入全麻药或静脉麻醉药维持在适当的浓度;②经常评估硬膜外阻滞的效果,及时追加硬膜外局麻药,避免阻滞平面的消退;③全麻诱导时或术中追加咪达唑仑、右美托咪定等可以帮助消除患者的记忆,预防术中知晓的发生。

(程永冲)

第七节 老年腰硬联合神经阻滞

腰硬联合麻醉(combined spinal epidural anesthesia,CSEA)是将硬膜外阻滞和蛛网膜下间隙阻滞结合使用的麻醉技术。其用于老年患者的下肢及下腹部的手术麻醉已被广泛接受,主要是由于麻醉效果确切,术后并发症较传统腰麻的并发症明显减少,失败率低。

小容量、小剂量的硬膜外复合腰麻可有效缩小血管扩张的范围,血压波动小,对维持循环稳定有良好的效果,该方法既能通过蛛网膜下腔用药产生迅速有效的麻醉,又可通过硬膜外置管灵活提供麻醉平面及足够的阻滞时间和术后镇痛。主要用于老年患者下腹部及下肢手术的麻醉与镇痛。

一、适应证与禁忌证

(一)适应证

CSEA 适用于老年患者下腹部,膀胱、前列腺手术及下肢手术。

(二)禁忌证

凡有脊麻和(或)硬膜外腔阻滞禁忌证的患者均不适合选用 CSEA。

二、麻醉技术

目前常用的穿刺技术包括两点穿刺法和单点穿刺法。穿刺间隙选择 $L_{2\sim3}$ 或 $L_{3\sim4}$。Curelaru 于 1979 年首次报道了两点穿刺技术(double-segment technigue,DST),即在腰段的不同间隙分别实施硬膜外穿刺置管和蛛网膜下腔阻滞。随着穿刺针设计和制作技术的改进,单点穿刺技术(single-segment technigue,SST)于 1982 年应用于临床,该方法选择穿刺间隙为 $L_{2\sim3}$ 或 $L_{3\sim4}$。先用硬膜外穿刺针行硬膜外腔穿刺后,再经硬膜外穿刺针置入 26 G 的蛛网膜下腔穿刺针,穿破硬膜时有轻微的突破感,拔出针芯后有脑脊液缓慢流出。蛛网膜下腔穿刺针的侧孔一般朝向患者头端,有利于脑脊液的流出。在蛛网膜下腔内注入局麻药,根据老年患者的生理特点蛛网膜下腔给药剂量应比年轻人酌减 1/3 或 1/2,注药速度应慢,结束后拔出蛛网膜下腔的穿刺针。然后置入硬膜外导管,留置导管 3~4 cm,退针和固定导管。患者平卧测试和调整阻滞平面,同时注意监测血流动力学变化,低血压和心动过缓者应及时处理。待蛛网膜下腔阻滞作用开始消退,如手术需要,经硬膜外导管注入局麻药行硬膜外阻滞。两种方法各有其优缺点,一点穿刺法方便易行,减少了两次穿刺所带来的损伤。而两点法则避免了在硬膜外腔注药时将局麻药经硬脊膜穿刺孔注入蛛网膜下腔的危险性。临床应用时,可根据操作的熟练程度和患者具体情况选用不同的方法。

三、CSEA 的用药方案

(一)脊髓麻醉的用药

可选用 0.5%~0.75% 的丁哌卡因,宜控制在 10 mg 以内,老年患者用量还应更小。

(二)硬膜外阻滞的用药

当脊髓麻醉 15 min 后仍未达到手术要求的阻滞平面,或单纯脊髓麻醉不能满足较长时间手术的要求或考虑硬膜外镇痛时则需要经硬膜外导管给药。

(1)试验剂量脊髓麻醉 15 min 后仍未达到手术要求的阻滞平面,可经硬膜外导管给予 2%利多卡因 1.5 mL,观察 5 min。如果平面上升仅为约两个脊髓平面,提示硬膜外导管位置合适。如果导管在蛛网膜下间隙,则阻滞平面升高明显,但该试验剂量一般不会引起膈肌麻痹。

(2)确认硬膜外导管在硬膜外间隙后可每 5 min 给予 2%利多卡因 3 mL,直至阻滞达到理想平面。一般每次升高 1~2 个脊椎平面。90~120 min 后可考虑经硬膜外导管追加局麻药,如 2%利多卡因或 0.5%~0.75%丁哌卡因 3~5 mL。

四、注意事项

(1)硬膜外导管可能会误入蛛网膜下间隙,有脑脊液从导管内流出。因此每次硬膜外间隙注药时,须回抽无脑脊液后再注药。

(2)蛛网膜下间隙与硬膜外间隙的局麻药用药剂量均较小,但阻滞平面容易扩散。可能有一部分局麻药经硬膜破孔渗入蛛网膜下间隙(称为渗漏效应),以及注入局麻药后硬膜外间隙的压力改变,使蛛网膜下间隙的脑脊液容积相应减少,局麻药在蛛网膜下间隙容易扩散(称为容量效应)。多数研究认为容量效应是腰硬联合麻醉平面容易扩散的主要原因。对于老年患者,局麻药的用量要比年轻人减少 1/2 或 1/3,注药速度更要慢。

(3)实施 CSEA 在蛛网膜下间隙注入局麻药后,如出现硬膜外导管置入困难,会导致蛛网膜下间隙注药后恢复仰卧体位延迟。如果患者侧卧头低位,重比重液将向头侧移动,使阻滞平面过高,可能发生严重低血压,应严密监测并及时处理。如侧卧头高位,重比重液将向尾侧移动,使阻滞平面较低。对于老年患者,更要引起注意。

(4)穿刺成功后,患者转平卧位测试和调整阻滞平面,同时注意监测血流动力学变化,低血压和心动过缓应及时处理。待蛛网膜下间隙阻滞作用固定,根据手术需要,经硬膜外导管注入局麻药行硬膜外阻滞。

(程永冲)

第八节　妊娠糖尿病患者的麻醉

妊娠可引起机体能量代谢复杂变化,包括胰岛素分泌过多和抗胰岛素效应增加、空腹血糖低、对酮体易感等。

胰岛素通过调节血糖、脂肪和蛋白质代谢对母婴健康起关键作用。妊娠糖尿病在妊娠妇女中发病率高达 2%~4%,其中 90%的病例是妊娠期糖尿病(GDM)。GDM 被分为两型:A1 型糖尿病空腹和餐后 2 h 血糖分别低于 5.2 mmol/L 和 6.67 mmol/L,可通过控制饮食治疗,不需要胰岛素。A2 型糖尿病空腹治疗和餐后 2 h 血糖分别高于 5.2 mmol/L 和 6.67 mmol/L,需要胰岛素治疗。

非妊娠期糖尿病分为 1 型和 2 型,其中 1 型糖尿病由于自身免疫破坏胰腺胰岛细胞引起,该类型患者依赖外源性胰岛素。2 型糖尿病与 GDM 相似,都是由于胰岛素抵抗引起的。90%以上的 GDM 产妇在分娩前病情会有所发展,30%~50%的 GDM 产妇在未来 7~10 年可能发展成为 2 型糖尿病。

一、麻醉前准备

对不同类型与不同阶段的患者采用不同的治疗措施,包括饮食疗法,口服降糖药和胰岛素治疗等,改善全身状况,增加糖原贮备,提高患者对麻醉、手术的耐受性。

(一)择期手术患者的麻醉前准备

糖尿病产妇理想的饮食控制为:30～50 卡/kg 体重。糖类食物应占总热量的 40%～50%,剩余的热量由脂肪和蛋白质提供。

麻醉手术前对糖尿病产妇血糖控制标准为:①空腹血糖控制在 5.6 mmol/L 或更低,餐后 2 h 血糖低于 7.8 mmol/L;②无酮血症、尿酮体阴性;③尿糖测定为阴性或弱阳性(＋或＋＋)。患者经过饮食控制疗法及口服降糖药物达上述标准,为避免术中发生低血糖,术前不要求血糖降到正常水平。已用长效或中效胰岛素的患者,最好术前 2～3 d 改用普通胰岛素,以免麻醉与手术中发生低血糖。对酮症酸中毒患者,术前应积极治疗,纠正酮症酸中毒,待病情稳定后再进行手术。同时注意心、肝、肾等重要器官功能及各项化验检查结果。

(二)急诊手术的术前准备

糖尿病产妇行急诊手术时,首先应急查血糖、尿糖、尿酮体,做血清钾、钠、HCO_3^-、pH 值等测定。如患者血糖高伴有酮血症时,权衡酮症酸中毒的严重性和手术的紧迫性,如果非紧迫性急诊应先纠正酮症酸中毒。酸中毒的主要原因是胰岛素的分泌不足所致,因此应以补充胰岛素为主纠正酸中毒。如血糖>16.6～22.2 mmol/L、血酮增高达(＋＋＋＋)以上,第 1 h 给普通胰岛素 100 U,待血糖下降至 13.8 mmol/L 时,每小时给普通胰岛素 50 U,静脉注射葡萄糖 10 g。同时严密监测血糖和尿糖;每 4～6 h 给普通胰岛素 10～15 U,维持血糖 8.3～11.1 mmol/L。pH<7.1 时应给 5%碳酸氢钠 250 mL,根据血气及 pH 值结果调整剂量。最好待尿酮体消失、酸中毒纠正后再行手术,如果是紧迫性急诊可边手术边纠正酮症酸中毒。

二、麻醉方法的选择

尽可能选择对糖代谢影响最小的麻醉方法和麻醉药物。硬膜外阻滞对糖代谢影响小,可部分阻滞交感肾上腺系统,减少母体儿茶酚胺的分泌,有助于对血糖的控制,还可能有利于胎盘灌注,对糖尿病产妇尤为有利,应作为首选方法。但对糖尿病产妇剖宫产实施硬膜外阻滞容易引起低血压,糖尿病产妇的胎儿比非糖尿病产妇的胎儿更易发生低氧血症及低血压,这对胎儿宫内生长迟缓和胎儿宫内窘迫者有很大危害。低血压的预防比治疗更为重要,可在麻醉前预防性快速输注林格液 1 000 mL,麻醉完成后将手术台左倾 15°使子宫左侧偏移可有效预防低血压的发生。治疗低血压可通过快速输注液体和血管加压药。如果糖尿病产妇能很好地控制或分娩前不用含糖液体充分扩容,避免发生低血压,对于糖尿病产妇剖宫产实施腰麻也是安全的。全麻对机体的代谢影响较大,且该类患者可能出现插管困难,故不作为首选麻醉方法。对需要全麻的产妇应选择对血糖影响最小的全麻药如安氟醚、异氟醚、氧化亚氮及麻醉性镇痛药,麻醉深度适宜,麻醉期间加强对循环、呼吸、水电解质及酸碱平衡的管理。不论选用何种麻醉方法,应避免使用肾上腺素等交感兴奋药,局麻药中不加肾上腺素,可用麻黄碱代替。

三、围术期处理

(一)术中葡萄糖和胰岛素的应用

术中血糖、尿糖的监测应作为常规监测项目,一般术中每2h测定一次,以控制血糖在5～6.94 mmol/L,尿酮阴性、尿糖维持在(±)的程度为宜。

术中一般应用短效普通胰岛素。应根据血糖及尿糖结果给予胰岛素。糖尿病产妇分娩时,小量的胰岛素就可以维持血糖接近正常水平。美国推荐在分娩期持续低剂量给予胰岛素。

椎管内麻醉患者清醒时诉心慌、饥饿感、眩晕、出冷汗可考虑有低血糖。全麻期间患者出现不明显原因的低血压、心动过速、出汗、脉压增大或全麻停药后长时间不苏醒,也应考虑有低血糖可能,最好及时抽血查血糖,如低于2.7 mmol/L,可明确诊断。治疗通过静脉注射50%葡萄糖20～40 mL即可。

(二)麻醉管理

在麻醉与手术期间应尽量避免严重缺氧、CO_2蓄积、低血压等可使儿茶酚胺释放增加、导致血糖升高的不利因素。加强对呼吸管理,维持适宜的麻醉深度,保持血流动力学稳定,对糖尿病患者尤为重要。糖尿病患者胃排空时间延迟,术中注意预防呕吐误吸的发生。糖尿病患者对感染的抵抗力较差,在应用局麻或椎管内麻醉时,穿刺应严格无菌操作,如穿刺部位有感染应改其他麻醉方法,或避开感染部位,以防感染扩散。围术期感染的防治很重要,除生殖道感染外,术后留置导尿易发生尿路感染,应常规应用抗生素3～5 d,使母婴安全渡过围术期。术后由于胎盘排出后胰岛素的抵抗激素迅速下降,因此需根据血糖监测结果、调整胰岛素用量、同时注意酮症酸中毒、电解质平衡,防止低血钾。

(孔德芳)

第九节　择期剖宫产麻醉

一、麻醉特点

目前,造成择期剖宫产率升高的原因是多方面的。

(1)选择性剖宫产比率的上升是使剖宫产率增高的原因之一。国外把以社会因素为指征的剖宫产称为选择性剖宫产,即指母体无并发症,缺乏明显的医学指征而患者积极要求的剖宫产。

(2)母婴有异常者,为了确保母婴安全,临床工作中常常放宽了剖宫产的指征,如:①头位难产,包括:骨盆狭窄、畸形、头盆不称、巨大胎儿、胎头位置异常等;②瘢痕子宫;③胎位异常,包括:臀位、横位等;④中重度妊娠高血压综合征;⑤前置胎盘;⑥妊娠并发症。

(3)剖宫产手术技术和麻醉安全性的提高,使剖宫产率有了不断上升的趋势。其麻醉特点为:①麻醉医生、产科医生、患者三方都有充足的准备时间,利于术前准备,包括满意的禁食水、良好的术前评估、合理的麻醉选择等;②没有发动宫缩的产妇剖宫产后易出现宫缩乏力,应备好促进子宫收缩的药物及做好补液、输血的准备。

二、麻醉前准备及注意事项

麻醉医生必须深刻地认识到产科麻醉的风险,高度的警惕性与合理的防范措施可确保产科麻醉的安全。

(一)术前评估

麻醉医师应全面了解孕产妇有关病史,包括既往史、药物过敏史、实验室检查结果,同时在麻醉前产科医师应监测胎心,预测手术的紧迫程度及胎儿的风险,并同麻醉医师积极沟通母胎的情况,产妇是否合并有严重并发症,如妊娠高血压综合征、先兆子痫、心肝肾功能不良等,并了解术前多科会诊结果、术前用药的效果以指导术中用药,对凝血功能障碍或估计有大出血的产妇应做好补充血容量和纠正凝血障碍的各种准备。麻醉前必须评估凝血功能状态,对凝血功能的评估以及麻醉方法的选择可能是年轻麻醉医师的难点。许多行剖宫产的产妇往往合并凝血功能异常,如妊娠期高血压疾病、子痫、HELLP 综合征(妊娠高血压综合征患者并发溶血、转氨酶升高和血小板减少,称为 HELLP 综合征)、预防性抗凝治疗等。评估凝血功能的方法包括实验室检查及临床观察是否有出血倾向的表现,其中实验室检查方法主要有:出血时间(BT)、凝血酶原时间(PT)、部分凝血酶原激活时间(APTT)、血小板计数(PC)、国际标准化比率(PT-INR)、血栓弹性图描记法等。只有通过对多种检查结果的综合分析,才能全面评估产妇的凝血功能情况。

产妇的血小板由于高凝状态的耗损往往较低,美国麻醉学会(ASA)曾建议血小板$<100 \times 10^9/L$ 的产妇尽量避免椎管内麻醉而选择全身麻醉。但国内学者认为血小板$<50 \times 10^9/L$ 或出血时间>12 min 应禁忌椎管内麻醉。血小板在$(50 \sim 100) \times 10^9/L$ 且出血时间接近正常者应属相对禁忌,预计全麻插管困难者可谨慎选用椎管内麻醉,但需注意操作轻柔。另外,如果各项凝血功能的实验室检查结果都正常而且临床上无任何易出血倾向表现者,只要血小板$>50 \times 10^9/L$,也可谨慎选用椎管内麻醉。当然,麻醉方法的选择还与麻醉医师的熟练程度密切相关。

(二)术前禁食禁饮

由于产妇胃排空延迟、不完全,对于择期剖宫产产妇必须禁食固体食物 6~8 h,对于无并发症的产妇在麻醉前 2 h 可以进清液体。由于产妇糖耐量下降,考虑到胎儿的糖供应,术前可补充适量的 5% 葡萄糖液。

(三)术前用药

目前,剖宫产术前镇静药的应用并不常见,但对于某些具有并发症的产妇,如:先兆子痫或其他原因引起的癫痫样发作、抽搐等,必须给予镇静剂加以控制。对于合并精神亢奋、焦虑过度的产妇在耐心劝解效果不良时可以在严密监测母胎情况下静脉注射咪达唑仑1.0~2.5 mg。

对于可以选择椎管内麻醉的产妇,不常规给予抗酸剂,选择全麻的产妇为了降低胃内容物的酸度,可在麻醉前给予抗酸剂,临床常用 H_2 受体拮抗剂,如西咪替丁、雷米替丁以减少胃酸的分泌,需要注意的是 H_2 受体拮抗剂不能影响胃内容物本来的酸度,需在麻醉前 2 h 前应用才有效。或者术前 30 min 内口服枸橼酸钠液 30 mL,效果更佳。

对于易恶心、呕吐的产妇可以麻醉前静脉注射 5-HT 受体拮抗剂如格雷司琼、恩丹西酮等,以预防术中各种原因导致的恶心、呕吐,减少反流、误吸的发生率。

(四)麻醉方法的选择及准备

择期剖宫产术的麻醉选择主要取决于产妇的情况,大多数可以选择椎管内麻醉,包括硬膜外麻醉,蛛网膜下隙麻醉或腰麻-硬膜外联合麻醉。对于椎管内麻醉有禁忌证或合并精神病不能合作的患者,可选择全身麻醉。

麻醉前,麻醉医师必须亲自检查麻醉机、氧气、吸引器、产妇及新生儿的急救设备、药物,以便随时取用。根据术前的评估状况,向巡台护士口头医嘱患者所需的套管针型号及穿刺部位,以便输血、补液。备好各项监测手段,包括血压、心电图、脉搏氧饱和度。对于心肺功能障碍、凝血功能障碍等高危产妇应进行有创监测,动态观察动脉压及中心静脉压,以指导术中容量补充,并可以及时进行血气分析,合理调节产妇的内环境稳态。

(五)术前知情同意

麻醉医师经过认真的术前评估后,拟定麻醉方案,向产妇简述麻醉过程,以征得其信任与配合,并客观地向患者及其家属交待麻醉风险,以获得理解与同意并签写麻醉同意书。对于选择性剖宫产者,要特别注意意外情况的告知,如麻醉的严重并发症,围产期大出血等。

(六)关于预防性扩容

剖宫产麻醉大多数选择椎管内麻醉,椎管内麻醉后,由于交感神经阻滞,血管扩张,相对血容量不足而引起低血压;加之产妇仰卧位时下腔静脉受压,使回心血量下降而发生仰卧位低血压综合征。产妇低血压又会导致子宫血流量下降,引起胎儿缺氧,所以为了减少椎管内麻醉所致低血压的发生,在实施椎管内麻醉前进行预防性扩容治疗是十分必要的。

1. 晶体液的选择

生理盐水虽为等张液,但除含钠离子和氯离子外不含其他电解质,且氯离子含量高于血浆,大量输入可造成高钠血症和高氯血症,现已被乳酸钠林格液取代。

(1)乳酸钠林格液:林格液是在生理盐水的基础上增加了 Ca^{2+}、K^+ 等电解质,属等张溶液。乳酸钠林格液在此基础上又增加了乳酸钠 28 mmol/L,更接近于细胞外液的组成,但为低 Na^+、低渗液。乳酸钠林格液又称为平衡盐溶液,主要用于补充细胞外液容量。输入后在血管内存留时间很短,且还有稀释血液,对红细胞的解聚作用,妊娠末期,产妇自身血容量增多,常合并有稀释性血细胞降低,因此,椎管内麻醉引起的低血压不能完全通过乳酸钠林格液来纠正,相反,大量输注可以降低携氧能力,使剖宫产后肺水肿与外周水肿的危险性增加。

(2)葡萄糖液:葡萄糖液是临床上常用的不含电解质的晶体液,然而,麻醉与手术期间由于应激反应会使血糖增高,若术中输入葡萄糖液,产妇和胎儿都可能发生高血糖,并且出现相关的不良反应,可降低脐动静脉血的 pH 和胎儿的血氧饱和度,出现新生儿反应性低血糖和大脑缺血引起的神经系统功能损伤。因此,剖宫产术中基本不用葡萄糖液扩容。

2. 胶体液的应用

剖宫产麻醉前应用胶体液主要是预防低血压,在 Ueyama 的研究中用晶体液(乳酸林格液)与胶体液(中分子羟乙基淀粉)做了扩容效应的比较:当快速输注 1 500 mL 晶体液后 30 min,仅 28% 的输注量留在血管内,只增加血容量 8%,而心排出量无显著变化。当输注胶体液(贺斯,HES)后,100% 留在血管腔内,输入 500 mL 和 1 000 mL 胶体液可分别增加心排出量 15% 和 43%,同时降低腰麻引起的低血压发生率达到 17% 和 58%。这一研究结果表明若想有效降低低血压的发生率,预防性扩容必须足量到使心排出量增加,选择胶体液可以达到事半功倍的效果。

在剖宫产术中目前常用的胶体液有羟乙基淀粉(贺斯和万汶)、琥珀酰明胶(佳乐施)。临床一般选择晶体液与胶体液的容量比为 2：1 至 3：1,既可有效减少低血压的发生,对产妇和新生儿又不会带来任何不良影响,但研究显示明胶的类过敏反应发生率较羟乙基淀粉明显增高。

(七)围术期的用药

1. 术前应用地塞米松

择期剖宫产,尤其是选择性剖宫产,多数是在产程未发动、无宫缩情况下进行,容易引起新生儿湿肺等并发症,应用地塞米松预防可减少并发症的发生。地塞米松为糖皮质激素类药物,能刺激肺表面活性物质基因的转录,上调肺表面活性物质 mRNA(SPmRNA)的表达,并维持其稳定性,从而增加肺表面活性物质产生。此外应用地塞米松可以增加 SPmRNA 的水平,提高肺泡Ⅱ型细胞对表面活性物质激动剂如 ATP 的敏感性,且随地塞米松浓度升高敏感性升高。另外它还可通过多种途径促进肺成熟,如通过增加肺组织抗氧化酶活性,增加肺组织抗氧化损伤的能力,上调肺内皮型一氧化氮合成酶表达,增加上皮细胞钠离子通道活性等。而且静脉注射地塞米松有预防恶心、呕吐的作用,研究显示,此作用的最低有效剂量为 5 mg。

2. 预防性应用葡萄糖酸钙

妊娠时子宫肌组织尤其是子宫体胎盘附着部的肌细胞变肥大,胞浆内充满具有收缩活性的肌动蛋白和肌球蛋白,进入肌内的钙离子与肌动蛋白、肌球蛋白的结合,引起子宫收缩与缩复,对宫壁上的血管起压迫结扎止血作用,同时由于肌肉缩复使血管迂回曲折、血流阻滞,有利血栓形成血窦关闭。另外钙离子是凝血因子Ⅳ,在多个凝血环节上起促凝血作用。尤其对于术前没发动宫缩但要行选择性剖宫产的患者,由于术后部分患者子宫平滑肌细胞不能及时收缩致产后出血量增多。有研究报道,妊娠晚期选择性剖宫产术前静脉滴注葡萄糖酸钙能有效预防产后出血、降低产后出血发生率。

3. 预防性应用抗生素

关于预防性应用抗生素问题一直有争议,提倡应用者认为:正常孕妇阴道和宫颈内存在着大量细菌,各种菌群保持着相对稳定性,当剖宫产时子宫切口的创伤,手术干扰和出血等可使机体免疫抵抗力下降,为阴道内细菌上行入侵和繁殖创造了机会。细菌一旦入侵后即大量繁殖,其倍增时间为 15~20 min。因此选择性剖宫产术后感染实为阴道内潜在病原菌的内源性感染。鉴于选择性剖宫产术前患者并无感染存在,抗生素的使用完全是预防手术创伤而引起的感染,故抗生素应在细菌污染或入侵组织前后很短时间内达到局部组织。术前 30 min 应用抗生素能把大量的细菌消灭在手术前,当手术时药效在血液中已达到高峰。但麻醉医师须了解抗生素与麻醉药物的关系,避免围术期药物的相互作用对母婴安全造成影响。

总之,应高度重视剖宫产麻醉的术前评估与准备工作,产科医师、接产护士、麻醉医师必须训练有素,各负其责并能积极配合,从而避免人为因素、设备因素等造成严重并发症。

三、麻醉方法的选择

择期剖宫产最常用的麻醉方法为椎管内麻醉(腰麻、连续硬膜外麻醉、腰麻-硬膜外联合麻醉)和全身麻醉,只有在极特殊的情况下,选用局部浸润麻醉,每种麻醉方法都有其优缺点,麻醉方法的选择应根据产妇的身体状况、预计剖宫产手术时间、麻醉医师对麻醉技术的熟练程度等来决定。尽可能做到因人施麻,在保证母婴安全的前提下个体化地选择麻醉方法、麻醉药物的种类和剂量。

(一)椎管内麻醉

因具有镇痛完善、肌松满意、便于术后镇痛、对胎儿影响小等特点,适用于大多数择期剖宫产手术患者。

1.连续硬膜外阻滞(continuous epidural anesthesia,CEA)

(1)连续硬膜外阻滞的特点:①硬膜外阻滞在剖宫产术中镇痛效果可靠,麻醉平面易于控制,一般不超过 T_6;②局麻药起效缓慢,血压下降缓慢易于调节,仰卧位低血压综合征的发生率明显低于蛛网膜下隙阻滞;③并发症少,便于术后镇痛;④对母婴不良影响小,由于阻滞区的血管扩张,动静脉阻力下降,可减轻心脏前后负荷,对心功能不全的产妇有利;区域阻滞后可增加脐血流而不增加其血管阻力,对胎儿有利;⑤与全麻相比降低了静脉血栓的发生率。

(2)连续硬膜外阻滞的方法:硬膜外隙穿刺采取左侧卧位(或右侧),常用的 CEA 有两种:①一点法:$L_{1\sim2}$ 或 $L_{2\sim3}$ 穿刺置管的连续硬膜外麻醉,麻醉平面上界控制在 $T_{6\sim8}$。优点:减少多点穿刺所造成的穿刺损伤;不足之处在于麻醉诱导潜伏期较长,延长了胎儿娩出时间,对急需娩出胎儿者不利;②两点法:$T_{12}\sim L_1$,$L_{2\sim3}$ 或 $L_{3\sim4}$ 穿刺分别向头尾侧置管进行双管持续硬膜外麻醉。优点在于用药量小,阻滞作用出现快于一点法,但 $L_{2\sim3}$ 或 $L_{3\sim4}$ 易置管困难,可在备好急救药品、静脉通路的前提下行 $T_{12}\sim L_1$ 穿刺向头侧置管,$L_{2\sim3}$ 或 $L_{3\sim4}$ 不置管,单次推入适量局麻药,平卧后了解麻醉平面情况后于 $T_{12}\sim L_1$ 再注入适量局麻药。其优点是用药量小,麻醉阻滞作用出现快,无置管困难发生。通过我们大样本的临床研究显示:硬膜外导管置入的顺畅程度、注入试验量以后导管内是否有回流均与硬膜外麻醉效果有显著的相关性。

(3)常用局麻药的选择:由于酰胺类局麻药渗透性强,作用时间较长,不良反应较少,普遍用于产科麻醉。我国目前最常用的局麻药为:利多卡因、丁哌卡因、罗哌卡因。①利多卡因:为酰胺类中效局麻药。剖宫产硬膜外阻滞常用 1.5%～2.0%溶液,起效时间一般为 5～7 min,达到完善的节段扩散需 15～20 min,时效可维持 30～40 min,试验量后应分次注药,总量因身高、肥胖程度不同而应有所差异。可与丁哌卡因或罗哌卡因合用,增强麻醉效果、延长麻醉时间。1.73%碳酸利多卡因制剂,渗透性强,起效快于盐酸利多卡因,适于产科硬膜外麻醉,但其维持时间亦短于盐酸利多卡因。②丁哌卡因:为酰胺类长效局麻药。0.5%以上浓度腹部肌松尚可,起效时间约 18 min,镇痛作用时间比利多卡因长 2～3 倍,由于其与母体血浆蛋白的结合度高于利多卡因等因素,相比之下丁哌卡因不易透过胎盘屏障,对新生儿无明显的抑制作用,但丁哌卡因的心脏毒性较强,一旦入血会出现循环虚脱,若出现严重的室性心律失常或心搏骤停,复苏非常困难。因此剖宫产硬膜外麻醉时很少单独使用丁哌卡因,可与利多卡因合用,增强麻醉效果,减少毒性反应。③罗哌卡因:是一种新型的长效酰胺类局麻药,神经阻滞效能大于利多卡因,小于丁哌卡因。起效时间 5～15 min,作用时间与布比卡因相似,感觉阻滞时间可达 4～6 h,与布比卡因相当浓度、相同容量对比,罗哌卡因起效快、麻醉平面扩散广、运动阻滞作用消退快、感觉阻滞消退慢、肌松效果略弱,但神经毒性、心脏毒性均小于布比卡因。在剖宫产硬膜外麻醉中其常用浓度为 0.50%～0.75%的溶液,总量不超过 150 mg,可与盐酸利多卡因合用,但不可以与碳酸利多卡因合用(避免结晶物的产生)。

(4)常见并发症及处理。

1)低血压:硬膜外阻滞后引起交感神经阻滞,其所支配的外周静脉扩张,导致血容量相对不足,易发生低血压;如平面高达 $T_{1\sim5}$ 时则阻滞心交感神经,迷走神经相对亢进,出现心动过缓,1 min 心排出量下降,进一步引起血压下降;有 90% 的临产妇在仰卧位时下腔静脉被子宫压迫,使回心血量减少,即出现仰卧位低血压综合征,表现为血压降低、心动过速或过缓、并伴恶心、呕吐、大汗。如不及时处理,重者会虚脱和昏厥,甚至意识消失。持续低血压将影响产妇肾与子宫胎盘的灌注,对母胎都会带来不良影响,应高度重视,积极防治。预防性的扩容会减低硬膜外麻醉下低血压的发生率;由于子宫压迫下腔静脉,其回流受限,下肢静脉血通过椎管内和椎旁丛及奇静脉等回流至上腔静脉,使椎管内静脉扩张,硬膜外间隙相对变窄,因此临产妇硬膜外腔局麻药的容量应少于非产妇且应根据身高、体重做到个体化,少量分次注入直到满意的阻滞平面可降低低血压的发生率;产妇在硬膜外穿刺后向左倾斜 30° 体位可避免仰卧位低血压综合征的发生。在扩容的基础上如血压下降大于基础值的 20%,可使用血管活性药物,目前常用静脉注射麻黄碱 5～10 mg,但研究显示,麻黄碱在维持血流动力学稳定的同时却减少了子宫胎盘的血流。2007 ASA 产科麻醉的指南中指出对于不存在心动过缓的患者可以优先使用苯肾上腺素(0.1 mg/次),因为它可以改善胎儿的基础酸状态。如出现心动过缓,可静脉注射阿托品 0.3～0.5 mg。麻醉中除连续监测心率血压外,产妇应持续面罩吸氧。

2)恶心呕吐:硬膜外麻醉下剖宫产时的恶心、呕吐主要源于血压骤降,脑供氧减少,兴奋呕吐中枢;其次,迷走神经功能亢进,胃肠蠕动增加也增加了此并发症的风险。

处理上应首先测定麻醉平面和确定是否有血压降低,并采取相应措施;其次,暂停手术,以减少迷走神经刺激,一般多能收到良好效果。若不能控制呕吐,可考虑使用止吐药氟哌啶,甲氧氯普胺(胃复安)或 5-HT$_3$ 受体拮抗剂恩丹西酮、格雷司琼、阿扎司琼、托烷司琼等。

3)呼吸抑制:硬膜外麻醉下剖宫产时的呼吸抑制多数是由于局麻药误入蛛网膜下隙,或局麻药相对容量过大,使药物扩散广泛引起,由此导致麻醉平面过高,胸段脊神经阻滞,引起肋间神经麻痹、呼吸抑制,表现为胸式呼吸减弱,腹式呼吸增强,严重时产妇潮气量不足,咳嗽无力,不能发声,甚至发绀。

因此,再次强调注入局麻药时应少量多次给予到满意平面,严密观察心率、血压变化及麻醉平面的扩散范围,能及时避免此并发症的发生。一旦出现呼吸困难处理原则同全脊麻,应迅速面罩辅助或控制通气,直至肋间肌张力恢复为止,必要时行气管内插管机械通气。同时静脉注射血管活性药来维持循环的稳定。

4)寒战:与其他手术相比,剖宫产产妇的寒战发生率较高,可高达 62%。其机制可能为:①妊娠晚期基础代谢率增高,循环加快,阻滞区血管扩张散热增加;②在胎儿娩出后,因腹内压骤降,使内脏血管扩张而散热增多;③羊水和出血带走了大量的热量;④注射催产素后,血管扩张等因素而使寒战更为易发。寒战使产妇耗氧量增加,引起产妇不适,重者可导致胎儿宫内窘迫。目前,尚未发现决定寒战反应的特定解剖学结构或生理药理作用部位,可能是神经内分泌及运动等系统共同调节寒战的发生、发展过程。

建议椎管内麻醉下剖宫产产妇应采取保温措施,维持适当的室温,尽可能使用温液体输注,最大程度地减少产妇寒战的发生。寒战发生后,应当常规面罩吸氧,避免因产妇缺氧而导致胎儿宫内窒息的发生,并且及时采取有效的治疗措施。有研究表明,μ 受体激动剂对术后寒战有一定的治疗效应,其中镇痛剂量的哌替啶具有独特的抗寒战效应;有研究证实硬膜外麻醉前静脉注射 1 mg/kg 曲马多可防治剖宫产产妇的寒战,而曲马多的镇静作用较弱且极少透过胎盘,对新生儿基本上无影响,现已有静脉注射曲马多施行分娩镇痛的报道。

5)硬膜外阻滞不充分:剖宫产麻醉在置管时发生异常感觉及阻滞效果不全的发生率显著

高于一般人及同龄女性,当硬膜外麻醉后,阻滞范围达不到手术要求,产妇有痛感,肌松不良,牵拉反应明显,其原因有:硬膜外导管位置不良:包括进入椎间孔、偏于一侧、弯曲等;产妇进行过多次硬膜外阻滞致间隙出现粘连,使局麻药扩散受阻;局麻药的浓度与容量不足。

对于局麻药的浓度与容量不足,可追加局麻药量,静脉使用阿片类药最好在胎儿娩出后给予。Milon 等发现,硬膜外使用 1 μg/kg 或 0.1 mg 芬太尼,可以使产妇疼痛有所改善,芬太尼剂量<100 μg 时对母婴未见不良影响。如经以上处理后产妇仍感觉疼痛时可视母胎状况改换间隙重新穿刺或改成蛛网膜下隙阻滞或全麻完成手术。

6)局麻药中毒:临产产妇由于下腔静脉受压、回流受限,硬膜外间隙内静脉血管怒张,穿刺针与导管易误入血管,一旦局麻药注入血管后会引发全身毒性反应。早期神经系统表现为头晕、耳鸣、舌麻、多语;心血管系统表现为心率加快、血压增高;呼吸系统表现为深或快速呼吸。血浆内局麻药浓度达到一定水平会出现面肌颤动、抽搐、意识丧失、深昏迷;心血管毒性反应:血压下降、心率减慢、心律失常甚至心脏停搏。

硬膜外穿刺置管后、给药前应常规回抽注射器,看有无血液回流;给局麻药开始就密切观察产妇以早期发现中毒反应。一旦可疑毒性反应立即停止给药,面罩吸氧的同时注意观察产妇或试验性的再次给予并观察产妇的反应,如确定为全身毒性反应,应拔管重新穿刺。若没有及时发现,出现抽搐与惊厥应立即面罩加压给氧,静脉注入硫喷妥钠、咪达唑仑或地西泮中止抽搐与惊厥。同时边准备心肺复苏边继续行剖宫产术立刻终止妊娠,并做好新生儿复苏准备。

7)全脊麻:全脊麻是硬膜外麻醉中最严重的并发症,若大量局麻药误入蛛网膜下隙,可迅速麻痹全部脊神经与脑神经,使循环与呼吸中枢迅速衰竭,若处理不及时则为产妇致死的主要原因。临床表现为注药后,出现迅速广泛的感觉与运动神经阻滞,意识丧失、呼吸衰竭、循环衰竭。

预防措施:麻醉医师熟练操作技巧,按常规细心操作,以免刺破硬膜,一旦穿破可向上改换间隙,但需注意注入局麻药用量减少,必要时改全麻完成手术。同时要求规范的操作程序,如试验剂量经用 3～5 mL 细心观察,置管、给药前的常规回抽,以及少量间断注药。

处理原则:一旦发现全脊髓麻醉,应当立即按照心肺脑复苏(CPCR)程序实施抢救处理,维持产妇呼吸及循环功能的稳定,若能维持稳定对产妇及胎儿没有明显不利影响。争取同时实施剖宫产术,尽快终止妊娠娩出胎儿。如果心搏骤停发生,施救者最多有 4～5 min 来决定是否可以通过基础生命支持和进一步心脏生命支持干预使心脏复跳。娩出胎儿可能通过缓解对主动脉、腔静脉的压迫来改善心肺复苏产妇的效果。

2.腰麻(SA)

(1)腰麻的特点:①起效快,肌松良好,效果确切;②与硬膜外阻滞相比,用药量小,对母胎的药物毒性作用小。

(2)腰麻的方法:左侧(或右侧)卧位,选择 $L_{3～4}$ 为穿刺部位。

(3)常用局麻药及浓度的选择:①轻比重液,0.125%布比卡因 7.5～10 mg(6～8 mL),0.125%罗哌卡因 7.5～10 mg(6～8 mL);②等比重液,5%布比卡因≤10 mg,0.5%罗哌卡因≤10 mg;③重比重液,0.75%布比卡因 2 mL(15 mg)+10%葡萄糖 1 mL＝3 mL,注药 1.0～1.5 mL(5～7.5 mg),0.75%罗哌卡因 2 mL(15 mg)+10%葡萄糖 1 mL＝3 mL,注药 2～2.5 mL(10～12.5 mg),临床中轻比重与重比重液常用。

(4)常见并发症及处理

1）头痛：是腰麻常见的并发症，由于脑脊液通过硬脊膜穿刺孔不断丢失，使脑脊液压力降低、脑血管扩张所致。腰麻后头痛与很多因素有关：穿刺针的直径、穿刺方法以及局麻药中加入辅助剂的种类均会影响到头痛的发生率，如加入葡萄糖可使头痛发生率增高，而加入芬太尼（10 μg）头痛发生率则降低。典型的症状为直立位头痛，而平卧后则好转。疼痛多为枕部、顶部，偶尔也伴有耳鸣、畏光。

预防措施：尽可能采用细穿刺针（25 G、26 G 或 27 G）以减轻此并发症；新型笔尖式穿刺针较斜面式穿刺针占有优势；直入法引起的脑脊液漏出多于旁入法，所以直入法引起的头痛发生率也高于旁入法。

治疗方法主要有：去枕平卧；充分扩容，避免应用高渗液体，使脑脊液生成量多于漏出量，其压力可逐渐恢复正常；静脉或口服咖啡因可以收缩脑血管，从而用于治疗腰麻后头痛；硬膜外持续输注生理盐水（15～25 mL/h）也可用于治疗腰麻后头痛；硬膜外充填血（blood patch）法，经上述保守治疗后仍无效，可使用硬膜外充填血疗法。80%～85%脊麻后头痛患者，5 d 内可自愈。

2）低血压：单纯腰麻后并发低血压的发生率高于硬膜外阻滞，其机制与处理原则同前所述，麻醉前进行预扩容，麻醉后调整患者的体位可能改善静脉回流，从而增加心排出量，防止低血压。进行扩容和调整体位后血压仍不升，应使用血管加压药，麻黄碱是最常用的药物，它兼有 α 及 β 受体兴奋作用，可收缩动脉血管以升高血压，也能加快心率，一次常用量为 5～10 mg。

3）平面过广：腰麻中任何患者都可能出现平面过广，通常出现于脊麻诱导后不久。平面过广的症状和体征包括：恐惧、忧虑、恶心、呕吐、低血压、呼吸困难甚至呼吸暂停、意识不清，治疗包括给氧、辅助呼吸及维持循环稳定。

4）穿刺损伤：比较少见。在同一部位多次腰穿容易损伤，尤其当进针方向偏外侧时，可刺伤脊神经根。脊神经被刺伤后表现为 1 根或 2 根脊神经根炎的症状。

5）化学或细菌性污染：局麻药被细菌、清洁剂或其他化学物质污染可引起神经损伤。用清洁剂或消毒液清洗脊麻针头，可导致无菌性脑膜炎。使用一次性脊麻用具既可避免无菌性脑膜炎，也可避免细菌性脑膜炎。而且局麻药的抽取、配制应注意无菌原则。

6）马尾综合征：通常用于腰麻的局麻药无神经损伤作用，但是目前临床有腰麻后截瘫的报道。表现为脊麻后下肢感觉及运动功能长时间不恢复，神经系统检查发现鞍骶神经受累、大便失禁及尿道括约肌麻痹，恢复异常缓慢。

由于腰麻的并发症多且严重，近年来单独腰麻应用得较少。

3. 连续腰麻

随着微导管技术的出现，使得连续腰麻成为可能。连续腰麻的优点主要是使传统的腰麻时间任意延长；但是连续腰麻不仅操作不方便，而且导管置入蛛网膜下隙较费时、腰麻后头痛的发生率也随之增加，目前在临床上还很少应用。

4. 腰麻-硬膜外联合麻醉（CSEA）

（1）腰麻-硬膜外联合麻醉的特点：CSEA 是近年来逐渐受欢迎的一种新型麻醉技术，其优点：①起效快、肌松满意、阻滞效果好、镇痛作用完善；②麻醉药用量小，降低了药物对母体和胎儿的不良影响；③可控性好，灵活性强，可任意延长麻醉时间，并可提供术后镇痛；④笔尖式穿刺针对组织损伤小，脑脊液外漏少，头痛发生率低。

（2）腰麻-硬膜外联合麻醉的方法。常用的 CSEA 有以下两种。①单点法（针内针法）：左侧（或右侧）卧位，选择 $L_{3\sim4}$ 进行穿刺，穿刺针进入硬膜外隙后，将腰麻针经硬膜外针内腔向前推进直到出现穿破硬脊膜的落空感，拔出腰麻针芯，见脑脊液流出，将局麻药注入蛛网膜下隙，然后拔出腰麻针，再经硬膜外针置入导管。其不足之处是当发生置管困难时，可能在置管时其麻醉固定于一侧或放弃置管则会出现麻醉平面不够。②双点法：常用 $T_{12}\sim L_1$ 间隙行硬膜外穿刺置管，$L_{3\sim4}$ 间隙进行腰麻。优点在于麻醉平面易控性好，硬膜外穿刺和腰穿不在同一椎间隙，减少硬膜外注入的局麻药进入蛛网膜下隙的量及导管进入蛛网膜下隙的机会。

（3）常用局麻药及浓度选择：常用局麻药的比重、浓度与药量同腰麻所述。

（4）腰麻-硬膜外联合麻醉在临床应用中的地位及注意事项：①由于其阻滞快速、肌松完善等特点，使 CSEA 优于 CEA，尤其在紧急剖宫产时；②由于其头痛发生率、局麻药的用量、低血压发生率均低于 SA，使 CSEA 的临床应用多于 SA；③CSEA 在临床中应用的比例越来越高，但应注意硬膜外导管可经腰麻针穿破的硬脊膜孔误入蛛网膜下隙，硬膜外给药进行补充阻滞范围或进行术后镇痛时均应先注入试验量；④鉴于 CSEA 的患者有截瘫等神经损伤的发生率，建议选择 $L_{3\sim4}$ 间隙实施腰穿。

（二）全麻

1.全麻的特点

剖宫产全身麻醉最大的优点是诱导迅速，低血压发生率低，能保持良好的通气，便于产妇气道和循环的管理。其次，全身麻醉效果确切、能完全消除产妇的紧张恐惧感、产生理想的肌松等都是区域麻醉无法比拟的，尤其适用于精神高度紧张与椎管内麻醉有禁忌的产妇。其不足在于母体容易呕吐或反流而致误吸，甚至死亡，此外，全麻的操作管理较为复杂，要求麻醉者有较全面的技术水平和设备条件，麻醉用药不当或维持过深有造成新生儿呼吸循环抑制的危险。

在我国，全麻在产科剖宫产术中应用不多，但近几年随着重症产妇的增多，为确保产妇与胎儿的安全，在全麻比例上升的同时，全麻的质量也逐渐在提高。

择期剖宫产采用全身麻醉的适应证：①凝血功能障碍者；②某些特殊心脏病患者，因心脏疾患不能耐受急性交感神经阻滞，如肥厚型心肌病，法洛四联症，单心室，Eisenmenger 综合征，二尖瓣狭窄，扩张型心肌病等；③严重脊柱畸形者；④背部皮肤炎症等不宜行椎管内麻醉者；⑤拒绝区域麻醉者。

全身麻醉对胎儿的影响主要通过 3 条途径。

（1）全麻药物对胎儿的直接作用：目前所用的全麻药物几乎都会对胎儿产生不同程度的抑制作用，其中镇静、镇痛药的作用最明显。决定全麻药物对胎儿影响程度的关键因素除了用药种类和剂量外，主要是麻醉诱导至胎儿娩出时间（I-D Intervals）的长度。Datta 等认为，全麻下 I-D 时间 >8 min 时就极有可能发生低 Apgar 评分，因此，应尽量缩短麻醉诱导至胎儿娩出时间，提高手术者的操作水平以缩短切皮至胎儿娩出时间，使全麻对胎儿的影响降到最低点。

（2）全麻引起的血流动力学变化特别是子宫胎盘血流的改变对胎儿氧供的影响：在全麻时，尽管低血压发生率较低，但我们也应该意识到有 90% 的临产妇平卧时子宫都会对腹主动脉、下腔静脉造成压迫，我们在手术前应考虑到体位的问题，避免仰卧位低血压综合征的发生，减少血管活性药物的使用，因为这些药物虽然可以维持血流动力学的稳定，但是它们却减少了子宫胎盘的血流。

（3）全麻过程中通气、换气情况的改变所致的酸碱变化及心排出量的变化对胎儿的影响：因产妇的氧耗量增加，功能残气量减少，氧储备量下降，在麻醉诱导前先用面罩吸纯氧或深吸气 5 min，以避免产妇及胎儿低氧血症的发生。而且在全麻中应维持动脉二氧化碳分压在 4.27～4.53 kPa（32～34 mmHg），在胎儿娩出前避免过分过度通气，因由此产生的碱血症会使胎盘和脐带的血流变迟缓，并使母体的氧离曲线左移，减少氧的释放，影响母体向胎儿的氧转运。

2.麻醉方法

产妇进入手术室后，采取左侧卧位或垫高右侧臀部 30°，使之稍向左侧倾斜。连续监测血压、心电图、脉搏血氧饱和度，开放静脉通路，准备吸引器，选择偏细的气管导管（ID 6.5～7.0 mm）、软导丝、粗吸痰管及合适的喉镜，做好困难插管的准备。同时手术医师进行消毒、铺巾等工作准备，开始诱导前，充分吸氧去氮 3～5 min。静脉快速诱导，硫喷妥钠（4～6 mg/kg）或异丙酚（1.0～2.0 mg/kg）、氯琥珀胆碱（1.0～1.5 mg/kg）静脉注射，待产妇意识消失后由助手进行环状软骨压迫（用拇指和中指固定环状软骨，示指进行压迫），待咽喉肌松弛后放置喉镜行气管内插管。

证实导管位置正确并使气管导管套囊充气后才可松开环状软骨压迫，该法可有效减少呕吐的发生。麻醉维持在胎儿娩出前后有所不同，胎儿娩出前需要浅麻醉，为满足产妇与胎儿的氧供可以吸入 1∶1 的氧气和氧化亚氮，并辅以适量吸入麻醉药（安氟烷、异氟烷、七氟烷），以不超过 1%为佳，肌松剂选用非去极化类（罗库溴铵、维库溴铵、顺阿曲库铵）。这些药通过胎盘量少。阿片类药对胎儿异常敏感，宜取出胎儿，断脐后应用以及时加深麻醉。娩出胎儿后静脉注射芬太尼（100 μg）或舒芬太尼（10 μg），同时氧化亚氮浓度可增至 70%。手术结束前 5～10 min停用吸入药，用高流量氧"冲洗"肺泡以加速苏醒。待产妇吞咽反射，呛咳反射和神志完全恢复后才可以拔除气管内导管。

总之，剖宫产全麻应注意的环节有：①仔细选择全麻药物及剂量；②有效防治仰卧位低血压综合征；③断脐前避免过度通气，以防止子宫动脉收缩后继发胎盘血流降低，对胎儿造成不利影响；④认真选择全麻诱导时机（待消毒，铺巾等手术准备就绪后再诱导），以尽力缩短 I-D 时间。通过注意各环节，全麻对胎儿的抑制是可以避免的。

3.全身麻醉的并发症及处理

（1）插管困难：由于足月妊娠后产妇毛细血管充血，体内水分潴留，致舌、口底及咽喉等部位水肿；另一方面脂肪堆积于乳房及面部。这些产妇特有的病生理特点使困难气管插管的发生率大为提高。产妇困难插管的发生率约为 0.8%，较一般人群高 10 倍，Mallampati 气道评分Ⅳ级和上颌前突被认为是产妇困难气道的最大危险因素。产妇死亡病例中有 10%没有进行适当的气道评估，随着椎管内麻醉比例的增加，产妇总的病死率有所下降，但全麻病死率几乎没有改变。

问题在于：没有足够时间评估气道；意料外的气道水肿；急诊手术；操作者水平所限；对插管后位置确认不够重视等。对策：根据实际情况尽可能全面的评估气道；除常规备齐各型导管、吸引器械等设施外，可能尚需备气道食管联合导管、喉罩等气道应急设施，并作好困难插管的人员等准备，当气管插管失败后，使用面罩正压通气，或能使口咽通畅的仪器保证通气，如果仍不能通气或不能使患者清醒，那么就应该实施紧急气管切开了。

（2）反流误吸也是全麻产妇死亡的主要原因之一，急诊手术和困难插管时更容易出现。不做预防处理时,误吸综合征的发生率为 0.064%。在美国,大多数医院碱化胃液已作为术前常规。尽管没有一个药物能杜绝反流,但 30 mL 的非颗粒抗酸剂可显著降低反流后的风险。H_2 受体阻滞剂(如雷尼替丁)虽能碱化胃液但不能立即起效,需提前 2 h 服用,其余对策包括:术前严格禁食水;麻醉前肌内注射阿托品 0.5 mg;快速诱导插管时先给小剂量非去极化型肌松药如维库溴铵 1 mg 以消除琥珀胆碱引起的肌颤,避免胃内压的显著升高;诱导期避免过度正压通气,并施行环状软骨压迫闭锁食管;给予 5-HT 受体拮抗剂如格雷司琼预防呕吐。

(3)术中知晓是产科全身麻醉关注的另一个问题,部分全麻剖宫产者主诉术中做梦或能回忆起术中的声音,但全麻剖宫产术中知晓的确切发生率目前尚无统计。术中知晓并不一定导致显性记忆,但即便是在没有显性记忆的情况下,隐性记忆也可产生不良影响,甚至是创伤后应激反应综合征(PTSD)。有研究发现,单纯 50% 的氧化亚氮(笑气)并不能提供足够的麻醉深度,术中知晓的发生率可高达 26%。有学者对 3000 例孕妇辅以低浓度的强效挥发性麻醉药(如 0.5% 的氟烷、0.75% 的异氟烷或 1% 的安氟烷或七氟烷),可使知晓发生率降至 0.9%,同时不增加新生儿抑制。娩出后适当增加笑气和挥发性麻醉药的浓度,给予阿片类或苯二氮䓬类药物以维持足够的麻醉深度也可降低知晓的发生率。

(4)新生儿抑制:除某些产前急症外,有很多原因都可导致新生儿抑制。现已证实,臀位和 I-D 时间延长是导致全麻下剖宫产新生儿抑制和窒息的重要因素。有研究显示,全麻和椎管内麻醉下行择期剖宫产时,新生儿酸碱状态、Apgar 评分、血浆 β-内啡肽水平、术后 24 h 和 7 d 行为学均无明显差异,但全麻下 I-D 时间与 1 min Apgar 评分存在显著相关。I-D 时间 <8 min,对新生儿的抑制作用有限;I-D 时间延长,可减少 Apgar 评分,但只要防止产妇低氧和过度通气、主动脉压迫和低血压或是控制 I-D 时间 <3 min,新生儿的酸碱状态可不受影响。

(5)宫缩乏力:挥发性吸入麻醉药呈浓度相关性抑制宫缩,这在娩出前是有益的,但术后可能导致出血。有人分别用 0.5 MAC 的异氟烷和 8 mg/(kg·d)异内酚持续输注维持麻醉(两组都合用 67%N_2O 和 33%O_2,),结果异氟烷组产妇宫缩不良比例较高。如果能将挥发性吸入麻醉药浓度控制在 0.8~1.0 MAC 以下,子宫仍能对催产素有良好的反应。氧化亚氮对子宫张力无直接影响。氯胺酮对宫缩的影响各家报道不一。

(6)产妇死亡和胎儿死亡:尽管全麻下剖宫产的相对危险度较高,但考虑到全麻在高危剖宫产术中的地位,全麻剖宫产母婴病死率高居不下也不足为奇。

(孔德芳)

第十节　紧急剖宫产与特殊剖宫产麻醉

一、紧急剖宫产

紧急剖宫产是指分娩过程中母体或胎儿出现异常紧急情况需快速结束分娩而进行的手术,是产科抢救母胎生命的有效措施之一。常见原因为胎儿宫内窘迫、前置胎盘、胎盘早剥、脐带脱垂、忽略性横位、肩难产、子宫先兆破裂、产时子痫等,以急性胎儿宫内窘迫因素手术者为多见。由于手术是非常时刻临时决定的,以最快的速度结束产程、减少手术并发症、降低新生儿窒息率、保证母婴安全,高质量地完成手术是最终目的。故急诊剖宫产麻醉的选择非常重要。

紧急剖宫产时通常选择全麻,或静脉麻醉辅助下的局麻,也可通过原先行分娩镇痛的硬膜外导管施行硬膜外麻醉。美国妇产科学会(ACOG)指出,对于因胎心出现不确定节律变化而行剖宫产者,不必要将椎管内麻醉作为禁忌,腰麻-硬膜外联合麻醉使麻醉诱导时间缩短,镇痛及肌松作用完全,内脏牵拉反应少,避免了应用镇静镇痛药对胎儿造成的不良影响,减少新生儿窒息和手术后并发症,提高了剖宫产抢救胎儿的成功率,对减少手术后并发症起到很大的作用,是多数胎儿宫内窘迫可选择的麻醉方式。而且如果事先已置入硬膜外导管,通过给予速效的局麻药足以应付大多数紧急情况。如遇到子宫破裂、脐带脱垂伴显著心动过缓和产前大出血致休克等情况仍需实施全麻。

注意要点:①对急诊或子痫昏迷患者需行全麻时,宜按饱胃处理,留置胃管抽吸,尽可能排空胃内容物。术前给予 H_2 受体阻滞药,如西咪替丁以减少胃液分泌量和提高胃液的 pH 值,给予 5-HT 受体拮抗剂如格雷司琼预防呕吐;②快速诱导插管时先给小剂量非去极化型肌松药以消除琥珀胆碱引起的肌颤,避免胃内压的显著升高,插管时施行环状软骨压迫闭锁食管,以防反流误吸;③常规备好应对困难气道的器具如:小号气管导管、管芯、喉罩、纤维支气管镜等;④由于氯胺酮的全身麻醉效应及其固有的交感神经兴奋作用,故对妊娠高血压综合征、有精神病史或饱胃产妇禁用,以免发生脑血管意外、呕吐误吸等严重后果。

二、多胎妊娠

一次妊娠有两个或两个以上的胎儿,称为多胎妊娠。多胎妊娠属高危妊娠,与单胎妊娠相比较,具有妊娠并发症发生率高,病情严重等特点,并易导致胎儿生长受限,低体重儿发生率高,其围产儿病死率是单胎妊娠的 3~7 倍,随着辅助生育技术的提高和广泛开展,多胎妊娠发生率近年来有上升趋势,故如何做好多胎妊娠的分娩期处理十分重要。而多胎妊娠的分娩方式选择又与新生儿窒息密切相关,所以选择正确的分娩方式尤为重要。分娩方式对新生儿的影响。

研究表明,第一胎儿出生后新生儿评分在剖宫产与阴道分娩两组间并无差异,而第二、第三胎经阴道分娩组新生儿窒息率显著高于剖宫产组。因此对于手术前已明确胎位不正、胎儿较大、产道狭窄或阴道顺产可能性不大的多胎妊娠以及前置胎盘、妊娠高血压综合征、瘢痕子宫及有母体并发症的产妇等应以剖宫产为宜。

(一)多胎妊娠,妊娠期和分娩期的病理生理变化

1.心肺功能易受损

多胎患者,宫底高,可引起腹腔和胸腔脏器受压,心肺功能受到影响,血流异常分布。胎儿取出后腹压骤减,受压的腹部脏器静脉扩张,双下肢血流增加,循环血容量不足引起血压下降;或胎儿取出后腹压骤减使下肢淤血回流,血压上升加重心力衰竭。因此在取胎儿时严密观察血压、心率、呼吸的变化,进行补液和使用缩血管药或扩血管药维持循环稳定。

2.易并发妊娠高血压综合征

由于子宫腔过大,子宫胎盘循环受阻造成胎盘缺氧,如合并羊水过多,使胎盘缺血更甚,更易发生妊娠高血压综合征,比单胎妊娠明显增多,发生时间更早,而且严重并发症如胎盘早剥、肺水肿、心力衰竭多见。

3.易并发贫血

多胎妊娠孕妇为供给多个胎儿生长发育,从母体中摄取的铁、叶酸等营养物质的量就更多,容易引起缺铁性贫血和巨幼红细胞性贫血;另外,多胎妊娠孕妇的血容量一般增加50%～60%,较单胎妊娠血容量增加10%,致使血浆稀释,血红蛋白和血细胞比容低,贫血发生程度严重,使胎儿发育受限。贫血不及时纠正,母体易发贫血性心脏病。

4.易并发早产

多胎妊娠子宫过度膨胀,宫腔内压力增高,易发生胎膜早破,常不能维持到足月,早产儿及低体重儿是围产儿死亡的最主要因素,也是多胎妊娠最常见的并发症之一。

5.易并发产后出血

多胎妊娠由于子宫腔容积增大,压力增高,子宫平滑肌纤维持续过度伸展导致其失去正常收缩功能,且多胎妊娠有较多的产前并发症。妊娠高血压综合征者因子宫肌层水肿,及长期使用硫酸镁解痉易引起宫缩乏力导致产后出血。此外,多胎妊娠子宫肌纤维缺血缺氧、贫血和凝血功能的变化、胎盘附着面大,使其更容易发生产后出血。准备好常用的缩宫剂:如缩宫素、卡孕栓等,以及母婴急救物品、药品;术中建立两条静脉通道,做好输血、输液的准备。

(二)多胎妊娠的麻醉处理要点

1.重视术前准备

合并心力衰竭者一般需经内科强心、利尿、扩血管、营养心肌等综合治疗以改善心功能。妊娠高血压综合征轻、中度者一般不予处理,重度者给硫酸镁等解痉控制血压,以提高麻醉和手术耐受性。

2.椎管内麻醉是首选方法

因其止痛效果可靠,麻醉平面和血压较易控制。宫缩痛可获解除,对胎儿呼吸循环几乎无抑制。

3.充分给氧

妊娠晚期由于多胎子宫过度膨胀,膈肌上抬可出现呼吸困难等压迫症状。贫血发生率达40%,还有严重并发症如心力衰竭。氧疗能提高动脉血氧分压,对孕妇和胎儿均有利,故应常规面罩吸氧。

4.合适体位

仰卧位时手术床应左倾20°～30°,以防仰卧位低血压综合征的发生。有报道90%的产妇于临产期取平卧位时出现仰卧位低血压综合征。多胎妊娠发生率更高。

5.加强术中监护

常规监测心电图、血压、脉搏血氧饱和度、尿量,维持术中生命体征平稳。血压过低、心率过缓者,给麻黄碱、阿托品等心血管活性药。心力衰竭、妊娠高血压综合征者,随着硬膜外麻醉起效,血管扩张,血压一般会有所下降,只有少数患者才需降压处理。注意补液输血速度,特别是重度妊娠高血压综合征者,往往已使用大量镇静解痉药及降压利尿药,注意预防术中、术后循环衰竭的发生。

6.促进子宫收缩减少产时出血

多胎妊娠剖宫产中最常见并发症是产后出血,主要原因是子宫收缩力差。子宫肌层注射缩宫素10 U,静脉滴注缩宫素20 U,多能获得理想的宫缩力量,促进子宫收缩,减少产后出血。

7. 重视新生儿急救处理

由于双胎妊娠子宫过度膨胀,发生早产可能性明显增加,平均孕期 260 d,有一半胎儿体重<2 500 g。多胎妊娠的新生儿中低体重儿,早产儿比例多,应做好新生儿抢救保暖准备,尽快清除呼吸道异物。重度窒息者尽早气管插管,及时建立有效通气。心率过缓者同时胸外心脏按压,并注射血管活性药物和纠酸药品等。

8. 术后镇痛

适当的术后镇痛可缓解高血压,心力衰竭,有利于产妇康复。

三、畸形子宫

畸形子宫类型有双子宫、纵隔子宫、双角子宫、单角子宫、弓形子宫等。畸形子宫合并妊娠后,在分娩时可发生产程延长,胎儿猝死以及胎盘滞留等。为挽救胎儿,畸形子宫妊娠的分娩方式多采用剖宫产。但就麻醉而言,无特殊处理,一般采用椎管内麻醉均可满足手术。

四、宫内死胎

宫内死胎指与孕期无关,胎儿在完全排出或取出前死亡。尽管围产期病死率下降,宫内死胎的发生率一直持续在 0.32%,宫内死胎稽留可引起严重的并发症——"死胎综合征",这会引起潜在的、渐进的凝血障碍,纤维蛋白原浓度下降<120 mg/dL,血小板减少<100 000/μL,aPTT 延长大多在纤维蛋白原浓度下降<100 mg/dL 时才出现。凝血障碍发生率(平均10%~20%)首先取决于死胎稽留的时间。

在宫内胎儿死亡最初 10 d 内这种并发症很少出现,时间若超过 5 周,25%~40%的病例预计发生凝血障碍病。因为从胎儿死亡到开始治疗的时间大多不明,确诊死胎后,为排除凝血障碍的诊断必须立即进行全套凝血检查:纤维蛋白原浓度、抗凝血酶Ⅲ浓度、血小板计数、aPTT、凝血活酶值以及 D-二聚体。对血管内凝血因子消耗有诊断意义的是纤维蛋白原浓度下降至 120 mg/dL 以下,抗凝血酶Ⅲ的明显下降,血小板减少至 100 000/μL 以下,aPTT 延长以及 D_2 聚体浓度升高。治疗应在止血能力降低时(如纤维蛋白原<100/dL),及时给予新鲜冰冻血浆,给予浓缩血小板的绝对适应证是血小板降至 20 000/μL 以下。凝血障碍严重者均采用全麻完成手术。

五、产妇脊柱畸形

产妇脊柱畸形,伴随不同程度的胸腔容量减小,加上妊娠中晚期膈肌上抬,严重者可出现肺纤维化、肺不张、肺血管闭塞或弯曲等,引起肺活量降低和肺循环阻力增加,导致肺动脉高压和肺源性心脏病。如发生肺部感染,更增加通气困难,易致心肺功能不全。此外,妊娠期血容量比非孕时血容量增加约 35%,至孕 32~34 周达高峰,每次心排出量亦增加 20%~30%,心脏负荷明显加重。因此脊柱畸形合并妊娠常引起呼吸循环衰竭,严重者威胁母儿生命。脊柱畸形孕妇对自然分娩的耐受力极低,一旦胎儿成熟,应择期行剖宫产终止妊娠,以孕 36~37 周为宜。临床麻醉医师应依据脊柱畸形部位、严重程度以及自身的麻醉技术水平来选择麻醉方式。

(孔德芳)

第十一节 妇科围术期麻醉管理

一、妇科手术特点

女性生殖器官具有实现性生活、完成生育等特殊的生理功能,同时也会发生各种病理性改变。采用手术治疗时,涉及器官的去留,不仅要考虑疾病本身,还要顾及患者术后生活的质量。因此,妇科手术尤为复杂特殊。

(一)解剖学特点

女性生殖器官位于盆腔深部,与多个脏器毗邻,无论经腹部还是经阴部实行操作,手术视野均较为狭小,而病变器官体积增大或与其他脏器粘连增加了手术区暴露的难度,因此容易发生泌尿器官损伤、肠管损伤等。此外,由于阴道口邻近尿道口、肛门,输卵管开口于腹腔,故术后易发生感染。

一般良性病变手术涉及范围较小,对于全身生理状况影响不大,如子宫肌瘤、卵巢囊肿等。而妇科恶性肿瘤的根治手术涉及组织器官多,手术创伤大、时间长、出血多,对全身生理状况影响较大,麻醉管理难度亦增加。

(二)内分泌学特点

卵巢作为重要的女性生殖器官之一,不仅承担着排卵的重要任务,还分泌性激素维持女性内分泌系统的平衡,因此妇科疾病采取手术治疗时,对于是否切除卵巢要慎重考虑。

择期妇科手术原则上宜在月经间期进行,但也不必因此失去最佳手术时机。

(三)术式相关的特点

传统的妇科手术分为经腹和经阴道两种主要的术式。与开腹手术相比,腹腔镜技术创伤小、术后并发症少、恢复快,是妇科手术的未来发展趋势。大多数腹腔镜手术需要人工气腹和特殊体位,对于患者呼吸、循环系统造成干扰,使麻醉管理复杂化。

(四)体位相关的特点

妇科手术经常采用膀胱截石位、头低截石位、头低仰卧位。

1. 截石位

妇科经阴道手术的患者需要采取截石位。患者采取标准截石位时,双下肢同时被分开并抬高,髋和膝关节屈曲,大腿与躯干呈 90°左右,小腿则与地面平行。如果髋和膝关节过度屈曲,会造成关节处大血管受压,将影响下肢血液灌注及回流。为了避免扭转应力对腰椎的损伤,当手术结束下肢复位时,应先在矢状平面将双下肢同时伸直并拢,随后缓慢放回手术台上,使机体逐渐适应循环血容量减少,避免出现血压的明显降低。

2. 头低位

为了更好地暴露盆腔脏器,妇科手术常常采用头低截石位、头低仰卧位。既往曾采用患者头低倾斜 30°～45°,术中使用肩部约束带防止患者从手术台滑落,但由于长时间固定可造成患者臂丛神经损伤,因此目前建议患者头低倾斜角度控制在 10°～15°。患者采取头低位时,心脏前负荷增加,引起右心负荷增加;颅内血管充血,颅内压升高;由于腹腔脏器向头侧移位,膈肌上抬,限制吸气时膈肌的下降,自主呼吸做功增加;由于重力作用,血液更多地流向通气较差的肺尖部,导致通气/血流比例失调;机械通气时,气道压力升高。

3. 神经损伤

患者采取截石位时可能会发生下肢神经损伤。其中最常见的是腓神经损伤。此外腓肠肌长时间直接受压可以导致下肢筋膜间隙综合征。因此，术中对于采取截石位的患者应在膝关节及踝关节处垫以软垫以防止发生神经损伤。

二、妇科手术患者特点

妇科手术患者年龄范围广，个体差异大，使麻醉管理更加复杂。

妇科患者以中老年居多，老年人各脏器功能减退，生理储备能力下降，应激和代偿能力降低，特别是老年患者伴有不同程度的慢性呼吸系统疾病，心、脑血管疾病，肝、肾功能不全和糖尿病等，均对麻醉方法的选择、实施以及管理带来一定的复杂性和危险性，容易发生各种并发症。麻醉前应继续合理治疗原有基础疾病，控制其处于稳定状态。

妇科患者常常合并急、慢性贫血，多由异位妊娠破裂、月经异常等引起。血红蛋白的降低、血液的携氧能力下降或者氧与血红蛋白的结合力过强等引起血液释放到组织的氧减少而导致组织缺氧，降低了组织器官的活动与耐力，长时间慢性贫血可以出现劳累性呼吸困难、代偿性心肌肥厚或者脾大。同时长期慢性贫血可以使机体重要器官因缺氧产生继发病变，甚至累及肾功能。麻醉前应治疗和纠正中、重度贫血。

女性在人类繁衍、家庭生活中扮演着重要角色，而妇科手术常常会影响妊娠、性生活等。对于妇科患者，无论是手术治疗不孕症、主动或者被动终止妊娠、去除盆腔包块等，经常会感觉到痛苦、恐惧、内疚、不适等情感压力。这种情感压力会持续整个围术期，麻醉医师认知并理解患者的压力对于麻醉实施很重要。

三、术前用药

妇科手术麻醉前使用药物，希望能达到以下目的：①缓解焦虑，充分镇静；②产生遗忘，预防或者减少术中知晓；③提高痛阈，加强术中麻醉用药的镇痛作用；④减少气道分泌物；⑤预防自主反射反应，稳定血流动力学；⑥减少胃液分泌量，提高胃液 pH；⑦预防术后恶心、呕吐；⑧有利于麻醉诱导平稳；⑨减少麻醉药用量；⑩预防变态反应。由于患者的心理状态、身体状况和年龄不同，手术种类、持续时间不同，决定了给予术前用药要做到个体化，防止药物不足及过量。对于年龄过大或者过小、生理储备少、低血容量或者昏迷的患者，为保证麻醉安全一般不给予术前用药。

术前用药采用口服时，应在患者进入手术室前 60～90 min 给予，喝水量控制在 150 mL 以内；采用肌内注射时，应在患者到达手术室前 30～60 min 给予，才能达到全效。小儿亦可采取经鼻或经直肠途径给药。常用药物种类如下。

（一）神经安定类药物和镇静催眠药物

1. 苯二氮䓬类药物

此类药物作为术前用药最受欢迎，它具有抗焦虑、遗忘、镇静和预防局麻药中毒的作用，对于预防全麻术中知晓发生亦有良好的作用。苯二氮䓬类药的主要不良反应是产生暂时性烦躁不安、谵妄，并可能诱导幻觉；有时会出现对中枢神经系统抑制过深过长，特别是使用劳拉西泮时。

（1）地西泮（安定，diazepam）。地西泮为弱安定类药，解除恐惧和焦虑情绪，具有催眠和遗忘作用,只产生轻微的呼吸循环抑制,尤其适用于一般情况差、合并心脏病、休克而精神紧张的妇科手术患者,与东莨菪碱合用,催眠、遗忘作用加强。一般常用剂量为 0.1~0.2 mg/kg,口服、肌内注射或静脉注射均可。由于地西泮不溶于水,必须溶于有机溶剂(丙二醇、苯甲酸钠),经静脉及肌内注射产生疼痛,静脉注射后可以诱发静脉炎,因此推荐口服用药。地西泮的消除半衰期较长,为 20~100 h,地西泮的半衰期与患者的年龄有相关性,粗略估计约为每增加 1 岁延长 1 h。

(2)劳拉西泮(lorazepam)。劳拉西泮的药效是地西泮的 5~10 倍,其遗忘效果优于地西泮。由于劳拉西泮的作用受组织再分布的消除量影响不如地西泮迅速,因此更易产生长时间镇静,不适用于行妇科门诊手术的患者,因其对循环抑制轻微,故适用于有严密监测的住院行大手术及入住 ICU 的患者。

劳拉西泮的常规剂量为 25~50 μg/kg,可产生 4~6 h 的镇静、顺行性遗忘作用,多数文献建议成人剂量不超过 4 mg。

(3)咪达唑仑(midazolam)。咪达唑仑产生抗焦虑、镇静和遗忘作用,降低全麻术中知晓的发生率,其强度是地西泮的 2~3 倍。

一般一次静脉注射量为 1.0~2.5 mg,肌内注射量为 0.05~0.10 mg/kg,口服剂量为 7.5~15 mg,用药后起效迅速,经 30~60 min 出现峰效应,其消除半衰期较短 1~4 h,随年龄增长,咪达唑仑的半衰期可延长为 8 h。咪达唑仑在术前用药方面基本上取代了地西泮,也适用于门诊手术患者。

2.巴比妥类药物

此类药物具有镇静、引导睡眠、预防局麻药中毒的作用。作为术前用药基本上已被苯二氮䓬类药物取代,但由于其费用低,常规剂量很少出现呼吸循环抑制,在某些情况下仍然可以使用。

(1)司可巴比妥:通常成人口服剂量为 50~200 mg,60~90 min 起效,镇静作用持续 4 h 或以上。

(2)戊巴比妥:此药可经口、静脉或肌内注射用药。成人常用口服剂量为 50~200 mg,生物转化半衰期约为 50 h,因此不适用于短小手术及门诊手术的术前用药。

(二)镇痛药

麻醉性镇痛药具有较强的镇痛作用,同时也有镇静、抗焦虑作用,可以提高患者痛阈;与全身麻醉药有协同作用;减轻气管插管的心血管反应。但其可以长时间降低二氧化碳对延髓呼吸中枢的刺激作用,具有呼吸抑制的不良反应;干扰外周血管平滑肌的代偿性收缩,可以引起直立性低血压;此外可以导致恶心、呕吐、皮肤瘙痒等,因此一般只有术前疼痛患者需要注射麻醉性镇痛药。新的非甾体类抗感染药,环氧化酶-2(COX-2)抑制剂术前应用可以有效地减少妇科经腹手术术后阿片类药物的使用剂量。

1.吗啡(morphine)

成人肌内注射 0.05~0.10 mg/kg 吗啡,15~30 min 起效,经 45~90 min 达到峰效应,持续约 4 h。静脉注射后 20 min 达峰效应。吗啡注射后可以引起组胺释放,故禁用于合并胆道、支气管痉挛性疾病的妇科患者,亦不适用于老年患者、一般状况差以及危重的妇科患者。

2.哌替啶(pethidine)

哌替啶镇痛强度大约是吗啡的十分之一,成人肌内注射剂量为 1~2 mg/kg,麻醉前

30～60 min注射,15 min起效,60 min达峰效应,一般持续2～4 h作用消失。成人静脉注射剂量0.5～1.0 mg/kg,麻醉前10～15 min注射,5 min起效,20 min达峰效应。此外哌替啶可以抑制术中和术后的肌颤。其恶心、呕吐、呼吸抑制等不良反应均比吗啡轻,可以使呼吸道腺体分泌减少,支气管平滑肌松弛,有抗组胺作用,可解除支气管痉挛,引起血压轻度降低,目前已基本替代吗啡作为麻醉前用药。

3.环氧化酶-2(COX-2)抑制剂

COX-2抑制剂具有良好的镇痛作用,而且几乎没有胃肠道反应,可以作为妇科患者超前镇痛的用药,以前国内只有口服制剂塞来昔布(celecoxib),现在已有静脉制剂帕瑞昔布钠可用。

(三)抗胆碱能药

抗胆碱能药通过阻断节后胆碱能神经支配的效应器上的胆碱受体,抑制腺体分泌,减少呼吸道黏液和唾液的分泌,具有干燥呼吸道的作用,此外抗胆碱能药也具有镇静和遗忘作用。

1.阿托品(atropine)

阿托品成人常用剂量0.5 mg肌内注射,对心脏迷走神经反射的抑制作用并不明显,可引起心率增快,但老人或新生儿心率增快并不明显;可引起瞳孔散大,对正常人眼内压影响不大,但可致窄角青光眼眼压进一步升高,故不适用于合并青光眼的妇科患者。

2.东莨菪碱(scopolampne)

东莨菪碱成人常用剂量0.3 mg肌内注射,对腺体分泌的抑制作用则比阿托品稍弱,但有中枢镇静作用,可协同苯二氮䓬类药物、麻醉性镇痛药增强镇静和遗忘功效。老年人、小儿或剧痛患者应用后,有可能出现躁动和谵妄不良反应,此类患者更适合选择阿托品。

3.盐酸戊乙奎醚(长托宁)

盐酸戊乙奎醚作为选择性作用于M_1、M_3和N_1、N_2受体的新型抗胆碱药,对心脏和神经元突触前膜的M_2受体无明显作用,因此在减少唾液和呼吸道腺体分泌的同时,不引起心率加快,对患者心肌耗氧量无明显影响,尤其适合于合并窦性心动过速、甲状腺功能亢进、心脏疾病和老年妇科患者的麻醉前给药。此外,长托宁作为麻醉前用药,作用于中枢M_1受体,可以产生中枢镇静作用。

健康成人肌内注射量为1～2 mg,静脉注射量为0.02 mg/kg,长托宁在体内吸收速度很快,经20～30 min达到峰值血药浓度,其消除半衰期约为10.34 h,达峰时间快于阿托品,而半衰期是阿托品的2.5倍。

(四)抗组胺药

组胺作用于H_1和H_2两种受体。H_1受体主要分布在平滑肌和血管,组胺与H_1受体作用引起平滑肌痉挛,可致支气管痉挛、肠痉挛和子宫收缩;引起小动脉和毛细血管扩张,通透性增高,可致血管神经性水肿,表现为皮肤潮红、荨麻疹和低血压,甚至喉头水肿和休克,这些作用可被H_1抗组胺药所阻滞,是麻醉前用药的主要药物。组胺与H_2受体作用引起消化道腺体分泌,可被H_2抗组胺药所抑制,但一般不用作麻醉前用药。

常用的H_1抗组胺药主要为异丙嗪(promethazine)和异丁嗪(trimeprazine),基本药理作用主要有:①消除支气管和血管平滑肌痉挛;②抑制中枢神经,产生镇静、抗焦虑、降低基础代谢率;③抑制呕吐中枢;④协同增强麻醉性镇痛药、巴比妥类药、苯二氮䓬类药物的作用;⑤抑制唾液腺分泌。

异丙嗪的成人常用肌内注射剂量为 25～50 mg,小儿常用肌内注射剂量为 0.5～1.0 mg/kg,麻醉前 1.0～1.5 h 肌内注射。

(五)调节胃液 pH 及胃液量的药物

健康的妇科择期手术患者在禁食水后麻醉过程中的误吸发生率很低,因此没有必要常规给予预防性用药。但急诊手术、肥胖、溃疡病史、其他原因导致的胃麻痹(糖尿病、肾透析)的妇科患者,可以给予药物预防,以防止发生误吸。

使用 H_2 组胺受体阻滞药可做到胃液酸度降低而又不增加胃内容物容量。胃动力药甲氧氯普胺(灭吐灵,metoclopramide)不仅可排空胃内容物,同时又可增加食管下端括约肌张力。非微粒性抗酸药如枸橼酸钠(sodium citrate)可碱化停滞的胃液,升高胃液 pH(酸度降低)。

(六)α_2 肾上腺素能激动药

可乐定是中枢性 α_2 肾上腺素能激动药,具有镇静、消除气管插管及手术刺激诱发的高血压和心动过速作用,可用于合并高血压的妇科患者,但其存在不可逆性的交感反应减退,可干扰潜在血容量丢失及其代偿情况的正确判断。术前用药剂量为 2.5～5 μg/kg。

四、麻醉方法的选择

妇科手术均属盆腔、阴道与会阴的手术,而手术的切口以下腹部及阴部两种方式为主。绝大多数手术患者为已婚的中、老年,但也有少数患者为未婚青年,甚至也有学龄儿童。因此妇科手术患者的年龄跨度大,中、老年患者又可能合并相关并发症,这给麻醉管理带来一定的困难。

由于妇科手术所涉及的子宫与附件,皆位于盆腔的深处,无论由腹部或通过阴道进行操作,手术区显露都有一定的困难,加之肠曲膨出干扰,可能会妨碍手术进行。因此妇科手术无论采用何种麻醉方法,都应具备良好的镇痛与肌松是至关重要的。与此同时麻醉中力争维持血压相对稳定,避免造成恶心、呕吐的诱因,对牵拉反射尽量采取有效措施,保持患者呼吸平稳,防止膈肌上下过度移动。

此外,近年来妇科无创技术得到了很大的发展,腔镜手术所占比例增加,因此除了应具备良好的镇痛与肌松外,还应重视预防和处理气腹引起的一系列生理反应如血流动力学变化、高碳酸血症等。

总之,麻醉医生根据病情、妇科手术方式与种类,选择切实可行的麻醉方法,即椎管内麻醉、全身麻醉与局部浸润麻醉。

(一)椎管内麻醉

椎管内麻醉包括蛛网膜下隙麻醉和硬膜外麻醉。对于经腹或阴道进行的妇科手术,椎管内麻醉不失为一个最佳的选择,它具有可以降低手术引起的应激反应、降低术后下肢静脉血栓的发生率等优势。此外,椎管内麻醉可以用于手术后疼痛治疗。

1. 连续硬膜外麻醉

(1)适应证:适用于经腹或阴道进行的妇科手术,以及无气腹的腹腔镜手术。妇科手术涉及的主要脏器在盆腔,因此要求骶神经充分阻滞,而为了抑制牵拉反射,麻醉上平面要求达到胸5或胸6水平,为了满足手术要求,既往常采用硬膜外双管法,随着腰麻-硬膜外联合麻醉技术的成熟,目前联合麻醉已经基本取代了硬膜外双管法。

硬膜外联合应用局麻药和阿片类药进行镇痛治疗,可产生良好的镇痛作用及较少的并发症,是妇科术后镇痛最常用的方法之一。

(2)禁忌证:绝对禁忌证:①严重的低血容量;②穿刺部位感染;③菌血症;④凝血功能障碍引起的低凝状态;⑤患者拒绝硬膜外麻醉。

相对禁忌证:①中度低血容量;②轻度凝血功能障碍;③患者不能合作;④合并有严重的心血管疾病等。

(3)操作步骤:由于硬膜外阻滞采用的局麻药用量较大,为预防局部麻醉药中毒反应,麻醉前可给予巴比妥类或苯二氮䓬类药物,推荐静脉注射咪达唑仑 1～2 mg。

1)患者取侧卧位或坐位,以前者最常用,患者屈膝弯腰,下颌尽量向胸前屈曲,使脊柱间隙最大限度展开。

2)选择合适的穿刺点,一般取支配手术范围中央的相应棘突间隙,下腹部手术选 $T_{2～4}$ 或 T1～2,会阴部手术选 4～5。一般参考体表解剖标志确定棘突间隙,两侧髂嵴最高点连线交于 $L_{1～4}$ 棘突间隙或者 L1～4 棘突。皮肤常规消毒铺单后,以 16～18 G Tuohy 或 Weiss 针行硬脊膜外腔穿刺。无论采用正中或旁正中入路法,只要针尖抵达黄韧带,即拔出针芯,针尾注上水,继续进针,一旦针尾处的水被吸入,并有落空感,注射器推注空气阻力消失,回抽无血液或脑脊液,即可初步判断针已进入硬膜外腔。

3)置入硬膜外导管时应先测量皮肤至硬膜外间隙的距离,随后将硬膜外导管经针尾置入,导管过针尖 3～5 cm 后,一边退出硬膜外针一边固定好导管,防止导管脱出。穿刺针拔除后,调整好导管在硬膜外腔的长度,导管末端连接注射器,回吸无血及脑脊液,注入少量生理盐水无阻力,即可以用胶布固定导管。平卧后注入实验量 2% 利多卡因 3～5 mL,观察 5 min,若无下肢麻痹或口舌发麻,可进一步排除硬膜外导管误入蛛网膜下隙或刺破血管的可能性。

硬膜外导管置入过程中患者出现明显异感或其他原因需要将导管退出重新穿刺置管时,必须将导管和穿刺针一起退出,防止穿刺针尖端在患者体内削断导管。

(4)常用局麻药:硬膜外阻滞常用的局麻药有利多卡因、丁卡因、布比卡因、左布比卡因及罗哌卡因。利多卡因常用 1%～2% 浓度,其起效快,5～12 min 即可发挥作用,在组织内浸透扩散能力强,所以阻滞完善,效果好,作用持续时间约为 1.5 h,成年人一次最大用量为 400 mg。丁卡因常用浓度为 0.25%～0.33%,起效时间为 10～15 min,维持时间长达 3～4 h,一次最大用量为 60 mg。布比卡因常用浓度为 0.5%～0.75%,4～10 min 起效,可维持 4～6 h,0.75% 布比卡因肌肉松弛效果好。左布比卡因常用浓度也是 0.5%～0.75%,4～10 min 起效,可维持 4～6 h,可产生中度至全部的运动阻滞,其毒性反应远低于布比卡因。如无明显的高血压、动脉硬化、糖尿病或甲亢等并发症,可在局麻药液中加入 1/20 万肾上腺素,以防止发生毒性反应。罗哌卡因是一种新型的长效酰胺类局麻药,临床应用浓度为 0.5%～1.0%,剂量可用至 150～200 mg,经 10～20 min 起效,持续时间为 4～6 h,具有明显的感觉-运动阻滞分离特点,临床上常用罗哌卡因硬膜外阻滞作术后镇痛及分娩镇痛。

妇科手术硬膜外阻滞后,自注入局麻药后 30～50 min,也就是局麻药在体内血药浓度达到高峰时,往往发生血压降低或心率减慢,如与手术探查或纱布垫填塞肠曲步骤重叠,血压降低可能更明显,在适当补充容量后一般可用阿托品或麻黄碱进行纠正。

(5)硬膜外麻醉的管理:硬膜外麻醉的穿刺部位是决定阻滞平面的最主要因素。此外,局麻药的容量和剂量亦是决定硬膜外阻滞平面和阻滞效果的重要因素,而局麻药浓度对阻滞平面的影响相对较小。如果药物浓度不变,药物容量愈大,阻滞范围愈广,反之,则阻滞范围窄。

为达到满意的腹肌松弛,麻醉阻滞上平面至少在名,但也不宜过高,超过 T 会对呼吸循环系统有较大的影响。

硬膜外阻滞平面和阻滞效果与患者情况相关,婴幼儿、老年人及妊娠后期孕妇硬膜外注入少量局麻药就可以达到比较广泛的阻滞平面,临床麻醉时应当注意。

常用的局麻药一般是在注入硬膜外腔后 5 min 起效,短效局麻药达峰值的时间为 15～20 min,而长效局麻药则需要 20～25 min。

硬膜外阻滞除感觉神经被阻滞外,交感神经、运动神经也被阻滞,引起一系列生理学改变,最常见的是血压下降、呼吸抑制和恶心呕吐。因此术中应注意控制适当的麻醉平面,常规吸氧,密切监测患者生命体征,及时进行处理。

(6)硬膜外麻醉的并发症:硬膜外麻醉的并发症既可以发生在穿刺过程中,也可以在用药后数小时或数天后发生。主要包括局麻药全身中毒反应、全脊麻、硬膜下间隙阻滞、硬膜外导管折断、硬膜穿破后头痛、背部疼痛、硬膜外感染、硬膜外血肿、神经损伤等。

2.蛛网膜下隙麻醉(腰麻)

腰麻适用于外阴与阴道手术,也可用于短时间妇科腹部手术,腰麻肌松效果更满意,但术后可能发生硬脊膜穿刺后头痛(post-dural puncture headache,PDPH)。

(1)适应证:适用于妇科子宫切除、附件手术以及会阴、阴道手术等。

(2)禁忌证:合并有中枢神经系统疾病的患者,特别是脊髓或脊神经根病变者,麻醉后有可能遗留长期麻痹;疑有颅内高压患者也应列为禁忌;脊椎外伤患者禁用腰麻;其他与硬膜外麻醉的禁忌证相同。

(3)操作步骤。

1)患者取侧卧位或者坐位,以侧卧位多用,屈膝弯腰,下颌尽量向胸前靠近,使脊柱间隙最大限度展开。鞍区麻醉一般需要取坐位。

2)蛛网膜下隙首选 $L_{3～4}$ 棘突间隙,脊髓于此也已形成终丝,故不会损伤脊髓。无论采用正中或旁正中入路法,当穿刺针穿过黄韧带时,因为阻力突然消失出现"落空"感觉,继续推进常有第二个"落空"感觉,提示已穿破硬膜与蛛网膜进入蛛网膜下隙。一般常常将黄韧带和硬膜一并刺穿,故往往只有一次"落空"感觉。

3)针尖进入蛛网膜下隙后,拔出针芯即有脑脊液流出,连接注射器,将药物注入。

(4)常用局麻药:蛛网膜下隙阻滞较常用的局麻药有普鲁卡因、利多卡因、布比卡因和丁卡因,其作用时间依次延长。根据所用局麻药与脑脊液比重差别,蛛网膜下隙局麻药可分为重比重液、等比重液和轻比重液。局麻药溶液的比重是 1.00 即为等比重溶液,通常加 5% 葡萄糖溶液配成重比重液,其比重大于脑脊液,容易随重力作用向体位低侧扩散;局麻药经过注射用水稀释配成轻比重液,其比重小于脑脊液;经脑脊液稀释配制成等比重液。注入局麻药后,应当根据所用药物的比重和所要达到的阻滞范围调整体位,使药物向目标位置扩散以达到麻醉目的。普鲁卡因成人用量为 100～150 mg,常用浓度为 5%,麻醉起效时间为 1～5 min,维持时间仅 45～90 min。利多卡因一般用量为 100 mg,最高剂量为 120 mg,常用浓度为 2%～3%,起效时间为 1～3 min,维持时间为 75～150 min。布比卡因常用剂量为 8～12 mg,最多不超过 20 mg,一般用 0.50%～0.75% 浓度,起效时间需 5～10 min,可维持 2.0～2.5 h。丁卡因常用剂量为 10～15 mg,常用浓度为 0.33%,起效缓慢,需 5～20 min,麻醉平面有时不易控制,维持时间 2～3 h,须注意丁卡因容易被弱碱中和产生沉淀,使麻醉作用减弱。

(5)蛛网膜下隙麻醉的管理：腰麻阻滞平面的范围取决于局部麻醉药在蛛网膜下隙的扩散程度。局麻药的特性、患者自身的特征以及操作技术都会影响腰麻阻滞平面，其中局麻药的比重最重要，其次是患者的体位。重比重局麻药流向脊柱下垂的部分，轻比重局麻药则上升，而重力对于等比重局麻药无影响。麻醉医师可以通过选择局麻药的比重和患者的体位来调节腰麻阻滞平面的范围。一般阴道、宫颈手术麻醉平面达到胸$_{10}$即可，经腹盆腔手术麻醉平面需要达到胸$_6$。

蛛网膜下隙阻滞后，可能引起一系列生理紊乱，其程度与阻滞平面密切相关。腰麻平面超过胸$_4$后，常出现血压下降，心率减慢，多数于注药后15～30 min发生，严重者可因脑供血不足而出现恶心呕吐等症状。可给予补液以及血管活性药物（麻黄碱等），纠正低血压，静脉注射阿托品0.25～0.50 mg以降低迷走神经张力纠正心率缓慢。这类血压下降主要是由于交感神经节前神经纤维被阻滞，使小动脉扩张，周围阻力下降，加之血液淤积于周围血管，静脉回心血量减少，心排出量下降而造成。因此在实施腰麻前可以给予补液治疗以减轻血压下降程度。

腰麻平面超过胸4后，引起肋间肌麻痹，可出现呼吸抑制，应给予吸氧，必要时辅助呼吸。如果发生全脊麻可引起呼吸、心跳停止，应立即施行气管内插管人工呼吸、维持循环等措施进行抢救，因此实施椎管内麻醉时，麻醉机应该常规处于备用状态。

(6)蛛网膜下隙麻醉的并发症：常见的并发症包括阻滞后低血压、腰麻后头痛、恶心呕吐、腰部疼痛。此外，还可能发生罕见但严重的并发症，包括穿刺损伤脊神经根、蛛网膜下隙出血、无菌性脑膜炎、细菌性脑膜炎、马尾综合征、脊髓缺血。

3.腰麻-硬膜外联合麻醉（CSEA）

Brownridge(1981年)首次提出将硬膜外加蛛网膜下隙联合麻醉用于产科麻醉，旨在利用蛛网膜下隙起效快，阻滞可靠性大的优点，与硬膜外相对阻滞平面的灵活调控和可提供长时间麻醉及术后镇痛的特点，互相取长补短。

操作步骤：患者准备与硬膜外阻滞相同。可选择一点穿刺，即L$_{3～4}$棘突间隙，当硬膜外针进入硬膜外间隙后，将25～27 G Whitacre腰麻针经硬膜外针内腔向前推进，直达蛛网膜下隙，拔出针芯，有脑脊液回流后，注入局麻药，退出腰麻针，然后在硬膜外腔置入硬膜外导管3～4 cm。如果术后采用硬膜外镇痛，建议两点法穿刺，即先经T$_{11～12}$或T$_{12}$～L$_1$硬膜外穿刺置管，然后经L$_{3～4}$蛛网膜下隙穿刺给药，这样可以以最小剂量达到最大的镇痛效果。平卧后，测阻滞平面，若平面不够，可通过硬膜外导管补加2%利多卡因。术中麻醉作用减退，可随时经硬膜外导管追加局麻药。无论追加或补加硬膜外麻醉药物，都应首先给予试验剂量。

腰硬联合麻醉存在一定风险，特别是全脊髓麻醉和术后头痛比单纯硬膜外阻滞发生率高，其失败率为4%。

4.椎管内麻醉过程中辅助镇静

椎管内麻醉本身无镇静作用，而患者多为年轻女性，手术因涉及生育、内分泌、性生活等，患者容易产生疑虑和不安，因此大多数患者围术期需要辅助镇静。常用药物有咪达唑仑、哌替啶与氟哌利多合剂（度氟合剂）、芬太尼与氟哌利多合剂（芬氟合剂）、哌替啶与异丙嗪合剂（度非合剂）等。

虽然椎管内麻醉本身无镇静作用，但由于多节段的脊神经被阻滞，使得向大脑传递的兴奋性刺激被削弱，大脑中枢的镇静阈值有所降低，对镇静药物的敏感性会增加，临床表现在广泛的椎管内神经阻滞后镇静药物的镇静作用增强，全麻用药量减少。因此术中辅助镇静的药物剂量应根据患者的镇静程度适当调整,以免过量。

另外,当椎管内神经阻滞平面高于 T_4 时,可能会影响患者的胸式呼吸,降低呼吸的储备功能,即补吸气量下降。当静脉加用镇静、镇痛药时,如阿片类药物等,会进一步加重呼吸抑制,因此在硬膜外麻醉辅助静脉镇静时应个体化用药,防止镇静过深甚至静脉全身麻醉,同时应格外注意对患者呼吸功能的监测,建议常规鼻管吸氧。

(二)全身麻醉

全身麻醉的目的是使患者遗忘、意识消失、无痛、降低术中应激反应和肌肉松弛,提供最佳的手术条件和维持患者重要脏器生理功能。除个别小手术可用一种全麻药完成外,绝大多数手术都需要多种药物复合,以扬长避短,使麻醉的可控性做到最好和对脏器功能影响最小,既创造良好的手术条件,又能更大限度保证患者的安全和迅速苏醒。

1.适应证

全麻适用于失血多、体液转移量大的盆腹腔大范围手术、需要长时间保持大角度的头低脚高位的盆腔手术、气腹腹腔镜手术、患者要求全麻等情况。

2.常用全身麻醉药

(1)静脉麻醉药:理想的静脉麻醉药应具有入睡快,苏醒迅速,遗忘性能好,对脏器影响轻,静脉刺激小等特点,它包括镇静催眠和神经安定药。目前常用的有以下几种:①硫喷妥钠:仅用于全麻醉诱导和短小手术。诱导用量为 4~7 mg/kg,静脉注射 30 s 入睡,15~25 min 清醒,醒后仍可嗜睡一段时间。对呼吸、循环的抑制与剂量和注射速度呈正相关,可引起喉及支气管痉挛;②丙泊酚(异丙酚):为新一代静脉麻醉药。具有速效(30 s 起效)、短效(8~10 min 清醒)、苏醒质量高的优点,不增加喉及支气管敏感性,也存在剂量依赖性的呼吸和循环抑制。成人诱导剂量为 1~2 mg/kg,小儿诱导剂量为 1.5~2.0 mg/kg,维持剂量为 50~100 μg/(kg·min)静脉滴注或微泵输注,靶控输注血浆浓度(2~6)mg/L[(2~6) μg/mL];③氯胺酮:除睡眠镇静外,尚有镇痛作用。静脉注射后 1 min 内起效,维持 15~20 min。呼吸抑制比上述二药轻,由于兴奋交感神经,给药后血压升高,心率增快。能松弛支气管平滑肌,故常用于哮喘和血容量不足的妇科全麻患者。但由于其不良反应,如肌张力高,增加颅内压,术后幻觉幻视,恶心呕吐等发生率较高,限制了它的使用。若用其亚临床剂量与异丙酚合用,可减少其不良反应,又能降低后者的循环抑制作用,可用于危重患者的全麻诱导;④咪达唑仑:为水溶性制剂,对静脉无刺激,起效比安定快,镇静、遗忘作用和对心血管的抑制作用均优于安定。咪达唑仑是全麻诱导气管插管的复合用药之一,并常用于麻醉维持和 ICU 使用呼吸机患者的镇静治疗。诱导用量为 0.1~0.2 mg/kg,维持用 0.2~0.5 μg/(kg·min)。

(2)吸入麻醉药:临床常用的有异氟醚、安氟醚、七氟醚和地氟醚。它们均具有麻醉作用强,诱导及苏醒迅速,不增加呼吸道分泌物等优点。其麻醉强度为异氟醚>安氟醚>七氟醚>地氟醚;对心血管呈剂量依赖性抑制;对肝肾功能影响为安氟醚>七氟醚>异氟醚>地氟醚。

氧化亚氮是目前唯一尚用的气体麻醉药,具有镇静、镇痛作用,但麻醉性能很弱,需与其他全麻药合用才能满足手术要求。该药在不缺氧的情况下,对各脏器功能无影响。由于吸入氧化亚氮麻醉后,可增加术后恶心呕吐(PONV)的发生率,因此如果妇科手术患者麻醉维持使用了氧化亚氮,应当给予止呕药物预防 PONV。

(3)麻醉性镇痛药:是全麻中不可缺少的复合用药,它不仅减少其他全麻药的用量,降低心血管的抑制,并可抑制术中的应激反应。全麻中常用的镇痛药有吗啡、哌替啶和芬太尼类药物。由于芬太尼类的镇痛作用强,对心血管抑制轻,控制应激反应好,已成为全麻首选的镇痛药。

(4)肌肉松弛剂:也是当今全麻不可缺少的组成部分。保证肌肉松弛,利于气管插管、机械通气以及手术操作。

3.全身麻醉方法

(1)诱导方法:①快速诱导:面罩吸氧去氮 3~5 min,然后静脉注射异丙酚等静脉镇静药,插管前 3 min 静脉给予芬太尼,随即注入肌肉松弛剂,麻醉医师行控制呼吸,待肌肉完全松弛后行气管插管,接麻醉机行机械通气;②慢速诱导:先用 1‰丁卡因喷咽喉部,然后静脉注射氟哌利多、哌替啶或芬太尼,3 min 后再静脉注射咪达唑仑或异丙酚,患者呈嗜睡状态,经环甲膜注入 1‰丁卡因 2~3 mL 行气管内表面麻醉,面罩吸氧 5 min,即可行气管插管。该法优点在于保留自主呼吸,避免快速诱导时遇到困难插管出现的无自主呼吸时的缺氧,甚至引起心搏骤停。由于该法表面麻醉完善,消除了置入喉镜和插管时的反应,并且在镇静、镇痛药的作用下,大多数患者术后无气管插管的不良回忆,是一种安全、有效的气管插管方法,特别适合于困难插管和插管技术不熟练者。

(2)气管插管技术。

1)气管导管:气管导管是全身麻醉中最常用的设备,分为经口和经鼻气管插管,成人多选择前者。气管插管技术是麻醉学最基本的操作技能之一。

2)喉罩:通气导管前端衔接一个用硅橡胶制成的扁长凹形套囊,其大小恰好能盖住喉头,故称其为喉罩。①适应证:无呕吐反流危险的妇科手术,尤其是气管插管困难的病例。②禁忌证:饱食、腹内压过高、有反流误吸高度风险的患者。因此,气腹腹腔镜手术并不适用。③优点:喉罩经高压蒸汽消毒后可反复应用;操作简单、容易;操作刺激小,不易出现喉水肿、声带损伤、喉返神经麻痹等并发症。④缺点:气道封闭性较差,正压通气时容易漏气;气道与食管口之间的隔离不够充分,容易出现误吸;此外价格昂贵。⑤插入技术:常规方法是头轻度后仰,操作者左手牵引下颌以增大口腔间隙,右手持喉罩(成人选择 3 号或 4 号),罩口朝向下颌,沿舌正中线贴咽后壁向下置入,直至不能再推进为止,将罩周围的套囊充气;逆转方法与常规法基本相同,只是先将喉罩口朝向硬腭置入口腔至咽喉底部后,轻巧旋转 180°(喉罩口对向喉头)后,再继续往下推置喉罩,直至不能再推进为止,将罩周围的套囊充气。喉罩置入的最佳位置是喉罩下端进入食道上口,罩的上端紧贴会厌腹面的底部,罩内的通气口正对声门。

(3)麻醉维持方法。①静吸复合麻醉:以吸入麻醉为主,辅以静脉镇痛药及肌松剂。即气管插管后持续吸入适当浓度的挥发性麻醉药或同时吸入 50%~70%的 $N_2O:O_2$ 混合气体,根据手术刺激强度和肌肉松弛的需要,间断静脉注射芬太尼类和非去极化肌肉松弛剂。该法的优点是麻醉深度可调控性好,血流动力学稳定,避免术中知晓,且术毕苏醒快。②全凭静脉麻醉:持续静脉滴注或微量泵泵入速效、短效静脉麻醉药,应包括静脉镇静药和镇痛药,间断注射非去极化肌肉松弛剂。常用配方有:异丙酚+瑞芬太尼持续泵入,根据麻醉深浅即时调节输入速度,或采用靶控输注。全凭静脉麻醉可能会出现术中知晓,术前应给予苯二氮䓬类药物,或者术中进行麻醉深度的监测,以避免发生术中知晓。

(三)局部麻醉

局部麻醉包括局部浸润麻醉、神经阻滞麻醉。局部浸润麻醉是指沿手术切口分层注射局麻药,阻滞组织中的神经末梢。神经阻滞麻醉包括阴部神经阻滞麻醉、宫旁阻滞麻醉等,一般用于经阴道妇科小手术。

五、术中液体管理

妇科手术术前禁饮、禁食、肠道准备；麻醉导致血管扩张补充量（compensatory intravascular volume expansion，CVE）；晚期恶性肿瘤衰竭；手术创伤、术中出血、手术野蒸发；异位妊娠破裂等引起的出血性休克；以及感染中毒性休克等原因，患者术中需要接受补液、输血等治疗，保证充足的有效循环容量，维持和恢复组织灌注，确保机体内环境稳定。恰当的术中液体治疗对保证手术成功、减少术后并发症具有重要意义。

一般情况下，机体具有体液平衡的代偿调节能力。因此，身体状态良好，无其他系统并发症的妇科患者，实行中、小手术，例如子宫切除术等，围手术期很少出现体液失衡。但许多妇科手术患者，例如老年人、身体状况差以及伴有心、肺、肝、肾等器质性病变的患者、合并糖尿病的患者、晚期恶性肿瘤衰竭患者，体液平衡的代偿调节能力差，增加了术中液体治疗的复杂性。

（一）术中体液失衡情况的评估

围术期患者以液体容量丢失为主，妇科患者术前或术中失血是容量的丢失，这种情况大多数是等渗性失水。麻醉医师首先应根据临床表现，初步评估等渗性失水的程度。

（二）术中液体管理

1. 术中输液量的评估

术中输液总量由补偿性扩容、生理需要量、累积丢失量、继续丢失量及第三间隙丢失量组成。麻醉前或诱导时静脉滴注 $5\sim7$ mL/kg 的平衡盐液可对抗麻醉引起的血管扩张和循环血量改变，此即补偿性扩容。生理需要量根据 4-2-1 法则，即体重第 1 个 10 kg 的液体量以 4 mL/(kg·h)计算，第 2 个 10 kg 以 2 mL/(kg·h)计算，其余千克体重所需液量以 1 mL/(kg·h)计算，可以得出患者每天对水的基本需求量。累积丢失量主要指手术麻醉前禁饮禁食损失的体液，即生理需要量与禁食时间的乘积。所有患者术中均会有不同程度的细胞外液继续丢失，如失血、术野蒸发、第三间隙丢失量等，术中失血量可根据吸引瓶中的血量及手术敷料吸附的血液估算，若较难估计出血量，动态监测 HCT 可作为参考指标。第三间隙丢失量在较小手术，如腹腔镜手术，为 $2\sim3$ mL/(kg·h)；在中等手术为 $4\sim6$ mL/(kg·h)；较大暴露面的手术，如妇科恶性肿瘤根治术，为 $7\sim10$ mL/(kg·h)。

2. 常用输液种类

术中使用的液体有晶体液和胶体液两大类，术中液体治疗时晶体液与胶体液的选用依病情需要而定，晶体液可补充细胞外液和循环血量的欠缺，但在扩容时需以 3 倍容量补充丢失的血容量。胶体液可以以等量体积补充丢失的血容量，快速扩容时效果优于晶体液，且可改善心排出量和氧运输，但大量使用对肾功能、凝血功能产生影响。

(1)晶体液：晶体液是临床上采用的纠正水和电解质缺乏的基本液体，其主要作用是补充功能性细胞外液，增加肾小球的滤过率。由于大部分晶体液在输入后渗出到血管外组织间隙，所以晶体液仅在一定程度上补充循环血容量，维持尿量。

临床上常用的晶体液有葡萄糖液、生理盐水、林格液、乳酸钠林格液、醋酸钠林格液（勃脉力 A）、乳酸钠山梨醇等。

(2)胶体液：胶体液又根据来源分为天然胶体（如人清蛋白、冻干血浆、全血）和人工胶体。由于血源的短缺以及血液制剂具有传染血源性疾病的潜在危险，所以使用人工胶体进行容量治疗极其重要。

1）6％右旋糖酐液：右旋糖酐是多种类型的葡萄糖聚合物的混合物，根据分子量大小分为中分子右旋糖酐（D70）和低分子右旋糖酐（D40）两种。D70 主要用于补充血浆容量，输入后的扩容作用可持续 4 h。D40 主要用于改善微循环灌注，半衰期为 2 h。但是，在输入大量高分子右旋糖酐时，对凝血功能可能会产生不利的影响，其对凝血功能的影响与分子质量及用量有关。文献推荐使用的中分子右旋糖酐为 1 g/(kg·d)，低分子右旋糖酐 1～1.5 g/(kg·d)。右旋糖酐与明胶制剂或者淀粉制剂相比，其过敏反应更为严重，甚至导致死亡，因此限制了其使用。

2）明胶溶液：明胶是牛胶原降解产生的多元分散系多肽，目前改良的明胶产品有两种：琥珀酰明胶（gelofusine，GEL，佳乐施，血定安），尿素高联明胶（haemaccel，HAE，血代，血脉素）。明胶类分子质量较小，半衰期短，琥珀酰明胶血管内停留时间为 2～3 h，在体内不蓄积，理化性质与血浆相似，可同时提高血管内外的容量，几乎对肾功能、凝血功能无影响，适用于扩容治疗。但其也有过敏反应，临床应用中应注意。

3）羟乙基淀粉溶液：羟乙基淀粉（hydroxyethyl starch，HES）是由淀粉水解后经羟乙基化所生成的水溶性淀粉衍生物，它是一种改良合成的天然多糖胶体溶液。其分子量越低扩容持续时间则越短，而取代级高，清除则慢，蓄积后易引起出、凝血障碍。自 20 世纪 70 年代，羟乙基淀粉经历了 3 代产品的演变。目前临床中应用的是第三代中分子量低取代级的羟乙基淀粉，有贺斯（200/0.5）和万汶（130/0.4）两种。贺斯（HAES），分子质量为 200 kD，平均克分子取代级为 0.5（即 200/0.5），其扩容效力可达 100％，扩容时间为 4～8 h，过敏反应低。根据血液稀释原理，血液稀释过程中一般红细胞比容不能低于 0.20。由于大剂量静脉输注贺斯（200/0.5）会引起患者凝血功能障碍，因此贺斯安全使用剂量一般不应超过 33 mL/(kg·d)。第三代最新产品万汶（voluven），其分子质量 130 kD，除具有贺斯的特点外，还具有对凝血和肾脏功能影响小，过敏反应少等优点，更适合于临床术中的容量治疗，是目前安全性和可靠性能最优良的人工胶体，应用最大剂量可达 50 mL/(kg·d)。

3.术中输液的监测

术中大量输注平衡盐溶液、胶体液会引起患者容量过多；低血容量患者的临床体征往往受多种因素干扰而不确切，所以使用动脉压与中心静脉压（CVP）联合监测输液，观察它们的变化，结合患者尿量情况，有利于判断血容量与心功能的状态，决定输液量及速度。

六、术中生命体征的监护

麻醉与手术期间患者的监测有四项主要目的：①早期发现与诊断恶化趋势；②判断病情严重程度；③判断治疗反应；④确保患者的麻醉安全。麻醉下患者生命体征的监护，包括一般的物理诊断观察和无创或者有创的监测技术。

（一）物理诊断监测方法

虽然生命体征监测设备在临床中得到了广泛的应用，但物理诊断监测方法始终是判断生命体征最基本有效的方法。

（二）设备监测

1.心血管功能监测

（1）心电图：术中心电监测多采用综合导联，用于发现心律失常、心肌缺血、电解质紊乱及起搏心律。

(2)血压:分为无创血压监测和经动脉有创血压监测。无创血压监测是常规监测项目,包括人工听诊袖带测压法和电子自动测压法。合并有严重的心脑血管疾病的妇科患者、异位妊娠破裂等大出血或者估计术中大出血的患者应进行有创血压监测。

(3)中心静脉压:中心静脉压监测适用于大量失血、血容量不足、脱水、各类重症休克、合并心力衰竭等的妇科手术患者。中心静脉穿刺多选用颈内静脉、锁骨下静脉,正常值为 0.5～1.2 kPa(5～12 cmH$_2$O)。

2.呼吸功能监测

(1)脉搏血氧饱和度(SpO$_2$):SpO$_2$ 是可以早期发现低氧血症的无创监测技术。吸空气时成人的正常值为 95%～97%。

(2)呼气末二氧化碳压力监测:呼气末二氧化碳压力(P$_{ET}$CO$_2$)用于监测全麻患者机械通气情况、肺灌注状态,间接反映循环功能。在妇科腹腔镜手术中监测 P$_{ET}$CO$_2$,可以及时发现气腹时患者发生的 CO$_2$ 蓄积,其正常值为 35～45 mmHg。

(孔德芳)

第十二章　临床合理用药与药品检验

第一节　祛痰药

一、呼吸道分泌液的成分

(一)黏蛋白

黏液凝胶是由富含糖类的糖蛋白聚合而成的。这种糖蛋白叫作黏蛋白(Mucins)。黏蛋白实际上是一类由上皮细胞合成的、高度糖苷化的蛋白质。在呼吸道,合成黏蛋白的细胞包括位于上皮表面的杯状细胞和黏膜下腺的黏液腺细胞。单一黏蛋白分子的分子量在3 000~32 000 kD之间,其质量的50%~80%是糖类。

糖类以低聚糖侧链存在,它们被N-乙酰氨基半乳糖残基与黏蛋白主干上的丝氨酸或苏氨酸连接。低聚糖由1~20个单糖组成,成直链或有分支。常见的单糖是乙酰氨基半乳糖、半乳糖、岩藻糖、乙酰氨基葡萄糖和唾液酸,少见甘露三糖、葡萄糖和糖醛酸。许多黏蛋白在半乳糖或者N-乙酰氨基葡萄糖残基上硫酸化。一些低聚糖的非还原端带有一个或多个人类血型抗原决定因子。

(二)非黏蛋白成分

呼吸道黏液的非黏蛋白成分的形成既来自血流(通过漏出),也来自局部上皮细胞。这些蛋白质、糖蛋白和脂质相互作用以调节分泌物的性质和保护黏膜。

1.清蛋白

清蛋白是气道黏液中蛋白质的主要成分,它是从局部血管经被动漏出后再由气道上皮细胞主动转运进入气道腔。由黏膜下腺浆液细胞合成的清蛋白样蛋白质也是气道腔的清蛋白来源。气道中清蛋白的潜在功能是结合和转运生物活性分子,并且起着一个自由基的清道夫作用。

2.免疫球蛋白

分泌型免疫球蛋白(IgA)是支气管分泌液中的主要免疫球蛋白,和IgG、IgM一起与颗粒抗原作用,并参与补体结合。在人类IgA约占支气管肺泡灌洗液中可回收总蛋白的10%。

3.溶菌酶

溶菌酶是一种分子量为14.5 kD的带正电荷的酶,它能够催化水解连在N-乙酰胺胞壁酸与N-氨基葡萄糖之间的β-葡萄糖苷键,这些物质是大多数细菌的细胞壁构成分。溶菌酶在人的气道可大量分泌,每天分泌量为10~20 mg,它能帮助机体抵抗细菌和霉菌感染。虽然一些革兰阳性和阴性细菌单独对溶菌酶不敏感,但是它们能够被中性粒细胞弹性酶部分消化而暴露出肽多糖,后者可以被溶菌酶水解。与过氧化酶和运铁蛋白一起,溶菌酶起着非特异性局部分泌的气道免疫作用。

溶菌酶除了有细菌溶解作用外,还能通过抑制中性粒细胞趋化作用和抑制由于刺激中性粒细胞形成的毒性氧自由基产物,以减少炎症的组织损害作用。溶菌酶还能增加痰液的黏性和弹性。在气管支气管组织中,除了在黏膜上皮细胞可以检测到溶菌酶外,在黏膜下腺的浆细胞中也可以检测到溶菌酶。

二、痰液中大分子物质的分泌调控机制

(一)分泌的调节

分泌细胞的产物释放受化学信使与细胞表现受体的结合所控制。这些信使包括从局部神经释放的神经递质以及由炎症细胞释放的介质。

1. 神经支配

气道的分泌细胞主要受自主神经节后纤维的支配,副交感神经轴突发自气管旁神经节,其神经递质是乙酰胆碱;交感神经发自颈上和星状神经节,其神经递质主要是去甲肾上腺素;交感神经和副交感神经的神经节都含有产生神经多肽,以及典型的神经递质去甲肾上腺素和乙酰胆碱的细胞。血管活性肽(VIP)免疫活性纤维(属副交感神经)起源于气管旁神经节,在上皮下分枝,分布在血管和气管腺体周围。气管的神经节神经支配的效应细胞不是简单从大脑到周围靶组织通路而传导冲动。输入信号能够在神经节细胞水平受到调节,以增加或减少神经节细胞自身激发作用潜力的可能性。

2. 神经递质对分泌液的影响

交感神经和副交感神经都兴奋黏液分泌。介导这些反应的传出神经轴突是反射通路的运动分支,这些通路被各种刺激而兴奋。如缺氧和胃黏膜变形可通过上皮的 C 纤维,激活反射弧而刺激黏液分泌。

(1)乙酰胆碱和肾上腺素:肾上腺素能神经和胆碱能神经兴奋时均以各自独特的性质兴奋腺体分泌。已发现 B 肾上腺素受体激动引起的分泌是高蛋白低容量的,α 肾上腺素受体激动引起的分泌是低蛋白高容量的,胆碱受体激动引起的分泌居中间性质。这些结果表示通过特定细胞类型的受体特异兴奋,或者通过单一细胞类型的不同受体引起的不同兴奋作用。

(2)神经肽:许多神经肽在调节黏液分泌中起着重要作用。P 物质(SP)和其他速激肽(包括神经激肽 A 和神经激肽 B)、血管活性肠肽和组氨酸异亮氨酸肽、促胃液素释放激素和蛙皮素以及降钙素基因相关肽的激活,均可引起气道腺体分泌增加。

(二)炎症介质的影响

在对特异性抗原、变应原和刺激物的反应过程中,血小板和其他不同数量的炎症细胞(如肥大细胞、单核细胞、巨噬细胞、嗜酸性粒细胞、中性粒细胞和淋巴细胞等)进入气道。这些炎症细胞可以释放多种介质,这些介质通过激活上皮感觉神经末梢反射性地增加气道黏膜和腺体分泌,或者通过对上皮细胞的直接作用强烈地刺激黏膜和腺体分泌。

一些花生四烯酸产物的作用被气道中的活性氧原子激活,形成氧代谢物,并刺激花生四烯酸的释放和代谢,在花生四烯酸代谢过程中又产生氧自由基,形成一个正反馈环。

还有其他几种从炎症细胞释放的刺激黏液分泌的物质。如嗜酸粒细胞的产物中,源于嗜酸粒细胞的带正电荷的蛋白质刺激释放黏蛋白样蛋白质;磷脂类介质血小板激活因子也引起黏蛋白样物质的释放。从中性粒细胞释放的弹性蛋白酶和组织酶蛋白 G 都被证明对于黏膜下腺细胞是有效的促分泌素。

(三)细菌产物的影响

细菌产物的影响与早期发现铜绿假单胞菌肉汤的蛋白水解物刺激离体豚鼠气管分泌黏液一致。已证明纯化的铜绿假单胞菌弹性蛋白酶能够刺激气道黏液分泌。研究也证明这个酶能够从不含分泌颗粒的人工培养的气道上皮细胞中放出糖蛋白,支持这些糖蛋白是从气道细胞表面释放的。对这些作用,蛋白水解活性是必需的。

三、祛痰药的分类

祛痰药是指能使痰液变稀、黏稠度降低、易于咳出,或能加速呼吸道黏膜纤毛摆动、改善痰液转运功能的药物。

(一)根据药物的作用机制分类

1.黏液稀释作用

降低黏液黏稠度,使之易于咳出。例如氯化铵、乙酰半胱氨酸等。

2.调节分泌作用

调节杯状细胞与浆液分泌腺的分泌,恢复气道中黏液/浆液层的正常比例和特性。例如盐酸氨溴索、溴己新等。

3.直接促排作用

直接刺激纤毛摆动,加速黏液运转。例如 β_2 受体激动剂等。

(二)根据药物的作用部位分类

1.主要作用于下呼吸道

如氯化铵、乙酰半胱氨酸、溴己新、盐酸氨溴索等。

2.同时作用于上、下呼吸道

如吉诺通胶囊。

(三)根据药物成分的来源分类

1.合成类

如氯化铵、乙酰半胱氨酸、溴己新、氯溴素等。

2.植物类

如吉诺通胶囊。

(四)经典的分类方法

1.恶心性祛痰药

恶心性祛痰药可刺激胃黏膜的神经末梢,反射性地兴奋延脑呕吐中枢,引起轻微的恶心,促进支气管腺体分泌增加,使痰液变稀而易于咳出,如氯化铵等。

2.黏痰溶解药

黏痰溶解药可使痰液中的黏性成分降低其黏度,使痰易于咳出,如 N-乙酰半胱氨酸、羧甲司坦等。

四、常用祛痰药

(一)恶心祛痰药

1.氯化铵(Ammonium chloride)

(1)药理作用:口服后能局部刺激胃黏膜而引起轻度恶心,反射性地兴奋气管、支气管腺体的迷走神经,促使腺体分泌增加,痰液稀释而易于咳出。也有小部分药物吸收后由呼吸道黏膜排出。由于渗透压作用带出水分而使痰液稀释,也有助于痰液的排出。有增加支气管纤毛运动的作用。

氯化铵能使肾小管内氯离子浓度升高,增加钠和水的排出,起到利尿作用;极易从消化道吸收,在体内几乎全部转化降解,铵离子在肝脏内代谢为尿素,氯离子进入血液或细胞间液而使其 pH 降低,在经肾脏排泄时也使尿液的 pH 降低,从而酸化体液、尿液。

(2)体内过程:易从消化道吸收,在体内几乎全部转化降解。铵离子在肝脏内代谢为尿素,氯离子进入血液或细胞间液而使其 pH 降低,当其经肾脏排泄时可使尿液的 pH 降低。

(3)临床应用

祛痰:一般不单独应用,常与其他镇咳祛痰药组成复方制剂。适用于急性或慢性支气管炎痰液黏稠难以咳出的患者。

酸化体液:治疗碱血症;酸化尿液:可以促进某些碱性药物的排泄,也可使必须在酸性环境中发挥药效的药物(如乌洛托品)产生作用。

(4)制剂。片剂:0.3 g;注射液:1‰,500 毫升/瓶。

(5)用法和剂量

口服祛痰时:成人每次 0.3~0.6 g,每日 3 次,儿童每日 30~60 mg/kg。

利尿应用:口服每次 0.6~2 g,每日 2~3 次;治疗碱中毒:静脉滴注,每小时不超过 5 g,每日不超过 20 g。

(6)不良反应及应用注意:大量服用可致恶心、呕吐、口渴、胃痛、高氯性酸中毒。为减轻对胃的刺激,片剂宜溶于水中,饭后服用。过量服用可引起头痛、过度通气、进行性嗜睡、重度酸中毒和高血氨症。酸中毒时可静脉滴注碳酸氢钠或乳酸钠溶液纠正,低钾血症可口服适量钾盐。溃疡病患者慎用;严重肝、肾功能不良者禁用,以防引起酸血症和高血氨症。

2.愈创甘油醚(Guaifenesin)

(1)药理作用:口服后刺激胃黏膜,反射性地引起支气管分泌增加,降低痰的黏度,而产生祛痰作用。本品还有较弱的镇咳和消毒防腐作用,可减少痰液的恶臭味。大剂量应用时尚有松弛支气管平滑肌的作用。

(2)体内过程:口服后吸收不完全,大部分自肠道排出,少量吸收后代谢为葡糖醛酸结合物随尿排出,排泄快。

(3)临床应用。祛痰:用于慢性支气管炎和哮喘病的多痰性咳嗽。常与其他镇咳、平喘药组成复方制剂应用于临床。

(4)制剂。1 片剂:0.2 g;糖浆剂:2‰,100 毫升/瓶。

(5)用法和剂量。口服:成人每次 0.2 g,每日 3~4 次;糖浆剂成人每次 5~10 mL,儿童 0.5~1 毫升/(岁·次),每日 3~4 次。

(6)不良反应及应用注意:有时可出现恶心、胃部不适等不良反应。偶有嗜睡。本品有刺激和扩张血管平滑肌的作用,故禁用于肺出血、急性胃肠炎和肾炎患者。

(二)黏痰溶解药

1.氨溴素(Ambroxol)

(1)药理作用:是溴己新在体内的一个活性代谢产物,其作用比溴己新强。镇咳作用相当于可待因的 1/20。本品是一兼具溶解黏液、促进肺表面活性物质合成、激活纤毛黏液净化功能等多种作用的黏液溶解剂。其药理作用机制包括：

1)刺激支气管黏液腺,增加中性黏多糖的分泌,减少酸性黏多糖的合成并促进其代谢,从而使呼吸道黏液的理化性质趋于正常,有利于排出。

2)刺激Ⅱ型肺泡上皮细胞,促进肺泡表面活性物质的合成和分泌。增加肺泡巨噬磷脂酰胆碱的含量,影响肺的磷脂代谢。而半胱氨酸类黏液溶解剂无此作用。本品还促进胃表面活性物质的合成与分泌。

3)激活呼吸道黏膜纤毛功能,有利于呼吸道分泌物的排出。应用本品后,呼吸道纤毛运动的频率明显增加。

4)能增加抗生素在肺组织及其分泌液中的浓度。能使氨苄青霉素(氨苄西林)在支气管肺组织中的浓度升高 23％;使红霉素、阿莫西林(羟氨苄青霉素)浓度升高 27％。

5)本品可降低健康人血中尿酸水平,这一作用呈剂量相关性。

6)抑制脂质氧化过程,抑制 IL-1、TNF-α 的生成,从而对肺组织提供保护。

7)阻断细菌蛋白与呼吸道黏膜上皮细胞葡萄糖结合体的相互作用而预防感染。

8)抑制吸入枸橼酸气溶胶引起的咳嗽反射,其作用强度不如可待因。

(2)体内过程:口服吸收迅速而完全,生物利用度接近 100％。吸收后迅速地从血液向各组织和脏器分布,在肝脏内被代谢为二溴邻氨基苯甲酸,90％的代谢产物经肾脏排泄。

(3)临床应用:适用于黏痰不易咳出的各种急、慢性支气管炎和肺部疾病如:

1)COPD:急性发作期,本品能提高一些抗生素在肺组织中的浓度,促进腺体分泌和纤毛运动,加速痰液从管壁脱落,从而提高抗生素疗效、缩短疗程。

2)伴有痰栓的支气管形成:可使痰易于咳出,呼吸困难减轻。

3)肺泡蛋白沉积症、囊性纤维化和砂肺等,本品可促进砂肺患者的粉尘廓清,减轻和推迟肺部病变的发展。

4)RDS:使用本品后,患者的 PaO_2/FiO_2、平均呼吸道压力、气管溶出物中的磷脂含量、肺自发性呼吸力等指标均有明显的改善。

(4)制剂

片剂:30 mg;糖浆剂:30 mg(5 mL)。

控释胶囊:75 mg;口服液:36 mg(1 mL)。

注射剂:15 mg(2 mL);气雾剂:15 mg(2 mL)。

(5)用法和剂量。口服:成人每次 30 mg,每日 3～4 次,饭后服;5～12 岁儿童每次 15 mg,每日 3 次。长期(3～6 个月)用药时,剂量可减为每日 1～2 次。静脉注射、肌内注射或皮下注射:成人每次 15 ～ 30 mg,每日 2 ～ 3 次;儿童肌内注射或静脉注射,每日总剂量 1.2～1.6 mg/kg,分 2～3 次注射。静脉滴注可与葡萄糖、果糖等渗盐水或林格液一起滴注。

(6)不良反应及应用注意:与溴已新相似,偶见过敏性皮疹;注射时可出现心悸、恶心、胸闷、皮肤瘙痒等变态反应;注射液不应与 pH＞6.3 的其他溶液混合。因溶液制剂含有氯苄烷胺,吸入这种防腐剂,对有气道高反应性的患者可导致支气管收缩。妊娠 3 个月内的孕妇和胃溃疡患者慎用。

2.乙酰半胱氨酸(Acetylcysteine)

(1)药理作用:系黏痰溶解剂。本品分子中的巯基(-SH)能使痰液中的糖蛋白的二硫键断裂,使糖蛋白分解,黏痰液化,黏稠度降低而易于咳出。本品对脓性痰中的 DNA 纤维也有裂解作用。其作用的最适条件是：浓度 10%～20%，pH 7～9。本品在酸性环境中的祛痰作用明显减弱。

（2）体内过程：喷雾吸入在 1 min 内起效，最大作用时间为 5～10 min。吸收后在肝脏内脱去乙酰基而成半胱氨酸。

（3）临床应用：适用于大量黏痰阻塞气道的危重情况，如手术后的咳痰困难，急慢性支气管炎、支气管扩张、肺结核、肺炎、肺气肿等引起的痰液黏稠，咳痰困难，痰阻气管等。

（4）制剂：喷雾用粉剂：0.5 g，1 g。

（5）用法和剂量：使用时先将患者的咽喉部、气管内的分泌物用吸引器吸出，然后用下列方法给药：喷雾：以本品 20% 水溶液、5% 碳酸氢钠溶液等量混合后喷雾或雾化吸入，每次 1～3 mL，每日 2～3 次；气管内滴入：急救时以 5% 水溶液自气管滴入或气管套管内直接滴入气管，每次 0.5～2 mL，每日 2～4 次；气管注入：急救时以 5% 水溶液用注射器自气管的甲状骨环膜处，注入气管腔内，每次 0.5～2 mL，每日 2 次。

（6）不良反应及应用注意

1）对呼吸道黏膜有刺激作用，可能引起呛咳，甚至支气管痉挛。呛咳在药物减量后可消失，β_2 受体激动剂可缓解支气管痉挛症状。

2）水溶液有硫化氢的臭味，可引起部分患者恶心、呕吐。

3）老年患者和支气管哮喘患者慎用。

4）本品不宜与金属、橡皮、氧化剂和氧气接触，故喷雾器需用玻璃或塑料制品。

5）与酸性较强的药物合用，可使本品的作用明显降低。

6）本品不宜与青霉素类、头孢菌素类抗生素合用，因其可降低抗生素的作用。确实必须联合应用时，应间隔 4 h 交替使用。

3. 羧甲司坦（Carbocisteine）

（1）药理作用：作用类似乙酰半胱氨酸，可减少支气管黏液的分泌，裂解痰中黏多糖蛋白等黏性物质，使痰液的黏稠度下降，易于咳出，还可促进支气管黏膜的修复。

（2）临床应用：适用于慢性支气管炎、支气管哮喘等各种呼吸道疾病引起的痰液黏稠、咳出困难，气管阻塞，以及预防手术后的咳痰困难和并发肺部感染等。

（3）制剂。片剂：0.25 g；糖浆剂：20 mg（1 mL）；口服液：0.25 g（10 mL），0.5 g（10 mL）。

（4）用法和剂量。口服：成人每次 0.5 g，每日 3 次；儿童 3～5 岁，每次 62.5 mg；5～12 岁，每次 125 mg；12 岁以上，每次 0.25 g，均为每日 3 次。

（5）不良反应及应用注意：少数患者用药后可出现胃部不适感、腹泻、恶心、皮疹或轻度头晕等不良反应。有溃疡病史的患者慎重使用，活动性胃溃疡患者禁用；孕妇慎用。

4. 糜蛋白酶（Chymotrypsin）

（1）药理作用：属蛋白分解酶类，由胰脏中分离制得，具有分解肽键的作用，能使黏稠痰液化，便于咳出。对脓性和非脓性痰均有效。

（2）临床应用：适用于慢性支气管炎、支气管扩张和肺脓肿等痰液黏稠不易咳出的患者。

（3）剂型。粉针剂：1 mg，5 mg。

（4）用量和用法。雾化吸入：0.05% 溶液，（以生理盐水或注射用水 10 mL 溶解本品 5 mg）每次 10 mL，每日 3～4 次；气管滴入：0.5% 溶液，每次 1～2 mL，每日 2～4 次，必要时每 1～3 h 一次；肌内注射：以生理盐水 5 mL 溶解本品 5 mg，每次 5 mg，每日 1～2 次。

(5)不良反应及应用注意：少数患者可有过敏反应如皮疹等，雾化吸入者发生率较高。如需雾化吸入须做过敏实验。

本品可影响正常凝血机能，严重肝病和凝血功能异常者忌用；本品水溶液极不稳定，必须临用前新鲜配制；禁用于静脉注射。

（董燕霞）

第二节　镇咳药

咳嗽是呼吸系统疾病的常见症状之一，也常常是患者就诊的主要原因。正常人很少咳嗽，支气管虽不断产生分泌物，但其量很少，通过纤毛作用，在气管支气管系统上行，到达咽部后即被吞咽，整个过程均不易察出。咳嗽症状是由于呼吸道受到刺激（如炎症、异物）后发出冲动传入延髓咳嗽中枢而引起的一种生理反射。在一般情况下，咳嗽是一种重要的反射性保护机制，能排出呼吸道的痰液或异物，保持呼吸道的清洁和通畅，防止感染形成。因此对于轻度而不频繁的咳嗽，只要将痰液或异物排出，就可自行缓解，不必应用镇咳药（amitussive）。但如果咳嗽剧烈而且持续存在，不仅增加患者的痛苦，影响休息和睡眠，增加体力消耗，甚至促进疾病的发展，产生其他并发症，如肺气肿、支气管扩张和肺源性心脏病等。因此此时应适当应用镇咳药，使咳嗽缓解；若咳嗽伴有严重咳痰，应主要使用祛痰药。

一、咳嗽反射的生理

咳嗽反射是一种神经反射过程，咳嗽反射主要涉及 5 个环节。

（一）感受器

咽喉具有丰富的感觉神经支配，在呼吸周期中有 3 种类型感受器，即压力感受器、驱动感受器和冷感受器参与活动。肺内有以下 3 类感受器。

1. 慢适应牵张感受器（slowly adapting stretch receptors，SASR）

慢适应牵张感受器可将肺牵张感受器的冲动传到咳嗽中枢。

2. 快适应牵张感受器（rapidly adapting stretch receptors，RASR）

快适应牵张感受器功能依其所在部位而定，气管和近端支气管的感受器可引起咳嗽，肺内更深部的感受器可使呼吸加深加快，也可引起咳嗽。

3. C-纤维末梢（C fibre endings，CFE）

C-纤维末梢分布于全肺，在化学性刺激引起的咳嗽中，CFE 起传递感觉信息的作用。

（二）传入神经

传入神经主要为迷走神经，能将上述各感受器的兴奋沿迷走神经传入纤维经延髓内的孤束核传至咳嗽中枢。

（三）咳嗽中枢

咳嗽中枢位于延髓的背侧部，与呼吸中枢相邻。

（四）传出神经

传出神经包括支配气管支气管平滑肌的迷走神经传出纤维（出自迷走神经背核），支配声带肌的喉下神经(出自疑核)和支配横膈的膈神经等。

(五)呼吸肌

呼吸肌为咳嗽反射的效应器官。咳嗽动作是一个复杂的高度协调的动作,引起肺泡气以极高的速度冲出。首先是深吸气,紧闭声门,然后通过一次用力的呼气动作,提高了胸内压(胸膜腔内压,可高达 13.3 kPa,即 100 mmHg)和肺内压,然后声门突然开启,于是在肺泡压与上气道压之间产生一个很大的压力差,造成极快的气流速度(可达 12 L/s 以上),此外,极快的气流速度反馈到软骨气道段,使软骨环并拢,管壁内陷,进一步管腔缩小(仅为原横截面积的16%),向外冲出时具有很高的速度(据计算可达 250 m/s,为音速的 85%),从而将气管中的异物或黏液冲出。咳嗽中对气管、支气管引起的舒缩相继动作,使黏着管壁的分泌物易于脱落并咳出,小气道内分泌物在舒缩中被挤压到达软骨气管段,因此在清除气道分泌物方面,咳嗽反射是极其有效的。

(六)咳嗽反射的感受器

咳嗽感受器主要位于鼻、喉、口咽、气管和大的支气管中,刺激外耳道和鼓膜,以及气道平滑肌中的牵张感受器也可引起咳嗽。影响咳嗽反射的感觉神经纤维有三种:即无髓 C-纤维,有髓刺激纤维和有髓牵张纤维。无髓 C-纤维和有髓刺激纤维是主要感觉神经纤维。刺激经由三叉、舌咽、喉上或迷走神经传递入脑。经典 C-纤维刺激物辣椒素可引起咳嗽,但不能确定是不是 C-纤维刺激的单一作用。延髓牵张纤维将冲动传至脑干,通过中枢机制直接引起咳嗽和支气管收缩。C-纤维对辣椒素和许多炎症介质如前列腺素(PG)5-羟色胺(5-HT)及缓激肽(BK)敏感。刺激 C-纤维可出现支气管收缩、黏液分泌和血管舒张。C-纤维也有传出功能,使黏液分泌、血浆渗漏和血管扩张,从而使周围气道释放感觉神经肽。明确人体咳嗽反射中的主要感觉神经纤维是寻找新的镇咳药的一种新思路。

引起咳嗽的刺激有多种多样,包括来自支气管黏膜受到分泌物或异物的刺激、气管支气管受到外压或牵引、烟雾、过冷或过热的空气、肺部充血、胸膜刺激、过敏反应,以及颈动脉窦、肝、脾或外耳道受压都可引起咳嗽。

(七)咳嗽反射的中枢控制

咳嗽中枢解剖位置尚未确定。一般认为咳嗽中枢位于延髓背侧,邻近呼吸中枢。咳嗽中枢与呼吸中枢的关系至今尚未明确,有人认为咳嗽中枢就是呼吸中枢的组成部分,因为咳嗽本身就类似一种急促有力的呼吸动作,而且呼吸中枢抑制具有镇咳效应。但目前认为两者虽有密切关系,又各有其相对的独立性,因为新近发展的中枢镇咳药,有的能兴奋呼吸,说明镇咳和抑制呼吸是可以分离的。咳嗽在脑干延髓部得到整合。咳嗽的传入纤维首先传到孤束核,运动性传出神经元位于呼吸中枢腹侧,此处疑核将冲动传至呼吸肌,疑核则将冲动传到喉和支气管树。某些脑干受损患者可出现自发性咳嗽反射缺失,但仍可以诱发咳嗽对气道进行清除,因此认为咳嗽的自主控制可能不经过上述整合中枢。明确咳嗽的中枢调控极为重要,因为大多数镇咳药都作用于中枢。

(八)咳嗽的动力

传出神经包括支配胸腹呼吸肌的运动神经、支配气道的迷走神经,支配膈肌的膈神经,支配喉和声门的喉下神经。呼吸肌:咳嗽时先深吸气,然后用力呼气。呼气时最先是声门关闭,膈肌松弛,腹肌和肋间肌收缩。这些动作的综合作用使胸内形成正压,而于声门开启时突然释出。咳嗽的模式可能与起动部位有关,始于气管支气管树的咳嗽伴有明显的吸气;而始于喉的咳嗽仅表现呼气。虽然通常认为声门关闭是咳嗽的重要组成部分,但在人体和实验动物,声门关闭往往不完全,甚至缺乏,从清除气道的角度看,这并不影响咳嗽的效果;支气管平滑肌:咳嗽时常见支气管收缩,导致咳嗽的刺激如化学刺激或炎症介质。由于胸腔内正压稍高于中心支气管的压力,由此形成的压差使得气道后壁的膜性部分向内折叠。从而使管腔接近消失。正是由于这一原因,气流通过狭窄管道的线速度大为增加,形成的切力促使分泌物与微粒和黏膜的脱离;黏液分泌:正常人支气管产生的分泌物仅以黏膜纤毛运动即可清除,无须咳嗽咯出。若分泌过多,黏液物理性质改变或清除机制缺陷,气管支气管系统中有分泌物的滞留,则须经咳嗽咳出。咳嗽的传入感受器可以引起黏膜下腺体分泌黏液。黏液可以包裹吸入物、化学性刺激和内源性碎片,然后经咳嗽运动或黏膜纤毛运动将上述物质清除出气道。而且黏液存在使气道变窄,故可增加空气层流和湍流。

二、咳嗽的机制

(一)正常咳嗽反射机制

咳嗽是黏液纤毛清除系统的重要组成部分,纤毛摆动将黏液从周围气道运送到感觉纤维多的中央气道。黏液存在时对纤维产生机械刺激可以兴奋咳嗽反射。当吸入异物或伴有黏液分泌增加的疾病(如慢性支气管炎,支气管扩张)或急性呼吸道感染和鼻后分泌物增加时,上述机制起作用。

(二)哮喘时的咳嗽机制

哮喘患者其主要症状之一就是咳嗽,尤其是夜间发作的孤立咳嗽,是哮喘的典型症状。哮喘状态下的咳嗽可能存在有三种机制。首先支气管痉挛本身可诱导咳嗽,通过改变牵张纤维的传入或直接刺激感觉神经纤维。要诱发咳嗽,支气管收缩的程度要足够大,组胺或乙酰胆碱(Ach)吸入后引起 $FEV_{1.0}$ 下降 20%,也很少引起咳嗽,但在正常和哮喘患者,更大程度的气道口径狭窄确实可以诱导咳嗽发生;其次,哮喘时也释放一些可引起咳嗽的介质,如 PGs 和 BK,这些介质可直接导致咳嗽,在抗原吸入后期,即使缺乏严重支气管收缩,炎症介质的释放也可能是咳嗽的诱因;再次,哮喘状态下可能存在异常的咳嗽反应,与异常支气管收缩反应相似。在一些(并非全部)哮喘患者上述异常反应的确存在。不伴咳嗽的轻微哮喘并不表现异常反应,因此异常的咳嗽反应在哮喘时并不是不可避免的,也不单是气道高反应性所致。

上述三种机制分别在哮喘的不同状态下起作用。适当抗感染治疗,如 GCs 对这些机制都有良好的阻断作用。

(三)异常咳嗽反射

含有咳嗽感受器神经末梢的气道上皮损伤,将使感受器比较直接地接触刺激物,或由于某种原因而对刺激物作用致敏,故咳嗽反射的反应性变得异常亢进,对普通无害刺激都会做出咳嗽反应。这样反复摩擦黏膜,造成气道上皮机械性损伤或使损伤更为加剧,形成恶性循环。

对于咳嗽这样一种重要的保护反射,其灵敏性非常稳定,其灵敏性足以保护气道,但在与呼吸相关的正常环境变化时不至于触发。

哮喘患者咳嗽保护反射的灵敏性增加。血管紧张素转化酶抑制剂(ACEI)治疗后出现咳嗽的患者,其灵敏性也增加。灵敏性增加的机制随疾病不同而异;ACEI 治疗后出现的灵敏性增加可能是由于缓激肽产生增加。灵敏性增加也可出现在气道感染后。

在以下状态下,咳嗽反射也可以减弱:

(1)深昏迷患者,有刺激存在但无咳嗽动作。

(2)应用中枢抑制剂或镇静剂。

(3)呼吸肌无力。

(4)呼吸道内有异物或大量黏液存在,相应肺内气体被吸收,咳嗽时呼出气体量骤减。

(5)咳嗽导致疼痛,患者主动抑制咳嗽。

三、咳嗽的两重性

作为一种重要的防御机制,咳嗽主要有以下两方面的作用:阻止异物进入下气道;清除下气道的异物及过多的分泌物,从而消除刺激因子的存在,防止感染扩散。但在病理状态下,由于膈肌和呼吸肌的主动作用,咳嗽时跨胸压可高达 40 kPa(300 mmHg),呼出气体速率可达 28 m/s,如此高的压力和速率可导致一系列并发症:

(一)自发性气胸和出血

剧烈的咳嗽偶尔可致胸膜和血管的撕裂,导致气胸和出血,若大血管受损,其出血量可危及生命。

(二)心力衰竭

胸膜腔内压骤然增加对静脉回流和心排出量的影响可使心力衰竭发生或加重。

(三)昏厥

咳嗽昏厥的发生机制尚未肯定,可能是胸膜腔内压增加对静脉回流和心排出量的影响以及呼吸性碱中毒所致。

(四)骨折

咳嗽时产生的肌收缩力足以使个别的肋骨骨折,甚至发生椎体的压缩性骨折。

(五)其他

手术切口的破裂和头痛等。长期咳嗽是肺气肿的主要原因,还可致呕吐、食欲下降、睡眠欠佳和体力消耗。

四、镇咳药物的分类

(一)按照对咳嗽反射不同环节作用方式分类

1.改善刺激咳嗽感受器的药物

改善刺激咳嗽感受器的药物包括能增加分泌物的排出,改变或调节黏液的黏稠度,增加黏膜纤毛的清除率的药物。

这类药物实际上大多数是黏液促动剂。在咳嗽反射增加的情况下,应用此类药物有时反会增加咳嗽,可能与更多黏液刺激异常敏感的反射有关。祛痰兼有止咳作用药物,如齐培丙醇、替培啶、槲皮素等则有效。

2.增加传入神经阈值的药物

增加传入神经阈值的药物主要是局部麻醉药,局麻药能阻断有髓鞘或无髓鞘神经内的感觉神经传导,因此是十分有效且作用持久的镇咳药,但局麻药可抑制肺的全部防御反射,偶可诱发支气管收缩,故需慎用。属此类药物的有苯佐那酯、二苯哌丙烷(苯丙哌林)、噙拉明(奥索拉明)、哌乙恶唑、利多卡因等。

3.增加咳嗽中枢阈值的药物

增加咳嗽中枢阈值的药物为目前临床上最常用的镇咳药,镇咳作用强,疗效可靠。包括多种麻醉药或非麻醉药。吗啡类生物碱(如吗啡、可待因)是临床上最早应用的镇咳药物,该类药物可能是通过 μ 阿片受体起镇咳作用。作用机理为:直接作用于延髓咳嗽中枢或脑干的呼吸中枢;作用于肺内感受器上的 μ 受体;减少黏液的生成或增加黏液的廓清,从而减轻咳嗽。此类药物同时对呼吸中枢也有一定抑制作用,长期服用容易成瘾,故应用受限。

4.增加传出神经阈值的药物

增加传出神经阈值的药物包括吸入型支气管舒张剂,如 β 受体激动剂和抗胆碱制剂(异丙托溴铵等),其作用机理目前认为是通过改变呼吸道黏膜纤毛因素对传出神经或咳嗽感受器起作用。此类药物对咳嗽型哮喘效果良好。

5.减弱呼吸肌收缩强度的药物

减弱呼吸肌收缩强度的药物包括神经肌肉阻断剂,此类药物应用有一定危险性,故仅用于无法控制的痉挛性咳嗽以"阻断通气",如用于进行机械通气的患者。

(二)按照药物作用部位分类

分为中枢性镇咳药(直接抑制咳嗽中枢)和外周性镇咳药(抑制感受器、传入和传出神经、效应器)两大类。

四、常用镇咳药物

(一)中枢性镇咳药

中枢性镇咳药又分为依赖性和非依赖性两类。前者是吗啡类生物碱及其衍生物,其发现早、镇咳效应好,但具依赖性,因此目前应用较少,临床上仅用可待因等几种依赖性小的药物作镇咳药。非依赖性药物是在分析吗啡类生物碱构效关系的基础上经过改构或合成所得,其品种发展较快。

1.依赖性镇咳药

这一类药物均是从罂粟壳中分离出的阿片类生物碱,吗啡及其衍生物。依赖性镇咳药中作用最强且应用最早的首推吗啡,对咳嗽中枢有很强的抑制作用,疗效非常显著,但它使痰液难以咳出,依赖性很大,且有明显的呼吸抑制作用,因此目前临床上应用较少,只有成人出现以下情况时才偶可考虑短期应用:

(1)癌症或主动脉瘤引起剧烈咳嗽,并伴有极度疼痛者。

(2)急性肺梗死或急性左心衰竭并有剧烈咳嗽者。

2.非依赖性镇咳药

由于可待因具有依赖性等不良反应,近年来人们一直设法寻找非依赖性中枢性镇咳药,且卓有成效。这一类药物对呼吸中枢抑制作用很弱,逐渐取代了阿片生物碱类镇咳药。但非依赖性镇咳药也不可滥用。若经特异性对因治疗无效后,下列情况可使用:①咳嗽剧烈而频繁,痰量很少或无痰;②患者已有较严重疾患,咳嗽可使病情加剧或带来难以忍受的痛苦。对体弱无力、肺功能明显减退或(和)痰量较多或呈脓性的患者应忌用或慎用,以免出现窒息或脓痰引流不畅而致炎症迁延不愈。

(1)右美沙芬(Dextromethorphan)

药理作用:为中枢性镇咳药,抑制延髓咳嗽中枢而起镇咳作用。镇咳作用与可待因相似或较强,不具镇痛效应或催眠作用,治疗量对呼吸中枢无抑制作用,亦无依赖性和耐受性,起效快。本品尚有阿托品样抗胆碱作用及解除肌肉痉挛的作用。除镇咳作用外,近年的基础研究发现,右美沙芬与吗啡合用在大鼠可增强吗啡的镇痛效应,且可预防吗啡依赖性及耐受性的发生。对大鼠急性硬膜下血肿的模型发现,右美沙芬还有神经保护作用。

体内过程:口服吸收良好,服药后 15～30 min 起效,作用可维持 3～6 h。该药在肝脏内代谢,然后以原形或代谢物的形式由肾脏排泄。

临床应用:主要用于干咳。适用于上呼吸道感染、急慢性支气管炎、支气管哮喘及肺结核所致咳嗽。亦可用于吸入刺激物引起的刺激性干咳,但对于伴有胸痛患者的疗效不如可待因。常与抗组胺药合用。还可用于帕金森病的治疗。

制剂。片剂:10 mg,15 mg。

用法和剂量。口服:成人每次 10～20 mg,每日 3～4 次。

不良反应及应用注意:偶有头晕、头痛、困倦、食欲缺乏、便秘等不良反应。痰多的患者慎用,必要时应与祛痰药合用;孕妇、肝肾功能不全者及哮喘患者慎用;过量可抑制呼吸。

(2)苯丙哌林(Benproperine)

药理作用:本品为非麻醉性强效镇咳药。可阻断来源于肺及胸膜的牵张感受器的传入神经冲动而抑制咳嗽,同时对咳嗽症状具有直接的抑制作用。此外,本品尚有罂粟碱样平滑肌松弛作用。本品的镇咳作用比可待因强 2～4 倍,不抑制呼吸,不引起腔道及十二指肠痉挛,且毒性低,不引起便秘,尚未发现其耐受性及成瘾性。

体内过程:口服易吸收,服后 15～60 min 间起效,作用维持 4～7 h。

临床应用:用于治疗急性支气管炎及各种原因如感染、吸烟、刺激物、过敏等引起的咳嗽,对刺激性干咳疗效较好。

制剂。片(胶囊)剂:20 mg;冲剂:20 mg;口服液:10 mg(10 mL)。

用法和剂量。口服:成人每次 20～40 mg,每日 3 次;8 岁以上儿童每次 20 mg,每日2～3 次。

不良反应及应用注意:偶有口干、乏力、头晕、嗜睡、胃部不适、药疹等不良反应。本品对口腔黏膜有麻醉作用,服用时不可嚼碎,应吞服,以免引起口腔麻木。本品在妊娠期的安全性尚未确定,因此孕妇慎用。对本品过敏者禁用。

(3)氯哌斯汀(Cloperastine)

药理作用:本品为苯海拉明的衍生物,主要抑制咳嗽中枢而镇咳,也有微弱的抗组胺作用,稍能缓解支气管痉挛和支气管黏膜水肿,这也有助于加强其镇咳作用。镇咳效果不及可待因,但毒性低,无成瘾性及耐受性。

体内过程:服用本品后 20～30 min 起效,作用维持 3～4 h。

临床应用:适用上呼吸道炎症、支气管炎、支气管扩张、肺结核、肺癌引起的干咳。

制剂。片剂:5 mg,10 mg。

用法和剂量。口服:每次 10～20 mg,每日 3 次;儿童每次 0.5～1 mg/kg,每日 3 次。

不良反应及应用注意:不良反应少见,偶见口干、嗜睡等。

(4)二氧丙嗪(Dioxopromethazine)

药理作用:是异丙嗪结构中吩噻嗪环的硫原子上引入双氧的衍生物。具有较强的镇咳作用,直接抑制咳嗽中枢,疗效强于可待因,和其他抗组胺药相似。对组胺所致的支气管哮喘有良好的预防作用,也能部分对抗静脉注射组胺所产生的低血压,拮抗组胺对离体支气管、胃肠平滑肌的痉挛性收缩;有一定抗感染作用,但无 M 受体阻断作用;能够提高患者免疫功能,特别是细胞免疫功能。

体内过程:服药后 30～40 min 起效,作用可维持 4～8 h。

临床应用:用于治疗急、慢性支气管炎和各种疾病引起的咳嗽、荨麻疹、过敏性哮喘、皮肤瘙痒等病症。

制剂。片剂:5 mg。

用法和剂量。口服:每次 5～10 mg,每日 2～3 次。极量:每次 10 mg,每日 30 mg。

不良反应及应用注意:服药后可出现困倦、嗜睡、头晕、乏力、精神不振等。本品不良反应轻微,大多数可在治疗中减轻或消失;尚未发现对血液、心血管系统及肝肾功能有不良影响;与降压药如利血平同用,可减弱其降压作用,故血压过高者慎用,驾驶人员及高空作业者慎用。

(5)替培啶(Tipepidihe)

药理作用:为非成瘾性中枢性镇咳药,抑制延髓的咳嗽中枢,有较强的镇咳作用;兼有显著的祛痰作用;可兴奋迷走神经,促进支气管分泌及气管的纤毛运动,使痰液变稀,易于咳出。本品对呼吸中枢无作用,毒性低,无耐受性,可长期服用。

临床应用:镇咳、祛痰,主要用于急、慢性支气管炎,肺炎、肺结核等引起的咳嗽。

制剂。片剂:15 mg,20 mg,30 mg。

用法和剂量。口服:成人每次 20～40 mg,每日 3 次。

不良反应及应用注意:用药后可有嗜睡、失眠、眩晕,偶尔有兴奋等症状。有时可见食欲缺乏、便秘、腹痛、口渴等症状;有时可引起皮肤瘙痒;有时会因本品的体内代谢物而出现红色尿。

(二)外周性镇咳药

抑制咳嗽反射弧中的末梢感受器、传入神经或传出神经的传导而起镇咳作用,此类药物镇咳作用方式有以下几方面:

1.局部麻醉

那可丁、苯佐那酯等药物可到达呼吸道局部,对感受器和神经末梢有麻醉作用,从而消除或减弱局部产生的刺激作用。

2.缓和性镇咳药

如甘草流浸膏等口服后部分残留覆盖在咽部黏膜上,减弱对咽黏膜的刺激,从而缓解咳嗽。

3.解除支气管痉挛

支气管痉挛时增加呼吸道呼气的阻力,使肺泡过度充气,从而刺激肺牵张感受器,引起咳嗽反射。

一旦支气管痉挛解除,咳嗽即可缓解。

4.消除呼吸道炎症

可增加痰液排出。

(1)那可丁(Noscapine)

药理作用:过去被列入中枢性镇咳药,但近年来的实验证明,它属于支气管解痉性镇咳药。本品为鸦片中的异喹啉类生物碱,作用与罂粟碱相似,能解除支气管平滑肌痉挛,抑制肺牵张引起的咳嗽,因而产生镇咳效果。镇咳作用大致与可待因相当,特点是无镇痛、镇静作用,无欣快感,无成瘾性和耐受性,不抑制呼吸和肠蠕动,相反,有一定的呼吸中枢兴奋作用。

体内过程:口服吸收好,药效可维持 4 h。本品的双羟萘甲酸盐的镇咳作用持续时间可显著延长,达 12~14 h。一次口服那可丁 250~500 mg,1 h 后血药浓度达峰值,在血中消除迅速。在 6 h 之内,仅排泄用药量的 1%左右,全部为游离状态的本品,6 h 之后,排泄物几乎全是结合态。

临床应用:镇咳,用于刺激性干咳。

制剂。片剂:15 mg,30 mg。

用法和剂量。口服:每次 15~30 mg,每日 3~4 次。剧咳时剂量可加至每次 60 mg。

不良反应及应用注意:有时可出现轻微的恶心、眩晕、头痛、嗜睡、过敏性鼻炎、结膜炎、皮疹等。大剂量可能兴奋呼吸,引起支气管痉挛;不宜用于痰多的患者。

(2)普诺地嗪(Prenoxdiazine)

药理作用:为外周性镇咳药,可能由其局部麻醉作用及平滑肌解痉作用所致。对慢性气管炎还有消炎作用,镇咳效果与可待因相似,但无成瘾性及呼吸抑制作用。

临床应用:适用于上呼吸道感染,急、慢性支气管炎,支气管肺炎、哮喘及肺气肿所引起的咳嗽。

制剂。片剂:25 mg,100 mg。

用法和剂量。口服:每次 0.1~0.2 g,每日 3 次。儿童每次 25~50 mg,每日 2~3 次。

不良反应及应用注意:不良反应少见。片剂应吞服,不宜咬碎,否则会引起口腔黏膜麻木感。

(3)苯佐那酯(Benzonatate)

药理作用:结构与丁卡因相似,为丁卡因的衍生物,属于局麻性末梢镇咳药,吸收后分布于呼吸道,对肺脏的牵张感受器及感觉经反射有明显的抑制作用,抑制肺迷走神经反射,阻断咳嗽反射的传入冲动,而产生镇咳作用;此外本药对咳嗽中枢也有一定的抑制作用,但不抑制呼吸;对支气管哮喘患者用药后可见呼吸加深加快,增加每分通气量。镇咳作用强度略低于可待因。

体内过程:服药后 10~20 min 起效,作用维持 3~8 h。

临床应用:常用于急性支气管炎、支气管哮喘、肺癌及肺炎引起的刺激性干咳、阵咳及外科手术后刺激性咳嗽。

剂型。糖衣丸:25 mg,50 mg,100 mg。

用法和剂量。口服:每次 50~100 mg,每日 3 次;个别患者可增加至每次 150~200 mg。

不良反应及应用注意:可有轻度眩晕、嗜睡、头痛、口干、胸闷等;偶有麻木感、皮疹、鼻塞等。服用时不可嚼碎药片,以免引起口腔麻木;痰多者禁用。

(4)喷托维林(Pentoxyverine)

药理作用:本品对咳嗽中枢有选择性抑制作用,兼有轻度阿托品样作用和局麻作用。吸收后部分药物经呼吸道排出,可轻度抑制支气管内的感受器和传入神经末梢。大剂量可使痉挛的支气管平滑肌松弛,降低气道阻力。因此本品兼具有中枢性和外周性镇咳作用。本品的镇咳作用为可待因的 1/3,作用可维持 4~6 h。

体内过程:本品吸收后部分经呼吸道排出,能对呼吸道黏膜产生局麻作用。

临床应用:镇咳:适用于上呼吸道感染引起的无痰干咳。对小儿的疗效优于成人。

制剂。片剂:25 mg;滴丸:25 mg;糖浆剂:0.145%,0.2%,0.25%。

用法和剂量。口服：成人每次 25 mg，每日 3～4 次；5 岁以上儿童每次 6.25～12.5 mg，每日 2～3 次。

不良反应及应用注意：偶有轻度头晕、口干、恶心、便秘等不良反应。有轻度阿托品样作用，因此青光眼、心功能不全并伴有肺部淤血的患者慎用；痰多者宜与祛痰药合用。

（董燕霞）

第三节　呼吸兴奋药

呼吸兴奋药是一类能够直接或间接地兴奋延脑呼吸中枢而兴奋呼吸的药物，这类药物可以使呼吸加深，改善通气质量，用以治疗呼吸衰竭。呼吸衰竭（respiratory failure，RF）是临床常见的重症和急症，其发病率和病死率均较高。据统计，全世界每年死于肺炎的儿童约 700 万，其中很大一部分是死于呼吸衰竭。呼吸衰竭是指气体交换不能满足组织或细胞代谢需要的病理过程。它可由吸入空气的变化，肺内气体交换障碍，循环功能障碍，或气体输送系统障碍所致。按引起呼吸衰竭发生的始发部位，可以分为中枢性呼吸衰竭和外周性呼吸衰竭。

1965 年 Catnpbell 将呼吸衰竭分为两型。Ⅰ型仅有低氧血症而无高碳酸血症，以换气障碍为主；Ⅱ型为有低氧血症加高碳酸血症，以通气障碍为主。1982 年 Roussos 提出呼吸疲劳的概念，将呼吸系统分为两个主要部分：一个是司气体交换的器官，如肺；另一个司肺通气的"泵"，包括胸壁、呼吸肌、控制呼吸肌的中枢神经系统，两者均为生命要害器官。Roussos 同时将呼吸衰竭分为两类：一类为"泵"衰竭（pump failure），这类呼吸衰竭与中枢性及周围性呼吸障碍有关，表现 $PaCO_2$ 升高，继之出现低氧血症；另一类称为"肺"衰竭（lung failure），由肺实质病变所致，表现为低氧血症，$PaCO_2$ 开始正常或降低，以后因呼吸肌疲劳而升高。呼吸肌疲劳是指呼吸肌收缩减弱，不能产生足够通气量所需的驱动压。其原因是呼吸肌负担增加及呼吸肌收缩力下降所致。引发呼吸衰竭的病因很多，以呼吸道疾病最为多见，其次为急性传染病、先天性心脏病、神经肌肉疾病、败血症等。可以归为以下几类：

1. 呼吸中枢抑制

中枢感染（脑膜炎、脑炎、败血症），脑外伤（产伤、颅内肿瘤）。

2. 中枢神经抑制药过量

吗啡、地西泮、巴比妥类药物过量，孕产妇镇静药过量。

3. 肺弥散缺陷

肺水肿、肺纤维化、结缔组织病累及肺。

4. 红细胞与血红蛋白不足

贫血、出血。

5. 动脉血的化学改变

严重窒息（高碳酸血症、低氧血症）等。

在临床上，呼吸衰竭的治疗包括用物理的方法-机械通气和化学药物-呼吸兴奋药的应用，此外还有给氧、抗感染等治疗措施。三十多年来，由于机械通气技术的迅速发展，其作用已经得到充分肯定，成为治疗呼吸衰竭的重要手段。而呼吸兴奋药因疗效不一，长期存在争论。但是呼吸兴奋药也有自己的优点,如使用方便、经济,便于普及推广,并且可以避免机械通气可能出现的一些严重并发症。另一方面,许多慢性呼吸衰竭失代偿患者经使用机械通气抢救挽回生命后,需要寻求简便的长期家庭治疗措施,因而呼吸兴奋药重新引起临床医生的注意。这类药物除了对呼吸中枢有一定兴奋作用外,一般对血管运动中枢也有一定的兴奋作用,并能使咳嗽加强而使分泌物易于咳出。但是,我们应当清楚地知道,这类药物对呼吸的兴奋作用是有限的,因此,对于急性呼吸衰竭的治疗,首先应保持呼吸道的通畅,同时采用机械通气、吸氧、输液、抗感染等综合治疗措施,并根据病情合理地使用呼吸兴奋药,以取得最佳疗效。

一、呼吸的中枢调节

正常的呼吸具有自动节律性,日夜不停。这种自动呼吸受到脑干网状结构中存在的具有自动节律性的呼吸中枢支配,呼吸中枢统一调节全部呼吸肌的活动,包括呼吸的深度和频率,呼吸中枢又受到身体内外的各种刺激反射和大脑皮质的调节。

呼吸肌肉是骨骼肌,因此,呼吸也接受大脑皮质的控制,可以进行随意呼吸。呼吸肌由膈肌和肋间肌组成。膈肌受膈神经支配,膈神经元在颈脊髓灰质前角;肋间肌受肋间神经支配,肋间神经元在脊髓灰质前角。单纯的脊髓神经元不能自动发放节律性神经冲动。

(一)延脑呼吸中枢

位于延脑脑干网状结构的呼吸中枢实际上是由一组吸气的神经元和一组呼气的神经元组成,每一组神经元之间在功能上互相联系,互相协同,两组神经元之间在功能上则相互拮抗。这两组神经元群也分别称为吸气中枢和呼气中枢,在 CO_2 或 H^+ 的刺激下,交替发生兴奋和抑制。

当吸气中枢兴奋时,一方面抑制呼气中枢的兴奋,同时传出下行冲动,刺激脊髓支配吸气的神经元,引起吸气活动。吸气中枢兴奋较弱时,吸气肌收缩也较弱,吸气中枢兴奋较强时,吸气肌的收缩较强,参加收缩的吸气肌也较多。吸气中枢兴奋一阵后,兴奋降低,同时呼气中枢发生兴奋。当呼气中枢兴奋较弱时,仅抑制吸气中枢的兴奋,使吸气肌松弛,引起被动性呼吸运动。当呼气中枢兴奋较强时,同时还传出下行冲动兴奋脊髓中支配呼气的神经元,使呼气肌收缩,引起主动呼气。呼气中枢兴奋一阵后,兴奋性降低,吸气中枢又发生兴奋,抑制呼气中枢,开始吸气,形成呼吸周期,周而复始,终生不停。

延脑的呼吸中枢能产生节律性的呼吸活动,但是这种呼吸活动是原始的和不规则的,还不能满足机体所需要的通气量。正常的节律性呼吸运动还要依靠延脑以上的神经中枢,特别是脑桥中的有关中枢参加。在脑桥上端有一呼吸调整中枢能调整呼吸节律,脑桥下端则有一长吸中枢,当失去调整中枢与迷走神经的控制时,长吸中枢能使中枢过度兴奋,引起长吸式呼吸。

呼气中枢兴奋时,会有冲动上传到脑桥的呼吸调整中枢,然后使后者发生兴奋,发出冲动下传到长吸中枢和吸气中枢,抑制它们的活动,从而引起呼气。呼气中枢抑制,则不传送冲动到调整中枢,调整中枢对吸气中枢的抑制作用也就停止,吸气中枢又可发生另一次兴奋。所以吸气中枢与调整中枢的这一负反馈关系可以加速吸气与呼气的转化过程。

(二)呼吸运动的调节

呼吸运动既受到来自呼吸器官自身的各种感受器传入冲动的反射性调节,也受到其他许多传入冲动的反射性调节以及高级神经活动的调节。

呼吸运动的反射调节可以分为呼吸器官的感受器反射调节和化学感受器反射调节。呼吸器官的感受器反射包括肺牵张感受器反射，肺毛细血管旁感受器反射，咳嗽反射，喷嚏反射以及呼吸肌肉的本体感受器反射。这些反射主要是当呼吸器官受到物理因素或机械刺激时引发的反射，以调节呼吸的频率和深度，或者排除呼吸道内的异物或分泌物。

化学感受器能感受血液中的 CO_2 过多、缺氧以及脑脊液中 H^+ 浓度升高等变化，引起动脉血压升高和呼吸增强等反射反应。外周化学感受器主要位于循环系统的颈动脉体和主动脉体中，在调节血压方面，颈动脉体及主动脉体的作用大致相等，对呼吸的调节作用方面，颈动脉体的作用要比主动脉体大。

当外周化学感受器受到刺激时会产生传入冲动，并通过发自颈动脉体的舌咽神经和发自主动脉体的迷走神经到达呼吸中枢。低氧血症对颈动脉体和主动脉体的负性作用会使化学感受器传出的冲动减少，在一些慢性缺氧的患者，其化学感受器对 CO_2 的敏感性会降低，低氧血症会降低化学感受器对低氧分压的反应性而可能导致呼吸衰竭。在吸氧治疗时，氧分压的升高会抵消 CO_2 分压升高的兴奋作用，在这种患者升高的氧分压会减少正常通气，又可能导致 CO_2 分压的进一步升高。

化学感受器对一些药物，如氰化钠（能引起细胞内缺氧）、烟碱、洛贝林、新斯的明等也较敏感，可以引起呼吸加强。

此外，中枢神经系统也有化学感受器，可以感受脑脊液中的 CO_2 分压升高和 pH 降低而引起呼吸活动加强，但是不引起血压升高。

大脑皮层高级神经活动能对呼吸活动进行自动调节。例如在人的日常生活中，讲话、唱歌时，除发声器官的活动外，还依靠呼吸肌活动的配合，这些都非常依赖于极精细的神经调节方能实现。其他活动如行走、运动，以及情绪变化、思维、注意力集中于某事物时，无不影响呼吸运动的幅度和频率，均反映高级神经系统对呼吸的调节作用。此外，大脑皮层还可以对呼吸运动进行随意调节。

健康成人在安静情况下的呼吸频率为每分钟十余次，在机体缺氧，或者体内二氧化碳增加，或者体温升高时，呼吸频率可以大为增加，甚至达每分 100 次左右（特别是小儿）。这是由于血液温度升高时能刺激下丘脑的体温调节中枢，同时也刺激外周化学感受器。呼吸频率的增加可以加速水汽蒸发，促进散热。

二、呼吸兴奋药的应用

呼吸兴奋药能直接或间接地兴奋延脑呼吸中枢，以增加通气量，用于防止或治疗肺泡低通气。用药后可以改善呼吸功能，提高动脉血中 O_2 分压和降低 CO_2 分压。呼吸兴奋药的主要适应证有：

（1）早产儿无呼吸和新生儿先天性低通气综合征。

（2）睡眠呼吸暂停综合征。

（3）特发性肺泡低通气综合征。

（4）在中枢神经抑制药过量时对抗药物对呼吸中枢的抑制。

（5）预防在氧气疗法时由于解除缺氧刺激而发生的呼吸抑制与肺泡低通气现象。

在呼吸衰竭时，由于 CO_2 的持续增多，延脑呼吸中枢对 CO_2 的刺激已经麻痹（CO_2 麻醉），CO_2 不再是兴奋呼吸中枢的主要因素，机体主要靠缺氧对颈动脉体和主动脉体的化学感受器的刺激来维持呼吸，吸氧可以纠正缺氧，在 O_2 分压升高的同时也取消了缺氧对呼吸中枢的兴奋作用,结果使呼吸受到抑制,此时使用呼吸兴奋药可兴奋呼吸中枢而减少氧气疗法引起的呼吸抑制。

目前大多数中枢兴奋药对中枢神经的作用部位选择性不高。呼吸兴奋药也是如此,它们在兴奋呼吸中枢的同时也能使中枢神经兴奋,特别在剂量较大时。同样,许多中枢兴奋药也能引起呼吸中枢兴奋,一般呈剂量依赖关系。

呼吸兴奋药对呼吸的兴奋作用都比较短暂,一次静脉注射给药只能维持 5～10 min 的呼吸兴奋作用,为了能获得较长时间的兴奋作用,就必须反复给药。

呼吸兴奋药对于以下几种情况已经应用了许多年:①逆转由中枢抑制药(如巴比妥类)引起的呼吸抑制状态;②帮助克服酒精中毒后的呼吸抑制;③各种感染性疾病引起的呼吸抑制等。它们也偶尔用于治疗陈-施氏呼吸以及在休克时兴奋呼吸,但是没有证据证明它们对后面这些情况有明显的治疗效果。在上述临床用途中,它们用于治疗中枢抑制药过量引起的呼吸抑制可以说是相对安全和有效的。然而,这类药物对于慢性呼吸衰竭的疗效并不可靠,因为这类呼吸兴奋药既能兴奋呼吸以增加通气量,同时也能增加机体的耗氧量,在一定程度上抵消了兴奋呼吸的作用。

呼吸兴奋药还有一些不良反应。首先,所有的呼吸兴奋药都有兴奋中枢神经的作用,特别是剂量过大时,会引起一系列中枢神经系统方面的反应。兴奋中枢神经可能引起抽搐,甚至能引起惊厥,不过较安全的呼吸兴奋药对呼吸的兴奋作用一般均大于对中枢神经的兴奋作用。其次,呼吸兴奋药能够增加机体的代谢率,因而可能导致供氧的相对不足。此外,呼吸兴奋药还能引起烦躁不安、焦虑、出汗、发热、头痛、瞳孔扩大、汗毛竖立、定向障碍、幻觉等。使用呼吸兴奋药引起呼吸方面的反应还有咳嗽、喷嚏、过度通气、呼吸困难、喉头痉挛、气管痉挛和呃逆等。大多数兴奋药在高剂量时能引起高血压,心脏方面的不良反应有心动过缓、期间收缩以及其他心律失常和胸部不适。此外,呼吸兴奋药还可以引起流涎、恶心、呕吐、胃炎、尿潴留或尿失禁、面色潮红和瘙痒等不良反应。因此,正确使用呼吸兴奋药十分重要。

为了用好呼吸兴奋药,以下几个问题应当注意。

(一)正确掌握呼吸兴奋药的适应证和合理使用

呼吸兴奋药的肯定适应证是中枢神经抑制药过量引起的呼吸衰竭和其他非器质性中枢性呼吸衰竭。对于因神经传导系统或者呼吸肌病变引起的周围性呼吸衰竭,以及肺炎、肺水肿(包括呼吸窘迫综合征)和肺间质纤维化等以换气障碍为特点的周围呼吸衰竭,使用呼吸兴奋药有弊而无益,应当禁止使用,在 COPD 患者发生呼吸衰竭时,呼吸兴奋药的应用指征很难确定,此类患者的基础病变在支气管-肺。但是近年注意到呼吸中枢敏感性降低和呼吸肌疲劳也都是呼吸衰竭发病的极其重要因素,是否使用呼吸兴奋药应考虑上述两方面病理生理因素各自所占的比重,以及呼吸器官和呼吸肌的通气代偿能力再作决定。因此,探索一些反映上述因素的简便易行的客观指标作为选择呼吸兴奋药的依据和参考将是有益的。

(二)重视减轻胸肺和气道的机械负荷,充分发挥药物的积极作用

在使用呼吸兴奋药时,应同时减轻胸肺和气道的机械负荷,才能发挥药物的积极作用。呼吸兴奋药可提高呼吸驱动,但是能否转化为有效的通气,还必须保持气道通畅以降低气道阻力,消除肺间质水肿和其他影响胸肺顺应性的因素,否则通气驱动增加反而会加重气急和增加呼吸做功。

（三）充分利用呼吸兴奋药的神志回苏作用

患者的神志一旦转清就应争取时间，取得患者合作，积极加强咳嗽排痰或体位引流，吸入支气管舒张药，用面罩加压呼吸以及纠正病理性呼吸形态的呼吸练习。

（四）加强综合治疗措施，合理用氧配合呼吸兴奋药

合理用氧配合呼吸兴奋药，对轻、中度呼吸衰竭可以取得较好的疗效。但必须密切临床观察，如果病情继续发展则应及时改换机械通气，以免贻误时机。

三、呼吸兴奋药的分类及常用药物

呼吸兴奋药是用于防治肺泡低通气的药物。导致肺泡低通气的原因一般可分为两类：

（1）因呼吸中枢及颈动脉体、主动脉体化学感受器反应性低下而引起的中枢性呼吸衰竭。

（2）因末梢神经、呼吸肌、肺实质及胸廓等异常而造成的末梢性呼吸衰竭。

中枢性呼吸衰竭常见于早产儿无呼吸、睡眠呼吸暂停综合征、特发性肺泡低通气综合征及麻醉意外等疾病。COPD 既往认为属末梢性低通气。近年认为中枢性反应低下也是本类疾病肺泡低通气的重要原因。末梢性呼吸衰竭的常见病因包括肌萎缩性侧索硬化症、重症肌无力、气胸、胸腔积液、肺实质及间质性疾病和 COPD 等。我们将主要作用于呼吸中枢及外周化学感受器的使呼吸中枢兴奋性升高，呼吸运动增强的药物称为中枢性呼吸兴奋药；而将直接作用于呼吸神经末梢、呼吸肌，引起呼吸肌兴奋而使呼吸运动增强的药物称为外周性呼吸兴奋药，后者多直接引起呼吸肌兴奋，故也称呼吸肌兴奋药。

（一）中枢性呼吸兴奋药

众所周知，呼吸中枢是由位于皮层、脑干及延脑的神经细胞区域或基团组成的。该中枢对来自呼吸器本身、颈动脉体及主动脉体化学感受器和中枢感受器的反馈性刺激进行整合后发出神经冲动，形成和支配呼吸的节律性运动。对上述感受器或传导神经的任何兴奋性刺激都可使呼吸运动增强，肺泡通气量增加。中枢性呼吸兴奋药主要作用于延脑腹外侧的中枢性化学感受器或颈动脉体、主动脉体的外周性化学感受器，直接刺激或通过窦神经及迷走神经的反馈刺激，引起呼吸中枢的兴奋，古典的呼吸兴奋药如尼可刹米、山梗菜碱及双吗啉胺在日本多做为麻醉科急救用药，在我国较多地应用于慢性呼吸衰竭患者。20 世纪 60 年代初出现的回苏灵（二甲弗林）、吗乙苯吡酮（多沙普仑），近年问世的阿米脱林及纳洛酮等，为急、慢性呼吸衰竭的治疗增添了新的、较为有效的药物。

1. 尼可刹米（Nikethamide）

（1）药理作用：尼可刹米能直接兴奋延脑呼吸中枢，增加通气，也可以刺激颈动脉体和主动脉体化学感受器，反射地兴奋呼吸中枢，可使呼吸加深加快，并提高呼吸中枢对 CO_2 的敏感性。经静脉推注本品后，可以观察到呼吸驱动增强，呼吸频率和每分通气量均增加。静脉滴注 2 h 和 4 h 每分通气量明显提高，潮气量也增加，而通气效率无变化；经动物实验证明，尼可刹米虽然刺激呼吸中枢，增加每分通气量，但主要是通气频率增加，而代谢率上升，通气效率并未有明显改善。在机械负荷增加如气道阻力升高或胸肺顺应性降低时，这种消极作用尤为明显，因而利弊得失相当，甚至弊多于利。对大脑皮层、血管运动中枢和脊髓有较弱的兴奋作用，可使定向力和注意力改善，有一定的苏醒作用，但持续时间短，停药后又迅速陷入原先状态。其他器官无直接兴奋作用。

（2）体内过程：口服或注射均易吸收，但临床上主要以静脉注射给药，也有用肌内注射给

药。药物进入体内后迅速分布至全身各部位,因而作用时间短暂,一次静脉注射仅维持5～10 min。药物在体内部分地转变为烟酰胺,然后再被甲基化成为 N-甲基烟酰胺,经尿排出。

(3)临床应用:尼可刹米作用较温和,安全范围较宽,常用于各种原因引起的呼吸抑制。在对抗中枢抑制药中毒方面,一般认为对吗啡中毒者较好,对巴比妥类中毒效果较差。用于治疗呼吸衰竭评价不一,但仍是目前国内临床应用最广泛的呼吸兴奋药。

(4)剂型。注射液:0.375 g(1.5 mL),0.5 g(2 mL)。

(5)用法和用量:尼可刹米最适合的给药途径是静脉注射,用静脉注射间歇给药法较其他给药方法效果好;用 20 mg/kg 经稀释后 15 min 内注射完,每 2 h 一次,可连续注射 7 次;间隔12 h 后根据病情再次给药。本品易产生快速耐受现象,连续注射 7 次后可见呼吸兴奋作用明显减弱,接着再次给药时,即使剂量加大到 40 mL/kg,用药后 CO_2 分压无明显改变。亦可作为皮下或肌内注射,但是疗效较差,成人一次 0.25～0.5 g,极量一次 1.25 g。小儿剂量按成人剂量折算。

(6)不良反应及应用注意:治疗剂量尼可刹米不良反应较少,可有出汗和皮肤瘙痒等;大剂量时可出现高血压、心悸、心律失常、咳嗽、呕吐、震颤、肌强直和高热等。尼可刹米过量中毒时可引起惊厥,随后中枢抑制。出现上述反应应及时停药以防惊厥,对小儿高热而无呼吸衰竭时不宜使用。

2.洛贝林(Lobeline)

(1)药理作用:洛贝林对呼吸中枢无直接兴奋作用,但有烟碱样作用,主要通过刺激颈动脉体和主动脉体化学感受器(N 受体),反射地兴奋呼吸中枢。本品作用迅速,但呼吸兴奋时间很短暂,一次给药其作用仅维持数分钟,常需持续给药才能取得疗效。

(2)临床应用:主要用于各种原因引起的呼吸抑制或呼吸停止。临床上常用于新生儿窒息、小儿感染所致的呼吸衰竭和一氧化碳中毒、吸入麻醉药及其他中枢抑制(如阿片、巴比妥类)的中毒及肺炎、白喉等传染病引起的呼吸衰竭。静脉注射疗效显著。

(3)剂型。注射液:3 mg(1 mL),10 mg(1 mL)。

(4)用法和用量:成人静脉注射每次 3～10 mg,必要时每 30 min 重复使用;新生儿窒息可注入脐静脉每次 1～3 mg;也可以肌内或皮下注射,剂量与静脉注射相同。静脉注射必须缓慢。极量:皮下注射,每次 20 mg,每日 50 mg;静脉注射,每次 6 mg,每日 20 mg。

(5)不良反应及应用注意:本品安全范围大,常用剂量不易致惊厥,可有恶心、呕吐、呛咳、头痛、心悸等,剂量较大时能引起心动过缓、传导阻滞,有时可以出现明显的心动过速。特大剂量可致惊厥和呼吸抑制。使用本品必须严格掌握剂量,以免中毒。

3.多沙普仑(Doxapram)

(1)药理作用:是一种人工合成的新型呼吸兴奋药,兴奋呼吸中枢的作用远远大于兴奋大脑皮层和脊髓,因此多沙普仑也是近来临床上认为最安全和被普遍接受的呼吸兴奋药。多沙普仑能选择性地直接兴奋延脑呼吸中枢,使呼吸加深加快,通气量增加。大剂量能兴奋脑干和脊髓,但是对大脑皮层影响很小。致痉剂量是兴奋呼吸剂量的 70 倍(尼可刹米为 35 倍,美解眠为 15 倍,戊四氮为 4 倍),故安全范围大,治疗指数高。多沙普仑也能刺激颈动脉体和主动脉体化学感受器,反射地兴奋延脑呼吸中枢。急性呼吸衰竭的患者应用多沙普仑后,潮气量、CO_2 分压、血的氧饱和度均有改善。一次给药后 20～40 s 开始呼吸兴奋,1～2 min 作用达高峰,持续 5～12 min。本品除了兴奋呼吸外,亦有苏醒作用。用于静脉全麻后催醒,几乎不再重新昏睡,并恢复咽喉反射。

(2)体内过程:多沙普仑经静脉注射进入体内后代谢迅速,血浆中药物浓度很快下降,在注射 1.5 mg/kg 盐酸多沙普仑 1 h 后,血药浓度均低于 $2\mu g/mL$,主要经肾排泄。

(3)临床应用:主要用于解救麻醉药、中枢抑制药引起的中枢抑制。在手术后应用也很有价值,因为在手术中使用吗啡和其他麻醉性镇痛药会抑制呼吸,能促进深呼吸和咳嗽,进而减少手术后肺部并发症的发生率。对于手术后自发性换气不足及小儿中枢性肺换气不足综合征,在改善症状上也有一定的疗效。用于静脉全麻后催醒,几乎不再重新昏睡,并恢复咽喉反射。也可用于新生儿兴奋呼吸。静脉注射后 20～40 s 开始呼吸兴奋,1～2 min 作用达高峰,持续 5～12 min。

(4)剂型。注射液:20 mg(1 mL),100 mg(5 mL)。

(5)用法和用量:对麻醉药引起的中枢抑制,一般用量为 0.5～1.0 mg/kg,不超过 1.5～2.0 mg/kg,稀释(用 5%的葡萄糖注射液稀释至 1 mg/mL)后静脉滴注,开始滴速 1.5 mg/min,以后可酌情加速。对于其他药物引起的中枢抑制,静脉注射 2.0 mg/kg,每1～2 h可重复 1 次,直至患者苏醒。每日最高剂量应低于 2.4 g。

(6)不良反应及应用注意:剂量过大或滴速过快,可以引起脉搏加快、血压升高、心律失常,以及头痛、乏力、恶心、呕吐、腹泻、尿潴留和呼吸困难等。中毒时可出现惊厥,随后中枢抑制。有癫痫、惊厥、高血压、肺部疾患、冠心病者禁用,孕妇及 12 岁以下儿童慎用。长期应用可发生肝毒性和消化道溃疡穿孔,应予以注意。禁与碱性药物合用;慎与拟交感胺、单胺氧化酶抑制剂合用。

4. 二甲弗林(Dimefline)

(1)药理作用:对呼吸中枢有直接兴奋作用,其作用比尼可刹米强 100 倍,苏醒率可达 90%～95%。能增强肺换气量,一次静脉注射 12～15 mg 可明显提高血氧饱和度,降低动脉血 CO_2 分压。亦有报道用二甲弗林治疗支气管炎、肺气肿等引起的呼吸衰竭,能改善这些患者血中 CO_2 滞留程度。本品安全范围宽,治疗指数为 2.1,较尼可刹米(1.7)大,但剂量过大亦可引起肌肉抽搐或惊厥。

(2)临床应用:可用于各种原因引起的中枢性呼吸抑制。临床上常用于中枢抑制药(麻醉药、催眠药)过量所致的中枢性呼吸衰竭,以及外伤、手术等引起的虚脱和休克。

(3)剂型。片剂注射剂:8 mg(2 mL)。

(4)用法和用量。口服:每次 8～16 mg,每日 2～3 次;肌内注射或静脉注射:每次8 mg;静脉滴注,每次 8～16 mg,亦可将 16～32 mg 用 500 mL 生理盐水稀释后缓慢静脉滴注。

(5)不良反应及应用注意:有恶心、呕吐、皮肤烧灼感等。过量较易引起肌肉抽搐或惊厥等。剂量过大时易引起惊厥,应准备短效巴比妥类(异戊巴比妥),出现惊厥时急救用。静脉滴注速度必须缓慢,并应随时注意病情,及时调整剂量。有惊厥史者、肝肾功能不全者、孕妇禁用。

5. 贝美格(Bemegride)

(1)药理作用:能直接兴奋呼吸中枢,使呼吸增快,血压微升。对巴比妥类及其他催眠药有对抗作用。本品作用短暂,安全范围狭窄,如剂量过大或注射速度太快也兴奋大脑、脑干和脊髓,易引起惊厥。本品起效迅速,作用维持时间短,一次静脉注射其作用维持10～20 min。

（2）临床用途：用于各种原因引起的中枢性呼吸抑制，尤其适用于巴比妥类和水合氯醛等安眠药中毒的解救。

（3）剂型：注射液：50 mg（10 mL）。

（4）用法用量：因本品作用快，多采用静脉滴注。常用量：50 mg 用 5% 葡萄糖注射液或生理盐水稀释后静脉滴注；也可静脉注射，每 3～5 min 可重复一次，直至症状改善。

（5）不良反应及应用注意：剂量过大或静脉注射速度过快可引起恶心、呕吐、腱反射亢进、肌肉抽搐，甚至惊厥。本品迟发性毒性表现为情绪不安、精神错乱、幻视等。注射时必须准备好短效巴比妥类药，以便惊厥时解救。

6. 纳洛酮（Naloxone）

（1）药理作用：化学结构与吗啡极为相似，是阿片受体的阻断剂。其本身无明显的药理效应和毒性，给正常成年人注射 12 mg 后，不产生任何症状，注射 24 mg 只产生轻微困倦。

但是对吗啡中毒者，能迅速翻转吗啡的作用，1～2 min 就能消除呼吸抑制现象，增加呼吸频率。纳洛酮还能兴奋新生儿的呼吸。动物实验证明，纳洛酮能明显增加 4 d 内新生兔的呼吸频率，降低 CO_2 分压，改善通气障碍，缓解低氧性呼吸衰竭。纳洛酮兴奋新生儿呼吸的作用可能与其拮抗内源性阿片样物质有关。脑干生命中枢有阿片受体的密集分布，内源性阿片样物质通过降低脑干神经细胞对二氧化碳的敏感性而起抑制呼吸的作用，新生儿及早产儿周期性呼吸、呼吸暂停及低血压等与血浆及脑脊液中的内源性阿片样物质（如内啡肽）水平增高有关，纳洛酮与脑干等部位的阿片受体结合后，能有效阻断内源性阿片样物质抑制呼吸的作用。

（2）体内过程：静脉注射时几乎立刻发挥作用，其作用维持 1～4 h。主要在肝内代谢，与葡糖醛酸结合，血浆半衰期为 1 h。口服给药首关消除明显，故口服给药的作用仅为胃肠外途径给药的 2%。

（3）临床应用：适用于吗啡类镇痛药急性中毒，解救呼吸抑制及其他中枢抑制症状。本品尚有抗休克作用，用于治疗其他抗休克疗法无效的感染中毒性休克。

（4）剂型：注射液：0.4 mg（1 mL）。

（5）用法用量：肌内或静脉注射，每次 0.4～0.8 mg。静脉滴注用于新生儿窒息和婴儿窒息综合征，能明显改善其通气障碍，使临床症状缓解，采用连续静脉滴注法，成人以每小时 0.4 mg 的速度，儿童以每小时 0.01～0.1 mg/kg 的速度为宜。

（6）不良反应及应用注意：几乎无不良反应，个别出现轻度嗜睡、恶心、呕吐、烦躁及心动过速等。成瘾性镇痛药以外的中枢抑制药或其他疾病引起呼吸抑制时禁用本品。对已耐受吗啡者，注射本品能立即引起戒断症状。

（二）外周性呼吸兴奋药

外周性呼吸兴奋药又称呼吸肌兴奋药。

长期以来，对于慢性肺部疾病发生呼吸衰竭的原因几乎都归罪于肺部感染、通气障碍及治疗不当等，极少考虑到呼吸肌的影响。实际上呼吸肌对于通气就像心肌对于循环一样起着泵的作用。呼吸衰竭的重要原因之一即是呼吸肌疲劳（respiratory muscle failure）。慢性肺部疾病进行性加重时，不可避免地会引起呼吸肌疲劳。

在临床上一般表现为呼吸频数及呼吸矛盾运动，即"摇椅样"呼吸，是判断呼吸肌疲劳的可靠指标。通过测量跨膈压（Pdi）及膈肌肌电图能够客观地评价膈肌的功能状态及肌力贮备。膈肌功能下降时，Pdi 降低。膈肌时间张力指数 Ttdi≥0.14～0.16 时为膈肌疲劳阈值，可能会在 45 min 内出现明显的膈肌疲劳。

1979 年,Gross 等首次描述了膈肌疲劳时的肌电图特征:膈肌疲劳时其肌电图高频成分(H:150～350Hz)下降,低频成分(L:20～46.7Hz)增加,结果 H/L 比例下降。同时中位数频率(Fc)下降,H/L 及 Fc 的下降幅度与膈肌疲劳程度呈显著相关性。在膈肌疲劳时,肌电图的改变先于跨膈压的降低。故有益于膈肌疲劳的早期诊断。呼吸肌疲劳的原因可能和以下因素有关:

(1)PaO$_2$ 降低使呼吸肌能量供应减少。

(2)气道阻力升高、胸廓和肺顺应性降低导致呼吸肌做功增加,能量消耗增多。

(3)肺气肿使膈肌纤维处于张力与长度的不正常状态,肌纤维收缩力减弱。

(4)随着患者病情恶化,消耗增多,负氮平衡严重,呼吸肌尤其是膈肌萎缩。有报道指出,当体重降至理想体重的 70% 时,膈肌重量将下降 43%。

(5)电解质紊乱、酸中毒、低磷血症可降低呼吸肌收缩力。

(6)有研究认为,COPD 患者呼吸中枢反应性低下,相对性中枢驱动不足也是造成呼吸肌疲劳的原因之一。对于呼吸肌疲劳的呼吸衰竭患者,除应加强原发病的治疗外,积极治疗并改善呼吸肌疲劳状态也颇为重要。

呼吸肌疲劳的治疗原则包括:①呼吸肌休息,使用呼吸机或护胸甲肺辅助呼吸,以达到生理学上的恢复;②营养支持;③疾病缓解期的呼吸肌训练。

临床应用的呼吸肌正性肌力药物有:茶碱类药物、咖啡因、磷酸盐制剂、洋地黄类药物、β受体激动药和新斯的明等,这些药物的作用和临床应用请参考有关药物学专著。

三、呼吸兴奋药的临床应用及注意事项

呼吸兴奋药问世初期,在抢救垂危与濒死患者中曾被认为是不可缺少的手段。之后,随着科学技术的进步,保持气道通畅,用呼吸器指令呼吸已成为抢救呼吸衰竭的有效工具,并几乎取代了呼吸兴奋药。

中枢性呼吸兴奋药的适应证主要是因呼吸中枢化学感受器异常而引起的中枢性呼吸麻痹,如睡眠呼吸暂停综合征、特发性肺泡通气综合征等。这类疾病需要半永久性地维持呼吸,呼吸机不可能成为其治疗的主要手段。经典的呼吸兴奋药如:可拉明、洛贝林等,曾用于这种疾病的治疗并取得一定的疗效。20 世纪 60 年代初期,回苏灵、吗乙苯吡酮问世,相继用于这类疾病及呼吸衰竭的治疗。

近年来,又有不良反应少、效果更明显且可长期服用的阿米脱林以及纳洛酮制剂,为急、慢性呼吸衰竭的治疗增添了新的有效药物。

中枢性呼吸兴奋药也可作为呼吸抑制药的拮抗剂用于呼吸抑制药过量的治疗,如催眠药过量、中毒的抢救等。但是这类疾病的抢救措施首先是洗胃、促进药物排泄。呼吸器辅助呼吸也有用,但要插管并可能引起一些并发症。在紧急情况下,可用中枢性呼吸兴奋药抵消呼吸抑制药的作用。

早产儿无呼吸时,用中枢性呼吸兴奋药,有时可取得良好效果,其中茶碱类药物较常使用,但对中枢的刺激作用机理不十分清楚。

慢性肺气肿、胸廓成形术后的低肺功能患者,病情恶化时往往发生低氧性肺动脉高压,加重右心负担,如不及时纠正,可能发生右心衰竭。氧疗可延缓肺心病的进展,使其预后有所改

善,但氧疗的危险之一是解除低氧对呼吸中枢的刺激,有可能使肺泡通气更趋降低。因此,有人主张在这类患者氧疗时用中枢呼吸兴奋药预防和治疗有可能发生的呼吸中枢抑制。

但应注意,呼吸的最重要作用是摄取氧和排出二氧化碳。动脉血氧分压(PaO_2)和二氧化碳分压($PaCO_2$)如有变化,通气量也反应性发生变化,使 PaO_2 和 $PaCO_2$ 恢复到原来的水平。血液的 pH 也受动脉血气直接或间接的影响并随体内代谢状态而变化,同时也影响血气。

这一作用称之为呼吸的化学调节。感知 PaO_2 变化的是末梢化学感受器,即颈动脉体。感知 $PaCO_2$ 变化的,主要是存在于延髓腹侧面的中枢化学感受器,颈动脉体也稍有参与。

这些化学感受器的兴奋或抑制,由脑干的呼吸中枢综合作为发动,使通气发生改变。呼吸的发动系统实际上分两部分,一是从呼吸中枢起经脊髓到达横膈膜、肋间肌等呼吸肌;另一部分包括胸廓和肺,即由呼吸肌的运动得到实际有效通气。此两部分协调是保证有效通气的条件。

给予呼吸兴奋药可使呼吸中枢的冲动增加,以增加呼吸运动,但最终是否得到有效的通气,还要看胸廓的机械特性和肺的气体交换功能。肺部疾病有多种因素影响通气效率,如肺气肿时,肺和气道张力增加及膈肌疲劳;间质性肺疾病时,肺顺应性降低和肺的弥散功能低下等。

临床上常用的呼吸兴奋药,在末梢化学感受器受抑制而呼吸中枢及呼吸发动系统接近正常时,才能发挥最好的效果。而对于呼吸衰竭的患者,由于低氧血症的存在,末梢化学感受器已接近于最大限度的兴奋,投入中枢兴奋药可能无益,有时甚至有害。因此,中枢性呼吸兴奋药的临床应用要根据患者的具体病情而定。

对 COPD 患者能否用中枢性呼吸兴奋药,临床上意见不一。一般认为 COPD 患者多存在低氧和高碳酸血症,低氧性肺血管收缩可使病情恶化而氧疗又可能导致呼吸中枢抑制,故在氧疗时加用中枢性呼吸兴奋药。临床上用苯乙吡酮治疗 COPD 的呼吸衰竭,亦取得一定的疗效。但也有认为,COPD 患者均有呼吸肌的形态改变和疲劳,以及胸廓、肺的机械性受限,形成复杂的病态,与其用中枢性呼吸兴奋剂有可能加重呼吸衰竭,倒不如用呼吸肌兴奋剂更合适。在临床上对 COPD 急性发作和呼吸衰竭者,若无明显的气道阻塞情况时,如黏稠脓痰不宜咳出等,应用中枢性呼吸兴奋药,对纠正低氧和高碳酸血症有一定作用。但如气道阻塞明显或使用中枢性呼吸兴奋剂效果不理想者,则考虑用呼吸器辅助通气。

中枢性呼吸兴奋药一般在下列情况不用:呼吸器辅助通气的患者;由于气道阻塞、胸廓塌陷、呼吸肌瘫痪、气胸等引起的呼吸机能不全;有哮喘发作、肺栓塞、神经肌肉功能失常的呼吸衰竭;硒filling或肺纤维化呼吸受限等所致肺病变;心脏病心律失常;脑外伤、脑水肿;癫痫或其他诱因的惊厥发作;心力衰竭尚未纠正的患者等。

呼吸肌兴奋药主要用于肺部疾病引起的呼吸疲劳,这类药物都是老药新用,其中茶碱类对呼吸肌的作用目前了解较多。茶碱类对膈肌疲劳的治疗作用从动物实验到临床均得以证实。口服茶碱 15 d,血药浓度 $15.8\mu g/mL \pm 1.8\mu g/mL$。服药后每分通气量增加 13%,跨膈压增加 21%。茶碱可以改善膈肌的收缩性能,预防和治疗膈肌疲劳。

但是茶碱的有效治疗血浓度和中毒血浓度接近,小剂量茶碱一般难以奏效,较大剂量容易中毒。因此,临床应用时最好监测血药浓度。此外,茶碱剂量较大时可出现头昏、恶心、脉搏快甚至心律失常或心搏骤停、癫痫样惊厥发作等。

咖啡因用于治疗膈肌疲劳不如茶碱研究报道多,在正常受试者口服 600 mg 咖啡因后,跨膈压增加 50%,同一实验中口服相当剂量的茶碱,跨膈压仅增加 16%,因此认为咖啡因增加膈肌收缩力的作用优于茶碱,而咖啡因对心脏的作用弱于茶碱类,适用于 COPD 患者长期服用。

但咖啡因也有一定的不良反应,服用过量可引起头昏、恶心或失眠,成人致死量为 10 g。新斯的明和地高辛的毒性较大,用于治疗膈肌疲劳时应注意剂量。前者大剂量引起乙酰胆碱蓄积,造成运动终板的持久除极,导致肌细胞功能抑制;后者容易引起心律失常。因此它们作为呼吸肌兴奋剂在肺部疾病的临床应用尚待深入研究。

(董燕霞)

第四节　胃肠解痉药

一、枸橼酸阿尔维林

(一)别名

斯莫纳。

(二)作用与特点

枸橼酸阿尔维林为罂粟碱之人工合成衍生物,直接作用于平滑肌。其作用机制为影响离子通道之电位敏感度与磷酸肌醇代谢途径等。本药对平滑肌作用的选择主要在胃肠道、生殖泌尿器官,因此可适用于不宜使用抗胆碱药物的患者。本药在正常剂量下几乎不影响气管或血管平滑肌,其作用浓度不受诱发物作用机制不同而改变。本药口服吸收后,其代谢物主要由尿道排出。

(三)适应证

缓解平滑肌痉挛。如肠易激综合征或憩室疾病等引起的疼痛、痛经、子宫痉挛及尿道痉挛。

(四)用法与用量

12 岁以上患者每次 60~120 mg,每日 3 次。用水吞服,勿咀嚼。

(五)不良反应与注意事项

一般治疗剂量下几乎无不良反应。过量服用可能会出现中枢神经系统兴奋的症状和低血压。可按阿托品中毒进行处理。对于出现低血压的患者,可行支持疗法。妊娠前 3 个月慎用。

(六)制剂与规格

胶囊:60 mg。

二、颠茄

(一)作用与特点

本品为阻断 M 胆碱受体的抗胆碱药,作用与阿托品相似,但药效较弱。

(二)适应证

主要用于轻度胃肠绞痛和消化性溃疡,以及胆绞痛、痛经,夜间遗尿等。

(三)用法与用量

颠茄酊剂:口服每次 0.3~1 mL,每日 3 次。复方颠茄片:口服每次 1~2 片,每日 3 次。

(四)不良反应与注意事项

常用量很少有不良反应,大剂量可出现阿托品样反应。长期服用复方颠茄片,可对所含的苯巴比妥产生药物依赖性。青光眼和对所含药物过敏者禁用。高血压病、心脏病、甲状腺功能亢进、肝肾功能损害、胃肠阻塞性疾病等患者慎用。

(五)药物相互作用

与可待因或美沙酮等配伍时可发生严重便秘,导致麻痹性肠梗阻或尿潴留。与制酸剂或吸附性泻药配伍,可使本品吸收减少。故两者应隔开 1 h 服用。

(六)制剂与规格

浸膏剂:含生物碱 1%。酊剂:含生物碱 0.03%。

三、匹维溴铵

(一)别名

得舒特。

(二)作用与特点

本品是第一个对胃肠道有高度选择性解痉作用的钙通道阻滞剂。它通过抑制钙离子流入肠壁平滑肌细胞,防止肌肉过度收缩而发挥解痉作用。而对心血管平滑肌细胞的亲和力很低,不会引起血压变化。

本品能消除肠平滑肌的高反应性,并增加肠道蠕动能力。本品为高极性化合物,口服吸收差,仅不足 10% 剂量的药物进入血液,并几乎全部与血浆蛋白结合。口服 100 mg 后 0.5~3 h 后达血药浓度峰值,$t_{1/2}$ 为 1.5 h。代谢迅速,主要经肝、胆从粪便排出体外。

(三)适应证

本品主要用于治疗与肠易激综合征有关的腹痛、排便紊乱、肠道不适,以及与肠道功能性疾患有关的疼痛和钡灌肠前准备等。

(四)用法与用量

口服,每次 50 mg,每日 3 次,必要时每日可增至 300 mg。胃肠检查前用药,每次 100 mg,每日 2 次,连服 3 d,以及检查当天早晨服 100 mg。切勿嚼碎,于进餐前整片吞服。

(五)不良反应与注意事项

本品耐受性良好,少数患者可有腹痛、腹泻或便秘。偶见皮疹、瘙痒、恶心和口干等。儿童与孕妇禁用。

(六)制剂与规格

片剂:50 mg。

四、硫酸阿托品

(一)作用与特点

本品是由颠茄、洋金花、莨菪等生药中提取而得的生物碱,为阻断 M 胆碱受体的抗胆碱药,可用于胃肠道痉挛引起的疼痛、胆绞痛、胃及十二指肠溃疡、胰腺炎及肾绞痛等。本品通过阻断平滑肌和腺体的胆碱受体而解除平滑肌痉挛,这种作用与平滑肌的功能状态有关。治疗时,对正常活动的平滑肌影响较小,而在平滑肌过度活动或痉挛时,则有显著解痉作用,故称之为平滑肌解痉药。此外,较大剂量可抑制胃酸分泌,但对胃酸浓度及胃蛋白酶和黏液的分泌影响很小。

(二)适应证

缓解内脏绞痛,包括胃肠痉挛引起的疼痛、肾绞痛、胆绞痛、胃及十二指肠溃疡。有时用于治疗胰腺炎。

(三)用法与用量

解除胃痉挛:口服,每次 $0.3\sim0.6$ mg,每日 $2\sim3$ 次。解痉止痛的极量为每次 1 mg,每日 3 mg。

(四)不良反应与注意事项

本品有口干、无汗、散瞳、睫状肌麻痹、心动过速、便秘、急性尿潴留等不良反应,偶有皮肤反应,继续用药和(或)减少用量,其中有些反应可以耐受,但疗效可能降低。中毒剂量时可出现严重口干,伴有烧灼样感觉。

此外有吞咽困难、恶心、呕吐、怕光、面红、发热、白细胞增多、皮疹、心动过速、血压降低或升高。有严重肠道炎症和缺血或阿米巴结肠炎患者,可以发生梗阻和中毒性巨结肠症。大剂量可引起中枢兴奋症状。如烦躁、兴奋、谵妄、幻觉、震颤等,最后导致抑制以及延脑麻痹而死亡。儿童对抗胆碱药比较敏感,容易中毒。抗胆碱药禁用于反流性食管炎,因能降低胃和食管运动以及松弛食管下端括约肌,延缓胃的排空和促胃的滞留,从而使反流加剧。对于前列腺肥大、幽门梗阻、伴有心动过速的充血性心力衰竭等患者均应慎用。此外,因扩瞳而可能诱发闭角型青光眼,尤以注射给药容易引起,口服则少见。但对用缩瞳药治疗的开角型青光眼患者,仍可应用抗胆碱药。

(五)药物相互作用

与 H_2 受体阻断药、抗酸药合用,能有效抑制胃酸夜间分泌,缓解持续性溃疡疼痛和顽固性胃泌素瘤患者的症状。抗酸药能干扰胆碱药的吸收,两者宜分开服用。

(六)制剂与规格

片剂:0.3 mg。

(董燕霞)

第五节 助消化药

一、胰酶

(一)作用与特点

本品为多种酶的混合物,主要为胰蛋白酶,胰淀粉酶和胰脂肪酶。

本品在中性或弱碱性环境中活性较强,促进蛋白质和淀粉的消化,对脂肪亦有一定的消化作用。

(二)适应证

本品主要用于消化不良、食欲缺乏及肝、胰腺疾病引起的消化障碍。

（三）用法与用量

每次 0.3～0.6 g，每日 3 次，饭前服。

（四）不良反应与注意事项

本品不宜与酸性药物同服。与等量碳酸氢钠同服可增加疗效。

（五）制剂与规格

肠溶片：0.3 g，0.5 g。

二、慷彼申片

（一）作用与特点

本品可取代和补充人体本身分泌之消化酶，刺激胃和胰之天然分泌，对消化食物有重大的作用。米曲菌酶促使蛋白质及糖类在胃及十二指肠降解。在空肠及回肠中释放出的胰酶继续完成食物蛋白质、糖类及脂肪的降解。所包含的植物性酶和动物性胰酶，能在任何不同的酸碱度中发挥其最佳的效果。

（二）适应证

肠胃之消化酶不足，消化不良，受胆囊、肝或胰腺病影响而引起之消化失常。其他药物所引起的肠胃不适。高龄所致消化功能衰退。促进病后初愈，尤其是传染病或手术后之消化功能障碍，促进食物吸收，帮助咀嚼功能受限或食物限制等特种病情之消化能力。

（三）用法与用量

每次 1～2 片，进食时服用。如未见效，剂量可加倍。

（四）不良反应与注意事项

急性胰腺炎和慢性胰腺炎的急性发作期禁用。

（五）制剂与规格

糖衣片：每片含胰酶 220 mg、脂肪酶 7400 U、蛋白酶 420 U、淀粉酶 7 000 U、米曲菌中提取的酶 120 mg、纤维素酶 70 U、蛋白酶 10 U、淀粉酶 170 U。

（董燕霞）

第六节　止泻药

一、复方地芬诺酯

（一）别名

止泻宁。

（二）作用与特点

本品对肠道作用类似吗啡，可直接作用于肠平滑肌，通过抑制肠黏膜感受器，消除局部黏膜的蠕动反射而减弱肠蠕动，同时可增加肠的节段性收缩，使肠内容物通过延迟，有利于肠内水分的吸收。本品吸收后在体内主要代谢为地芬诺辛，其止泻作用比母体化合物强 5 倍。地芬诺辛的 1/2 为 12～24 h，主要由粪便排出，少量由尿中排出。

（三）适应证

本品适用于急、慢性功能性腹泻及慢性肠炎等。

（四）用法与用量

口服，每次 1～2 片，每日 2～4 次。腹泻控制后，应即减少剂量。

（五）不良反应与注意事项

服药后偶见口干、腹部不适、恶心、呕吐、嗜睡、烦躁、失眠等，减量或停药后即消失。长期使用可致依赖性。肝功能不全患者及正在服用有药物依赖性患者慎用。婴儿不推荐使用。不能用作细菌性痢疾的基本治疗药物。

（六）药物相互作用

本品可增强巴比妥类、阿片类及其他中枢抑制药的作用，故不宜合用。

（七）制剂与规格

片剂：每片含盐酸地芬诺酯 2.5 mg，硫酸阿托品 0.025 mg。

二、酵母

（一）别名

亿活。

（二）作用与特点

本品为生物性止泻剂。布拉酵母菌具有抗微生物和抗毒素作用，并对肠黏膜有营养作用。布拉酵母菌不会被胃肠液、抗生素或磺胺类药物所破坏，在肠内具有活性作用。药理学动物实验研究表明，无论在体外或体内，该药具有抗菌（包括白念珠菌）作用，还可促进动物体内的免疫作用。它能合成维生素 B_1、维生素 B_2、维生素 B_6、泛酸、烟酸。此外，还能显著增加人与动物上皮细胞刷状缘内的二糖酶。

（三）适应证

治疗成人或儿童感染性或非特异性腹泻。预防和治疗由抗生素诱发的结肠炎和腹泻。

（四）用法与用量

口服：每次 1～2 袋或 1～2 粒，1～2 次/日。最好避免在吃饭时服用。

（五）不良反应与注意事项

本品可引起胃部不适或腹胀感。

（六）药物相互作用

本品不可与全身性或口服抗真菌药物及某些唑啉类衍生物合用。

（七）制剂与规格

袋装：250 mg。胶囊：250 mg。

三、嗜酸性乳杆菌

（一）别名

乐托尔。

（二）作用与特点

本品为灭活的嗜酸乳杆菌菌体及其代谢产物，由于采用真空冷冻干燥法，细菌经过热处理已被灭活,其代谢过程中产生的乳酸及结构未明的抗生素有直接的抑菌作用;所含 B 族维生素能刺激肠道内正常产酸菌丛的生长;对肠黏膜有非特异性免疫刺激作用,能增强免疫球蛋白的合成。

(三)适应证

本品主要用于急慢性腹泻的对症治疗。

(四)用法与用量

胶囊剂:成人及儿童每日 2 次,每次 2 粒,成人首剂量加倍;婴儿每日 2 次,每次 1～2 粒,首剂量 2 粒。

(五)不良反应与注意事项

本品所含菌株已经被灭活,故与抗生素合用时不影响疗效,也不诱导病菌产生耐药性,怀孕期间用药无致畸作用的报道。

(六)制剂与规格

胶囊剂:每胶囊含灭活冻干嗜酸乳杆菌 50 亿和后冻干培养基 80 mg;散剂:每小袋含灭活冻干嗜酸乳杆菌 50 亿和后冻干的培养基 160 mg。

五、双歧三联活菌

(一)别名

培菲康。

(二)作用与特点

本品含双歧杆菌、嗜酸性乳杆菌及粪链球菌。直接补充正常生理性细菌,调整肠道菌群,抑制肠道中对人具有潜在危害的菌类甚至病原菌;促进机体对营养物的分解、吸收;合成机体所需的维生素;激发机体免疫力;减少肠源性毒素的产生和吸收。

(三)适应证

肠菌群失调症,轻、中型急性腹泻,慢性腹泻,腹胀,便秘。

(四)用法与用量

成人每次 2～3 粒,每日 2～3 次,口服。6～13 岁儿童每次 1～2 粒,1～6 岁儿童每次 1 粒,1 岁以下婴儿每次 1/2 粒,每日 2～3 次,口服。

(五)制剂与规格

散剂:1 g,2 g。胶囊:210 mg。

五、双歧杆菌

(一)别名

丽珠肠乐。

(二)作用与特点

本品可补充对人体有益的正常生理性肠道细菌,纠正菌群失调;维持正常的肠蠕动;减少内毒素来源,降低血内毒素水平;还可产生多种生物酶,使蛋白质转变成为氨基酸,脂肪转变成为脂肪酸,糖特别是乳糖分解成为乳酸,从而促进这三大营养素的吸收与利用。对于肝炎患者,能够改善肝功能,促进肝细胞功能的恢复,对于肝硬化患者,能够改善肝脏蛋白质的代谢,减轻肝脏负担,发挥保肝、护肝等作用。

(三)适应证

各种原因所致肠菌群失调疾病,如急慢性肠炎、腹泻、便秘等肠功能紊乱的防治,以及菌群失调所致血内毒素升高,如急慢性肝炎、肝硬化、肝癌等的辅助治疗。

(四)用法与用量

成人每次 1～2 粒,早晚各 1 次,餐后口服。儿童剂量酌减,重症加倍。婴幼儿可取出胶囊内药粉用凉开水调服。

(五)制剂与规格

胶囊:10 粒。

(董燕霞)

第七节　抗凝血药

抗凝血药是指能通过干扰机体生理性凝血的某些环节而阻止血液凝固的药物,临床主要用于血栓栓塞性疾病的预防和治疗。

一、凝血酶间接抑制药

(一)肝素

肝素因最初在肝脏发现而得名,存在于肥大细胞、血浆及血管内皮中,是一种由 D-葡萄糖胺、L-艾杜糖醛苷、N-乙酰葡萄糖胺和 D-葡糖醛酸交替组成的黏多糖多硫酸酯,分子量为5～30 kD,平均分子量是 12 kD,带有大量负电荷,呈酸性。药用肝素是从猪肠黏膜或牛肺脏中获得的。

1. 体内过程

肝素是带大量员电荷的大分子,不易通过生物膜,口服不吸收,通常静脉给药。静脉注射后,60%集中于血管内皮,不能透过胸膜、腹膜和胎盘,不进入乳汁。主要在肝脏中经单核吞噬细胞系统的肝素酶分解代谢。其降解产物或肝素原形(高剂量时)经肾排泄。肝素的 t1/2 因剂量而异,例如静脉注射 100、400、800 U/kg,其 t1/2 分别为 1、2、5 h 左右。肺气肿、肺栓塞患者 t1/2 缩短,肝、肾功能严重障碍者则 t1/2 明显延长,对肝素敏感性也提高。

2. 药理作用

(1)增强抗凝血酶Ⅲ活性:通过催化血浆中抗凝血酶Ⅲ(ATⅢ)对一些凝血酶的抑制作用。其明显增强 ATⅢ 与凝血酶的亲和力,使Ⅱa-ATⅢ反应速率加快 1 000 倍、加速凝血酶灭活。ATⅢ可抑制内源性和共同通路活化的凝血因子,包括凝血酶、因子Ⅸa、Ⅹa、Ⅺa 和Ⅻa。肝素与 ATⅢ 赖氨酸残基形成可逆性复合物,使 ATⅢ 构象改变,暴露出精氨酸活性位点,后者与凝血因子Ⅸa、Ⅹa、Ⅺa、Ⅻa 丝氨酸活性中心结合,对凝血酶则形成肝素-ATⅢ-Ⅱa 三元复合物,"封闭"凝血因子活性中心,使其灭活,发挥显著的抗凝作用。

(2)激活肝素辅助因子Ⅱ:高浓度肝素与肝素辅助因子Ⅱ(HCⅡ)结合,激活 HCⅡ。活化的 HCⅡ可提高对凝血酶抑制速率,达 100 倍以上。

(3)其他:肝素可使内皮细胞释放脂蛋白酶,将血中乳糜微粒和极低密度脂蛋白的三酰甘油水解为甘油和游离脂肪酸;抑制炎症介质活性和炎症细胞活性,呈现抗感染作用;抑制血管平滑肌细胞增生,抗血管内膜增生;抑制血小板聚集。

3.临床应用

(1)血栓栓塞性疾病:主要用于防止血栓形成和扩大,如深部静脉血栓、肺栓塞、脑梗死、心肌梗死心血管手术及外周静脉术后血栓形成等。尤其适用于急性动,静脉血栓形成。肝素是最好的快速抗凝药物。

(2)弥散性血管内凝血(DIC):用于各种原因如脓毒血症、胎盘早期剥离、恶性肿瘤溶解等导致的 DIC,这是肝素的主要适应证,应早期应用,防止纤维蛋白原及其他凝血因子耗竭而发生继发性出血。

(3)心血管手术、心导管检查、血液透析及体外循环等体外抗凝。

4.不良反应

(1)出血:这是肝素主要不良反应,表现为各种黏膜出血、关节腔积血和伤口出血等。严重者可引起致命性出血(4.6%)。用药期间应监测部分凝血酶时间(PTT)。PPT 应当维持在正常值(50~80 s)的 1.5 到 2.5 倍。对轻度出血患者停药即可,严重者可静脉缓慢注射鱼精蛋白,每 1~1.5 mg 鱼精蛋白可中和 100 U 肝素,每次剂量不可超过 50 mg。

(2)血小板减少症:发生率高达 5%~6%,若发生在用药后 1~4 d,程度多较轻,不需中断治疗即可恢复,一般认为是肝素引起一过性的血小板聚集作用所致;多数发生在给药后 7~10 d,与免疫反应有关。

可能因肝素促进血小板因子 4(PF_4)释放并与之结合,形成肝素-PF_4 复合物,后者再与特异抗体形成 PF_4-肝素-IgG 复合物,引起病理反应所致。停药后约 4 d 可恢复。

(3)其他:可引起皮疹、发热等过敏反应。妊娠妇女长期用肝素可引起骨质疏松,自发性骨折,于分娩 1 年后可恢复正常。

对肝素过敏、血友病、出血倾向、血小板功能不全和血小板减少症、紫癜、严重高血压、细菌性心内膜炎、肝肾功能不全、消化性溃疡、颅内出血、活动性肺结核、先兆性流产、产后、内脏肿瘤、外伤及术后等患者和孕妇禁用。

(二)低分子量肝素

从普通肝素中分离或由普通肝素降解后再分离而得的低分子量肝素(LMWH)是分子量小于 7 kD 的肝素。由于其药理学和药动学的特性优于普通肝素,近年来发展很快。与普通肝素相比,LMWH 具有以下特点:①LMWH 具有选择性抗凝血因子Ⅹa 活性,而对凝血酶及其他凝血因子影响较小。低分子量肝素的抗因子Ⅹa/Ⅱa 活性比值为 1.5~4.0,而普通肝素为1.0 左右,分子量越低,抗凝血因子Ⅹa 活性越强,这样就使抗血栓作用与出血作用分离,保持了肝素的抗血栓作用而降低了出血的危险;②个体差异小,血管外给药生物利用度高,半衰期较长,体内不易被消除;③LMWH 由于分子量小,较少受 PF_4 的抑制,不易引起血小板减少。LMWH 将逐渐取代普通肝素用于临床,但各制剂选用时仍应注意出血的不良反应。

(三)依诺肝素

1.体内过程

依诺肝素为第一个上市的 LMWH,分子量为 3.5~5.0 kD,本药皮下注射后吸收迅速、完全。注射后 3 h 出现血浆最高活性,而血浆中抗凝血因子Ⅹa 活性可持续 24 h。不易通过胎盘屏障,部分经肾排泄。t1/2 为 4.4 h。

2.药理作用

对抗凝血因子 X a 与因子 II 活性比值大于 4.0,具有强大而持久的抗血栓形成作用。

3.临床应用

主要用于深部静脉血栓,外科手术和整形外科(如膝、髋人工关节更换手术)后静脉血栓形成的防治,血液透析时防止体外循环凝血发生。本药与普通肝素相比,抗凝剂量较易掌握,毒性小,安全,作用持续时间较长。本药常规给药途径为皮下注射。

4.不良反应

较少出现出血,如意外静脉注射,或大剂量皮下注射,可引起出血加重,可用鱼精蛋白对抗:鱼精蛋白 1 mg 可中和本药 1 mg 的抗因子 II a 及部分(最多 60%)抗因子 X a 的活性。偶见血小板减少。严重出血、对本药过敏患者,严重肝、肾功能障碍患者禁用。

其他 LMWH 的药理作用、临床应用和不良反应均与依诺肝素相似,但应注意临床应用的剂量存在一定的差异,并注意出血等不良反应。

(四)合成肝素衍生物

磺达肝癸钠(Na)是一种以抗凝血酶肝素结合位点结构为基础合成的戊多糖。它经抗凝血酶介导对因子 X a 的抑制作用,因分子短小而不抑制凝血酶。与肝素和低分子量肝素相比,该药发生肝素引起的血小板减少症的风险要小得多。

二、凝血酶直接抑制药——重组水蛭素

凝血酶是最强的血小板激活物。根据药物对凝血酶的作用位点可分为:①双功能凝血酶抑制药,如水蛭素可与凝血酶的催化位点和阴离子外位点结合;②阴离子外位点凝血酶抑制药,仅能通过催化位点或阴离子外位点与凝血酶结合,发挥抗凝血酶作用,如阿加曲班。

基因重组水蛭素,是由水蛭的有效成分水蛭素,经由基因重组技术制成,分子量为 7 kD。

1.药理作用与作用机制

水蛭素对凝血酶具有高度亲和力,是目前所知最强的凝血酶特异性抑制剂。可抑制凝血酶蛋白水解作用,抑制纤维蛋白的生成。水蛭素与凝血酶以 1∶1 结合成复合物,使凝血酶灭活。

该药不仅阻断纤维蛋白原转化为纤维蛋白凝块,而且对激活凝血酶的因子 V、VIII、XIII,以及凝血酶诱导的血小板聚集均有抑制作用,具有强大而持久的抗血栓作用。

2.体内过程

本药口服不被吸收,静脉注射后进入细胞间隙,不易通过血脑屏障。主要以原形(90%～95%)经肾脏排泄。t1/2 约 1 h。

3.临床应用

用于防治冠状动脉形成术后再狭窄,不稳定型心绞痛、急性心肌梗死后溶栓的辅助治疗、DIC、血液透析中血栓形成,临床疗效优于肝素。大剂量可引起出血。

4.注意事项

肾衰竭患者慎用。由于患者用药期间体内通常可形成抗水蛭素的抗体而延长 APTT,建议每日监测 APTT,目前尚无有效的水蛭素解毒剂。

三、凝血因子合成抑制剂——维生素 K 拮抗药

香豆素类,为口服抗凝血药,是一类含有 4-羟基香豆素基本结构的物质。常用华法林(苄丙酮香豆素)、双香豆素、苯丙香豆素、醋硝香豆素(新抗凝)等。

双香豆素口服吸收慢且不规则,吸收后几乎全部与血浆蛋白结合,因此,与其他血浆蛋白结合率高的药物同服,可增加双香豆素的游离药物浓度,使抗凝作用大大增强,甚至诱发出血。双香豆素分布于肺、肝、脾及肾,经肝药酶羟基化失活后由肾排泄。醋硝香豆素大部分以原形经肾排出。这里主要介绍华法林。

1.体内过程

华法林口服吸收完全,生物利用度可达 100%,99%与血浆蛋白结合,表观分布容积小,吸收后 0.5～4 h 达血药浓度高峰,能通过胎盘。

华法林(消旋混合物)的 R、S 同分异构体,均主要经肝脏代谢,可经胆汁排入肠道再吸收,最终从肾排泄。t1/2 约 40 h。受此药影响的凝血因子 t1/2 为 6～60 h。华法林无体外抗凝作用,体内抗凝作用缓慢而持久。口服后一般需 8～12 h 发挥作用,1～3 d 达血药浓度高峰,停药后作用可持续数天。

2.药理作用与作用机制

香豆素类是维生素 K 的拮抗剂,抑制维生素 K 在肝脏由环氧型向氢醌型转化,从而阻止维生素 K 的反复利用。维生素 K 是 γ-羧化酶的辅酶。凝血因子 Ⅱ、Ⅶ、Ⅸ、Ⅹ、抗凝血蛋白 C 和抗凝血蛋白 S 前体的第 10 个谷氨酸残基(Glu)依赖 γ-羧化酶的催化作用下,生成 γ-羧基谷氨酸。华法林因阻止维生素 K 的循环利用,抑制了凝血因子 Ⅱ、Ⅶ、Ⅸ、Ⅹ 等的活化,使这些因子处于无凝血活性的前体阶段,从而产生抗凝作用,对已经羧化的上述因子无作用,因此香豆素类体外无效,体内也须原有活化的上述因子耗竭后才发挥抗凝作用。故香豆素类口服后一般经 12～24 h 才出现作用,1～3 d 达峰,维持 3～4 d。

3.临床应用

(1)心房纤颤和心脏瓣膜病所致血栓栓塞:这是华法林的常规应用;此外,接受心脏瓣膜修复术的患者,需长期服用华法林。

(2)髋关节手术患者:可降低静脉血栓形成的发病率。

(3)预防复发性血栓栓塞性疾病:如肺栓塞,深部静脉血栓形成患者,用肝素或溶栓药后,常规用华法林维持 3～6 个月。

4.不良反应

主要是出血,如血肿、关节出血、胃肠道出血等。最严重的出血是颅内出血,应密切观察。在服药期间应密切监测凝血酶原时间(PT)。一旦出血严重,应立即停药,给予 10 mg 维生素 K 静脉注射,一般在给药 24 h 后,PT 可恢复正常;也可输新鲜血液。可致畸胎,孕妇禁用。罕见有"华法林诱导的皮肤坏死",通常发生在用药后 2～7 d。也可引起胆汁瘀滞性肝损害,停药后可消失。

(董燕霞)

第八节 抗贫血药

循环血液中红细胞数和血红蛋白量低于正常称为贫血。根据病因及发病机制的不同可分为由铁缺乏所致的缺铁性贫血,由叶酸或维生素 B_{12} 缺乏所致的巨幼红细胞性贫血和骨髓造血功能低下所致的再生障碍性贫血。治疗贫血的药物为抗贫血药,根据病因可分为抗缺铁性贫血药物、抗巨幼红细胞性贫血药物和造血细胞生长因子。抗贫血药主要有铁剂、叶酸类、维生素 B_{12}、红细胞生成素等。

一、右旋糖酐铁

(一)药理毒理

抗贫血药。铁为血红蛋白及肌红蛋白的主要组成成分。血红蛋白为红细胞中主要携氧者。肌红蛋白系肌肉细胞贮存氧的部位,以助肌肉运动时供氧需要。与三羧循环有关的大多数酶均含铁,或仅在铁存在时才能发挥作用。所以对缺铁患者积极补充铁剂后,除血红蛋白合成加速外,与组织缺铁和含铁酶活性降低的有关症状如生长迟缓、行动异常、体力不足、黏膜组织变化以及皮肤指甲病变也均能逐渐得以纠正。

(二)适应证

适用于不能耐受口服铁剂的缺铁性贫血患者或需要迅速纠正缺铁者。

(三)用法与用量

深部肌内注射,每日 25 mg。

(四)不良反应与注意事项

严重肝肾功能损害、尿路感染无尿者、早期妊娠及患有急性感染者禁用。肌内注射可致局部疼痛、潮红、头痛、头昏、肌肉酸痛、腹泻、呼吸困难、心动过速等。静脉注射不可溢出静脉。须冷藏。久置可有沉淀。

(五)制剂与规格

注射液:50 mg/2 mL,100 mg/4 mL。

(六)医保类型及剂型

甲类:注射剂。

二、叶酸

(一)其他名称

维生素 M、维生素 B、维生素 C。

(二)作用原理

叶酸在肠道吸收后,经门静脉进入肝脏,在肝内二氢叶酸还原酶的作用下,转变为具有活性的四氢叶酸。后者是体内转移"一碳基团"的载体,是 DNA 合成的主要因素。经口服给药,在胃肠道(主要是十二指肠上部)几乎完全被吸收,经 5~20 min 可出现在血中,1 h 后可达最高血药浓度。大部分主要贮存在肝内,体内的叶酸主要被分解为蝶呤和对氨基苯甲酰谷氨酸。血浆半衰期约为 40 min。由胆汁排至肠道中的叶酸可再被吸收,形成肝肠循环。慢性酒精中毒时,每天从食物中摄取叶酸的量大受限制,叶酸的肝肠循环也可能由于酒精对肝实质细胞的毒性作用而发生障碍。但这是很容易纠正的,只要恢复正常饮食,就足以克服酒精的影响。还有在妊娠,哺乳期间,都可导致体内叶酸需求增多,是叶酸补充的指征。

(三)适应证

用于各种巨幼红细胞性贫血,尤适用于由于营养不良或婴儿期、妊娠期叶酸需要量增加所致的巨幼红细胞贫血。

(四)用法与用量

①口服:成人每次 5~10 mg,每日 5~30 mg;儿童每次 5 mg,每日 3 次;②肌内注射:每次 10~20 mg。

(五)不良反应与注意事项

不良反应较少,罕见变态反应,长期服用可出现厌食、恶心、腹胀等。静脉注射较易致不良反应,故不宜采用。

(六)不良反应

在肾功能正常的患者中,很少发生中毒反应。偶可见过敏反应,叶酸的过敏反应严重的一些症状包括皮疹、瘙痒、肿胀、头晕、呼吸困难。如果注意到任何不正常,就应该马上求医。个别患者长期大量服用叶酸可出现厌食、恶心、腹胀等胃肠道症状。大量服用叶酸时,可出现黄色尿。叶酸口服可很快改善巨幼红细胞性贫血,但不能阻止因维生素 B_{12} 缺乏所致的神经损害的进展,且若仍大剂量服用叶酸,可进一步降低血清中维生素 B_{12} 含量,反使神经损害向不可反转方面发展。

叶酸之敌:水、磺胺药剂、阳光、雌激素、食品加工(特别是煮沸)、高温、安眠药、阿司匹林、酒精、紫外线可使叶酸溶液失去活性,碱性溶液容易被氧化,在酸性溶液中对热不稳定,故应遮光,密封保存。

(七)药物相互作用

大剂量叶酸能拮抗苯巴比妥、苯妥英钠和扑米酮的抗癫痫作用,并使敏感儿童的发作次数增多。维生素 B_1、维生素 B_2、维生素 C 不能与本品注射剂混合。

(八)制剂与规格

①片剂:5 mg;②注射液:15 mg/mL。

(九)医保类型及剂型

①甲类:口服常释剂;②乙类:注射剂。

三、硫酸亚铁

(一)其他名称

硫酸低铁。

(二)作用与特点

硫酸亚铁用于治疗缺铁性贫血症;也用于在食物中加铁,长期超量使用可能会引起腹痛、恶心等不良反应。缺铁性贫血是由于摄入铁不足或铁缺失过多,导致体内供造血用的铁不足所致,常见于急慢性失血、儿童生长期、妇女妊娠和哺乳期等。硫酸亚铁的药理:铁是红细胞中血红蛋白的组成元素,缺铁时,红细胞合成血红蛋白量减少,致使红细胞体积变小,携氧能力下降,形成缺铁性贫血。口服本品可补充铁元素,纠正缺铁性贫血。

(三)适应证

主要用于慢性失血(月经过多、慢性消化道出血、子宫肌瘤出血、钩虫病失血等)、营养不良、妊娠、儿童发育期等引起的缺铁性贫血。

(四)用法与用量

口服,成人,每次 0.3 g,每日 3 次,饭后服用。小儿,每次 0.1～0.3 g,每日 3 次。缓释片:口服,每次 0.45 g,每日 2 次。

(五)不良反应与注意事项

对胃肠道黏膜有刺激性,宜饭后服用。铁与肠道内硫化氢结合,生成硫化铁,使硫化氢减少,减少了对肠蠕动的刺激作用,可致便秘,并排黑便。血红蛋白沉着症、含铁血黄素沉着症及不缺铁的其他贫血、肝、肾功能严重损害、对铁剂过敏者禁用。酒精中毒、肝炎、急性感染、肠道炎症、胰腺炎及消化性溃疡慎用。大量口服可致急性中毒。治疗期间需做血红蛋白测定、网织红细胞计数、血清铁蛋白及血清铁测定。

(六)药物相互作用

稀盐酸可促进 Fe^{3+} 转变为 Fe^{2+},有助于铁剂吸收,对胃酸缺乏患者尤适用;维生素 C 为还原性物质,能防止 Fe^{2+} 氧化而利于吸收。钙剂、磷酸盐类、抗酸药和浓茶均可使铁盐沉淀,妨碍其吸收;铁剂与四环素类可形成络合物,互相妨碍吸收。

(七)制剂与规格

①片剂:0.3 g;②缓释片:0.25 g。

(八)医保类型及剂型

甲类:口服常释剂、缓释控释剂。

四、重组人红细胞生成素

(一)其他名称

佳林豪。

(二)药理作用

红细胞生成素(EPO)是含涎酸(唾液酸)的酸性糖蛋白,由 165 个氨基酸组成,它由重组 DNA 技术产生。其作用机制为与红系祖细胞的表面受体结合,刺激红系祖细胞[包括红系爆式集落形成单位(BFU-E)、红系集落形成单位(CFU-E)及原红细胞]的分化。EPO 亦可促使红细胞自骨髓向血液中释放,进而转化为成熟红细胞,另外尚有稳定红细胞膜,提高红细胞膜抗氧化酶的功能。内源性 EPO 主要由肾脏、少量自肝脏产生。慢性肾功能不全合并贫血,其主要原因为 EPO 不足,故外源性补充 EPO 可矫正肾性贫血。而本药对体内 EPO 浓度明显增高的贫血一般无效。长期接受血液透析的患者应用本药后,血细胞比容会增加。等渗氯化钠或枸橼酸钠缓冲溶液(含 pH 为 6.9 ± 0.3 的注射用水、人体白蛋白 2.5 mg、枸橼酸钠 5.8 mg、氯化钠 5.8 mg 及枸橼酸 0.06 mg)为本药的贮存液。

(三)适应证

(1)用于治疗肾功能不全合并的贫血、获得性免疫缺陷综合征(艾滋病)本身所致贫血或对其治疗所引起的贫血、恶性肿瘤伴发的贫血以及风湿病所引起的贫血等。

(2)也用于为择期手术储存自体血而反复采血的患者。

(3)应用本药可预防贫血发生。

(4)适于慢性肾衰竭伴有贫血的患者。包括靠透析和不靠透析的患者。提高或维持红细胞的水平,减少输血。本品可避免对输血的依赖,但不能代替急救输血。

(四)用法与用量

本品可皮下注射或静脉注射,每周分 2～3 次给药。给药剂量需依据患者贫血程度、年龄及其他相关因素调整。

(五)不良反应与注意事项

本品耐受性良好,不良反应多较轻微。可引起过敏性反应、心脑血管系统、血液系统、肝脏及胃肠道不良反应。用药期间应定期检查血细胞比容,如发现过度的红细胞生长,应调整剂量或采取暂时停药等适当处理。应用本品若发生高钾血症,应停药至恢复正常水平为止。高龄者,心肌梗死、肺梗死、脑梗死患者,有药物过敏史及有过敏倾向的患者慎用。治疗期间如果患者血清铁蛋白低于 100ng/mL,或转铁蛋白饱和度低于 20%,应每日补充铁剂。高血压失控患者,对哺乳动物细胞衍生物过敏及对人血白蛋白过敏者禁用。

(六)药物相互作用

铁、叶酸或维生素 B_{12} 不足会降低本品疗效,铝严重过多也会影响疗效。

(七)制剂与规格

注射液:2 000 U,3 000 U,4 000 U,5 000 U。

(八)医保类型及剂型

乙类:注射剂。

(姜宏梅)

第九节　药物化学的研究内容与任务

药物化学的主要内容是基于生物学科研究所揭示的潜在药物靶标,参考内源性配体或已知活性物质的化学结构特征,设计并合成(制备)新的有效化合物分子,并进一步研究化学药物的结构特点、理化性质、构效关系、体内代谢作用机制以及新药的发现和发展的一门学科,其核心任务是研究和制备新药。

根据药物化学学科的研究对象和学科特点,其主要任务涵盖以下三个方面。①为有效、合理地利用现有化学药物提供理论基础。通过研究化学药物的化学结构、理化性质、体内代谢与药效之间的关系,阐明药物的化学稳定性和生物效应,不仅可以确保药物的质量,还为制剂剂型的选择、药物间的配伍禁忌、合理用药以及新药开发过程中的药物结构改造奠定了基础。此外,药物代谢动力学、前体药物与软药的理论研究和实践,以受体作用模式为基础的计算机辅助药物设计等学科的快速发展,促使这一任务不断深化,也为近代分子药理学的研究奠定了相应的化学基础。②为药物的化学制备提供经济合理的方法和工艺。通过研究、优化药物合成路线和工艺条件,提高药物的合成和设计水平。通过采用合理的原料和试剂,在药物生产过程中引入新工艺、新技术、新方法和新试剂,提高产品的产量和质量,并有效降低生产成本,获得最高的经济利益,以满足广大人民群众医疗保健的需求。③为探索和开发新药提供快捷的途径和新颖的方法。新药开发的首要任务是发现先导化合物,先导化合物的发现有多种方法,从天然产物中获得先导化合物仍是一种主要途径。近年来,基于靶点的药物发现和基于药效团的药物发现等研究手段获得了越来越多的成功,创制新药的研究已经构成药物化学的一个重要学科分支—药物设计学。随着我国新药研究开发战略的转变,这一新兴学科也日益受到人们的重视。此外,融合计算机技术的发展,也开拓了药物设计学的新领域—计算机辅助药物设计学。通过多种学科的融合发展,有效利用和改进现有药物,最终制备出疗效好、不良反应小的新药。

药物化学的研究内容和任务,针对不同专业的学生,教学内容有所侧重。对于药学专业的学生,教学内容主要侧重在第一和第二方面。在整个教学过程中,应以药物发展过程为主线,以药物的化学结构为中心,以药物的理化性质为重点,熟练把握药物的化学结构、制备、理化性质、构效关系、药理活性和体内代谢等,并通过深入学习,熟悉典型药物的合成路线并了解新药研究与开发,可由药物的化学结构特点推测出其理化性质及化学稳定性、药物制备及储存过程中可能发生的变质反应及预防措施。

对药学专业学生学习药物化学的基本要求如下。①掌握各大类化学药物的结构类型和构效关系,学会应用药物的理化性质解决药物的调剂、制剂、分析检验、储存及临床使用等问题。②熟悉重要结构类型的构效关系和作用机制。③熟悉临床常用药物的发现、发展过程及合成路线的设计和评价。④了解新药研究与开发的一般途径。

总之,药物化学课程的总体目标是有效利用现有化学药物和制备新药,不断提供药物新品种,促进医药工业发展,提高人类健康水平。

一、药物化学发展简史

数千年前,人类已经开始应用植物、动物和矿物等天然物质来对抗疾病。19世纪药物化学作为一门学科兴起,当时统称为药物学,涵盖了今天的天然药物化学、药物化学、药理学和药剂学等学科内容。随着人类社会的进步和自然科学的发展,药物化学作为一门独立的、有特定研究范围的学科逐渐从药物学中独立出来。

药物研究与开发的历史,是由粗略到精细、由盲目到自觉、由经验性的试验到科学的合理设计的发展过程。药物化学的发展过程,大致可以分为三个阶段,即发现阶段、发展阶段和设计阶段。

1.发现阶段

19世纪初至中期化学已有相当的基础,当时人们已经可以利用化学方法提取天然产物中的有效成分,这些活性成分的确定证实了天然药物中所含的化学物质是其产生治疗作用的物质基础。随着化学工业的发展,人们已经可以较精确地确定天然药物中活性成分的化学结构和理化性质,明确这些活性成分的药理活性,进而采用有机化学合成技术进行大规模制备并应用于临床,如三氯甲烷和乙醚作为全身麻醉药;水合氯醛作为镇静催眠药;苯酚作为消毒防腐药。1899年,阿司匹林作为解热镇痛药应用于临床,标志着人们可以利用化学方法来开发新药。至此,药物化学作为一门学科开始形成。

2.发展阶段

药物化学发展阶段大致在20世纪30年代到20世纪60年代,这一阶段合成药物发展迅速,如内源性活性物质的分离、测定、活性确定以及酶抑制剂的联合应用等,这一时期又被称为化学药物发展的黄金时期。

20 世纪 30 年代,德国法本公司下属拜耳实验室的研究人员发现含有磺酰胺基的一种偶氮染料百浪多息对链球菌和葡萄球菌有很好的抑制作用,药理实验进一步证实了它对细菌感染性疾病的疗效,并陆续合成了许多磺胺类药物,开启了现代化学治疗的新纪元。20 世纪 40 年代,青霉素的疗效得到肯定,各种抗生素陆续被发现并被化学合成,药物化学的领域得以进一步扩大。

1940 年 Woods 和 Fildes 发现磺胺类抗菌药物的作用机制,是由于竞争性抑制细菌生长增殖所必需的对氨基苯甲酸,从而建立了代谢学说。随着该学说的建立,人们阐明了抗菌药物的作用机制,发现了许多新的抗菌、抗病毒、抗肿瘤和抗寄生虫药物,为更多新药的发现开拓了新的途径。药物结构与生物活性关系的研究也随之展开,为创制新药和先导化合物的发现提供了重要依据,药物化学也逐渐发展成为一门独立的学科。

20 世纪 50 年代以后,在生物学和医学快速发展的大背景下,药物在体内的作用机制和代谢变化逐步得到阐明,导致人们利用生理生化知识,针对病因寻找新药,改变了过去单纯依赖药物的显效基团或基本结构寻找新药的方法。如利用前药和潜效的理论提高药物的选择性并降低药物的毒性。1952 年发现治疗精神分裂症的氯丙嗪后,一系列能够影响神经活动的安定药和单胺氧化酶抑制剂开始合成,使得精神疾病的治疗取得了突破性进展。1962 年普萘洛尔的发现,为 β 受体阻滞剂用于心血管疾病的治疗开拓了新途径。在此阶段,人们已经从分子水平上认识到酶、受体和离子通道对生命活动的重要调节作用,为药物的设计奠定了良好的基础。

3.设计阶段

设计阶段始于 20 世纪 60 年代。这一阶段,一些全新结构类型的药物先后上市,如抗恶性肿瘤的喜树碱、紫杉醇及抗疟药物青蒿素等,使得从天然药物中寻找新药成为热点。此外,人们对蛋白质、受体、酶等概念有了进一步的认识,以此作为药物的作用靶点来进行新药设计,陆续开发了多个受体激动剂和拮抗剂、酶抑制剂、离子通道调节剂等药物。

与此同时,欧洲出现了"反应停"事件,造成千百个严重畸形儿的出生,震惊了世界。为了提高药物的安全性,各国卫生部门制定法规,规定对新药进行致畸、致突变和致癌性试验,一定程度上增加了新药研制的周期和经费。在新药的研制过程中,为了减少盲目性、随机性,提高准确度和成功率,客观上要求改进研究方法,将药物的研究方法建立在科学合理的基础上,即药物设计。合理药物设计是药物化学发展的重要方向之一,是依据生物化学、分子生物学、酶学等研究成果,针对这些基础研究揭示的酶、受体等潜在药物靶标,参考这些把标的内源性配体或天然底物的化学结构特征设计新的药物分子,以设计高活性、高选择性作用于靶标的新药。合理的药物设计可减少药物发现的盲目性,从而有效提高新药研究与开发的速度和效率。

此外,生命科学和计算机科学的迅猛发展,有力促进了药物化学的发展。新药的研究出现了新方法和新技术,如组合化学、高通量筛选技术、分子克隆、基因工程、细胞工程和计算机辅助药物设计技术等,这些新技术的应用,大大加快了寻找新药的步伐,缩短了新药开发的时间,极大地提高了新药研发的成功率。

二、我国药物化学的发展现状

中华人民共和国成立前我国的医药工业非常落后,几乎所有的药品都依赖进口。中华人民共和国成立后,我国制药工业的发展经历了从无到有、从小到大的过程。如今,制药工业有了长足的发展,已经成为国民经济的一个重要组成部分。目前,我国现有医药企业 8 700 多家,通过 GMP(药品生产质量管理规范)的医药生产企业 6 000 多家,医药工业总产值由 1978 年的 64 亿元增加到 2 000 年的 2332 亿元,增幅近 36 倍。至 2016 年,我国医药工业总产值已达 31 749 亿元,建立了比较完整的药品生产和研究体系。现在我国已能生产 24 大类近 1 500 种化学原料药,年产量近 600 万吨,成为世界第一大原料药生产国,能生产片剂,注射剂和冲剂等 34 个剂型、4 000 多个品种的各类化学药品制剂。一些重要的品种如维生素 C、青霉素等占世界原料药市场的 60% 以上。随着国民经济的发展,对新药研究的投入也逐年增大,现已初步形成新药研究开发体系。

长期以来,我国新药开发走的是一条以仿制为主的道路,已经形成了强大的仿制体系。我国自 1993 年开始实施药品专利保护,药品生产从仿制开始走向创新,制药工业的发展进入了一个新的历史时期,即实施非专利药的开发和自主研发并举,并逐步向发展创新药物过渡。

随着我国国力的不断增强和科技的快速发展,我国医药科技产业的创新体制逐步趋于完善,人才队伍得以聚集,产业规模逐渐得到提升。截至 2010 年 6 月,我国已有 16 个品种获得新药证书,20 个品种提交新药注册申请。另外,还有十余个品种完成全部研究工作,数 10 个品种处于临床末期研究阶段,新药研发的创新性和质量明显提升,接近国际先进水平。未来我国药物化学事业必将取得更辉煌的成绩,国际市场上也将出现更多我国自主知识产权的化学药物。

(张　征)

第十节　药物的命名

化学药物通常有三种名称:国际非专有名(international non proprietary names,INN,又称通用名)、化学名和商品名(trade name)。通用名是由国家或国际命名委员会命名:化学名是由国际纯粹和应用化学联合会(international union for pure and applied chemistry,IUPAC)命名:而商品名则由新药开发者在申报时选定。通用名和化学名主要针对原料药,也是上市药品主要成分的名称:商品名是指被批准上市后的药品名称,常用于医师的处方中。

国际非专有名(INN)即通用名,在世界范围内使用不受限制,不能取得专利和行政保护,是文献、教材及药品说明书中标明有效成分的名称。2014 年由中华人民共和国卫计委药典委员会编写的《中国药品通用名称》是中国药品命名的依据。该书收载的药品共有 11600 余种,其中药物的中文译名采用英文名称音译为主,意译、音译合译或其他译名,尽量与英文名称对应。

INN 原则上只指活性碱基或活性酸性部分,同一活性物质的不同盐或酯的名称,只是非活性部分的名称不同。在 INN 中,相似或同类的药物具有共同的词干、词头或词尾,这种命名方法给医师或药学工作者记忆及使用带来了方便。

药物的化学名反映药物的本质,具有规律性、系统性和准确性。药物的化学名是根据药物的化学结构进行命名的,英文化学名是国际通用的名称,以药物的化学结构为基本,适用于结构确定的药物。英文化学名所采用的系统命名以美国化学文摘为依据。中文化学名以《中华人民共和国药典》收载的药物化学名为依据。化学名具体命名方法是以母体名称作为主体名，再连上官能团和取代基的名称，并按规定顺序注明取代基或功能团的序号和数目，如有立体化学结构须注明。取代基排列先后次序问题常常被人们忽略，英文化学名取代基次序是以英文首字母的顺序排列，而中文化学名是按照立体化学中的次序规则进行取代基排序命名的，次优先的原子或基团在前，优先的在后。

药物的商品名是制药企业为保护自己开发产品的生产权或市场占领权，经过注册批准后成为该药品的专用商品名称，受行政和法律保护，又称专利名。商品名通常包括药物的主要活性成分和其他成分、辅料等。含有同一种活性成分只有一个通用名和化学名，但由于辅料剂量和剂型的不同，可以有多个不同的商品名在市场销售。例如，我国阿莫西林有 9 种口服制剂和 1 种注射剂，口服制剂共有商品名 53 个，注射剂商品名则有 11 个。商品名是全世界各国都认可的上市药物名称，受知识产权和其他行政性保护。

（张　征）

第十一节　新药研究和开发

药物化学的根本任务是设计和发现发明新药。所谓新药是指化学结构、药品组分和药理作用不同于现有药品的药物。一般来讲，药物的研究和开发可分为两个主要阶段，即研究阶段和开发阶段。新药研究的目的是为了设计和发现新的化学实体；新药的开发则是在得到这些化学实体后，通过各种检验、评价使其成为可上市药物。新药的研究和开发有多种途径，其关键问题是要找到一个可供研究的先导化合物（leadcompound），经过对先导化合物进一步的结构修饰、改造、优化和设计，最终研发得到生物活性好、毒副作用小、经济有效的新药。

一、先导化合物的发现

先导化合物简称先导物，是通过各种途径和手段得到的具有某种生物活性和化学结构的化合物，用于进一步的结构改造和修饰，是创新药物研究的出发点和基础。在药物发展的早期阶段，天然产物几乎是疾病治疗药物唯一的来源，时至今日从天然产物中寻找先导化合物仍然是一条重要途径。天然产物往往具有独特的化学结构，并且结构丰富多样，而且具有特殊的药理活性，是药物设计先导化合物的重要来源。

1. 植物来源

在 1960 年以前，大部分药物是从天然产物中直接提取得到的，如 1806 年从罂粟科植物罂粟中分离得到的镇痛药吗啡（morphine）；从茄科植物颠茄、曼陀罗及莨营等分离提取出的生物碱类解痉药阿托品（atropine）；1820 年从金鸡纳树皮中提取得到的抗疟药奎宁（quinine）；1967 年，从紫杉中分离得到可用于卵巢癌治疗的紫杉醇（taxol）。1970 年初，我国科学家首次从黄花蒿中分离出抗疟有效成分青蒿素（artemisinine），拯救了非洲数百万人的生命，解除了数以亿计患者的病痛，发现青蒿素的中国科学家居呦呦获得 2015 年诺贝尔生理学或医学奖。

近年来，随着分离提取技术和生物活性检测方法的快速发展，从天然产物中寻找先导化合物再经分子改造而发现新药的周期大大缩短,因此,从植物中寻找有效成分作为先导化合物得到越来越多的重视。

2.微生物来源

某些微生物的次级代谢产物很多具有药理活性,而且往往与特异性受体相结合,从而产生较强的药理效应。此外,这些次级代谢产物化学结构通常比较复杂和特殊,这是人工设计与合成化合物所达不到的。1940年以来,青霉素的发现推动了以其结构为代表的半合成抗生素的快速发展,临床应用的抗生素已有100多种。1976年从桔青霉素的代谢产物中首次分离出具有抑制HMG-CoA还原酶活性的美伐他汀(mevastatin),相继又分离出普伐他汀(pravastatin)和洛伐他汀(lovastatin)。最初发现的这些药物属于前药,其内酯环在体内经过酶的水解开环生成羟基酸才有活性。基于此,经洛伐他汀的内酯环打开,结构改造后得到氟伐他汀(fluvastatin),是第一个全合成的HMG-CoA还原酶抑制剂。

3.海洋生物来源

海洋蕴藏着极为丰富的生物资源,占地球上生物资源总数的80%,海洋生物的多样性、复杂性和特殊性使来源于海洋的天然产物也具有上述特点。1960年以来,从海洋生物中已经分离获得上万种新化合物,其中50%以上具有抗肿瘤、抗氧化、抗菌等药理活性,为药物的开发提供了宝贵的先导化合物。例如,从海洋柳珊瑚得到的五加素(eleutherobin)具有抑制细胞微管蛋白聚集作用。从海洋苔藓虫分离得到的苔藓抑素Ⅰ(bryostatinI),具有激活蛋白激酶C的作用,有着良好的抗肿瘤作用。

二、先导化合物的优化

先导化合物通常存在药理作用弱,药代性质不理想或有不良反应等缺点,需要通过改变先导化合物的结构来提高药理活性,降低毒性或其他不良反应,这一过程称为先导化合物的优化(lead optimization)。先导化合物的优化有多种方法,基本分为两大类,即传统的药物化学方法和现代的方法。计算机技术的应用极大地推动了现代药物化学的发展,由其衍生的计算机辅助药物设计手段在现代药物化学方法中的地位越来越重要,是发现和优化先导化合物的常用手段。

(一)传统药物化学设计方法

1.烷基链的改造

对先导化合物的烷基链进行局部的结构修饰从而得到先导物的类似物或衍生物,是最常用、最简单的药物设计方法。

首先可以采用链烃的同系化原理,通过增加或减少同系物碳原子数来改变分子的大小,从而优化先导化合物。对单烷基,同系物设计方法如下。

$$R—X \rightarrow R—CH_2—X \rightarrow R—CH_2—CH_2—X ……$$

通过烷基链的延长或缩短得到高或低的同系物,是药物设计中最常用的方法。此外,杂原子或芳环上甲基的引入,通常对先导化合物的活性具有较大的影响。这是因为甲基会增加位阻,引起电性的变化,改变氢键的形成和代谢方式,导致药物的药效学和药代动力学发生明显变化。例如对血管紧张素转换酶抑制剂依那普利类化合物的环由五元环(n=3)变为八元环时(n=6)时,活性最高,增加了4 000倍;但随着环上碳原子数继续增加,活性反而降低。

2. 环的改造

药物结构中的环结构修饰或改造,常采用的方法有环消除、环缩小或放大、开环和闭环等。

天然产物先导化合物一般结构相对复杂,环系较多。进行结构优化时,可采用分析药效团,逐渐进行结构简化的策略进行。例如镇痛药吗啡进行优化时,将其五个环逐步剖裂,分别得到一系列四环、三环、双环和单环结构简化的合成镇痛药。这种结构逐步简化的过程称为"分子脱衣舞(molecular strip tease)"。

此外,开环和闭环也是另外一种重要的环修饰策略。在设计中,开环和闭环通常遵循两种原则。第一,开环类似物可在体内经氧化或失水等代谢反应重新环合成原环状物而起效,这种开环物被称为生物前体或前药。第二,开环或闭环与代谢无关,但在结构中有相似的构象或药效团。如降压药可乐定咪唑环的开环衍生物可可乐定,与可乐定有相似的药理作用。诺氟沙星是强效抗菌药,将 8 位与 1 位烷基环合,得到活性更高的氧氟沙星。

3. 官能团的改变

对于具有相似结构的先导化合物而言,改变官能团的位置、方向,或者某个取代基的电性,也是先导化合物优化的一种手段。如克林霉素的醇羟基用氯替换,并改变其位置,得到抗菌作用更强的林可霉素。

4. 生物电子等排体

生物电子等排体(bioisostere)是指外层电子数目相等或排列相似,且具有类似物理化学性质,因而能够产生相似或相反生物活性的一组原子或基团。经典的电子等排体概念最早是由 Langmuir 用来描述外层电子数目相等的原子、离子、分子,以及具有相似立体和电子构型的基团,如 CO 和 N_2,CO_2 和 N_2O 等。此外,一些原子或原子团尽管不符合电子等排体的定义,但在相互替代时可以产生相同或拮抗的活性,这些原子或原子团被称为非经典电子等排体。如—CH=CH—,—S—, O ,—CH_2—等。

在药物设计中,常利用生物电子等排原理对先导化合物进行结构优化设计。一般可以达到以下几个目的。

第一,用生物电子等排体替代时,得到相似的药理活性。这种情况最普遍,通过该方法可以得到新的化学实体或类似物。

第二,用生物电子等排体替代时,可能产生拮抗作用。如将尿嘧啶 5 位的 H 原子,以其电子等排体 F 原子替代,得到抗肿瘤药物 5-氟尿嘧啶。

第三,用生物电子等排体替代时,可以有效降低药物毒性。如钙敏化类强心药硫马唑的毒性较大,改变苯环上氮原子的位置可得到毒性更小的伊索马唑。

第四,用生物电子等排体替代时,可以改善原药的药代动力学性质。如将头孢西丁的 S 原子用生物电子等排体 O 或 CH_2 替代时,分别得到头孢他啶和氯碳头孢,不但增加了血药浓度,且延长了作用时间。

(二)计算机辅助药物设计方法

计算机辅助药物设计(computer aided drug design,CADD)是以计算机化学为基础,通过计算机模拟、计算和预算药物与受体生物大分子之间的关系,设计和优化先导化合物的方法。20 世纪 80 年代以来,随着计算机技术的迅猛发展,CADD 技术也得以快速发展。

CADD 有两类药物设计方法,即基于机制的药物设计(mechanismbaseddrugdesign,MB-DD)和基于分子结构的药物设计(structure based drug design,SBDD)。基于机制的药物设计需要针对药物的作用机制,从药物作用靶点出发,考虑药物与靶点受体蛋白的作用模式和过程,模拟药物在体内吸收、代谢等过程。虽然比基于结构的药物设计更具合理性,但目前该方法并不成熟,尚无成功案例。

基于结构的药物设计方法有两种,一类是基于受体结构的药物设计,另一类是基于小分子的药物设计。根据受体的结构是否已知,分为直接药物设计和间接药物设计。

1. 直接药物设计

直接药物设计(directdrugdesign)又称全新药物设计或从头药物设计(denovodrugdesign),是基于作用靶结构的药物分子设计。设计过程首先要了解靶物质的三维空间结构,然后通过多种技术对受体药物复合物进行测定和分析,明确药物与受体的结合模式与结合位点,了解受体与药物部分的性质,如静电场、疏水场、氢键作用等位点信息以及结合部位的几何形状和化学特征,在此基础上进行药物设计。

受体是生物体特异性大分子,药物小分子被称为配体(ligand)。在体内,配体需要首先分布到受体,并与受体相结合,进而产生药理作用。受体与配体结合的部位称为结合位点(bindingsite),是计算机辅助药物设计中需要重点考虑的问题。

2. 间接药物设计

间接药物设计(indirect drug design)主要利用药物分子与受体的互补性,以及一系列药物分子与受体的生物活性的定量关系提取药效团(pharmacophore),进而推测底物与受体相互作用模式。在此基础上再进行药物分子的设计。目前常用的 3D -QSAR 研究的方法有分子形状分析法(molecular shape analysis,MSA)、距离几何学方法(distance geometry,DG)和比较分子场分析法(comparative molecular field analysis,CoMFA)。

尽管以上三种 3D QSAR 中,MSA 侧重于分子形状的描述,DG 侧重于药物-受体结合部位结合能的研究,而 CoMFA 则侧重分子周围的势能分布情况,但它们都考虑了药物分子在三维结构方面对生物活性的影响,比较客观地揭示了药物作用机制,因此由它们的结果来推断药效团模式较为可靠。

（张　征）

第十二节　药品检验概论

一、药物的概念和药品的重要性

中国文字记载中的"药"是由"草"头和"乐"组成,其是说用草治愈疾病使人乐之,后传说中有"神农尝百草,一口即遇七十毒",尝试草治病的知识积少成多,代代相传。几千年来,随着医药事业的发展,逐渐形成了我国传统的药学,对中华民族的生存繁荣,兴旺发达起到了重要作用,鸦片战争前后,西药经西方传教士逐渐输入中国,使药的含义增加了新的范围。现在的药物主要是指用于预防、治疗、诊断人的疾病,有目的地调节人的生理机能并规定有适应证和用法、用量的物质,包括中药材、中药饮片、中成药、化学原料药及其制剂、抗生素、生化药品、放射性药品、血清疫苗、血液制品和诊断药品等。人们又习惯上将药物称之为药品。

药品是一种特殊的商品,药品的质量优劣,既直接影响预防和治疗的效果,又密切关系到人民健康与生命安危,因此必须保证有严格的质量标准和科学、合理的分析方法,同时必须对药品质量进行全面控制,在药品生产、贮存、使用各环节进行科学管理。为此,我国先后于1984 年、1985 年和 2001 年颁布了《中华人民共和国药品管理法》,以加强药品监督管理,对药品生产、贮存、运输、销售等环节进行控制,严防假冒伪劣药品,确保人民用药安全有效。

在过去,药品纯度的质量要求与化学试剂纯度要求主要不同点在于除需考虑药品本身对人体和疗效的影响外,还要考虑其中杂质(包括掺杂物)对人体的危害性和不良反应,即对人体的生理影响。化学试剂不考虑生理效应,因此化学试剂不能供药用。对药品纯度不求达到100%,一般只要求限量杂质,对治疗、预防无不良影响即可,对药物制剂要求是其活性成分和赋形剂质量必须符合纯度规格,现在进而要考虑药剂等效性和生物利用度等。故评价一个药品质量的优劣,不仅要控制它的性状、鉴别、纯度检查、含量等质量指标的一个或全部,而且要掌握它及其制剂在体内的吸收、分布、消除及其生物利用度等有效性、等效性与安全性才能确定。

二、药品检验的性质、任务和内容

药物分析是研究药品及其各种制剂的组成、理化性质、真伪鉴别、纯度检查及其有效成分的含量测定、安全性评价等,药物分析学是整个药学科学的一个重要组成部分,是药学科学中的一门方法学科、眼睛学科。从广义来说,药物分析的任务不仅包括药物成品的检验工作,药品生产过程的控制、药品贮藏过程的质量考察以及使用部门的临床药物分析等,还包括采用适当的分析方法,研究药物的作用特性和机制,分析药物进入人体内吸收、分布、代谢、消除等动力学过程,从而进一步合理用药,更好发挥药效,研究与发现新药。从狭义上讲,药物分析就是药品检验。药品检验的任务是为了保证人们用药安全、有效,提高药品质量和药品标准,促进药品生产发展的正常化、规范化,为合理使用国家资源做出应有的贡献。

药品检验的范围是广泛的。例如,药品检验所对临床前研究和申报生产的药品进行的注册检验和对已上市的药品进行的市场监督检验。在药品生产中,为了提高成品的质量和产量,要对药品的原料及其中间体、成品的质量进行检验;在研究改进生产工艺时,也需要对原料、中间体进行检验,并运用药物分析技术控制反应程度,选择工艺条件,以使生产不断地向优质高产方向进行;对质量不稳定的产品及新产品需作留样观察等。在药品的供销、贮藏中,药品必须经检验合格才能销售,商业部门按药品出厂合格检验报告单进行验收,必要时进行复检,并对易失效药品作必要的定期检验,以确保药品安全、有效。又如医院药房调配的制剂在使用前,也必须经过检验。当然,药品检验还包括临床药物分析。

为确保药品安全、有效,必须对药品质量进行全面控制,对药品的全面质量控制是通过生产、供应、调节、临床使用和检验一系列过程,即全面质量管理(简称 TQC)来实现的。保证和提高药品质量不是一个单位、一个部门的事,它所涉及的问题也不是一门学科可以单独完成的,必须把生产、供应、使用、检验看成一个整体,人重视、层层把关。

三、药品质量标准

为了确保药品的质量,国家和各级政府制定出药品质量控制和质量管理的依据,即药品质量标准。药品标准为依照药品管理法律法规、用以检测药品是否符合质量要求的技术依据。因此必须遵循国家规定的药品质量标准进行药品检验和质量控制。为此,国家设有专门负责药品检验的法定机构(各级药品检验所),药厂、医药公司以及医院药房等也设有相应的药品质量检验部门。

国家药品标准是指由国务院药品监督管理部门颁布的《中华人民共和国药典》、局(部)颁标准、药品注册标准和其他药品标准。

《中华人民共和国药典》(以下简称《中国药典》)是药品标准的主体,是共同遵守的法定基本要求。《中国药典》的品种收载原则为临床常用、疗效确切、工艺成熟、质量可控的药品,其来源为局(部)颁标准和注册标准。《红外光谱集》和《中国药品通用名称》为药品标准的法定补充标准;《国家药品标准工作手册》为制定与修订药品标准的指导和规范原则;《中药材薄层色谱彩色图谱集》《中药材显微鉴别彩色图鉴》和《临床用药须知》等系列丛书可作为执行药品标准的重要参考。

部分尚未制定国家标准的中药材、中药饮片,其标准与炮制规范由省、自治区和、直辖市药品监督管理部门制定和批准。医疗机构制剂标准系指医疗机构本单位临床需要,市场没有供应的品种经所在地省、自治区、直辖市药品监督管理部门批准,并发给制剂批准文号时所附的标准。以上由省、自治区和直辖市药品监督管理部门批准的标准简称省级标准;省级标准制定应符合《中国药典》内容要求。由国家、省、自治区、直辖市药品监督管理部门批准或备案的药品标准均为法定的强制性标准。

药品标准基本内容包括如下。

(1)中药材名称、来源(加工)、性状、鉴别、检查、浸出物、含量测定、功能与主治、用法与用量、贮藏等。

(2)中药饮片名称、来源、炮制、性状、鉴别、检查、浸出物、含量测定、功能与主治、用法与用量、规格、贮藏等。

(3)提取物名称、制法、性状、鉴别、检查、含量测定、规格、贮藏等。

(4)天然药物

有效部位名称、制法、性状、鉴别、检查、含量测定、规格、贮藏等。有效成分名称、结构式、分子式与分子量、制法、性状、鉴别、检查、含量测定、规格、贮藏等。

(5)中成药名称、处方、制法、性状、鉴别、检查、含量测定、功能与主治、用法与用量、规格、贮藏等。

(6)化学药品药品通用名称、有机药物的结构式、分子式与分子量、来源或有机药物的化学名称,以及含量或效价的限度规定、处方、制法(多组分药物)、性状、鉴别、检查、含量(或效价)测定、类别、规格、贮藏、原料对应的制剂等。

(7)生物制品通用名称、来源及用途、基本要求(生产检定用设施、原料及辅料、水、器具、动物等应符合凡例有关要求等)、制造(生产用细胞、毒种、原液、半成品、成品等)、检定(鉴别、外观、物理或化学检定、生物学检定,包括效价测定、无菌、热原、异常毒性等)、保存、运输及有效期、使用说明(仅限预防类)。

药品标准物质即药品实物标准,是指供药品标准中物理和化学测试及生物方法试验用,具有确定特性量值,用于校准设备、评价测量方法或者给供试品赋值的物质,包括标准品、对照品、对照药材、参考品。

药品经检验必须符合法定标准,否则不得出厂,不得销售,不得使用。根据药品、质量标准规定,评价药品的质量一般主要是鉴别、检查与含量测定等三个方面,必须全面考察,若有一个方面不符合规定要求,则该药品为不合格。

国家鼓励将自主创新技术转化为标准,鼓励药品生产企业制定高于国家药品标准的企业标准,国家保护公民、法人和其他组织提出、制定和修订药品标准的合法权益。除此,药厂或制药公司为确保药品质量,根据药品生产控制和药品本身特点等要求制订企业内控标准,其中某些指标甚至多于和高于法定标准。在特殊情况下,进出口药品、仿制国外药品、赶超国际水平(采标)等需要按照国外药典标准进行药品检验。常用的国外药典有英国药典(Brtish Pharmacopoeia;BP)、美国药典(UnitedStates Pharmacopoeia;USP)、日本药局方(Pharmacopoeia Japonica;JP)、俄国药典(Papmakonen)、德国药典(Pharmacopoeia Germanica)、欧洲药典(European Pharmnaco-poeia;EP)以及联合国世界卫生组织(WHO)的国际药典(The International Pharma-copoeia),国际药典对各国药典并无法律约束力,只是建议各国编纂药典时参考。目前,用于合成药品生产的化工原料和中间体质量标准比较复杂,如有的按药品法定标准检验,有的按中华人民共和国国家标准及部颁《化学试剂》标准检验,有的按地方或企业自订标准检验。但用于药品成品(如制剂)生产的原料必须符合法定标准。除了主药之外,用于制剂生产的药用辅料的质量也必须符合药用标准规定。

应该说,药品标准,特别是中华人民共和国药典,既是组织生产、提高质量的手段,又是科学管理和技术监督的根据,也是联系科研、生产、供应、使用和检验的纽带。随着药学科学事业的进步和发展,药品检验技术和质量管理水平的不断提高,药品质量和药品标准工作也在不断地提高。例如,目前对药品质量评定逐步从体外稳定性、外观质量向体内有效性与安全性等综合方向发展。

四、药品质量控制的科学管理

药品检验是药品质量管理多方面、多学科的综合性工作中重要的一环。生产、销售、贮藏和使用的药品经检验不符合药品质量标准规定,不仅会给国家和集体带来经济损失,也会给人民群众带来危害,正所谓"亡羊补牢,未为晚也"。因此为确保药品质量,必须对药品实行全面质量管理,对药品的生产人员、厂房、设备、原辅料、工艺、质监、卫生、包装、仓储和销售等环节严格进行控制。

为此,我国与其他国家一样,制定了《药品生产质量管理规范》(Good Manufac-turing Practices,简称GMP)。GMP是国际通用的药品生产质量管理标准。药品生产全面质量控制的通用准则,是新建、改造生产企业的依据。GMP是在药品生产全过程中,用以保证生产和产品的一致性,符合于其使用目的,而进行生产和控制,并符合销售的要求的管理。药品生产企业应当按照GMP的要求,制定和执行保证药品质量的规章制度和卫生要求,达到CMP的要求。

除此,我国已经逐步公布了另一些对药品质量控制全过程有指导作用的法定性文件,如《药物非临床研究质量管理规范》(Good Laboratory Practices,GLP),任何科研单位或部门为了研制出安全、有效的药物,必须按照GLP的规定开展工作。GLP从各个有关方面明确规定了如何严格控制药物研制的质量,以确保实验研究的质量与实验数据的准确可靠。《药品经营质量管理规范》(GSP)要求药品供应部门为了保证药品在运输、贮藏和销售过程中的质量和效力,必须按照GSP的规定进行工作。《药品临床试验质量管理规范》(Good Clinical Practice,GCP)的制订有两个作用:一是为了在新药研究中保护自愿受试者和患者的安全和权利;二是有助于药品生产企业申请临床试验和销售许可时,能够提供符合质量的、有价值的临床资料。GCP对涉及新药研究临床的所有人员都明确规定了责任,以保证临床资料的科学性、可靠性和重现性。虽然上述内容有些已经超出了药品检验的范围,但了解这方面的知识有助于正确认识药品全面质量管理的重要性。

五、药品检验的一般原则

药品检验人员必须对人民健康有高度的责任感和严密的科学态度。努力确保检验结果公平、公正、科学、可靠,为人民用药安全有效做出自己的应有贡献。在工作中,应做到细心、耐心、专心。检验前,应全面了解有关供试品的质量标准规格、检验方法和仪器设备的使用方法及注意事项。对供试品应仔细审查其代表性、真实性,明确其检验目的。对供试品的标签(包括品名、批号、规格等)、包装、数量、取样方法、外观性状等作全面的检查。

凡药典中收载的药品,原则上按药典规定的方法进行检验,如因仪器设备条件等限制,而采用其他方法时,对其精密度和准确度等须与药典相符。有异议时,则以药典方法为主。药典以外收载的药品,则按《部颁药品标准》和省、自治区、直辖市的地方《药品标准》进行检验。进出口药品需按进口注册标准和(或)国外药典标准检验。

六、药品检验方法分类

根据检验的目的、对象、测定原理、操作方法、供试品用量及其要求的不同,则采用的检测方法不同。检验方法可分为许多种类。

1. 按检验目的分类

可分为结构分析、定性分析和定量分析。结构分析的任务是研究药品的分子结构或晶体结构。除一般的理化常数外,结构测定通常联合采用紫外光谱、红外光谱、核磁共振谱和质谱技术,测定晶型还要采用X射线衍射法等技术。定性分析就是鉴定药品是由哪些元素、原子团、官能团或化合物所组成,有何特异性质。定量分析则是测定药品中有关组分的含量。

2. 按被测物的用量分类

可分为常量分析、半微量分析、微量分析和痕量分析。在经典定量分析中,一般采用常量分析法,在仪器分析中,一般采用微量或痕量分析。

3. 按测定原理和操作方法分类

可分为化学分析法和仪器分析法。

化学分析法,是以被测组分某种特定的化学反应为基础的分析方法。化学分析法历史悠久,是药物分析的基础,故称经典化学分析法。根据测定的形式的不同,它又可分为重量分析法和容量(滴定)分析法。

化学分析法的应用范围广泛,所用仪器简单,测定结果准确。但化学分析不够灵敏,对试样中的微量杂质的定性或定量检验均有一定的限制。以物质的物理或物理化学性质为基础的分析方法称为物理和物理化学分析法。由于这类方法都需要较特殊的仪器,故又称之为仪器分析法。仪器分析是灵敏、快速、准确的分析方法,发展很快,应用日趋广泛。仪器分析法又可分为:光学分析,主要有紫外-可见分光光度法、红外分光光度法、原子吸收分光光度法、荧光分光光度法、火焰分光光度法、拉曼光谱法、核磁共振光谱法、质谱法、旋光分析法、折光分析法、X射线衍射法等。色谱分析,主要有经典柱色谱法、纸色谱法、薄层色谱法、气相色谱法、高效液相色谱法、毛细管电泳法等。电化学分析法,主要有离子选择性电极法、电位滴定法、电流滴定法、电导分析等。热量分析法,主要有热重分析法、差热分析法、差示扫描量热法等。仪器分析常在化学分析的基础上进行,如仪器分析中的供试品处理,干扰物质的分离等,方法准确度校验等均需要化学方法,因此,化学分析法和仪器分析法是互相配合、互相补充的两种方法。从广义来说,药品检验还包括生物测定、生药鉴定等。

(张　征)

第十三节　药品检验的基本程序

一、取样

(一)基本原则

药品检验的首要工作就是取样。从大量的药品中取出少量的样品进行分析时,取样必须具有科学性、真实性和代表性。取样的基本原则是均匀、合理。

(二)取样量

取样量需要根据被取样品件数确定。假定包装总数为 n,当 $n \leqslant 3$ 时,每件取样;当 $3 < n < 300$ 时,按件取样;当 $n > 300$ 时,按件取样。取样数量为一次全项检验用量的三倍,数量不够不予收检。

(三)基本要求

1. 人员要求

选择取样人员时应考虑以下五方面。

(1)有良好的视力和对颜色分辨、识别的能力。

(2)能够根据观察到的现象做出可靠的质量判断和评估。

(3)有传染性疾病和在身体暴露部分有伤口的人员不应该被安排进行取样操作。

(4)取样人员还要对物料安全知识、职业卫生要求有一定了解。

(5)取样人员必须掌握取样技术和取样工具的使用,必须意识到在取样过程中样品被污染的风险并采取相应的安全防护措施,同时应该在专业技术和个人技能领域得到持续的培训。

2. 取样器具

根据样品选择合适的取样器具。取样器具一般来说应该具有光滑表面,易于清洁和灭菌。取样器具使用完后应该尽快清洁,必须在洁净、干燥的状态下保存,再次使用前应用 75% 乙醇擦拭消毒。一般用来取样的取样器具有铲子、液位探测管、分层式取样器、取样袋和取样棒等,应从有资质的供应商处购买此类取样器具。

(四)注意事项

(1)绝对不允许同时打开两个物料包装以防止物料的交叉污染。

(2)取不同种类的物料时必须更换套袖。

(3)从不同的包装中取样时必须更换一次性塑料手套。对于只接触外箱和外层包装的取样协助人员不作此要求。

(4)如果在同一天需要在同一取样间进行不同种类物料取样,最好按照包装材料、辅料、原料药的顺序进行取样操作,不同各类物料之间必须要根据规程要求进行取样间的清洁。

(5)取样后,要对剩余部分做好处置和标识。对于桶装物料,将内层塑料袋用扎丝扎紧,将桶盖封好后,贴上有取样人员签字及日期的取样标签。对于袋装物料,需要将取样口用专用封口贴封好,贴上有取样人员签字及日期的取样标签。

二、检验

检验是依据药品质量标准规定的各项指标,运用一定的检验方法和技术,对药品质量进行综合评定,是保证药品质量的重要措施和有效手段。

(一)性状

性状检查包括外观、气味、溶解度及物理常数等,既是内在特性的体现,又是其质量的重要表征。外观是对颜色、晶型等感官规定;溶解度是药品物理性质;物理常数包括相对密度、熔点、折光率、比旋度等。药品如有变质,其外观、物理常数等会发生改变,一定程度上反映了药品质量。

(二)鉴别

鉴别是根据药物的化学结构和理化性质,采用化学分析法、光谱法、色谱法等分析方法,来判断药物及其制剂的真伪。用于区分药物类别的试验称为"一般鉴别试验",证实具体药物的试验称为"专属鉴别试验"。鉴别试验要选择专属性强、灵敏度高、重复性好,操作简便的方法。一般应采用药典已收载的方法,并选用两种(或两种以上)原理不同的方法进行鉴别。

(三)检查

检查分为三个方面,包括杂质检查、制剂通则检查、卫生学检查。杂质是影响药物纯度的物质,有些杂质没有治疗作用,有些杂质影响药物稳定性及疗效,杂质检查就是要对这些杂质进行检查和控制,以使药品达到一定纯净程度满足用药安全。制剂通则是按照药物剂型分类,针对剂型特点所规定的统一技术要求。药品以制剂形式存在,使用过程中保证其有效性尤为重要,因此要检查制剂质量。制剂质量检查项目与剂型有关,与药品品种无关。卫生学检查的目的是保证用药安全性,合格药品在正常的用法用量下,不应引起与用药目的无关和意外的严重不良反应,卫生学检查包括无菌、热原、微生物、细菌内毒素、异常毒性、升压物质等。

(四)含量测定

含量测定是采用规定的分析方法对药物中的有效成分含量进行测定。含量可以直接反映药品质量,前提是性状、鉴别、检查均合格。常用的含量测定方法包括容量分析法、光谱分析法、色谱分析法和生物检定法等。在分析方法的选择上,一般化学原料药选择准确度高、精密度好的分析方法,首选容量分析法;制剂含量测定选择具有良好的专属性和准确性的分析方法,首选色谱法。色谱法中采用率较高的是高效液相色谱法。检验过程中,每批物料和产品检验需及时如实进行检验记录,严禁事先记录、补记或转抄,并逐项填写检验项目,得出检验结果,据此出具检验报告书。检验记录是进行科学研究和技术总结的原始资料,为保证药品检验工作的科学性和规范化,检验记录必须做到:记录原始、真实,内容完整、齐全,书写清晰、整洁。

三、留样

企业按规定保存的、用于药品质量追溯或调查的物料、产品样品为留样。用于产品稳定性考察的样品不属于留样。各企业应按照 GMP 具体要求制定操作规程。一般情况下,留样仅在有特殊目的时才能使用,如调查、投诉。使用前需得到质量管理负责人的批准。原辅料留样的包装形式应与市场包装相同或模拟市售包装,存放留样的容器必须贴有标签,标签上至少应有产品名称、批号、取样日期、储存条件、期限等信息。成品的留样必须使用其商业包装,依据产品注册批准的储藏条件储存在相应的区域,留样外箱上应有留样标签,标明产品名称、批号、失效期及留样的保留时间。

制药企业应根据产品特性,如不影响留样的外观完整性,应制定相应的规程对产品留样进行外观检查。其中应规定留样数量、频次、判定标准及有相应的记录。

四、检验报告

药品检验报告书是对药品质量做出的技术鉴定,是具有法律效力的技术文件。药品检验报告书要做到依据准确、数据无误、结论明确、文字简洁、书写清晰、格式规范,一张药品检验报告书只针对一个批号。药检人员应本着严肃负责的态度,根据检验记录,认真填写检验结果,经质量控制负责人或其授权人审核批准后方可发放。

（张　征）

第十四节　药物的鉴别

在药物分析中,一般鉴别方法通常包括化学鉴别法、光谱鉴别法和色谱鉴别法等。根据药物与化学试剂在一定条件下发生的化学反应所产生的颜色、沉淀、气体、荧光等现象而鉴别药物真伪的方法称为化学鉴别,又分为干法鉴别和湿法鉴别,包括呈色法、沉淀法、呈现荧光法、生成气体法、衍生物制备法及特异焰色法等。化学鉴别法的优点是操作简便、快速,实验成本低,应用广;缺点是专属性差。

一、干法鉴别

干法鉴别属于化学鉴别法,系将供试品加适当试剂在规定的温度条件下(一般是高温)进行试验,观测此时所发生的特异现象。包括如下。

(一)焰色试验

为常用干法,利用某些元素所具有的特异焰色,可鉴别它们为哪一类盐类药物。方法为取铂丝,用盐酸湿润后,蘸取供试品,在无色火焰中燃烧,使火焰显出特殊的颜色。如钠盐通常使火焰显出特殊的鲜黄色,而青霉素类和头孢菌素类药物大多为钠盐或钾盐形式,鉴别时可以利用钠、钾的焰色反应。

(二)加热分解

在适当的温度条件下,加热使供试品分解,生成有特殊气味的气体。也是鉴别试验常用的干法。如舒林酸的加热分解,产生刺激性的二氧化硫气体,并能使湿润的碘-淀粉试纸蓝色消退。

二、湿法鉴别

湿法鉴别系指将供试品和试剂在适当的溶剂中,于一定条件下进行反应,发生易于观测的化学变化,如颜色、沉淀、气体、荧光等。一般包括如下。

（一）呈色反应鉴别法

系指供试品溶液中加入适当的试剂,在一定条件下进行反应,生成易于观测的有色产物。在鉴别试验中最为常用的反应类型如下。

(1)三氯化铁呈色反应:用于鉴别酚羟基或水解后产生的酚羟基。

(2)异羟肟酸铁反应:多用于鉴别芳酸及其酯类、酰胺类。

(3)茚三酮呈色反应:用于鉴别脂肪氨基。

(4)重氮化-偶合显色反应:用于鉴别芳伯氨基或能转化为芳伯氨基。

(5)氧化还原显色反应及其他颜色反应。

（二）沉淀生成反应鉴别法

常用的这类反应如下。

(1)与重金属离子的沉淀反应在一定条件下,药物和重金属离子反应,生成不同形式的沉淀。

(2)与硫氰化铬铵(雷氏盐)的沉淀反应多用于鉴别生物碱及其盐、具有芳香环的有机碱及其盐。

(3)其他沉淀反应。

（三）荧光反应鉴别法

常用的荧光发射形式有以下类型。

(1)药物本身可在可见光下发射荧光。

(2)药物溶液加硫酸使呈酸性后,在可见光下发射荧光。

(3)药物和溴反应后,在可见光下发射荧光。

(4)药物和间苯二酚反应后发射荧光,以及药物经其他反应后发射荧光。

（四）气体生成反应鉴别法

(1)大多数胺(铵)类、酰脲类以及某些酰胺类药物可经强碱处理后,加热,产生氨(胺)气。

(2)化学结构中含硫的药物可经强酸处理后,加热,产生硫化氢气体。

(3)含碘有机药物经直火加热,可产成紫色碘蒸气。

(4)含醋酸酯和乙酰胺类药物经硫酸水解后,加乙醇可产生乙酸乙酯的香味。

（张　征）

第十五节　鉴别试验的条件

鉴别试验是以所采用的化学反应或物理特性产生的、明显地易于觉察的特征变化为依据。因此,能影响鉴别试验判定结果的特征变化的因素都是应当精心选择和严格控制的。也就是说,鉴别试验必须在规定条件下完成,否则将会影响结果的判断。常见的影响因素包括被测物的浓度、试剂的用量、溶液的温度、溶液的 pH、反应时间、共存的干扰物质等。为了保证试验结果的真实、可靠,试验中应注意以下几点。

一、控制适合反应进行的条件

1.溶液的浓度

主要指被鉴别药物的浓度,但在鉴别试验时也不能忽视所用各种试剂的浓度。由于一般鉴别试验多采用观测沉淀、颜色的变化来判定结果,而药物和有关试剂的浓度会直接影响上述的各种变化,必须严格规定。供试品和供试液的取用量应按各品种项下的规定。试验前,固体供试品应研成细粉;液体供试品如果太稀可浓缩,如果太浓可稀释,以获得明显的反应现象。

2.溶液的温度试验温度

对化学反应的影响很大,一般温度每上升 $10℃$,可使反应速度增加 $2\sim4$ 倍,应按各试验项下规定的温度进行试验。如达不到时,可适当加温。试验在试管或离心管中进行,如需加热,应小心仔细,并使用试管夹,边加热边振摇,试管口不要对着试验操作者。试验中需要蒸发时,应置于玻璃蒸发皿或瓷蒸发皿中,在水浴上进行。

3.溶液的酸碱度

许多鉴别反应都需要在一定酸碱度的条件下才能进行。溶液酸碱度的作用在于能使各反应物有足够的浓度处于反应活化状态,使反应生成物处于稳定和易于观测的状态。

4.干扰成分的存在

在鉴别试验中,如药物结构中的其他部分或药物制剂中的其他组分也可参加鉴别反应,产生干扰鉴别试验结果的现象,就会混淆试验结果。这时必须选择专属性更高的鉴别反应将其消除或将其分离。

5.试验时间

有机化合物的化学反应和无机化合物不同,一般反应速度较慢,达到预期试验结果需要较长的时间。

这是因为有机化合物是以共价键相结合的,化学反应能否进行,依赖于共价键的断裂和新价键形成的难易,这些价键的更替需要一定的反应时间和条件。同时在化学反应过程中,有时存在着许多中间阶段,甚至需要加入催化剂才能启动反应。因此,使鉴别试验完成需要一定时间。

6.沉淀反应

有色沉淀反应宜在白色点滴板上进行,白色沉淀反应应在黑色或蓝色点滴板上进行,也可在试管或离心管中进行;如沉淀少不易观察时,可加入适量的某种与水互不混溶的有机溶剂,使原来悬浮在水中的沉淀集中于两液层之间,以便观察。试验中需要分离沉淀时,应采用离心机分离,经离心沉降后,用吸出法或倾斜法分离沉淀。

7.其他注意事项

试验中试药和试液的加入量、方法和顺序均应按各试验项下的规定;如未做规定,试液应逐滴加入,边加边振摇;并注意观察反应现象。颜色反应须在玻璃试管中进行,并注意观察颜色的变化。试验中试药和试液的加入量、方法和顺序均应按各试验项下的规定;如未做规定,试液应逐滴加入,边加边振摇;并注意观察反应现象。

二、提高反应的灵敏性

鉴别试验是以灵敏的专属反应为依据,在合适的条件下进行试验判定的。如果选用的鉴别反应的灵敏度越高,则产生可被观测的结果所需要的药物就越少。

1.反应的灵敏度和空白试验

在一定的条件下,能在尽可能稀的溶液中观测出尽可能少量的供试品,反应对这一要求所能满足的程度即称为反应的灵敏度(sensitivity)。它以两个相互有关的量,即最低检出量(又称检出限量)和最低检出浓度(又称界限浓度)来表示。

反应灵敏度很高的试验,必须保证试剂的纯度和仪器的洁净,同时应进行空白试验,以供对照。空白试验就是在与供试品鉴别试验完全相同的条件下,除不加供试品外,其他试剂均同样加入而进行的试验。

2.提高反应灵敏度的方法

在实际工作中,常采用以下措施来提高反应的灵敏度。

(1)加入与水互不相溶的有机溶剂提取浓集:在鉴别试验中,如生成物具有颜色并颜色很浅时,可利用加入少量与水互不相溶的有机溶剂,浓集有色生成物,使有机溶剂中的颜色变深,易于观测。

(2)改进观测方法:例如将目视观测溶液的颜色改为可见分光光度法;将观测生成沉淀改为比浊度法等。

(3)其他方法:反应不够灵敏、实验条件不易掌握的试验,可用对照品进行对照试验。一般鉴别试验中列有 1 项以上的试验方法时,除正文中已明确规定外,应逐项进行试验,方能证实,不得任选其中之一作为依据。

(张 征)

第十六节　药品质量检验与管理

一、药品质量检验

(一)质量检验

质量是指产品、过程或服务能满足规定的或潜在要求(或需要)的特征及特征总和。质量检验是指对产品、过程或服务的一种或多种质量特性进行测量、检查、试验、计量,并将这些特征与规定的要求进行比较的一类活动,它是质量管理的一个重要组成部分。

(二)药品质量检验

药品质量检验是指依据药品质量标准,借助于一定的检测手段,对药品进行定性、定量以及进行有效性、均一性、纯度要求与安全性检查,并将结果与规定的质量标准比较,最终判断被检验药品是否符合质量标准的质量控制活动。

1.质量检验的基本要素

质量检验的基本要素分为三点如下。

(1)要有数量足够、操作技术高的检验人员。

(2)要有可靠而完善的检验条件和手段。

(3)要有明确而清楚地检验标准和检验方法。

只有具备这三大要素,才能达到开展检验工作的基本要求。

2.质量检验的程序

企业的质量检验一般是按质量标准对检品进行检验、比较和判定的。药物的质量检验一般按照下列程序进行。

(1)掌握标准:即熟悉和掌握技术标准和有关规定,明确检验的项目和指标要求,明确抽样方法、检验方法以及有关规定,明确产品合格的判定原则。

(2)抽样:抽样人收到检验单后按照"取样标准工作程序"取好样品交给分样人。抽样时应考虑抽样的科学性、真实性和代表性,应该均匀、合理。抽样按照抽样方法和规则进行,并做好抽样记录。

(3)检验:检验员收到样品和文件后依照检验规程进行检验,检验完毕后,检验员将剩余样品、检验规程、原始记录、检验单交给分样人。分样人将剩余样品交留样管理员,放在样品柜中保存并记录。复核人员核对原始记录完整无误后,将原始记录交分样人。分样人将原始记录和一份检验报告单定装在一起,存档。

(4)判定:将样品的检验结果同质量标准相比较,确定是否符合质量标准的要求,进而对整批产品进行质量判定并做出结论。

(5)处理:即出检验报告,反馈质量信息。

(6)复检:样品在检验过程中发生的含量不平行、不合格时,必须进行复检。复检过程中要注意核对试剂、试液是否异常,是否在规定的有效期内;仪器、量器的矫正、实验操作的正确性;时间的限制。确认无误则复检有效。

3.工作要求

质量检验工作的基本任务就是通过检验被检品的质量水平做出的公正的、科学的、准确的评价和判定,维护企业用户的国家利益。对药品的质量检验而言,更具有特殊的重要意义。药品直接关系到人民的身体健康及生命安危,药品的质量检验必须确保工作质量,保证检验结果准确可靠。为了达到这一目的,对质量检验机构和质检人员,要求其必须确保质检的公正性、准确性以及权威性。

(三)药品质量检验分类

按照药品生产、经营与监督环节,将药品质量检验分为三类。第一方检验,即生产者的质量检验,也称生产检验。药品生产检验由药品生产企业完成。第二方检验,即买方的质量检验,也称验收检验。药品验收检验由药品经营企业买方完成。第三方检验,即质量监督管理部门的质量检验,也称仲裁与监督检验。药品仲裁与监督检验由各级药品检验所完成。

(四)各类药品质量检验的工作范畴

1.药品生产检验

一般来说,对于多数药品生产企业,药品生产检验分别由药品生产企业的车间化验室和中心化验室承担。车间化验室主要负责药品生产过程中中间产品的质量检验,中心化验室负责进场原辅料、包装材料、工艺用水、成品的质量检验及质量稳定性考察。药品生产检验主要是对药品内在质量进行检验。

2.药品验收检验

药品验收检验由药品经营企业的质量验收组承担,主要是审查供货方的合法性及书面凭证,核对清点药品供货数量,检查内外包装、标签及说明书等,首次经营品种应进行药品内在质量的检验。

3.药品仲裁与监督检验

药品仲裁与监督检验由各级药品检验所承担,药品检验所的药品检验工作范畴除仲裁与监督检验外,还包括注册检验、委托检验、复核检验、审核检验及进出口检验等,只有国家批准的口岸药品检验所才能承担药品进出口检验任务。

二、药品质量管理

质量管理是对确定和达到质量要求所必需的职能和活动的管理。药品质量管理是药品生产与经营企业全部管理职能的一个方面,其工作目的是保证药品的质量。药品生产与经营企业都必须建立健全质量管理保证体系。质量管理保证体系是为保证产品过程或服务质量满足规定的或潜在的要求,由组织机构、职责、程序、活动及能力资源等构成的有机体,其中组织机构与职责尤为重要。质量管理部门不仅要设立管理机构,而且要明确行政机构的隶属关系和制约机制。只有这样才能进行有效管理。

(一)药品生产企业质量管理

1.药品生产企业质量管理机构

药品生产企业应设置独立于生产的质量管理部门,负责药品生产全过程的质量监控,除技术上受分管质量的负责人领导外,行政上受企业负责人直接领导。

药品生产企业质量管理部门职能主要分为质量保证(QA)与质量控制(QC)两大方面。质量保证是企业为使人们确信某一产品过程或服务质量能满足规定的质量要求所必需的有计划、有系统的全部活动;质量控制是企业为保持某一产品过程或服务质量满足规定的质量要求所采取的作业技术活动。

2.药品生产企业质量管理职责

(1)制定和修订物料、中间产品和成品的内控标准和检验操作规程,制定取样和留样制度。

(2)制定检验用设备、仪器、试剂、试液、标准品(或对照品)、滴定液、培养基、实验动物等管理办法。

(3)决定物料和中间产品的使用。

(4)审核成品发放前批生产记录,决定成品发放。

(5)审核不合格品处理程序。

(6)对物料、中间产品和成品进行取样、检验、留样,并出具检验报告。

(7)监测洁净室(区)的尘粒数和微生物数。

(8)评价原料、中间产品及成品的质量稳定性,为确定物料贮存期、药品有效期提供数据。

(9)制定质量管理和检验人员的职责。

3.药品生产质量管理规范

《药品生产质量管理规范》(药品GMP)是世界各国普遍采用的对药品生产全过程进行监督管理的法定技术规范,是保证药品质量和用药安全的有效可靠措施,是当今国际社会通行的药品生产和质量管理必须遵循的基本准则,是全面质量管理的重要组成部分。药品GMP具有原则性、时效性、层次性、基础性以及多样性的特点。从药品GMP的适用范围来说,现行的药品GMP可分为三类。

(1)国际组织指定和推荐的药品GMP 此类药品GMP一般原则性较强,内容较为概括,无法定强制性。例如WHO的药品GMP,PIC/S的药品GMP,欧盟的药品GMP等。

(2)各国颁布的药品 GMP 此类药品 GMP 一般原则性较强,内容较为具体,有法定强制性。例如美国的药品 cGMP,中国的药品 GMP,日本厚生省的药品 GMP 等。

(3)制药行业组织制定的药品 GMP 此类药品 GMP 一般指导性较强,内容较为具体,无法定强制性。如美国制药工业联合会制定的药品 GMP,中国医药工业公司制定的药品 GMP,英国制药联合会制定的药品 GMP,瑞典制药工业协会制定的药品 GMP 等,甚至包括一些制药公司自己制定的药品 GMP。

从药品 GMP 的制度性质来说,现行的药品 GMP 可分为两类:①作为法律规定、具有法律效应的药品 GMP 例如,中国、美国和日本等国家,由政府或立法机关颁布的药品 GMP。②作为建议性规定、不具有法律效应的药品 GMP 例如,中国医药工业公司于 1982 年指定的药品 GMP、WHO 的药品 GMP。

(二)药品经营企业质量管理

1.药品经营企业质量管理机构

药品经营企业应设置专门的质量管理机构,行使质量管理职能,在企业内部对药品质量具有裁决权。质量管理机构下设质量管理组、质量验收组、药品养护组及药品化验室。

2.药品经营企业质量管理职责

药品经营企业质量管理部门的主要职责如下。

(1)贯彻执行有关药品质量管理的法律、法规和行政规章。

(2)负责起草企业药品质量管理制度,并指导、督促制度的执行。

(3)负责首营企业和首营品种的质量审核。

(4)负责建立企业所经营药品的质量档案。

(5)负责药品质量的查询,药品质量事故或质量投诉的调查、处理及报告。

(6)负责药品的验收,指导和监督药品保管、养护和运输中的质量工作。

(7)负责质量不合格药品的审核,对不合格药品的处理过程实施监督等工作。

3.药品经营质量管理规范

《药品经营质量管理规范》(药品 GSP)是依据有关法律、法规所制定的药品经营管理标准,对药品经营质量管理活动以及结果规定了共同的和重复使用的规则。统一的标准可使不同性质、不同规模的药品经营活动获得最佳秩序,使其质量管理达到标准化。

(1)药品 GSP 有如下几个特点。

1)原则性:药品 GSP 的原则性是指其条款仅明确了要求的目标,而没有列出如何达到这些目标的解决办法,各经营企业应结合实际制定各种标准化文件,才能贯彻实施。

2)时效性:药品 GSP 的条款只能依据该国、该地区现有的一般水平来制定,才能使其具有实际意义及可行性。随着社会的发展、药品流通体制和经营模式的变革和创新以及管理水平的提高,药品 GSP 条款需定期或不定期的修订,以不断地增强其科学性、合理性和适应性。因此药品 GSP 是动态发展的,对目前有法定效力或有效性的称为现行药品 GSP,或者现行版药品 GSP。新版药品 GSP 颁布后,前版即废止。

3)法制性:药品 GSP 作为药品经营管理基本准则,强调药品经营和质量管理法律责任,凡开办药品经营的企业,必须依法履行审批手续,依法经营,接受药品监督管理部门的监督;强调药品经营过程的全面管理,对影响药品经营质量的诸多因素,均需严格控制,并强调预防为主;重视为用户提供全方位、及时的服务,按有关部门的要求建立销售档案,并对用户的信息反馈加以重视,及时解决。

(2)药品 GSP 的构成要素有以下几方面。

1)人员要素:人员要素是药品 GSP 最具有活力的要素。药品 GSP 对企业的规范其本质是对企业中人的行为规范。《中华人民共和国药品管理法》规定药品经营企业必须具有依法经过资格认定的药学技术人员。企业规范化管理核心的要点是人员行为的规范。人员的资格是衡量其是否具有从事某项活动的行为能力以及能否按照要求行为的前提,职责明确、分工合理是人员按规定行为的基础。因此,药品 GSP 对药品经营质量密切岗位的人员资格进行了严格的规定,要求在相应的岗位上配备足够的具备相应资格的人员。

2)硬件要素:硬件要素即药品 GSP 要求的基础条件。药品 GSP 的硬件是药品经营企业从事药品经营后动所应配备的设施设备的总和,是药品经营企业在药品经营活动中保障药品质量的物质条件。

3)软件要素:软件要素即质量管理系统,是药品 GSP 的决定要素。其核心在于针对所有影响药品经营质量的因素进行的系统管理,包括管理体系运行机制、运行程序、制度、行为规范、过程控制、记录及追溯等,是实施、保证和保持质量管理体系有效运行的基础。

(三)药品检验所

1.药品检验所组织机构

药品检验所是国家对药品质量实施技术监督检验的法定机构。国家依法设置的药品检验所包括:中国药品生物制品检定所;省、自治区、直辖市药品检验所;市(地)、自治州、盟药品检验所;县、市、旗药品检验所。各级药品检验所业务技术上接受上一级药品检验所指导。

2.药品检验所职责

省、自治区、直辖市药品检验所的主要职责如下。

(1)负责本辖区药品生产、经营、使用单位的药品检验和技术仲裁。

(2)草拟本辖区药品抽验计划,承担抽验计划分工的抽验任务,提供本辖区药品质量公报所需的技术数据和质量分析报告。

(3)承担部分国家药品标准的起草、修订任务及二类至五类新药技术初审、药品新产品及医院新制剂审批的有关技术复核工作。

(4)承担药品质量的认证工作;承担部分国家标准品、对照品的原料初选和中国药品生物制品检定所委托的协作标定工作。

(5)开展药品检验、药品质量等有关方面的科研工作,参与全国性有关药品检验的科研协作。

(6)指导本辖区药品检验所及药品生产、经营、使用单位质量检验机构的业务技术工作,协助解决技术疑难问题,培训有关的技术和管理人员。

(7)综合上报和反馈药品质量情报信息。

(8)执行食品药品监督管理局交办的有关药品监督任务。

(张　征)

第十七节　药物专用分析仪操作规程

一、溶出度仪操作规程

(一)ADFC8 半自动溶出系统操作规程

1.操作规程

(1)仪器组成

1)ADFC8 半自动溶出系统由三个仪器单元组成:RCZ-8B 溶出仪、RZQ-8A 取样器和 RDB-8A 蠕动泵。

2)依据仪器使用说明书应检查各仪器单元的电源、通信电缆连接完好,与溶出仪上的溶出杯杯位号相对应检查取样管、滤头,进、回液管路,以及与泵管的连接完好,无泄漏。

(2)实验准备

1)RCZ-8B 溶出仪:确认溶出仪水平、平稳放置。打开机头,水浴箱内充满蒸馏水至刻度线,依据溶出杯杯号将洁净溶出杯放入对应的杯孔内,水平放置压紧。通过机头 3 安装转杆(桨杆或篮杆),由定位球(25 mm)确定转杆高度后旋紧锁紧器。依据本次溶出试验规定加入药物溶出溶剂,关闭机头。

2)RZQ-8A 取样器:安装并确认带有洁净、干燥接收管的试管架位于取样出液口下方安装正确。通过溶出仪的取样孔插入取样管,并通过取样管定高器确定其取样高度。如果需要补液,要将补液管放入溶剂(补液)中。

3)RDB-8A 蠕动泵将各泵管管夹正确压紧。从左至右打开各仪器单元的电源开关,RCZ-8B 溶出仪进入操作界面,根据实验要求设置温度、转速等操作参数,启动水循环加热键;RZQ-8A 取样器通过自检后进入操作界面,根据本次药物溶出试验要求设置取样体积、取样次数、取样时间、是否补液等操作参数。

(3)实验操作:待溶出杯内溶出溶剂温度达到(37.0±0.5)℃后,取供试品 6 片(粒、袋),分别投入 6 个干燥的转篮内,按照品种各论中的规定调节电动机转速,待其平稳后,将转篮降入溶出杯中,自供试品接触溶出介质时,开始计时,至规定的取样时间,在规定取样点吸取溶液适量,立即用适当的微孔滤膜滤过(每个容器自取样至滤过应在 30 s 内完成)。取澄清滤液,照品种项下规定的方法测定,计算每片(粒、袋)的溶出量。

桨法:启动溶出仪转杆转动键,待转速平稳后将被测样品放入溶出仪的投药孔内,拉动投药拉板,并同时启动取样器的运行键,溶出试验开始。

篮法:将被测样品放入洁净、干燥的网篮内,正确安装到篮杆上,启动溶出仪转杆转动键,待转速平稳后迅速放下机头投药,在转篮接触溶出溶剂的同时启动取样器的运行键,溶出试验开始。

(4)清洗:溶出试验结束后,将各取样管从溶出杯内取出,移入加有经预加热到 37 ℃的空白溶液(溶出仪 8 号杯)的烧杯内,接水盘位于取样出液口下方,启动 8A 取样器的清洗键,确认清洗次数后仪器自动进行清洗取样管和进、回液管路。

以同样方式采用纯净水进行管路清洗。打开溶出仪机头清洗溶出杯和转杆,防尘、干燥,水平放置待用。

（5）关机：松开各泵管管夹，关闭各仪器单元电源开关。

2.日常维护

（1）正确进行溶出温度、转杆转速、取样量等操作参数的校正。

（2）溶出试验完毕后松开蠕动泵管夹。

（3）取样针以及进回液管路应用水清洗。如果长期不使用时可内充万分之五的硫酸铜溶液存放。

（二）ADUV8 全自动溶出分析仪操作规程

1.操作规程

（1）仪器组成

1）ADUV8 全自动溶出分析系统由四部分组成：RCZ-8B 溶出仪、RDB-8A 蠕动泵、UV8500 紫外-可见分光光度计和 PC 工作站。

2）依据仪器使用说明书应检查各仪器单元的电源、通信电缆连接完好（PC 机 COM1 连接 UV8500，COM2 连接 RCZ-8B 和 RDB-8A），与溶出仪上的溶出杯杯位号相对应检查取样针、滤头，本次溶出试验使用的流通池，进、回液管路，以及与泵管的连接完好，无泄漏。

（2）实验准备 RCZ-8B 溶出仪：确认溶出仪水平、平稳放置。打开机头，水浴箱内充满蒸馏水至刻度线，依据溶出杯杯号将洁净溶出杯放入对应的杯孔内，水平放置压紧。通过机头安装转杆（桨杆或篮杆），由定位球（25 mm）确定转杆高度后旋紧索紧器。依据本次溶出试验规定加入药物溶出溶剂，关闭机头。从右至左打开各仪器单元的电源开关，RCZ-8B 溶出仪进入操作界面，启动水循环加热键；UV8500 紫外-可见分光光度计进行约 5 min 的仪器自检，其 Busy 状态显示灯由闪耀转变成稳态，表示仪器完成自检。

（3）实验操作

1）在 PC 机桌面上，点击 ADUV8 操作系统图标，进入 ADUV8 操作界面，同时 RCZ-8B 溶出仪面板显示"遥控工作模式"，表示数据通信正常。按照从左至右操作原则，点击联机检查，弹出系统联机检查界面，如果显示 RCZ-8B 溶出仪和 UV8500 紫外-可见分光光度计的联机状态正确，表示 PC 工作站与各仪器单元的数据通信正常，否则应检查通信线缆是否完好，其连接和通信串口设置是否正确。

2）确认带有滤头的各取样针通过正确的取样孔，位于溶出杯内，通过取样针定高尺确定本次溶出试验的取样高度。点击操作参数设置，完成全部操作参数的设置。

3）随后按照相应操作提示分别进行空白溶液（溶出溶剂）校零，和（或）标准设置。待溶出杯内溶出溶剂温度达到（37.0±0.5）℃。

4）桨法。启动溶出仪转杆转动，点击样品测试，按照操作提示点击开始，待转速平稳后将被测样品放入溶出仪的投药孔内，拉动投药拉板，分析系统会自动启动溶出试验。

5）篮法。将被测样品放入洁净、干燥的网篮内，正确安装到篮杆上，启动溶出仪转杆转动，点击测试，按照操作提示，迅速放下机头投药，分析系统会自动启动溶出试验。

（4）清洗：溶出试验结束后，将各取样针从溶出杯内取出，移入加有经预加热到 37 ℃的空白溶液（溶出仪 8 号杯）的烧杯内，点击清洗/退出，启动分析系统的自动清洗功能，经确认仪器会自动进行清洗取样针，流通池和进、回液管路。以同样方式采用纯净水进行管路清洗。打开溶出仪机头清洗溶出杯和转杆，防尘、干燥，水平放置待用。

（5）数据输出、关机完成数据处理后，退出 ADUV8 操作界面，松开各泵管管夹，由左至右分别关闭各仪器单元的电源开关,带好仪器罩。

2.日常维护规程

(1)正确进行溶出仪的溶出温度和转杆转速操作参数的校正。

(2)溶出试验结束后松开蠕动泵管夹。

(3)取样针、流通池,以及进回液管路应用水清洗。流通池应含液放置,如果长期不使用时可内充万分之五的硫酸铜溶液存放。

二、ZBS-6G 智能崩解仪操作规程

1.操作规程

(1)按电源开关接通电源确认水浴箱已经注水到规定高度,通过按温度设定键("+"或"-"),设定加热温度,按加热键启动加热器。

(2)设定时间

1)通过按时间设定键("+"或"-")来查看或设定实验所需的定时时间值。

2)按升降键,使吊臂停止在最高位置,以便装取烧杯和吊篮。

3)将各个烧杯分别注入所需的试验溶液,然后装入水浴箱杯孔中。再将各个吊篮分别放入烧杯内,并悬挂在支臂的吊钩上。

(3)崩解试验

1)水浴温度稳定在恒温设定值后(当水浴温度接近或达到恒温设定值时,加热指示灯会忽亮忽灭),此时即可进行崩解试验。

2)将待测供试品放入吊篮内的各个试管内,必要时可放入挡板,然后按升降键启动吊篮升降。

3)试验进行中应观察各吊篮玻璃管中供试品的崩解状况。试验定时终止前 1 min,蜂鸣器自动鸣响三声报时。试验到时后,吊篮自动停止在最高位置。

4)试验过程中如需要暂停,可以按升降键,暂停吊篮升降和电子钟计时。暂停后再按升降键,即可启动吊篮继续升降和电子钟继续计时。

(4)结束试验

1)按电源开关断电。

2)从水浴箱中取出烧杯与吊篮,清洗干净,收置备用。

2.注意事项

(1)应经常注意保持水浴箱的水位在红色标线。切勿在无水的情况下开机,加热。

(2)不宜将温度传感器插入腐蚀性溶液中。

(3)勿使用有机溶剂清洁仪器外壳。

(4)仪器运行时,如果发现不正常现象,应立即关机断电,待检修好后方可继续使用。

(5)按键操作时,若显示窗偶然出现不正常状况(例如,显示数码全为"8"),则先关机断电,然后在开机重新启动仪器工作,即可恢复正常。

(6)出现声光报警。蜂鸣器短促鸣响一声,温度显示窗短暂闪烁显示"FFF",为不升温报警。应检查如下故障可能点:温度传感器没有插在水浴箱内,未能检测到实际水温;温度传感器内部电路故障;加热器断路。

(7)出现声光报警。蜂鸣器紧促鸣响,温度显示窗闪烁显示"EEE",为超温报警。应按电

源开关断电,检查温度传感器是否漏水短路。

三、CS-A 型脆碎度检测仪操作规程

1. 操作规程

(1)测定准备工作

1)将仪器清洁干净放置在平稳牢固的工作台上,仪器四周应留有足够空间,要求工作环境无振动,无噪声,温湿度适宜,无腐蚀性气体。

2)接通电源,指示灯亮,打开电源开关,同时听到一声鸣叫,仪器便自动设置在常规的工作状态,时间显示 4 min(04:00)。

(2)样品的测定

1)放置样品先将待测样品按药典的有关规定,小心去除片剂表面松散的粉末或颗粒,精密称定,取下防脱钮,将装药轮鼓沿着转轴方向慢慢拔出,鼓盖朝上,放置在平软的台面上,打开鼓盖,放入样品,重新安装在转轴上。注意:两轮鼓左右不可调换,轮鼓上的定位孔对准位销,推入装好,装上防脱钮。

2)时间设定若做常规测试,仪器已预置好 4 min(100 次),需要改动,若特殊需要可通过时间设定键,配合计时显示调整,每按一次预置时间可增或减 1 min。

3)测试:以上准备工作完成后,可按"启动"键,测试开始,使轮鼓匀速转动,每分钟 25 转,仪器自动计时。仪器以倒计时方式工作(显示的是工作剩余时间),待从设定的时间减到00:00时,电机便自动停止,同时有蝉鸣声提示,而后仪器自动返回初始状态,准备做下一次测试。

4)结束:取下防脱钮,摘下轮鼓,取出样品,如前所述去除松散的粉末和颗粒,精密称定,按药典的有关规定计算结果。

2. 仪器维护规程

每次测定后,应将仪器清理干净,将轮鼓和防脱钮小心安装好。

四、GRⅢ型真空乳化装置操作规程

1. 操作规程

(1)开机前,用手转动主轴确认是否灵活、均匀。

(2)转动手轮,提起搅拌头至足够高度。根据物料的多少调整好转流板的位置(一般在接近物料液面的上下)。

(3)开机时,按数显器按钮,然后缓慢转动调速器直到符合所要求的转速。

(4)实验结束,同前操作,用蒸馏水将搅拌头反复冲洗干净。

(5)关闭电源,登记。

2. 注意事项

(1)电动机、搅拌头均不能空转。

(2)不能在加正压下工作。

(3)搅拌高低不同黏度的物料时,应更换不同的搅拌头。更换时应注意搅拌头静轮中心与动轮主轴的中心是否同心,否则需通过调整把紧三支杆螺钉的先后顺序或其上的密封垫的厚度来达到。

五、凯氏定氮仪(B-324 蒸馏仪)操作规程

1.操作规程

(1)B-324 蒸馏仪

1)先打开冷凝水阀门。

2)打开主机开关,等待 2 min,即显示主菜单。

DISTILLATION:蒸馏。

ASPIRATION:抽吸。

PREAHEATION:预热。

CLEANTION:清洗。

CONFIGURATION:系统设置(一般不动)。

3)先选定预热界面,按"START"执行预热程序。

4)再选定蒸馏界面,按上下箭头选中需要调节的参数,按"EDIT"键使参数值闪动,按上下箭头增加或减少参数值,按"ENTER"键确认。用以上方法分别输入该方法中需要的 H_2O、NaOH、H_3BO_3 的用量。设置"Delay":均匀混合的时间(一般为几秒);"Dist":蒸馏时间(一般为 3~5 min);"Steam":蒸汽量(一般为 100% 不变);"Aspi":抽吸(抽废液为"Off",抽样品为"Sam")各参数。

5)按"SAVE"存储该方法,输入一方法名,再按"SAVE",提示是否存在该方法中,按"OK"即可存入该方法。

6)按"START"键,开始执行蒸馏程序。

7)蒸馏结束后,执行清洗程序 2~3 次。

8)关闭主机开关。

9)关闭水阀。

(2)K-435 红外消解仪

1)接通电源,连接水流管。

2)样品安装在消化炉上。

3)打开主电源开关。

4)加热挡位调至 5~6 挡,预热 3~5 min。

5)把挡位调至 9~10 挡全力加热。

6)调整水流速度以保证酸雾全部排出。

7)继续加热至消化管内液体变成澄明的绿色。

8)关闭主电源开关,冷至室温。

9)清洗消化管,并将仪器表面擦拭干净。

10)拔掉电源,关闭水阀,并将仪器放回原处。

11)在登记本上签字。

2.注意事项

(1)第一次开机前要排气,把管道内的空气排净。

(2)贮液桶的液面不能过低。

(3)贮液桶内 NaOH 的浓度应为 30% 左右。

(4)贮液桶内 H3BO3 的浓度应为 2%。

(5)如果 30 min 未开始执行蒸馏程序,仪器将自动关闭预热程序,重新开始蒸馏将需预热 2 min 才能达到预热温度。

(6)仪器使用完后,将仪器表面擦拭干净,并在登记本上签字。

五、TTL-DCII 型氮吹仪操作规程

(一)操作规程

1. 概述

TTL-DCII 型氮吹仪可同时对 24 个样品进行浓缩处理。用于液相、气相、质谱分析中的样品制备。

该仪器由恒温水浴、温控仪、气体分配、样品架和升降系统、气体流量调节阀、转子流量计等组成。

2. 操作方法

(1)打开电源(确认水浴锅内已经倒入蒸馏水),散热风扇运转。

(2)设定使用温度。

(3)将样品支架升到合适的高度。

(4)将吹气针管调到最高处。

(5)放入样品(样品架可顺时针或逆时针旋转)。

(6)调节吹管针头与样品液面的位置。

(7)将转子流量计调整到较小流量。

(8)打开氮气钢瓶。

(9)调节转子流量计设定气体总流量(样品数×流量/样品)。

(10)调整每支吹气管的气体流量阀,关闭不使用的吹气管。

(11)将样品支架下降到水中适当的深度(样品架降到最低点时自动停止)。

(12)可随时升起样品支架,查看样品的浓缩情况(样品架升到最高点时自动停机)。

(13)样品浓缩完成,升起样品支架,取出试管。

(14)将温控仪的温度设定到室温,待水温下降后,关闭电源。

3. 注意事项

(1)TTL-DCII 型氮吹仪使用 220V,50/60Hz 电源,并有良好接地。

(2)该仪器内部有电加热元件,仪器请远离易燃易爆物品。

(3)请在通风的环境中使用。

(4)如氮吹仪的散热风扇出现故障请勿使用。

(5)打开电源开关前,须确认水浴锅内已经倒入蒸馏水。干烧会损坏加热元件。

(6)氮吹仪停用时请将样品架停在中间的任意位置,不要将样品架停在最低或最高的自动停止位置。

(张　征)

第十八节　误差分析及其控制

一、误差

人们对自然现象的研究,不仅要进行定性的观察,还必须通过各种测量进行定量描述。由于被测量的数值形式常常不能以有限位的数来表示;由于人们的认识能力的不足和科学水平的限制,实验中测得的值和它的真值并不一致,这种矛盾在数值上的表现即为误差。随着科学水平的提高和人们的经验、技巧以及专门知识的丰富,误差可以控制得越来越少,但不能是误差为零,误差始终存在于一切科学实验的过程中。由于误差歪曲了事物的客观形象,而它们又必然存在,所以,我们就必须分析各类误差产生的原因及其性质,从而制定控制误差的有效措施,正确处理数据,以求得正确的结果。研究实验误差,不仅能正确地鉴定实验结果,还能指导正确地组织实验。如合理地设计仪器、选用仪器及选定测量方法使我们能以最经济的方式获得最有利的效果。分析结果与真实值之间的差值称为误差。根据误差产生的原因和性质,将误差分为系统误差和偶然误差两大类。

(一)系统误差

系统误差又称可测误差,它是由化验操作过程中某种固定原因造成,按照某一确定的规律发生的误差。

1. 系统误差产生的原因

(1)方法误差。是由分析方法本身所造成的。例如,在质量分析中,沉淀的溶解损失或吸附某些杂质而产生的误差;在滴定分析中,反应进行不完全,干扰离子的影响,滴定终点和等当点的不符合,以及其他不良反应的发生等,都会系统地影响测定结果。

(2)仪器误差。主要是仪器本身不够准确或未经校准所引起的。如天平、砝码和量器刻度不够准确等,在使用过程中就会使测定结果产生误差。

(3)操作误差。主要是指在正常操作情况下,由于分析工作者掌握操作规程与正确控制条件稍有出入而引起的。例如,使用了缺乏代表性的试样;试样分解不完全或反应的某些条件控制不当等。

(4)个人误差。有些误差是由于分析者的主观因素造成的,称之为"个人误差"。例如,在读取滴定液的体积时,有的人读数偏高,有的人读数偏低;在判断滴定终点颜色时,有的人对某种颜色的变化辨别不够敏锐,偏深或偏浅等所造成的误差。

(5)试剂误差。由试剂不纯或蒸馏水中含有微量杂质所引起。

2. 系统误差的特点

(1)重复性。系统误差是由固定因素造成的,所以在多次测定中重复出现。

(2)单向性。使测得结果偏高总是偏高,偏低总是偏低。当重复进行化验分析时会重复出现。

(3)可测性。系统误差的大小基本恒定不变,并可检定,故又称之为可测误差,系统误差的原因可以发现,其数值大小可以鉴定,因此是可以校正的。

3. 系统误差校正方法

采用标准方法与标准样品进行对照实验。根据系统误差产生的原因采取相应的措施,如进行仪器的校正以减小仪器的系统误差;采用纯度高的试剂或进行空白实验,校正试剂误差。严格训练与提高操作人员的技术业务水平,以减少操作误差等。

(二)偶然误差

1. 来源

偶然误差也称随机误差,是由某些难以控制、无法避免的偶然因素造成的,其大小与正负值都是不固定的。如操作中温度、湿度、灰尘或电压波动等的影响都会引起分析数值的波动,而使某次测量值异于正常值。

2. 偶然误差的特点

偶然误差的大小和正负都不固定,没有任何规律;但随着测定次数的增加,偶然误差具有统计规律性,一般服从正态分布规律。在一定的条件下,在有限次数测量值中,其误差的绝对值不会超过一定界限。

大小相等的正、负误差出现的概率相等。小误差出现的机会多,大误差出现的机会少,特别大的正、负误差出现的概率非常小,故偶然误差出现的概率与其大小有关。为了减少偶然误差,应该重复多次平行实验并取结果的平均值。在消除了系统误差的条件下,多次测量结果的平均值可能更接近真实值。

(三)错误误差

此为操作者的粗心大意、过失误差,如确系发生,数据必舍。

二、误差的表示方法

1. 准确度

准确度是指测定值与真实值的符合程度。它主要是反映测定系统中存在的系统误差和偶然误差的综合性指标,它决定了检验结果的可靠程度。准确度通常用误差(error)来表示。

相对误差表示误差在测定结果中所占的百分率,分析结果的准确度常用相对误差来表示。绝对误差和相对误差都有正值和负值。正值表示分析结果偏高,负值表示分析结果偏低。应该注意的是,真实值是客观存在的,但不可能直接测定,在食品分析中一般用试样多次测定值的平均值或标准样品配制实际值表示。

此外,实验室常通过回收试验的方法确定准确度。多次回收试验还可以发现检验方法的系统误差。

2. 精密度

精密度是在相同测量条件下,对同一被测量物进行连续多次测量所得结果之间的一致性。精密度的高低可用偏差、相对平均偏差、标准偏差(标准差)、变异系数来表示。

3. 准确度和精密度的关系

系统误差是定量分析中误差的主要来源,它影响分析结果的准确度;偶然误差影响分析结果的精密度。获得良好的精密度并不能说明准确度就高,只有在消除了系统误差之后,精密度好,准确度才高。根据以上分析可以知道:准确度高一定需要精密度好,但精密度好不一定准确度高。若精密度很差,说明所测结果不可靠,虽然由于测定的次数多可能使正负偏差相互抵消,但已失去衡量准确度的前提。因此,在评价分析结果的时候,还必须将系统误差和偶然误差的影响结合起来考虑,以提高分析结果的准确度。准确度反映的是测定值与真实值的符合程度;精密度反映的则是测定值与平均值的偏离程度;准确度高精密度一定高;精密度高是准确度高的前提,但精密度高,准确度不一定高。

三、原始数据的记录与处理

(一)原始数据记录要注意有效数字的表示

食品分析过程中所测得的一手数据称为原始数据,它要用有效数字表示。有效数字就是实际能测量到的数字,它表示了数字的有效意义和准确程度。

有效数字通常包括全部准确数字和一位不确定的可疑数字。一般可理解为在可疑数字的位数上有±1 个单位,或在其下一位上有±5 个单位的误差。有效数字保留的位数与测量方法及仪器的准确度有关。

(1)记录测量数据时,只允许保留一位可疑数字。

(2)有效数字的位数反映了测量的相对误差,不能随意舍去或保留最后一位数字。例如,分析天平称量:1.2123(g)(万分之一);滴定管读数:23.26(mL)。

(3)有效数字位数

1)数据中的"0"作具体分析,数字中间的"0",如 2005 中"00"都是有效数字。数字前边的"0",如 0.012 kg,其中"0.0"都不是有效数字,它们只起定位作用。数字后边的"0",尤其是小数点后的"0",如 2.50 中的"0"是有效数字,即 2.50 是三位有效数字。

2)在所有计算式中,常数、稀释倍数以及乘数等非测量所得数据,视为无限多位有效数据。

3)pH 等对数值,有效数字位数仅取决于小数部分数字的位数。如 pH=10.20,应为两位有效数字。

(二)有效数字的计算规则

(1)加减法计算的结果,其小数点以后保留的位数,应与参加运算各数中小数点后位数最少的相同(绝对误差最大),总绝对误差取决于绝对误差大的。

(2)乘除法计算的结果,其有效数字保留的位数,应与参加运算各数中有效数字位数最少的相同(相对误差最大),总相对误差取决于相对误差大的。

(3)乘方或开方时,结果有效数字位数不变。

(4)对数运算时,对数尾数的位数应与真数有效数字位数相同,如:尾数 0.20 与真数 6.3 都为两位有效数字,而不是四位有效数字。

(5)方法测定中按其仪器精度确定了有效数字的位数后,先进行运算,运算后的数值再修约。

(三)数字修约规则

有效数字的修约按照"四舍六入五留双(四舍五入奇进偶合)"处理。

(1)在拟舍弃的数字中,若左边第一个数字小于 5(不包括 5)则舍去,即所拟保留的末位数字不变。

(2)在拟舍弃的数字中,若左边第一个数字大于 5(不包括 5)时,则进一,即所拟保留的末位数字加一。

(3)在拟舍弃的数字中,若左边第一位数字等于 5,其右边的数字并非全为零时,则进一,即所拟保留的末位数字加一。

(4)在拟舍弃的数字中,若左边第一个数字等于 5,其右边的数字皆为零时,所拟保留的末位数字若为奇数则进一,若为偶数(包括"0")则不进。

(5)所拟舍弃的数字,若为两位以上数字时,不得连续进行多次修约,应根据所拟舍弃数字中左边第一个数字的大小,按上述规定一次修约出结果。

(四)分析结果的表示方法

食品分析检验的结果将报告出被测物质含量,根据被测试样的状态及被测物质的含量范围,检验结果可用不同的单位表示。检验结果的表示应采用法定计量单位并尽量与食品标准一致。

(1)对常量组分检测的结果,一般有以下几种表示方法如下。

1)百分含量(%)以每百克(或每百毫升)样品所含被测组分的质量(g)来表示。单位为 g/100 g、g/100 mL,食品中的营养成分习惯用此法表示。

2)千分含量(‰)以每千克(或每升)样品所含被测组分的质量(g)来表示,单位是 g/kg、g/L。

3)毫克百分含量单位为 mg/100 g、mg/100 mL。

(2)对于痕微量组分检验的结果可用以下单位表示。

1)百万分含量:以每千克(或每升)样品所含被测组分的质量(mg)来表示。单位是 mg/kg、mg/L。

2)十亿分含量:以每千克(或每升)样品所含被测组分的质量(μg)来表示;单位是 μg/kg、μg/L。或以每克(或每毫升)样品所含被测组分的质量(ng)来表示,单位是 ng/g、ng/mL。

3)万亿分含量:单位是 ng/kg、ng/L。国际单位(IU):食品中常用来表示维生素 A、维生素 D 等剂量单位。如 1IU 维生素 A 相当于 0.3μg 维生素 A,或相当于 0.6μgβ-胡萝卜素;1 IU 维生素 D 相当于 0.025μg 胆钙化醇(维生素 D_3)。

(五)检验报告书

(1)结果的表述。报告平行样的测定值的算术平均值,并报告结果表示到小数点后的位数或有效位数,测定值的有效数字的位数应能满足卫生标准的要求。

(2)样品测定值的单位应使用法定计量单位。

(3)如果分析结果在方法的检出限以下,可以用"未检出"表述分析结果,但应注明检出限数值。

(4)食品分析检验的结果,最后必须以检验报告的形式表达出来,检验报告单必须列出各个项目的测定结果,并与相应的质量标准对照比较,从而对产品做出合格或不合格的判断。报告单的填写必须认真负责,实事求是,一丝不苟,准确无误,按照有关标准进行公正的仲裁。

(张 征)

第十九节 一般杂质检查

在原料药及其制剂的生产过程中,常用到酸、碱、反应试剂、催化剂等,从而引入无机杂质。这些杂质的产生主要与生产工艺过程有关,可反映生产工艺水平,并直接影响药品的稳定性。检查无机杂质对评价药品生产工艺的状况有重要意义。

一、氯化物的检查

1.原理

利用氯化物在硝酸酸性溶液中与硝酸银试液的作用,生成氯化银白色浑浊液,与一定量的标准氯化钠溶液在相同条件下生成的氯化银浑浊液比较,不得更浓。

2.方法

除另有规定外,取各品种项下规定量的供试品,加水溶解使成 25 mL(溶液如显碱性,可滴加硝酸使成中性),再加稀硝酸 10 mL;溶液如不澄清,应滤过;置 50 mL 纳氏比色管中,加水使成约 40 mL,摇匀,即得供试品溶液。另取该品种项下规定量的标准氯化钠溶液,置 50 mL 纳氏比色管中,加稀硝酸 10 mL,加水使成 40 mL,摇匀,即得对照溶液。于供试品溶液与对照溶液中,分别加入硝酸银试液 1.0 mL,用水稀释使成 50 mL,摇匀,在暗处放置 5 min,同置黑色背景上,从比色管上方向下观察、比较,即得。供试品溶液如带颜色,除另有规定外,可取供试品溶液 2 份,分别置 50 mL 纳氏比色管中,一份中加硝酸银试液 1.0 mL,摇匀,放置10 min,如显浑浊,可反复滤过,至滤液完全澄清,再加规定量的标准氯化钠溶液与水适量使成50 mL,摇匀,在暗处放置 5 min,作为对照溶液;另一份中加硝酸银试液 1.0 mL 与水适量使成 50 mL,摇匀,在暗处放置 5 min,按上述方法与对照溶液比较,即得。

3.注意事项

(1)在测定条件下。氯化物浓度以 50 mL 中含 50~80 μg 的 Cl⁻(相当于标准氯化钠溶液 5.0~8.0 mL)为宜,所产生的浑浊梯度明显。因此,取用供试品量,应使氯化物的浓度处在此范围中。

(2)为使所产生的氯化银浑油均匀,应先制成约 40 mL 水溶液后,再加硝酸银试液,以免在较高浓度的氯化物存在时产生沉淀,影响比浊结果。加入硝酸银试液后,应缓慢混匀,如过快则生成的浑浊减少。

(3)在硝酸酸性条件下,可避免弱酸银盐如碳酸银、磷酸银以及氧化银沉淀的形成而干扰检查,同时还可加速氯化银沉淀的生成并产生较好的乳浊物。

(4)供试品溶液如不澄清,可用含硝酸的水溶液洗净滤纸中的氯化物后,再用此滤纸过滤供试品溶液。

(5)温度对产生氯化银的独度有影响,30 ℃~40 ℃产生的浑浊最大。但作为限度检查,只要对照溶液与供试溶液在相同条件下操作后比较,仍可在室温进行。

(6)检查有机氯杂质,需经有机破坏,将有机氯转变为离子状态后,再依法检查。可采用 600 ℃~700 ℃炽灼法或氧瓶燃烧法。

二、硫酸盐的检查

1.原理

药物中微量中的硫酸盐在稀盐酸酸性介质中与氯化钡生成硫酸钡白色浑浊,与一定量的标准硫酸钾溶液在相同条件下生成的硫酸钡浑浊液比较,不得更浓。

2.方法

除另有规定外,取各品种项下规定量的供试品,加水溶解使成约 40 mL(溶液如显碱性,可滴加盐酸使成中性);溶液如不澄清,应过滤;置 50 mL 纳氏比色管中,加稀盐酸 2 mL,摇匀,即得供试溶液。另取该品种项下规定量的标准硫酸钾溶液,置 50 mL 纳氏比色管中,加水使成约 40 m1,加稀盐酸 2 mL,摇匀,即得对照溶液。于供试溶液与对照溶液中,分别加入 25% 氯化钡溶液 5 mL,用水稀释至 50 mL,充分摇匀,放置 10 min,同置黑色背景上,从比色管上方向下观察、比较,即得。

供试溶液如带颜色,除另有规定外,可取供试溶液 2 份,分置 50 mL 纳氏比色管中,一份中加 25%氯化钡溶液 5 mL,摇匀,放置 10 min,如显浑浊,可反复过滤,至滤液完全澄清,再加规定量的标准硫酸钾溶液与水适量使成 50 mL,摇匀,放置 10 mm,作为对照溶液;另一份中加 25%氯化钡溶液 5 mL 与水适量使成 50 mL,摇匀,放置 10 min,按上述方法与对照溶液比较,即得。

3.注意事项

(1)在测定条件下,硫酸盐的浓度以 50 mL 中含 0.1～0.5 mg 的 SO_4^{2-}(相当于标准硫酸钾溶液 1.0～5.0 mL)为宜,所产生的浑浊梯度明显。因此,取用供试品量应使硫酸盐的浓度处在此范围中。

(2)在盐酸酸性条件下,可防止碳酸钡或磷酸钡等沉淀的形成而干扰检查。但溶液的酸度过大则灵敏度下降,以溶液的 pH 值约为 1 为宜,即 50 mL 中含有稀盐酸 2 mL。

(3)供试品溶液如不澄清,可用含盐酸的水溶液洗净洁滤纸中的硫酸盐后,再用此滤纸过滤供试品溶液。

(4)氯化钡试液的浓度和反应温度对测定也有影响,氯化钡溶液的浓度在 10%～25%范围内所呈硫酸钡的浑浊度差异不大。但以氯化钡浓度为 25%,反应温度控制在 30 ℃～35 ℃,测定结果比较稳定。另外,在加入氯化钡试液后,应立即充分摇匀,防止因局部过浓而影响产生浑浊的程度。

三、铁盐的检查(硫氰酸盐法)

微量铁盐的存在可能会加速药物的氧化和降解,因而要控制铁盐的限量。《中国药典》2015 年版采用硫氰酸盐法如下。

1.原理

在盐酸酸性条件下,铁盐与硫氰酸铵生成红色可溶性硫氰酸铁配位离子,在与一定量的标准铁溶液用同法处理后所里的颜色进行比较,颜色不得更深。

2.方法

除另有规定外,取各品种项下规定量的供试品,加水溶解使成 25 mL,置于 50 mL 纳氏比色管中,加稀盐酸 4 mL 与过硫酸铵 50 mg,用水稀释使成 35 mL 后,加 30%硫氰酸铵溶液 3 mL,再加水适量稀释成 50 mL,摇匀;如显色,立即与定量标准铁溶液制成的对照溶液(取该品种项下规定量的标准铁溶液,置 50 mL 纳氏比色管中,加水使成 25 mL,加稀盐酸 4 mL 与过硫酸铵 50 mg,用水稀释使成 35 mL 后加 30%硫氰酸铵溶液 3 mL,再加水适量稀释成 50 mL,摇匀)比较,即得。如供试管与对照管色调不一致时,可分别移至分液漏斗中,各加正丁醇 20 mL 提取,待分层后,将正丁醇层移置 50 mL 纳氏比色管中,再用正丁醇稀释至 25 mL,比较,即得。

3.注意事项

(1)在测定条件下,当 50 mL 中含 5～90 μg 的 Fe^{3+} 时,溶液的吸收度与浓度呈良好线性关系。目视比色时以 50 mL 溶液中含 10～5 090 μg 的 Fe^{3+}(相当于标准铁溶液 1.0～

5.0 mL)为宜,所产生的溶液色泽梯度明显、易于区别。因此,取用供试品量应使铁盐的浓度处在此范围中。

(2)在盐酸酸性条件下反应,可防止 Fe^{3+} 的水解,以 50 mL 溶液中含稀盐酸 4 mL 为宜。加入氧化剂过硫酸铵即可氧化供试品中 Fe^{2+} 成 Fe^{3+},又可防止由于光线使硫氰酸铁还原或分解褪色。

(3)某些药物(如葡萄糖、糊精和硫酸镁等)在检查过程中需加硝酸处理,硝酸也可将 Fe^{2+} 氧化成 Fe^{3+}。因硝酸中可能含亚硝酸,它能与硫氰酸根离子作用,生成红色亚硝酰硫氰化物,影响比色,所以剩余的硝酸必须加热煮沸除去。

(4)铁盐与硫氰酸根离子的反应为可逆反应,因此,加入过量的硫氰酸铵,不仅可以增加生成的配位离子的稳定性,提高反应灵敏度,还能消除因氯化物等与铁盐形成配位化合物而引起的干扰。

(5)某些有机药物特别是具环状结构的有机药物,在实验条件下不溶解或对检查有干扰,则需经炽灼破坏,使铁盐转变成 Fe_2O_3 留于残渣中,处理后再依法检查。

四、重金属的检查

重金属是指在实验条件下能与硫代乙酰胺或硫化钠作用显色的金属杂质,如银、铅、汞、铜、镉、铋、锑、锡、锌、钴及镍等。重金属影响药物的稳定性及安全性。因为在药品生产中遇到铅的机会较多,且铅易积蓄引起中毒,故各国药典中对重金属检查时,均以铅为重金属的代表,以铅的限量表示重金属限量。《中国药典》规定了重金属检查的 3 种方法:硫代乙酰胺法、炽灼后的硫代乙酰胺法和硫化钠法。

1.第一法:硫代乙酰胺法

适用于溶于水、稀酸和酒精的药物,为最常用的方法。

(1)原理:硫代乙酰胺在弱酸性(pH 3.5 醋酸盐缓冲液)条件下水解,产生硫化氢,与微量银、铅、铜、汞、镉、锡、钴、锡及镍等金属离子生成黄色到棕黑色的硫化物均匀混悬液,在与一定量的标准铅溶液用同法处理后所呈的颜色进行比较,颜色不得更深。

(2)方法:除另有规定外,取 25 mL 纳氏比色管 3 支,甲管(标准管)中加标准铅溶液-定量与醋酸盐缓冲液(pH 3.5)2 mL 后,加水或各品种项下规定的溶剂稀释成 25 mL;乙管(供试品管)中加入按该品种项下规定的方法制成的供试品溶液 25 mL;丙管(标准加样管)中加入与乙管相同重量的供试品,加配制供试品溶液的溶剂适量使溶解,再加与甲管相同量的标准铅溶液与醋酸盐缓冲液(pH 3.5)2 mL 后,用溶剂稀释成 25 mL;再在甲、乙、丙 3 支管中分别加硫代乙酰胺试液各 2 mL,摇匀,放置 2 min,同置白纸上,自上向下透视,当丙管中显出的颜色不浅于甲管时,乙管中显示的颜色与甲管比较,不得更深。如丙管中显出的颜色浅于甲管,应取样按第二法重新检查。

(3)注意事项

1)在测定条件下,当 27 mL 溶液中含 $10\sim20$ ug 的 Pb^{2+} 时,目视比色最为适宜(相当于标准铅溶液 $1.0\sim2.0$ mL)。因此,取用供试品量应使铅的浓度处在此范围中。

2)供试品中如含有高铁盐,在弱酸性溶液中易氧化硫化氢析出硫,产生浑浊,影响重金属检查。这时,可先在各管中分别加入维生素 C $0.5\sim1.0$ g,使高铁离子还原为亚铁离子后,再按上述方法检查。

3)溶液的 pH 值对于金属离子与硫化氢呈色影响较大。当 pH3.0~3.5 时,硫化铅沉淀较完全;酸度增大,重金属离子与硫化氢呈色变浅,甚至不显色。因此,若供试品用强酸溶解,或在处理中使用了强酸,在加入硫代乙酰胺试液前,应先加氨水至溶液对酚酞指示剂显中性,再加 pH3.5 醋酸盐缓冲液调节溶液的酸度。

4)配制供试品溶液时,如使用的盐酸超过 1 mL,氨试液超过 2 mL,或加入其他试剂进行处理时,为避免标准管的基质差异,应当进行平行处理:除另有规定外,甲管溶液应取同样同量的试剂置瓷皿中蒸干后,加醋酸盐缓冲液(pH3.5)2 mL 与水 15 mL,微热溶解后,移至纳氏比色管中,加标准铅溶液-定量,再用水或各品种项下规定的溶剂稀释成 25 mL。

2.第二法:炽灼后的硫代乙酰胺法

本法适用于难溶于水、稀酸或与水互溶有机溶剂的有机药物,以及含有可与金属离子强配位基团的芳环、杂环药物。

(1)原理:将供试品炽灼破坏后,加硝酸加热处理,使有机物分解。破坏完全后,再按第一法进行检查。

(2)方法:除另有规定外,取该品种炽灼残渣项下遗留的残渣,加硝酸 0.5 mL,蒸干,至氧化氮蒸气除尽后(或取供试品一定量,缓缓炽灼至完全炭化,放冷,加硫酸 0.5~1.0 mL,使恰湿润,用低温加热至硫酸除尽后,加硝酸 0.5 mL,蒸干,至氧化氮蒸气除尽后,放冷,在 500~600 ℃炽灼使完全灰化),放冷,加盐酸 2 mL,置水浴上蒸干后加水 15 mL,滴加氨试液至对酚酞指示液显中性,再加醋酸盐缓冲液(pH 3.5)2 mL,微热溶解后,移置纳氏比色管中,加水稀释成 25 mL,作为乙管(供试品管);另取配制供试溶液的试剂,置瓷皿中蒸干后,加醋酸盐缓冲液(pH 3.5)2 mL 与水 15 mL,微热溶解后,移置纳氏比色管中,加标准铅溶液一定量,再用水稀释成 25 mL,作为甲管(标准管);再在甲、乙两管中分别加硫代乙酰胺试液各 2 mL,摇匀,放置 2 min,同置白纸上,自上向下透视,乙管中显出的颜色与甲管比较,不得更深。

(3)注意事项

1)炽灼温度对重金属检查影响较大,温度越高,重金属损失越多。例如,铅在 700 ℃炽灼 6 h,回收率仅为 32%。因此,应控制供试品炽灼温度在 500 ℃~600 ℃,减少重金属的损失。

2)炽灼残渣加硝酸加热处理后,必须蒸干,除尽氧化氮,否则亚硝酸可氧化硫化氢析出硫,影响比色。

3)为了消除盐酸或其他试剂中夹杂重金属的影响,在配制供试品试液时,如使用盐酸超过 1 mL(或与盐酸 1 mL 相当的稀盐酸),使用氨试液超过 2 mL,以及用硫酸与硝酸进行有机破坏或其他试剂处理时,除另有规定外。甲管(标准管)应取同样同量试剂置瓷皿中蒸干后,依法检查。

4)含钠盐或氟的有机药物,在炽灼时能腐蚀瓷坩埚,而引入重金属,应改用铂坩埚或硬质玻璃蒸发皿。

3.第三法:硫化钠法

本法适用于溶于碱性水溶液而难溶于稀酸或在稀酸中即生成沉淀的药物,如磺胺类、巴比妥类药物等。

(1)原理:在碱性介质中,以硫化钠为沉淀剂,使 Pb^{2+} 生成 PbS 微粒的混悬液,与一定量的标准铅溶液经同法处理后所呈的颜色进行比较,判断供试品中重金属是否符合限量规定。

(2)方法:除另有规定外,取供试品适量,加氢氧化钠试液 5 mL 与水 20 mL 溶解后,置纳氏比色管中,加硫化钠试液5滴,摇匀,与一定量的标准铅溶液同样处理后的颜色比较,不得更深。

(3)注意事项

1)硫化钠试液对玻璃有一定的腐蚀性,且久置后会产生絮状物,应临用新制。

2)饱和硫化氢水溶液:上述方法中使用的硫化钠试液或硫代乙酰胺试液,均可以使用新制的饱和硫化氢溶液替代。硫化氢气体均使用硫化铁(FeS)细粒与稀盐酸作用新鲜制得,经导气管引入纯净水中被吸收,即得饱和硫化氢水溶液,应现配现用,否则硫化氢易被氧化析出硫,产生浑浊,影响重金属检查。

五、砷盐的检查

砷盐为毒性杂质,须严格控制其限量。砷盐多由药物生产过程所使用的无机试剂引入,多种药物中要求检查砷盐。

1.第一法:古蔡氏法

(1)原理:金属锌与酸作用产生新生态的氢,与药物中微量砷盐反应生成具有挥发性的砷化氢,遇溴化汞试纸产生黄色至棕色的砷斑,与一定量砷标准溶液所生成的砷斑比较,颜色不得更深。

(2)方法:测试时,于导气管3中装入醋酸铅棉花60 mg(装管高度约60~80 mm),再于旋塞4的顶端平面上放一片溴化汞试纸(试纸大小以能覆盖孔径而不露出平面外为宜),盖上旋塞盖5并旋紧,即得。

1)标准砷斑的制备:精密量取标准砷溶液2 mL,置瓶1中,加盐酸5 mL与水21 mL,再加碘化钾试液5 mL与酸性氯化亚锡试液5滴,在室温放置10 min后,加锌粒2 g,立即将按上法装妥的导气管3密塞于瓶1上,并将瓶1置25 ℃~40 ℃水浴中,反应45 min,取出溴化汞试纸,即得。若供试品需经有机破坏后再行检砷,则应取标准砷溶液代替供试品,按照该品种项下规定的方法同法处理后,依法制备标准砷斑。

2)检查法(样品砷斑的制备):取按各品种项下规定方法制成的供试品溶液,置瓶1中,照标准砷斑的制备,自"再加碘化钾试液5 mL"起,依法操作。将生成的砷斑与标准砷斑比较,不得更深。

(3)注意事项

1)标准砷溶液1 mL相当于1 μg的As。砷溶液浓度过大或偏小,制得的砷斑过深或偏浅,会影响比色的正确性。因此,当药物的含砷限量不同时,供试品的取用量应按规定改变。

2)氢气发生的速度过缓或过于剧烈,都将影响砷化氢的逸出速度,使砷斑的色泽和清晰程度受影响。因氢气的发生速度与溶液的酸度、锌粒的粒度与用量以及反应温度等有关。应使用无砷锌粒,粒度较大时,用量应酌情增加,反应时间应延长为1 h。

3)加入碘化钾及氯化亚锡将五价砷还原为三价砷,有利于生成砷化氢的反应不断进行。另外,氯化亚锡与碘化钾还可抑制锑化氢的生成,消除锑存在的干扰。

4)仪器与试剂要求:所用仪器和试液等照本法检查,均不应生成砷斑,或至多生成仅可辨认的斑痕。

2.第二法:二乙基二硫代氨基甲酸银法(DDC-Ag)

(1)原理:金属锌与酸作用产生新生态的氢,与药物中微量砷盐反应,生成具有挥发性的砷化氢;砷化氢遇二乙基二硫代氨基甲酸银,使其还原产生红色的胶态银,用目视比色法或在510 nm 波长处测定吸光度,再与一定量标准砷溶液同法处理后得到的有色溶液进行比较。

(2)方法:测试时,于导气管 3 中装入醋酸铅棉花 60 mg(装管高度约为 80 mm),并于 4 管中精密加入二乙基二硫代氨基甲酸银试液 5.0 mL。

1)标准砷对照液的制备:精密量取标准砷溶液 5 mL,置瓶 1 中,加盐酸 5 mL 与水 21 mL,再加碘化钾试液 5 mL 与酸性氯化亚锡试液 5 滴,在室温放置 10 min 后,加锌粒 2 g,立即将导气管 3 与瓶 1 密塞,使生成的砷化氢气体导入管 4 中,并将瓶 1 置 25 ℃~40 ℃水浴中,反应45 min 后,取出管 4,添加三氯甲烷至刻度,混匀,即得。若供试品需经有机破坏后再行检砷,则应取标准砷溶液代替供试品,按照该品种项下规定的方法同法处理后,依法制备标准砷对照液。

2)检查法:取按照各品种项下规定方法制成的供试品溶液,置瓶 1 中,按照标准砷对照液的制备,自"再加碘化钾试液 5 mL"起,依法操作。将所得溶液与标准砷对照液同置

白色背景上,从管 4 上方向下观察、比较,所得溶液的颜色不得比标准砷对照液更深。必要时,可将所得溶液转移至 1 cm 吸收池中,按照紫外-可见分光光度法(《中国药典》2015 年版通则 0 401)在 510 nm 波长处以二乙基二硫代氨基甲酸银试液作空白,测定吸光度,与标准砷对照液按同法测得的吸光度比较,即得。

(3)注意事项

1)当 As 浓度为 1~10pug/mL 范围内时,线性关系良好,显色在 2 h 内稳定,重现性好,并可测得砷盐含量。

2)所用仪器和试液等按照本法检查,均不应生成砷斑,或至多生成仅可辨认的斑痕。

3)制备标准砷斑或标准砷对照液,应与供试品检查同时进行。

4)本法所用锌粒应无砷,以能通过一号筛的细粒为宜,如使用的锌粒较大时,用量应酌情增加,反应时间亦应延长为 1 h。

5)醋酸铅棉花系取脱脂棉 1.0 g,浸入醋酸铅试液与水的等混合液 12 mL 中,湿透后,挤压除去过多的溶液,并使之疏松,在 100 C 以下干燥后,储于玻璃塞瓶中备用。

六、易炭化物的检查

1.定义

易炭化物检查法是检查药品中遇硫酸易炭化或易氧化而呈色的微量有机杂质。这类杂质大多数结构未知,用硫酸呈色的方法可以简便地控制它们的总量。

2.方法

取内径一致的比色管两支:甲管中加各品种项下规定的对照溶液 5 mL;乙管中加硫酸[含硫酸 94.5%~95.5%(g/g)]5 mL 后,分次缓缓加入规定量的供试品,振摇使溶解。除另有规定外,静置 15 min 后,将甲乙两管同置白色背景前,平视观察,乙管中所显颜色不得较甲管更深。供试品如为固体,应先研成细粉。如需加热才能溶解时,可取供试品与硫酸混合均匀,加热溶解后,放冷,再移置比色管中。

3.注意事项

(1)比色时,应将甲,乙两管同置白色背景前,平视观察比较,判断结果。

(2)硫酸的浓度、反应温度与时间均影响易炭化物所呈现的颜色,必须按规定严格控制。

七、炽灼残渣的检查

炽灼残渣系指有机药品经炭化或挥发性无机药品加热分解后,高温炽灼,所产生的非挥发性无机杂质的硫酸盐灰分。此检查法用于控制有机药品和挥发性无机药品中存在的非挥发性无机杂质。

1.方法

取供试品 1.0～2.0 g 或各品种项下规定的重量,置已炽灼至恒重的坩埚(如供试品分子中含有碱金属或氟元素,则应使用铂坩埚)中,精密称定,加硫酸 0.5～1 mL 使湿润,缓缓炽灼至完全炭化,放冷至室温。除另有规定外,加硫酸 0.5～1 mL 使湿润,低温加热至硫酸蒸气除尽后,在 700 ℃～800 ℃炽灼使完全灰化,移置干燥器内,放冷至室温。精密称定后,再在 700 ℃～800 ℃炽灼至恒重,即得。如需将残渣留作重金属检查,则炽灼温度必须控制在 500 ℃～600 ℃。

2.注意事项

(1)残渣限量一般控制在 0.1％～0.2％,即炽灼残渣量为 1～2 mg。供试品的取用量应根据炽灼残渣限量和称量误差决定。样品量过多,炭化和灰化的时间太长;样品量太少,称量误差增大。

(2)为避免供试品炭化时骤然膨胀逸出,可采用将坩埚斜置方式,缓缓加热,直至完全灰化(不产生烟雾)。在进入高温炉内炽灼前,务必蒸发除尽硫酸,以免硫酸蒸气腐蚀炉膛,造成漏电事故。

(3)恒重系指供试品连续 2 次炽灼后的重量差异在 0.3 mg 以下。炽灼至恒重的第 2 次称重应在继续炽灼 30 min 后进行。

(4)瓷坩埚编号可采用蓝黑墨水与三氯化铁溶液的混合液涂写,经烘烤后编号不易除去。

八、干燥失重的检查

干燥失重系指药品在规定的条件下,经干燥后所减失的量,以百分率表示。干燥失重的内容物主要指水分,也包括其他挥发性物质,如残留的挥发性有机溶剂等。干燥失重的量应恒重。由干燥至恒重的第 2 次及以后各次称重均应在规定的条件下继续干燥 1 h 后进行。连续 2 次干燥后的重量差异在 0.3 mg 以下。干燥失重测定方法主要有以下几种。

1.常压恒温干燥法

本法适用于受热较稳定的药品。

(1)方法:取供试品,混合均匀(如为较大的结晶,应先迅速捣碎使成 2 mm 以下的小粒),取约 1 g 或各品种项下规定的重量,置于供试品相同条件下干燥至恒重的扁形称量瓶中,精密称定,除另有规定外,在 105 ℃干燥至恒重,由减失的重量和取样量计算供试品的干燥失重。

(2)注意事项

1)供试品干燥时,为了使水分及挥发性物质易于挥散,应平铺于扁形称量瓶中,厚度不超过 5 mm,如为疏松物质,厚度不超过 10 mm。放入烘箱或干燥器进行干燥时,应将瓶盖取下,置称量瓶旁,或将瓶盖半开进行干燥。取出时,须先将称量瓶盖盖好,置干燥器中放冷至室温,然后称定重量。

2)某些药品中含有较大量的水分,熔点又较低,直接在 105 ℃干燥,供试品易融化,表面结成一层薄膜,使水分不易继续挥发。应先将供试品于较低的温度下干燥至大部分水分除去后,再按规定的条件干燥。

3)某些易吸湿或受热发生相变而达不到恒重的药品,可采用一定温度下、干燥一定时间所减失的重量代表干燥失重。

4)当供试品为膏状物时,应先取一含洗净粗沙粒及一小玻棒的称量瓶于规定条件下干燥至恒重,然后称入一定量的供试品,用玻棒搅匀、干燥,并在干燥过程中搅拌数次,促使水分挥发,直至恒重。

2.干燥剂干燥法

本法适用于受热易分解或易于挥发的药品。

(1)方法:将供试品置于干燥器内,利用干燥器内储放的干燥剂,吸收供试品的水分,干燥至恒重。常用的干燥剂有硅胶、硫酸及五氧化二磷等。

(2)注意事项

1)五氧化二磷的吸水效率、吸水容量和吸水速度均较好,但五氧化二磷价格较贵,且不能反复使用。

2)硫酸的吸水效率与吸水速度次于五氧化二磷,但吸水容量比五氧化二磷大,价格也较便宜。含水硫酸置烧杯中加热至冒白烟,并保持在 110 ℃左右约 30 min,即可除去水分,可反复使用。

3)硅胶的吸水效率次于五氧化二磷,大于硫酸。含水硅胶在 105 ℃下干燥后又可恢复为无水物。因变色硅胶具有使用方便、价廉、无腐蚀性且可重复使用的特点,是最常用的干燥剂。

3.减压干燥法与恒温减压干燥法

本法适用于熔点低或受热分解的供试品,采用减压干燥器(通常为室温)干燥时,除另有规定外,压力应在 2.67 kPa(20 mmHg)以下,温度为 60 ℃。

干燥器中常用的干燥剂为五氧化二磷、无水氯化钙或硅胶;恒温减压干燥器中常用的干燥剂为五氧化二磷。应及时更换干燥剂,使其保持在有效状态。有时也可不用干燥剂。减压干燥器初次使用时,应做好防护后再进行减压,以防炸裂伤人。开盖时,必须先将活塞缓缓旋开,使空气缓缓进入,切忌气流进入得太快,将称量瓶中的供试品吹散;在供试品取出后应立即关闭活塞。

九、溶液颜色的检查

有色杂质可能在药品的生产过程中引入,也可能从储藏过程中产生,药品溶液的颜色及其与规定颜色的差异能在一定程度上反映药品的纯度。本法系将药品溶液的颜色与规定的标准比色液相比较或在规定的波长处测定其吸光度,以检查其颜色。

标准比色液,是由三基色的"比色用重铬酸钾液""比色用硫酸铜液"和"比色用氯化钴液"按照一定比例与水混合制得不同色调(绿黄色、黄绿色、黄色、橙黄色、橙红色和棕红色)的标准储备液,再取 0.25 mL、0.50 mL、1.0 mL、1.5 mL…10 mL 等不同的递增体积,分别加水稀释至 10 mL 的方法,而制得各色调的色号为 0.5、1、2、3~10 的标准比色液。

若规定为"无色",系指供试品溶液的颜色相同于水或所用溶剂;"几乎无色",系指供试品溶液的颜色不深于相应色调 0.5 号标准比色液。

1.目视比色法

将规定浓度的药物溶液的颜色与规定色调和色号的标准比色液的颜色进行目视比较。根据颜色的深浅来判断检查的结果:规定不得更深。方法如下:除另有规定外,取各品种项下规定量的供试品,加水溶解,置于 25 mL 的纳氏比色管中,加水稀释至 10 mL。另取规定色调或色号的标准比色液 10 mL,置于另一支 25 mL 的纳氏比色管中,2 管同置白色背景上,自上向下透视,或同置白色背景前,平视观察,供试品管呈现的颜色与对照管比较,不得更深。如供试品管呈现的颜色与对照管的颜色深浅非常接近或色调不尽一致,使目视观察无法辨别两者的深浅时,应改用色差计法测定,并将其测定结果作为判定依据。

检查时,根据供试品所含有色杂质的颜色及对有色杂质限量要求,选择相应色号的标准比色液作为对照液,进行比较。

2.吸光度比较法

除另有规定外,取各品种项下规定量的供试品,加水溶解成 10 mL,必要时过滤(除去不溶性杂质对吸光度测定的干扰),滤液按照分光光度法于规定波长处测定,吸光度不得超过规定值。

3.色差计法

色差计法系使用具备透射测量功能的测色色差计直接测定溶液的透射三刺激值,对其颜色进行定量表述和分析的方法。供试品溶液与标准比色液之间的差异,可以通过分别比较它们与水之间的色差值来测定,也可以通过直接比较它们之间的色差值来测定。限度规定:供试品溶液与水的色差值应不超过标准比色液与水的色差值。

十、溶液澄清度的检查

澄清度可反映药品溶液中的微量不溶性杂质存在情况,在一定程度上又可反映药品的质量和生产工艺水平,对于供制备注射液用原料药品的纯度检查尤为重要。

1.原理

当药物溶液中存在分散的细微颗粒时,直线光通过溶液时,细微颗粒可引起光的散射,测量光的散射就可以体现溶液的浊度。

2.方法

在室温条件下,将水稀释至一定浓度的供试品溶液与等量的油度标准液分别置于配对的比浊用玻璃管(内径为 15~16 mm,平底,具塞,以无色、透明、中性硬质玻璃制成)中,在浊度标准液制备后 5 min,在暗室内垂直同置于伞棚灯下,照度为 1 000 lx,从水平方向观察、比较;用以检查溶液的澄清度或其浑浊程度。除另有规定外,供试品溶解后应立即检视。品种项下规定的"澄清",系指供试品溶液的澄清度相同于所用溶剂,或未超过 0.5 号浊度标准液。

浊度标准储备液的制备:称取于 105 ℃干燥至恒重的硫酸肼 1.00 g,置 100 mL 量瓶中,加水适量使溶解,必要时可在 40 ℃的水浴中温热溶解,并用水稀释至刻度,摇匀后放置 4~6 h;取此溶液与等容量的 10%乌洛托品溶液混合、摇匀,于 25 ℃避光静置 24 h 即得。本液置冷处避光保存,可在 2 个月内使用,用前摇匀。

浊度标准原液的制备:取浊度标准贮备液 15.0 mL,置 1 000 mL 量瓶中,加水稀释至刻度,摇匀,取适量,置 1 cm 吸收池中,按照紫外-可见分光光度法在 550 nm 的波长处测定,其吸光度应将 0.12~0.15 范围内。本液应在 48 h 内使用,用前摇匀。

3.注意事项

(1)光线和温度对混悬液的形成有影响。在阳光直射下形成的混悬液的浊度较低;在自然或荧光灯下形成的混悬液的浊度相近,在暗处形成的混悬液的浊度最高。

(2)浊度标准液的制备,在低温(−1 ℃)时反应不能进行,不产生沉淀;温度较高时形成的混悬液的浊度稍低。因此,规定在 25 ℃避光静置 24 h,制备浊度标准储备液。

(3)多数药物的澄清度检查以水为溶剂,但也有或同时有用酸、碱或有机溶剂(如酒精、甲醇、丙酮)作溶剂的情况。强调用"新沸过的冷水",这是因为水中若溶有二氧化碳,将影响溶液的澄清度。

(4)供制备注射用的原料药物,往往既要检查溶液澄清度,又要检查溶液颜色,如美罗培南的检查。

(张　征)

第二十节　特殊杂质检查

检查药物中存在的微量杂质,首要的问题就是要选择一个专属性强的方法。药物不能干扰杂质的检测,所以药物中杂质的检查主要依据药物与杂质在物理性质或化学性质上的差异来进行的。药物与杂质在物理性质上的差异,主要指药物与杂质在外观性状、分配或吸附以及对光的吸收等性质的差异;在化学性质上的差异,主要指药物与杂质对某一化学反应的差别,一般是杂质与试剂反应,而药物不发生反应。根据杂质控制要求,可以进行限量检查,也可以对杂质进行定量测定。

一、色谱分析法

药品中的一些杂质,如反应的中间体、副产物、分解产物等,和药品结构相近,与某些试剂的反应也相同或相似。也需分离后再检查。由于色谱法可以利用药品与杂质的吸附或分配性质的差异,将它们分离、检测,因而被广泛应用于药品的杂质检查中。

1.薄层色谱法

薄层色谱法被许多国家的药典要求用于药物中杂质的检查,其具有设备简单、操作简便、分离速度快、灵敏度和分辨率较高等优点。常用的方法有以下 3 种。

(1)杂质对照品法:适用于已知杂质并能制备杂质对照品的情况。根据杂质限量,取供试品溶液和一定浓度的杂质对照品溶液,分别点样于同一硅胶(或其他吸附剂)薄层板上,展开、定位、检查,供试品中所含杂质的斑点的大小,不得超过相应杂质的对照斑点的大小。

(2)供试品自身对照法:适用于杂质的结构不能确定,或无杂质对照品的情况。要求供试品与所检杂质对显色剂所显的颜色应相同,显色灵敏度也应相同或相近。将供试品溶液按限量要求稀释至一定浓度作为对照品溶液,与供试品溶液分别点于同一薄层板上,展开、定位、检查,供试品溶液所显杂质斑点,不得深于对照溶液所显主斑点颜色(或荧光强度)。

(3)对照药物法:当无适当的杂质作对照品,尤其是供试品所显示的杂质斑点颜色与主成分斑点有差异,难以判断限量时,可以采用与供试品相同的药品作为对照品,此对照药品中所含待检杂质需符合限量要求,且稳定性好。

此法受条件影响较大,薄层板的厚度、显色剂的量等均可影响检测限,应尽量避免使用。

2.纸色谱法

通常用于极性较大物质的分离、分析。有时也用于检查放射性药物注射液（或溶液）中的放射性化学杂质。纸色谱法展开时间长，斑点较扩散，不能用强酸等腐蚀性显色剂等，因而应用不如薄层色谱法广泛。

3.高效液相色谱法

高效液相色谱法不仅分离效能高，而且可以准确地测定各组分的峰面积，在杂质检查中应用日益增多，特别是已使用高效液相色谱法测定含量的药品，可采用同一色谱条件进行杂质检查。采用高效液相色谱法检查杂质，按各项下要求，对仪器进行系统适用性试验，以保证仪器达到要求。色谱图的记录时间，除考虑各杂质的保留时间外，一般为主峰保留时间倍数。为了对杂质峰准确积分，检查前应使用一定浓度的对照品溶液调节仪器的灵敏度。

杂质检查方法有 5 种类型。

(1)面积归一法：通常用于粗略考察供试品中的杂质。具体方法如下：取供试溶液适量，进样经高效液相色谱分离、测定后，计算各杂质峰面积及其总和占总峰面积（含药物的峰面积，而不含溶剂峰面积）的百分率，不得超过限量。

注意事项：峰面积归一法检查杂质虽简便、易行，但当杂质与药品的吸收程度不一致时，测定误差大。

(2)不加校正因子的主成分自身对照法：用于没有杂质对照品时杂质的限量检查。方法如下：按规定将供试品溶液稀释成与杂质限度相当的浓度，作为对照液，分别取供试品溶液和对照溶液进样，计算供试品溶液色谱图上各杂质峰面积及其总和，与对照溶液主成分峰面积比较。以确定杂质是否超过限量。

注意事项：若供试品所含的部分杂质峰与溶剂峰完全分离，则按规定先记录色谱图（Ⅰ），再记录等体积纯溶剂的色谱图（Ⅱ），从图上杂质峰的总面积（含溶剂峰面积）减去图上溶剂峰的面积，即得总杂质峰的校正面积，然后依法计算。

(3)校正因子的成分自身对照法：用于有杂质对照品时杂质的含量测定。

(4)内标法加校正因子测定供试品中杂质的含量：用于有杂质对照品时杂质的含量测定。

(5)外标法测定供试品中某个杂质或主成分的含量：用于有杂质对照品或杂质对照品易制备的情况。注意事项：由于微量注射器不易精确控制进样量，采用外标法时，宜用定量环进样。

4.气相色谱法

除药品中残留溶剂外，一些挥发性特殊杂质也可以采用气相色谱法检查。检查的方法与高效液相色谱法相同。

二、光谱分析法

光谱分析法依据药物与杂质对光的选择吸收性质的差异进行药物的杂质检查。

1.紫外分光光度法

利用药物与杂质紫外特征吸收的差异进行检查，如果药物在杂质的最大吸收波长处没有吸收，则可在此波长处测定样品溶液的吸收度，通过控制样品溶液的吸收度来控制杂质的量。如地蒽酚中二羟基的检查，后者是地蒽酚制备的原料和氧化分解产物，它的三氯甲烷溶液在 432 nm 处有最大吸收，而地蒽酚在该波长处几乎无吸收。所以，《中国药典》用 0.01％的地蒽酚三氯甲烷溶液在 432 nm 处测定，吸收度不得大于 0.12，即相当于含二羟基蒽醌的量不大于

2.0％。两性霉素 A 是两性霉素 B 发酵过程中的副产物,两者的紫外吸收曲线中,在 305 nm 处两性霉素 A 的吸收最强,而两性霉素 B 的吸收很小,《中国药典》通过测定两性霉素 B 供试品溶液在 305 nm 处的吸收度来控制两性霉素 A 的限量。

2. 红外分光光度法

红外分光光度法在杂质检查中主要用于药物中无效或低效晶型的检查。某些多晶型药物由于其晶型结构不同,一些化学键的键长、键角等发生不同程度的变化,从而导致红外吸收光谱中某些特征峰的频率,峰形和强度出现显著差异。利用这些差异,可以检查药物中低效(或无效)晶型杂质,结果可靠,方法简便。甲苯咪唑有 3 种晶型,其中 C 晶型为有效晶型,A 晶型为无效晶型,采用红外分光光度法进行检查。无效 A 晶型在 640 cm^{-1} 处有强吸收,药物 C 晶型在此波长的吸收很弱,而在 662 cm^{-1} 处,A 晶型的吸收很弱,C 晶型却有较强吸收。当供试品中含有 A 晶型时,在上述二波数处的吸光度比值将发生改变。《中国药典》采用供试品与对照品同法操作、供试品的吸光度比值应小于对照品比值的方法,限制 A 晶型的量。检查方法为:取供试品与含 10％A 晶型的甲苯咪唑对照品各约 25 mg,分别用液状石蜡法测定红外光谱,在 620 cm^{-1} 和 803 cm^{-1} 处的最小吸收峰间连接-基线,以消除背景吸收;再于约 640 cm^{-1} 和 662 cm^{-1} 处的最大吸收峰顶处作垂线使与基线相交,从而得到二波数处的最大吸收峰的校正吸收值(即用基线法消除背景吸收后的吸收值)。供试品在约 640 cm^{-1} 和 662 cm^{-1} 处的校正吸收值之比,不得大于 10％A 晶型甲苯咪唑对照品在该波长处的校正吸收值之比。

3. 原子吸收分光光度法

原子吸收分光光度法是一种灵敏度很高的测定方法,广泛用于超微量元素的分析,在杂质检查中,主要是用于药物中金属杂质的检查,通常采用标准加入法控制金属杂质的限量:取供试品,按各品种项下的规定,制备供试品溶液;另取等量的供试品,加入限度量的待测元素溶液,制成对照品溶液。设对照品溶液的读数为 a,供试品溶液的读数为 b,b 值应小于 a-b,否则为不合格。具体应用如维生素 C 中铁盐和铜盐的检查。

三、化学分析法

当药物中杂质与药物的化学性质相差较大时,可选择合适的试剂,使之与杂质发生化学反应产生颜色、沉淀或气体,药物不发生该反应,从而检查杂质的限量。当杂质与试剂产生额色时,采用比色法控制杂质的限量,既可目视比色。也可用分光光度计测定供试品溶液的吸收度。当杂质与试剂产生沉淀时,采用比浊法控制杂质的限量。当杂质与试剂产生气体时,采用相应的气体检查法来控制杂质的限量。

四、物理分析法

根据药物与杂质在性状上的不同,如臭味和挥发性的差异、颜色的差异、溶解行为的差异和旋光性等物理性质的差异进行检查。

药物中如存在具有特殊气味的杂质,可以由气味判断该杂质的存在。例如,酒精中杂醇油的检查:取本品 10 mL,加水 5 mL 与甘油 1 mL,摇匀后,分次滴加在无臭滤纸上,使酒精自然挥散,始终不得发生异臭。酒精用淀粉发酵制备时,可能引入某些沸点高的副产物,如正丙醇、异丁醇、戊醇及异戊醇等。杂油醇带有异臭味并且挥发性较弱,能与甘油混合。酒精在常温下挥发,杂油醇则在滤纸上留下异臭味。

某些药物自身无色,但从生产中引入了有色的有关物质,或其分解产物有颜色。采用检查供试品溶液颜色的方法，可以控制药物中有色杂质的量。例如，盐酸胺碘酮中游离碘的检查：取本品 0.5 g，加水 10 mL，振摇 30 s，放置 5 min，滤过，滤液加稀硫酸 1 mL 与三氯甲烷 2 mL，振摇，三氯甲烷层不得显色。游离碘是由于盐酸胺碘酮的合成反应中未反应完全或氧化分解而引入，它能溶于三氯甲烷中即显紫红色。有的药物可溶于水、有机溶剂或酸、碱中，而其杂质不溶；或反之，杂质可溶而药物不溶。例如，高三尖杉酯碱如果吸湿水解或混有非酯碱杂质，用其配制注射液时，会出现难溶性的黏胶状物或小白点、假毛等，故需要检查溶液的澄清度。方法：取本品 10 mg，加 1％酒石酸溶液 10 mL 溶解后，溶液应澄清。

比旋度可以用来反映药物的纯度，限定杂质的含量。如《中国药典》规定黄体酮在酒精中的比旋度为 ＋186°～＋198°，若供试品的测定值不在此范围，则表明其纯度不符合要求。这是因为孕酮及其生产中间体（醋酸双烯醇酮、醋酸妊娠烯醇酮）在酒精中的比旋度差异很大，若供试品中所含的这些杂质超过限量，则测得的比旋度将偏离规定范围。若药物本身没有旋光性，而其杂质有，则可以通过限定药物溶液的旋光度来控制相应杂质的量。例如，《中国药典》对硫酸阿托品中莨菪碱的检查规定：供试品水溶液（50 mg/mL）的旋光度不得超过 －0.4°。

（张　征）

第二十一节　容量分析法

容量分析法是化学分析中最常用的方法。因为这类方法是以测量标准溶液的容积为基础的方法，故称为"容量分析法"。通过将已知准确浓度的溶—标准溶液用滴定管滴加到待测溶液中，待滴定进行到化学反应按计量关系完全作用为止，然后根据所用标准溶液的浓度和体积计算出待测物质含量，因此也称为滴定分析法。滴定分析的化学反应必须具备 3 个条件：反应必须定量完成；反应必须迅速；必须有适宜的指示剂或其他简便可靠的方法确定终点。

一、分类

根据滴定方式可将滴定分析法分为直接滴定法和间接滴定法，后者又可分为剩余滴定法和置换滴定法。直接滴定法：所用的化学反应能满足上述滴定分析条件的，可直接用标准溶液滴定被测物质。剩余滴定法：当反应速度较慢或者反应物是固体的情形，滴定剂加入样品后反应无法在瞬间定量完成，此时可先加入一定量的过量标准溶液，待反应定量完成后用另外一种标准溶液作为滴定剂滴定剩余的标准溶液。置换滴定法：对于不按确定的化学计量关系反应的物质有时可通过其他化学反应间接进行滴定，即加入适当试剂与待测物质反应，使其被定量地置换成另一种可直接滴定的物质，再用标准溶液滴定此生成物。

二、滴定分析的特点及种类

滴定分析通常用于常量分析，它适用于多种化学反应。既可用于无机物的测定，也可用于有机物的测定，且准确度较高。一般情况下，测定的相对误差在 0.2％ 以内。另外滴定分析法还具有快速准确、操作简便、仪器要求低的特点。根据所利用的化学反应类型的不同，滴定分析法可分为酸碱滴定法、沉淀滴定法、配位滴定法和氧化还原滴定法。酸碱滴定法是滴定分析中最重要的方法之一，一般酸、碱以及能与酸、碱直接或间接发生质子转移反应的物质，几乎都可以用酸碱滴定法滴定,应用十分广泛。沉淀滴定法是以沉淀反应为基础的滴定分析法,必须符合滴定反应的基本条件,沉淀的溶解度必须足够小(约 $10\sim6$ g/mL)。其中应用最多的是银量法,即利用生成难溶性银盐的滴定法,本法可用来测定含 Cl^-、Br^-、I^-、SCN^- 及 Ag^+ 等离子的化合物。配位滴定法是以形成配位化合物反应为基础的滴定分析法。配位反应具有极大的普遍性,多数金属离子在溶液中以配位离子形式存在,直到 20 世纪 40 年代,许多有机配位剂特别是氨羧配位剂用于配位滴定后,配位滴定才迅猛发展成为应用最广泛的滴定分析方法之一。氨羧配位剂中应用最广的是乙二胺四乙酸(EDTA)。

氧化还原滴定法是以氧化还原反应为基础的一种滴定方法。反应速度慢,常伴有不良反应发生是氧化还原反应常见的两个特性。因此,在制订氧化还原滴定法时必须创造适宜的条件,并在实验中严加控制,才能保证反应按确定的计量关系定量、快速地进行。常见的有碘量法、溴量法、铈量法、高锰酸钾法等。

三、标准溶液的配制及标定

(一)标准溶液的配制方法

标准溶液的配制分为直接法和间接法。

1. 直接法

准确称取一定量的基准物质,用一定溶剂溶解后定量转移到量瓶中,稀释至刻度;根据称量的基准物质的质量和量瓶的容积,即可算出标准溶液的准确浓度。

2. 间接法

当无法找到基准物质时需先配制成大致浓度的溶液,再利用该物质与基准物质或者另外一种已知浓度的溶液反应测定出该溶液的准确浓度。

(二)基准物的要求

(1)试剂组成和化学式完全相符。

(2)试剂的纯度一般应在 99.9% 以上,且稳定,不发生不良反应。

(3)试剂最好有较大的摩尔质量,可减少称量误差。

(三)标准溶液的标定方法

1. 用基准试剂标定

称取一定量的基准试剂,溶解后用待标定的溶液滴定,根据基准试剂的质量及待标定溶液所消耗的体积,计算待标定溶液的准确浓度。

2. 用已知浓度的滴定液标定

准确量取一定量的待标定的滴定液,用已知浓度的滴定液滴定;或者反过来准确量取一定量的已知浓度的滴定液,用待标定的溶液滴定。根据两种溶液所消耗的量(mL)及已知浓度的滴定液的浓度,求得待标定的滴定液的准确浓度。

(四)标准溶液配制及标定的注意事项

(1)所用的溶剂"水"系指蒸馏水或去离子水,在未注明有其他要求时,应符合《中国药典》"纯化水"项下的规定。

(2)采用间接配制法时,溶质与溶剂的取用量均应根据规定量进行称取或量取,并且制成后滴定液的浓度值应为其名义值的 $0.95\sim1.05$;如在标定中发现其浓度值超出其名义值的 $0.95\sim1.05$ 时,应加入适量的溶质或溶剂予以调整。当配制量 $>1\,000$ mL 时,其溶质与溶剂的取用量均应按比例增加。

(3)采用直接配制法时,其溶质应采用"基准试剂",并按规定条件干燥至恒重后称取,取用量应为精密称定(精确至4~5位有效数字),并置1 000 mL量瓶中,加溶剂溶解并稀释至刻度,摇匀。配制过程中应有核对人,并在记录中签名以示负责。

(4)配制浓度等于或低于0.02 mol/L的滴定液时,除另有规定外,应于临用前精密量取浓度等于或大于0.1 mol/L的滴定液适量,加新沸过的冷水或规定的溶剂定量稀释制成。

(5)配制成的滴定液必须澄清,必要时可滤过;并按药典中该滴定液项下的(贮藏)条件贮存,经标定其浓度后方可使用。

(6)工作中所用的分析天平及其砝码、滴定管、量瓶和移液管等,均应经过检定合格;其校正值与原标示值之比的绝对值>0.05%时,应在计算中采用校正值予以补偿。

(7)标定工作宜在室温(10 ℃~30 ℃)下进行,并应在记录中注明标定时的室内温度。

(8)所用的基准物质应采用"基准试剂",取用时应先用玛瑙乳钵研细,并按规定条件干燥,置干燥器中放冷至室温后,精密称取(精确至4~5位数);有引湿性的基准物质宜采用"减量法"进行称重。如系以另一已标定的滴定液作为标准溶液,通过"比较"进行标定,则该另一已标定的滴定液的取用应为精密量取(精确至0.01 mL),用量除另有规定外应等于或大于20 mL,其浓度亦应按药典规定的准确标定。

(9)根据滴定液的消耗量选用适宜容量的滴定管;滴定管应洁净,玻璃活塞应密合、旋转自如,盛装滴定液前,应先用少量滴定液淋洗3次,盛装滴定液后,宜用小烧杯覆盖管口。

(10)标定中,滴定液宜从滴定管的起始刻度开始;滴定液的消耗量除另有特殊规定外,应大于20 mL,读数应估计到0.01 mL。

(11)标定中的空白试验,系指在不加供试品或以等量溶剂替代供试液的情况下,按同法操作和滴定所得的结果。

(12)标定工作应由初标者(一般为配制者)和复标者在相同条件下各做平行试验3份;各项原始数据经校正后,根据计算公式分别进行计算;3份平行试验结果的相对平均偏差除另有规定外,不得大于0.1%;初标平均值和复标平均值的相对偏差也不得大于0.1%;标定结果按初、复标的平均值计算,取4位有效数字。

(13)直接法配制的滴定液,其浓度应按配制时基准物质的取用量(准确至4~5位数)与量瓶的容量(加校正值)以及计算公式进行计算,最终取4位有效数字。

(14)临用前按稀释法配制浓度等于或低于0.02 mol/L的滴定液,除另有规定外,其浓度可按原滴定液(浓度等于或大于0.1 mol/L)的标定浓度与取用量(加校正值),以及最终稀释成的容量(加校正值)计算而得。

四、滴定分析的计算

(一)滴定度

在生产实践中经常需要滴定分析大批试样某组分的含量,为了计算方便,常用滴定度(titer)表示标准溶液的浓度。滴定度有以下两种表示方法。

(1)以每毫升标准溶液中所含溶质的质量表示。例如,T HCl=0.003 646 g/mL,表示每毫升HCl溶液中HCl的质量为0.003 646 g。

(2)以每毫升标准溶液中所能滴定的被测物质的质量表示。例如,T NaOH/HCl=0.003

646 g/mL,表示每毫升 NaOH 标准溶液恰能与 0.003 646 g HCl 反应。这种滴定度表示方法的一般形式为 $T_{T/A}$,T 表示滴定剂,A 表示被测物质。药典中所谓"每 1 mL 的×××(滴定液)(mol/L)相当于×××mg 的×××(被测物质)"的描述就是滴定度。

(二)校正因子

由于药典中的滴定度是以滴定液的规定浓度来计算的,而在实际工作中所用滴定液的实测浓度不一定与规定浓度恰恰符合。所以在计算含量时,必须用校正因子(F)将滴定液的规定浓度时的滴定度校正为实测浓度时的滴定度。

(三)百分含量的计算

原料药即以实际百分含量表示。

1. 片剂

片剂的含量测定结果常用含量占标示量的百分比表示。

2. 注射液

注射液的含量测定结果一般用实测浓度占标示浓度的百分比表示。

(张　征)

第二十二节　非水溶液滴定法

大多数的滴定分析是在水溶液中进行的,但也有在水以外的溶剂中进行滴定的,后者称为非水溶液滴定法。非水溶剂指的是有机溶剂和不含水的无机溶剂,分为酸性溶剂、碱性溶剂、两性溶剂和惰性溶剂。以非水溶剂作为滴定介质,不仅能增大有机化合物的溶解度,而且能改变物质的化学性质(例如酸碱度及其强度),使在水中不能进行完全的滴定反应能够顺利进行,从而扩大了滴定分析的应用范围。主要用来测定有机碱及其氢卤酸盐、磷酸盐、硫酸盐或有机酸盐,以及有机酸碱金属盐类药物的含量。也用于测定某些有机弱酸的含量。有机碱氢卤酸盐类药物在滴定时,因氢卤酸在冰醋酸中显酸性,影响滴定终点,所以在滴定前加入醋酸汞的冰醋酸溶液,醋酸汞的加入免除了干扰,但也由此引入了汞的污染。随着人们对环保的重视,《中国药典》2010 年版也逐步开展革除汞盐的工作,寻找一些替代的方法来避免汞盐使用而带来的污染,其中以醇类为溶剂的碱金属滴定法应用较多。

一、分类

(一)碱的滴定

1. 溶剂

滴定弱碱应选择酸性溶剂,使弱碱的强度调平到溶剂阴离子水平,即增强弱碱的强度,使滴定突跃更加明显。冰醋酸是最常用的酸性溶剂。

2. 标准溶液与基准物质

滴定液的标准溶液常采用高氯酸的冰醋酸溶液,因为高氯酸在冰醋酸中有较强的酸性,且绝大多数有机碱的高氯酸盐易溶于有机溶剂,对滴定反应有利。

(1)标定:标定高氯酸标准溶液浓度常用的基准物质为邻苯二甲酸氢钾,结晶紫为指示剂。

(2)校正:由于多数有机溶剂的体积膨胀系数(体胀系数)较大,所以高氯酸冰醋酸标准溶液滴定样品时若温度和标定时有显著差别,即超过 10 ℃,则应重新标定;若未超过 10 ℃,则需将高氯酸滴定液的浓度加以校正。

3.指示剂

(1)结晶紫:为以冰醋酸作滴定介质,高氯酸为滴定剂滴定碱时最常用的指示剂。颜色变化为碱式色(紫色)→酸式色(黄色),在滴定不同强度的碱时,终点的颜色变化不同。滴定较强碱时应以蓝色或蓝绿色为终点,滴定极弱碱则应以蓝绿色或绿色为终点。

(2)萘酚苯甲醇:适用于在冰醋酸-四氯化碳、醋酐等溶剂中使用,常用 0.5%冰醋酸溶液。颜色变化为碱式色(黄色)→酸式色(绿色)。

(3)喹哪啶红:适用于在冰醋酸中滴定大多数胺类化合物,常用 0.1%甲醇溶液。颜色变化为碱式色(红色)→酸式色(无色)。

(二)酸的滴定

1.滴定不太弱的羧酸时,可用醇类作溶剂

对弱酸和极弱酸的滴定剂则以碱性溶剂乙二胺或偶极亲质子溶剂二甲基甲酰胺较为常用;混合酸的区分滴定以甲基异丁酮为区分性溶剂。混合溶剂甲醇-苯、甲醇-丙酮也常常使用。

2.标准溶液与基准物质

常用的滴定剂为甲醇钠的苯-甲醇溶液;标定碱标准溶液常用的基准物质为苯甲酸。

3.指示剂

(1)百里酚蓝:适用于在苯、丁胺、二甲基甲酰胺、吡啶、叔丁醇及中等高强度酸时作指示剂,变色敏锐,终点清楚。颜色变化为碱式色(蓝色)→酸式色(黄色)。

(2)偶氮紫:适用于在碱性溶剂或偶极亲质子溶剂中滴定较弱的酸。颜色变化为碱式色(蓝色)→酸式色(红色)。

(3)溴酚蓝:用于在甲醇、苯、三氯甲烷等溶剂中滴定羧酸、磺胺类、巴比妥类等样品。颜色变化为碱式色(蓝色)→酸式色(红色)。

三、标准操作规范

(1)高氯酸滴定液的配制。高氯酸有腐蚀性,配制时要注意防护,并应将高氯酸先用冰醋酸稀释,在搅拌下缓缓加入醋酐。如高氯酸滴定液颜色变黄,即说明高氯酸部分分解,不能使用。配制高氯酸滴定液和溶剂所用的冰醋酸或非水滴定用的其他溶剂,含有少量水分时,对滴定突跃和指示剂变色的敏锐程度均有影响,因此常加入计算量的醋酐,使与水反应后生成醋酸,以除去水分。为避免高氯酸滴定液(0.1 mol/L)中有过剩的醋酐,应测定含水量后加醋酐,并使配成的高氯酸滴定液的含水量为 0.01%~0.20%。

(2)甲醇钠滴定液的配制。称取金属钠时,应先将其表面的无金属光泽的氧化物切除干净,置已知重量的煤油中称取,切碎后分次放入甲醇中,放入前应用滤纸将其表面的煤油尽量吸干。配制时,由于甲醇与金属钠反应放出大量热,反应剧烈,故宜将无水甲醇置于冰浴中冷却,分次加入金属钠;切金属钠时要谨慎操作,决不能让金属钠屑与水接触,以免爆炸燃烧。为了防止羧酸类被测定物在苯中形成缔合物和适当降低溶剂的极性,故常采用甲醇-苯非水滴定主要用于弱碱性或弱酸性药物的含量测定,以原料药为主,制剂较少。

碱性基团:胺类(伯胺、仲胺、叔胺);氨基酸类(甲硫氨酸、谷氨酸、苯丙氨酸、苏氨酸等);含氮杂环化合物类(咪唑、哌嗪、喹啉、N-吡咯烷基、环己氨基、吡啶、吗啉环、嘌呤);生物碱(咖啡因);有机碱的盐;有机碱的氢卤酸盐(盐酸盐、硝酸盐、磷酸盐);有机碱的有机酸盐;季铵盐类;有机酸的碱金属盐等。酸性基团:羧酸类、酚酸类、磺酸胺类。如酪氨酸、苯丙氨酸等氨基酸类药物,在非水溶液中可以高氯酸标准溶液滴定氨基,计算其含量。异维 A 酸的结构中具有酸性基团,可以非水酸量法测其含量,用氢氧化四丁基铵标准溶液滴定羧酸来计算含量。混合溶剂;对甲醇-苯的水分限度有一定要求,但用一级试剂则不必经过脱水,可直接配制。甲醇钠滴定液(0.1 mol/L)应于临用前标定。

(3)供试品。一般宜用干燥样品,含水分较少的样品也可采用在最后计算中除去水分的方法。对含水量高的碱性样品,应干燥后测定,必要时亦可加适量醋酐脱水,但应注意避免试样的乙酰化。

(4)指示剂不宜多加,以 1~2 滴为宜,指示终点的颜色是由电位滴定突跃来确定的。

(5)滴定操作:应在 18 ℃以上的室温进行,因冰醋酸流动较慢,滴定到终点后应稍待片刻再读数。

(6)电位滴定用玻璃电极为指示电极,使用前在冰醋酸中浸泡过夜;甘汞电极为参比电极。实验用过的甘汞电极与玻璃电极先用水或与供试品溶液互溶的溶剂清洗,再用与水互溶的溶剂清洗,最后用水洗净保存;玻璃电极可浸在水中保存备用;供试品溶液中如含有醋酐时应尽量减少玻璃电极与之接触的时间,并要及时清洗,避免玻璃电极的损坏。

(7)用全自动滴定仪时,装置中储备滴定液的部分应避光。

(8)在滴定过程中,应注意防止溶剂和碱滴定液吸收大气中的二氧化碳和水蒸气,以及滴定液中溶剂的挥发。

(张　征)

第二十三节　永停滴定法

永停滴定法属于电流滴定法范围。用两个相同的铂电极,在两个电极间加一低电位,并串联一只微电流计,电极浸在被滴定溶液中,用滴定液滴定。永停滴定法的设备比较简单,判断滴定终点容易,也不必绘制电流-滴定液体积曲线。

一、分类

根据溶液和滴定液的性质,电极上的反应和微电流计的指示有下列 3 类。

(1)电极浸入被滴定液,在所加电位下处于极化状态,加入的滴定液虽能在所加电位下去极化,但因在滴定等当点前与被滴定物反应了,故无电流或仅有很小的电流流过微电流计。当到达终点时,滴定液略有过剩,使电极去极化,溶液中即有电流流过,微电流计的指针突然偏转,不再回复。

(2)电极浸入被滴定液,在所加电位下去极化,微电流计中有电流流过,但当滴定液略有过剩时,电极极化,电流回零不再变动。

(3)电极浸入被滴定溶液,在所加电位下去极化,微电流计中有电流流过,滴定过程中电流逐渐减小,但滴定液使电极也去极化,故当滴定液过剩时,电流又增加。这一类严格意义上讲不能称为永停滴定法,而且判断终点不如永停法简单,较少应用。

二、在检查中的应用

水分的测定检查:Karl Fischer 法测定微量水是碘量法在非水滴定中的一种应用,滴定终点用永停法指示,是测定药物中水分的常用方法。

三、在含量测定中的应用

(一)磺胺类药品的重氮化滴定

磺胺和介质在所加电位下无去极化作用,滴定终点前,亚硝酸与磺胺的芳伯氨基起重氮化反应,当到达终点,亚硝酸略有过剩时,则亚硝酸是氧化剂,是一个电极去极化剂。

(二)硫代硫酸钠液滴定

如葡萄糖的含量测定,葡萄糖分子中的醛基能在碱性条件下用过量的 I_2 溶液氧化成羧基,然后用硫代硫酸钠标准溶液回滴剩余的 I_2。

四、标准操作规程

(1)永停滴定法所用的铂-铂电极,有时可用电导仪的双白金电极,但若电极玻璃和铂烧结得不好,当用硝酸处理电极时,微量的硝酸存留在铂片和玻璃空隙间不易洗出,以致电极刚插入就出现在极化状态,使用时必须注意。

(2)电极的清洁状态是滴定成功与否的关键,污染的电极在滴定时指示迟钝,终点时电流变化小,此时应重新处理电极。处理方法:可将电极插入 10 mL 浓硝酸和 1 滴三氯化铁的溶液内或洗液内浸泡数分钟,取出后用水冲洗干净。

(3)永停滴定在滴定过程中有时原点会逐渐漂移,也就是说随着滴定的进行,流过电流计的电流会逐渐增大,但这种原点漂移是渐进的,而测定终点是突跃的,因此不会影响终点判断,一般在终点前 1 滴突跃可达满量程的一半以上。

(4)滴定时是否已临近终点,可由指针的回零速度得到启示,若回零速度越来越慢,就表示已接近终点。

(5)由于重氮化反应速度较慢,因此在滴定时尽量按规定要求滴定。特别当接近终点时,每次滴加的滴定液体积应适当小一些。

(6)催化剂、温度、搅拌速度对测定结果均有影响,测定时均应按照规定进行。

(张　征)

第二十四节　重量分析法

重量分析法是经典的定量分析方法之一,它是将待测组分与试样中的其他组分分离,并使之转化为具有一定称量形式的化合物,然后用称量的方法测定待测物质组分的含量。显然,重量分析需借助精密的分析天平进行称重。

一、分类

根据对待测组分所使用的分离方法的不同,重量分析一般分为如下 3 类。

(一)沉淀法

将待测组分以难溶性化合物的形式从溶液中沉淀出来,经过滤、洗涤、干燥或灼烧,最后称重,计算其含量。该法是重量分析的主要方法。沉淀重量法要求被测组分完全地转变为沉淀。沉淀完全的程度取决于沉淀的溶解度,溶解度小,沉淀完全;溶解度大,沉淀不完全。影响沉淀溶解度的因素。

1.同离子效应

在重量分析中,常加入过量的沉淀剂,利用同离子效应来降低溶解度,以使沉淀完全。

2.盐效应

一般只有在沉淀的溶解度较大,而溶液中的离子强度又很高时才考虑盐效应。

3.酸效应

沉淀是弱酸或多元酸盐或沉淀本身是弱酸,以及许多与有机沉淀剂形成的沉淀,酸效应显著。

4.配位效应

若溶液中存在能与构晶离子生成可溶性配合物的配位剂,则会使沉淀的溶解度增大,甚至不产生沉淀。

5.水解作用

有些构晶离子能发生水解作用,由于水解使离子浓度乘积小于溶度积,因而沉淀溶解,溶解度增大。为了抑制离子的水解,在沉淀时需加入适量的 NH_4OH。其他如温度、溶剂、颗粒大小与结构因素也会影响沉淀的溶解度。

(二)挥发法

利用物质的挥发性质,通过加热或其他方法使待测组分从试样中挥发逸出,然后根据加热后试样减轻的质量或用吸收剂吸收逸出组分,根据吸收剂吸收前后的质量之差,求出试样中待测组分的含量。

(三)萃取法

萃取法是把待测物质从一个液相转移到另一个液相以达到分离的目的。

二、在检查中的应用

如利用挥发重量法检查顺铂中的含铂量。

三、在含量测定中的应用

如利用沉淀重量法测定磷酸哌嗪片的含量;挥发重量法测定三硅酸镁中二氧化硅的含量;萃取重量法测定二甲硅油气雾剂中二甲硅油和氧化铝的含量。重量分析法在早版药典中应用较多,随着分析仪器的发展,多数药物的含量测定方法采用了紫外或液相法。

(张　征)

第二十五节 玻璃仪器及其洗涤与使用技术

一、玻璃仪器

药品检验时会大量使用玻璃仪器,这是因为玻璃具有很高的化学稳定性、热稳定性,很好的透明度,一定的机械强度和良好的绝缘性能。玻璃原料来源方便,并可以用多种方法按需要制成各种不同形状的产品。

(一)按用途分类

1.量器类

量器类是刻有较精密刻度、用来容量度量的玻璃仪器。一般指量筒、量杯、容量瓶、滴定管、移液管、刻度吸管等。

2.容器类

容器类是用于盛放化学物质的玻璃仪器,又分为可加热和不可加热两种。可加热容器类玻璃仪器一般指烧杯、烧瓶、试管等。不可加热容器类玻璃仪器一般指离心管、比色管、试剂瓶以及各种玻璃槽等。

3.其他类

其他类是具有特殊用途的玻璃仪器,如:漏斗、分液漏斗、砂芯滤器、干燥器、滴管、冷凝器、蒸馏头、洗瓶、研钵等。

(二)按精密程度分类

1.非精密玻璃仪器

这类玻璃仪器精确度不高,常用于一般溶液配制、定性试验、溶解物质以及盛装或贮存溶液等。如:烧杯、锥形瓶、烧瓶、洗瓶、称量瓶、试剂瓶、滴瓶、量筒、量杯、漏斗、分液漏斗、试管、比色管等。

2.精密玻璃仪器

这类玻璃仪器主要为容量分析时使用的精密容量器具。如:容量瓶、滴定管、移液管、刻度吸管等。

二、玻璃仪器的洗涤

在药品检验工作中,洗涤玻璃仪器不仅是一个必须做的实验前的准备工作,也是一个技术性的工作。

玻璃仪器特别是精密容量器皿在使用前必须充分洗涤。药品检验所用的玻璃仪器必须是十分洁净的,否则会影响检验结果,严重的甚至导致检验失败。

(一)洗涤剂

(1)洗衣粉、肥皂、去污粉等,广泛用于清洗一般玻璃仪器,可用毛刷刷洗。

(2)酸性和碱性洗液主要用于不能刷洗或毛刷刷不到的玻璃仪器,如:容量瓶、移液管、滴定管、比色管(皿)等。酸性洗液常用的是铬酸洗液。铬酸洗液具强酸、强氧化性,去污力极强,可反复使用。配制方法:取研细的重铬酸钾 20 g,置烧杯中,加水 40 mL 使溶解,沿烧杯壁徐徐加入浓硫酸 360 mL,边搅拌边慢慢加完浓硫酸,放冷,装入磨口瓶中。碱性洗液常用的有

5％碳酸钠溶液、磷酸钠溶液、氢氧化钠溶液等，主要用于油腻玷污和有机硅化物玷污的清洗，一般先浸泡，再用水冲洗。强碱性洗液不应在玻璃仪器中停留超过 20 min，以免腐蚀玻璃。

（二)洗涤方法

附着在仪器上的污物有尘土、可溶物和不溶物、油污或有机物等。由于一些细长带刻度、磨口的量器不便刷洗，因此洗涤时可根据不同情况选择不同的方法洗涤。洗净的仪器内壁应该被水均匀润湿而不挂水珠。

1.一般洗涤方法

先用自来水冲洗，再用毛刷刷洗或蘸取洗涤剂刷洗，然后用自来水冲洗干净，最后用纯化水淌洗 2～3 次，洗去自来水带来的杂质，干燥后即可使用。此法适用于各种非精密玻璃仪器的洗涤，如：烧杯、烧瓶、锥形瓶、试管、试剂瓶等。

2.铬酸洗液洗涤

适用于沾有油污或较脏并且不便刷洗的量器类玻璃仪器和精密玻璃仪器的洗涤，如：容量瓶、滴定管、移液管、碘量瓶、比色管等。

（1)洗涤方法先用自来水冲洗，淌干水后，用洗液淌洗或浸泡过夜，再用自来水冲洗干净，最后用纯化水淌洗 2～3 次，洗去自来水带来的杂质，干燥后即可使用。

（2)注意事项向玻璃仪器中倒入洗液的量为玻璃仪器体积的 1/5，如较脏则应在洗液中浸泡过夜；玻璃仪器要尽量淌干内壁水，以免稀释洗液；洗涤完后将洗液倒回原瓶中；洗液具有很强的腐蚀性，使用时应注意防止溅到皮肤和眼睛；当洗液的颜色由原来的深棕色变为绿色，即重铬酸钾被还原为硫酸铬时，洗液即失效而不能使用，废液应回收，经处理解毒后方可排放。

三、玻璃仪器的使用

玻璃仪器使用是否正确，是产生检验误差的主要原因之一，为使检验结果符合所要求的准确度，必须正确地使用玻璃仪器。检验的准确度，一是取决于玻璃仪器本身是否准确；二是取决于实验者对玻璃仪器能否正确使用。

（一)量器类玻璃仪器的使用

这类玻璃仪器用于定量分析时，必须经过校准后方可使用。校准方法和操作具体见 GB/T12810—1991《实验室玻璃仪器玻璃量器的容量校准和使用方法》。

（1)玻璃量器不能加热和受热，不能贮存浓酸或浓碱，使用时应按有关的规定进行。

（2)量筒(或量杯)用于量取浓度、体积要求不很准确的溶液，读数时视线要与量筒(或量杯)内溶液凹面最低处保持水平。

（3)容量瓶用于配制浓度体积要求准确的溶液或用作溶液的定量稀释。瓶塞应配套，密封性好，使用前要检查其是否漏水，配制或稀释溶液时，应在溶液接近标线时，用滴管缓缓滴加至溶液的凹面最低处与标线相切。容量瓶不能久贮溶液，特别是碱性溶液。

（4)滴定管是滴定分析时使用的较精密仪器，用于测量在滴定中所用溶液的体积，常量滴定管分酸式和碱式两种。使用前要检查其是否漏水，为了保证装入滴定管标准液的浓度不被稀释，装标准液前要用该标准液洗涤 3 次，将标准液装满滴定管后，应排尽滴定管下部气泡，读数时视线要与溶液凹面最低处保持水平。

（5)移液管用于准确转移一定体积的液体，常量移液管有刻度吸管和胖肚吸管。使用时，洗净的移液管要用吸取液洗涤 3 次，放液时应使液体自然流出，流完后保持移液管垂直，容器倾斜45°,停靠15 s,移液管上无"吹"字时残留于管尖的液体不必吹出,但移液管上有"吹"字时,需将残留于管尖的液体吹出。

(6)玻璃温度计表面应光洁透明,在刻度范围和感温泡上不得有影响读数和强度的缺陷,液柱不得有断柱现象,读数时应平视,勿将温度计作搅拌器使用,感温泡壁容易破损。

(二)容器类玻璃仪器的使用

(1)烧杯主要用于配制溶液,煮沸、蒸发、浓缩溶液,进行化学反应以及少量物质的制备等,加热时应垫以石棉网:也可选用水浴、油浴或沙浴等加热方式,加热时内容物不得超过容积的2/3,加热腐蚀性液体时应加盖表面皿。

(2)烧瓶用于加热煮沸以及物质之间的化学反应。加热时,应垫以石棉网(圆底烧瓶可直接加热),加热时内容物不得超过容积的2/3。平底烧瓶和圆底烧瓶常用于反应物较多的固液反应、液液反应以及一些需要较长时间加热的反应。使用前应认真检查有无气泡、裂纹、刻痕及厚薄不均匀等三角烧瓶反应时便于摇动,在滴定操作中常用作容器。

定碘烧瓶也称具塞烧瓶,主要用于碘量法的测定中,加热时应将瓶塞打开,以免塞子冲出或瓶子破碎,并应注意塞子保持原配。蒸馏用烧瓶如需安装冷凝器等,应选短颈厚口烧瓶,连接蒸馏烧瓶与冷凝器时,穿过胶塞的支管伸入冷凝器内部分一般为4~5 cm。多口烧瓶常用于制取气体或易挥发物质及蒸馏时作加热容器。

(3)试管常用于定性试验,便于操作和观察,可直火加热,内容物加热时不应超过1/3,不用加热时不要超过1/2。加热试管内的固体物质时,管口应向下倾斜,以防凝结水回流至试管底部而使试管破裂。

(4)离心管常用于定性分析中的沉淀分离,不能直接加热。

(5)比色管主要用于比较溶液颜色的深浅,对元素含量较低的物质,用目视法作简易快速定量分析。使用时不可加热,要保持管壁尤其管底的透明度。

(6)试剂瓶用于盛装试剂溶液。每个试剂瓶上都必须贴有标签,标明内存试剂溶液的名称、浓度、配制日期、失效日期、配制人等信息。瓶塞和滴管不可调换,应保持原配。使用时瓶塞应倒置在桌面上;使用滴管时不要将溶液吸入胶头,也不要将滴管随意放置。

(7)称量瓶主要用于使用分析天平时称取一定质量的样品,也可用于烘干样品。平时要洗净、烘干,存放在干燥器内以备随时使用。不能用火直接加热,瓶盖不能互换,称量时不可用手直接拿取,应戴手套或垫以洁净纸条。

(三)其他类玻璃仪器的使用

(1)漏斗主要用于过滤操作和向小口容器倾倒液体,可以过滤热溶液,但不得用火直接加热。

(2)玻璃砂芯滤器常与过滤瓶配套进行减压过滤,根据孔径大小不同(滤片号数越大,孔径越小)可过滤不同的物质。使用时应注意避免碱液和氢氟酸的腐蚀,过滤瓶能耐负压,不能加热。

(3)干燥器主要用来保持物品的干燥,也可用来存放防潮的小型贵重仪器和已烘干的称量瓶、坩埚等。使用时应在沿边上涂抹一薄层凡士林以免漏气,开启时,应使顶盖向水平方向缓缓移动。

(4)滴管从试剂瓶中取出后,应保持胶头在上,不可平放或斜放,以防滴管中的试液流入胶头,从而腐蚀胶头,导致污染试剂。用滴管将试剂滴入试管或其他容器时,必须将它悬空地放在管口或容器口的上方,绝对禁止将滴管尖伸入管内或容器内,以防碰壁黏附其他物质。

(5)冷凝管、接管和分馏管与其他仪器配套使用,用于冷凝、分馏操作,使用时注意内外磨口的紧密性,安装、拆卸应按顺序小心操作。

(6)蒸发皿主要用于溶液的蒸发、浓缩和结晶,平时应洗净、烘干。

(张　征)

第二十六节　药品的取量技术

药品检验需要用各种量器具取用一定量的药品作为供试品,检验中所用的试剂也需要用量器具量取,这些量器具包括天平(主要取用固体物质的量器具)和容量量器具(主要取用液体物质的量器具)。

量器具选用得当,使用操作正确,是药品检验结果准确的重要保障。

一、常用普通天平

常用普通天平有台式天平和扭力天平。下面主要介绍台式天平。

台式天平又称托盘天平、架盘天平、台秤,是一种常用衡器。台式天平依据杠杆原理制成,在杠杆的两端各架有一托盘,一端放砝码,另一端放要称量的物体,杠杆中央装有指针,两端平衡时,两端的质量(重量)相等。

台式天平的感量一般为 0.1 g 或 0.2 g,称量误差为 +0.1 g 或 +0.2 g,荷载有 100 g、200 g、500 g、1 000 g 等。主要适用于精密度要求不高的称量,能迅速地称出物体质量,如做药品鉴别时供试品的称量、一般溶液的配制称量等。

使用注意事项如下。

(1)轻拿轻放仪器,事先把游码移至零刻度线,并调节平衡螺母,使天平左右平衡。

(2)称量物不能直接放在托盘上,应在两个托盘上分别放一张大小相同的称量纸,然后把要称量的物体放在纸上称量。易潮解的或有腐蚀性的物体必须放在玻璃容器(如表面皿、烧杯或称量瓶)里称量。

(3)右放砝码,左放物体。砝码不能用手拿,要用镊子夹取,加砝码应该从大到小,最后移动游码,使用砝码时要轻放轻拿。在使用天平时游码也不能用手移动。

(4)过冷过热的物体不可放在天平上称量,应先在干燥器内放置至室温后再称量。

(5)应经常保持天平干燥、清洁,若不小心把药品或脏物撒于托盘上,应停止称量,将其清除擦净后,方能继续进行使用。

(6)在称量过程中,不可再碰平衡螺母,称量完毕后应将砝码放回砝码盒中,把游码移回零刻度线。

(7)天平及砝码应用软刷拂抹清洁,并保持干燥,在使用期间每隔 3～12 个月必须检查计量性能以防失准,发现托盘天平损坏和不准时应及时检修。

(8)注意加载或去载时避免冲击,称量重量不得超过荷载重量,以免横梁断裂。

二、常用分析天平

(一)电光分析天平

电光分析天平一般由以下部件构成：天平梁、指针、升降旋钮、光幕、空气阻尼器、天平盘、天平橱罩、砝码与圈码。电光分析天平有全机械加码和半机械加码两种。所有砝码全部通过机械加码器加减的称为全自动电光分析天平；而 1 g 以下的砝码是通过机械加码器加减的称为半自动电光分析天平。下面介绍的是半自动电光分析天平。电光分析天平分度值为 0.0001 g(0.1 mg)，称量误差为 +0.1 mg，最大载荷为 100 g 或 200 g，适用于精密度要求较高的精密称量，如定量分析供试品的称量等。

使用注意事项如下。

(1)称量前应检查电源是否接通，天平是否清洁，是否处于水平状态，使用前要预热。

(2)被称物品不得直接放在天平盘上，应放在适当的容器内(或称量纸上)进行称量，易吸潮、易挥发、有腐蚀性或液体样品应盛于带盖称量瓶内称量。

(3)采用直接法称量，在天平称量前必须调节好零点；采用减重称量法，在称量前可不调零点，但要检查天平停点及示值变动是否符合要求。

零点调节方法：首先关闭天平门，再轻轻旋转升降旋钮，光幕出现游动的微分标尺，旋转到底，察看微分标尺上的"0"是否与光幕上的标线重合，如不重合，拨动旋钮下的调零杆，使其重合。若相差较大，需关闭天平，旋动天平梁上的零点调节螺丝，然后拨动调零杆，直到重合，零点即调好。

(4)被称物先放在托盘天平上粗称，然后再放到电光分析天平左盘中央，关左门，根据粗称质量在右盘放置砝码，转动转盘加入圈码至天平平衡，然后将天平开到底，待稳定后，记录数据。砝码的试重原则为：先大后小，中间截取，逐级增重。

(5)当旋钮开关使用时，必须缓慢均匀的转动启闭，过快时会使刀刃急触而损坏，同时由于剧烈晃动造成计量误差。

(6)称量时应适当的估计添加砝码，然后开动天平，按指针偏移方向，加减砝码，至光幕上出现静止到 10 mg 内的读数为止。

(7)在每次称量时，都应将天平关闭，绝对不能在天平处于工作状态时加减砝码或拿放物品。

(8)称量完毕必须让天平复位，并作好天平使用情况登记。

(9)要保持天平的干燥和清洁，天平匣内应放有变色硅胶或其他适宜的干燥剂，并及时更换。

(二)电子分析天平

电子天平是天平中最新发展的一类天平，是药品检验中使用最广泛的天平。电子天平是利用电子装置完成电磁力的调节，使物体在重力场中实现力的平衡。电子天平具有操作简单，称量速度快，准确度高等优点，具有数字显示、自动调零、自动校准、扣除皮重等功能。电子天平有常量天平、半微量天平、微量天平和超微量天平等各种类型，可以满足各种精度要求。适用于精密度要求较高的精密称量，如定量分析供试品的称量等。

使用注意事项如下。

(1)电子天平选择的电压档，应与使用地的外接电源电压相符。

（2）电子天平应处于水平状态，开机前首先调好天平的水平，然后接通电源。

（3）电子天平应按说明书的要求进行一定时间的预热。

（4）称量易挥发的或有腐蚀性的物品时，要盛放在密闭的容器内，以免腐蚀和损坏电子天平。

（5）天平室的温度应相对稳定，一般控制在 10 ℃～30 ℃，保持恒温；相对湿度一般在 70％以下。

（6）对电子天平定期进行校准，使其处于最佳称量状态。

（7）天平应放在无震动、无气流、无辐射及不含腐蚀气体的环境中。

（8）天平操作台应使用水泥台或其他防震台。

（9）经常保持天平室的环境卫生，更要保持电子天平的清洁，一旦物品撒落应及时小心清除干净。

三、常用量具

液体物质的量取常用的量器具有量筒（杯）、容量瓶、滴定管、移液管和刻度吸管等。《中国药典》2015 年版"凡例"规定："精密量取"系指量取体积的准确度应符合国家标准中对该体积移液管的精密度要求；"量取"系指可用量筒或按照量取体积的有效位数选用量具。取用量为"约"若干时，系指取用量不得超过规定量的±10％。

（一）量筒和量杯

量筒和量杯是最常用的度量液体体积的玻璃仪器。在检验工作中常用来量取控制化学反应条件的辅助溶液，对量取其体积的准确度要求不高。不同规格的量筒，每小格所代表的液体体积数不同，量筒越大，其精度越小，如：10 mL 的量筒，每小格为 0.2 mL，500 mL 的量筒每小格为 5 mL。量筒必须符合 GB/T 12804—2011《实验室玻璃仪器量筒》要求。量杯必须符合 GB 12803—1991《实验室玻璃仪器量杯》要求。

使用注意事项如下。

（1）用量筒测量液体的体积时，注入量筒内液体的温度应与量筒上所标明的温度（一般为 25 ℃）相近。如果温度过高或过低，测量的体积均有误差。测量时，应把量筒放在水平桌面上（用手举起不容易看准确），使眼睛的视线与液体凹面的最低点相切在同一水平面上，所读取的刻度即为液体的体积。

（2）量取液体时，应选用合适的规格，不要用大量筒量取少量液体，也不要用小量筒多次量取体积较大的液体。使用时要防止底部的碰撞，避免损伤。

（3）量筒是厚壁玻璃制品，不能加热，不能用作反应容器。量取体积时，不能在量筒内溶解物质和混合液体。

（二）容量瓶

容量瓶是一种细颈梨形平底的量器，带有玻璃磨口塞或塑料塞，有无色和棕色两种。颈部刻有环形标线，表示在所指定的温度（一般为 20 ℃）下液体充满至标线时，液体的体积恰好等于瓶上所标明的体积。如：标有"20 ℃ 250 mL"字样，表示在 20 ℃时，当瓶中的液体的液面最凹点与颈部标线的刻度相切时，瓶内液体的体积恰好为 250 mL。

容量瓶是量入式（in-quanity style）计量玻璃仪器，必须符合 GB/T 12806—2011《实验室玻璃仪器单标线容量瓶》要求。容量瓶主要是用来把精密称量的物质准确地配制成一定容积的溶液,或将准确容积的浓溶液稀释成准确容积的稀溶液,这种过程通常称为"定容"。

使用注意事项如下。

(1)第一次使用容量瓶时应进行磨口密封性能的检验,密封不好的不能使用。不能将固体直接加入瓶中配制溶液,也不能存储强碱溶液。使用结束,应立即清洗干净,塞上瓶塞,并在瓶口和瓶塞之间夹纸条,以免粘连。

(2)配制溶液时,不能直接将溶质放入容量瓶中进行溶解,应在烧杯中溶解,等待烧杯中溶液的温度恢复到室温时,才能将溶液转移到容量瓶中。这是因为容量瓶的容积是在20 ℃时标定的,而绝大多数物质溶解时都会伴随吸热或放热的发生,引起温度的升降,从而影响到溶液的体积,使所配制溶液的物质的量浓度不准确。

(3)定容以后的容量瓶在反复振荡、颠倒后,会出现容量瓶中的液面低于容量瓶刻度线的情况,这时不能再向容量瓶中滴加蒸馏水。因为部分液体在浸润容量瓶磨口时有所损失导致的。

(4)瓶体不能用来加热或烘烤。

(5)不要用容量瓶长期存放配好的溶液。配好的溶液如果需要长期存放,应该转移到干净的磨口试剂瓶中。

(三)滴定管

滴定管是用于准确测量放出液体体积的细长玻璃仪器,为量出式(ex quantitystyle)计量玻璃仪器,必须符合 GB/T 12805—2011《实验室玻璃仪器滴定管》要求。

滴定管按容积不同分为常量、半微量及微量滴定管。常量滴定管中最常用的是容积为 50 mL 的滴定管,这种滴定管上刻有 50 个等分的刻度(单位为 1 mL),每一等分又分 10 格(每格为 0.1 mL),最小刻度间可估读到 0.01 mL,因此读数可达小数点后两位,测量误差为 ±0.02 mL。

滴定管分为碱式滴定管和酸式滴定管。对于易见光分解的溶液,应采用棕色滴定管。还有一种滴定管为通用型滴定管,带聚四氟乙烯旋塞。

1. 碱式滴定管

碱式滴定管的下端配有橡胶管、玻璃球、尖嘴玻管,用以盛放碱溶液和碱性溶液。主要用于中和滴定及其他滴定实验。一般用无色或棕色玻璃制成。使用时,用拇指和示指轻轻往一边挤压玻璃球外面的橡皮管,使套在玻璃球外面的橡皮管松弛,管内形成隙缝,溶液即可流出。

使用注意事项如下。

(1)一般不宜用于对橡皮管有腐蚀作用的溶液。

(2)使用前应先检查滴定管是否漏水、尖嘴玻管中是否有气泡。

(3)滴定时,右手握住锥形瓶,并不断划同心圆作圆周振荡,眼睛注意观察溶液颜色的变化。

(4)滴定管用毕后,倒去管内剩余溶液,用水冲洗干净,并装入蒸馏水至刻度以上,用大试管套在管口上。这样,下次使用前可不必再用洗液清洗。滴定管洗净后也可以倒置夹在滴定管夹上。

(5)长期不用时,胶管应拔下,蘸些滑石粉保存。

2. 酸式滴定管

酸式滴定管的下端配有玻璃磨口旋塞,用于酸性溶液、氧化性溶液或盐类溶液的滴定。玻璃管下端的活塞可控制滴定时液滴的流量和速度,管上的刻度表示滴定时量出溶液的体积数。有棕色和无色两种。

使用注意事项如下。

(1)使用前要先检查滴定管的活塞部位是否漏水、转动是否灵活、是否严格洗净,尖嘴部分不能有气泡。

(2)使用中应按照规定的操作要领:用左手握住活塞,拇指、示指和中指旋动活塞,右手握住锥形瓶,并不断划同心圆作圆周振荡,眼睛注意观察溶液颜色的变化。

(3)滴定管尖嘴的液滴要控制在一滴一滴地滴下,不能形成水流,防止滴入过量。

(4)滴定管用毕后,倒去管内剩余溶液,用水冲洗干净,并装入蒸馏水至刻度以上,用大试管套在管口上。这样,下次使用前可不必再用洗液清洗。滴定管洗净后也可以倒置夹在滴定管夹上。

(5)长期不用时,活塞部分应垫上纸,防止粘连打不开。

(四)移液管和刻度吸管

移液管和刻度吸管都是准确移取一定体积溶液的量器。

1.移液管

移液管又称单标线吸量管,其中间有一膨大部分(称为球状)的玻璃管,球的上部和下部均为较细窄的管颈,出口缩至很小,以防止过快流出溶液而引起误差。管颈上部刻有一环形标线,表示在一定温度(一般为 20 ℃)下移出的体积。

移液管必须符合 GB 12808—1991《实验室玻璃仪器单标线吸量管》要求。

移液管按精度的高低分为 A 级和 B 级,A 级为较高级,B 级为较低级。

2.刻度吸管

刻度吸管是具有分刻度的玻璃管,两端直径较小,中间管身直径相同,可以转移其刻度范围内不同体积的溶液。

刻度吸管必须符合 GB 12807—1991《实验室玻璃仪器分度吸量管》要求。常用的刻度吸管有 1 mL、2 mL、5 mL、10 mL 等规格。有的刻度吸管上标有"吹"字或"blow-out",特别是 1 mL 以下的刻度吸管尤其是如此。一般情况下,刻度吸管是用于量取小体积或非整数体积的溶液,如量取 0.1 mL、0.2 mL 溶液。刻度吸管转移溶液的准确度不如移液管。

3.使用注意事项

(1)为了减少测量误差,要尽量使用同一支刻度吸管。刻度吸管每次都应从最上面刻度为起始点,往下放出所需体积,而不是放出多少体积就吸取多少体积。

(2)量取整数如 5 mL、10 mL、20 mL、25 mL 的溶液时,应选用相应大小的移液管,而不用刻度吸管。

(3)移液管的规格如果是 10 mL 的,只能量取 10 mL 的溶液。在用移液管移取液体时,留在尖端的残留液不要吹出,因为移液管所指示的体积是根据自然流出的溶液体积来确定的。

(4)移液管和刻度吸管一般不要在烘箱中烘干。

(张　征)

第二十七节　溶液的配制技术

一、溶液

一种以分子、原子或离子状态分散于另一种物质中构成的均匀而又稳定的体系叫溶液。溶液由溶质和溶剂组成。用来溶解别种物质的物质叫溶剂,能被溶剂溶解的物质叫溶质。溶质和溶剂可以是固体、液体和气体。按溶剂的状态不同,溶液可分为固态溶液(如合金)、液态溶液和气态溶液(如空气)。一般所说的溶液是指液态溶液。水是一种很好的溶剂,由于水的极性较强,能溶解很多极性化合物,特别是离子晶体。因此,水溶液是一类最重要、最常见的溶液。以下讨论的溶液均指水溶液。

溶液中溶质和溶剂的规定没有绝对的界限,只有相对的意义。通常把单独存在和组成溶液时状态相同的物质叫作溶剂,如葡萄糖的水溶液,水称为溶剂,葡萄糖称为溶质。如果是两种液体相混溶,把量多的物质称为溶剂,如20%的酒精水溶液,水是溶剂,酒精是溶质;含20%甲醇的酒精溶液,甲醇是溶质,酒精则是溶剂。在药品检验工作中,供试品以及各种反应试剂、指示剂、缓冲液、滴定液、对照液、标准品等都需要配制成一定规格浓度溶液后,方能按照分析方法对药品进行鉴别、检查和含量测定的检验。因此溶液配制是药品检验工作中不可缺少的重要技术之一。

二、试药

(一)试药级别与分类

《中国药典》2015年版"凡例"规定,药品检验试验中的试药,除另有规定外,均应根据通则试药项下的规定,选用不同等级并符合国家标准或国务院有关行政主管部门规定的试剂标准。不包括各种色谱用的吸附剂、载体与填充剂。

(1)除生化试剂与指示剂外,一般常用的化学试剂分为基准试剂、优级纯、分析纯与化学纯四个级别。

1)基准试剂(英文标志为PT,深绿色标签):作为基准物质,纯度高、杂质少、稳定性好、化学组分恒定,适用于确定未知溶液的准确浓度或直接配制标准溶液,其主成分含量一般在99.95%~100.0%,杂质总量不超过0.05%。

2)优级纯(英文标志为GR,深绿色标签):主成分含量高,杂质含量低,适用于精密的科学研究和测定工作,有的可作为基准物质。

3)分析纯(英文标志为AR,金光红色标签):主成分含量略低于优级纯,杂质含量略高,适用于一般的科学研究和重要的测定。

4)化学纯(英文标志为CP,中蓝色标签):其品质较分析纯差,但高于实验试剂,适用于工厂、教学实验的一般分析工作。

(2)在选用上述试剂时可参考下列原则:①标定滴定液用基准试剂;②制备滴定液可采用分析纯或化学纯试剂,但不经标定直接按称重计算浓度者,则应采用基准试剂;③制备杂质限度检查用的标准溶液,采用优级纯或分析纯试剂;④制备试液与缓冲液等可采用分析纯或化学纯试剂。

(二)标准试剂

在药品检验中使用的那些具有已知含量(有的是指纯度)或特性值,其存在量和反应消耗量可作为分析测定度量标准的试剂称为标准试剂。简言之,标准试剂就是衡量其他物质化学量的标准物质。尽管当前仪器分析广泛应用,但仪器分析法测定的值大部分是物理量,欲将其转化成化学量,也必须使用标准试剂(物质),同时仪器的校正也需要用到标准试剂。

分析数据的好坏与所用的标准试剂质量有密切关系。因此,标准试剂与其他规格的试剂相比,其可靠性更高。

我国习惯上将滴定液用的标准试剂和相当于 IUPAC(国际纯粹与应用化学联合会)的 C 级的 pH 标准试剂称为基准试剂,可见基准试剂是标准试剂中有特殊用途的一类试剂。

(三)常用标准试剂及用途

1. 酸、碱标准试剂

酸、碱标准试剂主要可用于配制定量分析的滴定液、杂质检查的标准液和定性鉴别试验的试剂,也可用于控制化学反应条件及药品处理、分离、掩蔽、调节溶液的酸碱性等操作。

2. 盐类标准试剂

某些盐类试剂可用于配制定量分析的滴定液,大多数可用于配制杂质检查的标准液和定性鉴别的试剂等。

3. 缓冲液

缓冲液主要是用来调节溶液酸碱性,使溶液 pH 始终稳定在一定范围内,以利于化学反应的完成。

4. 指示剂

指示剂用于检查酸碱杂质。在滴定分析中,选用适当的指示剂,借其颜色的变化显示化学计量点的到达而停止滴定。

(四)化学试剂的使用方法

为了保持试剂的质量和纯度,保证实验室人员的人身安全,必须掌握化学试剂的性质和使用方法,制订出安全守则,并要求有关人员共同遵守。

(1)应熟悉最常用化学试剂的性质,如市售酸碱的浓度、试剂在水中的溶解性、有机溶剂的沸点、试剂的毒性及化学性质等。

(2)分装试剂时,固体试剂应装在易于拿取的广口瓶中;液体试剂应盛放在容易倒取的细口瓶或滴瓶中;见光易分解的试剂(如硝酸银、高锰酸钾、碘化钾等)应装在棕色试剂瓶中,并保存于暗处(但见光分解的过氧化氢只能装在不透明的塑料瓶中,并置于避光阴凉处,因为棕色玻璃材质中的重金属离子会加速过氧化氢的分解);盛放碱液的试剂瓶要用橡皮塞。

(3)要注意保护试剂瓶的标签,它表明试剂的名称、规格、质量,万一掉失应照原样贴牢。分装或配制试剂后应立即贴上标签。绝不可在瓶中装上不是标签指明的物质。无标签的试剂可取小样检定,不能用的要慎重处理,不应乱倒。

(4)取用试剂前,应看清标签。取用时若瓶塞顶是扁平的,可将瓶塞倒置于分析台上,若瓶塞顶不是扁平的,可用示指和中指将瓶塞夹持或放在清洁干燥的表面皿上,严禁将瓶塞横置于分析台上。

(5)对固体试剂应用干净的药勺取用,药勺必须保持干燥、洁净。固体颗粒较大时,应在干净的研钵中研碎,研钵中所盛固体量不得超过研钵体积的 1/3。若试剂结块,可用洁净干燥的粗玻璃棒或专用不锈钢药刀将其捣碎后再取。取出试剂后,应立即盖紧瓶塞,以防搞错瓶塞,污染试剂。用过的药勺必须及时洗净。

(6)一般固体试剂可在干净的蜡光纸上称量,具有腐蚀性、强氧化性或易潮解的固体试剂应在玻璃器皿内称量,绝不能用滤纸来称量,称量时若取用过多,应将多取的试剂倒在指定的容器内,供他人使用,绝不能倒回原试剂瓶。

(7)用量筒量取液体试剂时,应用左手持量筒,并以大拇指指示所需体积的刻度处,右手持试剂瓶,注意将试剂瓶的标签握在手心中,逐渐倾斜试剂瓶,缓缓地倒出所需要量试剂,再将瓶口的一滴试剂碰到量筒内,以免液滴沿着试剂瓶外壁流下。然后将试剂瓶竖直,盖紧瓶塞,放回原处,标签向外。读取刻度时,视线与液面应在同一水平面上。若因不慎倒出过多的液体试剂,只能弃去或倒入指定的容器中供他人使用。

(8)从滴瓶中取出少量的试剂时,先提起滴管,使管口离开液面,用手指捏紧滴管上部的橡皮头,以赶出滴管中的空气,然后把滴管伸入滴瓶中,放开手指,吸入试剂,再提起滴管,将试剂滴入容器内。

(9)用滴管将试剂滴入锥形瓶中时,应用左手垂直地拿持锥形瓶,右手的拇指和示指夹住滴管的橡胶头,中指和无名指夹住滴管橡胶头与玻璃管的连接处,将滴管垂直或倾斜拿住,放在锥形瓶口的正上方,滴管口距锥形瓶口 2~3 mm,然后挤捏橡胶头,使试剂滴入锥形瓶中。滴管不能伸入锥形瓶内,更不能触及锥形瓶内壁,否则,滴管口很容易沾上锥形瓶内壁的其他溶液,若再将此滴管放回原滴瓶内,则滴瓶内的试剂会被玷污。

三、标准试剂溶液的配制技术

(一)常用酸、碱、盐、缓冲液、指示剂

常用标准试剂分为酸、碱、盐、指示剂和缓冲液等,使用时须配制成一定规格浓度溶液,一般的配制对浓度的准确度要求不高。

(二)常用标准试剂溶液配制方法

常用的酸、碱、盐、缓冲液、指示剂配制方法具体见《中国药典》2015 年版"四部通则 8 000"项下,一般只需按照所示方法配制即可。

配制溶液时应注意以下事项。

(1)配制盐类溶液时,如果该固体试剂的组成含有结晶水,其摩尔质量应包括所含结晶水的质量。

(2)若固体溶质的颗粒较大,应先在研钵中研细,以便溶解。注意研钵中容纳的固体溶质不应超过其容量的1/3。

(3)为了加快溶解速度,常采取边搅拌边加热的措施,但温度不宜过高,加热至固体溶质的残留物不再溶解时为止。搅拌时,应手持搅拌棒并转动手腕,使搅拌棒在溶液中均匀转圈,转动速度不要过快,也不要使搅拌棒碰到烧杯壁上,以免打碎烧杯或在烧杯壁上流下划痕。

(4)用浓酸或浓碱配制溶液时,应注意安全,防止灼伤,切不可将水往浓硫酸中倒。

四、标准浓度溶液的配制技术

(一)常用标准浓度溶液

标准浓度溶液是指准确地确定了溶液中所含元素、离子、化合物或基团浓度的溶液。常将

用于定量分析的标准浓度溶液称为滴定液,用作样品替代测试的溶液称为标准试剂溶液。当用标准浓度溶液测定样品或替代样品进行测试时,得到的结果应该与已知标准溶液的浓度相当或相符,如有效成分含量的测定和杂质的限量检查等。标准浓度溶液还可用来校准仪器,如色度计、分光光度计、pH 计等。不同浓度的标准溶液可以用来绘制校准曲线,从而可以用得到的校准曲线查出测试样品的浓度。

(二)标准浓度溶液的配制方法

标准浓度溶液在药品检验中,常用于有效成分含量的测定和药物杂质限量检查等,是一种已知准确浓度的标准溶液。配制时,首先应准确计算出称取溶质的量或量取溶质的体积,且要求溶质的量必须用分析天平精密称定或用规定项下的移液管精密量取。

标准试剂溶液按《中国药典》2015 年版"四部通则"项下方法进行配制。下面重点介绍滴定液的配制方法。

1. 滴定液的配制

标准滴定溶液的配制方法有直接配制法和间接配制法两种,多用于容量定量分析中。

(1)直接配制法:直接配制法是准确称取一定量的基准物质,以适量溶剂溶解后,定量转移至量瓶中,用溶剂稀释至刻度,充分摇匀。根据称取基准物质的质量和量瓶的容积,即可计算出滴定液的准确浓度。

用直接配制法制备滴定液的物质必须是基准物质。作为基准物质必须具备下列条件:①纯度高,含量一般要求在 99.9% 以上,杂质总含量小于 0.1%。②物质的组成必须与化学式完全相符(包括结晶水)。③物质必须稳定,在配制和贮存时不发生变化,如在空气中不吸湿,加热干燥时不分解,不与空气中氧气、二氧化碳等作用等。④物质最好有较大的摩尔质量,可以减少称量误差。⑤使用时易溶解。

直接配制法操作简单,但是许多物质不符合基准物质的要求,不能用直接法配制滴定液,而采用间接配制法。

(2)间接配制法:间接配制法是先按需要配制近似浓度的溶液,然后用基准物质或另一种已知浓度的滴定液来确定其准确浓度,这种操作过程称为"标定",所以间接配制法又称标定法。大多数的滴定液都是采用这种方法配制。如配制盐酸滴定液(0.1 mol/L),配制氢氧化钠滴定液(0.1 mol/L),由于盐酸和氢氧化钠都不符合基准物质条件,必须用间接法配制。

2. 滴定液的标定

滴定液的标定方法分为基准物质标定法和滴定液比较法。

(1)基准物质标定法精密称取一定量的基准物质,溶解后,用待标定的溶液进行滴定。根据基准物质的质量和待标定溶液所消耗的体积,求出该溶液的准确浓度。平行测定 3～4 次,每次浓度相对偏差≤±0.2% 时,其平均值为测定结果。

(2)滴定液比较法准确吸取一定量的待标定溶液,用已知准确浓度的滴定液滴定,反之亦可。根据两种溶液的体积及滴定液浓度计算出待标定溶液的浓度。

该方法不如基准物质标定法准确度高,是因为引入了两次滴定误差,倘若标准溶液的浓度不准确,更会影响待标定溶液浓度的准确性。因此,标定溶液时应尽量采用基准物质进行直接标定。

(3)注意事项

1)标定时,不论采用哪种方法,都应平行测定 3～4 次,并尽量使标定过程、反应条件和测定物质含量时操作一致,以减少和抵消分析中的系统误差。

2)称取基准物质的质量不应太少,因为每份基准物质都要经过两次称量,如果每次称量都有±0.1 mg 的误差,则每份基准物质就可能有±0.2 mg 的误差,因此,称取基准物质的质量应不少于 0.2 000 g,这样才能使称量的相对误差不大于 0.1%。

3)滴定时使用标准溶液的体积不应太少,否则滴定管读数的相对误差较大。

由于滴定管每次的读数有+0.01 mL 的误差,每次滴定的误差就有可能达到+0.02 mL,因此使用标准溶液的体积必须控制在 20~30 mL 范围内,这样才能使滴定管的读数误差不大于+0.1%。

4)标定标准溶液时,所使用的量器必要时需进行校正。读取溶液体积时还要考虑温度的影响,一般以 20 ℃为标准温度,室温偏离 20 ℃太远,都要加入温度补正值。

(三)标准浓度溶液的贮存

(1)标准浓度溶液应密封贮存,防止水分蒸发,使用前瓶内壁若有少量水珠,应将溶液摇匀,使溶液浓度不发生变化。

(2)对见光易分解、易挥发的不稳定溶液,如:$KMnO_4$、$AgNO_3$、NaS_2O_3 等标准溶液,应贮存在棕色试剂瓶中,并放置暗处,妥善保存。

(3)对易吸收 CO_2 并能腐蚀玻璃的较浓溶液,如 KOH、NaOH、EDTA 等溶液,最好贮存在聚乙烯塑料瓶中,并在瓶口装碱石灰干燥管,以吸收空气中的 CO_2 和 H_2O。KOH、NaOH 的稀溶液在短时间内也可以贮存于玻璃试剂瓶中,但必须使用橡皮塞塞住瓶口,严禁使用玻璃塞。

(4)由于溶液性质和测定条件的不同,溶液浓度易发生变化,因此,对不稳定的溶液应定期进行复标。

五、供试品溶液的配制技术

在进行鉴别、检查、含量测定的各项检验时,都需将待检药品溶解、稀释或提取、净化制成供试品溶液,使在溶液的状态下,能与试剂充分反应或便于仪器分析。配制方法是根据药品的理化性质以及检测原理、操作方法等,选择适当的溶剂将药品溶解、稀释或提取、净化后,制成所需要浓度的供试品溶液。配制好的供试品溶液通常应澄清透明,在不影响测定结果的情况下,有时也允许有少量的颜色或沉淀,例如某些片剂做容量定量分析时,赋形剂对测定方法无干扰,可不需要过滤去除不溶性的赋形剂。不同药品,由于理化性质以及制剂不同,取样处理和供试品溶液配制方法各有不同。

此处选择化学原料药、制剂药供试品溶液的配制进行介绍。

(一)化学原料药供试品溶液的配制

由于化学原料药物多数为单一组分,纯度较高,大多数不需要进行繁杂的分离提纯,可直接取样溶解或稀释制成供试品溶液。如用酸碱滴定法测定阿司匹林的含量,取本品约 0.4 g,精密称定,加中性酒精(对酚酞指示液显中性)20 mL 溶解后,依法测定含量。

(二)制剂药供试品溶液的配制

下面分别介绍片剂(固体物质)、注射剂(液体物质)供试品溶液的配制。

1.片剂供试品溶液的配制

片剂中存在的赋形剂会对有效成分药物的溶解和测定带来干扰,制备供试品溶液时,常常用过滤、萃取等方法进行处理,去除干扰物质,制成便于测定的供试品溶液。

2.注射剂供试品溶液的配制

注射剂为溶液制剂,若溶剂和其他辅料对测定方法无干扰,可直接取药品注射液作为供试品溶液;若有干扰或注射液中有效成分的量较大时,则需经过蒸干、溶解、稀释等处理后再配制成供试品溶液。用于仪器分析的供试品溶液,常需配制成微量浓度,则注意稀释的倍数与量瓶匹配。

（张　征）

参 考 文 献

[1] 孙宁,曾骐.外科诊疗常规[M].北京:人民卫生出版社,2016.

[2] 刘畅.外科诊疗学基础[M].长春:吉林科学技术出版社,2015.

[3] 李曙光.肛肠外科疾病处置与并发症防治[M].长春:吉林科学技术出版社,2016.

[4] 李学松,王刚,张骞.泌尿外科病例精粹[M].北京:北京大学医学出版社,2017.

[5] 赵广章,杨宝钟,王全玉.新编实用外科学[M].北京:科学技术文献出版社,2015.

[6] 甄健存,廖泉,蒋协远.外科疾病临床药物治疗学[M].北京:人民卫生出版社,2017.

[7] 董士华,常俊生,刘永梁.临床实用外科与麻醉学[M].北京:科学技术文献出版社,2014.

[8] 李南林,凌瑞.普通外科诊疗检查技术[M].北京:科学出版社,2016.

[9] 刘新文.临床普通外科诊疗指南[M].西安:西安交通大学出版社,2015.

[10] 贾云鹏,程洋,蒋志斌.实用外科疾病诊疗康复学[M].长春:吉林科学技术出版社,2015.

[11] 沈周俊.现代肾上腺外科诊疗学[M].上海:上海交通大学出版社,2015.

[12] 杨玻,宋飞.实用外科诊疗新进展[M].北京:金盾出版社,2015.

[13] 丁义涛.现代肝脏外科技术精要[M].江苏凤凰科学技术出版社,2016.

[14] 王山山.实用外科疾病诊断学[M].北京:科学技术文献出版社,2015.

[15] 叶志霞,李丽.肝胆胰外科护理常规[M].上海:上海科学技术文献出版社,2017.

[16] 王树钢.实用外科诊疗方略[M].长春:吉林科学技术出版社,2014.